AF590123

BIBLIOTHEQUE

LITTÉRAIRE,

HISTORIQUE ET CRITIQUE

DE LA MÉDECINE

ANCIENNE ET MODERNE.

TOME SECOND.

BOE—COI.

BIBLIOTHEQUE LITTÉRAIRE, *HISTORIQUE ET CRITIQUE* DE LA MÉDECINE ANCIENNE ET MODERNE.

CONTENANT *l'Histoire des Médecins de tous les siecles & de celui où nous vivons; celle des personnes savantes de toutes les nations qui se sont appliquées à quelque partie de la Médecine, ou qui ont concouru à son avancement; celle des Anatomistes, des Chirurgiens, des Botanistes, des Chymistes; les honneurs qu'ils ont reçus; les dignités auxquelles ils sont parvenus; les monuments qui ont été érigés à leur gloire.*

LE CATALOGUE *& les différentes éditions de leurs Ouvrages; le jugement qu'on doit en porter; l'exposition de leurs sentimens, l'histoire de leurs découvertes.*

L'ORIGINE *de la Médecine; ses progrès; ses révolutions; ses sectes; son état chez les différens Peuples.*

PAR M. JOSEPH-FRANÇOIS CARRERE,

Médecin du Garde-Meuble de la Couronne, Censeur Royal, Professeur royal émérite de la Faculté de Médecine de l'Université de Perpignan, ci-devant Directeur-Garde & Démonstrateur du Cabinet d'Histoire naturelle de la même Université, ancien Inspecteur général des Eaux minérales de la Province du Roussillon & du Comté de Foix; de la Société Royale des Sciences de Montpellier, de l'Académie Royale des Sciences, Inscriptions & Belles-Lettres de Toulouse, de l'Académie Impériale des Curieux de la Nature.

TOME SECOND.

BOE—COI.

A PARIS,

CHEZ RUAULT, Libraire, rue de la Harpe.

MDCCLXXVI.

Avec Approbation, & Privilege du Roi.

PRÉFACE.

L'ACCUEIL qu'on a fait à notre premier volume, n'a pu que ranimer notre zèle & nos recherches pour donner à cet ouvrage le degré de perfection dont il peut être susceptible ; nous n'avons rien négligé pour y parvenir ; nous avons profité avec plaisir des lumieres de quelques Savans, qui ont bien voulu nous aider dans nos recherches : nous leur avons consacré un monument de notre reconnoissance dans la Préface de notre premier volume.

Il est cependant fâcheux pour nous de n'avoir pu satisfaire également tous nos Lecteurs. On nous a fait quelques reproches sur le plan de l'ouvrage & sur la maniere dont nous l'avons rempli. Nous pourrions nous empêcher d'y répondre, puisqu'aucun de ces reproches n'a été publié par la voie de l'impression ; mais nous croyons devoir nous justifier, & les prévenir pour le volume que nous publions aujourd'hui.

On nous a reproché d'abord quelques articles oubliés ; mais il n'est pas surprenant que, dans un ouvrage aussi étendu, & qui a exigé des recherches prodigieuses, quelques articles aient pu nous échapper : nous demandons à ceux qui nous ont fait ce reproche, s'ils connoissoient le quart des Auteurs dont nous avons parlé, & des ouvrages que nous avons indiqués : nous voudrions les voir, la plume à la main, rédiger un ouvrage aussi considérable ; nous verrions alors si leurs oublis ne seroient pas plus multipliés. Il est aisé de faire un vain étalage d'érudition, lorsqu'on trouve par hasard sous sa main quelques ouvrages qui n'ont pas été connus de ceux qui ont écrit sur la Bibliographie, & qui, le plus souvent, méritent d'être oubliés dans la poussiere des Bibliotheques ; mais la chose n'est pas aussi aisée, lorsqu'il faut découvrir environ quinze cens Auteurs, tracer un abrégé historique de leur vie, rendre compte de leurs ouvrages au nombre d'environ 4000, présenter un tableau de leur doctrine & de leurs découvertes; c'est cependant ce que nous avons fait dans notre premier volume, & on ose nous reprocher d'avoir oublié dix ou douze Auteurs & dix-huit ou vingt ouvrages! Nous avons prévu ce reproche; nous avons annoncé dans notre Préface que, *nous ne nous flattions point d'avoir donné à notre ou rage le degré de perfection dont il seroit susceptible*: nous avons seulement ajouté que *nous ne craignions point de le présenter comme le plus parfait de tous ceux qui ont paru en ce genre, & que nos recherches avoient été plus étendues & peut-être plus heureuses que celles de ceux qui nous avoient précédés*: nous nous sommes bornés à promettre au Public *de donner environ deux mille articles d'Auteurs, dont aucun Bibliographe de médecine n'avoit encore parlé*, & *de rapporter environ huit mille ouvrages, qui avoient été inconnus à ceux qui avoient travaillé avant nous, & dont il n'avoit été fait aucune mention dans les Bibliographies*.

Certains ont trouvé que nous donnions trop dans la partie historique; mais nous aurions manqué à nos engagemens vis-à-vis le Public, si nous eussions négligé cet objet: nous l'avions annoncé dans notre Prospectus; nous devions le remplir. Nous avons cru en outre devoir diminuer la sécheresse, assez commune dans les Bibliographies, & en rendre la lecture moins ennuyeuse, en y ajoutant le précis historique de la vie de ceux qui se sont distingués dans quelque partie de l'Art de guérir; les anecdotes, quelquefois amusantes, souvent intéressantes, qu'on y trouve, ne peuvent que récréer le Lecteur, & adoucir l'ennui d'un ouvrage de simple détail, ou purement érudit.

Quelques autres se plaignent au contraire que nous avons négligé cette même partie historique: ceux-ci peuvent être rapportés à deux classes; les uns auroient voulu que nous eussions indiqué l'historique de chacun des individus dont nous avons parlé, sans en oublier un seul; mais nous les prions de nous faire connoitre l'histoire d'une foule d'Auteurs, qui seroient absolument ignorés, si leurs noms n'étoient pas à la tête de leurs ouvrages. Nos recherches ont été assez étendues à cet égard ; elles ont été cependant insuffisantes : s'ils ont été plus heureux que nous, nous les invitons à nous communiquer leurs découvertes ; nous en profiterons avec plaisir, & nous leur rendrons un témoignage public de notre reconnoissance. Les plaintes des autres leur sont personnelles ; ils ont vu avec peine que nous n'étions pas entrés à leur égard dans des détails minutieux. Il y en a même qui nous ont écrit pour nous reprocher d'avoir négligé de faire connoître leurs ancêtres, dont ils nous avoient envoyé les titres, les qualités, l'histoire, en nous indiquant même les dates de leurs contrats de mariage, de leur testament, & les noms des Notaires qui les avoient reçus. Nous les prions de ne pas rejetter sur nous un oubli, qui ne sauroit nuire à leur réputation, ni à la bonté de leurs ouvrages ; les notions que nous donnons sont bornées aux seuls Auteurs dont nous nous occupons : ils nous permettront encore de leur faire observer que les détails minutieux, qui paroissent toujours intéressans aux individus qu'ils concernent, sont presque toujours indifférens aux yeux du plus grand nombre.

Nous avons encore reçu des reproches d'un genre différent : quelques-uns se sont plaints du silence que nous avons gardé à leur égard ; ils ont cru que quelques Mémoires, envoyés à des Académies, ou quelques observations insérées dans des Journaux, suffisoient pour les faire mettre au nombre des Auteurs qui ont écrit sur quelque partie de l'Art de guérir ; mais ils n'ont qu'à consulter notre plan, ils se convaincront que les Mémoires Académiques & les Pieces publiées dans les Journaux, n'en font point partie : si nous en parlons quelquefois, ce n'est qu'en passant, & lorsque leurs Auteurs ont donné quelque ouvrage sur quelque sujet de Médecine : nous n'en exceptons que les mémoires, observations, expériences, &c. qui contiennent quelque découverte ; ce sont les seuls dont nous parlons pour nous conformer au plan que nous avons publié. Notre silence ne peut influer en rien sur leur réputation ; ils le partagent avec plusieurs célebres Médecins, qui méritent, à tous égards, l'estime & la vénération de notre siecle, & qui cependant n'ont aucune place dans cet ouvrage. Tel est, par exemple, le fameux MOLIN, qui, par une pratique étendue & heureuse, a laissé après lui un nom, qui sera longtems vénéré dans la Capitale de la France: tel est encore M. BOURDELIN, savant Médecin de ce siecle, qui, dans une vieillesse avancée, jouit aujourd'hui d'une considération générale, & qui a enrichi de ses Mémoires les Recueils de l'Académie Royale des Sciences; tel est enfin un célèbre Praticien de nos jours, honoré de la confiance générale, qu'il a méritée par ses talens, son zèle & son exactitude; nous voulons parler de M. BOUVARD: ce Médecin n'a rien écrit, ou du moins nous ne connoissons aucun ouvrage qui porte son nom; aussi sommes nous forcés malgré nous de garder le silence à son égard, & de renfermer en nous mêmes le juste tribut d'éloges qui est dû à ses lumieres & à ses succès. Nous ne pouvons que regretter les utiles préceptes qu'il nous eût tracé, & les observations intéressantes qu'il nous eût transmis, si des occupations trop multipliées, & le service du Public, auquel il s'est livré avec succès, n'eussent absorbé le tems qu'il eût pu donner au travail du cabinet.

Nous nous devions à nous-mêmes d'entrer dans ces détails propres à nous justifier des reproches qu'on nous a faits; nous les croyons suffisans: nous espérons qu'ils paroîtront tels aux yeux d'un Public éclairé; aussi ne reviendrons-nous plus sur ce même objet; & si on nous fait encore les mêmes reproches, on ne trouvera pas mauvais que nous gardions le silence. Nous publions ce second volume avec confiance, encouragés par l'accueil qu'on a fait à celui qui l'a précédé. Nous aurions voulu pouvoir y renfermer la lettre *C*; mais le Libraire a cru que le volume étoit déjà assez considérable, sans qu'il fût nécessaire d'y ajouter douze ou quinze feuilles pour terminer cette Lettre.

Fin de la Préface.

BIBLIOTHEQUE

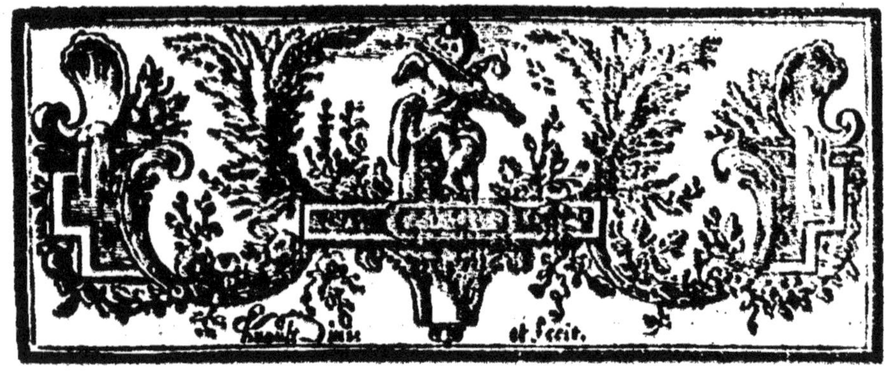

BIBLIOTHEQUE LITTÉRAIRE, *HISTORIQUE ET CRITIQUE* DE LA MÉDECINE ANCIENNE ET MODERNE.

BOE

BOE *Sylvius* (*François de le*) naquit en 1614 à Hanau, ville d'Allemagne au Cercle du Haut-Rhin, dans la Weteravie, d'Isaac de *le Boë*, d'une famille noble, originaire de Cambrai; *Astruc* le dit natif de Hanovre. Il étudia la médecine dans l'Université de Bâle, & y reçut les honneurs du Doctorat en 1637; il revint ensuite dans sa patrie, où il commença à se livrer à la pratique de la médecine; il exerça encore sa profession à Amsterdam, toujours avec beaucoup de succès. Il quitta cette ville en 1658, pour aller à Leyde, où il avoit été nommé à une chaire de médecine, vacante par la mort d'Albert Kyper. Il s'attacha beaucoup à la chymie, & ne cessoit d'en vanter l'utilité; il mit cette science, & les préparations chymiques, en réputation à Leyde, par les leçons qu'il dicta dans cette ville à un auditoire nombreux; son éloquence, son exemple & son autorité, firent toute l'impression qu'il pouvoit en attendre. Il fut nommé Recteur de l'Université de Leyde en 1670, & mourut dans cette ville en 1672, âgé de 58 ans. *Eloy* se trompe en rapportant sa mort à l'an 1678. Il avoit été marié deux fois, d'abord avec *Anne de Ligne*, morte à Amsterdam en 1657; ensuite avec *Madeleine Lucrece Schultzer*, morte de la peste à Leyde en 1669. Il avoit composé lui-même son épitaphe, qu'il avoit fait placer pendant sa vie dans l'Eglise de Saint Pierre. Nous la rapportons ici.

FRANCISCUS DE LE BOE SYLVIUS,
Medicinæ practicæ Doctor,
tam humanæ fragilitatis,
quàm obrepentis plerisque mortis
memor,
de comparando tranquillo
instanti cadaveri sepulchro,
ac de constituendâ commodâ
ruenti corpori domo,
æquè cogitabat seriò,
Lugduni-Batavorum,
anno M. DC. LXV.

On a donné plusieurs éditions des œuvres de *le Boë*; nous ne connoissons que celles d'Amsterdam, 1674, *in*-12, 4 volumes, & chez *Elzevir*, 1680, *in*-4; d'Utrecht, 1691, *in*-4, ibid. 1695, *in*-4; de Geneve, 1680, *in-fol.* & de Venise, 1637, *in-fol.* On y trouve les matieres suivantes:

1. *Disputationum medicarum decas.* Cette décade contient les dissertations suivantes: 1°. *De animali motu, ejusque læsionibus.* Elle avoit déjà paru à Leyde, 1637, *in*-4. 2°. *De chyli à fæcibus alvinis secretione, atque in lacteas venas propulsione, in intestinis perfectâ.* Elle avoit été publiée à Leyde, 1659, *in*-4. L'Auteur établit une fermentation entre la bile alkaline & le suc pancréatique, à laquelle il attribue la précipitation des matieres fécales. 3°. *De alimentorum fermentatione in ventriculo.* Elle avoit été imprimée à Leyde, 1659, *in*-4. L'Auteur attribue en partie cette fermentation à la salive. 4°. *De chyle mutatione in sanguinem, circulari sanguinis motu, & cordis, arteriarumque pulsu.* Elle avoit été publiée à Leyde en 1659, *in*-4. L'Auteur établit dans le cœur, un foyer de chaleur, qui raréfie le sang & perfectionne son élaboration. 5°. *De spirituum animalium in cerebro, cerebelloque confectione, per nervos distributione, atque usu vario.* Elle avoit paru à Leyde, 1660, *in*-4. Elle contient une description succincte du cerveau. 6°. *De lienis & glandularum usu.* Elle avoit été imprimée à Leyde, 1660, *in*-4. On y trouve établie la division des glandes en conglobées & conglomérées. 7°. *De bilis & hepatis usu.* Elle avoit été publiée en 1660, *in*-4. 8°. *De respira-*

tione & usu pulmonum. Elle avoit paru en 1660, *in*-4. Elle contient une explication du méchanisme de la respiration : l'Auteur déduit la chaleur vitale de la fermentation de la bile, mêlée avec le sang, avec la lymphe qui vient du canal thorachique, & qu'il suppose acide. 9°. *De vasis lymphaticis & lymphâ.* Elle avoit été publiée en 1661, *in*-4. Elle contient une description de ces vaisseaux & de leurs valvules, & une démonstration du cours de la lymphe : l'Auteur prétend que cette liqueur est produite par les esprits animaux, & qu'elle est en partie acide, en partie volatile. Ces dissertations réunies avoient été déjà publiées sous le titre de *Dissertationum medicarum selectarum pars prima*, à Amsterdam, 1663, 1670, *in*-12. ensuite à Jene, 1674, *in*-12. & à Francfort, 1676. 10°. *De cordis palpitatione.* Elle avoit paru à Leyde, 1664, *in*-4.

2. *Opuscula varia, in quibus dictata ad C. Bartholini institutiones anatomicas per lib. III.*

3. *Inauguralis oratio de hominis cognitione.* Ce Discours fut prononcé à Leyde en 1658.

4. *Theses de medicamentis chymicis.*

5. *Epistola apologetica adversùs Antonium Deusingium.* Elle avoit été publiée à Leyde en 1664, *in*-12, & en 1666, *in*-8.

6. *Oratio de affectûs epidemici, anni 1669, causis naturalibus.* Ce discours fut prononcé le 8 Février 1670.

7. *De methodo medendi, libri II.*

8. *Praxeos medicæ idea nova, libri IV, cum appendice.* Cet ouvrage avoit été publié, le premier livre à Leyde, 1667, *in*-12 ; le second, 1672, *in*-12, & à Amsterdam, 1674, *in*-12 ; le troisieme, la même année ; le quatrieme, à Amsterdam, 1679, *in*-4. Le troisieme livre roule sur les maladies des parties destinées à la génération. L'Appendice contient dix traités sur différens sujets de pratique.

9. *Disputatio de inflammatione.* Leydæ, 1671, *in*-4.

10. *Disputatio de ischuriâ.* Leydæ, 1671, *in*-4.

On a fait à Paris une édition des Œuvres de *le Boë*, en 1671, *in*-8. on y a ajouté deux Traités : 1°. *De chymiâ* ; 2°. *Institutiones medicæ* ; mais ce Médecin les a désavoués. On en a fait une nouvelle édition à Utrecht en 1695, *in*-4.

Le Boë a découvert l'os orbiculaire de l'oreille interne ; mais il n'a pas connu sa vraie situation, puisqu'il le place à côté de la tête de l'étrier, tandis qu'il est entre l'étrier & l'enclume. Il est le premier qui ait divisé les glandes en conglobées & en conglomérées ; division qui a été adoptée par presque tous les Anatomistes. Il est encore un des premiers qui ait eu recours à la fermentation, pour expliquer le méchanisme des secrétions. Il a donné un système particulier sur la bile, mais dont l'honneur lui a été contesté par *Nemesius*, qui l'a revendiqué. Il a prétendu qu'il y avoit trois humeurs principales dans le corps, la bile, le suc pancréatique & la pituite, & que leur mêlange formoit une humeur, qu'il appelloit *triumvirale* ; il a regardé les deux premieres comme donnant de la consistance au sang ; il a voulu enfin déduire les causes de toutes les fievres du déréglement de ces humeurs. Ce système, qui à peine trouveroit aujourd'hui un Sectateur, a été vivement critiqué par *Louis le Vasseur*, dans une lettre, *de Sylviano humore triumvirali*, dont nous parlerons à l'article de ce dernier.

Ce Médecin embrassoit aisément les opinions où il croyoit voir un peu de probabilité ; il bâtissoit là-dessus des systêmes, qu'il donnoit ensuite à ses disciples comme certains : on peut dire en général que sa théorie est assez mal développée, & qu'elle n'est pas assez exacte. Quant à sa pratique, elle est trop incendiaire ; il y prescrit trop souvent des aromates : elle pouvoit peut-être convenir au pays où il pratiquoit la médecine.

BOECHER (*Martin*) a écrit:

De differentiis morborum. Wittebergæ, 1603, in-4.

BOECKEL, (*Jacques*) Anatomiste de la fin du seizieme siecle, duquel nous avons un Traité d'anatomie en latin, imprimé à Helmstadt en 1585, in-8. sous le titre de *Anatome*.

BOECKELMANN. (*André*) Nous avons sous son nom :

1. *Noodwendig bericht anguende het afhaalen van een doode vrucht.* A Amsterdam, 1677, in-8.
2. *Wederleging Van D. D. BONAVENTURA Van DORTMONDS bericht waer in aangewesen word de quade pratyquen Van D. D. en desselfs onkunde angaenden het afhaalen Van een doode wrucht.* A Amsterdam, 1677, in-8.

I. BOECLER, (*Jean*) Médecin François, qui vivoit au commencement de ce siecle ; il exerçoit la médecine à Strasbourg, & étoit Professeur en médecine dans l'Université de la même ville. Il est connu par les augmentations qu'il a faites à la *Cynosura materiæ medicæ*, de Paul *Herman*, & qui ont été imprimées à Strasbourg en 1726, in-4. Nous avons encore de lui les ouvrages suivans:

1. *De vomitu.* Argentorati, 1673, in-4.
2. *Historia instrumentorum imprimis deglutitioni inservientium.* Argentorati, 1705.
3. *De spiritûs vini & aceti distillati noxis.* Argentorati, 1708, in-4.

4. *De vino*, 1716, *in*-4.

5. *Recueil des Observations qui ont été faites sur la maladie de Marseille*. A Strasbourg, chez *Dulssecker*, 1721, *in*-8. C'est une collection d'observations sur la peste de Marseille, faites par *Deidier* & *Pons*, Médecins de Montpellier ; par *Maugue*, Médecin, Inspecteur des Hôpitaux d'Alsace ; par *Martin*, Médecin de Toulon ; par *Montresse*, Médecin de Valence en Dauphiné ; & par *Fabre*, Médecin de Martigues.

6. *Cynosura materiæ medicæ, continuata ad imitationem cynosuræ materiæ medicæ Hermannianæ*. Argentorati, 1726, 1728, 1731, *in*-4. 3 volumes.

7. *De venenis*. 1729, *in*-4.

8. *Dissertatio de principatu philosophiæ*. Argentorati, apud *Heitzium*, 1730, *in*-4.

9. *De fœniculo*. Argentorati, 1732, *in*-4.

10. *De neglecto remediorum vegetabilium circà argentinam nascentium usu, specimen*. Argentorati, 1732, *in*-4. Il est question de douze plantes, *pulsatilla*, *cymbalaria*, *&c.*

11. *Specimen secundum, sex plantas comprehendens*. Argentorati, 1733, *in*-4. Ces six plantes sont *Aparine*, *Butomus*, *Sagitta*, *Reseda*, *Jacobæa*, *Plantago aquatica*.

II. BOECLER (*Philippe-Henri*) naquit à Strasbourg le 15 Décembre 1718. Il s'appliqua de bonne heure à l'étude de la philosophie & des mathématiques ; les progrès rapides qu'il y fit, le mirent en état de soutenir avec distinction, à l'âge de dix-sept ans, une très-bonne these de sa composition, sur l'aurore boréale. Décoré du grade de Maître-ès-arts le 8 Novembre 1736, il se livra à l'étude de la Médecine, & reçut le bonnet de Docteur dans l'Université de sa patrie, le 19 Avril 1742. Il vint ensuite à Paris, où il suivit les leçons de Winslou & de Ferrein ; il alla à Montpellier, attiré par la célébrité de l'Ecole de cette ville ; il passa à Aix en Provence, pour y profiter des savantes leçons de *Lieutaud*, dont la réputation étoit déjà aussi étendue, que méritée. De retour dans sa patrie, en 1744, il se livra à la pratique de la médecine, & y joignit l'étude de la chirurgie & de l'art des accouchemens ; il y fut nommé Professeur extraordinaire de la Faculté de médecine le 24 Février 1748, & Professeur ordinaire d'anatomie & de chirurgie le 24 Février 1756. Il est mort dans cette ville le 7 Juin 1759, après avoir publié les Dissertations suivantes :

1. *Dissertatio sistens decades thesium medicarum controversarum*. Argentorati, 1741, *in*-4.

2. *De glandularum thyroïdeæ, thymi, & suprà renalium naturâ & functionibus.* Argentorati, 1753, *in*-4.

3. *De statu animarum hominum ferorum.* Argentorati, 1756, *in*-4.

4. *Disputatio extollens Procerum & Medicorum Argentoratensium in anatomen merita.* Argentorati, 1756, *in*-4. C'est un Discours que l'Auteur prononça dans les Ecoles de Strasbourg, après sa nomination à la chaire ordinaire d'anatomie & de chirurgie; il tend à prouver qu'on a cultivé l'anatomie avec beaucoup de soin dans l'Université de cette ville.

BOEHM. (*Jean*) Nous avons de lui:

Catalogus rariarum plantarum hortuli JOANNIS BOEHM. Venetiis, 1689, *in*-8.

I. BOEHMER, (*Philippe-Adolphe*) célebre Médecin Allemand, également connu par ses succès dans l'exercice de la médecine, & par les savans ouvrages dont il a enrichi l'art de guérir. Il est fils d'un célebre Jurisconsulte, & est Professeur de médecine & d'anatomie dans le Collége royal de Frédéric, à Hall en Saxe, Membre de l'Académie Impériale des Curieux de la Nature, & Associé étranger de l'Académie royale de chirurgie de Paris. Nous avons de lui les ouvrages suivans:

1. Il a donné une nouvelle édition de l'abrégé de l'art des accouchemens de R. *Manningham*, auquel il a ajouté une préface & deux dissertations théoriques & pratiques. Dans la premiere, il détermine, en conséquence des loix de la méchanique, & par la place où s'attache le placenta, la situation de la matrice pendant la grossesse & celle du fœtus. Cette dissertation a été imprimée séparément à Hall, en 1736, *in*-4. sous ce titre: *situs uteri gravidi ac fœtûs, ac sedes placentæ in utero.* Dans la seconde, il fait l'éloge du *forceps* Anglois, & en recommande l'usage dans les accouchemens difficiles, causés par la situation oblique de la tête enclavée au passage.

2. *Additamenta ad disquisitionem alteram, quibus occasione rarioris cujusdam observationis de sarcomate uteri notabilis molis, præstantia forcipis Chamberlainianæ in paragomphosi capitis fœtûs in partu confirmatur, & quid de recentissimis Levreti ferramentis atque de forcipe Binggianâ sentiendum indicatur.* C'est un supplément à la derniere des deux dissertations précédentes. Il présente d'abord l'observation d'un accouchement laborieux; il s'agit d'une femme qui étoit en travail d'un enfant à terme, dont la tête étoit enclavée obliquement entre les os du bassin, & l'os pariétal droit appliqué sur l'ouverture que ces os forment par leur réunion. L'Auteur, après avoir

indiqué les causes qui avoient pu donner lieu à cette situation vicieuse, expose la méthode qu'il a mise en usage pour délivrer sa malade. Il passe ensuite à l'examen des forceps de *Chamberlain* & de *Bingius*, & des nouveaux instrumens de *Levret*, c'est-à-dire, de son tire-tête à trois branches. Il indique les avantages qu'il trouve au premier, & les inconvéniens qu'il croit résulter de l'usage des deux derniers. M. *Levret* a répondu à sa critique, à la suite de ses *Observations sur les causes & les accidens de plusieurs accouchemens laborieux*, édition de Paris, 1762, *in*-8. Il l'a fait d'une maniere assez satisfaisante.

3. *De præcavendâ polyporum generatione.* Hallæ, 1736, *in*-4. L'Auteur établit la cause des polypes dans la partie fibreuse du sang.

4. *De prolapsu & inversione uteri, ejusque vaginæ relaxatione.* Hallæ, 1745, *in*-4.

5. *De utilitate paracenteseos frequentioris in ascite singulari, usu comprobatâ.* Hallæ, 1759, *in*-4.

6. *De hæmorrhagiâ suppuratoriâ.* Hallæ, 1759, *in*-4.

7. *De herniis incarceratis.* Hallæ, 1761, *in*-4.

8. *De cancro occulto, apertoque.* Hallæ, 1762, *in*-4.

9. *De ossium ex viscerum læsione mollitiâ.* 1763, *in*-4.

10. *De genesi materiæ purulentæ sine prægressâ inflammatione.* Hallæ, 1767, *in*-4.

11. *De aquis ex utero gravido & parturientium profluentibus.* Hallæ, 1769, *in*-4.

12. *De solvendis & extrahendis secundis.* Hallæ, 1761, *in*-4.

13. *De inflammatione doloris experte.* Hallæ, 1772, *in*-4.

14. *De polyphago & allotriophago Wittembergensi.* Witteberg æ, 1737. Cette Dissertation est relative à un homme de Wirtemberg, qui mangeoit toute sorte de substances : elle est divisée en deux parties ; la premiere expose la vie & les actions de cet homme ; la seconde contient plusieurs exemples pareils, & l'explication de ces phénomenes.

15. *De cortice cascarillæ.* Hallæ, 1738, *in*-4.

16. *De quatuor & quinque ramis ex arcu arteriæ magnæ ascendentibus.* Hallæ, 1741, *in*-4. Cette dissertation est relative à deux variétés dans l'origine des troncs qui prennent naissance de l'aorte, observées par l'Auteur.

17. *De ductibus mammarum lactiferis.* Hallæ, 1742, *in*-4. On y trouve une description détaillée des vaisseaux lactés, que l'Auteur prétend être plus nombreux & plus gros, qu'on ne le croit ordinairement.

18. *De necessariâ funiculi umbilicalis vi vasorum structuræ in nuper natis*

deligatione. Hallæ, 1745, *in*-4. On y trouve une description du canal ombilical & du tissu cellulaire du cordon qui porte le même nom. Cette dissertation tend à prouver la nécessité de la ligature du cordon ombilical : elle est écrite contre *Schulze.*

19. *De bronchiis & vasis bronchialibus.* Hallæ, 1748.

20. *Institutiones osteologicæ.* Hallæ-Magdeb. 1751, *in*-8. cum fig.

21. *Observationum Anatomicarum rariorum fasciculus primus.* Hallæ-Magdeb. 1752, *in-fol.* Ce premier recueil est principalement relatif à la matrice humaine.

22. *Observationum Anatomicarum fasciculus alter.* Hallæ, 1756, *in-fol.*

Ces deux derniers ouvrages répondent à la réputation de l'Auteur ; ils sont remplis d'observations anatomico-médicinales très-intéressantes.

23. *De exanthematum differentiis & origine.* Wittebergæ, 1766.

II. BOEHMER, (*J. Samuel Frédéric*) Jurisconsulte Allemand, qui a écrit :

De legitimâ cadaveris occisi sectione. Hallæ, 1747, *in*-4.

III. BOEHMER, (*George-Adolphe*) Docteur en médecine & Botaniste Allemand, qui a donné :

1. *De consensu uteri cum mammis causâ lactis.* Lipsiæ, 1750, *in*-4.

2. *Flora Lipsiæ indigena.* Lipsiæ, 1750, *in*-8. L'Auteur a suivi la méthode de botanique de Ludwig.

3. *De polyhago & allotriophago.* Wittebergæ, 1751, *in*-4. *Portal* attribue cette dissertation à notre *Boehmer* ; nous ne pouvons point assurer si c'est la même que nous avons rapportée à l'article de *Philippe-Adolphe Boehmer*, & qui fut publiée en 1737.

4. *De psyllorum, marsorum & ophiogenum, adversùs serpentes virtute.* Lipsiæ, *in*-4. sans indication d'année. *Portal* & *Haller* attribuent cette dissertation à *Jean-Benjamin Boehmer*, & en rapportent l'édition à l'an 1745.

5. *De experimentis Reaumurianis circâ digestionem.* Wittebergæ, 1751, *in*-4.

6. *De damnis ex retardatâ abscessuum apertione.* Wittebergæ, 1765, *in*-4.

7. *Natura, vulnerum medicatrix.* Wittebergæ, 1765, *in*-4.

8. *De naturalibus fœminarum claustris.* Wittebergæ, 1768, *in*-4.

IV. BOEHMER, (*Jean-Benjamin*) Médecin Allemand de ce siecle, né à Lignitz, ville de Silésie, le 14 Mai 1719. Elevé d'abord sous les

les yeux de son pere, *Benjamin Boehmer*, Apothicaire de la même ville; il avoit été ensuite étudier la médecine à Leipsic, où il a reçu le Doctorat en 1745. Il a été fait Professeur d'anatomie & de chirurgie dans la même Université en 1750; mais il n'a pas rempli long-tems les fonctions de la Régence; il est mort le 11 Mai 1754, âgé de trente-cinq ans, après avoir donné:

1. *De sanguinis circulo in fœtu, adversùs D. Mery.* Lipsiæ, 1739, *in*-4.

2. *An à nervi phrenici alternâ compressione alternus thoracis motus?* Ibid. 1740, *in*-4.

3. *De ossium callo.* Lipsiæ, 1748, *in*-4. L'Auteur regarde le cal comme provenant du suc épanché dans l'interstice des fibres. Il combat l'idée de ceux qui croient que le périoste est le vrai organe de l'ossification.

4. *De radicis rubiæ tinctoriæ in corpus animale effectu.* Lipsiæ, 1751, *in*-4.

BOER (*Lazare*) a traduit en françois, 1°. le Traité des venins, de *Pierre d'Appone*; 2°. le traité des serpens, araignées, &c. de *Paracelse.* Ces traductions ont été imprimées à Lyon, chez *J. Huguetan*, en 1593, *in*-8.

BOERHAAVE (*Herman*) naquit le 31 Décembre 1668 à Voorhout, Bourg de Hollande, près de Leyde, d'une famille, qui, originaire de Flandre, s'étoit établie à Leyde au tems de la révolution des Pays-Bas, & y avoit exercé le commerce avec honneur. Il étoit fils de *Jacques Boerhaave*, Ministre Protestant à Voorhout, & d'*Hagar Daëlder*, dont le pere étoit Marchand à Amsterdam. Le jeune *Boerhaave* n'avoit pas encore atteint sa cinquieme année, lorsqu'il perdit sa mere dans le mois d'Août 1673.

Boerhaave se livra de bonne heure à l'étude, & y fit des progrès rapides. Destiné au ministere, il s'appliqua à l'histoire & aux langues savantes. A onze ans, il possédoit le grec & le latin, & il y joignoit une grande connoissance de l'histoire universelle. Ses études furent interrompues l'année suivante, par une maladie cruelle & opiniâtre; c'étoit un ulcere malin sur la cuisse gauche. L'interruption ne fut pas longue; *Boerhaave* reprit bientôt ses exercices ordinaires, quoiqu'il ne fût pas délivré de son mal, qui résista pendant sept ans aux secours de l'art, & qui céda enfin heureusement à de simples lotions avec l'urine & le sel.

Envoyé à Leyde en 1682, il y fit sa rhétorique, & s'y distingua comme il avoit fait dans toutes ses humanités; il alloit continuer sa carriere, lorsqu'il se vit arrêté dans sa course, par la mort de son pere, qui, laissant une femme & neuf enfans avec très-peu de bien, ne laissoit pas au jeune *Boerhaave* les ressources nécessaires pour continuer ses études; mais l'amitié y suppléa: Jacques Tringlan, ancien ami de son pere, le recommanda si fortement à Van-Alphen, que celui-ci se chargea de la fortune du jeune homme. *Boerhaave* ne se dirigea plus que par l'avis de ses deux Protecteurs; il étudia la philosophie sous Sengveerdius; le grec, sous Gronovius; la géographie, sous Rickius; l'hébreu & le chaldéen, sous Charles Schaaf & Jacques Tringlan lui-même: on vouloit toujours le pousser au ministere.

Au milieu de ses occupations, il se sentit du goût pour les mathématiques; il commença à s'y appliquer en 1687, mais légerement: lorsque son ulcere fut entiérement guéri, il s'y livra en entier. Il donna en 1688, des preuves publiques de son érudition & de son éloquence; il prononça, sous la présidence de Gronovius, un discours académique, dans lequel il fit voir que Cicéron avoit solidement réfuté le sentiment d'Epicure sur le souverain bien. Pour le récompenser & l'encourager, la Ville lui fit présent d'une médaille d'or. En 1689, il s'attacha à l'étude de l'Histoire ecclésiastique & à la lecture des Peres de l'Eglise: l'année suivante, il fut reçu au grade de Docteur en philosophie, & soutint à cette occasion, sous la présidence de Volder, une dissertation, dans laquelle il établit la distinction de l'ame & du corps, & réfuta avec force Epicure, Hopp● son Compilateur, & Spinosa. Il s'appliqua enfin à la théologie, & eut pour maitres, Jacques Tringland, Frédéric Spanheim, & Jean Markius. Il se dévoua ensuite aux fonctions du ministere, sans cesser de faire des progrès dans l'étude des mathématiques. Il voulut en même-tems ne plus être à charge à ses Protecteurs; il prit le parti d'enseigner les mathématiques & d'y chercher une ressource qui pût fournir aux dépenses qu'il faut faire dans les Académies: cela lui valut la connoissance de Jean Van-de-Berg, qui le fit nommer pour conférer le Catalogue des manuscrits de la bibliotheque de Vossius, que la ville de Leyde venoit d'acheter, & qu'elle avoit fait venir à grands frais d'Angleterre. *Boerhaave* s'acquitta de cette commission en homme d'esprit, & se concilia encore plus fortement l'amitié de Van-de-Berg: ce fut d'après ses conseils, qu'il voulut réunir à ses connoissances celle de la médecine.

Il étudia successivement l'anatomie, la chymie & la botanique; il s'occupa d'abord de la premiere, qu'il étudia sur-tout dans les ouvrages de Vesale, de Fallope & de Bartholin. Pour joindre la pratique à la théorie, il assista réguliérement aux leçons de Nuck; il fit chez lui des dissections particulieres. Il lut avec attention les ouvrages des plus grands Médecins, parmi les anciens & les modernes; il s'arrêta sur-tout à ceux d'Hippocrate; il en considéra le plan & les preuves; il en fit des extraits; il se remplit de la doctrine de ce premier maitre de l'art. Parmi les modernes, Sydenham fut son Auteur favori.

Après avoir puisé beaucoup de connoissances dans ces différentes parties de la médecine, il alla à Hardewick, où il reçut les honneurs du Doctorat le 10 Juillet 1693; il soutint à cette occasion une dissertation, dans laquelle il fit voir combien il est important que les Médecins examinent avec soin les déjections de leurs malades.

Boerhaave se proposoit de se partager entre la médecine & les fonctions du ministere; il revint à Leyde, dans le dessein de se mettre au nombre des Proposans; mais il ne put y parvenir: on l'accusa d'avoir embrassé le spinosisme. C'en fut assez pour le faire rejetter, & pour rendre inutiles les efforts que ses amis firent pour le justifier. Il se tourna alors du côté de la seule médecine, & s'y livra en entier.

Les commencemens de *Boerhaave* dans la carriere de la médecine, ne furent pas heureux; il étoit très-peu employé: il ne se découragea cependant pas; il consacra à l'étude du cabinet, le loisir dont on le laissoit jouir; mais son mérite ne tarda pas à se faire connoitre. Un Seigneur, favori de Guillaume III, l'invita, à des conditions très-honnêtes, & sous des espérances encore plus flatteuses, à fixer son domicile à la Haye; mais *Boerhaave* préféra une vie paisible & tranquille, aux intrigues & au tumulte de la Cour. Peu de tems après, ses amis agirent si vivement, qu'ils le firent recevoir à l'Université de Leyde, quoique l'accusation de spinosisme parût devoir l'en exclure. Les Curateurs de cette Académie le nommerent, le 18 Mai 1701, Lecteur, à la place de Drelincourt, dont il soutint & surpassa dans peu la célébrité.

Les leçons de *Boerhaave* augmenterent bientôt sa réputation, & lui donnerent une célébrité qui le fit connoitre dans toute l'Europe. L'Académie de Groningue lui offrit en 1703 une chaire de médecine; il la refusa. Les Curateurs de l'Université de Leyde lui promirent alors la premiere chaire vacante, & augmenterent ses gages, pour le dédommager de ce qu'il perdoit par zele & par attachement à son corps. Il fut fait enfin Professeur ordinaire le 18 Février 1709, à la place d'Hotten: on lui donna ensuite la chaire de botanique. Il fut élevé en 1714 à la dignité de Recteur, & le 8 d'Août de la même année, il fut fait Professeur du Collége-pratique. Dès ce moment, outre ses leçons ordinaires, il en donna encore d'extraordinaires deux fois la semaine, dans l'hôpital, sur les maladies regnantes.

A la fin de son Rectorat, il prononça un discours, qui donna lieu à un événement bien glorieux pour lui: ce discours rouloit sur les moyens de découvrir la vérité en physique. Un Professeur en théologie de l'Université de Francker crut y trouver des preuves d'athéisme & de spinosisme; il s'éleva avec force contre ce discours, & déclama très-vivement contre *Boerhaave*. L'Université de Francker vit avec peine un de ses membres attaquer ainsi l'honneur de l'illustre Professeur de Leyde: elle obligea cet Accusateur à se rétracter publiquement; elle fit même offrir à *Boerhaave* de le punir plus sévérement, s'il ne se croyoit pas assez vengé: mais ce Médecin répondit que le plus grand plaisir qu'on pouvoit lui faire, étoit de laisser le Théologien tranquille, & de lui pardonner sa faute aussi sincérement qu'il la lui pardonnoit lui-même.

Boerhaave fut nommé une seconde fois Recteur en 1730; il avoit abdiqué, l'année précédente, les chaires de médecine & de botanique, & n'avoit conservé que son Collége-pratique.

L'Académie Royale des Sciences de Paris le reçut le 2 Mai 1721, au nombre de ses Associés étrangers; & quelque tems après, la Société royale de Londres lui accorda la même distinction.

La santé de *Boerhaave* étoit altérée depuis quelque tems; il avoit essuyé deux cruelles maladies, qui y contribuerent autant que ses travaux particuliers. La premiere commença vers le milieu du mois d'Août 1722, & dura plus d'un an: c'étoit une paralysie qui le rendit perclus des deux jambes, & à laquelle se joignit la goutte, qui le tourmenta cruellement pendant cinq mois. La seconde l'attaqua sur la fin de l'année 1727; elle fut moins longue, moins douloureuse que la premiere, mais beaucoup plus dangereuse: c'étoit une fievre ardente, dont les redoublemens étoient si terribles, qu'en peu de jours on désespéra pour sa vie. Il fut traité, comme il le prescrit dans ses Aphorismes, pour la même maladie, & il en réchappa; mais sa convalescence fut très-longue. Quelques années après, il fut attaqué d'une troisieme maladie, qui commença par une difficulté de respirer, accompagnée dans la suite d'une inégalité dans le battement des arteres, & d'une violence extraordinaire au côté droit du col, qu'il attribua lui-même à un polype, & en conséquence, à une dilatation des vaisseaux entre le cœur & les poumons. Cette maladie conduisit *Boerhaave* au tombeau: il mourut le 23 Septembre 1738, dans la soixante-dixieme année de son âge. Il avoit épousé *Marie Drolenvaux*, fille unique d'*Abraham Drolenvaux*, Sénateur de Leyde, de laquelle il n'a laissé qu'une fille, nommée *Marie-Jeanne*. Après avoir été obligé, pendant long-tems, de donner des leçons de mathématiques pour subsister, il a laissé à sa fille, en mourant, quatre millions de livres de notre monnoie.

Boerhaave a joui d'une célébrité peu commune. Admiré pendant sa vie, il a laissé à sa mort un nom à jamais célebre dans les fastes de la médecine: sa doctrine, adoptée, pour ainsi dire, sous ses yeux, par la plus grande partie de l'Europe, a fait une révolution, dont on voit à peine un exemple dans le cours de plusieurs siecles. Sa réputation attiroit à Leyde une foule innombrable d'Etudians, qui accouroient de toutes les parties de l'Europe, pour suivre ses leçons, & apprendre auprès de lui les principes de leur art, ou perfectionner les connoissances qu'ils avoient déja acquises. Les plus grands Médecins de l'Europe sont sortis de son Ecole, & l'on s'est long-tems glorifié du titre de *Disciple de Boerhaave*. Il ne venoit personne d'un certain rang à Leyde, qui ne se fit un plaisir de lui rendre visite; des Princes même lui ont fait cet honneur, comme le Duc de Lorraine, qui a été ensuite Empereur, & Pierre-le-Grand, Czar de Moscovie, qui l'entretint pendant deux heures en 1715. Sa réputation s'étoit étendue si loin, qu'on assure qu'il reçut, du fond de l'Asie, une lettre, dont la suscription étoit: *à Monsieur Boerhaave, Médecin en Europe*. Mais rien n'est plus propre à faire voir le degré éminent d'estime publique où *Boerhaave* étoit parvenu, que le témoignage d'allégresse que la ville de Leyde fit éclater en 1723, lorsque ce Médecin fut rétabli de la cruelle maladie qu'il venoit d'essuyer: le jour où il reparut en public, fut un jour de fête pour la ville; les artisans fermerent leurs boutiques; il y eut des feux & des illuminations: témoignage d'autant plus flatteur, qu'il étoit peu recherché, & qu'il ne tendoit qu'à honorer le mérite. Enfin, on vient d'élever à Leyde, dans l'Eglise de St. Pierre, un monument à sa gloire, au bas duquel on lit ces mots: *SALUTIFERO BOERHAAVII GENIO SACRUM*.

Boerhaave a beaucoup écrit, & ses ouvrages n'ont pas peu contribué à sa gloire: on en jugera par le catalogue suivant. Nous y parlerons de ceux qui, quoique n'étant pas de lui, ont été publiés sous son nom; nous ne pouvons nous empêcher de les faire connoitre, pour prévenir les impressions désavantageuses qu'ils pourroient laisser contre la mémoire de ce Médecin.

1. *De utilitate explorandorum excrementorum in ægris, ut signorum.* Harderwici, 1693, *in*-4. Londini, 1743, *in*-8. avec la vie de *Boerhaave*. Francofurti, 1742, *in*-8. Leydæ, 1742, *in* 8. C'est une Dissertation que l'Auteur soutint à Harderwick, lorsqu'il fut reçu au Doctorat en médecine.

2. *Oratio pro commendando studio Hippocratico.* Lugduni-Batavorum, apud *Langerack*, 1701, *in*-8. Ce discours fut prononcé dans les Ecoles de Leyde en 1701, lorsque *Boerhaave* y fut nommé Lecteur à la place de Drelincourt. Hippocrate étoit alors dans une espece de décri: on prétendoit que son regne étoit passé, & que, le suivre encore, c'étoit adorer de vieilles imaginations: on parloit de lui, comme d'un Auteur qui n'étoit respectable que par son antiquité. *Boerhaave* s'éleve contre ce préjugé avec autant de force, que d'érudition & de clarté: il recommande fortement l'étude de la doctrine du divin vieillard; il cherche à démontrer qu'Hippocrate est le meilleur modele pour un Praticien; il fait voir que ce Prince de la médecine a pénétré dans les secrets de la nature; que ses regles, pour connoitre & distinguer les maladies, sont appuyées sur une observation constante; que ses remedes sont conformes à l'expérience.

3. *Institutiones Medicæ, in usus annuæ exercitationis domesticos digestæ.*

Lugduni-Batav. apud *Joannem Van-der-Linden*, 1708, 1713, *in*-8. 1720, 1727, 1734, *in*-8. Ibid. 1746, *in*-8. Parisiis, 1722, *in*-12. Ibid. 1737, *in*-8. Ibid. 1747, *in*-12. Venetiis, 1757, *in*-4. Cet ouvrage a été traduit en arabe par le Muphti, & imprimé à Constantinople; il a aussi été traduit en françois par *la Mettrie*, & imprimé à Paris en 1739, *in*-12, 2 vol. & traduit en allemand par *J. P. Eberhard*, à Halle, 1734, *in*-8. & 1754, *in*-4. en flamand, par *C. Love*, 1745 & 1752, *in*-8. & en anglois, à Londres, 1751, *in*-4. *Boerhaave* l'avoit dédié à *Abraham Drolenvaux*, son beau-pere, pour le remercier de lui avoir donné une bonne femme. C'est un abrégé qui ne contient que les enseignemens ordinaires qu'on donne aux jeunes Etudians; il est fait en forme de theses, & comprend les cinq divisions ordinaires de la médecine théorique & pratique. On y trouve d'abord la partie physiologique, qui traite de la chylification & de ses dépendances, de la sanguification, des esprits animaux, des fonctions du foie, de la rate, des reins, de la vessie, de l'action des muscles, de la nutrition, des sens, & des autres fonctions de l'économie animale, dont l'Auteur donne une explication méchanique: vient ensuite la pathologie, qui expose la nature des maladies, leurs différences, leur éthiologie & leurs symptômes: elle est suivie de la semeiotique, dans laquelle l'Auteur indique les signes généraux & particuliers de la santé & des maladies; il s'arrête sur-tout à ceux qu'on peut déduire du pouls, de la respiration & des urines. Il passe ensuite à l'hygiene, qui contient les préceptes dont la pratique peut contribuer à conserver la santé, à prévenir les maladies, & à prolonger la vie. Cet abrégé est terminé par la thérapeutique, c'est-à-dire, par l'exposition des moyens propres à combattre les maladies, leurs causes, leurs effets & leurs symptômes. Cet ouvrage a été commenté par *Haller*: nous parlerons, dans la suite, de ces commentaires. *Voyez* HALLER.

4. *Aphorismi de cognoscendis & curandis morbis*. Lugduni-Batav. 1708, *in* 12. Ibid. 1709, *in*-4. 1713, 1715, 1722, 1737, 1742, *in*-8. Parisiis, apud *Cavelier*, 1720, 1726, 1728, 1747, *in*-12. réimprimé avec le *Libellus de materie medicâ*, à Leipsic, 1758, *in*-8. traduit en arabe, ainsi que le précédent, & imprimé à Constantinople; traduit en françois, & imprimé à Rennes, chez *la veuve Garnier*, 1737, *in*-8. traduit de nouveau dans la même langue, & imprimé en 1745, *in*-12. C'est encore un abrégé très-court; il comprend un certain nombre de maladies, comme celles des solides & des fluides; les obstructions, les hémorrhagies, les douleurs, les convulsions, les plaies, les contusions, les fractures, les inflammations, les abcès, les fistules, la gangrene, le squirre, le cancer, les maladies des os, les fievres & leurs différentes especes, l'angine

& ses especes, différentes maladies inflammatoires; plusieurs maladies de la tête, comme l'apoplexie, la catalepsie, la paralysie, l'épilepsie, la mélancolie, la manie, l'hydrophobie; quelques maladies du foie, de l'estomac, des intestins; les différentes especes de phthisie; l'hydropisie, la goutte, la cachexie, l'empyeme, les aphtes; quelques maladies des femmes & des enfans; la petite vérole, les maladies épidémiques, le calcul, les maladies vénériennes, le *rachitis*, le rhumatisme. Toutes ces maladies y sont traitées très-succinctement & aphoristiquement, c'est-à-dire, en forme de theses, qui étoient destinées à faire la matiere des leçons de *Boerhaave*; aussi s'est-il contenté d'y indiquer les principaux faits; il les expliquoit en détail à ses Ecoliers. Cet ouvrage a été commenté par *Van-Swieten*. *Voyez* SWIETEN.

5. *Oratio, quâ repurgatæ medicinæ facilis asseritur simplicitas.* Lugduni-Batav. apud *Van-der-Linden*, 1709, *in*-4. C'est un discours que *Boerhaave* prononça lorsqu'il fut fait Professeur de botanique: il est écrit contre les fermens & les hypotheses chymiques.

6. *De usu ratiocinii mechanici in medicinâ.* Lugduni-Batavorum, 1703 & 1709, *in*-8. C'est un discours sur l'usage & l'utilité des méchaniques dans la médecine, que *Boerhaave* prononça le 24 Septembre 1703, après que les Curateurs de l'Université de Leyde lui eurent promis la premiere chaire vacante, & eurent augmenté ses gages; il avoit paru alors sous ce titre: *de usu mechanices in medicinâ.* L'Auteur y présente le corps humain comme une machine hydraulique, dont le cœur est le piston; il ramene à la méchanique toutes les explications de physiologie.

7. *Index plantarum, quæ in horto Academico Lugduno-Batavo reperiuntur.* Lugduni-Batav. apud *Cornelium Boutestein*, 1710, *in*-8. Nous parlerons de cet ouvrage, lorsqu'il sera question de sa seconde édition.

8. *Sermo Academicus, de comparando certo in physicis.* Lugduni-Batav. apud *Aa*, 1715, *in*-4. C'est un discours prononcé par *Boerhaave*, à la fin de son premier Rectorat. Le dessein de l'Auteur est de faire voir qu'on ne connoit les propriétés des choses, que par leurs effets, & non par leurs principes, à moins que, dans les raisonnemens, on ne veuille employer l'exactitude géométrique; il s'éleve contre la paresse de ces Philosophes, qui, ne voulant pas se donner la peine de suivre la nature dans ses marches, aiment mieux se fabriquer à leur mode des principes des choses, que d'examiner s'ils sont conformes à l'expérience. L'Auteur ne rapporte que des preuves connues; mais il leur a donné beaucoup d'étendue, & un tour fleuri, quoique diffus. On trouve en général dans ce discours beaucoup d'érudition.

9. *Libellus de materiâ medicâ & remediorum formulis, quæ serviunt Aphorismis de cognoscendis & curandis morbis.* Lugduni-Batav. apud *Severin*, 1719, *in*-8. 1740, *in*-12. Parisiis, apud *Guillelmum Cavelier*, 1720, *in*-12. réimprimé en latin avec les Aphorismes, *de cognoscendis & curandis morbis*, à Leipsic, 1758, *in*-8. L'édition de 1719 est la premiere à laquelle *Boerhaave* ait présidé : on en avoit déja fait deux à Londres en 1716 & 1718, sans sa participation, d'après ce qu'on avoit recueilli de ses leçons. Cet ouvrage a été traduit en françois par *la Mettrie*, & imprimé à Paris, 1739, *in*-12. Ibid. 1756, *in*-12. L'Auteur avoit donné, peu de tems auparavant, ses Aphorismes touchant la cause & la cure des maladies, où il se contentoit d'établir des théorêmes, qui fournissoient de justes indications pour le traitement, sans rien dire de l'espece des médicamens qui étoient indiqués ; il y supplée dans ce traité. C'est un recueil de médicamens, qui paroit le fruit de beaucoup de recherches. Il est partagé en plusieurs sections ou articles, qui répondent ou qui renvoient par des chiffres aux différentes sections des Aphorismes. L'Auteur s'occupe d'abord des médicamens destinés à corriger la foiblesse ou le relâchement de la fibre motrice, & de ce nombre sont, 1°. le lait de femme, celui d'ânesse, de chevre & de vache ; 2°. les blancs d'œufs frais délayés dans parties égales d'eau & de lait ; 3°. les jus des viandes cuites dans la machine de Papin ; 4°. la décoction, la gelée & la crême de pain ; 5°. les acides austeres, tirés des plantes & des minéraux. Il passe ensuite aux remedes propres à modérer l'excès de roideur & d'élasticité de cette même fibre. Viennent après cela les remedes pour les maladies causées par les acides, par la viscosité des sucs, par les alkalis, par la circulation des fluides trop accélérée, par cette même circulation trop ralentie, par l'excès de plénitude, par les obstructions. A tous ces remedes, succedent les vulnéraires ou les médicamens pour les plaies, pour les hémorrhagies, pour les douleurs, pour les convulsions, pour les contusions, les inflammations, les abcès, les fistules, la gangrene, le sphacele, les brûlures, le squirre, le cancer, les maladies des os : tout cela est suivi d'un dénombrement des remedes pour les différentes sortes de fievres, pour l'esquinancie, la péripneumonie & la pleurésie, pour l'inflammation du foie & la jaunisse, pour l'inflammation du ventricule, celle des intestins & les aphtes ; pour la néphrétique, pour l'apoplexie & la paralysie, pour la manie & la rage, pour le scorbut, la phthisie, l'hydropisie & la goutte ; pour les maladies des filles, des femmes grosses, des accouchées & des enfans ; pour la petite vérole, le calcul, les maladies vénériennes & le *rachitis*.

10. *Index alter plantarum quæ in horto Academico Lugduno-Batavo aluntur.* Lugduni-Batav. apud *Petrum Van-der-Aa*, 1720, 1727, *in*-4. 2 vol.

2 vol. C'est comme une seconde édition de celui que nous avons déjà indiqué sous le titre de *Index plantarum*, &c. mais considérablement augmenté. Cet ouvrage contient trente-neuf figures en cuivre, qui sont médiocres, & la description de 6000 plantes : elles y sont divisées en trente-quatre classes, relativement : 1°. à leur grandeur, comme herbes & arbres ; 2°. au degré de leur perfection ; 3°. à leur port ou ensemble de toutes les parties ; 4°. au lieu de leur naissance ; 5°. au nombre de leurs cotyledons, des pétales, des capsules & des graines ; 6°. à la substance du fruit & des feuilles, à la présence ou absence de la corolle ; 8°. à la figure des fleurs & du fruit. Ces trente-quatre classes sont divisées en cent quatre sections, eu égard à la substance des feuilles, à leur figure, à celle du calice, des graines, de la corolle, des tiges ; au nombre des pétales, des graines, des capsules ; à la situation des fleurs & de l'ovaire, & à leur sexe. Cette méthode, qui n'est qu'une combinaison de celle de *Hermann*, avec une partie de celle de *Raï* & de *Tournefort*, est très-compliquée & très-difficile.

11. *Epistola ad Ruyschium.* Imprimée avec une lettre de *Ruysch*, qui y sert de réponse, à Leyde, chez *Pierre Van-der-Aa*, 1722, *in*-4. sous ce titre : *Opusculum anatomicum de fabricâ glandularum in corpore humano, continens duas epistolas*, &c. Cette lettre roule sur la structure des glandes ; l'Auteur y renouvelle le sentiment de Malpighi, & combat celui de Ruysch, qui regarde les visceres comme vasculeux, & non comme glanduleux.

12 *Tractatus de peste.* 1728. On le trouve à la tête des écrits composés en ce tems-là, à l'occasion de la peste de Marseille.

25. *Sermo Academicus, de honore Medici servitute.* Lugduni-Batav. apud *Severin*, 1731, *in*-4. *Boerhaave* prononça ce discours en 1731, à la fin de son second Rectorat. Son but est de prouver la nécessité de l'étude de la nature ; il veut faire voir que l'art de guérir les maladies n'est jamais plus puissant, que lorsqu'il est soumis à la nature, & qu'il en est le fidele Ministre ; il veut prouver en même-tems que le vrai honneur du Médecin est de se rendre *humble serviteur* de cette *souveraine maîtresse.*

14. *Elementa chemiæ.* Lugduni-Batav. apud *Severin*, 1732, *in*-4. 2 vol. Londini, 1732, *in*-4. Lipsiæ, *in*-8. 2 vol. Tubingæ, 1732, *in*-4. 2 volumes ; Parisiis, 1733, *in*-4. 2 volumes ; ibid, 1753, *in*-4. 2 volumes ; Venetiis, 1737, 1749, *in*-4. 2 volum. Basileæ, 1747, *in*-4. 2 volum. Amstelodami, 1752. Cet ouvrage a été traduit en françois par *Lallemand.* Cette traduction a été imprimée sous le titre d'*Elémens de chymie*, à Amsterdam, 1752, *in*-8. 2 volumes, qui ne contiennent que la partie théorique ; il a été traduit de nouveau en françois par un Anonyme, qui y a fait quelques additions, à Paris,

1755, *in*-12, 6 volumes, qui ne contiennent que la partie théorique, par une erreur du Traducteur, qui, s'étant servi de la traduction de *Lallemand*, & n'y ayant point trouvé les opérations de chymie, a cru que *Boerhaave* n'en avoit point donné : il a voulu y suppléer par un extrait de la chymie de *Cartheuser*; cette édition est très-informe. Traduit encore en françois par *la Mettrie*, mais rendu en abrégé, sous le titre d'*Abrégé de la Théorie chymique, tiré des écrits de Boerhaave*, à Paris, 1741, *in*-12. Il a été enfin traduit, 1°. en allemand, à Halberstadt, 1733, 1748, & à Léipsick, 1753, *in*-8. La premiere contient la partie théorique; la derniere, la partie des opérations, à laquelle on a ajouté ce qui concerne les fourneaux & les vaisseaux qu'on trouve à la fin de la partie théorique; 2°. en anglois, par *Dallowe*, à Londres, 1735, *in*-4. 2 vol. ensuite par *Shaw*, à Londres, 1741, *in*-4. 2 vol. avec beaucoup de notes dans le premier volume, & un supplément dans le second.

On doit se méfier de toutes les éditions de la chymie, ou élémens de chymie, qui ont paru avant celle de 1732, sous le nom de *Boerhaave*; elles ne sont pas de lui; il en avertit lui-même le Lecteur dans celle de 1732, en pleurant sur l'avarice ou l'intérêt sordide des Libraires & de ses Ecoliers, qui, pour donner plus de succès aux compilations les plus ridicules, y mettoient son nom.

Cet ouvrage comprend deux parties : on voit dans la premiere les differens noms qui ont été donnés à la chymie, les divers objets qu'elle se propose, & quels sont les Auteurs, tant anciens que modernes, qui l'ont cultivée. C'est un exposé succinct, mais rempli d'érudition, & chargé de longs passages grecs. La seconde contient un détail des dogmes les plus certains de la chymie, qui peuvent conduire à la découverte des principales vérités physiques : elle commence par la définition de la chymie; après quoi l'Auteur parcourt les différentes classes des corps sur lesquels travaillent les Chymistes; les minéraux, les végétaux & les animaux : il donne leurs définitions, leurs différences, leurs genres, leurs especes; il parle de leurs extraits; il entre ensuite un peu plus dans le fond de la chymie théorique : il observe d'abord que tous les changemens que les Chymistes procurent dans ces trois regnes, ne s'operent que par le mouvement; il fait connoitre l'utilité, même la nécessité de la chymie dans la physique, la médecine & les arts méchaniques : de-là il passe à des réfléxions sur la transmutation des métaux, sur les Auteurs qui ont traité de l'alchymie, sur les agens que les Chymistes emploient dans leurs opérations; il parle du feu, de l'air, de l'eau, de leur nature, de leurs propriétés, de leur action, de leur concours dans les opérations chymiques; il passe enfin à ce que les Chymistes appellent menstrues ou dissolvans; il en expose les différences & les propriétés :

cela est suivi d'un traité particulier des instrumens chymiques. L'édition de 1733 est beaucoup augmentée : on a ajouté à la fin du second volume douze Opuscules ; les huit premiers sont des discours académiques, prononcés par *Boerhaave* en différentes occasions ; les quatre premiers sont ceux que nous avons déjà indiqués ; le cinquieme roule sur le moyen de purger la chymie de ses erreurs ; le sixieme contient l'éloge de *Bernard Albin ;* le septieme est le compliment qu'il fit en abdiquant la chaire de botanique & de chymie ; le huitieme est celui dont nous avons déjà parlé, *de honore Medici servitute ;* le neuvieme de ces Opuscules roule sur la structure des glandes du corps humain ; le dixieme & le onzieme offrent l'histoire de deux cruelles maladies qui n'avoient point encore été déduites ; le douzieme est un traité des maladies vénériennes.

15. *Opuscula omnia.* Hagæ-Comitis, 1738, *in-4.*

16. *Prælectiones academicæ in proprias institutiones.* 1740, *in-8.* 2 vol. Cet ouvrage a été publié par *Hales*, qui y a ajouté des notes.

17. *Prælectiones academicæ de lue venereâ.* Franekeræ, apud *Brouwer*, 1751, *in-8.* Leydæ, 1751, *in-8.* Lovanii, 1752, *in-8.* Venetiis, 1753 ; en allemand, avec les notes de *Godefroi-Henri Burghart*, à Breslau, 1753, *in-8.* Cet ouvrage a été publié par un des Ecoliers de *Boerhaave*, qui l'a recueilli des leçons de ce Professeur. La négligence qui y regne, est une suite de l'essor que prend un Professeur *in cathedrâ*, ou du peu de talens de celui qui l'a rédigé. Il a été traduit en François par *la Mettrie*, & imprimé à Paris, chez Durand, 1753, *in-12.*

18. *Tractatio medico-practica de lue venereâ.* Lugduni-Batavorum, 1755, *in-8.* Cet ouvrage, qui a été encore recueilli des leçons de l'Auteur, traite des mêmes matieres que le précédent, mais avec plus d'étendue & plus d'ordre.

19. *Praxis medica, sive commentarium in Aphorismos de cognoscendis & curandis morbis.* Patavii, *Typis Seminarii*, 1728, *in-12*, 5 vol. Londini, 1739, *in-12.* 7 vol. On a joint à cette édition l'ouvrage intitulé : *Plantarum Historia.* C'est un Commentaire des Aphorismes dont nous avons déjà parlé ; mais un Commentaire minutieux & peu digne de l'excellent ouvrage qui en a été l'objet : on peut le comparer à un champ, dont le fonds est excellent, mais qu'on a rendu méconnoissable & stérile par les chardons dont on l'a couvert. On y trouve beaucoup d'absurdités, qu'on ne peut même pardonner à des Ecoliers : aussi ne doit-on pas attribuer cet ouvrage à *Boerhaave*, quoiqu'on l'ait publié sous son nom. Ceux qui sont réellement de ce savant Médecin, sont tous frappés au coin du savoir & de l'érudition. Nous n'en avons fait mention, que

pour empêcher que les personnes, instruites de ce fait, de faire rejaillir sur sa mémoire les fautes nombreuses qui y sont répandues. Cet ouvrage a été publié par quelques Ecoliers de cet habile Professeur, qui n'ont pas bien compris les explications de leur Maître, ou qui, ne les ayant pas bien retenues, ont cru pouvoir suppléer à leur oubli par de mauvaises additions.

20. *Tractatus de viribus medicamentorum*. Parisiis, apud *Cavelier*, 1723, 1727, *in*-12. 1740, *in*-12. Cette derniere édition a été donnée par *Benoît Boudon*, qui y a ajouté des notes. Venetiis 1753, *in*-12. Londini, 1740, *in*-12. Leydæ, 1762, *in*-8. Traduit en françois, à Paris, 1730, 1739, *in*-12. en anglois, 1720, *in*-8. en flamand, à Leyde, 1750, *in*-8. Ce Traité commence par des réflexions générales sur la structure du corps humain; d'où l'on prend occasion de discourir sur la nature des solides & des fluides, sur l'âcreté des humeurs, sur leur viscosité, sur les propriétés du sang, qui sont la pesanteur & le mouvement circulaire. Après ces préliminaires, où l'on a inséré beaucoup de mathématiques, on vient au sujet du livre, c'est-à-dire, à la vertu des médicamens. L'Auteur examine quelles sont, suivant la doctrine de Galien, les qualités élémentaires des médicamens, & en quoi ce Médecin s'est trompé lorsqu'il a voulu expliquer, par ces seules qualités, les effets qu'ils produisent dans notre corps: de-là il vient à la définition du médicament, & aux différentes classes sous lesquelles on peut le considérer. Il déduit ces classes de l'action différente des médicamens, ou sur les solides, ou sur les fluides, ou sur les uns & les autres en même-tems; d'où il établit trois classes: il rapporte à la premiere, 1°. les irritans; 2°. les resserrans; 3°. les relâchans; 4°. les constipans; 5°. les chirurgicaux spécifiques, comme les sarcotiques, les incarnans, les cicatrisans, &c. 6°. les dissolvans, divisés en six classes, rubéfians, vésicatoires, escharotiques, corrosifs, caustiques, pourrissans. Il place dans la seconde, 1°. les atténuans; 2°. les condensans ou incrassans; 3°. les âcres; 4°. les adoucissans; 5°. les changeans; 6°. les délayans; 7°. les coagulans; 8°. les émouvans; 9°. les retenans: tous noms dont l'Auteur donne les définitions. Enfin, il subdivise la troisieme en cinq autres classes, dont le détail seroit trop long. Tout l'ouvrage est divisé en trois parties: la premiere traite en détail des médicamens de la premiere classe; la seconde, de ceux de la seconde, la troisieme, de ceux de la troisieme: on y entre dans des discussions trop longues, pour être rapportées ici; on y explique la vertu de chaque médicament en particulier; on emprunte souvent le secours des mathématiques, & on a recours de tems en tems à des figures pour se rendre plus intelligible. C'est encore un ouvrage publié par les Ecoliers de *Boerhaave*; mais l'édition n'en est point aussi défec-

tueuse que la précédente. Il a été traduit en françois par *Devaux*, & imprimé à Paris, chez *Osmont* & *Clousier*, 1729, *in*-12.

21. *Institutiones & experimenta chemiæ.* Parisiis, 1724, *in*-8. 2 vol. Venetiis, 1726, *in*-8. C'est encore un livre qui n'a jamais été de *Boerhaave*; il a été publié par de prétendus Ecoliers de ce Professeur; l'édition est d'Amsterdam, quoiqu'elle porte de Paris. Il a été traduit en anglois par *Shaw* & *Chamberg*, sous ce titre: *A new method of chymistry*, &c. A Londres, 1726. Il est aisé de se convaincre que l'édition de Paris, sur laquelle on a fait les deux autres, est furtive, & n'a point été faite dans cette ville, quoiqu'elle en porte le titre; il suffit d'examiner l'exécution typographique, la position des signatures, les réclames, le défaut du privilége, & de connoitre les démarches de *Boerhaave*, pour faire punir l'Imprimeur & l'Auteur. Ce Médecin s'est plaint vivement qu'on avoit insulté le public, en y donnant à chaque page des choses fausses, ridicules & barbares: c'est aussi ce qui l'engagea à donner lui-même son propre ouvrage sous ce titre: *Elementa chemiæ.* Nous en avons déjà parlé.

22. *Methodus discendi medicinam.* Londini, 1726, *in*-8. 1744, *in*-12. Quelques Médecins ont regardé encore cet ouvrage comme n'étant pas de *Boerhaave.* Il est divisé en deux parties: la premiere traite des études qui doivent précéder celle de la médecine; la seconde concerne les différentes parties de la médecine; elle indique les Auteurs qu'il est nécessaire de consulter dans le cours de ces études.

23. *Praxis medica Boerhaaviana, being a compleat body of prescriptions adapted to ach of the practical Aphorisms*; c'est-à-dire, *Pratique médicinale de Boerhaave, contenant un cours entier de formules adaptées à chacun des Aphorismes de pratique.* A Londres, chez *Cousé*, 1716, *in*-12. Cet ouvrage n'est pas plus de *Boerhaave* que les précédens, quoique l'Editeur annonce qu'il ne le publie que sur les manuscrits de ce Médecin.

24. *Praxis medica.* Ultrajecti, 1743, *in*-8.

25. *Prælectiones Academicæ de morbis nervorum.* Lugduni-Batavor. apud *Van-der-Eyk & Pecker*, 1761, *in*-8. 2 vol. Francofurti, 1762, *in*-8. 2 vol. Ces préleçons ont été publiées par *Jacques Van-Eems*, Médecin à Leyde, qui les a recueillies des leçons de *Boerhaave*: elles sont divisées en deux parties: la premiere traite de maladies qui surviennent aux nerfs, proprements dits, & à leurs membranes; la seconde, de celles qui troublent tout le systéme du cerveau, d'où les nerfs tirent leur origine. A proprement parler, elles sont moins un traité complet sur les maladies des nerfs, que quelques essais de pathologie sur les affections auxquelles ces organes sont exposés. On y trouve d'excellens matériaux, qui, s'ils eussent été mis en œuvre,

auroient pu faire un ouvrage très-utile. Ce sont des explications d'un Professeur qui donne l'essor à son génie, & qui ne craint pas de s'écarter de son sujet, toutes les fois que l'occasion se présente d'inculquer à ses Disciples quelques vérités importantes.

26. *De actione partium corporis humani.* Cet ouvrage a été traduit en françois; il est fort incertain qu'il soit de *Boerhaave*. C'est un traité trop concis, auquel il manque une étendue proportionnée aux matieres dont il est trop rempli. Les bornes étroites dans lesquelles toute l'économie animale s'y trouve renfermée, le rendent presque inaccessible à ceux qui n'ont pas l'avantage d'avoir l'Auteur pour interprête.

27. *Consultationes medicæ, sive sylloge epistolarum cum responsis.* Londini, apud *Nourse*, 1744, *in*-12. Parisiis, 1750, *in* 12. Gottingæ, 1752, *in*-8. On a fait ce recueil après la mort de *Boerhaave*. Nous devons à *Haller* l'édition de Gottingen.

28. *Prælectiones de calculo.* Londini, 1741, *in*-8. Traduit en françois, & publié avec la traduction françoise de l'ouvrage suivant. On y trouve une énumération très-détaillée des calculs observés dans les différentes parties du corps. L'Auteur examine les vertus des lithontriptiques, & conclut qu'on ne peut compter sur aucun des médicamens auxquels on donne ce nom. Il s'occupe encore de la lithotomie, & préfere la méthode de Busler à celle de Raw, pour tailler les femmes.

29. *Prælectiones academicæ de morbis oculorum.* Gottingæ, 1744, 1746, 1748, *in*-8. 1750, *in*-8. Venetiis, 1748, *in*-8. Parisiis, 1748, *in*-8. traduit en françois, 1749, *in*-12. & en allemand, par *Gabriel-Frédéric Zwinger*; à Nuremberg, 1751, *in*-8. Publié encore après la mort de *Boerhaave*, & recueilli, dit-on, de ses leçons. On a joint à la traduction françoise l'introduction à la pratique cynique, les leçons sur la pierre, quelques descriptions de maladies, & quelques consultations, qu'on dit être du même Auteur. On y établit le siége de la cataracte dans le crystallin: on y propose une nouvelle théorie sur l'*hémeralopie* & sur la *nyctalopie*: on y combat la méthode de ceux qui, pour guérir la fistule lacrymale, percent le nez, lorsque cette maladie vient d'une concrétion.

30. *Morbi non priùs descripti historia.* Lugduni-Batav. 1724, *in*-8. Il y est question d'une rupture de l'œsophage, occasionnée par le vomissement.

31. *Morbi non priùs descripti historia secunda.* Lugduni-Batav. 1724, *in*-8. Cette maladie étoit une dilatation prodigieuse du cœur, avec déplacement du diaphragme.

32. *Opera medica omnia.* Venetiis, 1754, 1766, *in*-4.

Nous trouvons encore sous le nom de *Boerhaave*, la Théorie

chymique de la terre, avec le Traité du vertige, & une Lettre à Astruc sur les maladies vénériennes, imprimée en françois en 1741, *in-12*.

Nous devons à ce grand Médecin les éditions de plusieurs bons ouvrages, auxquelles il a présidé.

1. Edition latine des œuvres anatomiques & chirurgicales de *Vesale*. A Leyde, chez *du Vivier & Verbeck*, 1725, *in-fol.* 2 vol. *Boerhaave* la donna avec *Bernard Sifroi Albin*; mais c'est lui qui conçut & dirigea le projet, & qui se chargea en particulier de la vie de *Vesale*.

2. Edition des Œuvres d'*Aretée*, sur les causes, les signes & les remedes des maladies. A Leyde, 1731. *Boerhaave* profita, à cette occasion, des lumieres de *Jean Van-Groenuld*, aussi profond Jurisconsulte, que savant Médecin.

3. Edition du *Biblia naturæ* de *Swammerdam*. Cet ouvrage avoit été traduit en latin par *Gaubius*, Professeur de chymie à Leyde; *Boerhaave* se chargea de veiller à l'édition, & l'orna d'une magnifique préface, où il donna la vie de *Swammerdam*.

4. Edition des sept livres de *Prosper Alpin*, sur l'art de prédire la guérison ou la mort des malades. A Leyde, 1710, *in-4*.

5. Edition du *Botanicon Parisiense* de *Vaillant*. A Leyde, chez *Verbeck & Lakemant*, 1727, *in-fol. Boerhaave* y a joint une préface, dans laquelle il rend compte de cet ouvrage; il y répond à quelques objections de *Bernard de Jussieu*; il y fait l'éloge de la botanique & l'éloge historique de *Vaillant*.

6. Edition des Œuvres latines & françoises de *Drelincourt*, relatives à la médecine.

7. Edition de l'Histoire physique de la mer, du *Comte de Marsigly*, avec un éloge de l'Auteur & de son Histoire.

Il est peu d'hommes célebres, auxquels on ait prodigué tant d'éloges qu'à *Boerhaave*. On l'a présenté comme un génie sublime, qui a porté dans la médecine des lumieres propres à en fixer les principes, & à lui donner un éclat, auquel l'espace de trois mille ans n'avoit pu la faire parvenir. On l'a placé à côté de *Stahl*, quoique dans un genre différent: on l'a regardé comme l'honneur de son pays, de sa profession, de son siecle. On a dit qu'il avoit répandu la lumiere sur toutes les sciences dont il s'étoit occupé: on a ajouté qu'un regard dont il avoit favorisé la chymie, nous avoit procuré l'analyse la plus belle & la plus méthodique du regne végétal, & les admirables traités de l'air, de l'eau, de la terre, & sur-tout celui du feu; on n'a pas hésité à proposer ce dernier comme un chef-d'œuvre étonnant & réellement accompli, qui semble laisser l'esprit humain dans l'impuissance d'y rien ajouter. On a dit que son esprit, meublé de toutes les connoissances physiques, & peu satisfait des opinions accréditées de son tems, avoit reconnu le fort & le foible de tous les systêmes créés jusqu'à lui; que son systême, fruit de ses veilles & de son imagination, a rassemblé, comme sous un seul point de vue, l'essentiel de tous les systêmes antérieurs & accrédités. On a dit enfin qu'il s'étoit proposé de rendre à la médecine cette aimable simplicité qui paroit dans tous les ouvrages de la nature; qu'il avoit conçu le projet de la délivrer du fardeau inutile des remedes chauds & violens, dont on l'avoit chargée avant lui; qu'il a travaillé avec succès à réformer la chymie, qui étoit la magie à la mode. Plusieurs même n'ont pas hésité à le décorer du titre glorieux d'*Hippocrate moderne*.

Si on considere les ouvrages de *Boerhaave*, on y découvre un génie profond, une imagination vive & féconde, un esprit orné de beaucoup de connoissances, un ordre qui invite à l'étude de la médecine, une méthode qui paroit faciliter cette étude, un style serré & concis, une élocution claire & persuasive, des talens particuliers de toute espece. C'en étoit assez pour faire recevoir les idées de ce Médecin, pour faire accueillir sa doctrine, pour étendre sa réputation. Si on le considere lui-même de plus près, on trouve que des Disciples soumis & nombreux, une confiance absolue de ses Concitoyens, une pratique considérable, sur-tout parmi les Grands, mais le plus souvent dans son cabinet, & quelquefois heureuse, ont mis le dernier sceau à sa célébrité. Si on consulte ceux même qui ont le plus contribué à sa réputation, on trouvera une foule d'Ecoliers de toutes les parties de l'Europe, la plupart jeunes & avides de savoir, disposés à recevoir comme vrai ce qu'on leur fait concevoir avec facilité, adopter avidement la doctrine qu'on leur présentoit avec une méthode claire & aisée: on verra ces mêmes Ecoliers, admirateurs passionnés, porter dans leurs pays les hautes idées qu'ils avoient pris de leur Maitre, proclamer son érudition, célébrer ses talens, & le consulter, ou le faire consulter dans toutes les plus grandes occasions.

La doctrine de *Boerhaave* a eu beaucoup de Sectateurs; ce n'est pas surprenant : elle a favorisé toutes les sectes; elle ne pouvoit manquer d'être accueillie. Le Médecin attaché aux opinions anciennes, y reconnoit les intempéries dont il craint la destruction; le Théoricien moderne y trouve la source de plusieurs nouveaux systêmes; le Médecin indolent n'y voit que des preuves en faveur de sa routine; le Médecin studieux y trouve quelques sujets de recherches; l'Empirique y apperçoit une condescendance en faveur de ses secrets; le vrai Médecin Hippocratique n'y entrevoit que le renouvellement de la révolution occasionnée par Galien. *Boerhaave* fut en effet comme ce Médecin de l'antiquité: en voulant tout expliquer, en favorisant toutes les opinions, il donna naissance à de nouvelles. L'application de la méchanique aux loix de l'économie animale, n'a pas peu contribué

bué à l'accueil qu'on a fait à cette doctrine ; elle est trop du goût des Académiciens & des Physiciens modernes, qui se conduisent principalement par l'expérience faite au poids, ou au compas, ou soumise au calcul.

Mais si l'on examine les ouvrages de ce Médecin en détail, on verra qu'il a voulu réduire l'art de guérir en système ; que, suivant sa doctrine, on voit tout, excepté la nature ; on observe tout, excepté ses effets ; on mesure tout, on calcule tout, excepté ses mouvemens. On y trouvera que dans sa doctrine de la médecine méchanique & corpusculaire, il n'a été qu'imitateur, & que cette doctrine est originairement due à *Asclépiade*, & ensuite à *Descartes*. On y découvrira un fond froid & foible qui regne sur ses élémens de la médecine : on s'appercevra qu'il a été bien moins loin sur les principes généraux de l'art, que *Stahl*, au sujet duquel il garda toujours le silence le plus marqué, & que, pour nous servir des expressions d'un Ecrivain moderne, tandis que *Stahl* nous entraine, avec une vigueur mâle jusques dans le sanctuaire d'Hippocrate, *Boerhaave* nous laisse à la porte, avec des Ouvriers qui ramassent des matériaux, & qui n'en mettent jamais aucun en œuvre. On y trouvera une théorie de l'acrimonie, aussi confuse, que compliquée & multipliée, dans laquelle on n'apperçoit qu'un pur jeu d'imagination, formellement opposé aux conditions d'expériences certaines, ou de raisons invincibles, que *Boerhaave* lui-même a voulu imposer à ceux qui veulent établir solidement quelque vérité de l'art. On verra un Professeur célebre, qui, voulant persuader que la connoissance de la physique & des mathématiques est d'une nécessité indispensable pour un Médecin, avance gravement qu'on ne sauroit bien traiter une fracture, une contusion, à la suite d'une chûte d'un lieu élevé, si l'on ignore l'existence & les effets de la gravité. On verra ce même Professeur faire son profit des découvertes nées dans les Ecoles de Paris, de Montpellier, & dans quelques autres, & ne les citer cependant que très-peu.

A bien considérer même l'histoire de sa vie, on verra que sa grande réputation fut moins due au succès de sa pratique, qu'à celui de ses leçons. Quelques exemples suffiront pour faire voir qu'il n'étoit pas aussi grand Praticien, que quelques-uns de ses Partisans l'ont avancé.

1°. On trouve d'abord dans ses ouvrages un éloignement marqué pour quelques remedes, & un goût décidé pour quelques autres ; il purgeoit très-peu ; il saignoit assez : il employoit beaucoup les frictions ; il faisoit un grand cas de plusieurs recettes de pommades & de quelques compositions au vin, sur l'usage desquelles on a varié.

2°. Il craignoit l'émétique dans l'angine ; il n'osoit l'employer ; il portoit ses craintes jusqu'à la pusillanimité : s'il avoit été Observateur, il auroit connu combien ce médicament peut être utile dans cette maladie, & quels sont les cas où on peut l'employer sans crainte & avec succès.

3°. Il a rassemblé & classé beaucoup de détails & de dénominations particulieres des vices des humeurs; il a fait une distinction ou une combinaison presque impraticable de leurs vices simples & spontanés, de viscosités spontanées, d'acrimonies divisées & subdivisées à l'infini, de maladies produites par l'humeur acide, de celles produites par l'humeur alkaline: il n'a cessé de parler d'un nombre déterminé d'acrimonies, auquel il a supposé que nos humeurs étoient propres; à l'entendre, elles s'aigrissent, rancissent, deviennent alkalines, nidoreuses, &c. En considérant cette doctrine avec attention, on verra aisément que, bien loin de simplifier le traitement des maladies, elle ne peut qu'y jetter de la confusion: on verra que *Boerhaave* a substitué à l'histoire & à l'évaluation juste des phénomenes de la nature, sa propre maniere de les concevoir.

4°. Suivons ce Médecin dans ses descriptions: nous nous contenterons d'un exemple pris du scorbut. Il décrit les symptômes particuliers au commencement, aux progrès & à la fin de la maladie, sans indiquer à quelle espece ils appartiennent; il semble, par sa maniere de les décrire, & par les remedes qu'il prescrit pour cette maladie dans sa matiere médicale, qu'ils soient propres à toutes les especes.

5. Suivons-le dans la composition de ses ouvrages; prenons encore le scorbut pour exemple. Ce qu'il en dit, n'est qu'une compilation de différens Auteurs; il a tiré les symptômes de *Wier*, d'*Echtius*, en un mot, de la collection de *Sennert*, & la curation de *Willis*; mais *Wier*, *Echtius*, &c. ont décrit une maladie bien différente de celle de *Willis*; la méthode curative de ce dernier peut être utile pour les maladies qu'il a décrites; mais elle ne sauroit convenir à celle dont les premiers ont parlé sous le nom de scorbut. *Boerhaave* paroit ne pas s'être apperçu de cette différence, quoique cependant elle soit bien essentielle.

6°. Passons au traitement de la même maladie. Après avoir donné l'uniformité la plus réguliere des symptômes, il expose les remedes, sans indiquer les moyens propres à nous faire distinguer ceux qui peuvent être nuisibles, dans certains cas, de ceux qui doivent être salutaires. Il n'a pas connu la vertu d'un remede qu'on peut emploier avec succès contre cette maladie, c'est-à-dire, le quinquina: bien loin de le donner comme remede, il lui donne une place parmi les causes de la maladie; tandis qu'au contraire il conseille le mercure, dont plusieurs Praticiens attestent les mauvais effets; entr'autres, *Kramer* nous apprend que quatre cents scorbutiques périrent misérablement, pour s'être servis de ce remede; cependant *Boerhaave* le recommande dans un état de la maladie, où certainement il doit être mortel.

On trouvera peut-être les mêmes reproches à faire à *Boerhaave*, relativement à la partie théorique de la médecine. Nous nous contenterons d'en rapporter quelques exemples.

1°. On a proclamé, avec beaucoup d'éloges, ce qu'il a dit sur la structure & les usages des muscles; mais si l'on examine avec attention la description qu'il en a donnée, on verra qu'il l'a prise de *Stenon* & de *Lower.* Quant à leurs usages, il ne parle que de ceux qui avoient déjà été indiqués par *Borelli.*

2°. On lui a fait honneur de la théorie de l'inflammation, suivant laquelle l'inflammation dépend du passage des globules rouges du sang dans les vaisseaux lymphatiques. Cette théorie, proposée par *Boerhaave*, dans son ouvrage, *de usu ratiocinii mechanici in medicinâ*, développée deux ans après, & revendiquée par *Vieussens*, proclamée à juste titre, enfin adoptée presque généralement, n'appartient pas plus à *Boerhaave* qu'à *Vieussens* : on en trouve des notions bien claires & bien positives dans les écrits de *Bellini*, de *Malpighi* & de *Leuwenhoeck.* C'est dans ces écrits que *Boerhaave* l'a prise; il ne l'a pas même développée avec autant d'étendue que l'a fait ensuite *Vieussens.*

3°. On lui a attribué les premieres notions du mouvement rétrograde du sang; mais il n'a parlé de ce mouvement que dans les arteres, & dans un seul cas, c'est-à-dire, lorsque la contraction du cœur, venant à cesser, ce viscere ne pousse pas le sang dans le système artériel, & n'oppose ainsi aucune résistance au reflux de ce fluide, repoussé par la contraction des arteres; mais il n'a connu ni les autres cas où ce reflux a lieu dans le système artériel, ni le mouvement rétrograde dans le système veineux, ni celui qu'on observe des oreillettes du cœur dans les troncs veineux, ni celui qui a lieu quelquefois des ventricules de ce viscere dans les oreillettes. On ne doit pas même lui attribuer l'honneur de la découverte de ce mouvement dans le système artériel : *Malpighi* & *Leuwenhoeck* en avoient parlé avant lui, & d'une maniere plus claire & plus précise.

Boerhaave étoit un grand homme; il méritoit une certaine célébrité; mais il paroit qu'elle a été portée trop loin, & qu'il ne l'a due qu'au concours de quelques circonstances que nous avons déjà indiquées. La loi que nous nous sommes imposée, nous force malgré nous à avancer des propositions qui tendent à diminuer sa gloire; mais nous ne saurions encenser l'idole aux dépens de la vérité. Nous avons vu à regret que les vues dans lesquelles ce Médecin a cherché à étendre & à perfectionner la médecine, aient été moins propres à remplir son idée, qu'à honorer son travail par le parti qu'il a su en tirer. Nous croyons que s'il avoit employé ses grands talens à faire valoir un plan mieux fondé, il eût pu nous laisser un corps de doctrine le plus complet, le plus méthodique, le plus vrai, le plus analogue aux loix de la nature, qui ait jamais existé. Nous osons enfin avancer que la grande idée que nous devons avoir de son génie, est beaucoup moins due à ce qu'il a fait sur la théorie & la pratique de la médecine, qu'à ce qu'on voit bien qu'il étoit capable de concevoir & d'exécuter.

BOERHAAVE. (*Abraham Kaau*) *Voyez* KAAU.

BOERNER, (*Frédéric*) Médecin Allemand, né à Leipsick le 17 Juin 1723. Après avoir reçu les honneurs du Doctorat en médecine, il a été fait Professeur public & extraordinaire dans l'Université de Wirtemberg; il a été Associé à l'Académie impériale des Curieux de la Nature, & à celles de Gottingen, de Jene & de Helmstadt. Il est mort à Leipsick le 30 Juin 1761, après avoir donné:

1. *Commentatio de Cosmâ & Damiano.* Helmstadii, 1751, *in*-4.
2. *De mirabili narium structurâ.* Brunswici, 1747, *in*-4.
3. *Die Gebuehrende.* A Francfort & à Leipsick, 1752, *in*-8.

BOESIUS (*Daniel*) a écrit:

De febre quartanâ. Jenæ, 1687, *in*-4.

BOESNIER *de la Touche* (*Henri*) a donné:

A short account of the disease of the stone in the human body, also of the method of cure. A Londres, 1764, *in*-4.

BOESSEL (*George-Daniel*) a donné.

1. *Grundlegung zur hebammenkunst vor die Wehmütter vor frauen*, &c. A Altdorf, 1753, *in*-8. A Flensbourg, 1756, *in*-8.
2. *Das hauptwerk in der hebammenkunst.* A Flensbourg, 1763, *in*-8.
3. *Schrift von der Wendung.* A Flensbourg, 1764, *in*-8. L'Auteur indique les cas où les instrumens sont nécessaires pour l'accouchement, & ceux où l'on peut s'en passer; il fait connoitre les différentes causes qui rendent les accouchemens plus ou moins difficiles.
4. *Das angenehme und unangenehme bey ausübung der geburtshülfe.* A Quedlinbourg, 1764, *in*-8.
5. *Kurzer unterricht für die Wehmütter.* A Flensbourg, 1770, *in*-8. en danois, ibid. 1770.

BOETIUS DE BOODT. (*Anselme*) *Voyez* BOODT.

BOETIUS. *Voyez* BOOT.

BOETTGER, (*Christien-Frédéric*) Médecin de Leipsick. Il a écrit:

Fœtum non ante conceptionem in ovulo præexistere. Lipsiæ, 1708, *in*-4.

L'Auteur combat l'opinion de *Naboth* sur l'existence du nouvel ovaire dans le col de la matrice.

I. BOETTICHER, (*André-Jules*) Médecin Danois, qui vivoit à la fin du siecle dernier. Il a écrit :

1. *De vocis organo.* Leydæ, 1697, *in*-4.
2. *De ossibus.* Helmstadii, 1698, 1700, *in*-4.
3. *De respiratione fœtûs in utero.* Helmstadii, 1702, *in*-4.
4. *De cranii ossibus.* 1718, *in*-4.

II. BOETTICHER, (*Jean-Gottlieb*) Médecin Danois, qui vivoit au commencement de ce siecle. Il exerçoit la médecine à Copenhague ; il étoit peut-être le fils ou le frere du précédent. Nous avons de lui les ouvrages suivans :

1. *Morborum malignorum, imprimis pestis & pestilentiæ, brevis & genuina explicatio, sanis principiis & propriis observationibus superstructa.* Hamburgi, apud *Viduam Benj. Schiller*, 1713, *in*-8.
2. *De verâ fluidi nervei existentiâ.* Berolini, 1721, *in*-4. Haffniæ, 1724, *in*-8. L'Auteur regarde le fluide nerveux comme tenant de la nature de l'air.

BOETZO (*Henri*) a écrit :

De cancro, morbo illo fœdo & curatu difficili. Lipsiæ, 1640, *in*-4.

BOGAERT *ou* BOGARD (*Jacques*) naquit à Dordrecht dans le seizieme siecle. Après avoir reçu le Doctorat en médecine, il exerça cette profession, d'abord à Anvers, ensuite à Louvain ; il enseigna dans cette derniere ville, avec beaucoup de réputation, pendant trente-six ans. Après avoir perdu sa femme, dont il avoit eu sept enfans, il entra dans l'état ecclésiastique, & reçut l'ordre de Prêtrise. Il mourut à Louvain en 1520, suivant *Moreri*, & en 1537, suivant *Eloy*, & fut enterré dans la Chapelle de St. Luc de l'Eglise de St. Pierre ; on plaça sur son tombeau l'inscription suivante :

Abstulit è vivis Bogardum fera Jacobum
Mors, sed ab annoso sæpè vocata sene.
Corpore quandoquidem jam fractus, pectore toto
Spirabat Christum, cœli columque choros.
Sancti maritalis servavit fœdera lecti,
Clarus septenæ prolis honore pater.
Conjuge defunctâ, thalamum, tædasque perosus,
Sacra Sacerdotis munia castus obit.
Annis triginta, nec-non sex, dogmate certo
Hic docuit medicas gymnasiarcha Scholas.
Denique tam exactè virtutem perculit omnem,
Momus ut errati possideat ipse nihil.

Sweert & *Morti* lui attribuent un Ouvrage divisé en cinq livres, intitulé: *Collectarium in practicam Avicennæ*, sans indiquer l'édition; mais *Eloy* nous apprend qu'il est manuscrit, & conservé dans la Bibliotheque d'Anvers.

BOGARD. (*Adam*) On trouve sous son nom: *Consilia de arthritide*, publiés dans la collection de *Garet*, à Francfort, chez *Jean Weckel*, 1592, *in*-8.

BOGDAN, (*Martin*) Médecin de Driesa, ville d'Allemagne, dans la nouvelle Marche de Brandebourg; il étoit Citoyen de Berne, où il exerçoit la Médecine; il vivoit dans le siecle dernier. Il a écrit:

1. *Insidiæ structæ Thomæ Bartholini vasis lymphaticis*, & *Olao Rudbeckio*, *in suis ductibus hepaticis*, & *vasis glandularum serosis*, *Arosiæ editis*, *detectæ*. Francofurti, apud *Petrum Haubold*, 1654, *in*-4. Hafniæ, apud *Georgium Lamprecht*, 1654, *in*-12.

2. *Apologia pro iisdem vasis lymphaticis contrà insidias secundò structas à Rudbeckio.* Hafniæ, apud *Lamprecht*, 1654, *in*-12. Ce n'est qu'un tissu d'injures contre *Rudbeck*. L'Auteur paroît s'occuper très-peu de tout détail instructif.

3. *Tractatus de recidivâ morborum ex Hippocrate*, *ad Hippocratis mentem.* Basileæ, 1660, *in*-4.

4. *Observationes medicæ* & *anatomico-chirurgicæ*. On les trouve avec l'ouvrage de *Michel Lyser*, intitulé: *Culter anatomicus*, à Copenhague, chez *Pierre Haubold*, 1665, *in*-8. 1679, *in*-8. & à Leyde, 1731. C'est un recueil de douze observations, qui sont toutes chirurgicales. La premiere est relative à l'extirpation du globe de l'œil, faite par la cuiller tranchante de Fabrice de Hildan. La seconde traite d'un abcès du doigt du milieu de la main droite, à la suite d'une attaque de mélancolie. La troisieme contient l'histoire d'un déplacement de la rate. La quatrieme concerne deux ganglions, un à chaque main, guéris par l'application de l'emplâtre de melilot & par le bain d'eaux sulfureuses. La cinquieme est relative à une pareille tumeur, guérie par l'emplâtre de ciguë avec le cinabre. La sixieme contient des éloges de la ciguë appliquée extérieurement. La septieme & la huitieme présentent des histoires d'anévrismes. La neuvieme renferme l'histoire d'un enfant, dont les os du crâne furent enfoncés à la suite d'une chûte. La dixieme concerne une infiltration des parties extérieures de la génération de la femme, guérie par des fomentations avec l'eau de chaux. La onzieme est relative à une hydropisie du bas-ventre. La douzieme roule sur un gonflement prodigieux des os de la jambe & du pied, accompagné de carie.

5. *Simeonis Sethi volumen de alimentorum facultatibus, juxtà ordinem litterarum digestum; ex duobus bibliothecæ Mentelianæ manuscriptis codicibus emendatum, auctum & latinâ versione donatum, cum difficilium locorum explicatione, græcè & latinè edidit.* Parisiis, apud *Viduam Maturini Dupuys*, 1658, *in-8.*

BOHADSCH, (*Jean-Baptiste*) Médecin Allemand, qui a été promu au Doctorat dans l'Université de Prague en 1754. Il a donné:

De quibusdam animalibus marinis, eorumque proprietatibus, liber. Dresdæ, 1761, *in-4.* On y trouve des choses intéressantes.

Il est encore l'Auteur d'une dissertation latine, publiée à Prague en 1751, sur l'utilité de l'électrisation pour guérir certaines maladies. Cette dissertation comprend quatre chapitres: le premier traite des effets de la force électrique dans les différens corps; le second expose les maladies où l'électricité peut être utile; le troisieme explique la maniere d'appliquer ce remede, c'est-à-dire, d'électriser les malades; le quatrieme rappelle divers exemples de guérison, publiés à Padoue, à Venise & à Montpellier. L'Auteur n'a pas mis beaucoup du sien dans cet ouvrage; il en a pris la plus grande partie dans les Œuvres de l'Abbé Nollet; c'est, en plusieurs endroits, une traduction pure & simple du cinquieme discours donné en 1749 par cet illustre Physicien, sous le titre de *Recherches sur les causes particulieres des phénomenes électriques.* L'Auteur ne s'est pas contenté d'être plagiaire; il a encore défiguré son original: en copiant les tables de l'Abbé Nollet, il les a remplies de fautes; il a changé & altéré les qualités; il a détruit plusieurs différences & résultats.

BOHIM ou BOYM, (*Michel*) Jésuite Polonois & célebre Missionnaire, passa en 1645 de Lisbonne aux Indes; en 1650, il alla à la Chine, d'où il fut envoyé, deux ans après, à Rome, par Helene Tamurga, Reine de la Chine, avec des Lettres adressées au Pape Alexandre VII. Il passa quatre ans en Europe, après lesquels il se mit en route pour retourner à la Chine, & s'embarqua à Lisbonne en 1656; il y mourut en 1659; il étoit alors dans la province de Quangsi. Il écrivit plusieurs relations relatives à la Chine. On dit qu'à mesure que *Cleyer* envoyoit en Europe différens Traités de médecine Chinoise, *Bohim* les traduisoit en latin, & y ajoutoit des commentaires. Son travail parut en 1658, sous le titre de *Clavis medica ad Chinarum doctrinam de pulsibus.* Il a encore donné:

Flora sinensis, id est, plantarum, fructuum, florum & nonnullorum animalium sinensium historia. Viennæ, 1656, *in-fol.* 1696, *in-4.* Il y a vingt figures en cuivre, mais qui sont mauvaises. Cet ouvrage a été traduit en françois, & imprimé dans la quatrieme partie de la collection de Thevenot.

BOHLIUS, (*Jean-Christophe*) Médecin Prussien de ce siecle; il exerçoit la Médecine à Konisberg, & a écrit:

1. *De morsu*. Leydæ, 1726.
2. *Tractatio anatomica de musculo in fundo uteri observato, cui accedit depulsionis secundinarum, parturientium fœminarum instructio*. Amstelodami, 1726, *in*-4. C'est une traduction latine de l'ouvrage flamand de *Ruisch*.
3. *Via lactea corporis humani*. Regiomonti, 1741, *in*-4. & dans la collection des theses d'*Albert de Haller*, tome I. On y trouve une description très-étendue des vaisseaux lactés ou chyleux.
4. *Von der nœtigen vorsichtigkeit bey denen in lebendigen geschœpfen anzustellenden erfahrungen über die unempfindlichkeit der sehnen*. A Konisberg, 1764, *in*-4.

BOHME (*Jean-Juste*) a écrit:

De medicamentis specificis. Jenæ, 1682, *in*-4.

BOHMER (*Just. Christophe*) a donné:

Memoriæ Professorum Helmstadiensium Medicorum. 1719, *in*-4.

BOHN *ou* BOHNE (*Jean*) naquit à Leipsick le 20 Juillet 1640. Il fit ses premieres études dans sa patrie; il s'appliqua à la médecine, sur-tout dans les Ecoles de Leipsick & dans celles de Jena, où il fut envoyé en 1658; il en revint l'année suivante. En 1663, il fit un voyage en Danemarck; il parcourut ensuite la Hollande, l'Angleterre, la France, & revint dans sa patrie en 1665, en passant par la Suisse. Il se présenta alors à l'Université de Leipsick, & y fut reçu Docteur en médecine en 1666; il obtint deux ans après, c'est-à-dire en 1668, la chaire d'anatomie: en 1690, il fut fait Médecin de la ville de Leipsick, & l'année suivante, il fut nommé à la chaire de thérapeutique. Il fut Doyen de sa Faculté en 1700, & mourut le 19 Décembre 1718. Nous avons de ce Médecin les ouvrages suivans:

1. *Exercitationes physiologicæ XXVI*. Lipsiæ, apud *Johannem Georgium*, 1668, *in*-4.
2. *Disputatio de circulatione sanguinis*. Lipsiæ, 1671, *in*-4.
3. *De cholerâ*. Lipsiæ, 1666, *in*-4.
4. *De pleuritide verâ*. Lipsiæ, 1666, *in*-4.
5. *De sudore & sudoriferis*. Lipsiæ, 1661, *in*-4.
6. *An mors sit malum?* 1668, *in*-4.
7. *De pulmonum & respirationis usu*. Lipsiæ, 1671, *in*-4.

8. *De polypo narium.* Lipsiæ, 1672, *in-4.*

9. *Epistola ad Joëlem Langelottum, de alkali & acidi insufficientiâ pro principiorum seu elementorum corporum naturalium munere gerendo.* Lipsiæ, apud *Johannem Fritzsch*, 1675, *in-8.* Ibid. 1681, *in-8.*

10. *De lactis defectu.* 1675, *in-4.*

11. *De sensibus in genere.* Lipsiæ, 1675, *in-4.*

12. *De auditu.* Lipsiæ, 1677, *in-4.*

13. *De hepatis & lienis officio.* Lipsiæ, 1677, *in-4.*

14. *De gustu.* Lipsiæ, 1677, *in-4.*

15. *De somno & vigiliis.* 1677, *in-4.*

16. *Meditationes physico-chymicæ de aëris in sublunaria influxu, ubi statuitur hunc neque secundùm Peripateticos, nec Chymicos, materialem, sed formalem saltem videri.* Lipsiæ, 1678, *in-8.* 1696, *in-8.* 1698, *in-8.*

17. *De inflammatione.* 1680, *in-4.*

18. *De hæmorragiâ.* Lipsiæ, 1674, *in-4.*

19. *Circulus anatomico-physiologicus, seu œconomia corporis animalis : hoc est, cogitata functionum animalium potissimarum formalitatem & causas concernentia.* Lipsiæ, 1680, *in-4.* & apud *Joh. Frid. Gleditsch*, 1686, *in-4.* ibid. 1696 & 1710, *in-4.* Cet ouvrage comprend trente essais ou dissertations sur différens sujets d'anatomie & de physiologie. Le premier expose la doctrine de la génération & de la conception ; le second est relatif à la nourriture du fœtus ; le troisieme, au terme de l'accouchement & aux causes qui le produisent ; le quatrieme, au principe vital ; le cinquieme, à la respiration, sur-tout considérée comme animant & soutenant le principe vital : le sixieme traite de la circulation du sang ; le septieme, de la nutrition ; le huitieme, de la faim ; le neuvieme, de la mastication & de la déglutition ; le dixieme, de la chylification ; le onzieme, du cours du chyle dans les vaisseaux lactées ; le treizieme, de la sanguification ; le quatorzieme, de la secrétion & de l'excrétion de l'urine ; le quinzieme concerne la transpiration & la sueur ; le seizieme, le flux menstruel ; le dix-septieme, l'usage du foie, & la secrétion, le cours & l'usage de la bile ; le dix-huitieme, l'usage de la rate ; les dix-neuvieme, vingtieme & vingt-unieme traitent de la nature, de la secrétion & du cours des esprits animaux, que l'Auteur présente comme aériens ; le vingt-deuxieme, des sens externes ; les vingt-troisieme, vingt-quatrieme, vingt-cinquieme, vingt-sixieme & vingt-septieme, du tact, du goût, de l'odorat, de l'ouïe, & de la vue en particulier ; le vingt-huitieme est relatif aux sens internes ; le vingt-neuvieme, au mouvement animal ; le trentieme, au sommeil & à la veille. On trouve ensuite onze disserta-

tations : la premiere, sur l'insuffisance du systême des acides & des alkalis pour expliquer les principes des corps ; elle avoit été publiée à Leipsick, en 1675, *in*-8. nous en avons déjà parlé : la seconde, sur le pouvoir de l'air sur les corps sublunaires ; elle avoit été publiée à Leipsic en 1678, *in*-8 : nous en avons déjà parlé ; la troisieme, sur le menstrue universel de l'animal ; la quatrieme, sur les hypocondres ; la cinquieme, sur les difficultés du trépan ; la sixieme, sur les symptômes urgens ; la septieme, sur l'adresse de l'art à imiter la nature ; la huitieme, sur les médicamens chymiques & galéniques ; la neuvieme, sur l'avortement salutaire ; la dixieme, sur la guérison précipitée des fievres intermittentes ; la onzieme, sur l'expérience trompeuse. Ces différens sujets y sont traités avec beaucoup d'érudition & de clarté.

20. *De vomitu.* 1680, 1688, *in*-4.

21. *De dyspnæâ.* 1686, *in*-4.

22. *De menstruo universali animali.* 1687, *in*-4.

23. *De duumviratu hypocondriorum.* Lipsiæ, 1689, *in*-4.

24. *Dissertationes chymico-physicæ, chymiæ finem, instrumenta & operationes frequentiores explicantes.* Lipsiæ, apud *Joh. Frid. Gleditsch*, 1685, *in*-4. Ibid. 1696, *in*-8. L'Auteur fait voir, qu'outre une érudition peu commune, il avoit des connoissances assez profondes dans la chymie. On trouve dans cet ouvrage un grand nombre d'expériences utiles. On y a joint celui dont nous avons déjà parlé, relatif à l'influence de l'air sur les corps sublunaires.

25. *De motu cordis.* 1690, *in*-4.

26. *Lectio anatomica de utilitate anatomiæ subtilioris in praxi medicâ.* 1691, *in*-4.

27. *De anatomici & therapeutici studii conspiratione, ac rei anatomicæ notitiâ accuratiori, medico quàm necessariâ & proficuâ.* Lipsiæ, 1691, *in*-4.

28. *Dissertatio de trepanationis difficultatibus.* Lipsiæ, 1694, *in*-4.

29. *De renuntiatione vulnerum, seu vulnerum lethalium examen.* Lipsiæ, apud *Joh. Frid. Gleditsch*, 1689, *in*-8. Amstelodami, 1710, *in*-8. & 1732, *in*-8. Lipsiæ, 1711, *in*-4. 1715, *in*-8. 1755, *in*-8. L'Auteur recherche avec soin quelles sont les plaies mortelles ; il distingue celles qui le sont par elles-mêmes, de celles qui le deviennent par accident. Il remarque, avec raison, que les plaies les plus légeres peuvent entrainer les accidens les plus fâcheux dans un corps mal-sain, tandis que des plaies considérables & dangereuses par elles-mêmes, ne sont suivies d'aucun accident dans un sujet doué d'un bon tempérament. En général, il diminue le nombre des plaies, qu'on regarde le plus communément comme absolu-

ment mortelles. On trouve à la suite de cet ouvrage deux dissertations : la premiere traite de l'enfant qui a été tué après sa naissance ; dans la seconde, l'Auteur s'occupe des signes auxquels on peut reconnoitre si un homme trouvé mort dans l'eau, étoit mort ou vivant lorsqu'il y est tombé.

30. *De medicinâ forensi, disputationes tres.* Lipsiæ, 1690, 1692, *in*-4.

31. *De singultu.* 1697, *in*-4.

32. *De officio Medici, disputationes quinque.* Lipsiæ, *in*-4. la premiere, la seconde & la troisieme, 1697 ; la quatrieme, 1699 ; la cinquieme, 1700.

33. *Valetudinarium parturientium.* Lipsiæ, 1701, *in*-4.

34. *De officio Medici duplici, clinici nimirum & forensis.* Lipsiæ ; apud *Joh. Frid. Gleditsch*, 1704, *in*-4. Ce traité comprend deux parties : la premiere traite des devoirs des Médecins à l'égard des malades : après avoir prouvé l'utilité du grec & du latin pour un Médecin, l'Auteur fait voir que la lecture, la méditation & l'expérience sont les degrés qui le conduisent à la perfection ; il déclame ici bien vivement contre les Charlatans. Il expose ensuite les bienséances qu'un Médecin doit observer, la maniere dont il doit interroger les malades, les moyens d'établir un juste prognostic, de s'assurer des indications, de se décider sur les remedes. Il examine une multiplicité de remedes ; il expose leurs vertus, leur maniere d'agir, leurs effets, les cas où ils sont indiqués, les précautions qu'ils exigent, &c. La seconde partie est relative aux devoirs des Médecins dans les rapports qu'ils doivent faire en justice ; elle est divisée en six chapitres : dans le premier, l'Auteur fait voir de quelle utilité sont les Médecins pour l'éclaircissement de certains cas qu'on examine en justice ; dans le second, il expose les devoirs du Médecin qui fait son rapport devant les Juges ; dans le troisieme, il parle des obligations des Chirurgiens & des Sages-femmes, lorsqu'ils doivent déposer devant ces mêmes Juges ; dans le quatrieme, il traite des moyens de la déposition ; dans le cinquieme, de la maniere de la faire ; dans le sixieme, des difficultés qu'il y a à faire une déposition juste & décisive. Cet ouvrage est intéressant, soit par la maniere dont les matieres y sont traitées, soit par les observations importantes dont il est rempli.

35. *De abortu salubri.* 1707, *in*-4.

36. *De phlebotomiâ culposâ.* Lipsiæ, 1713, *in*-4.

37. *De discussione.* 1713, *in*-4.

38. *Chirurgia naturalis, oder abhandlung aller chirurgischen operationen.* A Brunswick, 1727, *in*-8. Ibid. 1732, *in*-8. Publiée par *Winkler*, long-tems après la mort de l'Auteur. Cet ouvrage ne con-

tient rien d'intéressant; *Haller* soupçonne qu'on ne l'ait attribué à *Bonh*, sans qu'il en soit l'Auteur.

Bohn a encore publié les Œuvres de *Laurent Bellini* sur les urines & le pouls, la saignée, les fievres & les maladies de la tête & de la poitrine; à Francfort & à Leipsic, chez *Jean Grossius*, 1685, *in*-4; il y a ajouté une préface & une table.

BOHNSTEDT (*Christophe*) a écrit:

De febribus catarrhalibus. Jenæ, 1676, *in*-4.

BOIE, (*J. Louis*) a écrit:

De legibus cibariis & vestiariis Pythagoræ, earumque causis. Jenæ, 1711, *in*-4.

BOIER (*Guillaume*) naquit à Nice en Piémont. Il s'appliqua à l'étude des mathématiques & de la Jurisprudence; il fut reçu Docteur en droit, & nommé à une chaire de mathématiques. Le goût qu'il avoit pour l'étude de la nature, lui fit cultiver particuliérement cette branche de la physique, qui y a du rapport. On lui attribue les ouvrages suivans, dont nous ne connoissons que les titres, & dont on n'indique point les éditions.

1. *Della cognitione de metalli.*
2. *Della scaturire, che fanno li fonti di Valclusa; e delle loro mirabili cadute.*
3. *Delle fonti di Torture, e d'altre salse, e sulfuree acque.*
4. *Di quella di sorga, di Monstiere. Delle fonti di Castellana. Delli 13 razzi della valle.*
5. *De semplici, che nascono nella Provenza.* Dédié au Roi Robert.
6. *Della bontà de i bagni d'Aix, di Digne, e d'altri, che per la loro occulta virtù bevendone gl' infirmi guariscon da molti mali, e d'altre acque, nelle quali mettendo si del legname resta subito candido come alebastro.*

I. BOIREL, (*Antoine*) Chirurgien François de la fin du siecle dernier; il exerçoit la chirurgie à Argentan, ville de France dans la Basse-Normandie, où il étoit Lieutenant du premier Chirurgien du Roi. Il laissa un fils, *Pierre Boirel*, qui suivit la profession de son pere. Nous avons de ce Chirurgien l'ouvrage suivant:

Traité des plaies de tête. A Alençon, 1674, 1677, *in*-8. La plus grande partie du livre, & la plus utile, a été extraite des ouvrages d'Hippocrate, de Galien & d'Ambroise Paré.

II. BOIREL, (*Nicolas*) Médecin François du commencement de

ce siecle; Astruc le dit *Argentanensis*; il a voulu parler d'Argentan, c'est-à-dire, de la même ville de France, dans la Basse-Normandie, dont il a été question dans l'article précédent; il étoit frere d'*Antoine Boirel*, dont nous venons de parler, & Docteur-Régent de la Faculté de médecine de Paris. Il a donné l'ouvrage suivant:

Nouvelles observations sur les maladies vénériennes. A Paris, chez *Laurent d'Houry*, 1702, *in*-12. L'Auteur commence par exposer que ce n'est qu'un motif de charité qui l'a déterminé à donner ce livre au public. Il examine la nature & les causes du virus vénérien, & le fait consister dans un acide; il déduit de-là l'explication des différens accidens auxquels ce virus donne lieu; il passe ensuite aux remedes, qui ne different en rien de ceux qui étoient le plus employés dans le tems où l'Auteur écrivoit. Il explique la maniere d'agir du mercure; mais l'explication qu'il en donne est une suite de la fausse théorie qui regne dans cet ouvrage. Il en a été fait une seconde édition à Paris, chez d'*Houry*, en 1711, augmentée d'une *Dissertation sur la vérole & la panacée mercurielle*, & dédiée aux *Receveurs des tailles* d'Argentan. *Astruc* remarque que c'est peut-être le premier livre qui ait été dédié à des gens de cette espece.

I. BOIS. (*Jacques du*) *Voyez* SYLVIUS.

II. BOIS. (*Pierre Violette du*) *Voyez* VIOLETTE.

III. BOIS. (*Jean du*) *Voyez* SYLVIUS.

IV. BOIS. (*Jean du*) *Voyez* BOYS.

BOISSE, (*Jacques*) Apothicaire François du commencement du siecle dernier; il étoit Maître Apothicaire à Loudun. Il a donné:

Description d'un médicament appellé polychreston, dispensé publiquement. A Loudun, chez *Mareschal*, 1619, *in*-8.

I. BOISSIER (*Pierre*) a donné:

Apologia ad P. Renealmi Παραδείγματα. 1614, *in*-8.

II. BOISSIER DE SAUVAGES. *Voyez* SAUVAGES.

BOISSIEU (*Barthelemi-Camille*) naquit à Lyon le 6 Août, 1734, de *Jacques de Boissieu*, Docteur en médecine, agrégé au College des Médecins de cette ville. Il étudia la médecine dans l'Université de Montpellier, où il fut reçu Docteur en 1755. De retour dans sa patrie, il y fut agrégé l'année suivante au College des Médecins. Il commença de bonne heure à acquérir une réputation qui lui mérita d'être envoyé d'abord à Mâcon en 1762, ensuite à Chazelle, petite ville de Forez, en 1769, à l'occasion des maladies épidémiques qui y faisoient les plus grands ravages. Il a remporté deux fois le Prix de l'Académie de Dijon; le premier en 1768, sur les *anti-septiques*; le second en 1770, sur *les méthodes échauffantes & rafraîchissantes*; ces deux mémoires sont imprimés; nous en parlerons plus particulièrement. Il a encore obtenu l'*accessit* dans l'Académie de Lyon, sur *les moyens propres à purifier l'air des hôpitaux & des prisons*; celui-ci n'a pas été imprimé. Il travailloit à la question proposée par l'Académie de Bordeaux pour l'année 1771, dont le sujet étoit de *déterminer si les alimens tirés du regne végétal conviennent exclusivement à l'espece humaine*, lorsqu'il fut attaqué d'une pleurésie, qui l'enleva dans trois jours, à l'âge de 36 ans. Il avoit été Associé en 1769 à l'Académie de Villefranche & à la Société Royale des Sciences de Montpellier. Nous n'avons de ce Médecin que les deux premiers Mémoires dont nous avons parlé.

1. *Mémoire sur les méthodes rafraîchissantes & humectantes.* A Dijon, chez *Causse*, 1772, *in*-8.

2. *Dissertation sur les anti-septiques.* A Dijon, chez Desventes, 1769, *in*-8. L'Auteur donne, dans une introduction, l'histoire des expériences qu'il a faites sur la putréfaction & les anti-septiques. Il a divisé son ouvrage en quatre parties: dans la premiere, il examine la nature des anti-septiques & de la putréfaction; il reconnoît quatre degrés dans la fermentation; il conclut de ses principes, que les anti-septiques sont des remedes qui empêchent le développement ou l'évaporation de l'air fixe, ou qui le rendent aux parties qui l'ont perdu. Il démontre, dans la seconde partie, comment ils produisent ces effets; il examine leur action; il établit leurs divisions. Dans la troisieme, il distribue ces remedes d'après le plan qu'il vient de tracer. Enfin, dans la quatrieme, il en marque l'usage dans les maladies; il établit à cet effet les différentes especes & les différens degrés de putridité, dont nos parties sont susceptibles.

BOIX & MOLINER, (*Michel Marcellin*) Médecin Espagnol, qui vivoit à la fin du dix-septieme siecle, & au commencement du dix-huitieme; il étoit Professeur en Médecine dans l'Université d'Alcala de Henarés, & Membre de l'Académie de Séville, à laquelle il fut Associé dès le moment de son établissement. Il a écrit:

Hippocrates defendido de las imposturas y calumnias que algunos Medicos poco cautos le imputan; c'est-à-dire, *Hippocrate justifié des imputations fausses & calomnieuses de quelques Médecins peu avisés*, A Madrid, 1711, *in*-4. L'Auteur prend la défense d'Hippocrate,

& cherche à justifier la doctrine de ce Prince de la médecine, principalement à l'égard des maladies aiguës. Il y a ajouté un commentaire sur l'aphorisme premier de la section premiere, *ars longa, vita brevis*, &c. Il y donne des réflexions sur les qualités & les devoirs des Médecins. Le style de cet ouvrage est très-diffus; mais on y trouve beaucoup d'érudition médicinale.

BOKEL *ou* BOCKEL (*Jean*) naquit à Hambourg le premier Novembre 1535; il s'appliqua à l'étude de la médecine: après avoir reçu les honneurs du Doctorat dans l'Université de Bourges, il exerça la médecine dans le lieu de sa naissance; il fut ensuite appellé à Helmstad, pour y remplir la premiere chaire de médecine dans l'Université de cette ville. Il mourut à Hambourg le 21 Mars 1605, dans la soixantedixieme année de son âge. Nous avons de lui les ouvrages suivans:

1. *De peste quæ Hamburgum civitatem anno 1565 gravissimè afflixit.* Henricopoli, apud *Conradum Corneum*, 1577, *in*-8.

2. *Synopsis novi morbi, quem plerique catarrhum febrilem, vel febrem catarrhosam vocant, qui non solùm Germaniam, sed penè universam Europam gravissimè adflixit.* Helmstadii, apud *Jacobum Lucium*, 1580, *in*-8.

3. *Anatome, vel descriptio partium humani corporis, ut ea in Academiâ Juliâ, quæ est Helmstadii, singulis annis publicè prælegi ac administrari solet.* Helmstadii, apud *Jacobum Lucium*, 1585, *in*-8. 1588, *in*-8. C'est un abrégé d'anatomie extrait de Vesale; il a été fait à l'usage des Ecoles, & divisé en cinq livres. Le premier traite des tempéramens; le second, des parties similaires, & des os en général & en particulier; le troisieme contient des recherches sur les facultés naturelles, sur la faculté génératrice, sur la nature des humeurs, &c. On y trouve une description des visceres du bas-ventre. La quatrieme renferme la description des visceres de la poitrine, & la cinquieme, celle des visceres de la tête. On trouve dans cet ouvrage beaucoup d'erreurs anatomiques, des descriptions peu exactes & souvent tronquées, des explications des fonctions peu analogues aux loix de l'économie animale, enfin des observations dont l'Auteur n'a pas su faire une juste application.

4. *De genericâ differentiâ partium corporis humani: ad IX caput artis parvæ Galeni.* Wittebergæ, 1592, *in*-4. Haller, *dans sa Bibliotheque anatomique, t. I, p. 259*, rapporte cet ouvrage sous le nom de *Jean Bockel*, & *p. 270*, il l'attribue à *Conrad Bockel.*

5. *De philtris: utrùm animi hominum his commoveantur, nec ne?* Hamburgi, apud *Hermannum Moller*, 1599, *in*-4. 1614, *in*-4.

Il a mis une préface à la tête des observations anatomiques de *Fallope*, édition de 1588, *in*-8.

BOLDO, (*Barthelemi*) Médecin Italien du seizieme siecle, étoit né dans le Bressan. Il a donné une édition du Traité de *Michel Savonarola*, sur la nature & la propriété des alimens, après y avoir fait des augmentations considérables; il la publié sous le titre suivant:

Libro di Michel Savonarola, della natura & virtù delle cose, che nutriscono, accresciuto. A Venise, 1576, *in*-4.

BOLLINGER. (*Ulric*) Nous avons sous son nom:

Elegia de verâ antiquâ philosophicâ medicinâ, & encomium Wetteræ Athenarum Hassiæ. Francofurti, apud *Claudium Marnium*, 1609, *in*-4. avec la *Basilica chymica* d'*Osiwald Crollius*.

I. BOLLMANN (*Just. Frédéric*) a écrit:

De vertigine. Jenæ, 1659, *in*-4.

II. BOLLMANN, (*Jean-Henri*) Chirurgien Allemand, duquel nous avons:

Hurze aufrichtige species facti über die verwundete hand eines von 12 Jahren 1716. Knaben, 1716, *in*-4. Il condamne les sutures dans les plaies.

BOLNEST, (*Edouard*) Médecin Anglois, qui vivoit vers la fin du siecle dernier; il étoit Médecin ordinaire du Roi d'Angleterre. Il a donné:

1. *Medicina instaurata, seu brevis delineatio fundamenti & principiorum Artis medicæ, cum insufficientiâ vulgaris modi præparandi medicamenta, & insufficientiâ eorum quæ chymicè præparantur*. Manget attribue cet ouvrage à *Bolnest*, mais il n'en indique point l'édition.

2. *Methodus præparandi vegetabilia ad usus medicos*. Londini, 1672, *in*-8.

3. *Aurora chymica, sive rationalis methodus præparandi animalia, vegetabilia & mineralia ad usum medicum; quarum præparationum beneficio ex illis fiunt efficacissima, tutissima & gratissima medicamenta, ad præservationem & restaurationem vitæ humanæ*. Hamburgi, apud *Joannem Naumannum*, 1675, *in*-8. L'Auteur se propose d'enseigner la maniere de tirer des regnes animal, minéral & végétal, les remedes propres à l'usage de la médecine; mais cette maniere n'est autre chose que la méthode d'en tirer les quintessences par la séparation, dit-il, qu'on en fait des impuretés qui en affoiblissent

affoibliffent toujours la vertu. Cet ouvrage ne contient rien de nouveau, ni d'intéreffant.

BOLOGNETTI, (*Pompée*) Médecin Italien, naquit à Boulogne, vers la fin du feizieme fiecle, d'une famille Patricienne. Après avoir reçu les honneurs du Doctorat en médecine & en philofophie, il fut agrégé au Collége des Médecins de fa patrie; il fut enfuite Profeffeur de médecine théorique & pratique. Il a donné:

1. *Confilium de præcautione, occafione mercium ab infultu eminentis contagii, ad Senatores Bononiæ fanitatis præfides.* Bononiæ, 1630, *in-fol.*

2. *Remora fenectutis.* Bononiæ, apud *Montium*, 1650, *in-4.*

BOLOGNINI ou BOLOGNINUS, (*Ange*) Médecin Italien du feizieme fiecle; on le fait affez-communément natif de Boulogne; *Manget* & *Eloi* ont fuivi ce fentiment: mais nous apprenons de *Nicolas Comnenus Papadopoli*, dans fon *Hiftoria gymnafii Patavini*, qu'il étoit né à Sacca, ou Sacco, près de Padoue, d'une famille noble, qui avoit fourni plufieurs célebres Jurifconfultes à la République de Boulogne: c'eft peut-être ce qui a donné lieu à l'erreur de ces deux Bibliographes. *Bolognini* s'appliqua à l'étude de la philofophie & de la médecine, & fe fit recevoir Maitre-ès-arts & Docteur en médecine. Il fut nommé vers l'an 1506, par le Sénat de Boulogne, à une chaire de l'Univerfité de cette ville, pour y enfeigner la chirurgie fuivant les principes d'Avicenne; mais il quitta cette chaire en 1517, & fe retira dans fa patrie pour y chercher une vie paifible & tranquille, dont il jouit jufqu'à fa mort: on en ignore l'époque. Il fut appellé plufieurs fois dans différens endroits avec de grands témoignages d'eftime & des offres avantageufes; mais il fe refufa le plus fouvent à l'empreffement avec lequel on le defiroit, & l'on prétend que dans ces occafions, il avoit coutume de répondre: *nihil amplius lare paterno, privato foculo nihil falubrius, nihil ditius commodâ paupertate.* Nous ne connoiffons de ce Médecin que l'ouvrage fuivant:

De curâ ulcerum exteriorum & de unguentis communibus in folutione continui, libri duo. Bononiæ, apud *Benedictum Hectoris*, 1514, *in-4.* Papiæ, apud *Bernardinum de Geraldis*, 1516, *in-fol.* Bafileæ, apud *Johannem Bebelium*, 1536, *in-4*, avec quelques autres Auteurs. Tiguri, apud *FF. Gefneros*, 1555, *in-fol.* Francofurti, 1610, *in-fol. in thefauro Uffenbachii.* Ce Traité eft divifé en deux parties; la premiere eft théorique, & traite des caufes qui s'oppofent à la réunion des ulceres; la feconde eft pratique, & indique les moyens propres à écarter ou à détruire ces caufes, & à procurer la réunion des ulceres. L'Auteur paroit grand partifan des topiques; il en propofe un nombre prodigieux, qu'il prefcrit dans divers cas.

Cet ouvrage est surchargé de formules inutiles, & de beaucoup de superfluités, qui laissent à peine entrevoir ce qu'il y a d'intéressant pour la pratique de la chirurgie. Il est suivi d'un Traité sur toutes les especes d'onguens qu'il convient d'employer : on y en trouve un nombre prodigieux, avec l'exposition de la maniere de les préparer, & l'indication des cas où ils peuvent être utiles.

Plusieurs, comme Simler, Spacchius, Gallus, Schenckius, veulent que *Bolognini* ait écrit sur les maladies vénériennes; cependant on ne trouve aucun ouvrage où ce Médecin ait traité de ces maladies *ex professo*; il n'en a parlé que dans son livre *de unguentis*, au chapitre dernier, qui a pour titre, *de unguentis mercurialibus*; il est vrai que l'Auteur y entre dans un assez grand détail à l'égard de ce remede. Il est en effet le premier qui ait parlé à fond des frictions mercurielles, qui en ait expliqué toutes les circonstances, toutes les suites & tous les avantages.

BOLSTAD. *Voyez* ALBERT LE GRAND.

BOLZETTA (*Ange*) étoit de Padoue, où il tenoit boutique de pharmacie. Il a écrit :

Theriaca Andromachi senioris, juxtà placita sacri Patavini philosophorum & Medicorum Collegii, olim per viros clariss. Junium Paulum Crassum, Bernhardinum Taurisanum, & Marcum Oddum, ejusdem ordinis, edita anno 1576, composita hoc anno in pharmacopæâ Angeli, præsentibus & pro sacro Collegio imperantibus viris Exc. Andreghetio & Jacobo Zabarellâ, ex eodem ordine ad id electis. Patavii, 1576, *in-8.* Ibid. apud *Impressores Camerales*, 1626, *in-4.*

BOMARE. (*Valmont de*) *Voyez* VALMONT.

BOMIER (*Jean*) a donné :

Les Aphorismes d'Hippocrate, expliqués en vers françois. A Niort, chez *Portau*, 1596, *in-8.*

BOMPART, (*Marcellin*) Médecin François, qui vivoit dans le siecle dernier; il se disoit Médecin ordinaire du Roi, & exerçoit la Médecine à Clermont-Ferrand. Il a écrit:

1. *Nouveau Chasse-Peste.* A Paris, chez *Gautier*, 1630, *in-8.*
2. *La Conférence & Entrevue d'Hippocrate & de Démocrite*, ou *les Lettres d'Hippocrate traduites & commentées.* A Paris, 1632, *in-8.*
3. *Miser homo penicillo medico-physico adumbratus.* Parisiis, apud *Nicolaum Boisset*, 1648, *in-4.* C'est un tableau très-abrégé des maladies qui affligent l'homme, avec quelques détails de chirurgie encore plus succincts. Cette dissertation, qui est très-courte,

puisqu'elle n'est que de douze pages, est dédiée à Nicolas Pietre, à Jean Riolan, à Jean Merlet, & à Gui Patin.

I. BON *ou* BONUS, (*Pierre*) Chymiste Italien, qui étoit de Lombardie; il étoit Physicien de la ville de Ferrare. Il y a lieu de croire qu'il a vécu dans le quatorzieme siecle, & qu'il a fait quelque séjour à Pola, ville de la partie méridionale de l'Istrie, puisque nous apprenons de l'Editeur de son introduction à la chymie, qu'il avoit composé cet ouvrage à Pola, dans l'Istrie, en 1330. On a publié sous son nom les ouvrages suivans:

1. *Pretiosa Margarita novella, de thesauro ac pretiosissimo lapide Philosophorum.* Venetiis, 1557, *in*-8. publié par *Janus Licinius.*
2. *Introductio in divinam chemiæ artem, inscripta* Margarita pretiosa, *composita anno 1330, in civitate Polá in Istriá.* Basileæ, apud *Pernam*, 1572, *in*-4. Montis-Belgardii, apud *Foillet*, 1602, *in*-8. inséré encore dans le cinquieme tome du Théâtre chymique. Cet ouvrage a été publié par *Michel Toxita*, Médecin de Strasbourg, qui y a ajouté une préface.

II. BON *ou* BONUS, (*Jean-Philippe*) Médecin du seizieme siecle, que Manget dit *Platiensis*: il étoit Docteur en philosophie & en médecine, & étoit en réputation de beaucoup de savoir; il enseigna la médecine avec distinction dans l'Université de Padoue. Il étoit encore Poëte; il se distingua dans cette partie, & mérita la qualité de *Poëte couronné.* Il étoit en réputation vers l'an 1573. Nous ne connoissons de lui que l'ouvrage suivant, qui lui est attribué par *Mongitor*:

De concordantiis philosophiæ & medicinæ. Venetiis, 1573, *in*-4.

III. BON (*Jean le*) se dit, dans ses ouvrages, *Heteropolitanus*, c'est-à-dire, natif d'Autreville en Champagne, près de Chaumont en Bassigny. Il se dit encore Médecin du Roi & du Cardinal de Guise; il y a apparence que cela doit s'entendre de Louis de Lorraine, Cardinal de Guise, Archevêque de Sens, mort en 1578. Il a donné quelques ouvrages:

1. *Etymologicon françois de l'Hétéropolitain.* A Paris, chez *Duprez*, 1572. Il est dédié au Cardinal de Guise.
2. *Therapeia puerperarum.* Parisiis, 1571, *in*-16. Francofurti, apud *Wechel*; 1589, *in*-16. imprimé encore avec la Pratique d'*Houllier*, à Paris, chez *Dupuys*, *in*-12. Avec le Trésor de la santé, de *Liebaut*, à Paris, 1577, & dans la Collection de *Spach*, publiée en 1589 & 1597.
3. *Abrégé de la propriété des bains de Plombieres, extrait des trois*

livres latins de JEAN LE BON, *Hétéropolitain.* A Paris, chez *Macé*, 1576, *in*-8. C'est *le Bon* lui-même, qui a fait l'extrait de ses propres livres, puisqu'il l'a dédié à la Reine, & qu'il a signé l'épître dédicatoire.

4. *Le bâtiment, érection & fondation des villes des Gaules, & un Traité de la propriété des bains, fleuves & fontaines.* A Lyon, chez *Rigaud*, 1590, *in*-16.

IV. BON, (*Hugues le*) Médecin de la fin du siecle dernier & du commencement de celui où nous vivons. Il étoit premier Professeur en médecine dans l'Université de Valence, Vice-Chancelier de la même Université, Chanoine de la Cathédrale de la même ville, & Official diocésain. Il a donné :

Dissertatio de hygieine; tuendæ sanitatis & præcavendorum imminentium morborum præcepta tradens. Valentiæ, apud *Gilibert*, 1710, *in*-8.

BONA, (*Jean de*) Médecin Italien, est natif de Vérone ; il a été reçu Docteur en philosophie & en médecine, & est aujourd'hui Professeur en médecine dans l'Université de Padoue. Il a donné les ouvrages suivans :

1. *Historia aliquot curationum, mercurio sublimato corrodenti perfectarum.* Veronæ, apud *Andreonium*, 1758, *in*-4. Cet ouvrage, qui est précédé d'une dédicace à Marc-André Pisano, Sénateur de Venise, & de deux lettres de Van-Swieten, roule uniquement sur les préparations de mercure, & sur les moyens de rendre ce remede salutaire pour la guérison de quelques maladies.

2. *Tractatus de scorbuto.* Veronæ, 1761, *in*-4. Le principal but de l'Auteur est de détruire, par des exemples, le préjugé répandu parmi ses concitoyens, que le scorbut est une maladie propre aux peuples du nord, & dont les Italiens n'ont rien à craindre.

3. *Dell' uso e dell' abuso del caffe, dissertazione storico-physico-medica*; c'est-à-dire, *Dissertation historique & physico-médicale sur l'usage & l'abus du café.* A Venise, chez *Berno*, 1761. L'Auteur attribue au café les effets les plus pernicieux ; il ne conseille l'usage de cette boisson qu'à ceux qui sont d'un tempérament phlegmatique, encore veut-il qu'on le prenne à jeun. Ce Médecin blâme aussi l'usage du chocolat ; il condamne le Rossoli, & proscrit généralement toutes les liqueurs. Mais ses préceptes sont trop austeres ; il devroit sentir qu'il n'y a en tout que l'abus qui soit dangereux.

4. *Observationes medicæ ad praxim in nosocomio ostendendam anno 1765.* Patavii, apud *Penada*, 1766.

BONACIOLI, (*Louis*) Médecin Italien, étoit de Ferrare, & d'une famille noble de cette ville. *Juſtus*, *Mercklin*, *Moreri*, *Manget*, *Eloy* nous apprennent qu'il vivoit en 1530; mais il étoit déjà en réputation en 1502 ou 1503, puiſqu'il donna cette année un ouvrage qu'il dédia à la Ducheſſe de Ferrare. On a parlé de lui avec aſſez d'éloge. Après avoir été reçu aux degrés en médecine dans l'Univerſité de ſa patrie, il y enſeigna publiquement; il exerça ſa profeſſion dans la même ville, & acquit beaucoup de réputation par les ſuccès qu'il eut dans ſa pratique. Il accompagna à Reggio la Ducheſſe de Ferrare, qui l'avoit pris pour ſon Médecin. On ne connoit pas préciſément l'année de ſa mort : nous apprenons ſeulement de *Mazzuchelli*, qu'il étoit déjà mort en 1540, & *Superbi* prétend qu'il mourut à l'âge de 61 ans. Les uns diſent qu'il fut enterré dans l'Egliſe de St François; les autres, comme *Guarini*, & *Mareſli*, croient qu'il qu'il le fut dans l'Egliſe de St. Dominique, au tombeau de ſes peres.

Bonacioli a donné un ouvrage, ſur lequel nous n'avons encore trouvé aucun Bibliographe qui ait parlé d'une maniere ſatisfaiſante, & qui n'ait donné dans quelque erreur. Les uns, d'un ſeul ouvrage en ont fait deux; les autres en ont ignoré le vrai titre; les autres n'en on pas connu la premiere édition.

1°. *Eloy*, *Manget*, *Aſtruc*, *Portal* ont attribué à ce Médecin deux ouvrages; le premier ſous ce titre : *de uteri, partiumque ejus confectione : quonam uſu in abſentibus etiamnum venus citetur? Quod, quale, undeque prolificum ſemen, undè menſtrua?* Argentorati, apud *Henricum Sybold*, 1537, *in*-8. Le ſecond, ſous ce titre : *de conceptionis indiciis, nec non maris, fœmineique partûs ſignificatione : quæ utero gravidis accidant, & eorum medicinæ : prognoſtica, cauſæque effluxionum & abortuum : proceritatis, improceritatiſque partuum cauſæ.* Argentinæ, apud *Henricum Sybold*, 1538, *in*-8. Mais ces deux prétendus ouvrages n'en ſont qu'un; nous nous en ſommes convaincus ſur la premiere édition originale que nous avons conſultée, & qui eſt dans la bibliotheque de M. le Duc de la Valliere. Celui qu'on regarde comme le premier, fait les trois premiers chapitres du livre : celui qu'on préſente comme le ſecond contient les ſix derniers : on le verra par la diſtribution de ce traité, que nous ferons connoitre en rendant compte de cet ouvrage.

Juſtus, *Van-der Linden*, *Moreri*, *Manget*, *Aſtruc*, *Eloy* n'ont pas connu le vrai titre de cet ouvrage. Les trois premiers rapportent le premier des deux titres précédens; les trois derniers les indiquent tous les deux; mais ils ont préſenté les titres des différens chapitres, comme étant le vrai titre de l'ouvrage : ils paroiſſent avoir ignoré que le vrai titre étoit *Enneas muliebris*; cependant nous trouvons dans *Manget* que ces deux ouvrages ont été réunis & publiés ſous ce titre dans les *Gynæcia*; & *Portal* avance que *Spach* a fait imprimer les deux ouvrages de *Bonacioli*, sous le titre d'*Enneas muliebris*; mais si *Manget* & *Portal* avoient connu la premiere édition, ils auroient vu que ces deux prétendus ouvrages ont toujours été réunis, & qu'ils n'ont jamais porté d'autre titre que celui d'*Enneas muliebris*.

Enfin *Douglas* & *Haller*, qui rapportent le vrai titre de cet ouvrage, paroissent avoir su qu'il y en avoit eu une édition antérieure à celle de 1537; mais ils ne l'ont ni indiquée, ni connue.

Cet ouvrage a été publié sous le titre suivant:

Enneas muliebris. In-fol. sans indication de lieu, ni d'année; mais il y a lieu de croire que cette édition a été faite en 1502, ou au commencement de l'an 1503. L'ouvrage est dédié à Lucrece de Borgia, fille du Pape Alexandre VI, & Duchesse de Ferrare, dont le mariage avec le Duc de Ferrare ne fut fait qu'en 1502: dans l'épitre dédicatoire, il est parlé du Pape Alexandre VI, comme vivant; & ce Pape est mort au mois d'Août 1503. L'ouvrage a donc paru postérieurement au mariage de cette Princesse, & antérieurement à la mort de ce Pape. Il a été ensuite imprimé de nouveau à Strasbourg, chez *Henri Sybold*, 1537, *in-8.* & inséré dans la collection publiée en 1586, par Gaspard Wolph, sous le titre de *Gynæciorum, sive de mulierum affectibus commentarii*, & dans celle de Spach, publiée en 1597 sous le même titre de *Gynæcia*, &c. Cet ouvrage comprend neuf chapitres, dont nous indiquerons les titres: 1°. *De uteri partium, ejusque confectione*; 2°. *Quonam usu in absentibus etiamnum venus excitetur: quid, quale, undeque prolificum semen: undè menstrua? Quibus virginitas deprehendatur: quâ positurâ concumbendum: quibus præsidiis violatis succurratur*, &c. 3°. *Quo tempore anima corpori infundatur*: les autres articles de ce chapitre roulent sur l'immortalité de l'ame, son union avec le corps; les causes de cette union; le tems où le fœtus commence à se mouvoir & à sentir; la maniere dont il se nourrit & dont il prend son accroissement. 4°. *Conceptionis indicia, nec non maris, fæmineique partûs.* 5°. *Quæ utero gravibus accidant: eorum medicina: de superfætatione pulchrâ.* 6°. *Prognostica, causæque effluxionum & abortuum.* 7°. *Proceritatis & improceritatis partuum causæ, & de mirâ quarumdam proceritate.* 8°. Ce chapitre roule sur les moyens d'accélérer l'accouchement, sur la lactation, sur la dentition, &c. 9°. Celui-ci est relatif à la ressemblance des enfans avec leurs parens, ou toutes autres personnes; à la pluralité des enfans dans un même accouchement; aux accouchemens contre nature, &c. Cet ouvrage ne répond point aux éloges qu'on a prodigués à l'Auteur; il n'y a presque rien d'intéressant: on y trouve des explications fastidieuses & rendues d'une maniere très-diffuse, & très-peu de détails anatomiques. On y voit que l'Auteur a copié indistinctement plusieurs de ceux qui l'avoient précédé, & qu'il a adopté jusqu'à leurs erreurs : la partie vraiement médicinale est cependant un peu mieux traitée ; elle présente quelques vues, dont on peut se servir avec utilité.

On prétend assez communément que *Bonacioli* est le premier des Anatomistes, qui ait décrit les nymphes & le clitoris, comme des parties distinctes & séparées ; mais on ne doit pas lui attribuer cette découverte anatomique ; *Avicenne* & *Berenger* l'avoient faite avant lui, & avoient établi une différence réelle entre ces parties.

Bonacioli n'avoit pas seulement cultivé la médecine ; il s'étoit appliqué aux belles-lettres, & avoit beaucoup de goût pour la poésie grecque & latine : on peut en juger par les vers suivans, qui furent faits à sa louange.

Ad Medicorum Principem Ludovicum Bonaciolum.

O Medicæ princeps Artis, dilectæ camenis,
Seu tibi sint latiâ verba canenda lyra ;
Seu libeat graio modulari carmina plectro,
Pieridum docto connumerande choro, &c.

BONACOSSUS ou BUONACOSSA, (*Hercule*) Médecin Italien, qui vivoit au milieu du seizieme siecle, étoit de Ferrare ; Manget lui donne la qualité de Comte. Il vivoit en même-tems que *Jacques Bonacossus*, Médecin, aussi de Ferrare, qui devint premier Médecin du Pape Paul III, & qui mourut en 1553, à l'âge de 69 ans. Il y a lieu de croire qu'ils étoient de la même famille, & peut-être freres. *Hercule* professa d'abord la médecine dans sa patrie ; il l'enseigna ensuite à Boulogne, où il fut nommé à une chaire de médecine ; il fut créé Citoyen de cette ville en 1520, & mourut le 26 Janvier 1578. Nous avons de lui les ouvrages suivans :

1. *De humorum exuperantium signis ac serapiis, medicamentisque purgatoriis opportunis, liber. Accesserunt quoque varia auxilia experimento comprobata ad varias ægritudines profligandas : de compositione theriacæ cum ejus substitutis nuper Bononiæ inventis : de modo præparandi aquam ligni sancti : de curatione catarrhi, sive distillationis.* Bononiæ, apud *Anselmum Giaccarellum*, 1553, *in*-4.
2. *De curatione pleuritidis, ab Hippocratis, Galeni, Aëtii, Alexandri Tralliani, Pauli Æginetæ, Philothei monumentis depromptâ.* Bononiæ, apud *Anselmum Giaccarellum*, 1553, *in*-4.
3. *De affectu, quem græci* δυσεντερίαν, *latini verò* tormina *appellant, ac de ejusdem curandi ratione juxtà Græcorum dogmata.* Bononiæ, apud *Anselmum Giaccarellum*, 1552, *in*-4.

BONACURSI, (*Barthelemi*) Médecin Italien, qui vivoit vers le milieu du siecle dernier; il étoit de Boulogne, & remplit une chaire de philosophie dans l'Université de sa patrie. Il a écrit :

1. *Theoria medica.* Bononiæ, apud *Cl. Ferronium*, 1632, *in-4.*
2. *Trattato de polsi*; c'est-à-dire, *Traité du pouls.* A Boulogne, 1645, *in-4.*
3. *De humano sero, seu de urinis, liber.* Bononiæ, apud *Joh. Bapt. Ferronium*, 1650, *in-4.*
4. *De malis externis opusculum.* Bononiæ, 1656, *in-4.*

BONAFIDES (*François*) n'est connu que par l'ouvrage suivant: *De curâ pleuritidis per venæ sectionem.* Venetiis, 1533, *in-4.*

BONAGENTIBUS, (*Victor de*) Médecin Italien, qui a écrit: *Problemata decem de peste.* Venetiis, apud *Vincentium Valgrisium*, 1556, *in-8.*

BONAMICUS (*François*) étoit de Florence, & fut Professeur de philosophie dans l'Université de Pise. Il a écrit :

1. *De alimento, libri quinque.* Florentiæ, apud *Bartholomæum Sermatellium*, 1603, *in-4.*

BONAMOUR, (*J.*) Médecin François du siecle dernier, a traduit du latin en françois le Traité des maladies des femmes, de *J. Varandé*, & y a ajouté des notes. Cette traduction a été imprimée à Paris en 1666, *in-8.*

BONANNI, (*Philippe*) Jésuite Italien, qui vivoit à la fin du dix-septieme siecle & au commencement du dix-huitieme; il est mort le 30 Mars 1725, après avoir donné:

1. *Ricreazione della mente e dell' oculo*; c'est-à-dire, *Récréation de l'esprit & de la vue.* A Rome, 1681, *in-4.* traduit en latin sous le titre suivant : *Recreatio mentis & oculi in observatione animalium testaceorum.* Romæ, è *Typographiâ Varesii*, 1684, *in-4.* *Portal*, qui rapporte cet ouvrage, n'a pas connu l'édition Italienne.
2. *Micrographia nova.* Romæ, 1691, *in 4.*
3. *Observationes circà viventia, quæ in rebus non viventibus reperiuntur.* Romæ, apud *Herculem*, 1691, *in-4.* cum figuris. Ce sont des dialogues où l'Auteur impugne le sentiment de ceux qui expliquent la génération des animaux par le systême des œufs; il prétend qu'il y en a qui sont quelquefois engendrés par la pourriture.

Il a encore donné une nouvelle édition du *Musæum Kircherianum*, auquel il a fait beaucoup d'additions; à Rome, 1709, *in-fol.*

BONAUDIERE *ou* BONNODIERE (*de la*) étoit de l'Académie Royale des Inscriptions. Il a donné une traduction françoise de *Lessius* & de *Cornaro*, qu'il a enrichie de notes: cette traduction a été publiée sous le titre suivant :

De la sobriété & de ses avantages. A Paris, chez *Coignard*, 1701, *in-12.*

BONAVENTURA, (*Fréderic*) Savant Italien de la fin du seizieme siecle & du commencement du dix-septieme; il étoit né à Urbin, de *Pierre Bonaventura*, grand Capitaine & Poëte distingué, & d'*Eléonore Landriani*, noble Milanoise. Il fut élevé avec François Marie, Duc d'Urbin; il s'appliqua aux sciences, & y fit beaucoup de progrès, surtout dans l'intelligence de la langue grecque, & dans la philosophie. Il fut employé plusieurs fois par le Duc d'Urbin en diverses négociations, principalement auprès du Pape Grégoire XIV, & du Duc de Savoie; mais l'amour des sciences l'emporta enfin sur tout autre objet: il se retira à la campagne, pour s'y livrer en entier, & il y mourut peu de tems après, à l'âge de 47 ans. Il avoit épousé *Penthesilée Carpegna*, de laquelle il eut douze enfans. Outre quelques ouvrages qu'il publia, 1°. *de monstris*; 2°. *de æstu maris*; 3°. *de viâ lacteâ*; 4°. *de jure regni*; nous avons encore de lui les suivans, qui peuvent être rapportés à la médecine:

1. *Utrùm homo affici rabie possit, affectus interire?* Imprimé avec les Opuscules de l'Auteur, à Urbin, 1627, *in-4.*

2. *Anemologia, seu de affectibus, signis & causis ventorum.* Urbini, apud *Bartholomæum & Simonem Ragusios*, 1594, *in-4.*

3. *De partu octomestri, peripathetica disputatio.* Urbini, apud *Ragusios*, 1596, *in-fol.*

4. *De naturâ partûs octimestris, adversùs vulgarem opinionem, libri decem, in quibus de absolutissimâ partûs naturâ cognitio traditur.* Francofurti, apud *Hartmann*, 1601, *in-fol.* Venetiis, 1602, *in-fol.* Le but de l'Auteur est de prouver qu'un enfant né à huit mois, peut vivre & prétendre à la succession de ses parens; il admet la naissance à dix mois, & a recueilli avec soin tout ce qu'on avoit déjà écrit sur cette matiere. Cet ouvrage n'est plus lu depuis longtems; il est rempli de superfluités, qui n'ont fait que grossir le volume, sans le rendre plus intéressant. L'Auteur a donné dans un vol. de 800 pag. *in-fol.* ce qu'il auroit pû dire en dix ou douze pages.

On a réuni les Opuscules de *Bonaventura*, & on les a publiés à Urbin, chez *Marc-Antoine Mazzantinus*, 1627, *in-4.*

BONCORE, (*Thomas*) Jurisconsulte, Philosophe & Médecin Italien, étoit natif de Naples; il s'appliqua d'abord à l'étude de la philosophie; il passa ensuite à celle de la médecine & de la jurisprudence. Après avoir reçu les honneurs du Doctorat dans chacune de ces trois Facultés, il se fit agréger aux trois Colléges de Philosophes, de Médecins & de Jurisconsultes de Naples. Il vivoit au commencement du siecle dernier. Il écrivit:

De populari, horribili, ac pestilenti gutturis, annexarumque partium affectione, nobilissimam urbem Neapolim, ac totum ferè Regnum (anno 1622) *vexante.* Neapoli, apud *Laz. Scorigium*, 1622, *in*-4.

BONDAROY, (*Jean de la Taille de*) Gentilhomme François, qui vivoit dans le seizieme siecle; il étoit de la province de Beauce; il eut la réputation d'être fort savant; cependant tous ses ouvrages sont assez superficiels; mais c'étoit beaucoup dans ce tems-là, qu'un Gentilhomme pût en faire autant. Il étoit connu par des poésies, des comédies, des tragédies; il écrivit aussi sur le duel. Nous avons encore de lui l'ouvrage suivant:

La Gromance abrégée, pour savoir les choses passées, présentes & futures: ensemble le blason des pierres précieuses, contenant leurs vertus & propriétés. A Paris, chez *Breyer*, 1574, *in*-4.

BONELLI, (*George*) Médecin Italien, qui est aujourd'hui Professeur en médecine à Rome. Il s'est appliqué à l'étude de la Botanique, & a publié l'ouvrage suivant:

Hortus Romanus juxtà systema Tournefortianum. Romæ, 1772, *in-fol.* On y a joint cent planches gravées & enluminées par *Sabbati*, Professeur de Chirurgie, & Garde du Jardin des plantes. Ce volume contient les plantes *campaniformes* & *infundibuliformes*. L'Auteur donne d'abord l'histoire du Jardin de botanique de Rome, qui a été fondé par deux Religieux Franciscains: à la suite de la description de chaque plante, on trouve le détail des vertus qu'on leur attribue. Les planches sont bien gravées, & les couleurs assez naturelles.

I. BONET DE LATES, Médecin Juif, qui vivoit à la fin du quinzieme siecle & au commencement du seizieme. Il inventa un anneau astronomique, par le moyen duquel il pouvoit tous les jours découvrir la hauteur du soleil & des étoiles, & dire, de jour & de nuit, quelle heure il étoit: il fit un ouvrage exprès pour expliquer les qualités & l'utilité de cet anneau: cet ouvrage, que l'Auteur dédia au Pape Alexandre VI, fut imprimé à Paris en 1506 & en 1527, *in-fol.*

sous ce titre: *De annuli astronomici utilitate*. L'Auteur, connoissant que son latin n'étoit pas des plus purs, s'excusa par ce distique:

Parce, precor, rubibus, quæ sunt errata latinè;
Lex hebræa mihi est, lingua latina minùs.

II. BONET, (*Paul*) étoit, dans le siecle dernier, Valet Servant du Roi d'Espagne. Il a donné:

Réduction de las letteras y arte para enseñar a hablar a los mudos, c'est-à-dire, *réduction des lettres & art d'apprendre aux muets à parler*. A Madrid, 1620, *in-4*.

III. BONET, (*Théophile*) célebre Médecin du siecle dernier, étoit d'une famille féconde en grands Médecins; nous croyons devoir les faire connoitre en peu de mots.

Pierre Bonet naquit en Provence en 1525; on le dit originaire de Rome, d'où ses parens étoient passés en France à cause de la religion; *Manget* prétend qu'il étoit d'une maison noble, très-ancienne, & qui avoit été autrefois illustrée: il rapporte, comme une preuve, le mausolée érigé en 1413 à Rimini, ville d'Italie, à *Louis Bonet*, Cardinal de l'Eglise Romaine, sur lequel on lit que ce *Louis Bonet*, issu d'une maison connue par l'ancienneté de sa noblesse, avoit été Légat du Pape Innocent VII auprès de Ladislas, Roi de Naples, & qu'au retour de sa légation, il avoit été fait Cardinal, en 1406, par le Pape Grégoire XII. Mais *Manget* auroit dû prouver en même-tems que *Bonet* le Médecin étoit de la même famille que *Bonet* le Cardinal; ce qui est bien incertain. *Pierre Bonet* eut tant de réputation, que Charles-Emmanuel, Duc de Savoie, l'appella auprès de lui, pour être son Médecin; mais, ne s'accommodant pas des maximes de la Cour, il demanda la permission de se retirer, après quelques années de service; ce que le Duc ne lui accorda qu'avec peine, & après l'avoir comblé de présens. Il alla à Lyon, où il fixa son domicile, & ne laissa, en mourant, qu'un fils nommé *André*.

André Bonet, fils de *Pierre*, naquit à Lyon en 1556; il suivit la profession de son pere, & se fit recevoir Docteur en médecine: il se maria dans la même ville, avec *Marguerite Frelon*, dont il n'eut que des filles. Après la mort de sa femme, il se retira à Geneve, où il fut fort employé; il fut même appellé souvent dans des pays fort éloignés. Il se maria en secondes noces, en 1612, avec *Marguerite Pinelli Borzoni*, niece du Cardinal de ce nom, & de la famille de *Pinelli Borzoni*, sortie, depuis quelques années, de Genes, où elle occupoit les premieres dignités, & retirée à Geneve à cause de la Religion: la grand-mere de *Marguerite* étoit de la famille des *Snelli*, qui tenoit à Rome le rang de Prince. Il en eut deux fils, *Jean* & *Théophile*.

Théophile Bonet, fils d'*André*, fait le sujet de cet article ; il naquit à Geneve le 5 Mars 1620 ; il marcha sur les traces de ses ancêtres : il s'appliqua à l'étude de la médecine ; & après avoir parcouru plusieurs célebres Universités, il se fit recevoir Docteur en 1643. De retour dans sa patrie, il se livra à la pratique de la médecine, qu'il exerça avec beaucoup de succès. Peu de tems après, il fut fait Médecin de Henri d'Orléans, Duc de Longueville, Souverain du Comté de Neufchatel. Les dix ou douze dernieres années de sa vie, il fut attaqué d'une surdité qui l'obligea à abandonner la pratique de la médecine ; il se renferma dans son cabinet, & s'occupa de la composition des ouvrages dont il a enrichi l'art de guérir. Il mourut d'hydropisie le 29 Mars 1689, âgé de 69 ans : il avoit été marié avec *Jeanne Spanheim*, fille de *Frédéric Spanheim*, & sœur de *Frédéric* & *Ezechiel Spanheim*, célebres dans la république des Lettres ; elle n'est morte qu'en 1700 ; il en avoit eu plusieurs enfans, entr'autres, 1°. *Frédéric*, grand Littérateur & profond dans la connoissance des médailles ; il fut employé pendant douze ans, dans les affaires d'Etat, par les Rois d'Angleterre, Charles II, Jacques II & Guillaume III, & par les Electeurs de Brandebourg, Frédéric-Guillaume & Frédéric III. 2°. *Louis-Frédéric*, Docteur en droit & en médecine, Membre de la Société Royale de Londres & de l'Académie de Berlin ; il fut, pendant 23 ans, Ambassadeur de Frédéric I & de Frédéric-Guillaume, Rois de Prusse, auprès du Roi d'Angleterre. De retour dans sa patrie en 1721, il y fut fait Sénateur : le Roi de Prusse le fit en même-tems son Conseiller intime, lui donna des lettres de naturalité, l'anoblit, lui & ses descendans de l'un & de l'autre sexe, & les agrégea à l'ordre équestre.

Nous avons de *Théophile Bonet* les ouvrages suivans :

1. *Pharos Medicorum, id est, cautiones, animadversiones & observationes practicæ, ex operibus Guillielmi Ballonii erutæ, ordini practico traditæ, & libris decem comprehensæ.* Genevæ, apud *Franciscum Miege*, 1668, *in*-12. Cet ouvrage étant devenu rare, l'Auteur en donna une seconde édition, à la priere de plusieurs savans ; il l'augmenta de plus de moitié, y fit des corrections considérables, & le publia sous le titre suivant :

2. *Labyrinthi Medici extricati, sivè methodus vitandorum errorum qui in praxi occurrunt, monstrantibus Ballonio & Septalio.* Genevæ, sumptibus *Samuelis de Tournes*, 1687, *in*-4. Le but de l'Auteur a été de mettre le commun des Médecins à portée d'éviter les fautes fréquentes où il a cru appercevoir qu'ils tomboient : il a réuni sous quelques chefs les préceptes de Baillon & de Septali ; il a suppléé à ce qui y manquoit, par ce qu'il avoit eu lieu d'observer dans sa pratique. Ses remarques sont d'abord relatives au Médecin considéré en lui-même, c'est-à-dire, à sa sincérité, à son expérience, à son

éloignement de toutes les sectes, à son désintéressement, &c. L'Auteur s'occupe ensuite de l'usage des jus des viandes, qu'il proscrit; de celui des narcotiques, qu'il redoute; de celui du lait, qu'il conseille. Il fait enfin des remarques sur la saignée & les cas où il faut la réitérer, sur les fievres, les maux de côté, la péripneumonie, l'empyème, la difficulté de respirer, la toux, la palpitation du cœur, la pleurésie, & la raison qui fait que les enfans y sont moins sujets que les adultes, &c. On trouve, à la fin de cet ouvrage, un Traité de *Louis Septali*, Médecin de Milan, *de naris*.

3. *Prodromus anatomiæ practicæ, sive de abditis morborum causis, ex cadaverum dissectione revelatis: libri primi, pars prima, de doloribus capitis ex illius apertione manifestis*. Genevæ, apud *Miege*, 1675, *in*-8. Genevæ, 1700. Nous devons cette derniere édition à *Manget*.

4. *Sepulchretum, sive anatomia practica, ex cadaveribus morbo denatis, proponens historias & observationes omnium penè humani corporis affectuum, ipsorumque causas reconditas revelans*. Genevæ, apud *Leonardum Chouet*, 1679, *in-fol*. 2 vol. & apud *Cramer & Perrachon*, 1700, *in-fol*. 3 vol. avec des additions faites par *Manget*, auquel nous devons cette seconde édition. L'Auteur cherche à découvrir, par l'ouverture des cadavres, les causes cachées d'un nombre infini de maladies & les parties qui en sont le siége; il a recueilli, à cet effet, un nombre prodigieux d'observations qu'il a prises dans une multiplicité d'Auteurs; il y en a joint quelques-unes qui lui sont propres: il rapporte l'observation, & ajoute ensuite des commentaires propres à éclaircir le texte & à établir les conséquences qu'on doit en tirer. L'ouvrage est divisé en quatre livres: le premier concerne les maladies de la tête; il contient 23 sections qui traitent, 1°. de la douleur de tête; 2°. de l'apoplexie; 3°. de la léthargie, du *carus*, du *coma*; 4°. de la catalepsie; 5°. de l'incube; 6°. de l'insomnie; 7°. de la phrénésie, de la paraphrénésie & du délire; 8°. de la manie, de l'hydrophobie & de la fureur utérine; 9°. de la mélancolie & de l'affection hypocondriaque; 10°. des vices de l'imagination, du raisonnement & de la mémoire; 11°. du vertige; 12°. de l'épilepsie; 13°. des convulsions & des maladies convulsives; 14°. de l'engourdissement, de l'*hébétude* & des inquiétudes; 15°. de la paralysie; 16°. de l'hydrocéphale; 17°. du catarrhe; 18°. des maladies des yeux; 19°. de celles des oreilles; 2°. des vices de l'odorat, du polype du nez, de l'hémorragie du nez, de l'éternuement; 21°. des maladies de la bouche, c'est-à-dire, des gencives, des dents, du palais, du gosier, de la langue; 22°. des lésions de la voix & de la parole; 23°. de l'angine. Le second livre traite en 12 sections, 1°. des vices de la respiration; 2°. de la suffocation; 3°. de la toux; 4°. de la douleur de la poitrine & du dos; 5°. de l'hémophthisie; 6°. du crachement de pus & de l'empyeme; 7°. de la phthisie, & sur-tout de

la pulmonaire ; 8°. de la palpitation du cœur & de la douleur de ce viscère ; 9°. du pouls contre nature ; 10°. de la lypothimie & de la syncope ; 11°. de la mort subite ; 12°. des bosses. Le troisième livre est relatif aux maladies du bas-ventre : il contient 38 sections qui traitent, 1°. du dégoût ; 2°. de la faim contre nature ; 3°. de la soif morbifique ; 4°. des vices de la déglutition ; 5°. du hoquet ; 6°. des vices de la digestion ; 7°. de la douleur de l'estomac ; 8°. de la nausée & du vomissement ; 9°. du *cholera-morbus* ; 10°. des flux de ventre ; 11°. de la dyssenterie ; 12°. des variétés contre nature dans les excrémens & dans leur excrétion ; 13°. de la constipation ; 14°. des douleurs de colique, de la passion iliaque ; 15°. des hémorroïdes ; 16°. du gonflement & de la tumeur des hypocondres ; 17°. de la douleur des hypocondres ; 18°. de la jaunisse ; 19°. du scorbut ; 20°. de la cachexie, de l'anasarque, de la leucophlegmatie ; 21°. de l'hydropisie ; 22°. de la néphralgie & du calcul des reins ; 23°. de la douleur de l'hypogastre ; 24°. de la suppression d'urine ; 25°. de la difficulté & de l'ardeur d'urine ; 26°. du *diabete* ; 27°. de l'incontinence d'urine ; 28°. des urines contre nature ; 29°. des hernies ; 30°. de la douleur des testicules ; 31°. de la gonorrhée ; 32°. de la chûte de la matrice ; 33°. des affections hystériques ; 34°. *de salacitate, venere languidâ, impeditâ*, de la fécondité & de la stérilité dans les deux sexes ; 35°. de la diminution, la suppression, l'irrégularité du flux menstruel ; 36°. des fleurs blanches, de la mole ; 37°. des fausses grossesses, de la conception dans les trompes, de l'origine des jumeaux, des hermaphrodites, des signes de la virginité ; 38°. de l'avortement, des obstacles à l'accouchement, du fœtus mort. Le quatrieme livre traite des fievres, des maladies externes & de celles des extrêmités ; elle contient 12 sections : 1°. des fievres ; 2°. des tumeurs contre nature ; 3°. des plaies, des blessures, &c. ; 4°. des ulceres, de la gangrene, du sphacele ; 5°. des fractures ; 6°. des luxations ; 7°. de la difficulté de se tenir couché sur les côtés ; 8°. de la goutte & de la douleur de sciatique ; 9°. des maladies vénériennes & de la plie de Pologne ; 10°. des maladies chroniques, dépendantes de quelque poison, & des poisons ; 11°. des maladies de la peau & des douleurs des parties extérieures ; 12°. de différens objets qui ne peuvent être compris dans les sections précédentes. L'ouvrage est terminé par un petit recueil d'observations médicinales & anatomiques de *Jean Fanton*. Cet ouvrage est d'une très-grande utilité : c'est le recueil le plus complet que nous ayons dans ce genre ; il réunit, en un petit nombre de volumes, des observations précieuses, qui sont répandues dans une multiplicité d'ouvrages, que souvent on ne peut se procurer ; ces observations deviennent encore plus utiles & plus intéressantes par les explications que l'Auteur a données dans ses notes ou commentaires ;

5. *Corps de médecine & de chirurgie*. A Geneve, 1679, *in*-4. 4. vol.

C'est un recueil des écrits de plusieurs bons Auteurs, relatifs à la médecine & à la chirurgie : tels sont, *Severin*, Fabrice de *Hildan*, *Forestus*, *Plater*, *Timæus*, *Marchetti*, *Lyser*, *Borel*, *Cattier*, *Ruland*, *Riviere*, &c.

6. *Mercurius compitalitius, sive index medico-practicus, per decisiones, cautiones, animadversiones, castigationes, & observationes in singulis affectibus præter naturam, & præsidiis medicis, diæteticis, chirurgicis & pharmaceuticis, ex probatissimis practicis depromptas, veram & tutam medendi viam ostendens.* Genevæ, apud *Chouet*, 1683, *in-fol.* Cet ouvrage a été traduit en anglois & imprimé en 1684. C'est un recueil, non-seulement de remedes, mais encore d'observations & de remarques prises des plus habiles Médecins. Le but de l'Auteur est de diriger son Lecteur dans la conduite qu'il doit tenir dans le traitement des maladies, eu égard aux différentes complications de leurs causes, & de faire voir comment, pour parvenir à la guérison, il faut modifier diversement les préceptes généraux que donne la médecine. Il a joint par-tout l'expérience & le raisonnement à l'autorité. L'ouvrage est divisé en 20 livres; les 18 premiers traitent des maladies en particulier par ordre alphabétique; le 19e. indique les remedes qui leur sont propres, pris des trois regnes; le 20e. expose les devoirs d'un Médecin.

7. *Medicina septentrionalis collatitia, sive rei medicæ, nuperis annis, à Medicis Anglis, Germanis & Danis emissæ, sylloge & syntaxis : exhibens observationes medicas, &c.* Genevæ, apud *Leonardum Chouet*, 1679, 1684, 1686, *in-fol.* 2 vol. C'est un recueil de divers cas rares & importans de théorie & de pratique, qui sont arrivés dans les parties septentrionales de l'Europe; l'Auteur les a pris non-seulement des ouvrages des Médecins Anglois, Allemands, Danois, &c. mais sur-tout des différens Journaux de ces pays : il y a joint ses propres observations, & un raisonnement rempli d'érudition. Cet ouvrage est divisé en huit livres : le premier traite des maladies de la tête; le second, de celles de la poitrine; le troisieme, de celles du bas-ventre; le quatrieme, des maladies des femmes; le cinquieme, des fievres; le sixieme, des maladies externes & de celles des extrémités; le septieme contient un supplément aux livres précédens; enfin, le huitieme renferme un abrégé de physiologie, de séméiotique, d'hygiene & de thérapeutique.

8. *Polyalthes, sive thesaurus medico-practicus, ex quibuslibet rei medicæ scriptoribus congestus : pathologiam veterem & novam exhibens, unà cùm remediis usu & experientiâ compertis.* Genevæ, apud *Leonardum Chouet*, 1691, 1694, *in-fol.* 3 vol. C'est un choix judicieux de tout ce qui a été écrit sur la pratique de la médecine: pour le faire avec méthode, *Bonet* a pris pour texte la pratique de *Jean Johnston*. Il rapporte le plus essentiel de ce que les Médecins

anciens & modernes ont dit sur les causes, les signes & la guérison des maladies ; il y a joint un détail des remedes chymiques & galéniques les plus éprouvés ; enfin il y a ajouté des notes, qui éclaircissent ce qu'il y a d'obscur dans le texte, suppléent à ce qui y manque, & corrigent ce qu'il y a d'erroné. Cet ouvrage est un abrégé de la pratique de la médecine, mais qui est très-utile par le choix des matériaux, & par l'ordre clair & méthodique qui y regne.

Nous devons encore à *Bonet* une traduction latine du traité de *Théodore Turquet de Mayerne*, sur la goutte, & une autre traduction, pareillement latine, d'une partie de la physique de *Rohault*.

IV. BONET, (*Jean*) frere du précédent, naquit à Geneve en 1615 ; il fut reçu Docteur en médecine en 1634, à l'âge de 19 ans ; sa réputation le fit appeller souvent dans des pays éloignés. En 1668, il alla en France, & passa un an à Orléans & à Paris pour satisfaire des personnes distinguées, qui avoient en lui une confiance entiere. La réputation qu'il acquit dans cette derniere ville, lui attira des envieux parmi ceux de sa profession. De retour dans sa patrie, il y mourut le 25 Décembre 1688. Il avoit été marié avec *Anne du Port*, fille de *Jacob du Port*, Seigneur de Mouillepié, Boismusson, &c. & de *Jeanne du Chesne*, Dame de la Violette, & fille de *Joseph du Chesne*, petit-fils de *Guillaume Budé*. Il en eut plusieurs enfans, dont les deux aînés, *André* & *Jean-Antoine*, furent Docteurs en médecine à Geneve. Ce dernier n'a laissé qu'un fils, *Jacques-André*, qui a été l'unique rejetton de la famille de *Bonet* ; il étoit Docteur en droit & en médecine, & exerçoit la médecine avec succès à Geneve, vers le milieu de ce siecle. *Bonet* a publié, suivant Falconnet, l'ouvrage suivant, que les Auteurs du Journal des Savans ont attribué à un Religieux de la Congrégation de S. Maur.

Traité de la circulation des esprits animaux. A Paris, 1682, *in*-12. Cet ouvrage est entiérement bâti sur les principes de Descartes : l'Auteur applique au corps humain les explications dont ce Philosophe a fait usage dans son systême de l'Univers. Il admet, dans notre corps, des tourbillons auxquels il attribue le mouvement perpétuel de nos humeurs : il présente les esprits animaux comme un air pur, subtil & prompt, & dans un mouvement continuel, dont la sécrétion se fait dans la glande pinéale ; il croit que ce fluide circule dans les nerfs, comme le sang dans les vaisseaux. Cette esquisse suffit pour faire connoître le génie systématique de l'Auteur, & pour faire voir le peu de mérite de son ouvrage.

Il avoit encore entrepris un Traité *de catarrhis*, qui étoit presque fini ;

fini ; mais *Schneider* en ayant publié un sur le même sujet, il abandonna cet ouvrage.

BONFIGLI *ou* BUONFIGLI, (*Onuphre*) Médecin Italien, qui vivoit au commencement de ce siecle ; il étoit né à Livourne de parens originaires de Caglieri ; il s'établit en Pologne, où il fut Médecin de la ville de Cracovie, & devint dans la suite premier Médecin du Roi de Pologne ; il occupoit encore cette place en 1718 : il étoit en même tems Membre de l'Académie Impériale des curieux da la nature. Il a écrit :

Dissertationes de plicâ Polonicâ, de peste ac ejus contagio, & de abusu in curâ febrium putridarum ac malignarum. Cracoviæ, *ex Typis Francisci Cezary*, 1720, *in*-8. C'est un recueil de trois dissertations que l'Auteur avoit publiées séparément en différens tems ; la premiere, sur la plie de Pologne ; celle-ci avoit paru à Breslau, en 1712, *in*-4. la seconde, sur la peste ; la troisieme, sur les abus fréquens qu'on commet dans le traitement des fievres putrides & malignes.

BONFINIUS, (*Antoine*) a écrit :

De pudicitiâ conjugali & virginitate, dialogi. Basileæ, 1573, *in*-8.

BONHAM, (*Thomas*) vivoit dans le siecle dernier : il étoit Anglois, & exerçoit la médecine à Cambridge. Il a donné :

The surgeon's closet, c'est-à-dire, *le cabinet du Chirurgien.* A Londres, chez *Miller*, 1630, *in*-4. Cet ouvrage présente un tableau des remedes internes & externes qui sont en usage dans la pratique de la chirurgie. Il a été mis en ordre & publié par *Edouard Porton*, de Petworth.

BONHOMME, (*Jean*) Chirurgien François, qui vivoit vers le milieu de ce siecle ; il avoit été reçu à la maitrise en chirurgie à Avignon, où il exerça sa profession. Il a donné :

Traité de la céphalotomie, ou description anatomique des parties que la tête renferme. A Avignon, 1738, 1749, *in*-4. Cet ouvrage ne contient rien de nouveau, rien qui ne soit beaucoup mieux traité dans les ouvrages de la plupart des Anatomistes. Cependant, parmi les planches, celle qui représente le derriere du pharinx, est exacte & bien exécutée.

BONIOLY, (*Charles Othon*) a donné :

De fluidi nervei secretione, naturâ & usu. Avenione, apud *Petrum Delaire*, 1762, *in*-4.

BONIPERT, (*Lanfranc*) Médecin Italien, qui exerçoit la médecine à Milan vers la fin du seizieme siecle; il se trouvoit dans cette ville pendant la peste qui y regna en 1577; cette maladie donna lieu à l'écrit suivant:

Consulta circa il purgare le cose infette, presentata al Tribunale della Sanita in congiuntura della peste, che afflisse Milano l'anno MDLXXVII; c'est-à-dire, *Consultation sur la maniere de désinfecter les choses infectées, présentée au Tribunal de Santé, à l'occasion de la peste qui a affligé Milan, l'an* 1577. On la trouve dans le livre d'*Ascagne Centori*, intitulé: *Avertimenti, ordini e gride*, &c. imprimé à Milan, chez *Philippe Ghisolfi*, 1631, *in*-4.

BONIPORSUS, (*Jérôme*) a écrit:

1. *Annotationes in Galeni lib. de crisibus*. Venetiis, 1547, *in*-4.
2. *Practica empirica*. Ulmæ, apud *Christianum Balthazarem Cuenium*, 1675, *in*-4. avec l'ouvrage de *George-Jérôme Welschius*, intitulé: *Exoticarum curationum & observationum medicinalium chiliades*.

BONNART, (*Jean*) Chirurgien François, étoit natif de Paris; il s'appliqua à l'étude de la chirurgie, & fut reçu à la maîtrise dans sa patrie: il y exerça sa profession, & y devint, dans la suite, Prévôt du Collége de Chirurgie. Il mourut le 15 Décembre 1635. *Devaux* nous apprend qu'il a donné trois Traités: 1°. *sur la structure des os*; 2°. *sur la saignée*; 3°. *sur les médicamens simples & composés*; mais il n'en indique point les éditions. Nous ne connoissons que les deux derniers, qui ont paru sous les titres suivans:

1. *Méthode pour bien saigner, utile à tous les Chirurgiens*. A Paris, chez *Jérôme de la Fontaine*, 1628, *in*-8. L'Auteur paroit fort superstitieux; il regarde l'inspection des corps célestes comme un préliminaire indispensable avant la saignée: les longs détails qu'on trouve dans cet ouvrage sur les avantages & les dangers de la saignée, sont encore accompagnés de nouvelles preuves de sa superstition.
2. *La semaine des médicamens, observée ès chef-d'œuvres des Maîtres Barbiers-Chirurgiens de Paris*. A Paris, chez *Rollin Baraignes*, 1629, *in*-8. Cet ouvrage est par demandes & réponses: un Barbier propose les questions, & un Aspirant les résout; on y trouve des détails nombreux & assez longs sur la saignée, les cauteres, les vésicatoires, les ventouses, &c. mais ces matieres y sont traitées d'une maniere aussi peu nouvelle, que peu intéressante.

BONNAUD. Nous avons sous ce nom l'ouvrage suivant:

Dégradation de l'espèce humaine par l'usage des corps à baleine. A Paris, chez *Hérissant*, 1770, *in*-12. L'Auteur convient que les corps à baleine sont en usage depuis bien long-tems ; mais cette antiquité ne lui en impose pas : il fait voir que dans tous les tems, les Médecins ont réclamé contre cet abus, & que les modernes, guidés par l'anatomie, ont prouvé qu'il n'y a aucun avantage à s'en servir, & que la pression qu'ils exercent, est toujours suivie de beaucoup de maux. Il établit que les bossus, les bancroches, les rachitiques, enfin les personnes mal construites & mal bâties, ne sont communes que dans les grandes villes. Il passe en revue les suites funestes des corps à baleine ; il fait voir comment ces corps contrarient la nature, resserrent la poitrine, gênent la respiration & le cours de la circulation du sang pulmonaire, empêchent les fonctions des visceres, font des impressions nuisibles aux muscles des bras, alterent la construction des côtes, &c. Il va plus loin : il démontre que les corps occasionnent beaucoup de difformités ; qu'il n'y a presque pas de partie interne qui ne se ressente de leur pression ; qu'ils occasionnent des avortemens ; que les femmes qui voudroient nourrir leurs enfans, se trouvent dans l'impossibilité de le faire, par l'habitude des corps qui nuisent au lait ; qu'ils rendent les unes sujettes aux hernies, les autres à d'autres infirmités. Il termine ce traité par l'extrait de l'essai d'*Huxham*, sur la maniere d'élever & de nourrir les enfans.

BONNEAU, Docteur en médecine du commencement de ce siecle, a donné :

Teinture alkaline. A Toulouse, chez *Fouchac*, 1706, *in*-12.

I. BONNET, (*Claude*) Médecin de l'Université d'Avignon, a publié un abrégé des Œuvres de Sennert, sous le titre suivant :

Epitome, universam Dan. Sennerti doctrinam summâ fide complectens, ex triplici volumine in unum congestam ; ad usum commodiorem, cùm Philosophorum, tum Medicorum, qui catholicam & apostolicam fidem in veritate profitentur, ac proindè omnia diligenti curâ & examine purgata ab illis, quæ orthodoxæ fidei puritati visa sunt adversari, præsertim in tractatu de animâ rationali, aliisque nonnullis, ab omni hæreticæ pravitatis errore & suspicione liberis : adjectis quibusdam non vulgaribus notatiunculis in praxi animadversis, per astericum designatis. Avenione, 1655, *in-fol.* Coloniæ Allobrogum, apud *Philippum Gamonetum*, 1655, *in-fol.*

II. BONNET, (*Charles*) citoyen de Geneve, est né dans cette ville au mois de Mars 1720. Il a été Conseiller au Grand-Conseil de cette République, & est agrégé à la plupart des Académies de l'Europe, à celles des Curieux de la Nature, de Russie, de Londres, de Suéde, de Copenhague, de Lyon, de l'Institut de Boulogne, de

Hollande, de Baviere, de Toscane, à la Société des Abeilles de Lusace, à celles de Montpellier & de Gottingen, & à l'Académie Royale des Sciences de Paris, dont il a été nommé Correspondant en 1740. Il a donné plusieurs ouvrages purement philosophiques, qui n'entrent point dans notre plan; mais nous avons de lui les suivans, qui ont quelque rapport avec la médecine.

1. *Traité d'insectéologie, ou observations sur les pucerons & sur les vers d'eau douce.* A Paris, 1754, in-8. 2 vol.

2. *Recherches sur l'usage des feuilles dans les plantes, & sur quelques autres sujets relatifs à l'histoire de la végétation.* A Leyde, 1754, in-4.

3. *Essai de psycologie, ou considérations sur les opérations de l'ame, sur l'habitude & sur l'éducation.* A Leyde, 1754, in-12.

4. *Essai analytique sur les facultés de l'ame.* 1760, in-4.

5. *Considérations sur les corps organisés, où l'on traite de leur origine, de leur développement, de leur reproduction.* A Amsterdam, 1762, in-8. 2 vol.

6. *Contemplation de la nature.* A Amsterdam, 1764, in-8. 2 vol. 1770, in-8. 2 vol.

BONOMINUS, Médecin de Pergame, qui vivoit, suivant certains, en 1350, & suivant d'autres, en 1301, sous le Pontificat de Clément VI. Si nous devons nous en rapporter au témoignage de Tritheme, il avoit acquis beaucoup de réputation par sa doctrine. *Manget* lui attribue un livre sur les poisons; mais il ne dit point s'il a été imprimé.

BONOMUS, (*Jean-Côme*) Médecin Italien, qui vivoit vers la fin du siecle dernier : il étoit de Livourne, où il exerça la médecine. Il a publié des observations sur les vers du corps humain, qui ont été imprimées en italien à Florence en 1687, & ensuite traduites en latin par *Joseph Lanzoni*, & insérées dans les Ephémérides d'Allemagne.

BONTEKOE, (*Corneille*) naquit à Alkmaër, ville de la Hollande septentrionale, de *Gerard Decker*, surnommé *Jean Bontekoë*, à cause d'une enseigne qui étoit à sa porte, & qui représentoit une vache de différentes couleurs. Après avoir perdu sa mere dès la cinquieme année de son âge, il se destina à la chirurgie, & fit son apprentissage dans le lieu de sa naissance; mais, peu satisfait de ce que son maître lui avoit appris, il chercha à acquérir de nouvelles connoissances, & à réunir l'étude de la médecine à celle de la chirurgie; il alla, à cet effet, à Leyde: il suivit les Ecoles de l'Université de cette ville, & principalement les leçons de Silvius de Le Boë & de Thieri Craanen:

il fut enfin promu au degré de Licencié en médecine, après avoir soutenu un acte sur la gangrene & le sphacele : il revint ensuite à Alkmaër, dans le dessein de s'y établir, & y épousa une de ses parentes, de laquelle il eut deux enfans qui moururent peu après leur naissance. Sa femme étant morte peu de tems après, il passa à de secondes noces avec une Demoiselle de la ville de Hoorn, de laquelle il n'eut point d'enfans, mais qui lui donna beaucoup de sujets de chagrin. Il exerçoit la médecine & la chirurgie en même-tems avec beaucoup de réputation. Ses succès lui susciterent des ennemis : les persécutions qu'il éprouva, le firent éloigner de sa patrie ; il alla chercher à la Haye une tranquillité, dont il ne pouvoit jouir à Alkmaër ; mais il y éprouva les mêmes désagrémens : il quitta encore cette ville pour aller à Amsterdam, où son mérite lui fit aussi beaucoup d'ennemis ; ce qui l'obligea à en sortir. Il alla à Hambourg : il y publia un traité sur l'année climatérique, qu'il dédia à Frédéric-Guillaume, Electeur de Brandebourg. Cet ouvrage le fit connoitre à la Cour, & plut tellement à l'Electeur, qu'il appella *Bontekoë* à Berlin, le fit son Médecin, & lui donna une chaire de médecine dans l'Université de Francfort-sur-l'Oder. Il ne jouit pas long-tems de la tranquillité que lui procuroit la faveur du Souverain : il fit une chûte qui fut suivie d'une fracture au crâne, de laquelle il mourut quelques jours après, à l'âge de 38 ans. Nous avons de *Bontekoë* les ouvrages suivans :

1. *Le traité sur l'année climatérique*, dont nous avons déjà parlé. L'Auteur cherche à prouver que ni la raison, ni l'expérience n'indiquent point que les hommes meurent en une certaine année plutôt qu'en une autre.

2. *Traité sur le thé, le café & le chocolat*, écrit en hollandois, & publié en 1679 & 1685, *in*-8. L'Auteur prodigue les éloges les plus outrés au thé, pris même aux doses les plus excessives, jusqu'à cent & deux cens tasses par jour ; il soutient que cette boisson ne peut porter aucun préjudice à l'estomac.

3. *Nouveau fondement de la chirurgie, ou art de guérir les enflures, plaies, ulceres*, &c. A la Haye, 1680, *in*-8. 2 vol. A Gravenh, 1681, *in*-8. écrit en hollandois. A Hannovre, 1682, *in*-8, traduit en haut-allemand. Ce n'est qu'une premiere partie.

4. *Diatribe sur les fievres.* A la Haye, 1683, *in*-8. écrit d'abord en hollandois par l'Auteur, traduit ensuite en latin par *Janus Gehema.* Cet ouvrage ne tend qu'à décrier la doctrine qui étoit la plus reçue dans le siécle de l'Auteur, sur la théorie des fievres, & même sur leur traitement.

5. *Fragmenta, dienende tot een onderwys van de bewginge en vyandscap, of lievr urinaschp van het acidum met het alcali*, &c. c'est-à-dire, *fragmens où l'on fait voir le mouvement & les hostilités, ou plutôt l'ami-*

tié de l'acide & de l'alkali, du phlegme, de l'esprit d'huile, du soufre; de la terre, &c. A la Haye, 1683, *in*-8. Cet ouvrage contient quatre chapitres. Dans le premier, l'Auteur considere les acides & les alkalis comme les principes actifs des corps : il examine leur nature, leurs différences, leur action sur les différens corps, les changemens qu'ils y produisent par leur effervescence, leur précipitation, leur fermentation : il a suivi en cela les principes que Lemery a établis dans son cours de chymie. Il regarde l'huile ou le soufre comme composé d'acide & d'alkali, & l'exclut en conséquence de la classe des principes des corps : il parle de l'esprit, comme n'ayant rien de particulier qui le distingue de l'alkali, de l'acide, de l'huile & de l'eau, &c. Le second chapitre traite des opérations chymiques, que l'Auteur réduit à trois classes : 1°. *mundatio*; 2°. *comminutio*; 3°. *compositio*. Le troisieme est relatif aux préparations. Le quatrieme contient un catalogue des médicamens simples, pris des trois regnes, avec une indication succincte de leurs vertus.

6. *Traité de la vie, santé, maladie & mort de l'homme, contenu en trois discours, qui sont le complément du nouveau fondement de la chirurgie.* A la Haye, 1685, *in*-8. écrit en hollandois. C'est le même que celui dont nous parlerons au n°. 9, & qui a été traduit en françois par *Devaux*.

7. *Fundamenta medica.* Amstelodami, 1688, *in*-8. Cet ouvrage avoit été écrit par l'Auteur, en hollandois, & imprimé à la suite du précédent; il a été ensuite traduit en allemand & imprimé à Ausbourg, 1721, *in*-8. L'Auteur paroit ne s'être proposé que de diviser les maladies en certaines especes, & de définir les noms de celles qui sont comprises sous chaque membre de la division. On pourroit aussi considérer cet ouvrage comme une logique, plutôt que comme des fondemens de médecine. On trouve seulement dans le dixieme chapitre une méthode de guérir les maladies, dans laquelle l'Auteur explique la nature & les effets de plusieurs remedes : on y a joint la pharmacopée d'un Auteur anonyme, disposée suivant l'idée de quelques modernes, dans laquelle on a marqué les tems auxquels il faut cueillir les herbes, les fleurs & les racines qu'on emploie.

8. *Metaphysica & liber singularis de motu, necnon œconomia animalis.* Lugduni-Batavorum, 1688, *in*-8. Cet ouvrage a trois parties. La premiere contient la métaphysique, qui n'est qu'un abrégé de celle de Descartes. La seconde traite du mouvement & du repos : après avoir parlé de la nature du mouvement, l'Auteur en fait plusieurs especes, dont les principales sont la fermentation & l'effervescence; il explique ces deux mouvemens; il ajoute des reflexions sur leurs conditions & leurs effets. La derniere partie est un traité de l'économie animale, dans lequel l'Auteur explique succinctement & d'une maniere méchanique, les fonctions de la vie de l'homme. Le

reste de l'ouvrage n'est qu'un abrégé de ce que Descartes & ses plus célebres Disciples ont dit des fonctions des sens, de la mémoire & de l'imagination, & un précis de la maniere dont le fœtus est conçu dans le sein de sa mere.

9. *Nouveaux élémens de médecine, ou réflexions physiques sur les divers états de l'homme.* A Paris, chez d'*Houry*; 1698, *in*-12. 2 vol. Cet ouvrage, écrit en hollandois par l'Auteur, a été traduit en françois par *Devaux* : c'est le même que celui dont nous avons parlé au n°. 6. Il est divisé en trois parties: la premiere traite du corps humain, considéré dans l'état de santé, & de ses opérations; on y trouve une ample description de la structure du corps, de ses parties, de leurs fonctions & de leurs usages; la seconde présente des réflexions sur l'état de maladie & sur la mort: l'Auteur y rapporte presque toutes les maladies au scorbut; la troisieme contient des réflexions sur les moyens de conserver la santé & de prolonger la vie. On y a joint la dissertation sur l'année climatérique, dont nous avons déja parlé. L'ouvrage est suivi de trois traités: le premier, sur la nature; l'Auteur en donne une idée différente de celle qu'en ont ordinairement les Médecins, & ne la prend que pour la circulation des sucs, qui se fait continuellement dans le corps; le second, sur l'expérience. L'Auteur en cite plusieurs especes, pour faire voir que celle sur laquelle on s'appuie dans les écoles, n'est qu'une expérience trompeuse; le troisieme, sur la certitude de la médecine. On a joint à cette édition françoise un discours de *Hunault*, Médecin d'Angers, sur les propriétés de la sauge & des autres plantes aromatiques.

10. *Opera posthuma.* Leydæ, 1688, *in*-8.

11. *Opera omnia.* Amstelodami, 1689, *in*-4.

I. BONTIUS, (*Gerard*) célebre Médecin Hollandois, naquit en 1536 à Riswich, petit village dans le Pays de Gueldres. Il s'appliqua à l'étude de la langue grecque, & y acquit beaucoup de connoissances; il étudia aussi la médecine, & y fit beaucoup de progrès. Après avoir reçu les honneurs du Doctorat, il fut fait Professeur en médecine dans l'Université de Leyde, & mourut dans cette ville le 15 Septembre 1599, âgé de 63 ans : il laissa un fils qui fait le sujet de l'article suivant. Nous avons des pilules de la composition de *Bontius*, & qui ont retenu son nom : on les a appellées *pilulæ tartareæ Bontii.* Les Hollandois en ont caché pendant long-tems la préparation : un serment mal entendu les obligeoit au secret; mais quelques Médecins ont trouvé le moyen de le leur arracher malgré eux: c'est ce que nous apprenons de quelques Auteurs qui en ont parlé; mais nous ne connoissons point la composition de ces pilules, à moins que ce ne soient les mêmes qui sont décrites dans la pharmacopée de Paris, sous le nom de *pilulæ hydragogæ Bontii*; celles-ci sont faites avec parties égales d'aloës succotrin, de gomme-gutte & de gomme ammoniac, dissoutes dans le vinaigre, & exposées ensuite au soleil, jusqu'à ce que cette composition ait acquis la consistance nécessaire pour en former des pilules.

II. BONTIUS, (*Jacques*) fils du précédent, naquit à Leyde vers la fin du seizieme siecle. *Manget* le fait natif de Rotterdam; mais il y a lieu de croire qu'on doit ajouter plus de foi à ceux qui le disent natif de Leyde, puisqu'on ne trouve pas que *Gerard Bontius*, son pere, ait jamais demeuré à Rotterdam, tandis qu'on voit au contraire qu'il a été long-tems Professeur en médecine à Leyde. Il marcha sur les traces de son pere; il étudia la médecine, & fut honoré du Doctorat dans sa patrie. Il quitta ensuite Leyde pour aller à Batavia, ville d'Asie, dans l'Isle de Java, au Royaume de Bantam: il y exerça sa profession, & y mourut. Nous avons de lui:

1. *De medicinâ Indorum.* Lugduni-Batavorum, apud *Franciscum Hackium*, 1642, *in*-12. Amstelodami, 1658, *in*-12. On le trouve encore avec l'ouvrage de *Prosper Alpin*, qui a pour titre: *De medicinâ Ægyptiorum.* Parisiis, apud *Viduam Guillelmi Pelé*, 1645, *in*-4. Lugduni-Batavorum, apud *Boutesllein*, 1719, *in*-4. avec l'ouvrage de *Guillaume Pison*, intitulé: *De Indiæ utriusque re naturali & medicâ.* Amstelodami, apud *Elzevir*, 1658, *in-fol.* Cet ouvrage a été traduit en anglois & publié à Londres, chez *Nuteman*, 1769, avec des notes du Traducteur. Ce traité est divisé en quatre livres: les premier consiste en des annotations sur *Garcias ab horto*; le second traite de la diete des personnes qui sont en santé, ou, pour mieux dire, des moyens propres à conserver la santé; le troisieme expose la méthode qu'on observe chez les Indiens dans le traitement des maladies; le quatrieme contient quelques observations faites par l'ouverture des cadavres.
2. *Historiæ naturalis Indiæ orientalis, libri VI.* Cet ouvrage n'a été imprimé qu'après la mort de l'Auteur; il a été recueilli de ses manuscrits, par *Guillaume Pison*, qui l'a rédigé, mis en ordre, commenté & publié à Amsterdam, chez *Elzevir*, 1658, *in-fol.* avec son traité *de Indiæ utriusque re naturali & medicâ.* On y trouve 72 figures en cuivre, dont quelques-unes sont médiocres, & le plus grand nombre mauvaises.
3. *Opuscula varia.* Amstelodami, apud *Ludovicum* & *Danielem Elzevir*, 1658, *in-fol.* Ce n'est qu'une collection des ouvrages précédens.

BONVINIUS, (*Elie*) Docteur en médecine, étoit de Breslau; il vivoit au commencement du siecle dernier. Il a écrit:

De theriacâ, *lib.* Uratislaviæ, apud *Georgium Bauman*, 1610, *in*-8. L'Auteur fait la description de la thériaque; il s'occupe du choix, des

des doses & de la préparation des drogues qui entrent dans sa composition; il passe ensuite à la composition même de ce médicament.

BONZ, (*Christophe Gottlieb*) Médecin de nos jours, né à Ettlingen, ville d'Allemagne dans la Souabe : il a étudié la médecine dans l'Université de Strasbourg, où il a reçu les honneurs du Doctorat en 1763. Nous avons de lui :

Dissertatio medica de venæ sectione, quatenùs dolores ad partum auget. Argentorati, 1763, *in*-4. Cette dissertation est pleine de bonne médecine : l'Auteur y combat avec force la méthode pernicieuse de quelques Praticiens qui abusent des potions cordiales & échauffantes, pour hâter un accouchement lent & difficile. Il fait voir que les remedes relâchans & rafraichissans méritent le plus souvent la préférence, & ont les succès les plus marqués, & que la saignée du bras remplit très-bien cet objet : il le prouve par la raison & l'observation.

BOODAN RUDBEK, (*Martin*) voyez RUDBEK.

BOODT, (*Anselme Boëtius de*) Médecin Flamand, étoit natif de Bruges; il étoit à la fois Jurisconsulte & Médecin : il devint Médecin de l'Empereur Rodolphe II. Il vivoit dans le commencement du siecle dernier, & ne mourut qu'après l'an 1634. Il a ajouté un troisieme volume à l'ouvrage publié par *Typotius*, sous le titre de *symbola divina & humana Pontificum, Imperatorum, Regum*, &c. Nous avons encore de lui les ouvrages suivans :

1. *Plantarum vires & icones.* Brugis, 1609, 1640. *in*-4. Il y a 60 figures en cuivre, mais qui sont médiocres.
2. *Gemmarum & Lapidum historia.* Hannoviæ, apud *Wechel & Marinum*, 1609, *in*-4. Lugduni-Batavorum, 1620, *in*-4. & apud *Maire*, 1636, 1647, *in*-8. Ces deux dernieres éditions contiennent des planches & des commentaires, par *Adrien Tollius*, Médecin de Leyde. Nous avons une traduction françoise de cet ouvrage, faite par *Bachon*, sous le titre de *parfait Jouaillier, ou histoire des pierreries*, imprimée à Lyon, chez *Huguetan*, 1644, *in*-8. L'Auteur ne se borne pas à faire connoître l'origine, la nature, les propriétés & le prix des pierres précieuses; il expose encore la maniere d'en extraire, par le moyen de la chymie, des huiles, des sels, des teintures, des essences, &c.

BOORDE, (*André*) Médecin Anglois, qui vivoit dans le milieu du seizieme siecle : il fut reçu Docteur en Médecine dans l'Université de Montpellier. Il a écrit :

Compendious regimen, or dietary of health, c'est-à-dire, *régime abrégé pour la santé.* A Londres, chez *Jackson*, 1576, *in*-8. ibid. 1643. Cet ouvrage est dédié au Lord Thomas, Duc de Norfolck. Au milieu de bien des conseils très-vulgaires sur l'air, les médicamens, &c. l'Auteur insiste sur la nécessité de la tranquillité de l'esprit pour la conservation de la santé; parmi les différens moyens qu'il propose comme propres à procurer cette tranquillité précieuse, il recommande sur-tout une sage économie.

I. BOOT, (*Richard*) Médecin Irlandois, qui s'appliqua à la connoissance de la nature, & sur-tout à l'étude de la botanique; il étoit Médecin des Etats d'Irlande. Nous avons de lui l'ouvrage suivant:

Histoire naturelle du Royaume d'Irlande. Cet ouvrage, écrit en anglois, a été traduit en françois: cette traduction a été publiée en 1666. Il est rempli de plusieurs remarques belles & curieuses sur les minéraux, les métaux & les plantes qu'on trouve en Irlande. Les observations de l'Auteur paroissent judicieuses; & son ouvrage doit occuper un des premiers rangs parmi ceux que nous avons dans le même genre.

II. BOOT, (*Arnauld de*) Médecin du siecle dernier, étoit né à Gorcum, ville de la Hollande méridionale. Il passa en Angleterre, & fut Médecin du Comte de Leycestre, Vice-Roi d'Irlande. Il travailla avec son frere à l'ouvrage dont nous ferons mention, en parlant de ce dernier dans l'article suivant. Nous avons de lui:

Observationes medicæ de affectibus omissis. Lond. apud *Thoman Withaker* & *Thom. Neucomb*, 1649, *in*-12. Helmstadii, apud *Henningum Muller*, 1664, *in*-4. avec une préface de *Henri Meibon*, auquel nous devons cette nouvelle édition. Lipsiæ, 1676, *in*-8. On les trouve encore avec les histoires & observations médicinales de *Pierre Borel*, imprimées à Francfort & à Leipsick, 1676, *in*-8. Ces observations roulent sur les maladies suivantes, dont nous indiquerons les noms, de même qu'ils ont été donnés par *Boot*: 1°. *abcessus hypocraneus*; 2°. *vomica hypocranea*; 3°. *vomica cerebri*; 4°. *suturarum discessio*; 5°. *capitis distortio*; 6°. *epilepsia procursiva*; 7°. *oris hæmorragia periodica*; 8°. *linguæ ardor & siccitas extrà febres*; 9°. *lippitudo mucaginosa*; 10°. *labrosulcium seu cheilocace*; 11°. *sterni dolor*; 12°. *tabes pectorea.*

III. BOOT, (*Gerard de*) frere du précédent, naquit, ainsi que lui, à Gorcum, en 1604. Il étudia la médecine, & fut promu au Doctorat; il passa en Angleterre, se fixa à Londres, y exerça sa profession, & devint Médecin du Roi d'Angleterre. Il a donné:

Philosophia naturalis reformata. Dublinii, 1641, *in*-4. Il composa cet ouvrage avec *Arnauld de Boot*, son frere.

BORDENAVE, (*Toussaint*) Chirurgien François de nos jours, est né à Paris le 10 Avril 1728. Il s'est appliqué à l'étude de la chirurgie, & a été reçu à la Maitrise au Collége de chirurgie de Paris en 1750. Il est Membre de l'Académie Royale de chirurgie & Professeur de pathologie aux Ecoles de St. Côme de la même ville : il est encore de l'Académie des Sciences de Rouen, de l'Académie Impériale de Florence, & de l'Académie Royale des Sciences de Paris, dont il est Associé-Vétéran depuis le 26 mars 1774. Il a traduit du latin en françois les élémens de physiologie d'*Albert de Haller*. Sa traduction a été imprimée à Paris, chez Guylin, 1768, *in*-12. Il a encore donné :

1. *Essai sur la physiologie*. A Paris, 1756, *in*-12. ibid. 1764, *in*-12. C'est un traité élémentaire que l'Auteur a composé en faveur de ses Eleves. Il expose les principaux systêmes qui ont été publiés sur la méchanique des fonctions de l'économie animale, mais il les apprécie à leur juste valeur. Cet ouvrage peut être utile aux commençans, par l'ordre & la clarté des réflexions de l'Auteur.

2. *Remarques sur l'insensibilité de quelques parties*. 1757, *in*-12. L'Auteur établit sur plusieurs observations & expériences, l'insensibilité des tendons & des aponevroses ; il attribue les accidens qui suivent quelquefois la lésion de ces dernieres, à l'étranglement des vaisseaux sanguins qui s'y distribuent. Il fait ensuite l'application de ces principes à des cas chirurgicaux. Cet ouvrage contient quelques vues utiles.

3. *Dissertation sur les anti-septiques*. 1768, *in*-8.

I. BORDEU, (*Antoine de*) naquit en 1693 à Isesse, village de la vallée d'Ossau, dans le Béarn. Son pere, *Théophile de Bordeu*, avoit partagé sa vie entre l'exercice de la médecine & le Barreau : il étoit Gentilhomme Béarnois, & issu d'une famille qui s'étoit distinguée, soit au service de la vallée d'Ossau dans des emplois de confiance, soit à celui des Princes du Béarn, dans des emplois militaires. *Antoine* fut élevé chez les Barnabites de Lescar, où il soutint, devant l'Assemblée générale des Etats de la Province, les opinions de Descartes, encore alors nouvelles dans son pays. Après ses premieres études, il se tourna du côté de la médecine : il alla à Montpellier ; il y suivit les Ecoles de médecine ; il y reçut le bonnet de Docteur en 1719, après y avoir soutenu une these contre l'existence des esprits animaux. De retour dans sa patrie, il se livra à la pratique de la médecine ; il l'exerça d'abord dans la vallée d'Ossau, ensuite à Pau, ville capitale du Béarn, où il s'établit en 1723. Les succès qui accompagnerent sa pratique, lui acquirent, de bonne heure, une réputation étendue, & lui mériterent la confiance des Etats de sa Province, qui le nommerent Commissaire pour l'inspection & la manutention des eaux *bonnes* ; il remplit cette commission depuis environ cinquante ans. Nommé peu de tems après à la place de Médecin de l'Hôpital militaire de Bareges, il trouva de nouvelles occasions de s'occuper de la connoissance des eaux minérales du Béarn. Il s'appliqua singuliérement à celles qui sont connues sous le nom de *bonnes*, presque ignorées avant lui, & qui, depuis qu'il les a fait connoitre, sont souvent appellées dans ce pays, *les eaux de Bordeu*. Il jetta encore les premiers fondemens du Journal de Bareges, qu'on envoie tous les ans au Ministre, & qui est un recueil d'observations relatives aux effets des eaux minérales qui portent ce nom. Après une pratique de 55 ans, souvent couronnée par d'heureux succès, *Bordeu* a presque renoncé à l'exercice de la médecine : il ne va plus voir ses concitoyens, que dans des cas pressans, qui exigent la présence d'un Praticien consommé ; mais il vit considéré, aimé & respecté dans sa patrie. Il a été honoré, depuis quelques années, par le Roi Louis XV, d'un brevet de Conseiller d'Etat. Il a plusieurs enfans, parmi lesquels *Théophile & Menaud-François* sont le sujet des deux articles suivans. Nous avons de ce Médecin :

1. *Dissertation sur les eaux minérales du Béarn.* A Paris, chez *Quillau*, 1750, *in*-12. Cette dissertation ne traite que des eaux *bonnes*, dont l'Auteur recherche les vertus d'après l'observation, sans s'occuper de leur analyse, qu'il abandonne aux Chymistes. Il rapporte, à cet effet, un grand nombre d'observations propres à constater l'efficacité de ces eaux dans plusieurs maladies. Il parle encore, en passant, d'une autre source, qu'on appelle les *eaux chaudes* ; il les présente comme étant de la même nature que les précédentes, mais plus fortes & plus actives. On trouve dans cette dissertation des réflexions utiles sur la phthisie pulmonaire & sur l'abus du lait dans cette maladie. L'Auteur paroit être un des premiers Médecins François qui ont proposé des doutes sur le régime lacté. Il paroit que cette dissertation devoit être suivie de plusieurs autres, relatives aux autres sources principales du Béarn ; & qu'après cela, l'Auteur se proposoit de former le systême général de toutes ces eaux, & d'examiner le rapport qu'elles ont entr'elles. Ce plan a été suivi par *Bordeu* lui-même & par ses deux fils ; mais il n'est pas encore entiérement exécuté.

2. *Recherches sur les maladies chroniques, &c.* A Paris, chez *Ruault*, 1775, *in*-8. *Bordeu* a donné cet ouvrage avec *Théophile & Menaud-François*, ses deux fils. Nous en parlerons dans un des articles suivans :

II. BORDEU, (*Théophile de*) fils du précédent, naquit en 1722 à Isceste dans la vallée d'Ossau. Il fut élevé à Pau & au Collége de Lescar, où il fit remarquer, de bonne heure, la vivacité de son esprit. Il voulut suivre la profession de son pere ; il alla à Montpellier pour y étudier la médecine : il s'appliqua particuliérement à l'anatomie, au point que dans le cours de ses études, n'étant âgé que de 19 ans, il fut en état de donner des leçons anatomiques à tout le corps des Etudians, qui s'étoit brouillé avec les Démonstrateurs ordinaires. Dans le cours de sa Licence, il reçut la distinction singuliere d'être dispensé de quelques actes par les Professeurs : enfin il reçut le bonnet de Docteur dans l'Ecole de Montpellier en 1743. L'année suivante, il revint dans sa patrie, où il commença à s'attacher à la pratique de la médecine, sous les yeux de son pere : quelques succès signalerent ses premiers pas dans cette vaste carriere; mais n'y trouvant point les ressources convenables au goût naturel qu'il avoit pour l'étude, il revint à Montpellier, où il fit des cours d'anatomie pendant deux ans : il vint à Paris en 1746; il y suivit pendant trois ans les Hôpitaux, les Bibliotheques, les cours de chymie de Roueile : il fut chargé pendant quelque tems de la visite des malades de l'Infirmerie de Versailles. Il revint à Pau en 1749; il fut chargé en même-tems par le Roi, d'y faire des leçons anatomiques & des démonstrations en faveur des Sages-Femmes, & fut nommé Inspecteur des eaux minérales du Béarn & du Bigorre. Mais il ne resta dans cette ville que deux ans : de retour à Paris en 1751, il suivit les Ecoles de la Faculté de médecine, & y fut reçu Docteur-Régent en 1754; il avoit remporté l'année précédente le prix de l'Académie royale de chirurgie par un mémoire sur les écrouelles. Il exerce aujourd'hui la médecine dans cette capitale avec une réputation très-étendue. Il a obtenu la confiance de plusieurs Princes & de beaucoup de Seigneurs de la Cour; il a été appellé plusieurs fois à la Cour dans des occasions essentielles, & notamment en 1774, dans la derniere maladie du feu Roi, Louis XV. Il a donné au public les ouvrages suivans :

1. *Dissertatio physiologica de sensu genericè considerato.* Monspellii, 1742. Cette dissertation contient le germe de toutes les opinions que l'Auteur a développées dans la suite sur le sentiment particulier à chaque partie du corps vivant, sur leur aptitude au mouvement, ou leur activité radicale & intrinseque, sur l'influence de l'ame dans l'exercice des fonctions qui tiennent à la sensibilité.

2. *Chylificationis historia.* Monspellii, 1742, *in*-8. C'est une dissertation qui est toute anatomique; on y trouve beaucoup de remarques sur la déglutition, & des expériences tendantes à combattre le sentiment de ceux qui regardent la mastication comme portant une compression sur les glandes salivaires. Ces expériences sont propres à enlever aux Médecins méchaniciens un des principaux appuis sur lesquels porte leur systême.

3. *Lettres contenant des essais sur l'histoire des eaux minérales du Béarn & de quelques-unes des Provinces voisines, sur leur nature, leurs propriétés*, &c. A Amsterdam, chez *Poppei* (Avignon) 1746, *in*-12.

(Toulouse) 1748, *in*-12. Les sept premieres lettres appartiennent plutôt à la physique qu'à la médecine. Elles traitent de l'origine des sources, que l'Auteur attribue en partie aux eaux de la mer, & en partie à celles de la pluie : elles traitent encore de la chaleur des eaux minérales, que l'Auteur fait dépendre de ce que ces eaux s'échauffent près du centre de la terre, d'où elles sont repoussées vers sa surface. L'Auteur entre aussi dans des détails très-étendus sur un grand nombre d'eaux minérales du Béarn & de quelques Provinces voisines, mais sur-tout de celles de Bagneres & de Bareges; il expose, d'après l'analyse & l'observation, les principes qu'elles contiennent, leur nature, leurs vertus, leurs effets, les maladies dans lesquelles elles peuvent convenir, les précautions qu'il faut observer dans leur usage. On trouve dans cet ouvrage beaucoup de choses curieuses & intéressantes sur la physique & la géographie du Béarn, beaucoup de réflexions physiques & médicinales; enfin, un esprit supérieur aux préjugés.

4. *Recherches anatomiques sur la position des glandes & sur leur action.* A Paris, chez *Quillau*, 1751, *in*-12. Cet ouvrage contient un grand nombre de faits anatomiques & de remarques sur la position de la plupart des glandes; l'Auteur y développe son opinion sur l'activité de chaque organe & de chaque partie : il y combat quelques principes des Méchaniciens, & sur-tout celui de la compression de la glande parotide par la mâchoire inférieure; il appuie sa doctrine sur plusieurs expériences & plusieurs observations. Il y parle de la sensibilité & de la mobilité, comme de deux propriétés qui paroissent avoir beaucoup d'analogie avec celle qu'on a connue depuis sous le nom d'irritabilité.

5. *An venatio cæteris exercitationibus salubrior?* Parisiis, 1753, *in*-4.

6. *An omnes corporis partes digestioni opitulentur?* Parisiis, 1753, *in*-4.

Ces deux questions ont été soutenues dans les Ecoles de la Faculté de médecine de Paris : elles roulent principalement sur l'effort réciproque des divers organes, sur l'action de l'estomac qui attire à lui celle de tous les autres organes, sur l'action tonique du tissu cellulaire pour le cours des humeurs, &c.

7. *Aquitaniæ minerales aquæ.* Parisiis, 1754, *in*-4. C'est une longue dissertation en forme de these, que l'Auteur a soutenue dans les mêmes Ecoles le 25 Février 1754. Elle est divisée, suivant l'usage de cette Ecole, en cinq articles ou paragraphes : le premier traite des principes généraux concernant la santé & les maladies; le second est relatif aux maladies sympathiques qu'on guérit par le moyen des eaux minérales; le troisieme concerne les maladies idio-

pathiques ; le quatrieme les maladies qui résistent à l'usage des eaux ; enfin, le cinquieme présente la maniere dont ces eaux minérales agissent sur le corps humain. Cette dissertation renferme beaucoup d'observations intéressantes ; il est facheux que l'usage ait obligé l'Auteur à une forme qui ne lui a pas permis de les présenter d'une maniere plus avantageuse & dans un ordre plus lumineux.

8. *Recherches sur le pouls par rapport aux crises.* A Paris, chez *de Bure*, 1756, *in*-12. Cet ouvrage est un enchainement d'observations intéressantes, qui paroissent faites avec une attention scrupuleuse ; elles roulent sur une matiere presque nouvelle, qui n'avoit été qu'effleurée par nos prédécesseurs ; elles sont aussi importantes pour la théorie, que pour la pratique de la médecine. L'ouvrage est divisé en 35 chapitres : le premier présente une idée générale du pouls & de ses especes ; le second expose la maniere particuliere dont l'Auteur distingue ces différentes especes de pouls ; le troisieme contient la division générale du pouls ; le quatrieme renferme la division du pouls développé ou critique : les quatre suivans sont relatifs au pouls supérieur & à ses différentes especes, c'est-à-dire, au pectoral simple, au guttural simple, au nazal simple ; les sept chapitres suivans traitent du pouls inférieur & de ses différentes especes, c'est-à-dire, du stomacal simple, de l'intestinal simple, des pouls simples de la matrice, du foie, des hémorroïdes, de l'excrétion critique des urines ; le seizieme concerne le pouls qui annonce la sueur critique : viennent ensuite les pouls critiques, combinés entr'eux ou composés, les pouls supérieurs combinés, les pouls supérieurs combinés avec le pouls intestinal, les pouls inférieurs combinés avec les supérieurs, les pouls des regles & des hémorroïdes, combinés avec celui des autres hémorragies, & principalement avec le nazal, le pouls de la sueur, combiné avec les autres especes de pouls critiques : c'est ce qui fait le sujet de six chapitres ; le vingt-troisieme traite du pouls d'irritation ou non critique ; les quatre suivans concernent la combinaison de ce même pouls avec le pouls critique dans les maladies aiguës & chroniques : les vingt-huitieme, vingt-neuvieme & trentieme sont relatifs à la complication du pouls dans les maladies nerveuses & convulsives, dans les suppurations à la suite des maladies aiguës, dans la fievre maligne ; le trente-unieme expose les différences qui se trouvent quelquefois dans ce pouls des deux côtés, & dans celui des différentes parties du corps ; le trente-deuxieme contient des observations détachées, relatives à la doctrine de l'Auteur, sur les différentes especes des pouls supérieur, inférieur, capital, pectoral, &c. ; le trente-troisieme traite du tems & du jour de la maladie, dans lesquels on doit attendre les excrétions annoncées par les changemens critiques du pouls ; le trente-quatrieme expose les changemens qui arrivent aux pouls après l'action des émé-

tiques, des délayans*, des purgatifs, de la saignée & des narcotiques; enfin le trente-cinquieme indique les précautions qu'il faut prendre pour l'application des regles proposées dans l'ouvrage; il fait connoitre les exceptions à ces regles: il traite du pouls des vieillards & de celui des enfans; il apprend la maniere de tâter le pouls; il est terminé par des remarques sur les causes générales des changemens critiques du pouls. Cet ouvrage contient un systême, dont les premiers fondemens ont été jettés par *Solano de Lucques*, Médecin Espagnol, mais qui se trouve ici plus étendu, mieux développé, & présenté dans un jour tout nouveau. L'Auteur y part des observations de ce Médecin Espagnol, pour former un plan général de théorie sur le pouls; il y expose non-seulement les expériences & les observations qu'il a faites, mais il indique encore celles qu'on pourroit faire sur le même sujet. Son but principal est de faire connoitre les différentes especes de pouls, qui annoncent les évacuations critiques, & les émonctoires par lesquels elles doivent se faire. S'il a traité du pouls non-critique ou d'irritation, il ne l'a envisagé que relativement au prognostic; il a connu cependant que ce pouls pouvoit avoir des caracteres différens, eu égard aux différens organes qui étoient affectés; mais il a cru devoir laisser défricher à d'autres cette branche de sa doctrine. Cet ouvrage a fait la plus vive sensation; il a étonné par la singularité de ses principes; il a animé les recherches des Praticiens par les avantages sensibles qu'il promettoit; il a ouvert une nouvelle carriere à l'observation; enfin, il a paru faire une révolution en médecine, ou au moins parmi un très-grand nombre de Médecins. Il a été traduit en anglois, & imprimé à Londres, chez *Kearsly*, en 1765. Il en a été fait une seconde édition françoise à Paris, chez *Didot*, 1767, *in*-12, 2 vol. & une troisieme en 1772, *in*-12, 4 vol. Ces deux dernieres éditions sont augmentées considérablement: on y trouve, 1°. les jugemens portés par plusieurs Médecins sur la doctrine de l'Auteur sur le pouls; 2°. une dissertation de *Soleillat*, qui contient une critique d'un ouvrage que *de Haën* avoit publiée contre les recherches de l'Auteur; 3°. un Commentaire sur la doctrine des Anciens, concernant les sueurs; 4° une Dissertation de l'Auteur sur les crises: cette dissertation, qui avoit été déjà publiée dans le troisieme volume de l'Encyclopédie, contient une histoire critique des opinions anciennes, & la comparaison de ces opinions avec les modernes.

9. *Recherches sur quelques points de l'Histoire de la Médecine, qui peuvent avoir rapport à l'Arrêt de la Grand'Chambre du Parlement de Paris, concernant l'inoculation.* A Liége, (Paris, chez *Didot* & *Caillau*,) 1764, *in*-8. Cet ouvrage est écrit en faveur de l'inoculation; mais l'Auteur n'y parle que de tolérance: il parle aux Médecins,

decins de toutes les sectes possibles ; il cherche à leur prouver, par leurs propres principes, qu'ils doivent admettre cette pratique ; ou renoncer à leur système. Ces recherches ne se bornent pas à ce qui concerne l'inoculation ; l'Auteur y a partagé les Médecins en plusieurs classes ; les Empiriques, les Dogmatiques, les Naturistes, les Praticiens, les Philosophes, les Juristes & les Théologiens : chacune de ces classes y est observée & analysée ; ses principes y sont développés ; enfin, on y trouve une évaluation des principales opinions de l'art de guérir. Cet ouvrage est encore rempli d'anecdotes piquantes & de traits historiques curieux & intéressans, heureusement appliqués aux circonstances.

10. *Recherches sur le tissu muqueux, ou l'organe cellulaire, & sur quelques maladies de la poitrine.* A Paris, chez *Didot*, 1767, *in-12*. Cet ouvrage n'est pas seulement anatomique ; l'Auteur y expose ses vues particulieres sur la pratique de la médecine. Après avoir développé la formation & la structure du tissu cellulaire, il recherche le méchanisme de sa nutrition ; il passe ensuite à un examen plus circonstancié des différentes parties du tissu cellulaire ; il le suit dans les différens organes qui sont situés dans les trois cavités principales du corps, où il forme des membranes, & dans les parties extérieures ou sous-cutanées. Il termine ce tableau par un résumé général, qui contient un précis de la doctrine de l'Auteur sur l'action du tissu cellulaire : action, qu'on n'avoit pas encore développée avec autant de clarté. Il appuie sa théorie sur plusieurs faits de pratique, dont elle n'est, suivant lui, que le résultat ; il croit qu'on peut faire une application bien circonstanciée de cette théorie à l'histoire des maladies : il a voulu en donner un essai. Il a choisi, pour cet effet, quelques Coaces d'Hippocrate, qui concernent les maladies de la poitrine & l'angine ; il explique, par sa doctrine du tissu cellulaire, les observations qui y sont rapportées ; il y fait l'application des principes qu'il a établis. Cet ouvrage peut être considéré sous deux points de vue, la théorie & la pratique. La partie théorique laisse voir une infinité de vues fines & neuves, capables de jetter beaucoup de jour sur le phénomene de la nutrition des animaux. La partie pratique présente des vues & une méthode différentes de celles des Théoriciens modernes ; le système des Ecoles méchaniciennes sur les maladies aiguës de la poitrine, y est combattu avec avantage ; enfin, l'Auteur paroit compter plus sur les ressources de la nature, que sur le secours de l'art : il a raison ; le Médecin ne doit jamais être que le Ministre de la nature ; son inaction est souvent plus utile, que tous les secours qu'il pourroit donner, ne sauroient être efficaces.

11. *Recherches sur les maladies chroniques*, &c. A Paris, chez *Ruault*,

1775, *in*-8. *Bordeu* a donné cet ouvrage ensemble avec son pere & son frere : nous en parlerons à l'article suivant.

Bordeu a encore traduit de l'anglois en françois un Traité du Docteur *Cox*, & l'a publié sous le titre de *nouvelles Observations sur le pouls intermittent*. A Paris, chez *Vincent*, 1760, *in*-12. Cet ouvrage vient à l'appui de la doctrine de *Bordeu*, sur le pouls ; les observations qu'il contient avoient été faites par le Médecin Anglois, avant qu'il n'eût aucune connoissance de son systême ; le Traducteur y a ajouté plusieurs remarques historiques, critiques & pratiques.

Les ouvrages, mémoires, dissertations, qui n'ont été publiés que par la voie des Journaux, n'entrent point dans notre plan ; cependant nous ne pouvons nous empêcher de parler de quelques dissertations que *Bordeu* a publiées dans le Journal de médecine, & qui méritent d'être connus autrement que par la voie d'un Journal, ordinairement peu répandu ; elles contiennent des recherches sur la colique des Potiers ou du Poitou. L'Auteur y fait l'histoire singuliere du fameux Mochlique de la Charité ; il dévoile les forfaits de ce Mochlique, qui en imposoit ; il releve les préjugés trop répandus sur la maladie pour laquelle son usage paroissoit consacré ; il renverse la théorie méchanique de son action ; il propose un traitement mixte & plus doux que le traitement empirique, qui étoit employé & qui étoit trop exclusif. Cet ouvrage n'est pas fini ; il seroit à souhaiter que l'Auteur y mît la derniere main, & qu'il le publiât en entier.

III. BORDEU, (*Menaud-François*) frere puîné du précédent, & fils d'*Antoine*, est né à Pau en 1737, & y a été élevé. Il a appris les premiers élémens de la médecine dans sa patrie, sous les yeux de son pere ; il est ensuite venu à Paris, où il a continué ses études sous les yeux & la direction de *Théophile* son frere ; il a été enfin à Montpellier, où, après avoir suivi les Ecoles de cette ville pendant quelque tems, il a été promu au Doctorat en médecine en 1758 ; il a été nommé, peu de tems après, Médecin de l'Hôpital militaire de Bareges en survivance de son pere ; il est encore chargé de la direction & de la manutention des eaux de ce lieu, & est Inspecteur des autres sources du voisinage. Il continue le Journal de Bareges, dont les fondemens ont été jettés par *Antoine Bordeu*, son pere ; nous en avons déjà parlé. Il a donné :

1. *De sensibilitate & contractilitate partium in corpore sano*. Monspellii, apud *Martel*, 1757, *in*-4. L'Auteur fait voir, dans une courte préface, que la médecine, qu'on a nommée *méchanique*, celle des *Animistes*, & celle qu'on peut appeller *mixte*, ont pris naissance dans l'Ecole de Montpellier. Il examine la fameuse question de l'irritabilité, & cherche à faire voir l'insuffisance de traiter toutes les expériences qui ont été publiées. Il soutient que la sen-

sibilité ne doit pas être distinguée de la contractilité; que l'une de ces propriétés suit nécessairement de l'autre; que les parties qui, dans l'état naturel, donnent à peine des marques de sensibilité, telles que les os, les tendons, les ligamens, deviennent quelquefois très-douloureuses dans certaines maladies. Il regarde la tête & l'estomac comme les principaux centres ou foyers d'où partent les diverses oscillations, & où elles se terminent de nouveau. Il regarde la sensibilité comme le principe du mouvement du cœur & de toutes les fonctions du corps humain; il cherche à faire voir qu'on ne doit point s'attendre à exciter ces différens degrés de sensibilité naturelle par des caustiques ou des instrumens tranchans, tels qu'on les a employés dans les nouvelles expériences sur l'irritabilité.

2. *Recherches sur les maladies chroniques, leurs rapports avec les maladies aigues, leurs périodes, leur nature; & sur la maniere dont on les traite aux eaux minérales de Bareges & des autres sources de l'Aquitaine.* A Paris, chez *Ruault*, 1775, *in*-8, tome I. Ce n'est ici qu'un premier volume, qui doit être suivi de quelques autres; il a été publié sous les noms des trois *Bordeu*, dont nous venons de parler, c'est-à-dire, d'*Antoine*, de *Théophile* & de *François*. On y trouve d'abord une préface sous le titre de *plan de l'ouvrage*: elle est très-piquante & très-instructive; elle commence par des réflexions sur la médecine de Cos, & par une exposition succincte des principes généraux de l'économie animale. L'Auteur recherche ensuite les causes qui ont fait varier le goût des peuples au sujet des eaux minérales; il les trouve dans l'influence des différentes opinions religieuses sur l'esprit & les mœurs des Nations. Cela lui donne occasion de jetter un coup d'œil rapide sur la nature, la forme constitutive & la législation de la médecine, ainsi que sur les vrais rapports qui sont entre elle & les autres parties ministrantes qui y tiennent; telles que la chirurgie & la pharmacie; ce qui forme un tableau très-intéressant. Cette préface est terminée par une histoire succincte de quelques eaux minérales des Pyrénées, ainsi que du Journal de Bareges, de son origine, de ses progrès & de son état actuel. Ce premier volume est divisé en six parties: on doit regarder les cinq premieres comme un système complet de médecine: elles paroissent formées des notions & des principes répandus dans les différens ouvrages de *Théophile Bordeu*, & mis ici dans un ordre naturel & sous un point de vue avantageux. Le Lecteur s'y trouve ramené à ce que ce Médecin avoit déjà dit du degré & de l'espece de sensibilité particuliere à chaque partie, de la vie, de la santé, des tempéramens, de l'ordre d'action, qui caractérise les divers organes, de l'activité dominante des trois centres ou pivots qui régissent toute

la machine humaine, c'est-à-dire, de la tête, de la région épigastrique & de la région *præcordiale*; de la nature, des effets & des mouvemens du corps muqueux; de cet organe qui est ici présenté comme s'étendant à toutes les parties & à toutes les fonctions, soit dans l'état de santé, soit dans l'état de maladie. On s'y retrouve encore ramené à ce que ce même Médecin avoit déjà dit de la cause & de la marche des maladies; des rapports des maladies aiguës avec les maladies chroniques, de leur division en trois tems, &c. Ces objets y sont présentés dans un jour beaucoup plus frappant; on y trouve leur application aux faits qu'*Antoine* & *François* ont recueillis à Bareges; la théorie de *Théophile* y paroit confirmée par les observations de son pere & de son frere; les vertus des eaux minérales de plusieurs sources des Pyrenées y sont exposées avec leurs différentes nuances, & les qualités particulieres qui les rendent plus ou moins propres aux différentes maladies. La sixieme partie, qui fait presque la moitié du volume, n'est relative qu'à l'analyse du sang; cette matiere est traitée d'une maniere qui porte avec elle un caractere original. L'Auteur, dans ses différens écrits, n'avoit encore considéré les parties sensibles & mobiles du corps vivant, qu'indépendamment des diverses humeurs qui peuvent modifier leur action : ici, il considere ces humeurs comme les causes déterminantes des différens mouvemens de ces parties; il les examine réunies d'abord dans la masse générale du sang, & ensuite versées séparément dans les différens organes pour les besoins de la machine; il les présente comme soutenant l'activité respective de ces mêmes organes, les animant, les maintenant dans un parfait équilibre, lorsqu'aucune ne prédomine; il les présente au contraire comme aiguillonnant différemment ces organes, les modifiant, changeant l'ordre naturel de leurs mouvemens & de leurs fonctions, produisant ces dérangemens généraux, ou particuliers, qui constituent les différentes especes & les divers degrés des maladies, lorsque quelqu'une de ces humeurs vient à prendre le dessus, ou à recevoir dans sa masse quelque miasme étranger. L'Auteur fait voir que cette idée n'est point fondée sur de vaines spéculations, mais qu'elle est le résultat des faits qu'offre le sang, vu dans toutes les circonstances où une pratique consommée puisse le montrer à un Médecin éclairé. Il développe la distance infinie qu'il y a entre cette méthode d'analyser le sang, & celle que les Chymistes emploient; il fait voir que celle-ci est souvent impuissante, toujours bornée à quelques résultats superficiels, & manquant même d'instrumens nécessaires pour saisir toutes les nuances & toutes les dégénérations dont les humeurs sont susceptibles; que par conséquent elle ne peut suivre celle du Praticien, qui, toujours témoin de leurs changemens, toujours instruit par les signes qui les manifestent, en tire, sinon toutes les connoissances qu'une vaine curiosité desireroit, du moins celles qui conviennent à ses fonctions. L'Auteur a voulu par-là développer le degré d'importance que mérite la chymie, & marquer les limites qui doivent à jamais la séparer de la médecine.

BORDING (*Jacques*) naquit à Anvers en 1511. Il étudia les langues savantes, la grecque, l'hébraïque, la latine; il s'appliqua encore à l'étude des belles-lettres, de la théologie & de la médecine. Il étudia d'abord à Louvain; il vint ensuite en France, & s'arrêta longtems à Paris, où il enseigna même le grec & l'hébreu. En sortant de cette ville, il alla à Montpellier, où il suivit les Ecoles de médecine; de-là il passa à Avignon, où il fut attiré par le Cardinal Sadolet, avec lequel il étoit fort lié; il y enseigna pendant quelques années, & y épousa *Françoise Nigroni*, dont le pere étoit de Gênes. Cette ville n'étant pas assez considérable, il en sortit, & alla à Boulogne, d'où il revint à Anvers, sa patrie: il n'y fit pas un long séjour; il se retira à Hambourg en 1544, & fut pensionné par le Sénat de cette ville. Cinq ans après il fut appellé à Rostock, pour remplir une chaire de médecine dans l'Université de cette ville; il y enseigna pendant sept ans. Il alla à Copenhague en 1556; il y enseigna la médecine; il devint le Médecin de Christiern III, & ensuite de Frédéric II, Rois de Danemarck. Il mourut dans la même ville le 5 Septembre 1560, âgé de 49 ans, & infecté des erreurs de Luther. On voit encore deux inscriptions qui lui ont été consacrées; la premiere, par son épouse, à Rostock, *in Templo Mariano*; la seconde, par son fils, à Copenhague, dans l'Eglise métropolitaine. Il laissa un fils du même nom, célébre Jurisconsulte, & qui, après avoir été Professeur en droit à Rostock, & employé dans diverses négociations par le Duc de Meckelbourg, devint Conseiller ordinaire, & enfin Chancelier de ce Prince. Nous avons de *Bording* les ouvrages suivans, qui n'ont été imprimés qu'après sa mort:

1. *Physiologia, hygieine, pathologia.* Rostochii, apud *Stephanum Myliandrum*, 1591, *in*-8. On a recueilli ces trois traités des leçons que l'Auteur avoit données à Rostock & à Copenhague.
2. *Enarrationes in sex libros Galeni de tuendâ sanitate. Accessêre auctoris consilia quædam, illustrissimis Principibus præscripta.* Rostochii, apud *Laurentium Albertum*, 1605, *in*-4. *Manget* rapporte cette édition à l'an 1505; mais l'Auteur n'étoit pas encore né.
3. *Physiologia, denuò recognita.* Rostochii, apud *Myliandrum*, 1605, *in*-8.

BORDOLO. Nous avons sous ce nom l'ouvrage suivant:

De morte, ejusque causis. Erfurti, 1745, *in*-4.

BORDONUS (*Benevent*) étoit de Padoue. Il a écrit:

Disputatio, continens theoremata logica, mathematica, naturalia & medica. Patavii, 1563, in-4.

BOREL, (*Pierre*) Médecin François du siecle dernier, exerçoit la médecine à Castres, ville du Haut-Languedoc, où il étoit Médecin du Roi. Il avoit été reçu aux degrés dans l'Université de Montpellier, & fut Associé en 1674 à l'Académie royale des Sciences de Paris, en qualité de Chymiste. Il mourut en 1689. Il a donné:

1. *Les antiquités, raretés, plantes & minéraux de la ville & comté de Castres.* A Castres, chez *Colomiez*, 1649, *in*-8.

2. *Historiarum & Observationum medico-physicarum, centuriæ IV.* Castris, 1653, *in*-8. Parisiis, apud *Billaine* & *Viduam Dupuys*, 1657, *in*-8. Lipsiæ & Francofurti, apud *Laurentium Sigismundum Cornerum*, 1670, 1676, *in*-8. On y a joint les observations médicinales d'*Isaac Cattier*, & la vie de *Descartes*, par *Borel* lui-même. On trouve encore dans l'édition de 1676, 1°. les observations de *Rhodius*; 2°. le traité *de affectibus omissis*, par *Arnauld de Boot*; 3°. les consultations & observations choisies de *Pierre-Matthieu Rossius*. La plupart de ces observations sont puériles & se ressentent de la crédulité & de la superstition de l'Auteur. On y trouve beaucoup de contes de bonnes femmes, des histoires d'apparitions des esprits, des relations de maladies provenantes de la présence du démon, auxquelles l'Auteur ajoute foi, & qu'il donne comme des faits réels. On peut dire en général que, dans cet ouvrage, il y a beaucoup de mauvais, & très-peu de bon. Nous devons cependant faire connoitre une réflexion de l'Auteur; il nie que, dans l'opération de la cataracte, on enleve une membrane; il soutient au contraire qu'on déplace avec l'aiguille le crystallin, & qu'on le détache de ses liens.

3. *Bibliotheca chymica, seu catalogus librorum Philosophorum Hermeticorum.* Parisiis, apud *Dumesnil* & *Jolly*, 1654, *in*-12. Heidelbergæ, apud *Samuelem Broun*, 1656, *in*-12. C'est un Catalogue des livres de chymie & d'alchymie, soit imprimés, soit manuscrits, qui ont été publiés ou connus jusqu'à l'an 1652. Les Auteurs y sont rangés par ordre alphabétique; mais ils n'y sont point caractérisés, & leur énumération est incomplette.

3. *Hortus, seu armamentarium simplicium, mineralium, plantarum & animalium, ad artem medicam utilium.* Castris, 1666, *in*-8. Parisiis, 1667, *in*-8. 1669, *in*-8. C'est un abrégé de ce que les plus célebres Médecins ont dit des plantes, des animaux & des principaux minéraux qui entrent dans la composition des médicamens. L'Auteur indique avec exactitude les endroits d'où il a tiré ce qu'il

rapporte. Cet ouvrage est écrit succinctement, mais avec netteté; les matieres y sont rangées par ordre alphabétique.

5. *De curationibus sympatheticis.* Inséré dans le Théâtre sympathétique.

BORELLI, (*Jean-Alphonse*) savant Médecin Italien, & plus savant Philosophe & Mathématicien, naquit à Naples le 28 Janvier 1608, de *Michel Alphonse Borelli*, qui servoit dans les troupes de Philippe III, Roi d'Espagne. Il passa sa vie à professer la philosophie & les mathématiques dans les Universités d'Italie, principalement à Florence & à Pise, où il mérita l'estime & la bienveillance des Princes de la Maison de Médicis. Vers les dernieres années de sa vie, il alla à Rome, sous la protection de la Reine de Suede; deux ans avant sa mort, il se retira dans la maison des Clercs Réguliers de S. Pantaleon de cette ville; il y vécut dans les exercices de piété, comme s'il eût été un des Religieux de la maison; enfin, il y mourut d'une pleurésie le 31 Décembre 1679, dans les sentimens d'un véritable Chrétien. Nous ne parlerons point des ouvrages de *Borelli* relatifs à la philosophie & aux mathématiques; nous nous bornerons à ceux qui ont quelque rapport à la médecine : ce sont les suivans:

1. *Le cause delle febri maligne*; c'est-à-dire, *la cause des fievres malignes.* 1649, *in*-12. L'Auteur y donne une nouvelle hypothese sur la cause des fievres.

2. *De renum usu, judicium.* Argentorati, apud *Simonem Paulli*, 1664, *in*-8. avec le Traité *de structurâ renum*, par *Bellini.* La théorie de *Borelli*, sur la secrétion de l'urine, differe peu de celle de *Bellini*; il combat l'opinion de ceux qui croient que cette secrétion est un effet de l'attraction.

3. *Theoriæ medicorum planetarum ex causis physicis deductæ.* Florentiæ, 1666, *in*-4. L'Auteur tâche de ne pas paroitre du sentiment de *Descartes*; cependant le systême qu'il produit dans cet ouvrage, paroit ne différer en rien de celui de ce Philosophe; c'est même ce qu'on ne peut s'empêcher de reconnoitre dans tous les ouvrages de *Borelli*, où l'on voit qu'il a beaucoup emprunté de *Descartes*, & qu'il ne s'est pas si bien soutenu, lorsqu'il a ajouté quelque chose à lui.

4. *Osservazione intorno alla virtu ineguale degli occhi*; c'est-à-dire, *Observations sur l'inégalité de la vue, eu égard aux deux yeux.* A Rome, 1669, *in*-4. L'Auteur prétend que l'œil gauche voit ordinairement les objets plus distinctement que le droit. Cet écrit a été traduit en françois, & imprimé dans la quatrieme conférence de *Jean-Baptiste Denys*, du premier Novembre 1672.

5. *De motu animalium.* Publié après la mort de l'Auteur par le Général des Ecoles pies, & dédié à Christine, Reine de Suede. Imprimé à Rome, *in-4*: la premiere partie en 1680, & la seconde en 1681; réimprimé ensuite à Leyde, 1685; ibid. chez *Pierre Vander-Aa*, 1710, *in-4*. 2 vol. A la Haye, chez *Gosse*, 1743, *in-4*. 2 vol. A Naples, 1734, *in-4*. 2 vol. & non en 1632, comme le dit *Portal*, puisque l'Auteur étoit déjà mort lorsque cet ouvrage a été publié pour la premiere fois. On a joint à cette édition les méditations mathématiques de *Jean Bernoulli* sur le mouvement des muscles. La premiere partie traite des mouvemens extérieurs & visibles des animaux. L'Auteur commence par faire une description des puissances qui contribuent à ces mouvemens; il les distingue en actives & en instrumentales; il explique ensuite la structure des muscles, leur force, leur figure, leur action, leur maniere d'opérer. Il propose divers *lemmes* pour venir à expliquer le mouvement de chaque partie du corps, & les degrés de force de ces mouvemens: delà il passe à celui que les corps se donnent en se transportant d'un lieu à un autre; ce qui s'appelle marcher, voler, ou nager, selon le lieu où se fait ce mouvement. Il explique les mouvemens des oiseaux dans leur vol, des quadrupedes dans leur marche, & des poissons lorsqu'ils nagent. Il y donne la description d'une machine de son invention pour respirer sous l'eau. La seconde partie traite des mouvemens internes; comme de la circulation du sang, de la respiration, du mouvement des esprits dans les nerfs, de la production de la semence & de ses effets, de la génération des plantes & de leur végétation, de la génération des animaux, de la transpiration, de la nutrition, des causes de la faim & de la soif, &c. L'Auteur y réfute deux erreurs populaires: l'une, sur le prétendu venin de la torpille; l'autre, sur l'élancement des épines du porc-épic. Il termine cet ouvrage par un Traité des fievres, qui paroit déplacé.

BORELLUS (*Philippe-Jacques*) a écrit:

De colicâ. Marpurgi-Hassor. 1737, *in-4*.

BORETIUS, (*Mathias-Ernest*) Médecin de Konisberg. Nous avons sous son nom:

1. *De Hieraciis Prussicis.* Leydæ, 1720, *in-4*.

2. *Specimen medico-chirurgicum de operatione alti apparatûs.* Regiomonti, 1723, *in-4*. L'Auteur préfere la méthode de Douglas, pour la lithotomie, à celle de Raw, parce que, dans celle-ci, on coupe souvent les vésicules séminales.

3. *De epilepsiâ ex depressione cranii.* Regiomonti, 1725.

4.

4. *De anatome plantarum & animalium analogâ.* Regiomonti, 1727, *in*-4.

BORGARUCI *ou* BORGARUCIUS, *ou bien* BORGARUTIUS, (*Prosper*) Philosophe & Médecin de grande réputation, qui vivoit dans le seizieme siecle; il étoit natif d'Urbin, suivant quelques-uns, & de Canziano en Italie, suivant d'autres. Il nous apprend lui-même qu'il avoit voyagé long-tems en Angleterre, en Ecosse, en France, en Hollande & en Allemagne; suivant le témoignage de Tomasinus, *in Gymnasio Patavino*, il enseignoit la chirurgie & l'anatomie à Padoue en 1564. Il fit un voyage à la Cour du Roi de France en 1567, & l'on croit que ce fut alors qu'il obtint le titre de Médecin de ce Souverain, dont il se décora toujours dans la suite. *Manget* rapporte ce voyage à l'an 1507; mais il est aisé de faire voir qu'il est dans l'erreur; la date de 1567, qui est indiquée par *Bayle* & par *Astruc*, paroit plus vraisemblable; elle peut être rapprochée plus aisément des autres circonstances de la vie de ce Médecin. Nous avons déja dit, d'après *Tomasinus*, qu'il professoit à Padoue en 1564; nous trouvons encore qu'il donna des ouvrages en 1564 & 1566, & qu'il publia en 1569 la grande Chirurgie de *Vesale*, dont il avoit fait l'acquisition pendant son séjour à Paris; l'épitre dédicatoire de cet ouvrage est même datée de Padoue le 13 Septembre 1568; *Manget* lui-même rapporte cette anecdote & cite la même date de 1569. Il paroit vraisemblable que ce Médecin ne tarda pas long-tems à publier l'ouvrage de *Vesale*, après en avoir fait l'acquisition; il est encore fort difficile, pour ne pas dire impossible, de rapprocher les deux dates de 1507 & de 1567. Ce ne sont pas les seules erreurs qu'on trouve relativement à ce Médecin; *Bayle* & *Manget* sont en contradiction avec eux-mêmes; ils commencent par dire que *Borgaruci* a vécu dans le dix-septieme siecle: cependant toutes les dates auxquelles il rapporte les différentes époques de sa vie, & qui sont les mêmes que celles que nous avons indiquées, sont du seizieme siecle. Il n'y a pas lieu de croire que ce Médecin ait vécu assez long-tems pour arriver au dix-septieme siecle; il étoit déja en grande réputation vers le milieu du seizieme, & il avoit parcouru plusieurs royaumes assez étendus & éloignés les uns des autres; il étoit donc déja alors dans un âge un peu avancé: nous ne savons rien de sa mort. Nous lui devons les ouvrages suivans:

1. *Della contemplazione anatomica del parti del corpo umano*; c'est-à-dire, *de la contemplation anatomique des parties du corps humain.* A Venise, 1564, 1584, *in*-8. Cet ouvrage fut accueilli en Italie avec un empressement général; les Professeurs adopterent dans leurs leçons les propres paroles de l'Auteur: ce qui le détermina à tra-

duire ce Traité en latin, & à y ajouter plusieurs nouvelles observations qu'il avoit faites dans le tems qu'il enseignoit à Padoue.

2. *Trattato di peste, dove ciascuno potrà apprendere il vero modo di curar la peste, & di conservar si sano in detto tempo*; c'est-à-dire, *Traité de la peste, où un chacun pourra apprendre la vraie méthode de guérir la peste & de se conserver en santé dans le tems de la contagion.* A Venise, chez *Marc de Maria*, 1565, *in*-8.

3. *Methodus de morbo gallico.* Patavii, 1566; inséré encore dans le second volume de la Collection de Venise, *de morbo gallico.* C'est une dissertation divisée en quatorze chapitres: les neuf premiers traitent de l'origine, de la nature, des causes & des symptomes des maladies vénériennes; l'Auteur les regarde comme contagieuses, comme nouvelles, & comme ayant été portées des Indes occidentales en Europe; il combat le sentiment de ceux qui regardent le foie comme le siége de ces maladies. Les cinq chapitres suivans contiennent le traitement: l'Auteur conseille, 1°. les évacuations, la saignée, les syrops, les lotions, les bains, &c. 2°. les frictions mercurielles; 3°. l'usage de la décoction de gaïac; il ne fait aucune mention de la racine de squine, ni de la salsepareille, qui étoient cependant alors très en usage.

4. *Fabrica degli speciali.* A Venise, 1567, *in*-4.

Borgaruci donna une édition de la grande chirurgie de Vesale, après l'avoir corrigée, digérée, & en avoir fait, en quelque maniere, son propre ouvrage, comme il le marque lui-même dans le titre, qui est conçu de la maniere suivante: *Andreæ Vessalii, &c. Chirurgia magna, in septem libros digesta, in quâ nihil desiderari potest, quod ad perfectam atque integram de curandis humani corporis malis, methodum pertineat. Ab excellentissimo Philosopho ac Medico regio* PROSPERO BORGARUTIO *recognita, emendata, ac in lucem edita. Formæ etiam instrumentorum, quibus Chirurgi utuntur, his in libris apprimè descriptæ sunt.* Venetiis, *ex Officinâ Valgrisianâ*, 1569.

Il avoit annoncé dans la préface de l'édition de la Chirurgie de Vesale, un Traité sur les maladies des enfans: nous ne savons point s'il a été publié; nous ne connoissons aucun Bibliographe qui en ait fait mention.

Bayle nous apprend qu'il avoit publié un Traité sur les *remedes des maladies*; mais nous ne connoissons point cet ouvrage; nous ne trouvons même aucun Bibliographe qui en fasse mention.

On rapporte de ce Médecin une anecdote qui a paru singuliere, mais qui ne l'est plus aujourd'hui: elle est devenue assez commune parmi ceux qui travaillent à donner des ouvrages au public. *Borgaruci* avoit éprouvé beaucoup de désagrémens de la part des Imprimeurs & des Libraires, lorsqu'il publia son anatomie; il se plaignit hautement de leurs détours, de leurs ruses & de leur mauvaise foi; il fit le serment de ne plus avoir rien à faire avec eux ; mais il ne tint pas plus ce serment, que les Auteurs de nos jours, qui se plaignent assez généralement des Imprimeurs & des Libraires, & qui, malgré leurs plaintes, ne cessent de se livrer de nouveau entre leurs mains. Il chercha à s'excuser sur ce que son zele, pour l'utilité publique, l'obligeoit à violer son serment. C'est comme une maladie parmi les Auteurs, de se plaindre & d'écrire ; ils ne pourront jamais se corriger à cet égard : cela revient assez à ce que nous dit *Lafontaine* au commencement de son conte de la Clochette.

Oh ! combien l'homme est inconstant, divers,
Foible, léger, tenant mal sa parole :
J'avois juré, même en assez beaux vers,
De renoncer à tout conte frivole.
Et quand juré ? C'est ce qui me confond :
Depuis deux jours j'ai fait cette promesse ;
Puis fiez-vous à Rimeur qui répond
D'un seul moment. Dieu ne fit la sagesse
Pour les cerveaux qui hantent les neuf Sœurs.

BORGÉS *ou* BORGHÉS (*Jean*) naquit en 1618, dans un village du territoire d'Ommelande, près de Groningue. Son pere, *Joachim Borgés*, étoit Ministre du Feu, & fut, dans la suite, Principal du College de Groningue. Après avoir fait ses humanités dans le lieu de sa naissance, il alla à Angers ; il y étudia la médecine, & y reçut le degré de Docteur en 1645. Il revint ensuite à Groningue, où il commença à exercer la médecine ; l'année suivante, il y fut fait Professeur de mathématiques ; il s'étoit appliqué à cette science depuis sa tendre jeunesse. Peu de tems après, ayant perdu la vue, il abandonna l'exercice de la médecine, mais il continua à donner des leçons de mathématiques. Il tomba en léthargie, & mourut à Groningue en 1652, dans la trente-quatrieme année de son âge. Il n'a donné aucun ouvrage au public ; mais nous avons de lui les deux traductions suivantes.

1. Il a traduit en latin le premier livre de *Joubert*, sur les erreurs populaires, & y a ajouté des remarques.

2. Il a traduit en latin le traité *de arthritide*, par *Demetrius Pepagomenus*. Sa traduction a été imprimée à St. Omer, chez *Charles Boscard*, en 1639, *in*-8. Ce Traité, écrit en grec, avoit été déjà traduit en françois par *Frédéric Jamot*.

BORIE, (*Jean-François de*) Médecin Béarnois, qui vivoit au commencement de ce siecle ; il étoit natif de Pontac. Il a donné :

La recherche des eaux minérales de Cauterez, avec la maniere d'en user. A Tarbes, chez *Matthieu Roque Maurel*, 1714, *in*-8.

Ce Médecin a laissé un fils, *Paschase de Borie*, qui est Docteur-Régent de la Faculté de médecine de Paris, & qui exerce la médecine dans cette ville avec réputation. Il a suivi la même carriere que son pere; c'est-à-dire, il s'est occupé aussi de l'examen des eaux de Cauterez dans une question qui a été soutenue aux Ecoles de la Faculté de médecine de Paris, sous ce titre: *an phthisi ultimum gradum nondum assecutæ aquæ Cauterienses?* Il conclut affirmativement.

BORMES. (*le Baron de*) *Voyez* LHERAUD.

BORN, (*Ignace de*) Minéralogiste Allemand, duquel nous avons l'ouvrage suivant:

Briefe über mineralische gegenstænde, &c. c'est-à-dire, *Lettres sur divers sujets de minéralogie.* A Francfort & à Leipsick, 1774. Ces lettres ont été écrites pendant un voyage de l'Auteur dans le Bannat de Temeswar en Transilvanie, & dans la Haute & Basse-Hongrie. L'Auteur a voyagé en Minéralogiste & en Philosophe. Non-content de faire connoitre les riches mines des pays qu'il a parcourus, il a encore décrit, dans cet ouvrage, le caractere, les mœurs & les coutumes de leurs habitans.

BORNET, (*Duncan*) Ecossois, a donné:

Iatro-chymicus, sivè de præparatione & compositione medicamentorum chymicorum artificiosâ, tractatus. Francofurti, apud *Nicolaum Hoffmann*, 1616, *in-4*. Ibid. apud *Kempffer*, 1621, *in-4*. Cet ouvrage a été publié par *Jean-Daniel Myl.*

BOROSNAY (*Martin Nagy*) a écrit:

De potentiâ & impotentiâ animæ humanæ in corpus organisatum. Halæ, 1729, *in-4*. L'Auteur combat l'opinion de Stahl, relativement à l'empire absolu de l'ame sur le corps.

BORRI, (*François-Joseph*) plus connu encore sous le nom de *Burrhus*, naquit à Milan le 4 Mai 1627, de *Branda Borri*. On n'est pas d'accord sur la profession de son pere; *Castiglio*, *Sorbiere* & *Manget* le disent Médecin; ils assurent même qu'il étoit fort habile dans le prognostic: *Manget* lui attribue encore un Traité de Médecine, sans en indiquer l'objet, & rapporte sa mort au 10 Août 1660. *Bayle* révoque en doute la qualité de Médecin qu'on donne à *Borri* le pere, sous prétexte que l'Historien de sa vie n'en dit rien, & qu'il l'appelle seulement *Branda Borri, di famiglia antica della citta di Milano*; mais le silence d'un Historien sur un fait pareil, ne sauroit faire une preuve contre les assertions positives & réunies de plusieurs autres; l'opinion des premiers est même confirmée par le témoignage d'*Argelati*, qui, en écrivant l'histoire topographique & littéraire de Milan, sa patrie, dit *François-Joseph Borri*, né d'un Médecin de cette ville. Quoi qu'il en soit, *Borri* étoit d'une famille qui avoit été décorée dans sa patrie; un de ses parens étoit en même-tems Avocat royal du Fisc, Sénateur, Conseiller d'Etat du Duc, & Préfet de la Ville : on voit encore aux Ecoles Palatines l'inscription suivante:

PALATINAS DILAPSAS ÆDES,
AUSONII SIMULACHRO
ET CARMINE RESTITUTIS,
PETRUS GEORGIUS BURRUS,
URBIS PRÆFECTUS, AC XII ÆDILES
OBJECTAM ÆMULATI MAGNIFICENTIAM
ET LX DECURIONUM DECRETO
INSTAURANT. M. DC. LV.

Borri fit ses études à Rome avec succès, dans le Séminaire des Jésuites; il y fit paroître dès-lors une vivacité prodigieuse; il s'y fit admirer comme un prodige, à cause de sa mémoire, de son intelligence & de sa capacité; mais, si ce qu'on dit est vrai, il fit voir de bonne heure combien son esprit étoit inquiet, turbulent & disposé à tout entreprendre : on assure qu'il excita dans ce Séminaire une sédition contre les Jésuites; qu'il s'enferma avec ses compagnons; qu'il demeura fermé pendant trois jours; qu'enfin les choses furent poussées si vivement, qu'il fallut faire venir le Bariger, ou grand Prévôt, avec ses Archers, pour mettre à la raison les Ecoliers séditieux, à la tête desquels étoit *Borri*.

Au sortir du Séminaire, il s'attacha à la Cour du Pape, & s'appliqua en même-tems à la chymie; mais il donna dans les débauches les plus effrénées, & fut obligé en 1654 de se réfugier dans une Eglise. Il changea ensuite de conduite; il fit le dévot, & chercha, par un extérieur humble & recueilli, à en imposer à la multitude, & à se faire des amis: il s'appliqua profondément à l'étude; mais il fit un mauvais usage des heureuses dispositions qu'il avoit reçues de la nature; il devint hérésiarque. Dès le Pontificat d'Innocent X, il commença à débiter ses prétendues rêveries; mais sous celui d'Alexandre VII, il fut observé de près: ce qui l'obligea à quitter Rome, pour se retirer à Milan, sa Patrie: il y jetta les fondemens d'une secte, dont il engageoit les membres par serment, avant que de leur faire part de ses prétendues révélations. Il leur faisoit faire vœu de pauvreté, & par une suite de ce vœu, il se faisoit remettre par un chacun tout ce qu'il avoit d'argent. Il leur imposoit encore la nécessité d'un second vœu pour la propagation du regne de Dieu, qui devoit, disoit-il, s'étendre dans tout l'Univers, & le réduire à une seule bergerie, par les exploits d'une milice dont ce Visionnaire devoit être le chef. Il disoit que la Sainte Vierge étoit une Déesse, & qu'elle étoit présente au Sacrement de l'Eucharistie. Il se vantoit encore de communiquer l'intelligence des mysteres par la voie de l'illumination. Il avoit même dicté à ses disciples un traité sur son système, qu'il retira d'entre leurs mains, lorsqu'il apprit que l'Inquisition avoit connoissance des assemblées nocturnes qu'il tenoit.

On assure cependant que le véritable but de ce Visionnaire étoit de s'emparer de l'autorité à Milan : on prétend qu'il ne cherchoit qu'à s'assurer d'un assez grand nombre de Sectateurs, & qu'alors il devoit se produire sur la grande place de Milan, y représenter les abus des gouvernemens ecclésiastique & civil, animer le peuple à la liberté, s'assurer ainsi de la ville & de tout le pays, & pousser ensuite ses conquêtes aussi loin qu'il lui auroit été possible. Mais l'emprisonnement de quelques-uns de ses Disciples firent avorter ses desseins. Il prit lui-même la fuite pour se soustraire aux poursuites de l'Inquisition : on lui fit son procès par contumace en 1659 & 1660; on le condamna comme hérétique; son effigie & ses écrits furent brûlés à Rome, au champ de Flore, par la main du Bourreau, le 3 Janvier 1661.

Borri s'étoit retiré à Strasbourg, où il avoit été bien accueilli, soit parce qu'il étoit poursuivi par l'Inquisition, soit par rapport aux connoissances profondes qu'on lui supposoit dans la chymie; mais cette ville étoit pour lui un trop petit théâtre. Il alla à Inspruck, où l'Archiduc fut la premiere de ses dupes; il passa ensuite en Hollande en 1661, & s'arrêta à Amsterdam; il y fit beaucoup de bruit; on alloit à lui comme au Médecin universel de toutes les maladies les plus désespérées : il étaloit beaucoup de magnificence; il se faisoit traiter d'excellence; on y parloit déjà de le marier, & les plus grands partis paroissoient se le disputer à l'envi; mais sa réputation diminua tout-à-coup : on commença à connoître le Charlatan, à le mépriser, même à l'insulter. Il se sauva dans la nuit, non-seulement sans payer ses dettes, qui étoient considérables, mais même emportant des pierreries & plusieurs sommes d'argent qu'il avoit escamotées; il se retira à Hambourg, auprès de la Reine Christine, qui le prit sous sa protection, & qui, séduite par les promesses de cet imposteur, dépensa des sommes à la recherche du grand-œuvre, qu'elle ne trouva pas; il passa ensuite à Copenhague, & inspira le même desir au Roi de Danemarck; il entra si avant dans la confiance de ce Souverain, qu'il se rendit odieux à tous les Grands, au point que le Roi étant mort, *Borri*, qui craignoit d'être arrêté, prit la fuite, dans la résolution de passer en Turquie; mais il arriva à Goldingen, sur les frontieres de la Hongrie, dans le tems où l'on découvrit la conspiration des Comtes Nadasli, Serin & Frangipani : on le prit pour un des complices, & l'on s'assura de sa personne. Sur le nom de *Borri*, le Nonce du Pape le réclama; l'Empereur le fit venir à Vienne, & le livra au Nonce, après avoir exigé de lui une promesse qu'on ne le feroit point mourir.

Borri fut conduit à Rome & mis dans les prisons de l'Inquisition; il fut d'abord condamné à faire une abjuration de ses erreurs dans l'Eglise de la Minerve : ce qui fut exécuté le dernier Dimanche d'Octobre 1672. Il fut conduit dans cette Eglise, au milieu d'une troupe de Lanciers du Pape, qui étoient rangés en haie; il monta sur un échafaud qu'on avoit fait exprès, où un Prêtre lut son procès, avec sa confession & son abjuration; il fut ensuite reconduit en prison, & peu de jours après, ramené dans la même Eglise, & sur le même échafaud, où, tenant les mains liées & un cierge ardent entre elles, & à genoux, il entendit la lecture de sa sentence; il fut condamné à une prison perpétuelle, & à porter pour pénitence, toute sa vie, l'habit de l'Inquisition, avec une croix rouge sur la poitrine, & une autre sur le dos. Ces deux cérémonies se firent en présence d'une foule prodigieuse, de beaucoup de Prélats, & du Sacré College. Il fut ensuite reconduit dans les prisons de l'Inquisition; il eut, quelques années après, la liberté d'en sortir pour traiter le Duc d'Etrée, qui étoit condamné par les Médecins, & il le guérit. Ce Duc obtint alors du Souverain Pontife qu'on le changeroit de prison; on le mit au château St. Ange, où on lui donna un appartement assez commode, composé de trois chambres, & un laboratoire pour ses opérations de chymie, avec la liberté de se promener dans une grande partie de ce château. Enfin, il y mourut le 20 Août 1695, & non 1696, comme le dit *Moreri*, & il fut enterré dans l'Eglise paroissiale de Ste. Marie, au-delà du Pont. *Bayle*, sur la foi de la Gazette Flamande d'Utrecht, du 9 Septembre 1695, & le Continuateur de *Moreri*, qui l'a copié, disent qu'il mourut âgé de 79 ans; *Manget* dit au contraire qu'il étoit septuagénaire; il a raison : si *Bayle* & *Moreri* avoient connu l'époque de sa naissance, ils n'auroient point commis cette faute; ils n'en parlent point, non plus que *Manget*; nous l'avons rapportée à l'an 1627, d'après le témoignage d'*Argelati*.

Borri avoit de l'esprit & beaucoup de talens; il auroit pu être heureux, s'il avoit voulu en faire un bon usage. Il avoit quelques connoissances en chymie; mais il étoit entêté de la recherche de la pierre philosophale; il se vantoit d'avoir le secret de faire de l'or potable; & *Struvius* rapporte même la recette de ce prétendu secret. Il sut persuader à Christine, Reine de Suede, toujours avide de connoissances & de nouveautés, de hazarder des sommes considérables pour le travail du grand-œuvre. Il auroit pu s'enrichir par la folie de ses adeptes, dont Christine & le Roi de Danemarck furent les plus enthousiastes. On ne doit pas croire cependant tout ce qu'on a dit de *Borri*, comme par exemple, d'avoir prétendu expliquer la Trinité, l'Incarnation, & les autres Mysteres de notre Religion, par les principes de la chymie. Quelques-uns ont imaginé, bien gratuitement, que tout le fondement des hérésies de *Borri* étoit d'avoir parlé des choses de la Religion dans le jargon mystérieux & inintelligible de l'alchymie. On a dit encore de lui qu'il s'étoit trouvé à Naples pendant la peste qui avoit affligé cette ville, & qu'ayant un excellent préservatif, il étoit entré dans les maisons pestiférées, abandonnées à raison de l'infection & de la mortalité, & qu'il n'y avoit pas mal fait ses affaires; c'est-à-dire, qu'il avoit pillé beaucoup de richesses. C'est un conte qui paroît fait à plaisir, & qui n'approche pas même de la vraisemblance.

On attribue à *Borri* les écrits suivans:

1. *Epistolæ duæ de cerebro & oculis, ad Thomam Bartholinum.* Haffniæ, 1669, *in*-4. Ces deux letres roulent sur l'origine du cerveau, & sur les moyens de guérir les vices des humeurs de l'œil. Dans la premiere, l'Auteur développe la formation du cerveau, mais d'une maniere bien singuliere; il prétend que ce viscere est formé de la partie grasse & huileuse de la liqueur séminale, qui, étant plus légere, s'éleve au-dessus des autres, & se place dans la tête; il assure qu'il a tiré une quantité considérable d'huile combustible de la cervelle d'un veau qu'il a distillée; il ajoute même que cette huile, appliquée extérieurement, appaise les douleurs de la goutte. La maniere dont il explique la respiration, n'est pas moins singuliere; il prétend qu'elle dépend de diverses liqueurs, qui, montant dans le cœur par les veines, & venant à fermenter, envoient aux poumons des vapeurs qui attirent l'air. La seconde lettre traite de la maniere de guérir plusieurs maladies des yeux, & particuliérement de quelques cures surprenantes que l'Auteur a faites: on y trouve le secret de la régénération des humeurs de l'œil, & des détails qui y sont relatifs: ce secret, que l'Auteur tenoit du Chevalier Southwell, n'étoit autre chose qu'une eau distillée de chelidoine. On y trouve encore des expériences sur la limaille de fer, sur l'or échauffé, qu'on éteint dans l'eau, & sur la maniere de distiller les plantes.

2. *De vini degeneratione in acetum.* C'est une dissertation qu'on dit que l'Auteur composa pendant sa prison dans le château St. Ange. *Manget* assure qu'elle est très-belle; mais il ne nous apprend point si elle a été imprimée.

3. *La chiave del Gabinetto del cavaliere giuseppe Francesco Borri Milanese, col favore della quale, si vedeno varie lettere scientifische, chimiche & curiosissime.* A Cologne, chez *Pierre del Martello*, 1682, *in*-12. La premiere partie de cet ouvrage est un recueil de dix lettres, en forme de dialogue, qui renferment plusieurs secrets de chymie, entr'autres, celui de séparer les métaux de leurs minieres, par fusion, avec une poudre composée de deux parties de tartre, de deux parties de borax, & d'une partie de pierre de nitre pulvérisée, ou plutôt calcinée avec du charbon. La seconde partie contient plusieurs maximes de politique, sur lesquelles un Prince doit gouverner

gouverner ses Etats, que *Borri* avoit données autrefois au Roi de Danemarck.

BORRICHIUS (*Olaus*) naquit le 7 Avril 1626, au diocèse de Ripen, dans le Danemarck : son pere étoit Ministre Luthérien. Il fut envoyé à Copenhague en 1644, pour y faire ses études ; il s'y appliqua pendant six ans aux belles-lettres, à la philosophie & sur-tout à la médecine ; il fut nommé ensuite pour régenter une classe dans le Collége de cette ville ; il le fit d'une maniere qui lui acquit l'estime de Gaspard Brochman, Evêque de Selande, & celle du Chancelier du Royaume, & obtint, à leur recommandation, un Canonicat de Lunden : on lui offrit en même-tems le Rectorat de l'Ecole d'Herlow ; mais il le refusa, crainte de ne pouvoir se livrer en entier à l'étude de la médecine, & de ne pouvoir se perfectionner dans cette science par des voyages qu'il avoit dessein d'entreprendre. Il donna encore un an au soin de sa classe, après quoi il fit les préparatifs nécessaires pour l'exécution de son dessein. Mais il fut arrêté dans ses vues par Gerstorff, premier Ministre d'Etat, qui voulut absolument qu'il se chargeât de l'éducation de ses enfans ; il y veilla pendant cinq ans, après lesquels il lui fut libre de suivre son inclination ; il fut désigné alors Professeur en philologie, en poésie, en chymie & en botanique, dans l'Académie de Copenhague. Il commença enfin ses voyages au mois de Novembre 1660 ; il alla à Hambourg, delà en Hollande, où il fut joint par les fils de Gerstorff, qu'il prit encore sous sa conduite ; il leur fit voir le Pays-Bas Espagnol, l'Angleterre, & les mena à Paris, où il fit un séjour de deux ans. Ses éleves furent alors rappellés par leurs tuteurs, & *Borrichius* continua ses voyages avec plus de liberté. Il alla à Angers, où il fut reçu Docteur en médecine ; il parcourut ensuite les principales villes du royaume de France ; il passa les monts, & alla à Rome, où il arriva au mois d'Octobre 1665 ; il y fut très-bien accueilli par le Cardinal Pallavicini, qui l'honora d'une estime particuliere, & par Christine, Reine de Suede, avec laquelle il eut plusieurs conférences relativement à la chymie, que cette Reine aimoit beaucoup ; il en partit à la fin du mois de Mars de l'année suivante ; il traversa l'Allemagne, & arriva à Copenhague au mois d'Octobre 1666. Il commença à remplir les fonctions de la Régence, à laquelle il avoit été nommé avant son départ ; & s'en acquitta avec distinction. Il fut fait Conseiller au Conseil suprême de Justice en 1686, & Conseiller de la Chancellerie royale en 1689. Il commença, peu de tems après, à essuyer des attaques de la pierre qu'il avoit dans la vessie ; le mal ayant fait beaucoup de progrès, il se soumit à l'opération de la taille ; elle fut faite le 13 Septembre 1690 ; mais la pierre fut si grosse & si dure, qu'il ne fut possible ni de l'arracher, ni de la couper. Il mourut, suivant *Bayle*, le 3 Octobre suivant ; & suivant *Moreri*, le 31 du même mois.

La Monnoye, dans ses notes sur les jugemens des Savans de *Baillet*, recule sa mort jusqu'à l'an 1691. Il étoit depuis quelque tems Médecin du Roi de Danemarck.

Ce Médecin avoit acquis beaucoup de richesses; mais il en fit un bon usage: il laissa cinquante mille écus à ses parens; il consacra le reste de sa fortune au soulagement des pauvres Etudians. Il fonda à Copenhague un College, qui fut bâti avec magnificence, & pourvu de toutes les choses nécessaires: on y fit un beau jardin; on y plaça une riche bibliotheque; on y construisit même un laboratoire de chymie. *Borrichius* laissa en même-tems les fonds nécessaires pour fournir à la subsistance de seize personnes, d'étude & de mérite, dépourvues des biens de la fortune, parmi lesquelles deux Théologiens, deux Juristes, deux Médecins, deux Astronomes, deux Philosophes, deux Mathématiciens, deux Orateurs & deux Humanistes. Ces seize personnes sont obligées de faire chacune, tous les ans, un discours public sur la science qu'elles ont choisi, huit au printems, & huit en automne.

Borrichius a beaucoup écrit: nous connoissons de lui, 1°. *Conspectus præstantium Scriptorum latinæ linguæ*; 2°. *Cogitationes de variis linguæ latinæ ætatibus*; 3°. *Analecta philologica*; 4°. *Judicium de lexicis latinis, græcisque*; 5°. *Antiquæ Romæ imago*; 6°. *De syllabarum quantitate*, intitulé encore, *Parnassus in nuce*; 7°. *De Poëtis Græcis & Latinis*; 8°. *De cabalâ characterali*; 9°. *De causâ diversitatis linguarum*; 10°. *Oratio Jubilea Evangelica & memoria D. Oligeri Vindii*; 11°. *De antiquâ urbis Romæ facie*. Ces différens ouvrages n'ont aucun rapport à la médecine; il n'y a que les suivans qui entrent dans notre plan.

1. *De ortu & progressu chemiæ*. Hafniæ, apud *Petrum Haubold & Goddichenium*, 1668, *in*-4; inséré encore dans la Bibliotheque chymique de *Manget*. Cet ouvrage fut critiqué par *Conringius*; l'Auteur répondit à la critique par une apologie de l'ouvrage, qu'il fit paroître sous le titre suivant:

2. *Hermetis Ægyptiorum & chemicorum sapientia, ab Hermanni Conringii animadversionibus vindicata*. Hafniæ, apud *Petrum Haubold*, 1669, 1674, *in*-4. L'Auteur veut prouver qu'il y a plusieurs maladies qui ne se guérissent que par des minéraux. Il réfute *Conringius*, qui avoit avancé que l'or ne peut être détruit que par le feu, ni se résoudre en ses principes. Il paroît approuver la ressuscitation des plantes; enfin, il rapporte diverses expériences chymiques.

3. *De alimentorum cursu*. Hafniæ, 1676, *in*-4.

4. *De calculorum generatione in macro & microcosmo, cum appendice Josephi Lanzoni*. Ferrariæ, 1687, *in*-12.

5. *Lingua pharmacopæorum; sivè de accuratâ vocabulorum in pharma-*

copolis usitatorum pronuntiatione. Hafniæ, apud *Haubold*, 1670, *in*-4.

6. *Docimasticæ metallica clarè & compendiariò tradita.* Hafniæ, apud *Danielem Paulli*, 1677, *in*-4. Cet ouvrage a été traduit en allemand & en danois.

7. *De somno & somniferis, maximè papaveris, dissertatio.* Francofurti, 1681, *in*-4. Hafniæ, apud *Danielem Paulli*, 1683, *in*-4. L'Auteur examine la cause & le méchanisme du sommeil; il examine encore chymiquement la nature, l'action & les effets du pavot, de l'opium & des autres somniferes; enfin, il prescrit la maniere de préparer l'opium & d'en faire usage.

8. *Conspectus Scriptorum chemicorum illustriorum, opus posthumum.* Hafniæ, apud *Samuelem Garmann*, 1697, *in*-4; inséré encore dans la Bibliotheque chymique de *Manget.* L'Auteur parle d'abord de ceux qui, parmi les Anciens, paroissent s'être occupés de la transmutation des métaux, comme de *Hermès le Trismegiste*, de *Démocrite*, de *Zozime Panopolite*, de *Synesius le Philosophe*, de *Théophraste le jeune*, de *Hierotheus*, d'*Archelaus*, &c. Il passe ensuite aux Chymistes & aux Alchymistes Arabes & Latins; il parle de leurs ouvrages, de leurs opérations, de leurs prétentions, de leurs secrets, de leurs découvertes; enfin, il porte un jugement assez juste de leurs écrits.

9. *Dissertationes, seu orationes academicæ.* Hafniæ, apud *Hyeronimum Christianum Paulli*, 1715, *in*-8. 2 vol. publiées par *Lintrupius*, qui y a ajouté une préface & trois tables. On trouve dans le premier volume onze dissertations, dont la troisieme, la sixieme & les trois dernieres n'ont aucun rapport à la médecine. La premiere traite de quelques expériences de botanique; la seconde, du sang, de sa nature, de sa transfusion; la quatrieme, des acides & des sels lixiviels; la cinquieme, des poisons; la septieme, des animaux qu'on croit dormir durant tout l'hiver; la huitieme, du succin. Le second contient sept dissertations; mais il n'y en a que deux qui puissent être rapportées à la médecine, la seizieme, qui traite des menstrues chymiques, & la dix-huitieme, qui est relative à la contagion de quelques maladies.

10. *De usu plantarum indigenarum in medicinâ, & de clysso plantarum, & thee specifico enchyridion.* Hafniæ, 1688, *in*-8. Ibid. 1690, *in*-4. L'Auteur donne plusieurs Catalogues de plantes indigenes, relativement aux différentes maladies & aux diverses classes des vertus médicinales qu'on leur reconnoit. Ce qu'il appelle *clyssus plantarum*, n'est autre chose que l'eau distillée des plantes récentes, avant leur fermentation, corrigée au bain-marie, & exprimée avec le résidu desséché. Il donne enfin les différentes formules théiformes. Cet ouvrage, traduit en Allemand sous ce titre:

Kurzer bericht vom gebrauche der ein landischen pflanzen, a été imprimé à Hambourg, 1696, *in*-8. Bayle attribue cet ouvrage à *Borrichius*; mais il n'en indique point l'édition.

Nous avons encore de lui: *Deusingius heautontimorumenos*. C'est un recueil de quelques lettres satyriques contre *Deusing*, où l'Auteur se donne le faux nom de *Benedictus Blotesandæus*, qui est la même chose que *Benedictus Nudiverius*; car *Blot* en Danois signifie *Nud*, & *Sunde* signifie *La Vérité*.

BORRIES. (*Nicolas*) Nous avons de lui:

Dissertatio de sale medicinali fontium Carolinarum, Van der Krafft, und Würckung des Carls-bad Saltzes. A Hall, 1734, *in*-4.

BORROMEI, (*Antoine-Marie*) Médecin Italien, qui vivoit au commencement de ce siecle. Il a écrit:

Istorie dell' epidemie de' bovi, accaduta l'anno 1711; c'est-à-dire, *Histoire de la maladie épidémique qui a régné parmi les bœufs en 1711*. A Venise, chez *Pierre Orlandi*, 1712, *in*-8. Cet ouvrage contient, 1°. la relation historique de ces maladies, par *Borromæi*, adressée à *Lancisi*; 2°. une lettre du même à un ami; c'est une dissertation sur l'origine de ces maladies, leur nature, les remedes qu'elles exigent, & les moyens propres à les prévenir; 3°. une lettre de *Lancisi* à *Borromei*, qui roule sur le même sujet, mais avec plus d'étendue.

BORSIERI, (*Jean-Baptiste*) Médecin Italien de nos jours, qui a donné l'ouvrage suivant:

Delle acque di San Cristoforo, trattato; c'est-à-dire, *Traité des eaux de St. Christophe*. A Faënza, chez *Benedetti*, 1762, *in*-8. L'Auteur fait trois classes de ces eaux, à cause de quelques différences qu'il a trouvées entre elles; il laisse à la premiere l'ancien nom de *St. Christophe*; il donne à la seconde celui d'*Olmatello*; il appelle la troisieme *Eau salée*. Il présente les principes qui leur sont communs comme une vapeur de soufre très-subtile, avec une dose presqu'insensible du vrai soufre minéral dans une petite quantité de terre alkaline, & une dose assez considérable de sel commun de fontaine, joint aussi à un peu de terre alkaline & absorbante. Il assure que ces principes se remarquent sur-tout dans la source d'*Olmatello*; qu'à la réserve du sel, ils sont moins sensibles dans les eaux de S. *Christophe*, & moins encore dans les *Eaux salées*. Il détaille en conséquence les maladies particulieres, auxquelles sont propres les unes & les autres. Il exalte sur-tout leur vertu contre la morsure des chiens enragés; à cette occasion, il traite amplement des moyens de prévenir la rage, & de la guérir. Il prescrit ensuite la méthode qu'il faut suivre en faisant usage de ces eaux. On a donné de grands éloges à cet ouvrage, où brillent l'ordre, la clarté & le savoir.

BORST (*J. Albert*) a écrit:

De nutritione foetûs, ejusque nati augmentatione. Leydæ, 1684, *in-4.*

BORTHWICK, (*George*) Chirurgien Anglois de nos jours; il est employé dans les troupes du Roi d'Angleterre, en qualité de Chirurgien du quatorzieme Régiment de Dragons. Il a donné:

A treatise upon the extraction of the chrystalline lens; c'est-à-dire, *Traité sur l'extraction du crystallin.* A Edimbourg, chez *Elliot*, 1775.

BOSBIC. (*Nicolas Hubin de*) *Voyez* HUBIN.

I. BOSCH, (*Pierre Van-den*) a écrit:

De lymphâ. Leydæ, 1680, *in-4.*

II. BOSCH, (*Henri*) Médecin de Leyde, a écrit:

De intestinorum crassorum usu & actione. Leydæ, 1743, *in-4.*

III. BOSCH (*Van-den*) a écrit:

Historia constitutionis epidemicæ verminosæ. 1769, *in-8.*

BOSCHE ou BOSSCHE (*Guillaume Van-den*) étoit de Luttich, ville épiscopale de la Westphalie, dans le Duché de Juliers; il exerçoit la Médecine à Thermonde, où il étoit Médecin Juré. Nous avons de lui.

Historia medica, in quâ, libris IV, animalium natura, & eorum medica utilitas exactè & luculenter tractantur. Bruxellæ, apud *Johannem Mommartium*, 1639, *in-4.*

BOSCHETTI, (*Barthelémi*) Docteur en médecine & en philosophie; il étoit de Vicence, ville d'Italie dans les Etats de Venise; il vivoit au commencement de ce siecle. Il n'est connu que par l'ouvrage suivant:

Dissertatio physico-mechanica de salivatione mercuriali. Venetiis, apud *Joannem Rudic*, 1722, *in 4.* Ibid. 1732, *in-4.* Ibid. apud *Tibertini*, 1744, *in-4.* Ofenbachii, 1734, *in-4.* Cette Dissertation est divisée en trois chapitres; le premier contient l'examen de la salive naturelle; le second, celui de la salive viciée; le troisieme est relatif à la salivation excitée par le secours de l'art. C'est un ouvrage superficiel, & écrit d'un style confus & embarrassé.

I. BOSCHI ou BOSCUS (*Ignace*) a écrit:

De lapidibus, qui nascuntur in corpore humano & præcipuè renibus ac vesicâ, & ipsorum curatione. Ingolstadii, 1580, *in*-4.

II. BOSCHI ou BOSCUS (*André*) étoit de Ferrare. *Manget* lui attribue un ouvrage intitulé: *Pratica utile di medicina*; mais il n'en indique pas l'édition.

III. BOSCHI ou BOSCUS (*Hyppolite*) natif aussi de Ferrare, étoit Docteur en philosophie & en médecine; il professa dans l'Université de sa patrie. Nous avons de lui les ouvrages suivans:

1. *De vulneribus à bellico fulmine illatis.* Ferrariæ, apud *Casparum Bindonum*, 1596, 1603, *in*-4. Cet ouvrage contient peu de préceptes utiles; l'Auteur regardoit la brûlure comme le principal accident des plaies d'armes à feu.

2. *De facultate anatomicâ per breves lectiones, cùm quibusdam observationibus.* Ferrariæ, apud *Victorem Baldinum*, 1600, *in*-4. Cet ouvrage est divisé en huit leçons, dans lesquelles l'Auteur donne un abrégé d'anatomie très-succinct & peu intéressant; cependant il y a combattu l'usage des machines pour remettre les os luxés; il prétend que les mains seules suffisent pour leur réduction.

3. *De læsione motûs digitorum, & macie brachii sinistri, consilium.* Inséré dans la collection publiée par *Joseph Lautenbach*, à Francfort, chez *Jean Sartorius*, 1605, *in*-4.

4. *De curandis vulneribus capitis, brevis methodus.* Ferrariæ, 1609, *in*-4.

Il a encore écrit en Italien un Journal de la peste; mais nous ne le connoissons point.

IV. BOSCHI ou BOSCIUS, (*Jean Lonée*) Médecin du seizieme siecle, qui savoit les langues savantes & les belles-lettres; il fut fait Professeur en médecine à Ingolstadt en 1558. Il a donné les ouvrages suivans:

1. *Oratio de optimo Medico & medicinæ auctoribus.* On trouve ce discours dans le tome I de la collection des discours prononcés à Ingolstadt. L'Auteur le prononça en 1558, lorsqu'il commença à remplir les fonctions de Professeur.

2. *De peste, liber.* Ingostaldii, apud *Alexandrum Weissenhorn*, 1562, *in*-4.

3. *Concordia Medicorum & Philosophorum de humano conspectu*, &c. Ingolstadii, apud *Alexandrum Weissenhorn*, 1576, *in*-4. Ibid. 1583, *in*-4. Ibid. apud *Wolffgangum Endter*, 1588, *in*-4. Cet ouvrage est

fait en forme de thèses, qui furent soutenues par *André Helepyrus* dans les Ecoles d'Ingolstadt; il contient cent vingt thèses qui sont relatives à la conception, à la formation du fœtus, à son accroissement, à son séjour dans le sein de sa mere, à sa naissance; il y est encore question des centaures, des satyres, des monstres, du prétendu commerce des femmes avec le démon, &c.

BOSCO, (*Jean-Jacob Manlius de*) Médecin Italien du seizieme siecle. Il a donné:

Luminare majus. Venetiis, apud *Octavium Scott*, 1517. Ibid, apud *Hieronimum Scott*, 1556, *in-fol.* Lugduni, 1536, *in-4.*

I. BOSE, (*Gaspard*) Médecin qui vivoit au commencement de ce siecle, étoit Professeur de botanique à Leipsick. Il a écrit:

1. *Generatio ranarum in rana conspicua.* Lipsiæ, 1724, *in-4.*
2. *De obstetricum erroribus à Medico Clinico dijudicandis.* Lipsiæ, 1729, *in-4.*
3. *De motu plantarum sensûs æmulo.* Lipsiæ, apud *Breitkopfium*, 1728, *in-4.*
4. *De calyce Tournefortii.* Lipsiæ, 1733, *in-4.* L'Auteur décrit les variétés des calyces, & défend le système de Tournefort contre Pontedera.

II. BOSE (*Jean-Jacques*) a écrit:

De potioribus morbificis ad varios scripturæ locos. Deux parties imprimées à Leipsick, *in-4*; la premiere en 1736, la seconde en 1737.

III. BOSE (*George Mathias*) a été reçu au Doctorat en médecine dans l'Université de Leipsick; il a été ensuite Professeur de physique dans l'Université de Wittemberg en Saxe; il a été nommé en 1743 Correspondant de l'Académie royale des Sciences de Paris: nous ne savons point s'il vit encore. Il est connu par plusieurs ouvrages de physique, & par les suivans, qui ont quelque rapport à la médecine:

1. *Otia Wittebergensia.* Wittebergæ, 1739, *in-4.* L'Auteur y examine particuliérement si le sucre des Anciens étoit le même que celui dont nous nous servons.
2. *Tentamina electrica tandem aliquando hydraulicæ chymiæ & vegetabilibus utilia.* Witteberga, apud *Ahlfeldium*, 1747, *in-4.* L'Auteur prétend que la végétation des plantes est favorisée & accélérée par l'électricité.

3. *Dissertatio de cochenillâ, anatome ranæ in vacuo extinctæ & vivæ.* Wittebergæ, 1739, in-4.

4. *Ranæ anatome in vacuo mortuæ.* Lipsiæ, 1734.

IV. BOSE, (*Ernest-Guillaume*) Médecin de l'Université de Leipsick, où il a rempli une chaire de médecine; nous le croyons de la même famille que les précédens. Il a donné les ouvrages suivans:

1. *De vulnere per se lethali homicidium non excusante.* Lipsiæ, 1758, in-4.

2. *De nodis plantarum.* Lipsiæ, 1747, in-4.

3. *De assimilatione alimentorum.* Lipsiæ, 1748.

4. *De radicum in plantis ortu & directione.* Lipsiæ, 1754, in-4. Il parle d'abord des racines en général; il recherche les causes qui font que le tronc de la plante monte, tandis que la racine descend; il expose les différentes opinions qui ont été mises au jour à cet égard, & les apprécie à leur juste valeur; il passe ensuite aux racines en particulier, c'est-à-dire, à leurs différentes especes; il parle des bulbeuses, des tubéreuses, des fibreuses, &c.

5. *De enterocele ischiadicâ.* Lipsiæ, 1772.

6. *De secretione humorum in plantis.* Lipsiæ, 1755, in-4. Il examine les sucs des plantes, leurs différences, leur nature, leurs propriétés, leur mouvement; il établit la séparation de celles qui sont d'une nature différente.

7. *De conatuum pariendi regimine.* Lipsiæ, 1756, in-4.

V. BOSE, (*Adolphe-Julien*) Botaniste de nos jours, né à Leipsick. Il a écrit:

1. *De charactere plantarum essentiali.* Lipsiæ, 1765, in-4.

2. *De morbis corneæ ex fabricâ ejus declaratis.* Lipsiæ, 1767, in-4.

BOSELLUS (*François*) étoit de Bergame, ville d'Italie dans les Etats de la République de Venise. Il a donné:

Amaltheum medico-politicum, tres in apparatus digestum, doctrinæ varietate, tum laureandis, cùm medicis, tum cæteris sapientiæ mystis non minùs conferens, quàm jucundum. Paravii, apud *Hæredes Pauli Frambotti*, 1665, in-4.

I. BOSS, (*Jean-Henri*) Médecin Allemand, qui avoit été reçu aux degrés dans l'Université d'Helmstadt vers le milieu du siecle dernier, sous les auspices de Conringius. Il a écrit:

De hydrope ascite. Helmstadii, 1550, in-4.

II. BOSS

II. BOSS *ou* BOSSEUS (*L.*) a écrit:

De temperamentis. Leydæ, 1647, *in*-4.

BOSSE. Nous avons sous son nom:

Représentation de diverses figures humaines, avec leurs figures. A Paris, 1656, *in*-12.

BOSSECK, (*Henri Oton*) Médecin de nos jours, qui a été reçu au Doctorat dans l'Université de Leipsick, & qui a été ensuite Professeur dans cette même Université. Il a donné:

1. *Dissertatio de antheris florum.* Lipsiæ, 1750, *in*-4.
2. *De malo ossium schemate.* Lipsiæ, 1754, *in*-4.

BOSWELL (*Jean*) a donné:

Dissertatio de ambrâ. Lugduni-Batav. 1736, *in*-4.

BOTAL (*Léonard*) naquit à Ast dans le Piémont; il fit ses premieres études à Pavie, à Padoue, à Milan & à Venise; il se tourna ensuite du coté de la médecine, & étudia cette science dans les Universités de Padoue & de Pavie. Après avoir reçu les honneurs du Doctorat dans cette derniere, il passa en France, & se fixa à Paris, où il exerça la médecine: ses succès le firent connoitre de François, Duc d'Alençon, qui le prit pour son Médecin, & l'introduisit à la Cour; il devint le Médecin du Roi Charles IX & de la Reine mere, Catherine de Médicis; il passa en Angleterre, & ensuite en Flandre, à la suite du Duc d'Alençon. Nous ignorons le lieu & l'époque de sa mort; nous savons seulement qu'il vivoit vers le milieu & la fin du seizieme siecle. *Rossotus*, dans son histoire *Scriptorum Pedemontii*, prétend que *Botal* est parvenu à l'Episcopat; il le dit *Episcopus Mercovensis in provinciâ*; mais il est le seul dans lequel nous ayons trouvé une pareille assertion; il est même douteux que ce fait soit vrai. Nous avons de ce Médecin les ouvrages suivans:

1. *De curandis vulneribus sclopetorum.* Lugduni, apud *Guillelmum Rouill*, 1560, *in*-12. Ibid. 1565, *in*-12. Venetiis, apud *Valgrisium*, 1565, *in*-8. Ibid. 1598, *in*-8. Francofurti, 1575, *in*-4. Antuerpiæ, apud *Arnoldum Comin*, 1583, *in*-4. avec les ouvrages d'*Alphonse Ferrius* & de *François Rota* sur la même matiere; traduit en haut allemand, à Nuremberg, 1676, *in*-8. L'Auteur cherche à prouver, contre *Alphonse Ferrius*, que ces plaies ne contiennent ni du feu, ni du venin; il veut qu'on y laisse les corps étrangers, lorsqu'on ne peut les extraire qu'avec beaucoup de peine & en causant de grandes douleurs; & qu'on ne fasse à la peau aucune incision, à moins que la balle n'ait fait un long chemin sous cette partie. Il conseille

l'usage des digestifs puissans dans les commencemens, mais pendant un seul jour, celui des repercussifs; le troisieme ou le quatrieme jour, l'application du cautere actuel pour arrêter l'hémorragie, &c.

2. *Luis venereæ curandæ ratio.* Parisiis, apud *Johannem Foucher*, 1563, *in-12*; inséré dans l'Appendice du tome I de la collection de Venise, *de morbo gallico*; rapporté encore dans l'ouvrage que nous indiquerons sous le titre de *Commentarioli duo*, &c. enfin, traduit en allemand, & imprimé avec le précédent, à Nuremberg, 1676, *in-8*. On a joint à cette édition la chirurgie de *Tassinus*. L'objet que l'Auteur s'est proposé, y est traité en trente-un chapitres, avec assez d'érudition.

3. *De catarrho, commentarius; additâ rerum monstrosorum figurâ.* Parisiis, apud *Turrisanum*, 1564, *in-8*.

4. *De viâ sanguinis à dextro in sinistrum cordis ventriculum.* Parisiis, 1564; Venetiis, 1640, *in-4*.

5. *Commentarioli duo; alter de medici, alter de ægroti munere.* Lugduni, apud *Ant. Gryph.* 1565, *in-16*. On a joint à cet ouvrage, 1°. un commentaire sur le catarrhe; 2°. les deux ouvrages dont nous venons de parler: celui des plaies d'armes à feu est augmenté d'une dissertation sur les plaies de la tête, & de plusieurs figures qui répresentent les instrumens nécessaires dans les opérations qu'on doit faire à cette partie; 3°. une *exposition* sur le chapitre VI du livre VI de Galien, *de methodo medendi.*

6. *De foramine ovali dissertatio, cum libro de catarrhis.* Lugduni, 1565, *in-16*.

7. *De curatione per sanguinis missionem liber. De incidendæ venæ, cutis scarificandæ & hirudinum affigendarum modo.* Lugduni, 1577, *in-8*. Ibid. apud *Johannem Huguetan*, 1580, *in-8*. Antuerpiæ, apud *Plantinum*, 1583, *in-8*. Ibid. 1585, *in-8*. Lugduni, 1655, *in-8*. La seconde partie de cet ouvrage a été traduite en françois sous le titre de *Traité de la maniere de saigner, scarifier & appliquer les sangsues.*

8. *Sententia de viâ sanguinis in corde.* Venetiis, 1640, *in-4*.

9. *Opera omnia medica & chirurgica.* Lugduni-Batav. apud *Daniel. & Abraham. à Gaasbeeck*, 1660, *in-8*. Nous devons cette édition à *Jean Van-Horne*.

Botal étoit grand partisan de la saignée; il en introduisit à Paris la pratique fréquente, même excessive. *Bonaventure Grangier*, Médecin de Paris, écrivit contre lui, & fit voir qu'il ne faut employer la saignée qu'avec modération; mais, malgré les bonnes raisons de *Grangier*, la pratique de *Botal* eut beaucoup de partisans, & gagna insensiblement parmi les Médecins de Paris, au point que, pendant long-tems, ils ont faigné prodigieufement leurs malades : ce qu'on leur a reproché à jufte titre ; mais la faine doctrine a pris aujourd'hui le deffus, & ils ont fu réduire la faignée à fes juftes bornes.

On fait affez généralement honneur à *Botal* de la premiere découverte du trou ovale, qui, dans le fœtus, forme une communication entre l'oreillette droite & l'oreillette gauche du cœur, & qui n'eft prefque connu que fous le nom de *trou de Botal ;* mais ce trou étoit connu long-tems avant ce Médecin : plufieurs Anatomiftes en avoient parlé avant lui ; cette découverte remonte même jufqu'au tems de *Galien* : on en trouve des notions bien claires, & une defcription affez exacte dans les écrits de ce dernier ; on voit même qu'il en a mieux connu & indiqué les ufages, que *Botal* lui-même : on peut s'en convaincre aifément en confultant le livre de *Galien*, intitulé : *de ufu partium*, chap. 6, liv. 15, 20, 21.

BOTANIQUE (*la*) eft une partie de l'art de guérir, qui a pour objet la connoiffance des plantes & de leurs vertus. Elle a été eftimée dans tous les fiecles & chez toutes les Nations ; les infirmités auxquelles l'homme a toujours été fujet, lui ont fait chercher des fecours propres à y remédier : il les a trouvés dans le fein même de la nature : les vertus de quelques plantes découvertes par un effet du hazard, ont animé fes recherches. Il a vu encore que les animaux, dirigés par un inftinct qu'ils tiennent de la nature, découvrent eux-mêmes, dans quelques plantes, des remedes à leurs maux C'eft de là fans doute que vient l'extrême confiance que les hommes ont eue de tous les tems pour les remedes tirés du regne végétal ; ils ont été entraînés comme par un inftinct particulier qui s'eft foutenu jufqu'à nous ; mais la nature a laiffé à notre raifon le foin de découvrir l'utilité de chaque plante en particulier ; c'eft-là, nous devons l'avouer, que la raifon a bien de la peine à remplacer l'inftinct des animaux. Telle eft fans doute l'origine de la Botanique, c'eft-à-dire, des recherches que les hommes ont faites pour parvenir à la connoiffance des plantes & de leurs vertus. Cette fcience a fouffert plufieurs révolutions ; nous allons préfenter un tableau fuccinct de l'état où elle a été dans les différens fiecles.

Les anciens Médecins Grecs paroiffent avoir été les premiers qui fe font occupés de la Botanique : on trouve dans leurs ouvrages quelques connoiffances relatives à cette fcience, & ce font les plus anciens qui foient parvenus jufqu'à nous. *Pythagore*, *Anaxagore*, *Démocrite*, *Diagoras*, & plufieurs autres, que Théophrafte & Pline citent fouvent, compoferent divers traités de plantes, mais qui ont été perdus. *Hippocrate* eft le premier de tous ceux que nous avons, qui ait parlé de leurs vertus ; *Craterus* fe diftingua encore dans cette partie de la médecine. Mais il paroit que les connoiffances que ces Médecins avoient relativement aux plantes, étoient auffi bornées que fuperficielles ; il paroit même qu'ils ne s'occuperent de la Botanique, que dans les cas urgens, par pure nécessité, & sans avoir le dessein d'en faire une science reglée. Ils nous ont transmis les noms des plantes; mais nous ignorons s'ils leur donnerent les noms qu'elles portent, ou s'ils les reçurent des autres Nations.

Les Grecs, qui les suivirent, s'appliquerent plus particuliérement à la Botanique; mais leurs progrès furent encore assez bornés. *Théophraste* fit l'ouvrage le plus complet que nous ayons de ce tems-là; il traita avec assez d'étendue de la nature, des différences & des vertus de plusieurs plantes; il expliqua même quelques phénomenes relatifs à leur végétation & à leur culture; mais le nombre des plantes qu'il connut, est peu considérable. *Dioscoride*, qui vint après lui, surpassa ses prédécesseurs par son activité, son application, ses recherches, son exactitude & sa passion pour la matiere médicinale: personne ne l'avoit encore traitée aussi savamment que lui; mais il ne parla que d'environ 600 plantes; il les décrivit même de maniere qu'il est souvent difficile & quelquefois impossible de les reconnoitre.

Les Romains s'appliquerent aussi à la Botanique; mais ce ne fut qu'après la défaite de Mithridate. Pompée fit traduire par son Affranchi plusieurs recettes qu'on trouva dans la cassette de ce Prince, qui avoit fait faire beaucoup de recherches sur cette matiere. *Caton*, *Æmilius Macer*, *Varron*, *Antonius Musa*, Médecins d'Auguste, *C. Valgius*, qui dédia son ouvrage à cet Empereur, firent plusieurs traités sur les plantes; *Julius Bassus* & *Sextius Niger* s'occuperent de la même matiere; &, quoique Latins, ils écrivirent en grec. Nous ne devons pas oublier *Pline*, qui se distingua par sa grande Histoire naturelle.

Galien, qui les suivit de près, & qui se distingua dans le deuxieme siecle, fit une révolution en médecine: sa doctrine se répandit au loin; & il jouit lui-même d'une réputation très-étendue. Il s'appliqua à la connoissance des vertus des plantes: il en parla avec assez d'étendue dans plusieurs de ses livres; mais il chercha à déterminer ces vertus par certains degrés de chaleur, de froideur, &c.

Les Auteurs dont nous venons de parler, ne pousserent pas bien loin leurs connoissances dans la botanique: leurs descriptions sont fort courtes, & souvent peu exactes; il paroit même qu'ils comptoient plus sur la tradition, que sur leurs écrits. On voit, en effet, qu'ils se contenterent de proposer les plantes qui étoient les plus connues de leur tems, comme des modeles propres à faciliter la connoissance de celles qui ne l'étoient pas; ils les comparerent ensemble, mais sans décrire ni les unes, ni les autres: il résulte delà que ce qui leur étoit très-familier, est devenu un mystere pour nous; & que ne connoissant point ces premiers modeles, nous ne trouvons dans leurs écrits, que des doutes & des obscurités. Ces Médecins ne cherchérent encore que des remedes; ils parurent n'avoir en vue que d'enrichir la médecine de nouveaux secours; mais ils répandirent une confusion prodigieuse dans cette branche de l'art de guérir, par l'introduction de nouveaux noms variés & multipliés à l'infini; ils déduisirent ces noms; 1°. des vertus des plantes; 2°. de leurs ressemblances avec les choses les plus connues; 3°. des noms de ceux qui les avoient mises en réputation; 4°. des lieux où elles naissoient: mais ils en tirent indistinctement une distribution irréguliere, sans choix, sans ordre & sans méthode.

Oribase, *Paul d'Egine*, *Aetius*, qui vécurent dans les premiers siecles de l'ere chrétienne, s'attacherent aussi à la matiere médicinale; ils en traiterent avec assez d'étendue: mais ils y suivirent servilement leurs prédécesseurs: ils copierent leurs écrits, & se mirent peu en peine d'éclaircir leurs ouvrages, & d'y répandre plus d'ordre & de clarté.

La botanique subit le sort des autres sciences; elle s'éclipsa avec elles. La décadence des lettres, arrivée vers le septieme siecle, entraîna celle de cette partie de l'art de guérir. Les Arabes, qui pendant long-tems cultiverent seuls les différentes parties de la médecine, négligerent la botanique: il est surprenant qu'ayant cherché à imiter les Grecs, ils ne se soient point occupés d'une science que ceux-ci avoient cultivée. Il est vrai qu'ils ajouterent quelques drogues de leurs pays ou des pays voisins, à la matiere médicale des Grecs; mais loin d'éclaircir cette matiere, ils y jetterent une nouvelle confusion. *Serapion* est celui de tous ceux de cette Nation, qui paroît s'être le plus appliqué à la connoissance des plantes; on voit à la tête de ses Œuvres, les noms de soixante-dix-neuf Auteurs, presque tous de son pays, des lumieres desquels il avoit profité; mais le corps de l'ouvrage est presque tout tiré de Dioscoride & de Galien.

Ce ne fut qu'au renouvellement des lettres, vers la fin du quinzieme siecle, qu'on reprit du goût pour l'étude de la botanique, & qu'on songea à tirer les anciens Botanistes de la poussiere. Depuis Pline, le dernier des Auteurs Romains célebres, c'est-à-dire, depuis les fondemens de la Religion chrétienne, jusqu'à *Cuba*, dans un espace de plus de 1400 ans, la botanique n'avoit été traitée que relativement à la médecine, & confondue avec elle. *Cuba* commença en 1486 à publier environ 500 figures de plantes & autant de descriptions, à la vérité, fort mauvaises & sans aucun ordre. *Théodore Gaza*, son contemporain, traduisit Théophraste de grec en latin; *Hermolaüs Barbarus* donna aussi une traduction latine de Dioscoride, & tâcha de rétablir l'histoire naturelle de Pline; *Marcellus Virgilius & Jean de Ruel* firent une nouvelle traduction de Dioscoride: celle de ce dernier fut la plus suivie. Il parut en même tems, & dans la suite, une foule de Commentateurs, de Critiques, de Restaurateurs de la botanique: tels que *Léonicene*, *Brassavoli*, *Brunsfelds*, *Ericius Cordus*, *Ryff*, *Valerius Cordus*, *Tragus*, *Cornarius*, *Goupil*, *Fuchsius*, *Mathiole*, *Dalechamp*, *Camerarius*, *&c.*

Ces Médecins ne s'occuperent que des moyens de rétablir l'ancienne botanique; ils ne songerent qu'à entendre les anciens, pour y puiser des lumieres qui avoient été ensevelies pendant long-tems: ils ne cher-

cherchèrent les plantes que dans les livres des Grecs & des Latins ; ils parurent ne s'appliquer qu'à recueillir les bons & les mauvais endroits de ces livres, dans lesquels ils croyoient entrevoir, pour ainſi dire, l'ombre des plantes qu'ils cherchoient. *Matthiole* lui-même, le plus fameux Interprete de Dioſcoride, ne compara pas les plantes que la nature a produites, avec les deſcriptions de ſon Auteur ; mais ſur ces deſcriptions, il imagina des plantes que la nature avoit dû produire, ou qu'elle avoit eu tort de n'avoir pas produit.

Ce n'eſt que depuis la fin du ſeizieme ſiecle, qu'on a ceſſé d'étudier la nature dans les livres ; qu'on l'a méditée elle-même ; qu'on l'a obſervée dans ſes productions ; qu'on l'a ſuivie dans ſes opérations ; qu'on a oſé enfin chercher les plantes dans les campagnes : auſſi-tôt la botanique eſt devenue plus étendue ; & elle s'accroît tous les jours. Les Souverains ont contribué à ſes progrès : ils ont favoriſé les voyages & les recherches des Botaniſtes ; les jardins ſe ſont multipliés dans toute l'Europe. Les noms de pluſieurs Botaniſtes célebres ont orné les faſtes de la médecine : on peut citer avec éloge, *Dodonée*, *Ceſalpin*, *L'Ecluſe*, *Lobel*, *Alpin*, *Bauhin*, *Tournefort*, *Ray*, *Rivin*, *Juſſieu*, *Linné*, *Adanſon*, &c.

A peine la botanique a-t-elle commencé à faire des progrès réels, que l'immenſe quantité de plantes, toutes différentes les unes des autres, qu'on a découvert tous les jours, a accablé les Botaniſtes : il n'y a point de mémoire qui eût pu ſuffire à tant de diverſes dénominations. Il falloit encore donner des noms aux plantes qui avoient été juſques-là inconnues : c'eſt ce qui a donné lieu aux Botaniſtes d'inventer des méthodes propres à les ſoulager. Il faut avouer cependant que ceux qui y ſongerent, furent en petit nombre ; qu'ils ne s'en occuperent que tard, & qu'il y en eut pluſieurs qui en conteſterent ou la poſſibilité, ou l'utilité. L'établiſſement des genres auxquels il falloit travailler avec plus de ſoin qu'à toute autre choſe, fut propoſé dans le ſiecle dernier. On connut de quelle importance il étoit de les établir ſur des principes aſſurés ; mais ceux qui propoſerent les premiers ce grand deſſein, n'eurent ni le tems, ni l'occaſion de l'exécuter. Ce projet fut même abandonné pendant pluſieurs années : cet ouvrage étoit réſervé à notre ſiecle. Les *Tournefort*, les *Rai*, les *Rivins*, les *Linné*, les *Adanſon* & pluſieurs autres Botaniſtes du ſiecle où nous vivons, l'ont exécuté avec ſuccès : ils ont fixé des genres & des eſpeces ; par ce moyen, ils ont donné à la botanique un ordre & un arrangement, dont on doutoit qu'elle fût ſuſceptible.

Tel eſt l'état actuel de la botanique : mais nous devons l'avouer, elle eſt encore bien loin de ſa perfection. On connoît un nombre prodigieux de plantes : on en découvre tous les jours de nouvelles ; mais il paroît qu'on s'en eſt tenu, juſqu'ici, à leur nomenclature & à leur diſtribution méthodique. La nomenclature eſt bien peu de choſe : ce n'eſt qu'une affaire de mémoire. Les diverſes méthodes ne ſont ni des connoiſſances réelles, ni des découvertes : ce ne sont que des moyens plus ou moins faciles de parvenir à la connoissance des plantes, imaginés pour soulager la mémoire. L'objet le plus essentiel de la botanique paroît être celui qui a été, jusqu'ici, le moins cultivé, celui de la connoissance des vertus des simples. Il seroit à souhaiter qu'on ne se bornât pas à la connoissance & à la description du nombre prodigieux des plantes que nous connoissons aujourd'hui, & à une indication succincte & superficielle de leurs propriétés, mais qu'on travaillât avec soin à découvrir & à déterminer leurs vertus par des expériences certaines. C'est le seul moyen de porter la botanique à sa perfection, & de la rendre utile à l'humanité.

BOTGER, (*Chrétien Henri*) Nous avons sous son nom :

Beschreibung der gesund brunnen und Boeder Bey Hof-Geismar, &c. c'est-à-dire, *description des eaux minérales & thermales de Hof-Geismar*, &c. A Cassel, 1773, avec sept planches en taille douce. C'est une collection qui contient, 1°. deux mémoires relatifs à l'analyse de ces eaux, qui ont remporté le premier & le second Prix, proposés par le Landgrave de Hesse-Cassel : le premier, par *Thilenius*; le second, par *Delius* : 2°. soixante-seize observations médicinales sur l'efficacité de ces eaux, par *Wustenberg & Hoffman*. Les planches représentent les environs des sources de Hof-Geismar, les bâtimens qui sont dans leur voisinage, & les crystaux des sels tirés de ces eaux, & vus au microscope.

BOTTENTUIT, (*Jean-Baptiste*) Chirurgien-Juré, reçu à St. Côme à Paris. Il est peut-être le même que celui que Devaux désigne sous le nom de *Pierre-Charles Bottentuit Langlois*, Chirurgien de Paris, qui mourut le 8 Décembre 1724, âgé de 24 ans, peu de tems après sa réception au Collége de chirurgie de cette ville. Il est peut-être encore le fils de *Jean Bottentuit*, Maître en chirurgie du Collége de Paris, & Chirurgien de l'Hôtel-Dieu de cette ville, mort le 5 Novembre 1695. Nous avons sous ce nom les ouvrages suivans :

1. *Dissertation sur une machine inventée pour réduire les luxations*. A Paris, chez *Morel*, 1724, *in*-12. Il s'agit de la machine inventée par *Jean-Louis Petit* : L'Auteur commence par donner une description de cette machine : il en fait voir ensuite les inconvéniens; il rapporte quatre exemples du mauvais succès qu'elle a eu, même entre les mains de son Auteur. Il préfere avec raison le secours de la main, qu'il regarde comme plus sûr & plus efficace. Les principes de l'Auteur paroissent conformes à la saine doctrine, & fondés sur l'expérience. *Petit* répondit à cette dissertation dans l'amphithéâtre de St. Côme, mais de vive voix seulement : cela donna lieu à *Bottentuit* de publier la lettre suivante.

2. *Lettre au sujet de la réponse faite par le sieur* Petit, *dans l'amphithéâtre de S. Côme, à la dissertation qui a paru contre sa machine.* A Paris, chez *Morel*, 1724, *in*-12. L'Auteur commence par relever *Petit* sur quelques points d'anatomie, où il prétend que celui-ci s'est trompé dans sa réponse. Il donne ensuite un nouvel exemple des mauvais succès de cette machine, & persiste à soutenir qu'elle ne peut que produire des désordres.

BOTTER, (*Henri*) Médecin du siecle dernier, qui étoit Professeur en médecine à Cologne. Nous avons de lui :

1. *De expurgatione empyematis, epistola.* On la trouve avec les observations médicinales de *Grégoire Horstius*, imprimées à Ulm, chez *Saurius*, 1621, *in*-4.

2. *Tractatus de scorbuto.* Lubecæ, 1646, *in*-4. ibid. 1664, *in*-4.

BOTTHIUS, (*George-Henri*) Médecin de l'Université de Giessen. Il a écrit :

De Febre ephemerâ. Giessæ, 1620, *in*-4.

BOTTI, (*Joseph*) a donné :

Cecita illuminata, cioè breve compendio della formazione e struttura dell' occhio, e delle sui parti constituente, &c. A Parme, 1698, *in*-8. On trouve dans cet ouvrage une description très-succincte de l'œil & de ses différentes parties, avec l'explication du méchanisme de la vision & l'exposition de quelques-unes des maladies qui attaquent cet organe.

BOTTICHER, (*Jean-Guillaume*) Médecin qui vivoit au commencement de ce siecle ; il exerçoit la médecine à Copenhague, & soigna les pestiférés dans la peste qui régna dans cette ville en 1711. Il a donné les ouvrages suivans :

1. *De verâ fluidissimi nervei, seu succi nervosi existentiâ, ejusque genuino usu.* Berolini, 1721, *in*-4.

2. *Morborum malignorum, imprimis & pestilentiæ, brevis & genuina explicatio, cui adjuncta est descriptio pestis anno 1711, Hafniæ sævientis.* Hamburgi, apud *Viduam Sekiuer*, 1713, *in*-8. L'ouvrage contient deux parties : la premiere est toute théorique. L'Auteur y détermine d'abord les divers degrés de malignité, qui distinguent les maladies malignes ; il prétend que les esprits animaux sont les premiers attaqués par les corpuscules pestilentiels, répandus dans l'air, & qu'ensuite le venin se communique, sans peine, aux fluides : il présente ce venin comme un puissant alkali volatil, capable de dissoudre la texture du sang, & d'en désunir tellement les principes, que la circulation,

culation, après avoir langui peu à peu, s'abolisse enfin totalement. Après quoi, il parcourt les causes éloignées de la peste, & passe à l'examen des signes qui présagent cette maladie, & des signes diagnostics & prognostics, dont il donne une explication physique & méchanique : la seconde partie est relative à la pratique. L'Auteur s'occupe d'abord des remedes, qu'il regarde comme préservatifs, & qu'il distingue en internes & en externes ; il en fait une longue énumération : il passe ensuite au traitement des pestiférés. Il examine successivement l'utilité ou les inconvéniens de la saignée, de la purgation, des cordiaux, des diaphorétiques, des acides, des alkalis, des vésicatoires, des cauteres. Il expose les cas où on doit les employer ou les rejetter ; il fait connoitre les précautions avec lesquelles on doit en faire usage. Il y a d'assez bonnes choses dans ce traité ; mais il est écrit sans ordre, sans méthode, sans netteté : le style en est peu châtié ; & l'ouvrage est rempli de fautes typographiques.

BOTTING, Anglois, a écrit:

Chirurgical facts relating to Wounds and contusions of the head. A Londres, chez *Waller*, *1760*, *in*-8. L'Auteur a rassemblé plusieurs cas remarquables de contusions & de plaies à la tête ; il recommande fortement, pour leur guérison, les fréquentes évacuations. Il regne dans cet ouvrage beaucoup d'exactitude & de jugement.

I. BOTTON *ou* BOTTONI, (*Aubertin*) naquit à Padoue au commencement du seizieme siecle, mais d'une famille originaire de Parme, féconde en hommes illustres, & qui avoit produit *Léonard Botton*, Juge & Chancelier de Bologne, connu par ses écrits sur les décrétales. Il étudia les belles-lettres, la philosophie & la médecine, & se fit recevoir Docteur en ces deux dernieres, dans l'Université de Padoue, en 1555, suivant *Portal* ; mais ce Bibliographe a confondu l'époque du Doctorat de *Botton* avec celle de son Professorat. Ce Médecin fut fait en 1549 Professeur de logique dans la même Université ; six ans après, c'est-à-dire, en 1555, il y fut nommé Professeur en médecine. Il mourut dans sa patrie en 1596, dans un âge très-avancé. Nous avons de lui divers ouvrages :

1. *De vitâ conservandâ.* Patavii, apud *Jacobum Bozzam*, 1582. *in*-4.
2. *Methodi medicinales duæ, in quibus legitima medendi ratio traditur, propositæ in Academiâ Patavinâ à viris illustriss. Profess. D. ALB. BOTTONO & ÆMILIO CAMPOLONGO.* Francofurti, apud *Zachariam Palther*, 1595, *in*-8. publié par *Lazare Susenbet.*
3. *De morbis muliebribus libri duo.* Patavii, apud *Jacobum Bozzam*, 1585, *in*-4. Basileæ, apud *Conrad. Waldkirch*, 1586, *in*-4. Vene-

tiis, 1588, *in-4.* Argentinæ, apud *Lazarum Zetzner*, 1597, *in-fol.* rapporté encore dans les *Gynæcia de Spachius.*

4. *De modo discurrendi circà morbos, eosdemque curandi, tractatus.* Francofurti, apud *Johannem Sartorium*, 1607, *in-12.* avec les *pandectes* de *Jean-Georges Schenckius.*

5. *Consilia quædam medica.* Francofurti, apud *Joh. Sartorium*, 1605, *in-4.* dans la collection publiée par *Joseph Lautenbach.*

* II. BOTTON ou BOTTONI, (*Dominique*) naquit à Lentini, ville de Sicile, le 6 Octobre 1641, de *Nicolas Bottoni*, habile Médecin de cette ville. Il fut envoyé à Messine dès l'âge de six ans; il y fit ses humanités & son cours de philosophie dans le Collége des Jésuites: il y étudia la médecine sous Pierre Castelli, Médecin Romain, qui enseignoit alors dans cette ville; enfin il y fut reçu Docteur en philosophie & en médecine en 1558, âgé seulement de 17 ans. *Bottoni* acquit bientôt beaucoup de réputation dans l'exercice de sa profession; il fut appellé souvent auprès des personnes les plus qualifiées des Royaumes de Naples & des deux Siciles: ses succès le firent encore plus connoître. Il fut le Médecin de Simon Carrafa, Archevéque de Messine; du Marquis de Villefranche, Vice-Roi des deux Siciles, qui le fit Protomedic de ce Royaume; du Marquis de Castel-Rodrigo, qui succéda au Marquis de Villefranche, & qui confirma la nomination de *Bottoni* à cette place, avec une augmentation de gages de 600 écus d'or; enfin du Cardinal Louis-Ferdinand Porto-Carrero, aussi Vice-Roi des deux Siciles, qui fit confirmer en 1692 sa nomination à la place de Protomedic, par un Diplome du Roi Charles II, & le fit nommer en même tems Médecin de l'Hôpital royal de Messine. Il fut, peu de tems après, Médecin du Comte de Saint-Etienne, aussi Vice-Roi des deux Siciles, & qui, nommé ensuite à la Vice-Royauté du Royaume de Naples, voulut avoir toujours *Bottoni* auprès de lui: il le fit Protomedic de ce Royaume; mais comme les privileges des Napolitains ne souffrent point un étranger dans cette place, il en donna le titre à un autre, au nom duquel *Bottoni* en remplit les fonctions, avec des appointemens de mille écus d'or; il le nomma en même tems Médecin de l'Hôpital royal de Saint-Jacques, & le chargea d'enseigner la philosophie dans l'Université de Naples, ce que *Bottoni* fit pendant quatre ans: après quelques années de séjour dans cette ville, ce Médecin, qui étoit tourmenté de la goutte, demanda & obtint son congé du Vice-Roi. Il revint à Messine, où il reprit les fonctions de Médecin de l'Hôpital royal; il avoit été nommé dès l'an 1697, Membre de la Societé royale de Londres. Il est mort à Naples vers l'an 1731, âgé d'environ 90 ans: il a laissé un fils, *Marc-Xavier Bottoni*, Docteur en droit, ensuite promu aux ordres sacrés, qui s'est distingué par ses connoissances dans les belles lettres, les

langues savantes & presque toutes celles de l'Europe ; il est connu par plusieurs ouvrages ; il a été successivement Gentilhomme de Christine, Reine de Suéde, Juge de la Vicairie de la Cour suprême du Royaume de Naples, Président du premier Tribunal de la Province de Calabre, Auditeur de celui de la *Fogana* à Naples, Camérier du Cardinal Ottoboni, enfin premier Maître d'Hôtel de Casimire, Reine de Pologne.

Nous avons de *Bottoni* les ouvrages suivans :

1. *Pyrologia typographica.* Neapoli, apud *Dominicum Parrinum & Michaelem Aloysium Mutium*, 1692, *in*-4. C'est une dissertation *de igne juxtà loca, cum eorum descriptione.*
2. *Febris rheumaticæ malignæ, quam Em. Dominus D. Raymundus Perellos, Melitensis Insulæ Princeps, S. H. O. magnus Magister, non sine ingenti vitæ discrimine, subiit anno 1708, historia medica.* Messanæ, apud *Victorinum Maffei*, 1712, *in*-8.
3. *Preserve salutari contro il contagioso malore.* A Messine, chez *Amic & Fernandès*, 1721, *in*-4.

BOUCARD. (*Claude*) Nous avons de lui :

Epistola de methodo Joannis Griffonii in aperiendâ interiore vomicâ. Publiée avec les observations chirurgicales de *Fabrice* de *Hildan*, à Bâle, chez *Louis Regis*, 1606, *in*-8.

BOUCHART, (*Antoine*) a écrit :

De Venenis. Basileæ, 1590, *in*-4.

I. BOUCHER BEAUVAL, (*J.*) a donné :

Traité de la populaire colique bilieuse du Poitou. A la Rochelle, chez *Toussaint de Gouy*, 1673, *in*-8.

II. BOUCHER, (*Pierre-Joseph*) est né à Lille en Flandres le 25 Mars 1715. Après avoir reçu le Doctorat en médecine, il est devenu Médecin pensionnaire de la ville où il a pris naissance, & y a exercé sa profession ; il a été nommé Correspondant de l'Académie royale des Sciences de Paris, le 18 Décembre 1751, & est en même tems Associé étranger de l'Académie royale de chirurgie de la même ville. Il a donné :

Méthode abrégée pour traiter la dyssenterie regnante à Lille en 1750. 1751, *in*-4.

BOUDEWINS, (*Michel*) naquit à Anvers, & s'appliqua à l'étude de la médecine. Après avoir reçu les honneurs du Doctorat, il exerça la médecine dans sa patrie, où il acquit beaucoup de réputation ; il y fut Médecin pensionnaire de la ville & de l'Hôpital, *Président* du Collége des Médecins, & Lecteur en chirurgie & en anatomie. Il mourut d'apoplexie à Anvers le 29 Octobre 1681, & fut enterré dans l'Eglise Abbatiale de St. Michel. Il a donné :

1. *Pharmacia Galeno-Chymica Antuerpiensis.* Antuerpiæ, 1661, *in*-4. Cette Pharmacopée fut faite par ordre du Magistrat.

2. *Ventilabrum medico-theologicum, quo omnes casus tùm medicos, cùm ægros, aliosque concernentes eventilantur, & quod SS. PP. conformius, Scholasticis probabilius, & in conscientiâ tutius est, secernitur.* Antuerpiæ, apud *Cornelium Woons*, 1666, *in*-4. Cet ouvrage est également utile aux Théologiens, aux Confesseurs & aux Médecins ; l'Auteur y traite, avec beaucoup de justesse, des cas de Médecine qui ont rapport à la morale & à la conscience. Il y examine, par exemple, s'il est permis à un Médecin d'ordonner à un malade de s'enivrer pour se guérir ; si des Religieux, obligés par leurs vœux à l'abstinence de la viande, peuvent en manger quand ils sont malades ; si une femme, qui ne peut accoucher heureusement, est obligée de se faire ouvrir le ventre, afin que son enfant reçoive le baptême ; si un Médecin peut vendre plus cher les remedes qu'il a inventés.

Nous avons encore de ce Médecin un Discours latin sur St. Luc, le Patron des Médecins, & un Traité en allemand sur les amusemens qu'il faut procurer aux malades.

BOUDON, Médecin François de nos jours, auquel nous devons les éditions & traductions suivantes :

1. Il a traduit du latin en françois l'abrégé de la médecine pratique de *Jean Allen* ; il a été fait quatre éditions de cette traduction ; à Paris, chez *Cavelier*, 1730, *in*-12, 3 vol. avec des augmentations, ibid. chez *Huart*, 1737, *in*-12, 6 vol. Ibid. 1741, *in*-12, 7 vol. Ibid. chez *Cavelier*, 1752, *in*-12, 7 vol. dédiée à Chicoyneau, premier Médecin du Roi.

2. Il a donné une nouvelle édition des observations anatomiques & chirurgicales de *Brisseau* : elles ont été publiées à la suite de l'ouvrage suivant :

3. Il a donné une nouvelle édition de l'anatomie de *Palfin* ; à Paris, chez *Cavelier*, 1734, *in*-8. 2 vol. Il a ajouté, dans le premier volume, des notes pour éclaircir ou rectifier le texte en plusieurs endroits, & a fait même quelques légers changemens dans le texte. Dans le second volume, il a joint au Traité des os les additions de la nouvelle ostéologie de l'Auteur, qui avoit été imprimée séparément en 1731, & les a accompagnées de remarques. Il a refondu

entiérement les autres parties de ce volume ; il a puisé, pour cela, dans les Anatomistes les plus récens & les plus exacts, & n'y a laissé de l'Auteur, qu'un petit nombre de remarques chirurgicales.

4. Il a traduit du latin en françois les observations anatomiques & chirurgicales de *Ruysch*, qu'il a publiées dans le second volume de l'ouvrage précédent.

BOUEZ *ou* SIGOGNE. (*Jacques*) *Voyez* SIGOGNE.

BOUGUER (*Pierre*) naquit au Croisic en Basse-Bretagne le 10 Février 1698. Il étudia de bonne heure les mathématiques sous son pere, & y fit de si grands progrès, qu'étant au Collége de Vannes, il les enseignoit à son Régent de cinquieme. A l'age de quinze ans, il succéda à la place de Professeur d'hydrographie, vacante par la mort de son pere. Après avoir remporté plusieurs Prix sur des sujets proposés par l'Académie royale des Sciences de Paris, il en fut nommé successivement Associé-Géometre le 5 Septembre 1731, & Pensionnaire-Astronome le 26 Février 1735 ; il avoit été un des Savans envoyés par cette Académie en Amérique, pour déterminer la mesure des degrés & la véritable figure de la terre. Il est mort le 15 Août 1758. Parmi les différens ouvrages de *Bouguer*, il n'y a que le suivant qui entre dans notre sujet :

Traité d'optique sur la gradation de la lumiere. A Paris, 1729, *in*-12. Ibid. 1760, *in*-4. On trouve dans cet ouvrage quelques remarques anatomiques sur l'organe de la vue ; mais elles sont presque toutes empruntées des écrits de Maître-Jean & de Saint-Yves. L'Auteur croit que la lumiere s'affoiblit en traversant l'air & la terre.

BOUHIN (*Pierre*) naquit en 1639 à St. Seyne, bourg de la Bourgogne, à cinq lieues de Dijon. Après avoir fait ses premieres études, il s'appliqua à la médecine, & reçut les honneurs du Doctorat. Il fut ensuite agrégé en 1679 au Collége des Médecins de Dijon. Il mourut d'apoplexie dans cette ville le premier Novembre 1710, à l'âge de 71 ans. Il avoit eu dans sa jeunesse quelque goût pour la poésie françoise. Nous avons encore des vers de sa façon, qu'il fit à l'âge de vingt ans, sous le titre de *Stances sur la pitoyable mort de Cl. Bouhin & de Simon Mielle*, imprimées à Dijon en 1659 ; il écrivit aussi les lettres suivantes, qui ont du rapport à la médecine.

Lettres à M. de Plantade, de l'Académie de Nîmes. A Dijon, 1710, *in*-4. Ces lettres, qui sont au nombre de trois, contiennent des expériences assez curieuses sur la chaux & le salpêtre.

L'*Abbé Papillon* dit avoir vu, entre les mains des héritiers de *Bouhin*, quelques manuscrits : 1°. une traduction entiere des Œuvres de *Para-*

celse; 2°. un abrégé des ouvrages de *Descartes*; 3° un recueil de toutes les expériences qu'il avoit faites. Il assure encore avoir oui dire à *Bouhin* lui-même, qu'il avoit traduit toutes les Œuvres de *van Helmont*, dans l'espérance d'y trouver le dissolvant universel; mais que n'ayant pu y parvenir, quoique le fils de *van Helmont*, passant par Dijon, l'eût assuré qu'on l'y trouveroit, il avoit jetté de dépit sa traduction au feu.

I. BOUILLET, (*Jean*) Médecin François de nos jours, est né le 14 Mai 1690, à Servian, dans le diocèse de Beziers. Il a étudié la médecine dans l'Université de Montpellier, où il a reçu les honneurs du Doctorat en 1707; il s'est établi à Beziers, ville du Bas-Languedoc, où, depuis près de soixante-dix ans, il exerce la médecine avec beaucoup de réputation. Il est, depuis environ quarante ans, Professeur de mathématiques à Beziers, Secrétaire de l'Académie des Sciences & Belles-lettres de cette ville, & Correspodant de l'Académie royale des Sciences de Paris: il est même aujourd'hui le Doyen des Correspondans de cette Académie, ayant été nommé le 13 Mai 1722. Il est encore Associé ordinaire de l'Académie royale des Belles-lettres, Sciences & Arts de Bordeaux, & Associé libre de la Société royale des Sciences de Montpellier; il a un fils, aussi Médecin, qui fait le sujet de l'article suivant. Ce Médecin, peu content de signaler ses talens par les succès qui ont accompagné sa pratique, a voulu encore enrichir le public de ses ouvrages, qui, presque tous, sont le fruit d'une expérience consommée; ce sont les suivans:

1. *Dissertation sur la cause de la multiplication des fermens.* A Bordeaux, 1719, *in*-8. à Beziers, 1720, *in*-8. couronnée en 1719 par l'Académie de Beziers. Cette dissertation se ressent des principes que l'Auteur avoit puisés dans les Ecoles; il y soutient le système des fermens, & paroit les regarder comme concourant à l'exercice des fonctions de l'économie animale; mais il paroit aussi avoir connu dans la suite combien peu ce système méritoit d'être accueilli: on n'en trouve plus de traces dans les ouvrages suivans.

2. *Dissertation sur la cause de la pesanteur.* A Bordeaux, 1720, *in*-8. couronnée par l'Académie de Beziers.

3. *Avis & remedes contre la peste.* A Beziers, 1721. Le but de l'Auteur est de rassurer les esprits contre la peur, & d'indiquer le traitement qu'il juge le plus convenable pour guérir cette maladie.

4. *Lettre écrite au sujet de la rhubarbe.* A Beziers, chez *Barbut*, 1727, *in*-4. Cette lettre est adressée à Penna, premier Médecin du Prince de Monaco.

5. *Sur la maniere de traiter la petite vérole.* A Beziers, chez *la veuve Barbut*, 1736, *in*-4. C'est un extrait d'un mémoire lu par l'Auteur à l'Académie de Beziers en 1733.

6. *Mémoire sur les maladies qui regnent à Beziers, & qu'on appelle vulgairement coups de vent.* A Beziers, chez *la Veuve Barbut*, 1736, *in*-4. L'Auteur recherche, 1°. ce que c'est que les *coups de vent*; 2°. quelle en est la nature; 3°. quels en sont les principaux symptomes; 4°. quelle est sa maniere la plus propre à y remédier.

7. *Recueil de lettres, mémoires & autres pieces pour servir à l'histoire de l'Académie des Sciences & Belles-lettres de Beziers.* A Beziers, chez *la veuve Barbut*, 1736, *in*-4.

8. *Plan d'une histoire générale des maladies.* A Beziers, chez *Barbut*, 1737, *in*-4. Ce n'est qu'une espece de *Prospectus* d'un ouvrage que l'Auteur vouloit entreprendre; mais nous ne croyons point que ce projet ait été exécuté.

9. *Elémens de médecine-pratique, tirés des écrits d'Hippocrate & de quelques autres Médecins anciens & modernes.* A Beziers, chez *Barbut*, 1744, *in*-4. Cet ouvrage est divisé en cinq parties. La premiere contient les maximes & observations générales d'Hippocrate, extraites de l'Histoire de la médecine de Leclerc, & des observations médicinales de Lomnius. La seconde présente une idée générale de l'économie animale & des causes des maladies. La troisieme traite des maladies les plus fréquentes dans chaque saison de l'année. La quatrieme comprend l'histoire des maladies qui ont été les plus communes à Beziers depuis l'an 1730 jusqu'à 1743. La cinquieme contient l'histoire des maladies que l'Auteur a eu occasion de traiter dans des personnes de différens âges, de différens sexes & de différentes conditions.

10. *Suite des Elémens de médecine-pratique.* A Beziers, 1746, *in*-4. On trouve d'abord une Préface, qui est un abrégé historique de la médecine thérapeutique, depuis Hippocrate jusqu'au tems où l'Auteur a écrit. L'ouvrage est composé de quatre mémoires; le premier, qui avoit été lu à l'Académie de Beziers, contient une nouvelle méthode pour guérir quelques maladies chroniques, reconnues pour incurables, comme l'asthme & la goutte. Dans le second, l'Auteur examine les effets de la pression de l'air sur le corps humain. Dans le troisieme, il cherche à prouver qu'il y a de véritables rhumes de cerveau, & qu'il entre de l'air dans ce viscere. Dans le quatrieme, il veut prouver que les regles fondamentales de la médecine-pratique peuvent être démontrées, & que, dans le traitement des maladies aiguës, la méthode générale fondée sur ces regles, a un avantage infini sur les méthodes particulieres. Les matieres, dont il est question dans ces mémoires, sont traitées d'une maniere intéressante. On connoit aisément que cet ouvrage est le fruit d'une longue expérience.

11. *Mémoire sur l'huile de pétrole en général, & particuliérement sur celle de Gabian.* A Beziers, 1752, *in*-4.

12. *Observations sur l'anasarque, les hydropisies de poitrine & du péricarde, avec des réflexions sur ces maladies.* A Beziers, chez *Barbut*, 1766, *in*-4. *Bouillet* a donné cet ouvrage ensemble avec son fils.

13. *Mémoire sur les moyens de se préserver de la petite vérole.*. A Beziers, 1770, *in*-4.

II. BOUILLET, (*Jean-Henri-Nicolas*) fils du précédent, est né à Beziers le 6 Décembre 1729; il s'est livré de bonne heure à l'étude de la médecine; il en a reçu les premiers principes sous les yeux d'un pere, bien propre, par la profondeur de ses lumieres, à accélérer ses progrès. Il a été ensuite en continuer l'étude à Montpellier, & a été reçu au Doctorat dans l'Université de cette ville. Il est revenu à Beziers, où il a été formé à la pratique par son pere, sur les traces duquel il marche avec distinction. Il est aujourd'hui Médecin de l'hôpital Mage de sa patrie, Membre de l'Académie des Sciences & Belles-lettres de la même ville, & Correspondant de l'Académie royale des Sciences de Paris, depuis le 3 Janvier 1759. Il a donné :

1. *Mémoire ou Dissertation sur l'hydropisie de poitrine, & sur les hydropisies du péricarde, du médiastin & de la plevre.* A Beziers, chez *Barbut*, 1758, *in*-4. Le but de l'Auteur est de dissiper les alarmes qu'on a sur la paracenthese dans les hydropisies de poitrine; il présente cette opération comme très-salutaire, lorsqu'on est bien convaincu de l'existence de cette maladie, que d'ailleurs l'épanchement s'est fait avec promptitude, & que le malade n'est point cachectique, ni dans un trop grand abattement. Il a recueilli, à ce sujet, les observations qu'on trouve répandues dans les ouvrages des Auteurs les plus célebres, & sur-tout dans le traité du cœur, de Senac. Il a tiré de ce dernier tout ce qu'il rapporte sur les signes qui annoncent les hydropisies du péricarde & du médiastin, ainsi que sur la maniere dont on pourroit tenter la ponction dans ces cas rares, sur lesquels on n'est encore guidé par aucune expérience certaine. La pratique de l'Auteur est bonne & salutaire; il ne lui reste qu'à nous indiquer les vrais signes de ces maladies; ceux qu'il désigne sont très-équivoques : à dire le vrai, nous n'en connoissons point de bien certains.

2. *Mémoire sur les pleuro pneumonies épidémiques.* A Beziers, chez *Barbut*, 1759, *in*-4.

3. *Observations sur l'anasarque, les hydropisies de poitrine, du péricarde, avec des réflexions sur ces maladies.* A Beziers, chez *Barbut*, 1766, *in*-4. L'Auteur a donné cet ouvrage ensemble avec son pere.

BOUILLON (*Alard-Charles*) a écrit:

De obstructione. 1729, *in*-4.

BOVILLUS (*Charles*) a donné:

Liber cordis. Parisiis, 1519, *in*-4.

I. **BOVIO** (*Zeffiricle Thomas*) étoit d'une famille patricienne de Véronne. Nous avons sous son nom:

1. *Melampigo, overo confusione dei Medici Sophisti*; c'est-à-dire, Melampigo,, *ou la confusion des Médecins Sophistes.* A Verone, 1595, *in*-4.
2. *Flagello contro dei Medici communi detti rationali*; c'est-à-dire, *Fléau des Médecins, appellés communément Rationaux.* A Verone, chez *François delle Donne*, 1601, *in*-4.
3. *Fulmine contro dei Medici putati rationali*; c'est-à-dire, *la foudre contre les Médecins qu'on regarde comme rationaux.* A Verone, 1602, *in*-4.

Ces trois ouvrages ont été réimprimés ensemble à Venise, chez *François Barba*, 1626, *in*-8. sous ce titre: *opere, cioè flagello, fulmine, è Melampigo, contro dei Medici putati rationali.* On y a joint la réponse faite au second de ces ouvrages par *Claude Gelli.*

II. **BOVIO** *ou* **BOVIUS.** (*Hyacinthe*) Nous avons sous son nom:

Novi flores medicinales. Venetiis, 1675, *in*-8.

BOUJONNIER, (*Jacques*) Médecin François, qui vivoit vers le milieu du siecle dernier; il exerçoit la médecine à Rouen. Il a donné:

1. *Avis au public sur les differends suscités aux Médecins de Rouen par les Apothicaires.* A Rouen, 1656, *in*-8.
2. *Alexiterium.* Rothomagii, apud *Jacobum Besongne*, 1666, *in*-12.

BOULANGER, (*Pierre*) Médecin François, qui vivoit dans le seizieme siecle; il exerçoit la Médecine à Thouars, ville du Poitou. Il a donné:

Paraphrasis Poëtica Aphorismorum Hippocratis. Parisiis, apud *G. Linocier*, 1587, *in*-12.

Il écrivit encore sur l'Apocalypse, à Paris, 1589, *in*-8.

I. **BOULTON,** (*Richard*) Médecin Anglois de la fin du siecle dernier, qui exerçoit la médecine à Chester, ville d'Angleterre, Capitale du Cheshire. C'est peut-être le même que le suivant; mais on trouve le titre de Médecin dans l'ouvrage dont nous allons rendre compte, & celui de Chirurgien dans ceux que nous attribuerons au suivant. Nous avons sous son nom :

Treatise of the reason of muscular motion. London, 1697, *in*-12. L'Auteur prétend qu'il y a des glandes dans la substance des muscles; que le sang & les esprits animaux, reçus dans ces glandes, se mêlent ensemble, fermentent & constituent le suc nourricier; que ce suc est porté par des conduits particuliers, qui partent de ces glandes, dans les fibres des muscles, qu'il suppose caves.

II. BOULTON, (*Richard*) Chirurgien Anglois du commencement de ce siecle, avoit été élevé au Collége d'Oxford. Nous avons de lui les deux ouvrages suivans :

1. *A system of rational and practical surgery*; c'est-à-dire, *système de chirurgie raisonnée & pratique.* A Londres, chez *W. Taylor* & *W. Innis*, 1713, *in*-8. L'Auteur n'a fait, pour ainsi dire, que copier la chirurgie de *Wiseman.* Pour cacher son plagiat, il a supprimé quelques articles, il a fait quelques additions, quelques changemens aux autres; il les a tous altérés & dénaturés; à peine y a-t-il quelque chose qui soit de lui.

2. *Physico-chirurgical treatises of the gout, the king's-evil, and the lues venerea*; c'est-à-dire, *Traités médicaux-chirurgicaux de la goutte, des écrouelles & de la vérole.* A Londres, chez *M. Lrand* & *J. Kent*, 1714, *in*-8. Dans le premier de ces trois Traités, l'Auteur recherche d'abord quel est le vrai caractere de la goutte; il s'occupe ensuite des causes prochaines de cette maladie; il les déduit d'une humeur âcre & corrosive, mêlée avec la pituite, qui altére la mucosité huileuse des articulations. Après quoi, il passe aux causes éloignées, aux différences, au diagnostic & au prognostic. Il vient enfin à la curation; il regarde les remedes internes comme peu efficaces, souvent comme ne pouvant produire aucun effet, par conséquent comme inutiles; il proscrit absolument l'usage intérieur des narcotiques. L'application extérieure des lénitifs & des émolliens, celle des narcotiques, enfin, celle des légers répercussifs, doivent remplir, suivant lui, tout le traitement. Le second Traité roule sur les écrouelles. Après avoir donné la théorie de cette maladie, l'Auteur passe à la pratique, c'est-à-dire, à la curation. Il conseille la saignée, les purgations, l'usage des martiaux, des bois sudorifiques, du mercure doux; il veut que, dans les sujets phlegmatiques, on excite une légere salivation au moyen des mercuriels : il insiste sur l'application d'un emplâtre fait avec le mercure & le vitriol de Rome. Il passe ensuite au traitement des écrouelles qui suppurent; il veut qu'on les ouvre avec le fer ou le caustique, même qu'on en fasse l'extirpation. Le troisieme Traité est relatif à

la vérole ; l'Auteur fait dépendre cette maladie d'un ferment contre nature, produit dans la masse des humeurs par le mélange des parties volatiles, âcres & huileuses de la semence corrompue. Dans la curation, l'Auteur s'arrête beaucoup à la saignée, à la purgation, au vomissement, à l'usage des lavemens & des diaphorétiques ; il parle fort au long de tous ces secours, qui, par eux-mêmes, ne peuvent guérir la maladie ; tandis qu'il est très-succinct, relativement à la salivation produite par l'usage des mercuriels. Cet ouvrage est suivi d'un petit Traité des fievres intermittentes ; l'Auteur en recherche la cause, qu'il fait consister dans le mélange de quelques parties acides nitreuses avec les parties volatiles, salines & sulfureuses du sang, & dans leur fermentation, qui est la suite de ce mélange. Tous les remedes qu'il prescrit se réduisent à l'usage du quinquina.

Boulton a encore fait un abrégé des Œuvres de *Robert Boyle*, qu'il a publié à Londres en 1699 & 1700, *in*-8. 4 vol.

BOUQUIÉ, (*Pierre-Paul*) Chirurgien de nos jours, établi à Bruxelles. Il a donné :

Essai physique sur les eaux de St. Amand. 1750, *in*-12.

BOURDELOT, (*Pierre*) dont le vrai nom étoit *Michon*, étoit connu le plus souvent sous le nom de l'*Abbé Bourdelot* ; il étoit né à Sens le 2 Février 1610, de *Maximilien Michon*, Chirurgien de cette ville, & d'*Anne Bourdelot*, petite niece de Marie Bourdelot, qui fut mere du fameux Théodore de Beze, Ministre de Geneve. Il fut d'abord destiné à la chirurgie & à la pharmacie, & reçut les premiers élémens de ces deux parties de l'art de guérir dans la maison paternelle. Il vint ensuite à Paris auprès de ses oncles maternels, *Jean Bourdelot*, Avocat au Parlement & Maitre des Requêtes de la Reine Marie de Médicis, & *Edme Bourdelot*, Médecin du Roi Louis XIII. Il y fit son cours de philosophie, après lequel il s'appliqua à l'étude de la médecine. Ce fut alors que, pour se rendre aux desirs de ses oncles, il quitta le nom de *Michon*, pour prendre celui de *Bourdelot* ; il obtint même à cet effet en 1634 des lettres de Louis XIV. L'année suivante, il suivit à Rome le Comte de Noailles, qui alloit dans cette ville en qualité d'Ambassadeur ; mais il n'y fit pas un long séjour ; il fut rappellé à Paris par son oncle *Jean Bourdelot*, qui venoit de perdre son frere.

Peu de tems après son retour à Paris, *Bourdelot* fut connu du Prince de Condé, qui voulut l'avoir auprès de lui en qualité de son Médecin, quoiqu'il n'eût pas encore reçu le Doctorat, ni même fini les études nécessaires pour y parvenir. Il suivit ce Prince au siége de Fontarabie en 1638, d'où la nouvelle de la mort de son oncle le fit revenir en diligence pour recueillir sa succession, qui étoit considérable; mais tous les effets avoient été soustraits & divertis, & il ne lui resta que la bibliotheque. Il rejoignit aussitôt le Prince de Condé, & le suivit en 1639 en Roussillon, d'où il venoit passer les hivers à Paris pour faire ses actes dans la Faculté de Médecine; il fut enfin reçu Docteur en 1640, & l'année d'apres, il fut fait Médecin ordinaire du Roi. Après la mort du Prince de Condé, il fut le Médecin de Louis de Bourbon, son fils ainé, & ensuite du Duc d'Enguien, depuis Prince de Condé.

Il fut appellé en 1651 à Stockholm, auprès de la Reine de Suéde, qui suivit en cela les conseils de Saumaise; celui-ci employa l'ascendant qu'il avoit sur l'esprit de cette Reine, pour mettre *Bourdelot* en faveur. Ce Médecin revint en France chargé de la confiance de Christine, & emportant beaucoup de richesses: il obtint même, à la sollicitation de cette Reine, l'Abbaye de Macé, qui étoit vacante par la mort de Châteauneuf, Garde des Sceaux. *Bourdelot*, pendant son séjour à Rome, avoit reçu du Pape Urbain VIII, les dispenses nécessaires pour posséder des Bénéfices, quoiqu'exerçant la médecine, à condition qu'il la feroit gratuitement.

Après son retour de Suéde, il tint réguliérement une espece d'Académie, dont il avoit jetté les fondemens en 1641. C'étoit une Assemblée de plusieurs Savans, qui se tenoit toutes les semaines, & où l'on agitoit des matieres de physique & de médecine: cette Assemblée se tint d'abord à l'Hôtel de Condé, où elle fut honorée souvent de la présence du Prince de ce nom; ensuite, dans la maison de *Bourdelot*, où on continua de s'assembler réguliérement jusqu'à la mort de ce Médecin.

Bourdelot dut sa mort à l'étourderie d'un Valet, qui mit un morceau d'opium dans le pot de *roses muscades*, dont ce Médecin se servoit ordinairement pour se purger: il en prit sans le savoir; il connut d'abord ce que c'étoit. Il en rejetta une partie; mais il en resta, pendant près de vingt-quatre heures, dans un tel assoupissement, qu'il étoit tout-à-fait insensible: on s'empressa de l'échauffer; & on le brûla au talon avec une bassinoire. Il n'en sentit rien, qu'après être revenu de son assoupissement; mais la partie brûlée se gangrena, & *Bourdelot* en mourut le 9 Février 1685, dans la soixante-seizieme année de son âge. Il laissa un neveu, appellé *Pierre Bonet*, qu'il institua son héritier, à condition qu'il prendroit le nom de *Bourdelot*: ce neveu est mort en 1709, après avoir été Docteur-Régent de la Faculté de médecine de Paris, Médecin de la Duchesse de Bourgogne, & Médecin ordinaire du Roi.

Quelques Historiens se réunissent pour dire beaucoup de mal de ce Médecin: on le présente comme un esprit inquiet, intriguant, portant la flatterie jusqu'à l'adulation, capable de tout entreprendre pour parvenir à son but. On raconte de lui un trait assez singulier, s'il est vrai : on dit que Henri, Prince de Condé, le poursuivant un jour pour lui donner des coups de canne, il lui dit : *Monseigneur, souvenez-vous que je suis votre Médecin.* On a voulu donner à cette réponse une interprétation maligne : on a supposé que *Bourdelot* vouloit faire sentir au Prince qu'il savoit empoisonner ; mais il y a plutôt lieu de croire que ce Médecin vouloit ramener le Prince à lui-même, en lui rappellant qu'il l'honoroit de sa confiance ; & que d'après cela, il ne devoit pas lui faire un pareil traitement. *Amelot de la Houssaye*, duquel nous tenons cette anecdote, & l'interprétation de la réponse de *Bourdelot*, ne l'a pas plus épargné relativement à son voyage en Suéde : il a dit que ce Médecin « avoit fait sa fortune avec Christine, » Reine de Suéde, en sauvant les apparences de sa virginité par des » remedes avortifs ». Mais l'Historien de Christine, qui paroît très-prévenu contre *Bourdelot*, n'en dit rien, tandis qu'il ne l'épargne pas d'ailleurs ; il prétend que ce Médecin avoit un esprit vif & plaisant ; qu'il chantoit agréablement ; qu'il jouoit de la guitarre ; qu'il avoit les talens d'un courtisan, & l'art de se faire valoir & de se rendre nécessaire ; que c'est par là qu'il parvint à la faveur auprès de Christine, quoiqu'il fût peu instruit dans les sciences & dans les lettres. Suivant le rapport de cet Historien, *Bourdelot* se rendit tellement maître de l'esprit de cette Reine, qu'il fut le dispensateur des graces. Son crédit étoit le seul moyen d'avoir quelque accès auprès de cette Souveraine : il parvint même à l'emporter sur le Comte Magnus de la Gardie, & à le faire tomber dans la disgrace. Il fit éloigner de la Cour les différens Savans qui en faisoient l'ornement : les Naudés, les Vossius, les Bochart, les Heinsius, les Courtins, &c. Il n'épargna dans ses railleries, ni la Religion, ni la Dignité, ni la Noblesse. Aussi fut-il bientôt chargé de la haine publique : la Noblesse sur-tout, indignée d'être dominée par un Etranger, fit à la Reine les représentations les plus vives, qui furent appuyées par la Reine-Mere. Christine dut enfin céder ; elle renvoya *Bourdelot* en France, mais en lui donnant de nouvelles preuves de confiance, par les affaires secretes qui furent commises à sa discrétion & à ses négociations ; tout lui annonçoit encore sa faveur & son crédit ; mais à peine fut-il éloigné, qu'il fut oublié : Christine ne lui accorda qu'un esprit superficiel & trompeur. Elle rougit de s'être laissée séduire par un tel homme ; elle vint même au point de le haïr & de n'en parler qu'avec mépris. Il peut y avoir quelque chose de vrai dans tout ce détail ; mais la passion & la prévention peuvent en avoir dicté une partie.

Nous avons de ce Médecin :

1. *An in luis venereæ curatione, balneum?* C'est une question qu'il soutint dans les Ecoles de la Faculté de médecine de Paris le 22 Décembre 1639, sous la Présidence de Nicolas-Mathieu.
2. *An peracutis ut plurimùm purgatio per superiora?* C'est une question que *Bourdelot* fit soutenir dans les mêmes Ecoles.

3. *Conversations académiques, tirées de l'Académie de M. l'Abbé Bourdelot.* A Paris, chez *Billaine*, 1675, *in*-12. 3 vol. C'est le résultat des conférences qui se tenoient toutes les semaines dans la maison de *Bourdelot*; elles ont été publiées par le *Gallois*, sous la forme d'entretiens : on y rapporte plusieurs expériences, faits & observations particulieres sur la physique, la chymie & la médecine.

4. *Recherches & observations sur les viperes, en réponse à une Lettre de M. Redi.* A Paris, 1671, *in*-12.

Bourdelot laissa des Mémoires manuscrits sur l'histoire de la musique, qui ont été publiés par *Jacques Bonet*, son neveu, à Paris, chez *Cochart & Ganeau*, 1715, *in*-12.

Nous lui devons encore une édition de la médecine-pratique de *Fabricio d'Aquapendente* & du traité des vers d'*Emile Campolongo*, publiée à Paris, en 1634, *in*-4.

BOURDET, Chirurgien-Dentiste, reçu au Collége de chirurgie de Paris, exerce aujourd'hui cet art à Paris, & est Dentiste du Roi. Il a donné :

1. *Recherches & observations sur toutes les parties de l'art du Dentiste.* A Paris, chez *Hérissant*, 1757, *in*-12. 2 vol. traduites en allemand, 1762, *in*-8., & en italien, à Vicence, 1767. Cet ouvrage est divisé en sept chapitres, composés chacun de différens paragraphes : le premier, sous le titre générique de *physiologie des dents*, contient l'anatomie des deux mâchoires, & les moyens de corriger les vices de conformation des dents; le second traite des différentes maladies qui attaquent & détruisent la substance des dents, de leurs causes internes & externes, des moyens de les prévenir, des remedes généraux & particuliers; le troisieme est relatif aux maladies & autres causes qui alterent la blancheur des dents; le quatrieme concerne les maladies des alvéoles, celles des gencives & leur guérison; le cinquieme renferme les différentes opérations qu'on pratique sur les dents; le sixieme contient le manuel du Dentiste, concernant les pieces & les dents artificielles; enfin le septieme consiste en quelques compositions d'opiats, d'essences & de poudres, qui ont paru propres à conserver les dents & les gencives.

2. *Soins faciles pour la propreté de la bouche & pour la conservation des dents.* A Paris, chez *Hérissant*, 1759, 1771, *in*-16. A Lausanne, 1759, *in*-16. Ce petit ouvrage, imprimé sous la forme d'un almanach, pour le rendre plus portatif & d'un usage plus facile, est extrait, pour la plus grande partie, des *recherches sur toutes les parties de l'art du Dentiste*, par le même Auteur. Il contient des instructions à la portée de tout le monde, sur la maniere de conserver les dents propres, de prévenir les accidens qui les alterent, ou

d'en empêcher les progrès ; enfin quelques observations sur la maniere de gouverner les enfans dans le tems de la formation des dents, & sur les dents artificielles. Il regne dans ce petit ouvrage beaucoup de *clarté*.

3. *Dissertation sur les dépôts du sinus maxillaire*. A Paris, chez *Hérissant*, 1764, *in*-12. L'Auteur donne les signes de l'existence de cette maladie ; il décrit les symptômes qu'elle présente ; il prescrit la méthode qu'on doit employer ; il présente le cautere actuel, comme le remede le plus sûr ; il indique la maniere de s'en servir, & les précautions qu'on doit mettre en usage ; enfin il cite les cures qu'il a opérées par ce moyen.

BOURDON, (*Amé*) Médecin François du siecle dernier, qui exerçoit la médecine à Cambrai. Nous avons de lui :

1. *Nouvelle description anatomique de toutes les parties du corps humain & de leurs usages*. A Paris, 1684, *in*-12. ibid. chez *Laurent d'Houry*, 1687, *in*-12. Cet ouvrage est divisé en six chapitres, qui sont eux-mêmes subdivisés en plusieurs articles : le premier traite du ventre inférieur, de la peau, de la graisse, de la membrane adipeuse, des muscles en général, & des épigastriques en particulier, du péritoine, du nombril, de l'épiploon, de l'œsophage, de l'estomac, des intestins, du mésentere, des glandes en général, du pancreas, du foie, de la rate, des reins, des ureteres, de la vessie, des parties de la génération dans l'un & l'autre sexe, de la génération, de la situation du fœtus, de son accroissement, de sa structure particuliere, & du terme de sa naissance ; mais il est surprenant que dans un chapitre, qui traite du ventre inférieur, l'Auteur ait parlé des parties extérieures de la poitrine, de celles des cuisses & des jambes, & qu'il y ait ajouté des avis sur la saignée, les ventouses, les cauteres & les sang-sues ; c'est cependant ce qui fait le sujet du premier article ; le second chapitre est relatif à la poitrine : il y est question des mammelles, du diaphragme, de la plevre, du médiastin, du thymus, du péricarde, du cœur, des poumons, du larynx & du pharynx ; le troisieme concerne la tête : l'Auteur y parle du poil & des cheveux, des membranes internes & externes de la tête, du cerveau, du cervelet, des glandes pinéale & pituitaire, des yeux, des oreilles, du nez, des levres & des parties contenues dans la bouche ; dans le quatrieme, il est question des extrémités & des muscles ; le cinquieme est relatif aux os, aux cartilages & aux ligamens ; enfin le sixieme traite des arteres, des veines, des vaisseaux chyleux, des vaisseaux lymphatiques & des nerfs. Ce n'est qu'un précis d'anatomie très-succinct, qui ne contient rien de nouveau, & qui ne peut être d'une grande utilité.

2. *Nouvelles tables anatomiques*. A Paris, 1678, 1683, 1702, *in-fol.*

ibid. 1707, *in-fol.* A Cambrai, 1707, *in-fol.* Ces tables, qui sont au nombre de huit, représentent les parties du corps humain dans toute leur grandeur & leur couleur naturelle; elles sont accompagnées de la description des parties, avec une explication de leurs usages.

BOURG. (*Barbeu du*) Voyez BARBEU.

BOURGDIEU, (*Charles Valois du*) Médecin François du siecle dernier, étoit de Bordeaux. Il a donné:

1. *Commentarii de peste & de exanthematibus.* Romæ, apud *Ignatium de Lazaris*, 1656, *in*-4.
2. *Aphorismi prognostici Hippocratis in febribus acutis, commentariis illustrati.* Romæ, apud *Nic. Ang. Tinassium*, 1659, *in-fol.*

I. BOURGEOIS, (*Claude*) Apothicaire François de la fin du dix-septieme siecle & du commencement du dix-huitieme. Il a donné:

Brevis tractatus de dispensatione confectionis Alkermes, celebrata Trecis A. 1599. Trecis, apud *Joannem Odot*, 1599, *in*-8.

II. BOURGEOIS, (*Louise*) appellée plus communément BOURSIER, vivoit au commencement du siecle dernier. Elle exerçoit le métier de Sage-Femme à Paris, & étoit Sage-Femme de Marie de Médicis, Reine de France. Nous avons sous son nom les ouvrages suivans:

1. *Observations diverses sur la stérilité, perte de fruit, fécondité, accouchemens & maladies des femmes & enfans nouveaux nés.* A Paris, 1609, *in*-12. ibid. 1626, *in*-8. ibid. 1642, 1644. Traduites en latin, sous le titre de *liber de arte obstetricandi*, à Oppenheim, 1619, *in*-4. A Hanovre, 1652, *in*-4. Traduites en allemand, à Delft, 1658, *in*-8. Cet ouvrage contient cinquante chapitres: les matieres y sont traitées sans ordre & sans méthode; mais il est écrit avec une franchise & une ingénuité, qui ne permettent pas de douter que l'Auteur n'y ait mis tout ce qu'elle savoit; & il paroit qu'elle savoit ce qu'on savoit de son tems.
2. *Apologie contre le rapport des Médecins.* A Paris, 1627, *in*-8. en allemand, à Francfort, 1628, *in*-4. en flamand, à Delft, 1658.

BOURGES, (*Jean de*) plus connu sous le nom de *Burgensis*, Médecin François du quinzieme siecle; il étoit en 1468 Docteur-Régent de la Faculté de Paris, & exerçoit la médecine dans cette ville. Il fut appellé ensuite à la Cour du Roi Charles VIII, pour y être le Médecin de ce Souverain: il remplit la même place auprès du Roi Louis

Louis XII. Il mourut en 1480, & laissa la traduction du livre d'Hippocrate, *de naturâ humanâ*, qui fut publiée dans le siecle suivant, sous ce titre :

Le livre d'Hippocrate, de la nature humaine, traduit avec une interprétation. A Paris, 1548, *in*-8.

La Faculté de médecine de Paris a eu plusieurs autres Médecins du nom de *Bourges*, qui se sont tous également distingués, & qui étoient peut-être de la même famille que le précédent : 1°. *Louis de BOURGES*, petit-fils de *Jean*, tenu sur les Fonts de Baptême par le Roi Charles VIII, Docteur-Régent de la Faculté de Paris depuis l'an 1500, Médecin de François I, ensuite de Henri II, mort l'ancien de l'Ecole au mois de Décembre 1556. Il suivit le Roi François I dans sa prison en Espagne, & contribua à sa liberté, en feignant que ce Souverain étoit attaqué d'une maladie de langueur, très-dangereuse, & en le persuadant aux Médecins de la Cour d'Espagne ; de sorte que Charles-Quint, qui aimoit l'argent, & qui craignoit de perdre la rançon qu'on lui offroit, si François I venoit à mourir, s'empressa de l'accepter & de délivrer ce Prince ; 2°. *Simon de BOURGES*, natif de Chartres, Docteur-Régent de la Faculté de médecine de Paris en 1548, Médecin ordinaire du Roi & de la Reine d'Espagne, mort en 1566 ; 3°. *Jean de BOURGES*, Docteur-Régent de la Faculté de Paris en 1620, Echevin de cette ville en 1646, Doyen de la même Faculté en 1654 & 1655, mort le 26 Juillet 1661 ; 4°. *Jean de BOURGES*, fils du précédent, Docteur-Régent de cette Faculté en 1651, mort en 1684 ; 5°. *Jacques de BOURGES*, le dernier des Médecins de ce nom, Docteur de la même Faculté en 1664, mort le 20 Avril 1714.

BOURGOGNE, (*Louis de*) a écrit :

Epistola ad Ludovicum Bilsium, de novâ corporum balsamatione. Roterodami, apud *Arnoldum Leers*, 1661, *in*-4. avec les *Specimina anatomica* de *Louis Bils*.

BOURGUET, (*Louis*) naquit à Nismes, ville du Bas-Languedoc, le 23 Avril 1678, de *Jean Bourguet*, Négociant, & de *Catherine Rey*, l'un & l'autre de la Religion prétendue réformée. Quelques années après sa naissance, son pere quitta la France, à l'occasion de la révocation de l'Edit de Nantes, & se retira d'abord à Geneve, ensuite à Lausanne, enfin, en 1689, à Castelseigna, village des Grisons, où il établit une manufacture d'étoffes de soie ; il en avoit établi de pareilles à Zurich. *Louis Bourguet* étudia l'allemand & le latin à Zurich & à Castelseigna. A l'âge de douze ans, il quitta ses études pour se livrer au négoce : il les reprit en 1692, & s'attacha à la lecture des ouvrages de littérature & d'antiquité, & à celle des meilleurs voyages. Il suivit son pere en Italie en 1697 ; il parcourut Milan, Verone,

Venise & plusieurs autres villes, où il visita les bibliotheques, & chercha à profiter des lumieres des Savans: il commença l'étude de l'hébreu sous un Juif, à Bolzano; il fit encore plusieurs autres voyages en Italie en 1701, 1702, 1704 & 1707. Au mois de Juillet 1709, il parcourut, en philosophe & en curieux observateur, les montagnes de la souveraineté de Neufchâtel; il en visita les eaux minérales, les fossiles, en un mot, tout ce qui pouvoit contenter sa curiosité & le mettre au fait de l'histoire naturelle. En 1710, il fit un nouveau voyage en Italie, où il fit connoissance avec Vallisnieri, premier Professeur de médecine théorique dans l'Université de Padoue, & avec Zannichelli, célebre Médecin de Venise. Il revint à Neufchâtel en 1711, il y fit un séjour fort court, & il reprit le chemin de Venise, où il resta jusqu'à l'an 1715; il parcourut Parme, Plaisance, Mantoue, Verone & les montagnes du territoire de Bologne. Il revint ensuite en Suisse, & se fixa enfin à Neufchâtel en 1717. Il fut nommé en 1731 par le Magistrat de cette ville, à une chaire de philosophie & de mathématiques, qui venoit d'y être établie; il avoit été associé la même année à l'Académie royale des Sciences de Berlin, & il le fut aussi à celle de Cortone en 1733. Outre les leçons publiques qu'il donnoit sur la philosophie & les mathématiques, il en fit aussi en particulier sur le droit naturel; & quelques semaines avant sa mort, il avoit commencé des leçons de philologie sacrée. Il mourut subitement le 31 Décembre 1742, au commencement d'un accès d'asthme: il fut enterré le 2 Janvier suivant; & son oraison funebre fut prononcée par Ostervald. Il avoit épousé en 1702 *Susanne Jourdan*, fille de *Claude Jourdan* de Marvejols en Gevaudan, qui s'étoit retiré à Neufchâtel.

Nous ne ferons aucune mention des ouvrages de *Bourguet*, qui sont relatifs à la philosophie, aux mathématiques, à la philologie sacrée & profane, à la connoissance des antiquités; nous ne parlerons que du suivant, qui est le seul qui entre dans notre plan.

Lettres philosophiques sur la formation des sels & des crystaux, & sur la génération & le méchanisme organique des plantes & des animaux. A Amsterdam, 1729, *in*-12. & chez *Rey*, 1762, *in*-8. Ces Lettres sont au nombre de quatre. Dans la premiere, on prouve que les belemnites & les pierres lenticulaires ont été, les unes, des dents de quelque animal, les autres, des couvercles d'une espece de coquillages de mer. Dans la seconde, on explique la formation des crystaux, des sels, du belemnite & de la pierre lenticulaire. Dans la troisieme, on traite des vers spermatiques, de la poussiere des étamines, des fleurs, des moules, des embryons, des natures plastiques, & des intelligences rectrices. Dans la quatrieme, on explique le systême des développemens & le méchanisme organique. Ces Lettres sont écrites avec beaucoup de solidité & d'érudition; elles sont suivies d'un mémoire sur la théorie de la terre, qui est fort estimé.

BOURRU, (*Edmond-Claude*) Médecin François de nos jours, né à Paris, Docteur-Régent de la Faculté de médecine de la même ville, & Bibliothécaire de la même Faculté. Il a donné les ouvrages suivans :

1. *L'art de se traiter soi-même dans les maladies vénériennes & de se guérir de leurs différens symptomes.* A Paris, chez *Costard*, 1770, *in*-8.

2. *Des moyens les plus propres à éteindre les maladies vénériennes, pour servir de suite à l'art de se traiter soi-même dans les maladies vénériennes.* A Amsterdam (Paris, chez *Costard*) 1771, *in*-8. Les moyens que l'Auteur indique, sont de fonder à Paris, & même dans toutes les grandes villes du Royaume, un Hôpital uniquement destiné au traitement des maladies vénériennes, de confier la direction des malades aux soins d'un Médecin éclairé & entiérement éloigné de toute espece de charlatanisme ; de proscrire tout Charlatan, distributeur de remedes anti-vénériens ; de sévir contre les libertins qui se font un jeu de communiquer la maladie syphilitique. Il fait voir qu'avec ces précautions, & quelques autres qu'il indique, il n'est pas impossible de la détruire.

Nous avons encore de lui les traductions suivantes.

1. *Observations & recherches médicales par une société de Médecins de Londres ; ouvrage servant de suite aux essais d'Edimbourg.* A Paris, chez *Didot*, 1765, 2 vol. *in*-12. traduit de l'anglois.

2. *Utilité des voyages sur mer pour la cure de différentes maladies, & notamment de la consomption, avec une appendice sur l'usage des bains dans les fievres.* A Londres (Paris, chez *Didot*) 1770, *in*-12. traduit de l'Anglois de *Gilghrist.*

BOURSIER. (*Louise*) *Voyez* BOURGEOIS.

BOURSIER DU COUDRAI. *Voyez* COUDRAI.

BOURTON, (*Richard*) a donné :

Treat. on the reason of muscular motion. London, 1697, *in*-12.

BOUSQUET. (*J. François*) Nous avons sous ce nom :

1. *Dissertation sur l'abus du quinquina.* A Stockholm, 1766, *in*-8. en françois & en suédois.

2. *Mémoire sur le traitement de la fistule de l'anus par la ligature.* A Stockholm, 1766, *in*-8.

BOUSSUET, (*François*) naquit à Seure en 1520 ; il fut à la fois habile Médecin & Poëte latin. Il mourut à Tournus le 26 Juin 1572, à l'âge de 52 ans, & laissa une partie de son bien à l'Hôpital de cette ville. Il a donné les ouvrages suivans :

1. *De arte medendi libri XII ex veterum & recentiorum Medicorum sententiis.* Lugduni, apud *Mathiam Bonhomme*, 1557, *in*-8. Cet ouvrage est écrit en vers.

2. *De naturâ aquatilium carmen, in universam Guill. Rondeletii, quam de piscibus marinis scripsit historiam, cum vivis eorum imaginibus.* Lugduni, apud *Math. Bonhomme*, 1558, *in*-4. 2 vol.

On parle encore de trois manuscrits qu'il a laissés : 1°. *Elegiarum libri IX*; 2°. *Epigrammatum libri V*; 3°. *De Sansonis gestis, liber.* Le P. Jacob assure que les deux premiers étoient conservés chez M. de Souvent, à Dijon.

BOUT. (*B. de*) Nous avons sous ce nom :

Het nieuwe examen der chirurgie. A Amsterdam, 1694, *in*-8.

BOUTHEROUE, (*Michel*) savant Médecin François, qui vivoit au commencement du dix-septieme siecle ; il étoit de Chartres. Outre des poésies françoises qu'on a de lui, il a encore donné l'ouvrage suivant :

Pyretologia. Parisiis, apud *Joh. Laquehay*, 1623, *in*-8. Ce traité est divisé en deux livres : le premier est relatif aux signes généraux des fievres & à leur prognostic ; le second, à leur diagnostic & à leur traitement : on y a ajouté un tableau des remedes chymiques, propres à chaque espece de fievre.

BOUVARD, (*Charles*) naquit, suivant Chomel, à Vendome, & suivant l'Historien du Collége royal de France, à Montoire, dans le Vendomois, d'un pere, Médecin aussi recommandable par son habileté, que par son zele pour la Religion. Il fut destiné à la médecine dès sa plus tendre enfance : son pere le prit entre ses bras au moment de sa naissance, l'éleva vers le ciel, & s'engagea, par une promesse solemnelle, à le dévouer à l'art qu'il professoit. Mais ce pere tendre n'eut pas la consolation de voir l'effet de sa promesse ; à peine avoit-il donné ses premiers soins à l'éducation de son fils, qu'il mourut au milieu des troubles que la guerre civile causoit dans sa patrie, & laissa son fils mal partagé des biens de la fortune. Le courage du jeune *Bouvard* lui fit surmonter tous les obstacles qui s'opposoient à son avancement. Après avoir lutté quelque tems contre l'adversité, il alla à Angers, où il étudia successivement les humanités & la philosophie ; il passa ensuite à l'étude du droit, qu'il abandonna deux ans après, pour suivre le penchant qui l'entraînoit vers la médecine. Il quitta Angers pour se rendre à Paris, où, pendant sept ans, il se livra à l'étude de cette science : il s'attacha sur-tout à l'anatomie & à la botanique. On le voyoit tantôt courir les campagnes pour y chercher des plantes & en faire une collection, qu'il regardoit comme précieuse; tantôt le scalpel à la main, disséquer le corps humain, & examiner, avec un œil curieux & une attention réfléchie, la structure de nos organes. Après avoir passé sur les bancs de la Faculté de médecine de Paris, le tems prescrit par les Réglemens, il y fut reçu Licencié le 10 Mai 1606, & peu de tems après, Docteur-Régent. Il se livra ensuite à la pratique de la médecine, qu'il exerça avec une certaine réputation. Il fut nommé en 1625 à une chaire de médecine au Collége royal de France, qu'il garda jusqu'à sa mort. Il fut enfin appellé à la Cour en 1628, pour être premier Médecin du Roi Louis XIII, & fut fait en même tems Surintendant du jardin des plantes. Après la mort de ce Souverain, il quitta la Cour, & vécut à Paris comme un simple particulier. Il mourut dans cette ville le 22 Octobre 1658, & fut enterré à S. Séverin sans aucune cérémonie; la Faculté de médecine n'assista pas même à ses funérailles. Gui Patin dit qu'il étoit âgé de 86 ans. Il laissa trois enfans, un fils qui étoit Conseiller au Parlement de Paris, & deux filles, dont l'une avoit épousé *Cousinot*, Docteur en médecine, & l'autre étoit veuve de *Ribier*, Conseiller aux Requêtes du Palais, & fils d'une niece de *du Vair*, Evêque de Lisieux & Garde des Sceaux de France.

On attribue à ce Médecin un traité sur les fievres; mais il n'en est fait mention par aucun Bibliographe. Nous l'avons encore cherché inutilement dans les bibliotheques les plus riches & les plus nombreuses: nous ne connoissons de lui que les trois questions qu'il soutint dans les Ecoles de la Faculté de médecine de Paris, en 1604 & 1605.

1. *An mulieri, quàm viro, venus aptior?*
2. *An epilepsia post vigesimum-quintum annum sanabilis?*
3. *An declinante morbo sanitas?*

Il conclut affirmativement dans chacune de ces questions.

On trouve encore sous son nom:

Description de la maladie, de la mort & de la vie de Madame la Duchesse de Mercœur, décédée le 6 Septembre 1623. A Paris, chez *Libert*, 1624, *in-4*. Cette description est en vers.

Amelot de la Houssaye, toujours prêt à se déchaîner contre les Médecins, dès qu'il en trouve l'occasion, n'a pas épargné *Bouvard*. « il fit » prendre, *dit-il*, à Louis XIII, en un an, 215 médecines & 212 la» vemens, & le fit saigner 47 fois. On pourroit bien dire, après cela, » que ce bon Prince avoit fait son cours de médecine dans toutes les » formes ».

BOWDEN, (*Thomas*) a écrit:

De usu & abusu vesicantium. Leidæ, 1739, *in-4*. *Haller* croit que cette édition est plutôt de 1749.

BOWES, (*Catherine*) étoit veuve de *Thomas Bowes*, Anglois, qui vivoit au commencement de ce siecle, & qui avoit appris de *Schaw* le secret dont *Charleton* se servoit en Allemagne pour guérir les hernies : ce secret consistoit à faire une cicatrice avec le cautere, afin de fermer plus fortement l'ouverture qui avoit donné passage aux intestins. *Thomas Bowes* le communiqua à *Remton*, qui en tira parti, & le vendit au Roi d'Angleterre. *Houston* s'éleva contre cette méthode, & prétendit qu'elle n'étoit ni bonne, ni nouvelle. *Bowes* étoit déjà mort ; mais sa veuve publia l'ouvrage suivant contre Houston & Remton.

An answer to a Book entitled the history of the ruptures, &c. A Londres, 1726, *in*-12. Ce petit ouvrage roule sur deux objets : il contient d'abord une réponse à la critique que *Houston* avoit faite de la méthode de traiter les hernies par le cautere ; on tâche en même tems d'en démontrer l'utilité : cela est suivi de la réclamation de la veuve *Bowes*, qui revendique le secret & les avantages qu'il avoit procurés à *Remton*.

BOWIS, (*Jean-Gaspard*) a écrit :

De catalepsi. Jenæ, 1650, *in*-4.

BOX, (*Guillaume*) Médecin de Leyde, qui a écrit :

De ventriculi usu & actione in ingesta. Leydæ, 1744, *in*-4. Cette dissertation est écrite sur les principes de *Boërhaave*.

BOXBARTER, (*Antoine*) Médecin Allemand du siecle dernier, étoit né à Ausbourg, & avoit été reçu au Doctorat en médecine dans Université de Strasbourg au mois de Mars 1631. Il a écrit :

De lue venereâ. Argentorati, apud *Paulum Ledertz*, 1631, *in*-4.

BOXBERGER, (*Jean-Gaspard*) étoit d'Hamelbourg, ville d'Allemagne en Franconie. Il a donné :

Praxes methodicæ medicinales. Bambergæ, apud *Eliam Hoffling*, 1676, *in*-24.

I. BOYER, (*Jean-Baptiste-Nicolas*) naquit à Marseille le 5 Août 1693, de *Jean-Baptiste Boyer*, Ingénieur-Inspecteur du Port de cette ville. Destiné au commerce dès son enfance, il fut envoyé à Constantinople avec un de ses oncles, Consul de Crimée ; mais un penchant invincible l'entrainoit vers les sciences, & particuliérement vers l'étude de la médecine. Après un second voyage dans le Levant, son pere se rendit à ses desirs, & l'envoya à Montpellier, où il fut reçu Docteur en médecine en 1717. Sa these de Bachelier étoit relative à l'inoculation de la petite vérole, qu'il avoit vu pratiquer à Constantinople. Il alla ensuite se perfectionner dans la pratique de la médecine auprès d'un de ses oncles, *Pierre Boyer*, Médecin des armées de Louis XIV, & premier Médecin de la Marine à Toulon. Après y avoir passé quelque tems, il vint à Paris, où il fut d'abord connu & estimé de Dodard, de Chirac & d'Helvetius, qui s'intéresserent à son avancement & à sa fortune. La peste de Marseille, arrivée peu de tems après, c'est-à-dire, en 1720, fut la premiere occasion qui fit connoitre son mérite; il y fut envoyé: il vola au secours de sa patrie. Il ne craignit pas d'exposer sa propre vie pour sauver celle de ses concitoyens: il rassura leurs esprits abattus; il fit éclater une prudence & des talens au-dessus de son âge. Peu de tems après son retour, il se fit recevoir Docteur-Régent de la Faculté de Paris, dont il fut élu le Doyen en 1756; il remplit encore cette place les trois années suivantes.

Il y a eu peu de Médecins plus expérimentés que *Boyer* au traitement des maladies épidémiques, pestilentielles & contagieuses: il a été chargé, pendant trente ans, du détail de ces maladies dans la Généralité de Paris; il a volé plusieurs fois au secours des villes & des Provinces infectées. Il fut envoyé en 1734, par le Cardinal de Fleury, dans la Province de Hunsruck & dans l'Archevêché de Treves, où les Troupes Françoises étoient attaquées de maladies contagieuses: ses succès lui attirerent de la part de ce Ministre les témoignages de confiance les plus distingués. Il ne fut pas moins heureux en 1742 dans le traitement des fievres pourprées & malignes, qui attaquerent plus de cinquante Paroisses de la Généralité de Paris & les environs de cette Capitale. Il avoit été chargé par M. d'Argenson d'en arrêter les progrès. Il étendit ses secours jusques sur les animaux affligés en 1745, dans la même Généralité, d'une maladie épidémique. Deux ans après, il vola au secours du Beauvoisis, sur la simple invitation de l'Intendant de la Province; & il arrêta les progrès d'une maladie très-dangereuse, connue sous le nom de la *suette*. La ville de Beauvais, attaquée en 1750 par une maladie épidémique & maligne, fut encore le théatre de ses succès. Appellé en 1755 à Mortaigne, où des fievres putrides de la plus dangereuse malignité faisoient les plus cruels ravages, il y rétablit la tranquillité; & bientôt les guérisons y furent aussi rapides que l'avoient été les ravages du mal. Mais la maladie maligne & contagieuse, qui attaqua en 1757 la Marine de Brest, à l'arrivée de la flotte commandée par le Comte du Bois de la Motte, mit le sceau aux succès de *Boyer* & aux services qu'il avoit rendus à l'Etat. Ce Médecin y fut envoyé dans le mois de Décembre: il se porta par-tout avec activité; il se livra avec zele au service des malades; il rassura les Médecins allarmés de la mort de quelques-uns de leurs confreres; il rétablit la tranquillité; il fit cesser la contagion. On peut dire de lui qu'il avoit mérité la premiere couronne civique dans la fameuse peste de Marseille en 1720, & qu'il en remporta une aussi glorieuse en 1757 & 1758 dans cette maladie de Brest.

Tant de services ne furent point sans récompense: *Boyer* reçut de son Souverain des bienfaits multipliés. Il en obtint des pensions: le Roi lui en avoit accordé une sur le Trésor royal, par un brevet du mois de Mai 1723; il lui en assigna une nouvelle en 1747, & une augmentation de cette derniere en 1750. Il fut fait successivement Médecin du Régiment des Gardes, en 1723; Médecin du Parlement de Paris, en 1734; Médecin des Châteaux de la Bastille & de Vincennes, quelque tems après: il obtint ces deux dernieres sur la démission de Vernage; il fut ensuite Médecin de la ville de Paris, à la mort de Hermann; le Roi établit encore en sa faveur la place d'Inspecteur des Hôpitaux militaires du Royaume, qu'avoit exercée Helvetius, & qui n'avoit pas été remplie depuis sa mort: enfin il obtint en 1750 des lettres de noblesse, & il fut décoré en même tems du cordon de Saint-Michel. Il étoit depuis long-tems Médecin ordinaire du Roi.

A tous ces titres, *Boyer* joignoit ceux de Censeur royal, de Membre de la Société royale de Londres, d'Associé honoraire du Collége des Médecins de Nancy; il avoit été honoré de la confiance d'une Princesse, Madame la Duchesse du Maine, dont il avoit été premier Médecin. Il avoit été accueilli d'une maniere distinguée à la Cour d'Espagne, dans un voyage qu'il y fit en 1730, pour y traiter le Maréchal Duc de Brancas, Ambassadeur de France, qui étoit attaqué d'une maladie très-dangereuse. La ville de Beauvais voulut, à son tour, signaler sa reconnoissance envers ce Médecin, qui n'avoit pas craint d'exposer sa vie pour sauver celle de ses habitans. Par délibération du 21 Décembre 1750, elle arrêta de lui envoyer tous les ans un mouton comme un gage de sa reconnoissance; ce présent, que le Roi ne dédaigne pas d'accepter, devint une distinction très-flatteuse pour *Boyer*.

Il ne manquoit à *Boyer* presque aucune des distinctions dont un homme de son état pouvoit être honoré; il jouissoit de toute sa gloire, lorsqu'il fut attaqué d'une maladie qui le conduisit au tombeau, après trois mois de douleurs. Il mourut à Paris le 2 Avril 1768, âgé de 74 ans, & fut enterré dans l'Eglise de S. Sulpice, sa Paroisse. Il avoit publié l'ouvrage suivant:

Méthode à suivre dans le traitement des différentes maladies épidémiques, qui regnent le plus ordinairement dans la Généralité de Paris. A Paris, *à l'Imprimerie Royale*, 1761, *in-12*; elle fut réimprimée la même année à Strasbourg, chez *Christman*, avec la traduction allemande à côté du françois. Elle fut tellement accueillie de toutes parts, que, pour satisfaire aux desirs & aux besoins des Provinces, le Roi en fit faire, en 1762, une seconde édition, aussi à l'Imprimerie Royale. L'Auteur combat le préjugé ordinaire de pousser les sueurs dans la *suette*; il conseille de traiter cette maladie par les saignées au bras & au pied, l'émétique, les anti-phlogistiques & les purgatifs. Il donne les signes qui distinguent cette maladie de la sueur angloise; il

Il conseille à peu près le même traitement pour la plupart des autres maladies épidémiques. L'Auteur en garantit le succès : on trouve à la fin la maniere de faire la soupe au riz pour vingt-cinq personnes.

II. BOYER DE PEBRANDIER, (*Pierre*) Médecin François de nos jours, est né à Montplaisant en Perigord ; il a été reçu Docteur en médecine dans l'Université de Montpellier. Il a donné:

Les abus de la saignée, démontrés par des raisons prises de la nature, 1759, *in*-12.

Nous avons encore de lui les traductions suivantes :

1. *Essai sur la nature & le choix des alimens*. A Paris, 1741, *in*-12. traduit de l'anglois d'*Arbuthnot*.

2. *Essai des effets de l'air sur le corps humain*. A Paris, 1742, *in*-12. avec des notes du Traducteur ; traduit de l'anglois d'*Arbuthnot*.

3. *Traité des maladies de la peau*. 1743, *in*-12. 2 vol. traduit de l'anglois de *Turner*.

4. *Traité de la petite vérole*. 1749, 2 vol. *in*-12. traduit de l'angl. de *Lobb*.

5. *Essais de médecine & de physique* ; traduit de l'anglois de *George-Martin*.

Il a encore donné une traduction françoise de l'histoire angloise des Etats barbaresques, qui exercent la piraterie.

BOYLE, (*Robert*) naquit à Lismore, dans la Province de Mounster en Irlande, le 25 Janvier 1627, d'une famille très-ancienne, dont il est déjà parlé dès le regne d'Edouard le Confesseur, sous le nom de *Biuville* ; son pere s'étoit transporté en Irlande, où, par son savoir & son intégrité, il avoit acquis de grands biens & des honneurs considérables ; il y avoit été fait Comte de Cork en 1621, & Grand Trésorier en 1634 : sa mere étoit fille du Chevalier *Geoffroi Fanten*. Dès l'âge le plus tendre, *Boyle* apprit le françois & le latin ; à l'âge de huit ans, il fut envoyé à l'Ecole d'Eaton près de Windsor, & y demeura quatre ans. Son pere ayant acquis alors la terre de Stalbridge, dans le Comté de Dorset, il fut envoyé à Geneve avec un de ses freres en 1639 ; il y étudia la rhétorique & la logique, & commença de se livrer aux mathématiques. Il quitta cette ville en 1641, pour voyager en Italie : il passa ensuite à Marseille, & revint à Geneve, où il fit encore un séjour de deux ans ; après quoi, il reprit en 1644 le chemin de sa patrie. Son pere étoit mort dès l'année précédente.

Boyle s'appliqua alors plus que jamais à l'étude des sciences ; il commença en 1647 à s'attacher à la chymie, & y fit beaucoup de progrès ; il étudia aussi les autres parties de la médecine, & le fit enfin recevoir Docteur en médecine à Oxford, le 8 Août 1665. Il avoit été fait en 1659 Président de la Société établie pour la propagation de l'Evangile dans la nouvelle Angleterre ; il résigna cette place en 1685. Il quitta Oxford en 1668, & se retira à Londres chez sa sœur, où il passa le reste de sa vie. On voulut en 1680 le faire Président de la Société royale, qui venoit d'être établie dans cette ville ; mais il refusa cet honneur ; & on ne put jamais le déterminer à l'accepter. Enfin il mourut à Londres le 30 Décembre 1691, dans la soixante-cinquieme année de son âge. Il avoit eu six freres & huit sœurs : les six freres ont tous été Pairs d'Angleterre ou d'Irlande ; l'un d'entr'eux, *Roger Boyle*, a commandé les armées de la Grande Bretagne, & a été Lord Justicier du Royaume d'Irlande, & Président ou Gouverneur de Mounster. Les huit sœurs ont été mariées dans les familles les plus distinguées de ces deux Royaumes : une d'entr'elles avoit épousé le Vicomte de Ranelagh ; une autre le Comte de Warwick ; cette derniere a donné des livres de piété, qui sont très-estimés en Angleterre.

L'esquisse que nous venons de tracer de la vie de *Boyle*, seroit insuffisante, si elle n'étoit suivie d'un tableau succinct de ses vertus & de ses talens.

Son caractere étoit modeste, doux, vrai, généreux & charitable. Il proposoit toujours ses sentimens avec modestie, sans vouloir contraindre personne à les recevoir. Lorsque son opinion étoit différente de celle des autres, il ne disoit jamais rien qui pût les humilier, ni les fâcher. Il se distingua par sa civilité, sur-tout vis-à-vis les étrangers, qu'il se fit toujours un devoir & un plaisir de recevoir. Sa charité envers les nécessiteux étoit sans ostentation ; il soulageoit les pauvres honteux, sans qu'ils sussent d'où leur venoient les secours qu'ils recevoient. On assure que, pendant plusieurs années, il a donné aux pauvres plus de mille livres sterling par an, c'est-à-dire, 24000 de nos livres. Il fut toujours vrai : ennemi du mensonge & de l'équivoque, il garda toujours le silence, lorsqu'il crut ne pouvoir parler sans porter préjudice à quelqu'un. Enfin il avoit une honnête gaieté ; & on ne voyoit point en lui cette humeur noire & chagrine, qui est si commune parmi les Philosophes, & parmi ceux qui veulent se distinguer par une dévotion extraordinaire.

Il étoit animé d'un zele vif pour la Religion : il avoit étudié avec soin tout ce qui avoit pu affoiblir l'efficace du Christianisme, & en empêcher les progrès. Personne n'a jamais voulu concourir à la propagation de la Religion avec plus d'efficacité que lui. Il fit, à cet effet, imprimer à ses dépens le nouveau testament en langue maloise, & l'envoya dans les Indes : il récompensa libéralement celui qui avoit traduit en arabe le livre de *La vérité de la Religion chrétienne* de *Grotius*, qu'il fit imprimer à ses dépens, & qu'il envoya dans les lieux où l'on parle cette langue ; il contribua de sa portion aux frais de l'impression du nouveau testament en langue turque ; il donna 700 livres sterling (16800 liv.) pour l'impression de la Bible en irlandois, qu'il fit distribuer en Irlande : il contribua avec la même générosité à l'impression de la Bible à l'usage des Montagnards d'Ecosse. Il donna pendant long-tems 300 livres sterling par an (7200 liv.) pour la propagation de la Religion chrétienne en Amérique, & 100 livres sterling (2400 liv.) à la Compagnie des Indes Orientales, pour être employées aux mêmes usages dans cette partie des Indes. Enfin il laissa, par son testament, des fonds considérables pour un certain nombre de sermons qu'on doit faire tous les ans sur la vérité de la Religion Chrétienne en général, sans entrer dans les disputes qui séparent les Chrétiens les uns des autres. Mais quel que fût son zèle pour la Religion, il ne s'éloigna jamais de ceux qui étoient d'une Secte différente; il ne s'engagea dans aucun parti, & ne se déclara l'ennemi d'aucun. Quoiqu'attaché à l'Eglise Anglicane, il eut de la tolérance pour les non-conformistes, & les assista dans leurs besoins: il eut en horreur tout ce qui tendoit à renverser la morale & la charité, ainsi que les violences & les persécutions pour cause de Religion.

Boyle avoit beaucoup de connoissances, & elles n'étoient pas bornées à une seule partie. Il s'étoit appliqué à la théologie; il avoit bien lu les Rabbins & les Peres de l'Eglise; il avoit examiné les controverses de la Religion; il paroissoit avoir compris tout le système de la théologie. Il possédoit les mathématiques; il connoissoit la géographie, l'histoire & les livres de voyage, & il s'en servoit comme par délassement. Il avoit étudié toutes les parties de la médecine; mais il s'étoit appliqué particuliérement à l'histoire naturelle & à la chymie. Il étoit profond dans l'histoire de la nature; il connoissoit les productions des différens pays, les vertus & la culture des plantes, les propriétés des métaux, des minéraux, leurs différences dans les différens climats. Mais la chymie étoit la partie qu'il aimoit le plus, & à laquelle il se livra avec plus d'ardeur; il ne chercha dans ses expériences qu'à dérober son secret à la nature, à découvrir les principes dont les êtres naturels sont composés, à connoitre ceux dans lesquels on peut les résoudre, à parvenir à la préparation de remedes utiles, efficaces & assurés. Il réussit à donner à la chymie un nouveau degré de perfection. Le goût décidé qu'il avoit pour les sciences a éclaté dans toutes les actions de sa vie. C'est par une suite de ce même goût, qu'il a quelquefois cherché à former des Sociétés savantes, propres à conduire les sciences à leur perfection. En 1644, il fut Associé, quoique fort jeune, à une Assemblée de Savans, qui s'attachoient alors à Londres à la philosophie expérimentale; il parle, dans ses lettres, de cette Société sous le nom de *College invisible ou philosophique*; cette Société se sépara ensuite en deux Corps, dont l'un continua de s'assembler à Londres, & l'autre tint ses assemblées à Oxford; c'est *Boyle* qui forma cette derniere, & qui s'associa à cet effet *Wilkins*, *Wallis* & plusieurs autres Savans. Il fut enfin un de ceux qui contribuerent le plus à la formation de la Société royale de Londres, qui fut établie en 1663.

Il ne nous reste plus qu'à faire connoître les ouvrages dont *Boyle* a enrichi le public, & qui n'ont pas peu contribué à la célébrité de leur Auteur. Nous ne parlerons point de ceux qui roulent uniquement sur des matieres de théologie, de morale, de philosophie & d'histoire : nous nous bornerons à ceux qui ont quelque rapport à la médecine ; ce sont les suivans :

1. *Essais de physiologie, avec l'histoire de la fluidité & de la cohérence.* A Londres 1661, *in*-4. écrit en anglois ; traduit en latin, à Amsterdam, chez *Daniel Elzevir*, 1667, *in*-12.

2. *Nouvelles expériences physico-méchaniques sur l'élasticité de l'air & ses effets.* Ecrit en anglois, à Oxford, chez *Hall*, 1661, *in*-8. Traduit en latin, à la Haye, chez *André Alacq*, 1661, *in*-12. A Rotterdam, 1669, *in*-12.

3. *Sceptical Chymist* ; c'est-à-dire, *le Chymiste sceptique.* A Oxford, 1661 ; traduit en latin sous le titre suivant : *Chymista scepticus, vel dubia & paradoxa chymico-physica, circà Spagyricorum principia, vulgò dicta hypostatica, prout propriè & propugnari solent à turbâ Alchymistarum.* Londini, apud *J. Crook*, 1662, *in*-8. Ibid, 1671, *in*-4. Rotterodami, apud *Arnoldum Leers*, 1662, *in*-12. Ibid. 1668, *in*-12. Le principal but de l'Auteur est de faire voir l'infidélité de l'analyse, qui est faite au moyen du feu, en tant qu'elle change les principes des corps, qu'elle détruit leur nature, qu'elle tire des corps des principes qui n'y existoient point & qui sont l'effet de l'action du feu ; il conclut delà, avec raison, qu'il n'est pas possible, au moyen de cette analyse, de découvrir la vraie nature des corps : il veut encore qu'il n'y ait point d'élémens, & que tout ce qui porte ce nom puisse être décomposé & même détruit par le mélange de différens mixtes, ou par l'action de diverses puissances ; il présente cependant l'eau comme approchant beaucoup de la *dignité* & de la qualité d'élément, parce qu'elle sert à la nourriture des plantes & des animaux, qu'elle peut fournir des parties huileuses, salines & terreuses.

4. *Continuation of physico-mechanical experiments touching the spring and weight of air.* A Oxford, 1669, *in*-8.

5. *Suspicions about some hidden qualities in the air* ; c'est-à-dire, *Conjectures sur quelques qualités occultes de l'air.* A Londres, 1675, *in*-8. L'Auteur admet dans l'air une vertu dissolutive, qu'il tâche de prouver par des argumens, des observations & des expériences. Il parle, en passant, des maladies qui attaquent, dans quelques saisons de l'année, certaines especes d'animaux, & dont les causes sont ordinairement dans l'air ; il parle encore de quelques maladies qu'il présente comme nouvelles, telles que le *sudor anglicus*, le *morbus hungaricus*, le scorbut, &c. & qu'il soupçonne dépen-

dre de l'influence des astres, ou des écoulemens souterreins. Il rapporte plusieurs exemples de certains corps qui ont une disposition particuliere pour s'unir avec ces émanations étrangeres, qui viennent ou de la terre, ou des planetes.

6. *Exercitatio de origine & viribus gemmarum.* Londini, 1673, *in*-12.

7. *The aërial noctiluca: or some new phænomena, and a process, of a factitious self shinig substance;* c'est-à-dire, *Phosphore lumineux aérien, ou nouveaux Phénomenes & nouveaux Procédés d'une substance artificielle, qui, par elle-même, répand de la lumiere.* A Londres, 1680, *in*-8.

8. *New experiments and observations, made upon the icy noctiluca, to which is annected à chymical paradox;* c'est à-dire, *Expériences & Observations nouvelles sur le phosphore lumineux; auxquelles on a joint un Paradoxe chymique.* A Londres, 1682, *in*-8.

9. *Apparatus ad historiam naturalem sanguinis humani, ac præcipuè ejusdem spiritûs.* Londini, apud *Sam. Smith*, 1684, *in*-8. Genevæ, 1685, *in*-8. Cet ouvrage, écrit d'abord en anglois, sous ce titre: *Memoirs for a natural history of human blood*, a été ensuite traduit en latin. Pour connoître la nature du sang, l'Auteur en a tenté l'analyse de toutes les manieres, & sur chacune de ses parties, il a fait à ce sujet plusieurs expériences, dont cet ouvrage est la collection. Les plus curieuses & les plus remarquables sont celles qu'il a faites sur la fusibilité du sel du sang, & sur les deux sortes d'huiles qu'il dit en avoir tirées; l'une est rouge & l'autre jaune; elles ne sauroient se mêler ensemble, de sorte que, quoiqu'on les brouille, elles se débarrassent un moment après, & l'une des deux surnage toujours à l'autre. On trouve encore dans cet ouvrage des recherches sur l'air contenu dans la masse des humeurs; l'Auteur en détermine le poids spécifique; il parle aussi du sel urineux, & communique diverses expériences qu'il a faites sur la fermentation.

10. *Short memoirs for the natural experimental history of mineral waters;* c'est-à-dire, *Mémoires contenant l'histoire de quelques expériences sur les eaux minérales.* A Londres, chez *Samuel Smith*, 1685, *in*-8. Cet ouvrage comprend six sections. La premiere sert d'introduction; l'Auteur y expose la maniere dont il veut qu'on considere les eaux minérales; il les présente sous trois points de vue différens: 1°. prises à la source, & au moment où on les prend; 2°. éloignées de la source, ou puisées depuis quelque tems; 3°. eu égard aux effets qu'elles produisent. Dans les sections suivantes, il remplit ce plan, & examine les eaux minérales relativement à cette division.

11. *An essay of the great effects even languid an unheeded motion, whereunto is annexed an experimental discorse of some little observed causes of the insalubrity and salubrity of the air and its effects;* c'est-à-dire, *Essai*

sur les grands effets d'un mouvement languissant & non encore observé, auquel on a joint un discours expérimental sur quelques causes peu observées, de la salubrité & de l'insalubrité de l'air, & de ses effets. A Londres, chez *Richard Davis*, 1685, *in*-8. Il n'y a que la seconde partie de cet ouvrage, qui ait du rapport à la médecine. L'Auteur cherche à expliquer, dans cette seconde partie, l'action des exhalaisons souterreines, & leurs effets sur le corps humain; il prétend, dans la premiere section, que c'est de ces exhalaisons que dépend la salubrité ou l'insalubrité de l'air; il soutient dans la seconde que les maladies endémiques en dépendent aussi; il veut prouver dans la troisieme qu'elles produisent les maladies épidémiques; enfin, dans la quatrieme, il en fait dépendre les maladies, que les Médecins regardent comme nouvelles.

12. *De specificorum remediorum cum corpusculari philosophiâ concordiâ.* Londini, apud *Sam. Smith*, 1686, *in*-12. L'Auteur s'éleve contre le préjugé qui fait rejetter l'usage des remedes spécifiques, dont il regarde les effets comme prompts & merveilleux, & comme dépendans de causes plus obscures & plus merveilleuses; il en distingue trois especes: 1°. ceux qui sont destinés à certaines parties, comme au foie, au cœur, &c. 2°. ceux qui attirent ou évacuent suivant le besoin; 3°. ceux qui sont propres à des maladies particulieres. Il s'attache à cette derniere espece; il explique leur action, leurs effets, leur efficacité; il rapporte leurs opérations, non à des qualités occultes, mais à des principes de physique & à la philosophie des petits corps: il cherche à prouver, de plusieurs manieres, les principes qu'il a avancés. Cet ouvrage, écrit d'abord en anglois, a été traduit en latin. Il a été réimprimé à Londres en 1688; il a été traduit en françois par *Rossagny*, Médecin de Madame de Guise, sous le titre de *Traité de la convenance des remedes spécifiques, avec la philosophie des corpuscules*, & imprimé à Paris, chez d'*Houry*, 1689, *in*-12. On a joint à cet ouvrage la dissertation suivante.

13. *Dissertatio de variâ simplicium medicamentorum utilitate, usuque.* L'Auteur veut prouver que ces remedes spécifiques les plus simples, sont préférables aux autres, & que les composés doivent être faits avec des remedes qui répondent à l'intention du Médecin & aux indications de la maladie.

14. *De ipsâ naturâ, seu liberâ in receptam naturæ notionem disquisitio.* Londini, 1686, *in*-12. Cet ouvrage, écrit en Anglois par l'Auteur, a été traduit en latin. L'Auteur fait voir que la nature n'a point d'autre être, que celui qui lui vient de notre imagination. Il fait un dénombrement des différens sens, sous lesquels on prend d'ordinaire le mot de nature; il examine la définition qu'Aristote en a donnée, & la rejette comme obscure & embarrassée; il en donne

une de sa façon. Il divise la nature en général & en particulier; il appelle la premiere le méchanisme du grand monde; & la seconde, le méchanisme du petit monde, ou de l'individu. Il explique ensuite, conformément à ses idées, certains axiomes des Philosophes, touchant la nature. Les Péripatéticiens conviendront avec peine des principes de l'Auteur, quoiqu'on ne puisse rien dire de plus subtil ni de plus net, & que l'Auteur soit fort persuadé de la solidité de sa doctrine; il finit par ces paroles de Seneque: *veniet tempus quo posteri nos tam aperta nescisse mirentur.*

15. *Medicina hydrostatica: or hydrostaticks applyed to the materia medica*; c'est-à-dire, *Médecine hydrostatique, ou l'hydrostatique appliquée à la médecine.* A Londres, chez *Samuel Smith*, 1690, *in*-8.

16. *History of air*; c'est-à-dire, *Histoire de l'air.* A Londres, 1692, *in*-4.

17. *Medicinal experiments*, &c. c'est-à-dire, *Expériences de médecine, ou Recueil de remedes choisis, pour la plus grande partie, parmi les simples, & faciles à préparer.* A Londres, chez *Samuel Smith*, 1692, 1693, *in*-12. 2 vol. Ibid. 1696, *in*-12.

18. *Considerations upon the usefulness of experimental natural philosophy.* A Oxford, *in*-4. 2 volumes; le premier en 1663 & 1664; le second en 1671. Traduit en latin, sous ce titre: *Exercitationes de utilitate philosophiæ naturalis experimentalis.* Lindaviæ, apud *Theod. & Jo. Christoph. Hecktên*, 1692, *in*-4. Le principal but de l'Auteur est de célébrer la bienfaisance & la toute-puissance du Créateur, & de faire voir qu'elles éclatent dans la structure de l'Univers & des différens corps qu'on y trouve. Il démontre ensuite l'utilité qu'on retire de la philosophie expérimentale dans la médecine, soit théorique, soit pratique. On trouve à la fin un discours sur la différence des choses qui sont au-dessus de la raison, & de celles qui y sont exposées, & le commencement d'un autre discours sur la grandeur d'ame que le christianisme inspire.

19. *General heads for the natural history*, &c. c'est-à-dire, *chapitres généraux d'histoire naturelle de différens pays, à l'usage de ceux qui voyagent par terre & par mer.* A Londres, chez *Jean Taylor*, 1692, *in*-12. Cet ouvrage avoit été commencé par *Boyle*; mais la mort l'ayant surpris avant de l'avoir fini, un de ses amis y mit la derniere main. On y traite d'abord ce qui a du rapport au ciel, à la terre, à l'eau & à l'air; on expose ensuite les différentes précautions que doivent employer ceux qui vont par mer dans des pays éloignés: ce qui est suivi de quelques réflexions & observations concernant les minéraux & les végétaux. Après quoi l'on passe en particulier à la maniere dont les Voyageurs doivent se conduire en Turquie, en Egypte, dans la Guinée, en Pologne, en Hongrie,

dans la Transilvanie, à Suratte, en Perse, dans la Virginie, dans la Guyane, dans le Bresil, & dans les Isles Antilles.

20. *Experimenta, observationes, &c. circà mechanicam variarum particularium qualitatum originem sive productionem*, &c. Londini, apud *Sam. Smith*, 1692, *in*-8. C'est un Recueil de douze Traités, qui avoient déja paru en Anglois à Londres en 1675. Les premier, second, troisieme, septieme, huitieme, neuvieme, dixieme, onzieme & douzieme tendent à faire voir que le froid & le chaud, les saveurs & les odeurs, la volatilité & la propriété opposée, la propriété corrosive, la précipitation chymique, le magnétisme & l'électricité peuvent résulter des principes chymiques. Les quatrieme, cinquieme & sixieme contiennent des doutes, si les Chymistes ont développé suffisamment les qualités soit physiques, soit chymiques des corps, & si les acides & les alkalis peuvent être réellement regardés comme les principes de tous les corps.

21. *Dissertationes physicæ, in quibus principia proprietatum in mixtis, œconomia plantarum & animalium, causæ & signa propensionum in homine, demonstrantur.* Hagæ-Comitis, 1672, *in*-12.

22. *Opera varia.* Coloniæ Allobrogum, apud *Samuelem de Tournes*, 1677, *in*-4. On y trouve la plupart des ouvrages que nous avons déja indiqués.

On a réuni tous les ouvrages de *Boyle*: on en a fait plusieurs éditions à Geneve, chez *Samuel de Tournes*, 1677, 1682, 1693, 1694, 1716, *in*-4. 5 volumes; à Londres, 1730, *in*-4. 3 volumes, par les soins de *Shaw*, Médecin de cette ville; ibid. chez *Millar*, 1744, *in-fol.* 5 volumes, par les soins de *Birch*. L'édition de Geneve est peu estimée: la premiere, de Londres, est comme un abrégé des Œuvres de *Boyle*; la derniere est la plus belle & la plus complette.

On lui attribue assez communément un *Traité du vin rouge & du quinquina*, qu'on dit qu'il a fait pendant son séjour à Paris, & qu'il a écrit en françois; cependant les deux lettres qui composent cet ouvrage, sont sous le nom de *Guide*.

BOYM. *Voyez* Bohim.

BOYS, (*Jean de*) Apothicaire François, qui vivoit vers le milieu & à la fin du seizieme siecle; il tenoit boutique de pharmacie à Paris. Il a donné:

Observationes in methodum miscendorum medicamentorum, quæ in quotidiano sunt usu, ex Græcis, Arabibus & Neotericis. Parisiis, apud *Jacobum Kerver*, 1572, *in*-8. Hagæ-Comitis, apud *Th. Maire*, 1640, *in*-12. Londini, apud *Edwardum Griff*, 1639, *in-fol.* avec la pharmacopée de *Bauderon*.

BOZER

BOZER (*Jean*) n'est connu que par le Poëme suivant:

Carmen de origine & progressu artis medicæ. Wittebergæ, 1577, *in*-4. Ce Poëme fut prononcé dans l'Université de Wirtemberg, lorsque Jean Gœbelius & Henri Paxmann reçurent les honneurs du Doctorat en médecine.

BOZZAVOTRA, (*Antoine*) Médecin Italien du seizieme siecle, naquit à Naples. Après avoir reçu les honneurs du Doctorat en médecine, il se livra à la pratique, qu'il exerça avec beaucoup de réputation dans sa patrie. Il fut fait Professeur dans l'Université de Naples, vers l'an 1537; il mourut dans cette ville le 15 Janvier 1557, & fut enterré dans l'Eglise de St. Augustin, où on voit l'épitaphe suivante:

Dum sophiâ clarus, medicâque ANTONIUS Arte,
Imperio mortis eripuisse potest,
Ac penè extinctos cœli revocare sub auras
Insidias in hunc, mors sua, & arma tulit.
Quin potius tulit arma (licet si vera fateri)
In Phœbum, Sophiam & Medicæ Artis opem.
Ille etenim superos, quæsitâque mente petivit
Tecta, gravem liquit sarcinam in hoc tumulo.

JOANNI ANTONIO BOZZAVOTRÆ Neapolitano,
libris quos edidit claro,
& discipulos, quos viginti annis
Artes omnes in studio Neapolit.
edocuit, insigni,
Filii ob debitam pietatem posuêre,
obiit XV Januarii,
An. Sal. M. D. LVII.

Cette épitaphe attribue à *Bozzavotra* plusieurs ouvrages; mais nous n'avons pu découvrir que le suivant:

Quæsitum de calido nativo. Neapoli, apud *Matt. Cancer*, 1542, *in*-4.

BRA, (*Henri-A.*) naquit en 1555 à Dockum, ville des Provinces-Unies dans la Frise. Il étudia la médecine dans l'Université de Bâle, où il fut promu au Doctorat en 1580, à l'âge de 25 ans, suivant *Manget* & *Moreri*, & en 1585, suivant *Eloy*. Il alla ensuite à Lewarden, ville de Frise, où il commença d'exercer la médecine. Il quitta cette ville deux ans après, & se rendit à Campen, où il pratiqua la médecine pendant huit ans. Il revint enfin dans sa patrie, & y continua l'exercice de sa profession avec beaucoup de réputation. Nous avons de lui les ouvrages suivans :

1. *Medicamentorum simplicium & facilè parabilium, ad calculum, enumeratio; & quomodò iis utendum sit, brevis institutio.* Franekeræ, apud *Ægidium Radæum*, 1589, 1591, *in*-8.

2. *Epistola de novo quodam morbi & febris popularis genere, Frisiis & Westphalis Peculiari, & ad eam J.* Heurnii *responsio.* Lugduni-Batav. apud *Raphelengium*, 1595, *in*-8.

3. *Medicamentorum simplicium & facilè parabilium, ad icterum & hydropem, catalogus; & quomodò iis utendum.* Franekeræ, & Lugduni-Batav. apud *Joh. Paetsium*, 1590, *in*-8. ibid. apud *Ludov. Elzev.* 1597, *in*-8. ibid. apud *Pausium*, 1599, *in*-8.

4. *Catalogus medicamentorum simplicium & facilè parabilium, adversùs epilepsiam; & quomodò iis utendum sit, brevis institutio.* Arnhemii, apud *Joannem Johannis*, 1603, *in*-8. ibid. 1605, *in*-4. Leovardiæ, apud *Joh. Sarterum*, 1616, *in*-8.

5. *De curandis veneris per medicamenta simplicia & facilè parabilia, libri duo.* Leovardiæ, apud *Joannem Johannis*, 1603, *in*-4. ibid. apud *Joh. Sarterum*, 1616, *in*-8.

6. *Medicamentorum facilè parabilium, adversùs pestilentiam, catalogus.* Arnhemii, apud *Joh. Janssonium*, 1605, *in*-8. Leovardiæ, apud *Joh. Sarterum*, 1616, *in*-8.

7. *Quæstiones medicæ de febribus.* Nous ne connoissons point l'édition de cet ouvrage.

8. *Descriptio febris popularis, quæ anno 1581 in Frisiâ, aliquot hominum millia absumpsit.* Nous n'en connoissons point l'édition.

BRABO *ou* BRABUS. *Voyez* BRAVO.

BRACESCUS *ou* BRACCESCHI, (*Jean*) Alchymiste Italien, étoit natif de Breslan, Province d'Italie dans l'Etat de Venise : il a donné, dans cette langue, deux dialogues sur l'alchymie, qui ont été traduits en latin par *Guillaume Gratarole*, & insérés dans la collection des Alchymistes, publiée à Bâle, chez *Henri Pierre* & *Pierre Perna*, en 1561, *in-fol.* Ils ont été ensuite publiés séparément à Hambourg, chez *Jean Nauman* & *George Wolff*, en 1673, *in*-8. Le premier de ces dialogues a pour titre : *Expositio alchemiæ Gebri*; le second, *Lignum vitæ, dialogus de materiâ lapidis.*

BRACHEL, (*Jérôme Triver*) étoit Professeur à Louvain vers le milieu du siecle dernier; il a donné :

1. *Super naturam partium solidarum cum Aristotele & Galeno disceptatio.* Antuerpiæ, 1543, *in*-8.

2. *In tres libros Galeni commentarii.* Lugduni, apud *Bringos*, 1547, *in*-16.

3. *In librum tertium de temperamentis commentarius.* Francofurti, 1547, *in*-16, traduit en françois. A Louvain, 1555, *in*-4.

BRACHI, (*Jacques*) Médecin Italien, né à Venise dans le siecle dernier; il a exercé sa profession avec distinction, d'abord dans sa patrie, ensuite à Milan, où il épousa *Magdeleine d'Abdua*, d'une famille noble de cette ville. Il est mort à Milan, en 1737, après avoir donné:

1. *Pensieri fisico-medici circà gli animali, che muojono, e ne' recipienti vacui d'aria, è ne' ripieni d'arie Fatizie.* A Venise, chez *Poletti*, 1685, *in*-8, dédié au Doge de Venise.

2. *Saggio di osservazioni circa alcuni fenomeni del baroscopio.* Ibid. 1707, *in*-8, rapporté encore dans le douzieme volume du Journal d'Italie.

Il avoit fait une dissertation sur l'élasticité de l'air & son influence sur le corps humain, qui n'a pas été publiée.

BRACHMAN, (*Jean*) a écrit:

De carneâ Wschoviensis abortûs galeâ. Ligniz. 1603, *in*-4.

BRACKENAU. (*Wendelinus Hock de*) *Voyez* Hock.

BRADLEY, (*Richard*) Médecin Anglois, qui vivoit au commencement de ce siecle; il avoit été Associé à l'Académie royale des Sciences de Paris: il étoit Membre de la Société royale de Londres; & Professeur de Botanique dans l'Université de Cambridge. Nous avons de lui les ouvrages suivans:

1. *Plantæ succulentæ, decades V.* Londini, 1716, 1717, 1725, 1727, *in*-4. ibid. 1734, *in*-4. Il y a cinquante figures en cuivre, qui sont bonnes.

2. *A philosophical account of the Works of nature, &c.* c'est-à-dire, *détail philosophique des œuvres de la nature, mettant sous les yeux les différens degrés de vie, dont participent les animaux, les végétaux & les minéraux.* A Londres, chez *Mears*, 1721, *in*-4.

3. *The plague at Marseilles considered*, c'est-à-dire, *considération sur la peste de Marseille.* A Londres, chez *Mears*, 1721, *in*-8. Le principal but de l'Auteur est de prouver que toutes les maladies pestilentielles, qui attaquent les hommes, les animaux & les plantes, dépendent des insectes venimeux, qui sont transportés par l'air dans les différens pays. Il suppose que ces insectes pénétrent dans l'estomac, & il conclut que ceux qui prennent une nourriture trop

peu abondante & mauvaise, sont plus disposés à les recevoir, tandis que ceux qui usent d'alimens forts, actifs, succulens, & sur-tout aromatiques, résistent plus aisément & plus long-tems à la contagion. Il fait l'application de ces principes à la peste de Marseille, dont il fait une comparaison avec celle qui affligea la ville de Londres en 1665.

4. *The country gentleman and farmer's monthly Director.* London, 1726. L'Auteur y donne, pour chaque mois de l'année, les instructions nécessaires pour le labour, l'ensemencement, le plantage & pour le soin des troupeaux.

5. *A Botanical Dictionary, for the use of the curious.* c'est-à-dire, *Dictionnaire de botanique, à l'usage des personnes curieuses.* A Londres, chez *Woodward*, 1728, *in*-8. 2 vol. Ce Dictionnaire contient, en latin & en anglois, les noms de toutes les plantes connues, leur description & la maniere de les cultiver, sans qu'il en coûte beaucoup de peine, soit qu'elles naissent dans le pays, soit qu'elles soient étrangeres.

6. *Recherches sur le grand hiver de 1728, sur la cherté & la rareté des denrées, & sur la cause des maladies violentes qui ont regné dans plusieurs quartiers éloignés d'Angleterre.* A Londres, chez *Robert & Montagu*, 1729, écrit en anglois.

7. *Traité philosophique & pratique de la culture des jardins.* A Londres, chez *Meurs*, 1730, *in*-8. c'est la cinquieme édition; écrit en anglois. L'Auteur explique le mouvement de la seve des plantes & leur génération, avec quelques découvertes qui n'avoient pas encore été publiées, touchant la maniere de cultiver avec succès les arbres fruitiers, les fleurs & les parterres. On y a joint la description d'un instrument, au moyen duquel on peut trouver en très-peu de tems plusieurs plans de jardins. Enfin on trouve dans cet ouvrage plusieurs secrets tendans à perfectionner la culture des vergers, des jardins potagers & des orangeries.

BRAEMS, (*Jean*) a écrit:

De pleuritide. Lugduni-Batav. 1677, *in*-4.

BRACHE, (*Tycho*) Danois, issu d'une famille noble, a écrit:

De elixire pestilenti & morbo epidemico. Hafniæ, 1662, avec la *cista medica* de *Th. Bartholin.*

BRAKEY, (*Henri*) Médecin Anglois, qui vivoit vers le milieu de ce siecle. Il a donné:

The midwife's companion or a treatise of midwifry whereinthe whole art is explained, &c. c'est-à-dire, *manuel des Sages-Femmes, ou traité des accouchemens, dans lequel tout l'art est expliqué, &c.* A Londres, chez *Clarke*, 1744, *in*-8. L'Auteur ne se borne pas au sujet indiqué dans le titre; il explique encore les causes de la stérilité, & indique les remedes pour cet état, c'est-à-dire, les moyens de faciliter la conception, en corrigeant les vices qui la rendent difficile; il expose ensuite le traitement de toutes les petites véroles, & les maladies des enfans nouveaux-nés : les observations que l'Auteur a ajoutées, sont ce qu'il y a de plus essentiel dans l'ouvrage.

BRAKF (*André*) a écrit :

De vomitoriis medicamentis. Leydæ, 1692, *in*-8.

BRAMBILLA, (*Jean-Alexis*) Chirurgien Italien, qui exerce aujourd'hui la chirurgie à Vienne en Autriche, où il est Chirurgien de l'Impératrice Reine. Il a donné :

1. *Lettera critica in cui si scoglie la question se la inflammazion, e la gangrana si debbono abandonnar alla natura sola, o debbono esser soccorse dall' arte medica*; c'est-à-dire, *Lettre critique, dans laquelle on examine la question : si la guérison de l'inflammation & de la gangrene doit être abandonnée à la nature, ou si elle exige les secours de la médecine.* A Milan, 1765, *in*-4.

2. *Rifflessioni fisico-mediche-chirurgiche in risposta ad una lettera del Abb. A. ed alle oss. del S. Giosèppe Dion Chirurgi, dove si parla del methodo di trattar diverse malattie chirurgiche, dell' uso e abuso della posca delle fili*, &c. A Milan, 1769.

3. *Chirurgisch practische abhandlung*; c'est-à-dire, *Traité de chirurgie-pratique.* A Vienne, chez *Rusbok*, 1773, *in*-8. Cet ouvrage est principalement relatif aux phlegmons. L'Auteur adopte l'opinion de Boërhaave sur le passage des globules sanguins dans les vaisseaux lymphatiques, & prétend même qu'on a remarqué, dans la cornée transparente, des globules rouges, qui avoient pénétré dans les vaisseaux de cette membrane. Il a vu l'aloës exciter des super-purgations dans des corps foibles, quoiqu'on ne l'eût employé qu'à l'extérieur. Il prouve la nécessité d'ouvrir, autant qu'il est possible, dans les inflammations, la veine de la partie affectée, & soutient qu'il est des cas, où le chyle surnage au sang, & où cette liqueur devient couenneuse, quoiqu'il n'y ait point d'inflammation. En parlant des phlegmons, qui reconnoissent pour principe le virus siphilitique, il prouve combien il est dangereux d'employer l'onguent mercuriel, quoique ce remede paroisse entrainer moins de suites fâcheuses que les autres résolutifs : il blâme, à cette occasion, l'usage des tisanes faites avec des bois sudorifiques, qui, suivant lui, enflamment les plaies, & dérangent la suppuration. Il s'occupe ensuite des abcès au sein; il conseille de n'extirper les tumeurs des mammelles, que lorsque celles-ci sont vuides. Il croit encore qu'on peut les corroder, en y appliquant du précipité rouge. Ce n'est ici que

la premiere partie de l'ouvrage; la seconde devoit avoir pour objet la terminaison des inflammations par la gangrene & le sphacele.

BRANCACIO, (*François-Marie*) naquit dans le Royaume de Naples en 1591. Il étoit de l'illustre maison de *Brancacio*, une des plus considérables de ce Royaume, &, suivant quelques Historiens, la plus ancienne de toutes, qui, outre qu'elle a été souvent honorée de la pourpre romaine, avoit été élevée aux premieres charges de l'Etat par les Rois de Naples de la premiere branche d'Anjou; cette famille a donné plusieurs branches qui ont été également illustrées: celles de *Brancacio-Imbriachi*, de *Brancacio del-Vescovo*, de *Brancacio-del-Glivolo*, de *Brancacio-del-Cardinale*; & celle qui est en France depuis le commencement du quinzieme siecle, & qui est connue sous le nom de *Brancas*: celui dont il est ici question, embrassa l'état ecclésiastique, & fut fait Evêque de Capacio dans le Royaume de Naples. Il soutint vivement les intérêts de son Eglise contre les entreprises du Viceroi; il ne balança pas même à faire tuer un Capitaine d'Infanterie que celui-ci avoit envoyé pour opprimer cet Evêque. Ce meurtre, qui le brouilla avec les Espagnols, ne contribua pas peu à son élévation: il se retira à Rome, où le Pape Urbain VIII le fit Cardinal en 1634; il lui donna dans la suite l'Evêché de Viterbe, & le Cardinal Antoine Barberin lui céda celui de Porto. Après la mort du Pape Clément IX, il fut proposé dans le Conclave, pour être élevé sur le Siége de St. Pierre; mais les Espagnols lui donnerent l'exclusion. Il mourut à Rome le 9 Janvier 1675, dans la quatre-vingt-quatrieme année de son âge, & fut inhumé dans l'Eglise de Jesus. Il étoit alors sous-Doyen du sacré Collége: ce Cardinal étoit un homme de mérite & ami des gens de lettres. Il a donné plusieurs ouvrages, parmi lesquels le suivant a quelque rapport à la médecine.

De usu & potu chocolatæ, diatriba. Romæ, 1664, 1666, *in*-4. 1663, *in-fol.* L'Auteur fait connoitre les différentes drogues qui entrent dans la composition du chocolat; il examine leur nature, leurs proprietés, leurs effets dans le corps; il cherche ensuite si l'usage du chocolat rompt le jeûne: il conclut pour la négative.

BRANCACIUS, (*Jean*) a écrit:

Ars memoriæ vindicata. Panormi, 1707, *in*-12.

BRANCH, (*Thomas*) étoit Anglois. Il a donné:

Thoughts on dreaming, &c. c'est-à-dire, *pensées sur la maniere dont se produisent les songes*, &c. A Londres, chez *Dedsley & Jolyffe*, 1738, *in*-8. L'Auteur examine, par la révélation & par la raison, l'idée qu'on se fait de la faculté sensitive ou du *receptacle* des sensations; il discute l'opinion qui suppose que cette faculté est comme liée, ou que ce *receptacle* est, pour ainsi dire, fermé pendant le sommeil, en sorte que l'ame ne peut appercevoir ce qui s'y passe.

BRANCHALEON, (*Jean-François*) Médecin Italien, étoit natif de Naples; il exerça sa profession à Rome. Nous apprenons de *Justus* qu'il vivoit vers l'an 1535. Il a donné :

Dialogus de balneorum utilitate, cùm ad sanitatem tuendam, tum ad morbos curandos, ex Hippocrate, Galeno, cæterisque Medicis excerptus. Romæ, 1634, *in*-8. Noribergæ, 1636, *in*-8. Parisiis, apud *Wechel*, 1636, *in*-8. inséré encore dans la collection de Venise, *de balneis.*

I. BRAND, (*Paul*) a écrit :

De voto humano. Hafniæ, 1677, *in*-4.

II. BRAND, (*Mickel*) a donné :

Dissertatio de formulis medicamentorum, sive experimenta medica & chirurgica. Francofurti, 1717, *in*-8.

III. BRAND, (*Jérôme*) n'est connu que par une traduction allemande de l'ouvrage d'*Albert le Grand*, intitulé : *de secretis mulierum.* Cette traduction a été imprimée à Nuremberg, 1768, *in*-8.

IV. BRAND, (*Robert*) Chirurgien-Herniaire, qui exerce aujourd'hui cette partie de la chirurgie en Angleterre. Il a donné :

The true method, &c. c'est-à-dire, *véritable méthode de réduire les ruptures & de les retenir dans la cavité du bas-ventre.* A Londres, chez *Bladon*, 1771. Cet ouvrage ne tend qu'à apprendre au Public que l'Auteur construit des bandages pour toutes sortes de hernies, & à en publier la bonté : c'est une collection de certificats nombreux, donnés par quelques gens de l'art & par plusieurs malades, pour constater l'utilité des bandages élastiques de l'Auteur.

BRANDAU, (*J. H.*) a écrit :

Dissertatio chirurgica, sistens singularem casum concernentem vulnus capitis, ubi sclopeta cranium non modò fractum, sed & cerebri substantia corticalis, ut & medullaris, partim cæsa, partim effluxa, absque trepani operatione feliciter sanatum. Cassell. 1755, *in*-8.

BRANDOLINUS. Manget rapporte sous ce nom un ouvrage intitulé : *De tolerandâ corporis ægritudine*, qu'il dit avoir été imprimé à Paris, *in*-16; mais il n'indique point l'année de cette édition.

BRANDT, Chymiste Allemand, qui vivoit au milieu du siecle dernier; il étoit fort entêté du grand-œuvre, & s'étoit flatté de pouvoir trouver la pierre philosophale dans la préparation de l'urine: il y travailla toute sa vie; mais il ne trouva jamais ce qu'il cherchoit. Cela lui donna lieu cependant de faire une autre découverte: après une forte distillation d'urine, il trouva dans son récipient une matiere luisante, qu'on a ensuite appellée *phosphore*. Il fit voir cette matiere à Kunkel, Chymiste de l'Electeur de Saxe, & à plusieurs autres personnes; mais il leur en cacha la préparation. Après sa mort, Kunkel, qui savoit que *Brandt* avoit travaillé toute sa vie sur l'urine, soupçonna que cette liqueur lui avoit fourni la matiere du phosphore; il l'y chercha, & l'y trouva après quatre années d'un travail assidu. Il ne cacha pas son secret, comme avoit fait *Brandt*; mais il le communiqua à Homberg, qui le publia dans la suite.

I. BRANT, (*Sébastien*) naquit à Strasbourg en 1458: *Moreri* rapporte sa naissance à l'an 1548; mais il se contredit lui-même, puisqu'à la ligne suivante, il dit que *Brant* professa à Bale, vers l'an 1490, & ensuite qu'il mourut en 1520. *Brant* s'appliqua à l'étude des belles-lettres, mais particuliérement à celle de la Jurisprudence, & fut reçu Docteur en droit. Il alla à Bâle vers l'an 1489, & y enseigna les belles-lettres; il revint ensuite dans sa patrie, où il mourut en 1520, âgé de 62 ans. Il étoit à la fois Historien, Poëte & Jurisconsulte; on a de lui plusieurs ouvrages en vers & en prose, parmi lesquels il y en a un qui peut être rapporté à la médecine. Il a paru sous le titre suivant:

Eulogium de scorrâ pestilentiali, sive mala de frantzos. On le trouve à la tête du traité de *pestilentiali scorrâ*, de Grunbeck. C'est un poëme de cent vingt-quatre vers élégiaques, où on ne trouve ni elégance dans la diction, ni pureté dans le style, ni exactitude dans l'observation des regles de l'art poétique. L'auteur représente les François comme ayant répandu les maladies vénériennes. Il est le premier qui ait parlé des frictions mercurielles dans ces maladies: c'est ce qu'on ne peut s'empêcher de conclure de ce qu'il dit aux vers 83 & 84: *de ægris inunctis & in saccum culleolumque consutis.*

II. BRANT, (*Gauthier*) connu encore sous le nom de *Bruel*, étoit Docteur en médecine; il vivoit dans le seizieme siecle. Nous avons de lui:

Praxis medicinæ theorica & empyrica ex Galeno, Hippocrate, Aëtio, aliisque. Antuerpiæ, apud *Plantinum*, 1579, 1580, 1585, *in-fol.* Lugduni-Batav. apud *Franciscum Raphelengium*, 1589, *in*-8. 1599, 1612, *in*-8. ibid. apud *Joh. Maire*, 1628, *in*-8. Venetiis, apud *Ciottum*, 1602, *in*-8. L'Auteur traite presque de toutes les maladies qui peuvent affliger le corps humain; mais il en parle tres-succinctement. Il s'occupe d'abord de la partie théorique; il passe ensuite à la partie thérapeutique, qu'il présente en forme de table: il expose enfin les médicamens

médicamens *théoriques* & *empyriques*, dont il dit avoir éprouvé les effets.

BRAQUET, (*François*) Médecin François du siecle dernier, étoit de Brienon ou Brignon, petite ville de France en Champagne, dans le Senonois; après avoir été reçu au Doctorat en médecine, il se fit agréger au Collége des Médecins de Marseille, & exerça la médecine dans cete ville. Il a donné :

Λιθιατρικῆς universalis, sive de calculo curando, liber. Aquis-Sextiis, apud *Philippum Coignat*, 1620, *in-4.*

I. BRASAVOLA, (*Jérôme*) Médecin Italien, qui vivoit dans le seizieme siecle, étoit natif de Ferrare, & exerça la médecine dans sa patrie. Il a donné les deux ouvrages suivans :

1. *De officiis medicis libellus.* Ferrariæ, apud *Benedictum Mammarellum*, 1590, *in-4.*
2. *In primum aphorismorum Hippocratis librum expositio.* Ferrariæ, apud *Mammarellum*, 1595, *in-4.*

II. BRASAVOLA. (*Jérôme*) Nous ne connoissons de lui que ce que nous en apprenons de *Manget*, d'après le témoignage de *Lanzoni* : il étoit Docteur en médecine, & exerçoit sa profession à Rome, avec beaucoup de succès, à la fin du siecle dernier. Il a donné plusieurs dissertations académiques, parmi lesquelles *Lanzoni* cite avec éloge celle qui avoit pour titre : *An clysteres nutriant?* La conclusion étoit pour l'affirmative; cependant *Haller* rapporte cette dissertation vers l'année 1590, & cite, à cet égard, *Manget.*

BRASSART, Médecin François, qui a écrit:

Traité des eaux minérales de la fontaine de Bouillon-lez-Saint-Amand en Flandres. A Lille, chez *le Blond*, 1714, *in-8.*

I. BRASSAVOLI *ou* BRASSAVOLO, (*Antoine Musa*) naquit à Ferrare, en 1500, d'un pere qui étoit Professeur en médecine dans la même ville. Il étudia d'abord la philosophie, ensuite la médecine sous Nicolas Leonicene, & obtint en 1520 une chaire de logique, qu'il remplit pendant huit ans; après quoi il fut nommé à une chaire de physique, qu'il régenta pendant neuf ans. Son application à la philosophie ne l'empêcha pas de s'attacher à la médecine; il exerça cette profession dans le lieu de sa naissance, & donna quelquefois des leçons sur cette science, dont il aimoit beaucoup à expliquer la théorie. Il étoit en même tems Médecin du Duc de Ferrare. Il mourut en 1554, & laissa un fils qui fait le sujet de l'article suivant.

Joubert parle de ce Médecin dans le conte d'un Bouffon. Il rapporte qu'Alfonse, Duc de Ferrare, ayant demandé quel étoit le métier où il y avoit le plus de gens, Gonelle, son Bouffon, avoit gagé, contre lui, que c'étoit celui de la médecine; que Gonelle, ayant feint le lendemain d'avoir mal aux dents, marqua sur ses tablettes tous ceux qui lui indiquerent quelque remede; que le Duc lui-même se trouva dans la liste, pour avoir dit à Gonelle: « Je sais une chose qui » te fera incontinent passer la douleur, encore que la dent fût gâtée. » Mess. Antonio Musa Brassavolo, mon Médecin, n'en pratique ja- » mais une meilleure. Fais ceci & cela, incontinent tu seras guéri ». Mais Joubert se trompe : ce fait est antérieur au tems de *Brassavoli*; il est rapporté par *Jovianus Pontanus*, qui vivoit dans le quinzieme siecle; outre que Gonelle étoit le Bouffon de Nicolas d'Est, Marquis de Ferrare, & non d'Alphonse, Duc de ce nom.

Nous avons de *Brassavoli* plusieurs ouvrages relatifs à la médecine, à la philosophie & à la philologie: nous ne parlerons que des premiers.

1. *Examen omnium simplicium, quorum usus in publicis est officinis.* Romæ, 1536, *in-fol.* Lugduni, apud *Frellæum*, 1537, *in-8.* ibid. apud *Joh. Pulloxum à Tridino*, 1544, *in-8.* ibid. apud *Antonium Vincentium*, 1556, *in-16.*

2. *Commentaria & annotationes in octo libros aphorismorum Hippocratis & Galeni.* Basileæ, apud *Hieron. Froben & Nicol. Episcopium*, 1541, *in-fol.*

3. *Examen omnium catapotiorum vel pilularum, quarum apud pharmacopolas usus est.* Basileæ, apud *Froben*, 1543, *in-4.* Lugduni, apud *FF. Frellonios*, 1546, *in-16.* Venetiis, apud *Valgris*, 1549, *in-8.*

4. *Examen omnium syruporum, quorum publicus usus est.* Venetiis, apud *Stagninum*, 1538, *in-8.* ibid. apud *Cominum de Tridino*, 1545, *in-8.* Lugduni, apud *Fratres Frellæos*, 1540, *in-8.*

5. *Commentaria & annotationes in libros de ratione victûs in morbis acutis Hippocratis & Galeni.* Venetiis, apud *Hieron. Scott*, 1546, *in-fol.*

6. *Examen omnium electuariorum, pulverum & confectionum catharticarum, quorum usus est in officinis.* Venetiis, apud *Valgris*, 1548, *in-8.*

7. *Examen omnium trochiscorum, unguentorum, ceratorum, emplastrorum, cataplasmatum & collyriorum, quorum frequens usus est apud Pharmacopolas Ferrarienses.* Venetiis, apud *Juntas*, 1551, *in-8.* Lugduni, apud *Sebast. Honoratum*, 1555, *in-16.*

8. *Examen omnium Looch, id est, linctuum, suffuf, id est, pulverum, aquarum, decoctionum, oleorum, quorum apud Ferrarienses Pharmacopolas usus est. His accessit de morbo gallico tractatus.* Venetiis, apud *Juntas*, 1553, *in-8.* Lugduni, apud *Joannem Temporalem*, 1555, *in-16.* ibid. apud *Sebastianum Honorat*, 1561, *in-16.*

9. *De medicamentis tam simplicibus, quàm compositis catharticis, quæ unicuique humori sunt propria, tractatus insignis.* Lugduni, apud *Sebast. Honoratum*, 1555, in-16. Tiguri, apud *FF. Gesneros*, 1555, in-8.

10. *Tractatus de radicis Chinæ usu.* On le trouve dans la collection *de morbis veneris*, publiée par *Luisinus*, à Venise, en 1566.

Nous connoissons encore de ce Médecin un dialogue philosophique & moral, dont le but est de faire voir que la mort ne plait à personne. Il a paru sous le titre de : *Quod nemini mors placeat.* A Lyon, chez *Sébastien Gryph*, 1543, in-8.

Si nous devions nous en rapporter au jugement de Joseph Scaliger, nous aurions une opinion bien désavantageuse de *Brassavoli*; dans une lettre écrite à François Vertunianus le 4 des nones de Février 1575, il l'appelle : *Cymbalus ineptæ Medicorum plebis*; mais il paroit que ce jugement est dicté par la prévention. *Brassavoli* ne peut pas être placé parmi les Médecins du premier ordre, parmi ceux qui ont fait quelque révolution en médecine; mais il paroit mériter une place parmi ceux du second rang; il avoit des talens : il exerçoit sa profession avec quelque succès; enfin le peu d'affectation qui regne dans ses écrits, paroit devoir nous empêcher de le confondre avec les ignorans, qui cherchent toujours à en imposer à la multitude par un langage empoulé & souvent inintelligible.

II. BRASSAVOLI *ou* BRASSAVOLO, (*Jérôme*) fils du précédent, marcha sur les traces de son pere, dont il embrassa la profession. Il exerça la médecine à Ferrare, & donna les ouvrages suivans :

1. *De officiis medicis.* Ferrariæ, 1593, 1599, in-4.
2. *In primum Hippocratis aphorismum, commentarius.* Ferrariæ, 1594, in-4. *Mercklin* & *Manget* attribuent cet ouvrage au pere; mais le catalogue de la bibliotheque d'Oxford le rapporte sous le nom du fils.
3. *Expositio in primum librum aphorismorum Hippocratis.* Ferrariæ, 1595, in-4.

I. BRAUN. (*Nicolas*) Nous avons de lui :

1, *De gravi catarrho, epistolicum consilium.* On le trouve avec les quatre premiers livres des observations médicinales de *Grégoire Horstius*, imprimés à Ulm, chez *Saurius*, 1628, in-4.
2. *De fumo tabaci.* Giessæ, 1628, in-4.

II. BRAUN (*Jérôme*) a donné :

Pharmacopolion domesticum, in-4. Manget lui attribue cet ouvrage; mais il n'en indique point l'édition.

III. BRAUN, (*Jérémie-Jacques*) Médecin Allemand du siecle dernier, qui avoit été reçu aux degrés dans l'Université d'Erfort. Il a écrit :

De suffocatione hysterica. Erfurti, 1685, *in-4.*

IV. BRAUN (*Jean-Fréderic*) a écrit :

De unione animæ cum corpore. Tubingæ, 1721, *in-4.*

BRAUNER, (*Jean-Jacques*) Allemand, a donné :

Thesaurus sanitatis, oder auserlesenes Krauterbuch. A Francfort, 1713, *in-8.* Ibid. 1728, *in-4.*

2. *Deutsches Krauterbuch.* A Francfort, 1725, *in-4.*

BRAUNSCHWEIG ou BRAUNSWICH, (*Jérôme*) Chirurgien du quatorzieme siecle, natif de Strasbourg, suivant les uns, & de Braunswich, suivant les autres, qui ont cru qu'il avoit pris le nom du lieu de sa naissance. Il exerça la chirurgie à Strasbourg avec assez de succès, sur-tout pour les maladies des yeux. On dit qu'il a vécu jusqu'à cent dix ans. Nous avons de lui :

1. *Buch der chirurgie und Wirkung der Wundarzney.* A Strasbourg, 1497, *in-fol.* Ibid. 1513, *in-fol.* 1539, *in-4.* 1580, *in-fol.* A Ausbourg, 1497, *in-fol.* sans indication de lieu, 1508, *in-4.* Traduit en anglois, sous ce titre : *The noble experyence of the virtuos hand Worke of surgerie*, à Londres, 1525, *in-fol.* Il y est question de la chirurgie en général, &, en particulier, des plaies des différentes parties & des divers degrés de leur mortalité. C'est une compilation puisée dans les écrits des Arabes.

2. *In diesen buchlein findet man gareine schone entterwegsung und leer Wie sich die Chirurgici gegen einens Gueglichem Werwundtem Menschem. Hallen Solen.* A Erfort, 1545, *in-4.* On en cite une autre édition faite à Cologne par les soins de *Jean de Ketham ;* mais on n'en indique point l'année.

3. *The noble experyence of the vertuous Handy Worke of surgeri, practysed and compyled*, &c. London., 1525, *in-fol.* Ce n'est qu'une traduction de l'ouvrage original, que l'Auteur avoit écrit en allemand.

4. *Hir ansahen ist das buch genannt, liber de arte destillandi, von der kunst der distillierung.* A Strasbourg, 1500, *in-fol.* Ibid. 1505, *in-fol.* 1508, *in-fol.* 1512, *in-fol.* 1513, *in-fol.* 1515, *in-fol.* 1519, *in-fol.* 1521, *in-fol.* 1523, *in-fol.* 1532, *in-fol.* A Francfort, 1552, *in-fol.* 1580, *in-fol.* 1595, *in-fol.* 1597, *in-fol.* 1610, *in-fol.*

5. *Hausapothek guter gebrauchlicher arzney*, c'est-à-dire, *Trésor des pau-*

vres, &c. A Strasbourg, 1512, *in-fol.* 1531, *in-fol.* A Francfort, 1570, *in-8.* 1576, *in-8.* 1585, *in-8.* 1594, *in-8.* 1598, *in-8.* A Leipsick, 1591, *in-8.*

I. BRAVO, (*Jean*) Médecin Espagnol du seizieme siecle, étoit né à Piedra-Hita ou Petra-Fita, ville de Castille en Espagne. Il étudia la médecine dans l'Université de Salamanque, & y fut reçu au Doctorat. Il exerça ensuite la médecine dans la même ville, & y fut nommé à une place de Professeur en l'Université. *Antonio* parle de lui avec beaucoup d'éloge. Nous avons de ce Médecin les ouvrages suivans:

1. *De hydrophobiæ naturâ, causis atque medelâ.* Salmanticæ, apud *Johannem-Baptistam* à *Terra-Nova*, 1571, *in-8.* Ibid. 1576, 1588, *in-4.*
2. *Pharmacopæia Salmantica.* Salmanticæ, 1581, *in-8.*
3. *In libros prognosticorum Hippocratis commentaris.* Salmanticæ, apud *Hæredes Martini Henrici*, 1578, *in-8.* Ibid. 1583, *in-8.*
4. *De saporum & odorum differentiis, causis & affectionibus.* Salmanticæ, apud *Hæredes Mathiæ Gast*, 1583, *in-8.* Venetiis, apud *Johannem Ciotum*, 1592, *in-8.* Cet ouvrage est fort rare.
5. *In Claudii Galeni librum de differentiis febrium, commentarius.* Salmanticæ, apud *Hæredes Gast*, 1585, *in-4.* Ibid. 1596, *in-4.*
6. *De curandi ratione per medicamenti purgantis exhibitionem, libri III.* Salmanticæ, apud *Cornelium Bonardi*, 1588, *in-8.*
7. *De simplicium medicamentorum delectu, libri II, qui ars pharmacopæa dici possunt.* Salmanticæ, apud *Johan.* & *Andr. Renaud*, 1592, *in-8.*
8. *De naturâ vini.* Quelques Bibliographes attribuent cet ouvrage à *Jean Bravo*; mais ils n'en indiquent point l'édition.

II. BRAVO. (*Pierre*) Ce nom a donné lieu à une contradiction de *Manget*: il dit d'abord dans l'article de *Jean Bravo*, que *Zacutus* attribue un livre *de marsis & phyllis* à un Médecin qu'il appelle *Petrus Bavarus Petrafitanus*; mais il ajoute qu'il est persuadé que c'est le même que *Jean Bravo*: cependant il fait ensuite un article particulier de *Pierre Bravo de Piedra-Hita.*

III. BRAVO CHAMICO, (*Jean*) Médecin Portugais, qui vivoit dans le seizieme siecle; il étoit né à Serpa, ville du Portugal, dans la Province de Transtagna. Il étoit Docteur en médecine de l'Université de Coïmbre; il y enseigna d'abord l'anatomie, ensuite la médecine. *Portal* rapporte sa mort vers l'an 1615; mais cette date ne peut point s'accorder avec celle de l'édition de son Traité sur les maladies de la tête, qui, suivant le même Bibliographe, a été faite en 1516. Nous avons de lui l'ouvrage suivant :

De capitis vulneribus liber. Conimbricæ, apud *Didacum Loureiro*, 1516, *in-fol.* On trouve dans cet ouvrage quelques observations intéressantes; mais elles sont, pour ainsi dire, noyées dans une quantité prodigieuse de principes absurdes & d'explications physiques, déduites de la philosophie d'Aristote.

Nicolas Antonio lui attribue un autre ouvrage sous ce titre : *De medendis corporis malis per manualem operationem.* Imprimé, suivant *Portal*, à Coïmbre, 1605, *in-4. Barbosa* lui en attribue encore un autre, intitulé : *De intentionibus chirurgicis*, dont il ne rapporte point l'édition.

Manget a fait une nouvelle faute à l'égard de ce Médecin, dont il fait deux articles différens; il en parle d'abord sous le nom de *Jean* BRABUS CHAMICUS, ensuite sous celui de *Jean* BRAVO CHAMIZO, sans avertir que ces deux personnages n'en font qu'un.

IV. BRAVO *de Sobre Monte Ramirez*, (*Gaspard*) Médecin Espagnol du siecle dernier, étoit né à Aguilar del Campo, petite ville d'Espagne, dans la Vieille-Castille, Diocèse de Burgos. Il fut reçu Docteur en médecine dans l'Université de Valladolid, & y enseigna d'abord la philosophie; il y occupa ensuite successivement des chaires de chirurgie, de médecine dogmatique & de médecine-pratique. Il fut appellé à la Cour d'Espagne par le Roi Philippe IV, qui lui donna une place parmi ses Médecins; il devint Membre du Conseil suprême de l'Inquisition, premier Médecin de ce Tribunal; enfin, premier Médecin des Rois d'Espagne Philippe IV & Charles II. Nous avons de lui les ouvrages suivans :

1. *Resolutiones medicæ circà universam totius philosophiæ doctrinam.* Valisoleti, apud *Antonium Vasquez de Esparza*, 1649, *in-fol.* Lugduni, 1644, *in-fol.* & apud *Philippum Borde*, 1662. Cet ouvrage comprend six parties dont on ne trouve que les deux premieres dans la premiere édition. La premiere est un abrégé de physiologie; la seconde, un abrégé de pathologie; la troisieme, un abrégé de thérapeutique; la quatrieme roule sur la saignée, la purgation & la sueur; la cinquieme traite de la circulation du sang, de la théorie de l'art sphygmique, suivant les principes de Galien, du prognostic des rechûtes, & de la virilité de quelques Eunuques; la sixieme contient des observations & des consultations.

2. *Consultationes medicæ.* Coloniæ, apud *Friessen*, 1671, *in-4.* C'est une portion de la sixieme partie de l'ouvrage précédent, qu'on a imprimée séparément.

3. *Operum medicinalium, tomus tertius.* Lugduni, apud *Laurentium*

Arnaud & Petrum Borde, 1674, *in-fol.* Cet ouvrage eſt diviſé en trois parties : la premiere traite de la théorie & de la pratique des fievres intermittentes mortelles ; la ſeconde ne contient qu'une diſſertation ſur les criſes, les jours critiques & leurs cauſes, & ſur l'urine & ſon ſédiment ; la troiſieme traite de pluſieurs matieres entiérement différentes les unes des autres.

BRAXIUS, (*Adam*) Médecin Allemand, qui vivoit au commencement du ſiecle dernier ; il avoit été reçu aux degrés dans l'Univerſité de Hall, & exerça la médecine dans cette ville. Il a donné :

Simonides redivivus, ſive ars memoriæ & oblivionis tabulis expreſſa. Lipſiæ, apud *Th. Scurerum*, 1610, *in-4.*

I. BREBIS (*Jean-Chriſt.*) a écrit :

De ſcorbuto. 1666, *in-4.*

II. BREBIS (*Jean-Léonard*) a écrit :

De colicâ paſſione. Erfordiæ, 1691, *in-4.*

BRECHE (*Jean*) habile Juriſconſulte François du ſeizieme ſiecle, étoit de Tours ; il étoit Avocat au Siége préſidial de ſa patrie. Il eſt connu par pluſieurs ouvrages relatifs à la juriſprudence ; il a encore donné une traduction françoiſe des Aphoriſmes d'*Hippocrate*, à laquelle il a ajouté des notes & des remarques. Cette traduction a été publiée à Paris, chez *J. Kerver*, 1552, *in-16.*

BRECHFELD, (*Jean-Henri*) Médecin Danois du ſiecle dernier ; il étoit premier Médecin de la Reine de Danemarck. Il a écrit :

1. *De venenis.* Helmſtadii, 1661, *in-4.*
2. *De morbo hypocondriaco.* Helmſtadii, 1662, *in-4.*

BRECHT (*Clément-Joſeph*) étoit Licencié en médecine. Il a donné :

1. *Didymographia.* Argentorati, 1684, *in-4.*
2. *Traité de la circulation des eſprits animaux.* A Paris, 1684, *in-12.* C'eſt peut-être une traduction.
3. *Diatribe de vitâ gemellarum à thorace umbilicotenus coalitarum, quæ difficillimæ circâ mentem & corpus affectiones naturales ex noviſſimo ſapientiæ ſcrinio enodantur.* Argentorati, apud *Fridericum Guillelmum Schmuckium*, 1684, *in-8.*

BRECHTEL (*Chriſtophe Fabius*) Nous avons de lui :

1. *Neuere art barbierers zettel aller gebraüclicher ſimplicien.* A Nuremberg, 1603, *in-fol.*

2. *Nomenclatura pharmaceutica, inserviens ad singula materiæ medicæ vasa & thecas, pro usu officinarum.* Norimbergæ, apud *Paulum Kaufmann*, 1603, *in-fol.*

BREDHAVER, (*Jean-Henri*) Médecin Allemand, reçu aux degrés dans l'Université de Giessen; il vivoit à la fin du dix-septieme siecle, & au commencement du dix-huitieme. Il a écrit:

1. *De nephritide.* Giessæ, 1668, *in-4.*
2. *De asthmate convulsivo.* Giessæ, 1702, *in-4.*

BREHME (*Jean Sal.*) a écrit:

De sanguificatione. Jenæ, 1684, *in-4.*

BREIL (*André du*) étoit Angevin, & Docteur en médecine; il vivoit dans le seizieme siecle. Il a donné:

La Police de l'art & science de médecine, contenant la réfutation des erreurs & abus qui s'y commettent. A Paris, chez *L. Cavellat*, 1580, *in-8.*

BREITENBACH, (*Charles-Frédéric*) Allemand; a écrit:

Ægrorum conclave. Lipsiæ, 1711, *in-4.*

BREITERT, (*Jean-Frédéric*) Allemand, a écrit:

De contagio. Jenæ, 1689, *in-4.*

BREMBACH (*Martin à*) a écrit:

1. *De bile.* Lipsiæ, 1554, *in-4.*
2. *De sanguine & pituitâ.* Lipsiæ, 1556, *in-4.*

I. BRENDEL, (*Jean-Philippe*) Médecin Allemand du commencement du siecle dernier. Il est connu par une collection de conseils médicinaux, ou consultations des plus célebres Médecins d'Allemagne, qu'il a publiée à Francfort, chez *Palthenius*, 1615, *in-4.* après en avoir traduit une partie de l'allemand en latin. Il a encore écrit:

De sanguinis procreatione. Jenæ, 1602, *in-4.*

II. BRENDEL (*Zacharie*) naquit à Jene dans la Thuringe, en 1592, d'*Homonyme Brendel*, Docteur en médecine, & Professeur dans l'Université de la même ville. Il étudia la médecine sous les yeux de son pere, & reçut les honneurs du Doctorat dans l'Université de sa patrie en 1617. Il alla d'abord exercer la médecine à Pesnick, ensuite à Glauchen, il fut successivement Médecin du Baron de Schonburg, & de François, Duc de la Saxe inférieure; il fut enfin Professeur en médecine dans l'Université l'Université de Jene. Il mourut dans cette ville en 1638, à l'âge de 46 ans. Nous avons de ce Médecin les ouvrages suivans :

1. *Tractatus de inductorum purgantium viribus, dosi, &c.* Jenæ, *in-4.* *Manget*, qui rapporte cet ouvrage, n'en indique point l'édition.

2. *De temperamentis.* Jenæ, 1619, *in-4.*

3. *Chymia in artis formam redacta.* Jenæ, apud *Johannem Reiffenberger*, 1630, *in-12.* Ibid. 1641, *in-12.* avec une Préface de *Garnier Rolfinckius.* Lugduni-Batav. apud *Arnoldum Donde*, 1671, *in-12.* On le trouve encore avec le *Tyrocinium chymicum* de *Jean Beguin*, édition d'Amsterdam, chez *Egide Valkemer*, 1659, 1669, *in-12.* On y trouve d'abord des notions relatives à la maniere de faire les préparations chymiques, & de corriger quelques médicamens. Ces notions sont suivies de quelques discours ou dissertations, qui roulent sur différens sujets de chymie. L'ouvrage est terminé par une dissertation sur la préparation de l'or potable.

III. BRENDEL, (*J. Adam*) Médecin Allemand du commencement de ce siecle, étoit Professeur d'anatomie & de botanique dans l'Université de Wirtemberg. Il est remarquable par l'observation singuliere qu'il n'a pas balancé à publier comme vraie ; il a cru avoir vu des œufs découler des parties extérieures de la génération d'une femme très-lascive. Il a donné :

1. *De hydrope ovarii muliebris.* Wittebergæ, 1701, *in-4.*

2. *De embryone in ovulo antè conceptionem præexistente.* Wittebergæ, 1703, *in-4.*

3. *De nutritione fœtûs in utero materno.* Wittebergæ, 1704, *in-4.* & non 1734, comme l'avance *Portal.*

4. *De lapicidinâ microcosmi.* Wittebergæ, 1711, *in-4.*

5. *Observationum anatomicarum decades tres.* Wittebergæ, 1715, 1718, *in-4.*

IV. BRENDEL, (*Jean-Guillaume*) Médecin Allemand, reçu au Doctorat dans l'Université de Gottingen. Nous avons de lui :

1. *Fasciculus observationum medicarum.* Gottingæ, 1740.

2. *Prolusio de hydrargirosis reliquiis à ptyalismo expellendis.* Gottingæ, 1747.

V. BRENDEL, (*Jean-Godefroi*) Médecin Allemand de nos jours, né en 1710. Après avoir été reçu au Doctorat dans l'Université de Gottingen, il y a été fait Professeur en médecine. Il est mort dans cette ville le 18 Janvier 1758, âgé de 47 ans : il est peut-être le frere du précédent. Il est connu par les ouvrages suivans :

1. *De valvulâ Eustachianâ inter venam cavam inferiorem, dextramque*

cordis auriculam confid. Witteberga, 1738, *in*-4. Inséré par *Haller* dans sa collection de theses anatomiques.

2. *De chyli ad sanguinem commeatu per venas Mesaraicas non improbabili.* Gottingæ, 1738, *in*-4. L'Auteur fonde ses principaux argumens sur l'anatomie comparée.

3. *De rachitide.* Gottingæ, 1739, *in*-4.

4. *De auditu in apice cochleæ.* Inséré dans la même collection. L'Auteur donne une description du limaçon & sur-tout de la rampe.

5. *De Leewenoeckii globulis.* Gottingæ, 1747, *in*-4.

6. *Fabrica oculi, in fœtibus abortivis observata.* Gottingæ, 1749, *in*-4.

7. *De herniarum natalibus programma.* Gottingæ, 1751, *in*-4.

8. *De cognatione paraphrenitidis & febrium malignarum.* Gottingæ, 1752, *in*-4.

9. *De calculi vesicæ urinalis, renumque natalibus.* Gottingæ, 1751, *in*-4. Des croûtes calculeuses, attachées aux parois des vaisseaux qui contenoient de l'urine tombée en putréfaction, ont fait croire à l'Auteur que la putréfaction étoit la cause du calcul.

10. *Opuscula mathematici & medici argumenti.* Gottingæ, apud *Bossigel*, 1769, *in*-4. Cet ouvrage comprend deux parties : la premiere contient des programmes ; la seconde, des dissertations. Le but de l'Auteur est de concilier, à un égal degré de perfection, les mathématiques & l'art de guérir.

BRENGKER. (*Jean-George*) Il étoit de Kauffbeuren, ville d'Allemagne dans la Souabe. Il a donné :

1. *De suppressione mensium.* 1588, *in*-4.

2. *Litteræ ad Philippum Heckstetterum, de quibusdam observatis & dubiis in observationibus ab eo editis.* Augustæ-Vindelic. apud *Andræam Aperger*, 1624, *in*-8. avec les observations de *Philippe Heckstetter.*

BRENTZIUS, (*André*) Médecin Italien, étoit natif de Padoue ; il vivoit dans le quinzieme siecle. Il a donné :

1. *Commentarii in Hippocratem de insomniis.* Venetiis, apud *Octavium Scott*, 1497, *in-fol.*

2. *Hippocratis libri de naturâ humanâ, expositio latina.* Cet ouvrage est rapporté par *Manget*, qui n'en cite point l'édition.

3. *Farrago Philosophorum.* 1606, *in*-8. sans indication de lieu ; rapporté encore dans le quatrieme volume du Théâtre chymique, sous le titre de *Variarum Philosophorum sententiarum perveniendi ad lapidem benedictum collectanea.* C'est un recueil des opinions pro-

posées par les Philosophes sur la pierre philosophale, & des différens procédés employés par les Alchymistes pour parvenir à la découverte de cette pierre. On y trouve les procédés d'Albert-le-Grand, de Raimond Lulle, de Geber & de Paracelse.

I. BRESCOU, (*Pierre*) Médecin François, qui avoit été reçu aux degrés dans l'Université de Montpellier. Il a écrit:

Traité de l'épilepsie. A Bordeaux, chez la veuve *de La Court*, 1742, *in-12*.

II. BRESCOU DU MOURET, (*Paul*) Chirurgien François, qui exerçoit la Chirurgie à Paris; il avoit été reçu au College de Chirurgie de cette ville. Il est mort le 19 Mai 1758, après avoir donné:

Traité du scorbut. A Paris, 1743, *in-12*.

BRESMAL (*J. Fr.*) vivoit au commencement de ce siecle; il étoit Docteur en médecine. Nous avons de lui:

1. *La circulation des eaux, ou l'hydrographie des eaux minérales d'Aix & de Spa.* A Liége, chez *Bronckart*, *in-12*.
2. *Descriptio fontis S. Ægidii prope tungros.* Leod 1700, *in-12*.
3. *Analyse des eaux minérales ferrugineuses de la fontaine proche la ville de Tongres.* A Liége, 1701, *in-8*.
4. *Hydro-analyse des eaux minérales d'Aix-la-Chapelle.* A Liége, chez *Miiit*, 1703, *in-8*.

BRESON, (*Charles le*) Médecin François du siecle dernier, étoit Docteur-Régent de la Faculté de médecine de Paris. Il n'est connu que par deux discours prononcés dans les Ecoles de cette Faculté; l'un est l'oraison funebre de Jean de Montreuil, Professeur de ces Ecoles; il a été imprimé à Paris en 1647, *in-8*; l'autre a paru sous le titre suivant:

De necessitate hygieines. Parisiis, 1647, *in-8*.

BREST, (*Vincent*) Chirurgien François, qui vivoit au commencement de ce siecle. Il étudia la chirurgie à Montpellier en 1710 & 1711; il passa ensuite en Angleterre, fut reçu à la Maitrise en Chirurgie à Londres, & peu de tems après, obtint un brevet de Chirurgien-Ventouseur du Prince de Galles. Il alla en Russie en 1732, dans l'espoir d'y trouver de l'emploi; mais le mauvais accueil qu'il y reçut de la part du premier Médecin du Souverain, qui y étoit le Dispensateur de toutes les graces relatives à la médecine & à la chirurgie, l'obligea à revenir en Angleterre en 1734, d'où il passa, quelque tems après, en Portugal. Il avoit donné en anglois, en 1732, une dissertation sur les maladies vénériennes, que nous ne connoissons point, & qui est peut-être la même que celle qu'il publia en françois, trois ans après, sous le titre suivant :

Dissertation sur l'usage du mercure dans les maladies vénériennes & autres, & sur la maniere de s'en servir avec succès sans salivation. A Londres, chez *Godefroi Smith*, 1735. L'Auteur déclame beaucoup contre la salivation; cela n'est pas surprenant : son but est d'apprendre au Public qu'il est possesseur d'un remede souverain contre les maladies vénériennes les plus rebelles & les plus invétérées, & d'en proclamer les effets merveilleux. A peine trouve-t-on dans cet ouvrage dix-huit pages où il soit parlé du sujet annoncé dans le titre ; le reste ne contient que des digressions étrangeres, comme par exemple, des notions succinctes sur l'état de la médecine en Russie ; mais le compte que l'Auteur en rend, se ressent un peu du mauvais accueil qu'il a reçu dans ce pays.

BRETHOUS, Chirurgien François de ce siecle, né à Bordeaux, d'un pere qui étoit Chirurgien de cette ville. Il s'appliqua à la chirurgie, qu'il exerça à Lyon, où il fut Pensionnaire Anatomiste & Lithotomiste de la ville. Nous avons de lui :

Lettres sur différens points d'anatomie. A Lyon, 1723, *in*-12. C'est une analyse critique des leçons d'anatomie, que Vallant, Médecin, & Laurés, Chirurgien, donnoient à Lyon. L'Auteur releve leurs erreurs & les réfute ; il veut leur prouver que le péritoine n'est pas percé ; que les muscles droits ne jouissent point d'un mouvement vermiculaire ; que, dans l'état naturel, le sang des arteres pulmonaires ne s'épanche pas dans les vésicules pulmonaires, avant que de passer dans les veines, &c La critique de l'Auteur est accompagnée de remarques judicieuses.

BRETIN (*Philibert*) naquit à Auxone, petite ville de France en Bourgogne, vers le milieu du seizieme siecle. Il étudia la médecine dans l'Université de Dijon, où il fut reçu au Doctorat le 19 Mars 1574. Il exerça le médecine dans la même ville, & y mourut le 29 Juin 1595. *La Mare* nous apprend qu'il étoit alors âgé de 45 ans ; il seroit donc né en 1550.

On connoit de lui des poésies & quelques autres ouvrages relatifs à la littérature : 1°. *Poesies amoureuses*, à Lyon 1576, *in*-8 ; 2°. *Mélanges commençans par un Poëme de l'origine de la perfection de l'homme, où se reconnoit la pauvreté de sa nature*, à Lyon, 1576, *in*-8 ; 3°. *Prédictions & révolutions de chacun an.* 4°. une Grammaire, dont *la Croix du Maine* fait mention, mais dont nous ignorons l'édition, 5°. une traduction françoise de l'histoire de Bourgogne, par *Heuter* ; il en est parlé dans les portraits du Duc de Bourgogne, par *Tabourot*, imprimés en 1587. 6°. *Les Œuvres de Lucian de Samosate, traduites du grec, repurgées de paroles impudiques & profanes.* A Paris, 1582, *in-fol.*

Bretin a encore travaillé sur des sujets de médecine: 1°. il a revu & corrigé la chirurgie de *Gui de Chauliac*. 2°. Il a traduit les Aphorismes d'*Hippocrate*; mais on doute que sa traduction ait été imprimée. 3°. Le *P. Labbe* & *Teissier* lui attribuent encore un Traité, *de claris medicis*, que nous ne connoissons point.

I. BRETON, (*Chrétien le*) Chirurgien François du siecle dernier, étoit né à Poissy, petite ville de l'Isle de France. Il vint à Paris, où il exerça la chirurgie, après avoir été reçu à la maîtrise au College de chirurgie de cette ville. Il fut Chirurgien de Charles d'Aubepine, Marquis de Châteauneuf, Garde des Sceaux de France, & mourut le 3 Décembre 1659. Nous ne connoissons de lui aucun ouvrage qui ait été donné au Public par la voie de l'impression: on lui attribue seulement des *Scholies* sur les Aphorismes d'*Hippocrate*, dont le manuscrit étoit dans la Bibliotheque de *Chomel*.

II. BRETON, (*Jean-Baptiste*) Médecin François, qui vivoit au commencement de ce siecle. Il se mit sur les bancs de la Faculté de médecine de Paris, & y avoit été déjà reçu au degré de Bachelier en 1712; il y obtint dans la suite les honneurs du Doctorat. Il est mort vers l'an 1723. Il a donné:

1. *Tableau des maladies, ou les remedes choisis & éprouvés, tant de médecine que de chirurgie, pour les maladies du corps humain.* A Paris, 1712, *in*-12. Ibid. chez *Briasson*, 1726, *in*-12. C'est une traduction du latin de *Lomnius*.
2. *Les clefs de la philosophie spagyrique, où l'on trouve en abrégé les élémens de cette science.* A Paris, chez *Jombert*, 1723, *in*-16. Ce livre est très-propre à nous mettre au fait de la philosophie spagyrique.
3. *La Médecine statique de Sanctorius, ou l'art de se conserver la santé par la transpiration.* A Paris, chez *Jombert*, 1723, *in*-16. C'est une traduction du latin de *Sanctorius*: elle paroit exacte & fidelle.

Nous trouvons encore un ouvrage intitulé: *Remedes de chirurgie*, par *le Breton*, imprimé à Paris en 1716, *in*-8. mais nous ne savons point s'il s'agit du même dont nous venons de parler.

BRETONNAYAU, (*René*) Médecin & Poëte François, qui vivoit sur la fin du seizieme siecle en 1584; il étoit de Vernantes en Anjou, & exerça la médecine à Loches en Touraine. *La Croix du Maine* parle de lui avec éloge, & comme d'un docte Médecin & d'un excellent Poëte. Il avoit composé un Traité sur la génération de l'homme, le temple de l'ame, & plusieurs autres poésies imprimées à Paris. Ces ouvrages ont été publiés sous le titre suivant:

La génération de l'homme, & le temple de l'ame, avec autres œuvres poétiques, *extraites de l'Esculape de René Bretonnayau*. A Paris, chez *Langelier*, 1583, *in-4*. Cet ouvrage, qui est en vers François, est très-peu volumineux & assez bien écrit; le style en est fort libre. L'Auteur y soutient le systême des œufs pour la génération. On y trouve quelques notions relatives à la cosmétique, au calcul, &c.

BRETONNIERE. (*François Bacot de la*) *Voyez* BACOT.

I. BREVER (*Jean*) naquit à Leutsowie en Hongrie; il étudia successivement la Philosophie & la médecine dans l'Université de Wirtemberg; il y fut promu à la maitrise-ès-arts en 1661, & y reçut les honneurs du Doctorat en médecine en 1664. Nous avons de lui:

1. *De vitâ hominis*. Witteberga, 1661.
2. *De arthritide*. Witteberga, 1663, *in-4*.
3. *De ictero flavo*. Witteberga, 1664.

II. BREVER (*Samuel*) a écrit:

De lochiis. Hallæ, 1747, *in-4*.

BREUILLE, (*Jean-Louis de la*) Médecin Savoyard, né à Chamberi, est Auteur d'un *Traité de la contagion & de ses remedes*, imprimé à Geneve, chez *Pierre*, 1641, *in-12*.

I. BREYN, (*Jacques*) Médecin du siecle dernier, que les uns ont dit Polonois, les autres natif du Brabant; il naquit en 1637: il reçut le Doctorat en médecine, exerça cette profession à Dantzick, & mourut en 1697, âgé de 60 ans. Il laissa un fils qui fait le sujet de l'article suivant. Nous avons de lui:

1. *Exoticarum, aliarumque minùs cognitarum plantarum centuriæ*. Gedani, 1674, 1678, *in-fol*. On y a joint l'histoire du thé, de *Guillaume Then-Rhyne*.
2. *Prodromi duo, fasciculi rariorum plantarum*. Gedani, 1680, 1689, *in-4*. Le fils de l'Auteur en a donné une nouvelle édition, à Dantzick en 1739, *in-4*. & a mis à la tête la vie & le portrait de son pere.

Breyn a donné 174 figures en cuivre, qui sont bonnes, & la description de 700 plantes, qui sont rangées par ordre alphabétique.

II. BREYN, (*Jean-Philippe*) fils du précédent, naquit à Dantzick; après avoir reçu le degré de Docteur en médecine à Leyde, vers l'an 1699; il exerça sa profession dans le lieu de sa naissance. Il étoit Membre de la Société royale de Londres. Il a donné les ouvrages suivans:

1. *Dissertatio de galactosi*. Leydæ, 1699, *in-4*.

2. *Dissertatio de radice ginsing, seu nisi, & chrysanthemo bidente zeylanico, acmella dicto.* Leydæ, 1700, *in*-4. Gedani, 1700, *in*-4. Ibid. 1731, *in*-4. Ibid. 1739, *in*-4. avec le dernier des ouvrages du pere de l'Auteur.

3. *Epistola de melonibus putrefactis.* Lipsiæ, 1722, *in*-4.

4. *De fungis officinalibus, dissertatio.* Leydæ, 1702, *in*-4. L'Auteur traite des différentes especes de champignons, &, entr'autres, de l'oreille de Judas, de la vesse de loup, de son usage dans les hémorrhagies, de l'agaric & de sa préparation: l'Auteur le présente comme entiérement résineux.

5. *De alcyonio miræ & elegantis structuræ, epistola ad Lochnerum.* Gedani, 1717, *in*-4.

6. *Dissertation sur l'agneau végétal de Tartarie, appellé vulgairement borametz.* A Dantzick, 1726: elle est écrite en latin. L'Auteur observe que plusieurs Naturalistes du premier ordre ont parlé fort sérieusement de ce prétendu zoophite ou plante-animal, jusqu'à en faire graver la figure. Il donne en détail les raisons qui rendent fort suspect tout ce qu'on en raconte. Il avoue qu'il n'a pas encore pu découvrir le genre de plante qui fournit ce *borametz*; mais il donne sur son origine des conjectures qui sont appuyées du suffrage de *Sloane.*

7. *Historia naturalis cocci radicum tinctorii, quod polonicum vulgò audit.* Gedani, 1731, *in*-4.

8. *Schediasma de echinis.* Gedani, 1732.

9. *Dissertatio physica de polytalamiis, nová testaceorum classe.* Ibid. 1739.

Nous lui devons encore l'édition d'un ouvrage de son pere. *Voyez l'article de ce dernier.*

BRICKWELL, (*Jean*) Médecin Irlandois, qui vivoit vers le milieu de ce siecle; il avoit été promu au Doctorat dans l'Université de Dublin, & a exercé la médecine dans la même ville. Il a publié en 1739, en anglois, une histoire naturelle de la Caroline septentrionale, avec une relation du commerce, des mœurs & des coutumes des habitans, une carte géographique du Pays, & des planches où sont gravées plusieurs especes singulieres d'animaux, d'oiseaux, de poissons, serpens, insectes, arbres, plantes, &c.

BRIET, (*Guillaume*) Médecin François, reçu au Collége de médecine de Bordeaux; il étoit Médecin ordinaire de cette ville, & y exerça sa profession; il vivoit à la fin du seizieme siecle & au commencement du dix-septieme. Nous avons de lui:

Discours sur les causes de la peste survenue à Bordeaux, l'an 1599, avec la préservation & curation d'icelle. A Bordeaux, chez *S. Millanges*, 1599, *in*-8.

BRIGANTI, (*Annibal*) Philosophe & Médecin Italien, qui vivoit dans le seizieme siecle; il étoit né à Chieti, ville du Royaume de Naples, capitale de l'Abruzze citérieure : il exerça la médecine dans sa patrie, & y acquit beaucoup de réputation. Nous avons de lui :

1. *Auvisi & avertimenti intorno al governo di preservar si di pestilenza*; c'est-à-dire, *avis sur la maniere de se préserver de la peste.* A Naples, chez *Joseph Cacchio*, 1577, *in*-4.
2. *Auvisi & avertimenti intorno alla preservatione è curatione de' morbilli, è delle variole*; c'est-à-dire, *avis sur la maniere de se préserver de la rougeole & de la petite vérole, & de traiter ces deux maladies.* A Naples, chez *Joseph Cacchio*, 1577, *in*-4.

Nous avons encore de lui deux traductions italiennes : 1°. celle de l'histoire des aromates de *Garcies d'all' orta*; 2°. celle du Traité de la neige & des boissons froides, de *Nicolas Monardes.* Elles ont été imprimées ensemble à Venise, en 1576, *in*-4; en 1582, *in*-8; en 1605, *in*-8; & en 1616, *in*-8.

On attribue à *Briganti* un Traité sur la manne, qui a été publié par *Altomar*, sous ce titre : *De mannæ differentiis ac viribus, deque eas dignoscendi viâ & ratione.* Venetiis, apud *Marcum de Maria*, 1562, *in*-4. On prétend que dans le mois de Mars 1562, *Briganti* envoya deux copies de son manuscrit; l'une, à *Donat Antoine ab Altomar*, à Naples; l'autre, à *Louis Anguillara*, à Ferrare, uniquement pour les consulter & soumettre son ouvrage à leur censure; mais que le Médecin de Naples s'appropria ce Traité & le publia sous son nom. *Briganti* s'en est plaint hautement; & *Toppi* donne le fait pour certain.

Toppi avoit entre ses mains un recueil de lettres médicinales, manuscrites de *Briganti*; elles étoient au nombre de 67, & traitoient de différens sujets, comme du calcul des reins & de la vessie, des hémorroïdes, du schirre, de l'ame, de la paralysie, des maladies des yeux, de la galle, de l'hydropisie, de l'accouchement naturel & contre nature, des maladies vénériennes & des différens remedes qu'on emploie dans leur traitement, de la stérilité, de la phthisie, de la fievre double-tierce, de la petite vérole & la rougeole, de la palpitation, du spasme, du vomissement, du tenesme, de l'ellébore, &c. *Toppi* s'étoit engagé à les publier; il avoit même annoncé qu'il alloit s'en occuper incessamment : mais nous croyons qu'il n'a point rempli ses engagemens.

BRIGGS, (*Guillaume*) Médecin Anglois, naquit à Norwich en 1641; il étudia la philosophie & la médecine, & fut reçu Maitre-ès-Arts à Cambridge,

Cambridge, & Docteur en médecine à Oxford : il fut promu à ce dernier grade le 26 octobre 1670. Après avoir voyagé pendant long-tems, il s'établit enfin à Londres : il étoit Membre du Collége des Médecins de cette ville, de celui de Christ à Cambridge, de la Société royale de Londres, & Médecin ordinaire de l'Hôpital de Saint Thomas. Il fut encore Médecin ordinaire de Guillaume III, Roi d'Angleterre : l'Académie royale des Sciences de Paris le nomma son Correspondant le 4 Mars 1699 ; enfin il mourut le 4 Septembre 1704, âgé de 63 ans. Il a donné :

Ophtalmographia, sive oculi, ejusque partium descriptio anatomica. Cantabrigiæ, 1676, *in*-12. Londini, apud *Simson*, 1689, 1685, *in*-8. Lugduni-Batav. apud *Petrum Van-der-Aa*, 1686, *in*-12. inséré encore dans la bibliotheque anatomique de *Manget.* Cet ouvrage, écrit d'abord en anglois, a été traduit en latin. L'Auteur commence par quelques considérations relatives à l'œil ; il passe ensuite à l'examen de toutes ses parties. Il parle des muscles de l'œil, de leur nombre & de leur usage ; il cherche la cause de la dilatation & de la contraction de la prunelle. Après avoir parlé des tuniques des yeux, il passe aux humeurs ; il rend raison de leur diverse densité & de leur usage. Il traite ensuite des nerfs de l'œil, du mouvement des esprits animaux dans cette partie, des glandes lymphatiques & des vaisseaux des yeux ; il explique la salure des larmes ; enfin il instruit les jeunes Anatomistes de la maniere de faire la dissection de l'œil ; & il explique le méchanisme de la vision. Il déduit de la structure de l'œil la théorie de la vision. Il avoit découvert que, dans la rétine, qui est contiguë à l'humeur vitrée, les filamens du nerf optique, dont elle est parsemée, sont exactement paralleles les uns aux autres ; & que, quand ils viennent ensuite à se réunir dans le nerf, cette réunion ne se fait point avec confusion, mais qu'ils gardent entr'eux la même situation ou le même parallélisme. On savoit déjà que le crystallin étoit convexe des deux côtés ; que ses convexités étoient formées de deux segmens de sphere, inégaux, & qu'elles n'étoient pas tout-à-fait sphériques, comme les anciens l'avoient imaginé. D'après cette découverte, réunie à la sienne, l'Auteur explique avec assez de clarté, pour quoi toutes les parties d'un objet sont très-distinctement portées au cerveau ; il prétend que cela vient de ce que chaque point de l'objet, émeut, par le rayon qu'il envoie dans l'œil, un filament du nerf optique, & que tous les filamens, frappés de rayons, sont agités en même tems également.

Briggs a encore donné la description des canaux qui entretiennent l'humidité des yeux, qui partent des glandes qui sont placées aux angles, & dont la liqueur facilite le mouvement des parties.

I. BRIGTH, (*Timothée*) Médecin du seizieme siecle, étoit de Cambridge, ville d'Angleterre, capitale du Cambridgeshire, fameuse par son Université. Il est connu par les trois ouvrages suivans:

1. *Medicinæ therapeuticæ pars de dyscrasiâ corporis humani.* Londini, apud *Henricum Liddletons*, 1583, *in*-8.

2. *Hygieine, seu de sanitate tuendâ : medicinæ pars prima.* Francofurti, apud *Joannem Wechel*, 1588, *in*-8. Ibid. apud *Palthenium*, 1598, *in*-16.

3. *Therapeutica, hoc est, de sanitate restituendâ : medicinæ pars altera.* Francofurti, apud *Joannem Wechel*, 1589, *in*-8. Ibid. apud *Palthenium*, 1598, *in*-16.

Ces deux derniers ouvrages ont été réimprimés ensemble à Mayence, chez *Heyll*, 1647, *in*-12.

II. BRIGHT (*Thomas*) vivoit en même tems que le précédent, dont il étoit peut-être le frere; il étoit Docteur en médecine. Il a donné:

Traité de la mélancholie, de ses causes, de ses effets & de sa curation. A Londres, chez *Stansby*, 1613, *in*-8. L'ouvrage est écrit en anglois.

BRILLOUET, Chirurgien de Chantilli, Bourg de l'Isle de France, mort en 1760, après avoir donné:

Essai théorique & pratique sur la phtisie. 1760, *in*-12.

BRILLUS, (*Hyppolite*) de Lendenaria, étoit Docteur en philosophie & en médecine. Il a donné les ouvrages suivans:

1. *Tractatus de colico affectu, cum annotationibus.* Venetiis, apud *Stephanum Sabiens*, 1537, *in*-8.

2. *Opusculum de vermibus in corpore humano genitis.* Venetiis, apud *Erasmum*, 1540, *in*-8.

BRINIUS, (*Thomas*) Médecin Italien, qui a écrit:

De spiritibus animalibus. Venetiis, 1729, *in*-4. C'est un écrit contre l'existence des esprits animaux : il est fondé sur des raisons empruntées de *Bidloo*. L'Auteur, pour soutenir son sentiment, cherche à expliquer le mouvement musculaire, sans avoir recours au fluide nerveux : il le déduit de la seule élasticité de la fibre musculaire; mais ses preuves ne sont ni claires, ni solides, ni concluantes.

BRINKMANN, (*J. P.*) Médecin Allemand de nos jours, est Docteur en médecine & Médecin de l'Electeur Palatin. Il est connu par les deux ouvrages suivans:

1. *Beytræge zu einer neuen theorie der gæhrungen.* A Dusseldorf, Cleves

& Leipsic, 1774, *in*-8. C'est un écrit intéressant sur les fermentations : il est dédié à l'Electeur Palatin.

2. *Brief uber die wurkung*, &c. c'est-à-dire, *Lettre sur les effets du pus variolique dans l'inoculation.* A Dusseldorf, Cleves & Leipsic, chez, *Boërsfeccker*, 1774. C'est comme une suite de l'ouvrage précédent. L'Auteur, après avoir exposé les avantages de l'inoculation, annonce hardiment qu'on ne meurt jamais de la petite vérole artificielle, quand l'opération est faite sous les conditions requises. Il examine ensuite s'il est possible qu'une même personne prenne la petite vérole deux fois en sa vie. Cette Lettre ne contient que des objets qu'on a beaucoup rebattus depuis quelque tems ; on y trouve des éloges trop étendus de l'inoculation, & peu de réponses décisives aux objections qu'on fait contre cette méthode.

BRISBANE, (*Jean*) Médecin Anglois de nos jours, a donné :

1. *The anatomy of Painting*, *&c.* c'est-à-dire, *l'anatomie des Peintres, ou introduction courte & facile à l'anatomie.* A Londres, chez *Cadell*, 1769. On y trouve les six tables d'*Albin* avec leurs figures : on y a joint encore l'anatomie de Celse, & une introduction contenant un coup d'œil de l'anatomie pittoresque.

2. *Selects cases in medicine* ; c'est-à-dire, *observations choisies de médecine.* A Londres, chez *Cadell*, 1772, *in*-8. On y lit le détail de plusieurs maladies opiniâtres, guéries avec des remedes très-simples.

BRISIANUS, (*Jérôme*) Médecin Italien du seizieme siecle, étoit de Salo, ville du Bressan, dans les Etats de la République de Venise ; il exerça sa profession d'abord dans sa patrie, ensuite à Venise. Il est connu par les ouvrages suivans :

1. *Geræologia.* Tridenti, apud *Johannem-Baptistam* & *Jacobum de Sabio*, 1583, 1585, *in*-8.

2. *Methodus scientiarum, ubi quæcumque ad scientiarum pertinent conscriptionem, doctè, ordinatim ac distinctè pertractantur.* Venetiis, apud *Damianum Zenarium*, 1583, *in*-4.

3. *Nova medicina, in quâ multorum errores in hâc præstantissimâ facultate reteguntur, & antiquus suus honor medicinæ restituitur.* Venetiis, apud *Damianum Zenarium*, 1591, *in*-4.

4. *Physiologiæ libri duo, quibus naturæ miracula miro ordine & doctrinâ explicantur.* Venetiis, 1569, *in*-4. Ibid. apud *Damianum Zenarium*, 1596, *in*-4.

I. BRISSEAU, (*Antoine*) Médecin François, qui vivoit au commencement de ce siecle ; il étoit Médecin-Major des Hôpitaux du Roi de France, & Pensionnaire de la ville de Tournai; il a été ensuite Professeur d'anatomie & de botanique dans l'Université de Douai. Il a donné :

1. *Observations sur la cataracte.* A Tournai, 1706, *in*-12.

2. *Suite des observations sur la cataracte.* A Tournai, 1708, *in*-12.

3. *Traité de la cataracte & du glaucoma.* A Paris, chez *Laurent d'Houry*, 1709, *in*-12. traduit en allemand; à Berlin, 1743, *in*-8. C'est une nouvelle édition des deux ouvrages précédens, mais beaucoup augmentés. L'Auteur montre, par des faits qui paroissent incontestables, que dans l'opération de la cataracte, l'aiguille traverse le crystallin; de sorte que, d'après cela, c'est une erreur de croire que le crystallin soit une partie absolument nécessaire à la vision. Il avoit déjà proposé en 1705 son sentiment sur la cataracte, dans un mémoire qui fut lu dans une Assemblée de l'Académie royale des Sciences. Il avoit donné, en 1708, deux nouveaux mémoires: dans le premier, il avoit décrit l'opération d'une cataracte; le second contenoit plusieurs dissections de cataractes sur des corps morts. Il renouvelle ici les mêmes idées, & ajoute ensuite son sentiment sur le *glaucoma* & la goutte sérene : ce sont ceux que nous avons déjà indiqués.

4. *Observations anatomiques & chirurgicales.* A Douai, 1716, *in*-8. publiées de nouveau par *Boudon*, qui les a jointes à l'édition qu'il a donnée de l'anatomie de *Palfin*, à Paris, chez *Cavelier*, 1734, *in*-8. 2 vol. Ce recueil ne contient que six observations : la premiere concerne un cas des plus surprenans, au sujet d'une plaie à la tête. Il y est question de la guérison d'un Soldat, dont le crâne avoit été fracturé par un instrument de fer, qui avoit pénétré dans la substance du cerveau, avec déperdition de ce viscere. La seconde est sur un suintement de matieres purulentes à travers les sutures du crâne. La troisieme sur une tumeur considérable dans le centre du cervelet. La quatrieme sur la guérison d'une extravasation de sang & de pus entre la dure-mere & le crâne, dans toute l'étendue de sa base, & dont on procura l'évacuation par la seule situation du malade. La cinquieme sur une conformation monstrueuse du cerveau. La sixieme sur des poils sortis par l'opération de la paracenthese.

II. BRISSEAU. (*Pierre*) Nous avons sous ce nom:

Traité des mouvemens sympathiques, avec une explication de ceux qui arrivent dans l'affection hypocondriaque & hystérique. A Montpellier, 1692, *in*-12.

BRISSON (*A.*) a écrit:

De aquis Pugiensibus, 1628, *in*-4.

BRISSOT, (*Pierre*) fils d'un Avocat fort estimé, naquit à Fontenai-le-Comte en Poitou, en 1478. Il fut envoyé à Paris vers l'an 1495, & y fit son cours de philosophie sous Villemot; il se tourna ensuite du côté de la médecine, par le conseil de ce Professeur; il étudia pendant quatre ans, après lesquels il interrompit ses études pour enseigner la philosophie dans l'Université de Paris. Deux ans après, il reprit l'étude de la médecine, se mit sur les bancs de la Faculté de Paris, & y fut reçu au Doctorat le 27 Mai 1514. Il fit une étude particuliere & profonde des écrits des Médecins Grecs & Arabes; il les compara les uns avec les autres: il crut entrevoir que les Arabes avoient introduit dans la pratique de la médecine une infinité de choses qui étoient contraires à l'ancienne méthode de guérir les maladies, qu'il regardoit comme la meilleure, aux dogmes d'Hippocrate & de Galien, & aux lumieres que le raisonnement & l'expérience pouvoient fournir. Il entreprit de réformer la médecine; c'est-à-dire, de rétablir les préceptes d'Hippocrate & de Galien, & de donner la chasse à la doctrine des Arabes: il commença par la saignée: il fronda la méthode généralement reçue dans son siecle, de la pratiquer dans la pleurésie, du côté opposé au siége de la maladie; il fit disputer sur cette pratique dans les Ecoles, & la réfuta; il employa une pratique contraire, & le fit souvent avec succès. Il combattoit une pratique adoptée par ses Maitres, accueillie par tous les Praticiens, proclamée dans toutes les Ecoles: il ne pouvoit manquer de trouver des contradicteurs. On s'éleva généralement contre lui; on traita ses opinions de ridicules, d'absurdes. Rebuté des contradictions qu'il essuya, & des persécutions qui en furent la suite, il s'éloigna de Paris; il quitta même la France en 1518, dans le dessein de voyager jusques dans le nouveau monde. Il alla d'abord en Portugal, & s'arrêta à Evora, où il exerça la médecine; il voulut y introduire sa nouvelle pratique: ce qui lui suscita encore des affaires. Il mourut dans cette ville en 1522, âgé de 44 ans, sans avoir jamais voulu se marier, pour ne pas se distraire de ses études, & mal partagé des biens de la fortune, par une suite du désintéressement avec lequel il exerçoit sa profession. *Justus*, *Mercklin* & *Manget*, d'après le témoignage de *Justus*, veulent que ce Médecin ait vécu sons le Pontificat de Clément VII; mais s'ils avoient connu l'époque de la mort de *Brissot*, ils auroient su qu'elle fut antérieure à l'élection de ce Pape, qui ne fut faite que le 29 Novembre 1523. Nous avons de *Brissot* l'ouvrage suivant, qui a paru sous plusieurs titres:

Apologetica disceptatio, quâ docetur per quæ loca sanguis mitti debeat in viscerum inflammationibus, præsertim in pleuritide.... 2°. *De sanguinis missione, præsertim in pleuritide....* 3°. *Liber, sive apologia de incisione venæ in pleuritide morbo.....* Nous ne savons point si cet ouvrage a été publié pendant la vie de l'Auteur: les éditions que nous connoissons, sont toutes postérieures à l'époque de sa mort; elles ont été faites à Paris, chez *Colin*, 1525, *in*-4. & 1538, *in*-8.

Ibid. chez *Patard*, 1622, *in*-8; nous devons celle-ci à *René Moreau*; à Bâle, chez *Thomas Wolff*, 1529, *in*-8. A Venise, 1659, avec les écrits de *Matthieu Curtius* & *de Victor Trincavella*, sur la même matiere.

Cet ouvrage est l'apologie de la pratique de l'Auteur, relativement à l'endroit où il faut pratiquer la saignée dans les inflammations. Cette pratique fit beaucoup de bruit en Portugal; les choses y furent même poussées plus loin qu'en France. Il s'éleva comme une guerre civile entre les Médecins Portugais. *Denis*, premier Médecin du Souverain, se mit à la tête des adversaires de *Brissot*; il soutint vivement contre lui la doctrine des Arabes; mais enfin, après beaucoup de criailleries, le jugement de l'affaire fut porté au Tribunal de l'Université de Salamanque. Dans le tems que cette Académie s'occupoit sérieusement de cette contestation, & examinoit, avec attention, les raisons alléguées par les deux partis, *Denis* eut recours à l'autorité & obtint un Arrêt, qui paroissoit préjuger la question, en défendant de saigner les malades dans la pleurésie du même côté de la partie affectée. Cependant l'Université de Salamanque porta son Jugement: elle prononça en faveur de *Brissot*, & décida que sa pratique étoit conforme à la doctrine d'Hippocrate & de Galien. *Denis* appella de ce jugement devant Charles-Quint; mais, désespérant du succès, il dressa de nouvelles batteries contre les partisans de *Brissot*, qui étoit mort pendant la dispute; il les taxa publiquement d'ignorance & de témérité; il les peignit comme des novateurs & des perturbateurs du repos public; il fit même intervenir la Religion dans une cause qui n'y avoit aucun rapport direct, ni indirect; il étoit enfin sur le point d'obtenir gain de cause, lorsque Charles III, Duc de Savoie, mourut, après avoir été saigné à l'ancienne mode: cette mort parut abattre le parti de *Denis*. L'Empereur s'abstint de prononcer aucun jugement, & parut ne prendre aucun parti dans cette affaire. « Qui n'admireroit, dit *Bayle*, d'un côté, l'entêtement qui se remarque dans l'homme pour la commune traditive, quelque mal fondée qu'elle soit, & de l'autre, la facilité qu'a le Public, pour se déclarer pour ou contre certains remedes! Il est ordinairement entraîné par la cabale qui sait le mieux crier ». Cette réflexion de *Bayle* a eu souvent son application: l'histoire ancienne & moderne en fournit beaucoup d'exemples. Ce qui s'est passé en Portugal à l'égard de la saignée, a été renouvellé en France en faveur de la philosophie d'Aristote, & contre l'usage de l'antimoine.

BRITANNUS, (*Robert*) étoit d'Arras. Outre un ouvrage sur l'agriculture, qui a été publié à Paris, chez *Christophe Wechel*, en 1539, *in*-4, nous avons encore de lui:

De parcimoniâ seu frugalitate, libellus. Parisiis, apud *Simonem Colinæum*, 1532, *in*-8.

BRIXIENSIS, (*Guillaume*) habile Médecin Italien, qui, suivant le témoignage de *Justus*, vivoit en 1472. Nous avons de lui plusieurs traités publiés ensemble en un corps d'ouvrage, sous les titres suivans :

Ad unamquamque ægritudinem à capite ad pedes, practica. De febribus, tractatus. De peste. De consilio observando tempore pestilentiali. De curâ pestis, tractatus. Venetiis, apud *Octavium Scott*, 1508, *in-fol.*

BROCARD, (*Marin*) Médecin Italien, natif de Venise, exerçoit la médecine dans sa patrie au commencement du seizieme siecle, & y avoit acquis une certaine réputation. Il étoit Sectateur zélé des Arabes, & défenseur outré de leur doctrine; ce qui lui suscita quelques contestations avec *Victor Trincavella*, qui, quoiqu'alors fort jeune, & faisant à peine ses premiers pas dans la carriere de la médecine, avoit abandonné la doctrine des Arabes, pour suivre celle des Grecs. Nous avons de *Brocard* la dissertation suivante :

Dissertatio de morbo gallico. Elle est insérée dans la collection *de morbo gallico*, publiée par *Luisinus*, tome II. *Astruc* présume que cette dissertation, qui est fort courte, a été composée vers l'an 1518. L'Auteur rapporte les différens noms qu'on donnoit alors à cette maladie, qu'il regarde comme épidémique; il en rapporte la cause à l'influence des astres. Eu égard au traitement, il conseille d'abord les minoratifs & les digestifs; il blâme l'usage de la saignée : mais il veut qu'on provoque le flux hémorroïdal; il propose des inonctions avec un onguent dans lequel il entre un huitieme de mercure, & ensuite l'*étuve* ou le bain de vapeur, propre à exciter les sueurs.

BROCHI, (*Jacques*) Médecin Italien du commencement de ce siecle; il étoit de Venise, & est mort en 1737, après avoir donné :

Pensieri fisico-medici circa 94 animali che muojono nel recipienti vacui d'aria, e nel ripieni d'arie fattizie, &c. A Venise, 1685, *in*-8.

BROCHON (*Jean*) a donné :

Epitome de stirpibus. Cadomi, 1541, *in*-8.

BROCKMANN, (*Jean-Rodolphe*) Médecin Allemand, reçu aux degrés dans l'Université de Halle, au commencement de ce siecle. Il a écrit :

De utilitate evacuationum sanguinearum in febribus. Hallæ, 1721, *in*-4.

BRODHAAG (*Jean-Michel*) a été reçu Docteur en médecine dans l'Université de Bâle. Il a écrit:

De purpurâ albâ. Basileæ, 1733, *in*-4.

BRODTBEK (*J. Conrad*) a écrit:

1. *De inflammatione aurium.* Tubingæ, 1667, *in*-4.
2. *De sanguine menstruo.* Tubingæ, 1676, *in*-4. 1679, *in*-4.
3. *Gustamen medico-physicum bilis.* Tubingæ, 1676, *in*-4.

BROECKHUISEN, (*Benjamin à*) Médecin Hollandois du siecle dernier, étoit Docteur en philosophie & en médecine; il fut employé dans les armées, & fut ensuite Médecin des Hôpitaux de Bois-le-Duc & des Places voisines; il étoit en même tems Professeur ordinaire dans la même ville, & fut décoré du titre de Médecin ordinaire de Charles II, Roi d'Angleterre. Nous avons de lui les ouvrages suivans:

1. *Œconomia corporis animalis, sive cogitationes succinctæ de mente, corpore & utriusque conjunctione: juxtà methodum philosophiæ Cartesianæ deductæ.* Novomagi, apud *Regnerum Smecium*, 1672, *in*-8. Amstelodami, apud *Henricum Wejtein*, 1683, *in*-4. Goudæ, 1685, *in*-8.
2. *Praxis medica.* Lugduni-Batavorum, 1687, *in*-4.
3. *Œconomia corporis animalis altera, sive rationes philosophico-medicæ.* Hagæ-Comitis, apud *Witwerff*, 1687, *in*-4.

BROEKLESBY ou BROKLESBY, (*Richard*) Médecin Anglois de nos jours, qui est Membre du Collége des Médecins de Londres & de la Société royale de la même ville; il a été Médecin des armées du Roi d'Angleterre. Nous avons de lui:

1. *Expériences sur la sensibilité & l'irritabilité de plusieurs parties du corps animal.* Ce petit ouvrage, écrit en anglois, a été d'abord inséré dans le quarante-neuvieme volume des transactions philosophiques; traduit ensuite en françois, & réduit en abrégé, il a été publié de nouveau dans le second volume des Mémoires d'*Albert de Haller*, sur l'irritabilité & la sensibilité, édition de Lausanne, 1760, *in*-12. 4 vol. Ces expériences sont au nombre de neuf: elles tendent à prouver l'insensibilité des tendons, des capsules articulaires, du péricrâne, & que le cœur & les intestins jouissent d'une irritabilité assez constante; elles sont suivies d'une conclusion, dans laquelle l'Auteur établit les conséquences qui en résultent; comme, par exemple, qu'il n'y a que les nerfs qui soient sensibles. Il fait ensuite l'application de la théorie de l'irritabilité à la pratique; il prend quelques maladies pour exemple, comme la goutte, le rhumatisme, &c.

2.

2. *Œconomical and medical observations*; c'est-à-dire, *observations économiques & médicinales*. A Londres, 1764, 1775. Ces observations tendent à la perfection des Hôpitaux & à la guérison des maladies auxquelles les Soldats sont sujets en campagne; elles comprennent deux parties : la premiere ne renferme que des observations économiques; la seconde contient des observations sur les causes & les symptomes des maladies auxquelles les Soldats & les Navigateurs sont exposés, & sur les moyens de les prévenir & de les guérir. On trouve à la suite une Lettre de *Boone*, qui contient une description du climat d'Afrique sur la grande riviere du Sénégal, & des maladies qui y regnent.

BROEN (*Jean*) étoit Docteur en médecine & Professeur dans l'Université de Leide; il avoit étudié sous Théodore Craanen, & étoit zélé partisan de Descartes. Il est mort à la fin du siecle dernier, ou au commencement de celui où nous vivons. Nous avons de lui :

1. *Exercitatio physico-medica de duplici bile veterum*. Lugduni-Batav. 1685, *in* 12. L'Auteur se déclare par-tout Cartésien; il regarde le sang comme un être extrémement composé; il prétend que ce fluide renferme des parties de toutes sortes de modifications : il soutient que les quatre humeurs dont on le croit composé, n'y sont pas d'une maniere formelle, mais qu'il y a seulement quelques parties dispersées dans toute la masse, qui, lorsqu'elles s'en séparent pour s'unir entr'elles, peuvent devenir bile, pituite, &c. Il fait dépendre la santé de la proportion de ces mêmes parties du sang; & la maladie, du défaut de cette proportion. Il passe ensuite à l'examen de la bile; il réfute le sentiment de ceux qui veulent qu'elle fermente avec le suc pancréatique; il examine si elle peut nourrir le corps; il regarde la bile jaune comme la cause de la colere, & recherche comment la bile noire produit la mélancolie. Il parle des différentes maladies qu'il croit dépendre d'une bile viciée. En général, les principes de l'Auteur se ressentent de l'ancienne théorie, & ne peuvent aujourd'hui trouver aucune faveur.

2. *Animadversiones theoretico-practicæ in Henrici Regii praxim medicam*. Lugduni-Batavorum, 1695, *in*-4. Dans le titre de cet ouvrage rapporté par *Manget*, il y a une erreur, qui peut n'être qu'une faute typographique; au lieu d'*Henrici Regii*, on y lit *Horti Regii*.

3. *Opera medica*. Roterodami, apud *Bernardum Bos*, 1703, *in*-4. On a réuni ici les ouvrages de l'Auteur; & on les a publiés après sa mort. On trouve dans cette collection les deux dont nous venons de parler; on y en a joint trois autres qui n'avoient pas encore paru. 1°. *Compendium chymicum*; il contient un abrégé des principaux élémens de chymie, & l'exposition de plusieurs procédés chy-

miques. 2°. *Medicina theoretica, seu œconomia hominis.* L'Auteur cherche d'abord à y prouver la certitude de la médecine; il divise ensuite cette science en quatre parties : 1°. l'anatomie sensuelle ou grossiere; 2°. l'anatomie philosophique; 3°. la chirurgie; 4°. la pratique : il comprend, sous cette derniere, la chymie & la pharmacie. Il s'occupe enfin des différentes fonctions de l'économie en particulier; il traite de plusieurs d'entr'elles en détail : comme de l'usage des vaisseaux *Lactés*, des sensations, dont il place le siége dans la glande pinéale, de la vue, de la secrétion de l'urine, &c. 3°. *Exercitationes theoretico-practicæ de operationibus medicamentorum.* La division de ce traité comprend quatre chefs : 1°. les alimens; 2°. les médicamens; 3°. les poisons; 4°. les alimens médicamentaux. L'Auteur les suit en détail; il indique leurs sous-divisions; il expose leurs genres; il fait connoître leurs especes; il détermine leurs vertus; il les range enfin dans des formules relatives à leurs différentes propriétés.

BROGIANI, (*Dominique*) habile Médecin Italien de nos jours, natif de Florence; il est Professeur en médecine dans l'Université de Pise. Il a donné :

De veneno animalium naturali & adquisito tractatus. Florentiæ, 1752, *in*-4. Il y est parlé des animaux qui transmettent leur venin par leur morsure ou leur piquure, comme, par exemple, des serpens. L'Auteur fait mention d'une espece d'araignée & des salamandres qui sont dans la Toscane, dont la morsure est mortelle, & est quelquefois suivie de la rage. Il range dans la classe des maladies hypocondriaques, les symptomes qui sont la suite de la morsure de la tarentule. En traitant de celle du chien enragé, il distingue la rage de l'hydrophobie; il prétend que cette derniere survient souvent dans les maladies aiguës : il attribue beaucoup de vertu au fer rougi au feu, contre cette maladie.

BROGLIA, (*Joseph*) Médecin qui vivoit dans le siecle dernier; il étoit Professeur en médecine dans l'Université d'Aix en Provence. Nous avons de lui :

Exercitatio medica in Lycæo iatrico habita, quâ pulveris sympathici vires, naturæ genio, vitæ hominum patrocinanti, conceduntur. Aquis-Sext. apud *Roize*, 1644, *in*-4. L'Auteur est grand partisan de la poudre de sympathie; il en vante beaucoup les propriétés, surtout contre les hémorragies les plus considérables; il s'éleve, avec force, contre ceux qui déclament contre l'efficacité de cette poudre. Il rapporte enfin quelques observations qu'il croit propres à prouver son opinion.

BROHON (*Jean*) a écrit :

De stirpibus, vel plantis, ordine alphabetico, epitome. Cadomi, apud *Angier*, 1541, *in*-8.

BROKES, (*Berthauld-Henri*) Allemand, a donné :

Irrdisches vergnügen in gott. A Hambourg, 1721, *in*-8. 1724, *in*-8. C'est un Poëme qui contient la description & l'éloge de plusieurs plantes.

BROMEL, (*Olaüs*) Botaniste du siecle dernier, qui a donné :

1. *Lupolologia eller en tractat om humlegardars plantering med underrattelse om eke och böke hagans, unge ekars, bokars, tallars, biorkars, alars och Lickarplant, och ansning.* A Stockholm, 1687, *in*-12, 1740, *in*-8.
2. *Chloris gothica, seu catalogus stirpium circà Gothoburgum nascentium.* Gothoburgii, 1694, *in*-8.

BROMFEILD, (*Guillaume*) Chirurgien Anglois, qui exerce la chirurgie à Londres avec distinction ; il a été Chirurgien des Hôpitaux de Saint George & de Lock, & premier Chirurgien de la Princesse Douairiere de Galles ; il est aujourd'hui Chirurgien du Roi d'Angleterre : il a un fils qui est connu par une traduction françoise d'un des ouvrages de son pere, & qui est Docteur en médecine de l'Université de Padoue, & Membre de la Société botanique de Florence. Nous avons de *Bromfeild* les ouvrages suivans :

1. *Narration of particular facts which have been mis represented relative to the conduct*, &c. A Londres, 1759, *in*-4. écrit contre un Chirurgien qui avoit traité un malade avec l'Auteur.
2. *An account of the english nightshades, and their effects ; also practical observations on the use of salsaparilla, corrosive sublimate*, &c. A Londres, 1757, *in*-12. C'est la troisieme édition : cet ouvrage a été traduit en françois par le fils de l'Auteur, sous ce titre : *Observations sur les vertus des différentes especes de solanum, avec des remarques sur l'usage de la salsepareille, du mercure & de ses préparations.* A Paris, chez *le Prieur*, 1760, *in*-12. L'Auteur combat, par des observations, les effets nouveaux & heureux de la *belladona*, & l'usage du sublimé corrosif dans les maladies vénériennes ; il paroît n'avoir fait cet ouvrage que dans la vue de décréditer ces remedes, en publiant des observations contraires. Il donne d'abord une description des trois especes de *solanum*, qui viennent, sans culture, en Angleterre, & qu'il appelle, 1°. *hortense* ; 2°. *lethale* ; 3°. *scandens.* Il examine ensuite l'usage que les anciens ont fait des deux premiers, leur nature, leur maniere d'agir, leurs effets ; il

rapporte plusieurs observations qui font voir que cette plante a été donnée sans effet ; & que, lorsqu'elle a procuré un soulagement considérable, elle a causé d'ailleurs des dérangemens si violens, que les malades ont refusé d'en continuer l'usage. Mais il paroit, par les propres observations de l'Auteur, que, dans bien des cas, il s'est trop pressé ; qu'il a augmenté la dose, lorsque les effets étoient sensibles & assez avantageux ; & que c'est à la dose trop forte qu'il en a donné, qu'il doit attribuer la plupart de ses malheureux succès. Il n'entre dans aucun détail particulier, relativement au *solanum scandens* ; s'il l'eût employé avec précaution, il auroit pu se convaincre des effets merveilleux de cette plante dans les maladies cutanées. Il termine son ouvrage par des remarques intéressantes sur le traitement des maladies vénériennes ; il vante les effets de la décoction des bois sudorifiques ; il regarde l'usage du sublimé corrosif comme suivi souvent de rechûtes ; il examine l'action du mercure dans les préparations chymiques ; enfin il propose un nouveau traitement pour ces maladies, par les diurétiques combinés avec le mercure ; il donne le procédé de cette méthode, qu'il croit pouvoir être substituée à la salivation, dont il exagere les dangers & les tourmens, & à la méthode par extinction, qu'il regarde comme insuffisante dans les Pays froids.

3. *Thoughs arising from experience, concerning the present peculiar method of treating persons inoculated for the small-pox* ; c'est-à-dire, *pensées fondées sur l'expérience, sur la méthode particuliere, actuellement en vogue, de traiter les personnes inoculées de la petite vérole.* A Londres, chez *Brotherton* & *Hingeston*, 1767, *in*-8. Ces pensées roulent principalement sur la préparation des sujets, sur la maniere de faire l'opération, sur la nature de cette maladie & de quelques autres maladies éruptives, sur l'usage de l'air froid, sur les effets du retardement de l'éruption ou de sa diminution, & sur l'usage des purgatifs, lorsqu'elle est faite.

4. *Chirurgical observations* ; c'est-à-dire, *Observations de chirurgie.* A Londres, chez *Cadell*, 1773, 2 volumes. Le premier volume contient six chapitres : le premier a pour objet l'utilité de l'opium dans les commotions du cerveau, & celle des incisions faites & entretenues comme des cauteres à l'endroit de la suture de la portion pierreuse des os des tempes, dans tous les cas où l'écoulement des sérosités est nécessaire, comme dans l'épanchement de cette liqueur entre le crâne & la dure-mere, dans l'épilepsie, dans la goutte sereine, &c. Le second traite de l'amputation & des circonstances qui la rendent nécessaire ; il y est aussi question de la nature, des signes & des causes de la mortification, de la gangrene & de l'inflammation, ainsi que de la méthode curative la plus convenable à ces divers maux. Le troisieme est relatif aux tumeurs causées par

une fluxion. Le quatrieme concerne l'éréfipele. Le cinquieme a pour objet le charbon. Le fixieme concerne la réduction des os du bras disloqués; il eft fuivi d'un appendice, où il s'agit particuliérement des hémorragies occafionnées par les amputations. Le fecond volume contient dix chapitres. Le premier concerne les maladies du périofte. Le fecond traite de la noueure. Le troifieme contient des remarques fur la ftructure des jointures, des obfervations fur les glandes des articulations, le détail des fignes qui indiquent la contufion de la glande mucilagineufe de l'*acetabulum* des os des îles, enfin la méthode curative de cette affection. Les quatre fuivans font confacrés aux fractures en général, à celles de la rotule & des côtes avec emphyfeme, & aux fractures compliquées. Le huitieme & le neuvieme traitent de la pierre & de la lithotomie; l'Auteur donne une nouvelle méthode de dilater l'urethre des femmes pour l'excrétion du calcul. Enfin, le dixieme renferme des obfervations importantes fur les maladies de l'urethre & fur l'ufage des bougies. Cet ouvrage a été attaqué par deux écrits qui ont paru en anglois à Londres en 1774. Le premier, qui contient une critique très-indécente, eft intitulé: *Réflexions fur quelques paffages d'un ouvrage récemment publié & dédié à S. M.* Le fecond a pour titre: *Notes fur les deux volumes d'obfervations chirurgicales de M. Bromfeild.* Dans ce dernier, on attaque particuliérement la méthode que l'Auteur propofe pour le traitement des commotions du cerveau; on lui reproche encore de s'être attribué des découvertes auxquelles il n'avoit eu aucune part.

Bromfeild eft l'Inventeur d'un inftrument propre à brifer le calcul de la veffie; il eft compofé de deux demi-canaux, dont l'un eft d'une ftructure ordinaire, l'autre renferme une lame tranchante, qu'on peut pouffer au dehors plus ou moins, fuivant les circonftances; cet inftrument porte le nom de *double-gorgeret*: on le trouve décrit dans un recueil d'obfervations relatives à la lithotomie, imprimé à Florence en 1761, *in*-4.

BRONCORUS, (*Thomas*) Médecin Italien, qui vivoit au commencement du fiecle dernier; il exerçoit la médecine à Naples. Il a écrit:

De populari & peftilenti gutturis affectione. Neapoli, 1622, *in*-4.

BRONZERIO (*Jean-Jérôme*) naquit en 1577 à Abbadia, bourg près de Rovigo, petite ville d'Italie, Capitale du Poléfin de Rovigo, dans les Etats de la République de Venife. Il s'appliqua à l'étude des belles-lettres, de l'aftrologie, de la philofophie & de la médecine, & y fit des progrès rapides. Il fut reçu Docteur en philofophie & en médecine dans l'Univerfité de Padoue, en 1597. Il fut d'abord Médecin stipendié de la République de Venise, & envoyé dans les Colonies dépendantes de cette République pour y exercer la médecine; il se retira ensuite dans sa patrie, où il se livra à l'exercice de sa profession; de-là il alla à Padoue, & enfin à Belluno, où il se distingua par les succès qui accompagnerent sa pratique. Il mourut dans cette derniere ville en 1630, à l'âge de 53 ans, & fut enterré dans l'Eglise de Saint-Jean-Baptiste, où deux de ses neveux lui firent ériger un mausolée, avec l'épitaphe suivante:

JOANNES HYERONIMUS BRONZERIUS,
Phil. Medicinæ, Astonomiæ scientiis,
ingenio, eloquentiâ, integritate clarissimus,
naturæ dexteritate,
morumque jucunditate suavissimus,
ægris salutem, patriæ famam,
sibi gloriam comparavit.
Patavii, Venetiisque floruit.
Bellonæ Protomedicus obiit,
ann. ætatis LIII. Sal. M. DC. XXX.
Jac. Rosinus, J. C. Canonicus Veron. Franc. F.
Jac. Rosinus Tribun. Milit. Pauli Fil.
Patrueles paresque observantiâ,
ergà optimum virum
mæstiss. posuêre.

On parle de ce Médecin comme d'un homme d'un mérite singulier, bon, franc, honnête; mais encore plus recommandable par la profondeur de ses lumieres. Son mérite lui avoit fait d'illustres amis; tels étoient Aubertin Papafava, Aubertin Barisoni, Jacques Zabarella, Martin Sandelius, Fortuné Liceti, Cremoniani, Jean Rhodius, le Cardinal Priali, avec lesquels il vivoit dans une intime familarité. Nous ne connoissons de lui que les deux ouvrages suivans:

1. *De innato calido & naturali spiritu.* Patavii, apud *Petrum Paulum Tozzium*, 1626, *in*-4. Ibid. 1628, *in*-4. On y a joint *dubitatio de principatu jecoris.* On voit, par cette dissertation, que l'Auteur étoit Galeniste zélé, & servilement attaché à Galien & à sa secte; cependant il paroit douter que le foie soit le véritable organe de la sanguification; mais, par respect pour Galien, il n'a osé se décider bien ouvertement.

2. *De principio effectivo semini insito.* Patavii, apud *Paulum Frambottum*, 1627, *in*-4. Cette dissertation est encore une preuve de l'aveugle prévention de l'Auteur pour les principes d'Aristote & de Galien. On n'y trouve rien d'utile ni d'intéressant.

Jean Rhodius fit à *Bronzerio* l'épigramme suivante, au sujet du premier de ces deux ouvrages.

Divini pandens genium, vir magne, caloris,
Ingenii tradis digna calore tui.
Primus fœcundi jungis dùm seminis ortus,
Te natum æthereo semine monstrat opus.
Liberi ab invisâ reliquos rubigine servent,
Totum te Musis asserit iste liber.

BROOK (*If.*) a écrit:

De capite humano. Francofurti-Vind. 1680, *in*-4.

BROOKES, (*Richard*) Médecin Anglois de nos jours, qui a exercé la Médecine à Londres, & duquel nous avons les ouvrages suivans:

1. *Natural history of chocolate*; c'est-à-dire, *Histoire naturelle du chocolat.* A Londres, 1730, *in*-8.

2. *Pratique générale de médecine.* A Londres, chez *Newbourg*, 1751, *in*-12. 2 vol. écrit en anglois.

3. *An introduction to physic and surgery*; c'est-à-dire, *introduction à la médecine & à la chirurgie.* A Londres, 1754, *in*-8. Ibid. 1763, *in*-8.

4. *A new and accurate systema of natural history*; c'est-à-dire, *nouveau systême d'histoire naturelle.* A Londres, chez *Newbery*, 1763, *in*-12. 6. vol. Cet ouvrage contient, 1°. l'histoire des quadrupedes, des amphibies, des grenouilles & lézards, avec leurs propriétés & usages en médecine; 2°. l'histoire des oiseaux, avec la méthode d'élever les especes qui chantent; 3°. l'histoire des poissons, des tortues de mer, des crustacées & des poissons à coquilles, avec leurs usages médicinaux; 4°. l'histoire des eaux, terres, pierres, fossiles & minéraux, avec leurs vertus, propriétés & usages en médecine: on y a joint la méthode de *Linné.* 6°. L'histoire des végétaux, tant étrangers, qu'indigenes, les descriptions des racines, écorces, bois, feuilles, fleurs, fruits, semences, résines, gommes & sucs épaissis, comme aussi leurs propriétés, vertus & usages en médecine, avec la méthode de cultiver ces plantes dans des jardins.

Il a encore donné un abrégé de pharmacopée, qu'il a extrait des pharmacopées de Londres & d'Edimbourg, & dont il a été fait une traduction allemande, imprimée à Berlin en 1770, *in*-8.

BROSSARD, Chirurgien François, qui vivoit au milieu de ce siecle; il exerçoit la chirurgie à la Châtre en Berri. Il a prétendu avoir découvert les vertus de l'agaric pour arrêter les hémorragies dans les amputations & autres opérations de chirurgie. C'est l'espece d'agaric, qui est connue par les Botanistes sous les noms de *agaricus pedis equini facie*, Inst. R. H. 562; *fungus in caudicibus nascens unguis equini figurâ*, C. B. Pin. *fungi igniarii*, Trag. 943; ainsi nommée, parce qu'elle sert à faire l'amadou. On a beaucoup proclamé cette découverte: on l'a consignée avec emphase dans tous les papiers publics; on l'a présentée comme devant faire beaucoup d'honneur à la chirurgie de nos jours. On en a fait des essais par ordre du gouvernement, & on les a faits avec beaucoup d'apparat; *Morand* & *Foubert*; Chirurgiens de Paris, qui avoient été commis à cet effet, en ont délivré une attestation authentique, d'après laquelle le Roi a accordé à *Broussard* une gratification & une pension. Mais cette prétendue découverte ne méritoit pas qu'on fit tant de bruit; les propriétés de l'agaric contre les hémorragies étoient connues depuis long-tems, avant qu'on en parlât en France; il n'y a qu'à lire ce qu'en a dit *Dillen*, Botaniste Allemand, dans les Ephémérides d'Allemagne, *Centur. VII, Obs. LVII. de Hirud.* en traitant de la morsure de la sangsue: *stillat indè sanguis ad viginti-quatuor horas, licèt nulla conspicua vasa videantur, & licèt vulnuscula fungo igniario muniantur.* Ne seroit-ce peut-être pas ce passage de *Dillen* qui auroit donné à *Broussard* l'idée de s'en servir? Les vertus de l'agaric n'ont pas été cependant généralement reconnues; *George Néale*, Chirurgien Anglois, a publié en 1757 un ouvrage, dans lequel il veut prouver l'impuissance de ce végétal pour arrêter les hémorragies, & traite de Charlatans ceux qui le regardent comme un spécifique. Nous en parlerons à l'article de ce Chirurgien.

I. BROSSE. (*de la*) Voyez ANGE DE S. JOSEPH.

II. BROSSE, (*Gui de la*) Médecin François, qui vivoit dans le siecle dernier; il exerça d'abord la médecine à Rouen, ensuite à Paris; il fut Médecin ordinaire de Louis XIII, Roi de France, & obtint de ce Prince des Lettres patentes pour l'établissement du Jardin Royal des plantes médicinales, dont il fut nommé Intendant. Il avoit commencé, suivant *Haller*, par être Soldat. Il a donné:

1. *Avis & dessein pour la construction d'un Jardin Royal, pour cultiver les plantes médicinales; & l'Edit pour l'établissement dudit Jardin.* 1626, *in*-4. A Paris, 1631, *in*-4.
2. *De la nature, vertu & propriétés des plantes.* A Paris, chez *Baragnes*, 1628, *in*-8. Ibid. 1640, *in-fol.* On y trouve cinquante figures en cuivre, qui sont assez bonnes.
3. *Description du Jardin Royal des plantes médicinales.* 1633, *in*-4. A Paris, 1636, *in*-4. Ibid, 1641, *in*-4.
4. *Traité de la peste & les remedes préservatifs.* A Paris, chez *Jérémie* &

& *Christophe Periers*, *in*-8. *Manget*, qui rapporte cet ouvrage sous le nom de *la Brosse*, n'indique point l'année où il a été imprimé; mais l'édition est de 1623.

5. *Ouverture du Jardin de Paris pour la démonstration des plantes médicinales.* A Paris, 1640, *in*-8.

BROSTERHUIS (*Jean*) vivoit dans le siecle dernier; il étoit Professeur en médecine & en langue grecque à Breda. Il a donné:

1. *De styrpium laudibus.* Bredæ, 1647, *in*-4. C'est un discours inaugural prononcé par l'Auteur dans l'Ecole de Breda.

2. *Catalogus plantarum horti medici scholæ auriacæ Bredanæ, ann. 1647.* Bredæ, apud *Waësberg*, 1647, *in*-12.

BROTBECK (*Jean Conrad*) a écrit:

1. *De catalepsi ex Galeno.* Tubingæ, *in*-4. sans indication d'année.

2. *Scrutinium morborum totius substantiæ, sive formæ in genere.* Tubingæ, 1675, *in*-4.

3. *Gustamen physico-medicum bilis.* Tubingæ, 1676, *in*-4.

BROUANT, (*Jean*) Médecin que nous croyons François; il n'est connu que par l'ouvrage suivant:

Traité de l'eau-de-vie, ou anatomie théorique & pratique du vin. A Paris, chez *Henault*, 1646, *in*-4. Nous ne connoissons point la premiere édition de cet ouvrage; nous savons seulement que celle que nous indiquons ici n'est qu'une traduction françoise, faite par *J. Balesdens.*

BROUCÆUS. *Voyez* BROUSSE.

BROUCHUSSIUS (*Daniel*) a donné:

1. *Thesaurus Alchymiæ.* Coloniæ, 1579, *in*-4.

2. *Thomæ Aquinatis secreta alchymiæ magnalia.* Lugduni, apud *Thomam Bassium*, 1612, *in*-8. Il y en a eu une édition précédente, faite à Cologne, chez *Nicolas Bohmbargen*; mais nous en ignorons l'année.

BROUGHTON (*Guillaume*) a écrit:

De ulcere uteri. Edimburgi, 1755, *in*-8.

BROUSET, Médecin François de nos jours, étoit né à Beziers, vers le commencement de ce siecle; il a étudié la médecine dans l'Université de Montpellier, & y a été reçu au Doctorat, vers l'an 1736; il est ensuite venu à Paris: après quelque séjour dans cette ville, il a été fait Médecin des Hôpitaux de Fontainebleau, où il est mort depuis quelques années. Il étoit Correspondant de l'Académie royale des sciences de Paris, & Associé de celle de Beziers. Nous avons de lui:

Essai sur l'éducation médicinale des enfans. A Paris, 1754, *in*-12. 2 volumes.

I. BROUSSE, (*Henri de la*) plus connu sous le nom de BRUCÆUS ou BROUCÆUS, naquit à Alost, ville de Flandre, en 1531, de *Gérard de la Brousse*, Sénateur de cette ville. Il fut envoyé en Italie pour s'y appliquer à l'étude des sciences; il donna la préférence à la médecine, qu'il étudia dans l'Université de Boulogne, où il reçut les honneurs du Doctorat. Il fit ensuite un voyage à Paris, où il se lia d'amitié avec Ramus & Turnebe. De retour dans sa patrie, il fut fait d'abord Médecin ordinaire de la ville, &, peu de tems après, élevé à la dignité de Sénateur; mais il y renonça dans la suite pour se rendre à l'invitation du Prince de Meckelbourg, qui le nomma à une chaire de l'Université de Rostock; il se rendit dans cette ville, y enseigna les mathématiques & la médecine pendant vingt-cinq ans, & y exerça la médecine avec distinction; il y mourut en 1593, âgé de soixante-deux ans. Nous ne savons où *Eloy* a trouvé que ce Médecin avoit enseigné à Rome. *La Brousse* avoit écrit, 1°. *De motu primo*; 2°. *Institutiones sphera*. Nous avons encore de lui:

1. *Epistolæ de variis rebus & argumentis medicis*. Francofurti, apud *Jonam Rhodium*, 1611, *in*-8. *cum Miscellaneis Henrici Smetii*.

2. *Propositiones de morbo gallico*. Rostockii, apud *Jacobum Lucium*, 1569, *in*-8. On y trouve cinquante propositions, dans lesquelles l'Auteur examine succinctement l'origine des maladies vénériennes, leur nature, les causes & le méchanisme de leur propagation, & la maniere de suivre leur traitement. Il regarde ces maladies comme inconnues en Europe avant l'année 1494, mais comme répandues de tout tems dans les Indes & la Chine; il recommande beaucoup, dans le traitement de ces maladies, la décoction des bois sudorifiques: si leur usage est insuffisant, il veut qu'on passe à celui des onguents & des emplâtres dessicatifs & *discussifs*; il regarde comme tel, l'onguent mercuriel. Il parle encore des fumigations avec le cinabre; mais il ne les propose, qu'autant que la maladie résiste aux autres remedes.

3. *Propositiones de scorbuto*. Publiées avec le Traité du scorbut, de *Severin Eugalenus*, à Rostock, 1589, *in*-8; à Jene, chez *Barthelemi Voigt*, 1624, *in*-8; à la Haye, 1658, *in*-8; à Amsterdam, chez *J. Fr. Bernard*, 1720, *in*-8. L'Auteur regarde le scorbut comme

endémique dans certains pays, à cause de leur situation, de l'air qu'on y respire, de l'eau qu'on y boit, & des alimens dont on s'y nourrit. Il décrit les symptomes de cette maladie; il a emprunté cette description de Wier, à l'exception d'une douleur, tantôt dans l'hypocondre droit, tantôt dans le gauche, accompagnée d'un sentiment de pesanteur. Il suppose que, dans cette maladie, le foie ou la rate sont obstrués; qu'ils le sont quelquefois l'un & l'autre, mais que les obstructions sont plus fréquentes dans la rate; il avoue cependant qu'il est rare de trouver ce viscere schirreux. Il parle de la complication du scorbut avec quelques autres maladies, comme avec l'hydropisie, l'atrophie, la diarrhée bilieuse, la fievre lente continue. Il passe enfin à la méthode curative; il commence par le régime; il recommande le pain de froment, des bouillons avec des raves, l'hyssope, le thym, la sarriette, &c. des viandes légeres, le lait dans les cas d'atrophie, les salades avec des plantes anti-scorbutiques. Les remedes qu'il prescrit se réduisent aux anti-scorbutiques ordinaires, précédés d'une saignée, s'il y a pléthore, & d'un purgatif. Enfin, l'Auteur recommande les sueurs, suivant la méthode de Wier, particuliérement les bains secs, si le scorbut affecte l'habitude du corps.

II. BROUSSE, (*N. de la*) Médecin François de nos jours, qui, après avoir étudié la médecine dans l'Université de Montpellier, y a été reçu au Doctorat. Il est Correspondant de la Société royale des Sciences de la même ville, & exerce aujourd'hui la médecine à Aramond, petite ville du Bas-Languedoc. Il a remporté en 1772 le Prix de l'Académie des Sciences, Belles-lettres & Arts de Marseille, sur la meilleure maniere de cultiver l'olivier & de le préserver des insectes qui s'attachent à l'arbre & au fruit. Il a donné:

Essai suivi d'observations sur la phthisie, la fievre lente, les ulceres à la vessie, les cours de ventre purulens, guéris avec un remede nouveau. A Avignon, chez *Tournel*, 1769, *in*-12. C'est une très-petite brochure. On ne peut pas reprocher à l'Auteur d'être prolixe; il traite bien succinctement plusieurs matieres intéressantes, sur chacune desquelles on a fait des traités bien étendus: il a eu le secret de réduire les connoissances qu'il en donne à vingt-quatre pages.

BROWAL, (*Jean*) savant Suédois de ce siecle, qui a été fait Evêque d'Abo, ville maritime de Suede, Capitale de la Finlande méridionale. Nous avons de lui les ouvrages suivans:

1. *Discursus de necessitate historiæ naturalis.* Lugduni-Batav. 1737, *in*-8.

2. *Examen epicriseos Siegesbeckianæ in systema plantarum sexuale.*

Lugduni-Batav. apud *Haak*, 1743, *in*-8. C'est une défense du système sexuel de *Linné*, contre les objections faites par *Siegesbeck*.

Il a encore écrit sur la cause du froid, sur la sueur des pierres, sur l'agriculture & sur les avantages qu'on retire des voyages dans les diverses provinces du royaume où l'on est né.

BROWER (*Gerard Arnauld*) a écrit:

De odontalgiâ. Leydæ, 1692, *in*-4.

I. BROWN ou BROWN, (*Richard*) Anglois, à donné:

Liber, in quo recepta veteribus rerum principia funditùs evertuntur, & nova, ut in naturâ verè sunt, stabiliuntur. Londini, apud *Thomam Passinger*, 1678, *in*-8.

II. BROWN ou BROWNE (*Thomas*) naquit à Londres au commencement du siecle dernier. Il fut élevé dans le College de Pembrock à Oxford, où il fut promu à la maitrise-ès-arts; il quitta l'Angleterre en 1629, dans l'intention de voyager; il parcourut différens pays, s'appliqua à l'étude de la médecine, de la physique & de l'antiquité, & se fit recevoir Docteur en médecine. Il revint ensuite dans sa patrie, y fut agrégé au College des Médecins, à la qualité d'Honoraire, & y exerça la médecine avec distinction. Après quelques années de séjour à Londres, il se retira à Norwick, où il se livra entiérement à la pratique, & où il éprouva les plus heureux succès; il fut créé Chevalier en 1671, par le Roi d'Angleterre, Charles II, qui passa à Norwick; enfin, il mourut dans cette ville en 1680, après y avoir exercé la médecine pendant environ quarante ans. Nous avons de ce Médecin les ouvrages suivans:

1. *Enquiries in the vulgar errors.* A Londres, 1646, *in-fol.* Ibid. 1650, *in-fol.* Ibid. 1658, *in*-4. Ibid. 1664, *in*-4. 1666, *in*-4. Ibid. 1672, *in*-4. 1673, *in-fol*, chez *Basset*, 1686, *in-fol.* traduit en allemand par *Christien Knowius*, *Baron de Rosenroth*, à Nuremberg, 1620, & à Francfort, avec les notes de *Christ. Pegan*, 1680, *in*-4. traduit en flamand, à Amsterdam, 1668, *in*-8. traduit en françois par l'*Abbé de Souchay*, sous ce titre: *Essai sur les erreurs populaires, ou examen de plusieurs opinions reçues comme vraies, qui sont fausses & douteuses.* A Paris, 1733, *in*-12. 2 vol. Ibid. 1742. C'est un Traité fort curieux sur les erreurs vulgaires; l'Auteur les examine en détail; il en recherche l'origine; il en démontre les absurdités; enfin il les réfute. Cet ouvrage contient sept livres: dans le premier, l'Auteur examine l'origine de ces erreurs; il fait l'énumération des Auteurs, qui, par les fausses traditions, consignées dans leurs écrits, leur ont donné naissance, ou les ont soutenues & favorisées. Il s'éleve avec force contre la pratique trompeuse, ou pour

mieux dire, le charlatanisme de quelques Médecins, qui ne rougissent pas de chercher, dans l'inspection des urines, les signes de virginité, de conception, de fécondation, & des différentes maladies. Dans le second, l'Auteur examine les différentes erreurs qui se sont accréditées relativement aux minéraux & aux végétaux; par exemple, il combat les opinions de ceux qui regardent le verre comme un poison; de ceux qui croient que le succin n'attire pas les corps oints avec de l'huile; de ceux qui prétendent extraire de l'or des médicamens cardiaques; de ceux qui soutiennent qu'il y a une poudre à canon blanche, dont l'explosion n'est accompagnée d'aucun bruit, & qui fait cependant des plaies mortelles; de ceux qui avancent que le corail se ramollit sous l'eau, & qu'il ne se durcit, que lorsqu'il est exposé à l'air; de ceux qui proposent les amandes ameres comme propres à détruire l'ivresse; de ceux qui proclament les vertus du camphre pour produire l'impuissance, &c. Il s'arrête long-tems aux emplâtres magnétiques & aux autres médicamens préparés avec l'aimant, & fait voir le ridicule des préjugés qui sont assez répandus sur ce sujet, &c. Le troisieme livre concerne les erreurs relatives aux animaux; il fait voir combien il est ridicule de regarder le cheval & le pigeon, comme n'ayant point de fiel; de croire à l'existence du phénix; de soutenir que les viperes ne sortent du sein de leur mere, qu'en le déchirant, & que les autruches digerent le fer & s'en nourrissent. Il s'arrête au *castoreum*, dont nous nous servons comme médicament, & combat l'opinion de ceux qui le regardent comme la semence du castor, &c. Le quatrieme livre est relatif à l'homme: l'Auteur y réfute les opinions de ceux qui regardent le cœur comme situé immédiatement sous la mamelle gauche; de ceux qui croient que la pleurésie n'a son siége que dans le côté gauche; de ceux qui prétendent qu'un corps mort ou à jeun est plus pesant qu'un corps vivant ou après le repas; de ceux qui disent que les Juifs ont un vice naturel & héréditaire, qui rend fétides les corpuscules qui émanent de leur corps; de ceux qui regardent l'année climactérique, ou la soixante-troisieme, comme très-dangereuse, &c. Les trois derniers livres n'ont aucun rapport à la médecine. Le cinquieme traite des erreurs des Peintres. Le sixieme, des erreurs dans l'histoire, la géographie, & quelques sujets de physique. Le septieme est entiérement relatif à l'histoire sacrée & profane. Cet ouvrage contient une érudition variée, instructive & curieuse; mais *Brown*, en relevant les erreurs de quelques Auteurs, n'a pas su entiérement s'en garantir.

2. *Religio Medici.* Il y a plusieurs éditions de cet ouvrage, qui, d'abord écrit en anglois, a éte imprimé avec un Commentaire de *Kenelme Digby*, en 1642; ensuite avec un nouveau Commentaire, par un Anonyme, en 1654. Il a été traduit en latin par *Jean-Merry*

Weather, & imprimé en 1644, *in*-12; ensuite en allemand, & imprimé à Strasbourg en 1651, *in*-8. enfin en françois, en 1668, *in*-12. sous ce titre : *Religion d'un Médecin, touchant son opinion accordante avec le pur Service divin d'Angleterre.* Cet ouvrage a fait douter de la religion de son Auteur, qui paroit néanmoins avoir toujours été attaché à la Religion Anglicane.

3. *Opera Thomæ Brownii, &c.* Londini, 1686, *in-fol.* Ce recueil contient quatre parties. La premiere renferme l'ouvrage que nous avons déjà indiqué sous le titre de *Pseudodoxia epidemica.* La seconde ne contient que celui qui est intitulé : *Religio Medici.* La troisieme est composée de deux dissertations; la premiere, sous le titre de *Hydriotophia*, contient la description de quarante-cinq urnes sépulcrales, déterrées dans la province de Norfolk; d'où l'Auteur prend occasion de parler des cérémonies funebres usitées chez les Romains, les Bretons, les Saxons & les Danois. La seconde dissertation, intitulée : *Hortus Cyri*, traite de quelques objets relatifs à l'histoire naturelle. La quatrieme partie contient plusieurs courtes dissertations, que l'Archevêque *Thomas Thenison* a recueillies & publiées; elles roulent sur les plantes dont il est parlé dans l'Ecriture-Sainte, sur les poissons que J. C. mangea après sa résurrection, sur les guirlandes des Anciens, sur l'harmonie de l'ancienne langue Saxone & de la langue Angloise moderne, sur les tombeaux des anciens Héros Bretons, &c.

Gui Patin attribue à *Browne* un Traité *de lue venereâ*; mais nous n'avons pu trouver cet ouvrage, & nous ne connoissons aucun Bibliographe qui en ait fait mention.

III. BROWN *ou* BROWNE, (*Jean*) célebre Chirurgien Anglois, qui vivoit à la fin du siecle dernier; il exerçoit la Chirurgie à Londres avec beaucoup de réputation; il y étoit Chirurgien de l'Hôpital Royal de St. Thomas, & Membre de la Société royale; il devint enfin Chirurgien ordinaire de Charles II, Roi d'Angleterre. Nous avons de lui les ouvrages suivans :

1. *A compleat treatise of the muscles as they appear in human body.* A Londres, 1681, *in-fol.* Ibid. 1688, *in-fol.* Ibid. 1698, *in-fol.* traduit en latin, sous ce titre : *Myographia nova, sive musculorum omnium in corpore humano hactenùs repertorum accuratissima descriptio.* A Londres, 1684, *in-fol.* A Leyde, 1687, *in-fol.* A Amsterdam, 1694, *in-fol.* En allemand, de la traduction de *Christien-Maximilien Spener*, à Berlin, 1704, *in-fol.* A Leipsick, 1715, *in-fol.* C'est une description de tous les muscles du corps humain, de leur situation, de leur origine, de leur insertion, de leur mouvement & de leur usage : on y trouve des planches, qui représentent les muscles; elles sont au nombre de trente-

sept, presque toutes empruntées d'autres Anatomistes; la quatrieme, qui représente les muscles de la verge, appartient à *Charles-Etienne*; il y en a plusieurs de *Casserius*, & quelques-unes de *Graaf*; celles de l'Auteur sont les plus vicieuses. On trouve au-dessus de chaque partie le nom qu'elle porte, & l'Auteur a donné une description succincte de chaque planche.

2. *A complete discourse of wounds;* c'est-à-dire, *Traité complet des plaies.* A Londres, 1678, *in*-4.

3. *Compleat treatise of præternatural tumours both general and particular;* c'est-à-dire, *Traité complet sur les tumeurs contre nature, en général & en particulier.* A Londres, 1678, *in*-8.

4. *Adenoch ir adelogia: or an anatomic & chirurgical treatise of glandules an strumas, or king's-evil swellings, &c.* c'est-à-dire, *Traité anatomico-chirurgical des glandes & des écrouelles, avec les cures faites de la derniere de ces maladies pendant l'espace de 640 ans, par l'imposition des mains des Rois d'Angleterre.* A Londres, 1684, *in*-4.

5. *Animadversiones medico-theorico practicæ.* Lugduni-Batav. 1695, *in*-4.

6. *Opera omnia.* Roterodami, 1703, *in*-4.

IV. BROWN *ou* BROWNE, (*André*) Médecin Ecossois de la fin du siecle dernier. il a donné:

De febribus tentamen theoretico-practicum, seu nova febrium hypothesis mechanica adaucta, ex principiis Bellini constructa. Edimburgi, apud *Jac. Watson*, 1695, *in*-8.

V. BROWN *ou* BROUWNE (*Joseph*) vivoit au commencement de ce siecle; il étoit Anglois, & avoit reçu les honneurs du Doctorat en philosophie & en médecine; il exerçoit la médecine à Londres. Il est connu par une édition des Œuvres médicinales de *Théodore Turquet de Mayerne*, qu'il donna à Londres en 1701, *in-fol.* Il y ajouta un abrégé de la vie de ce Médecin. Il a encore donné l'ouvrage suivant:

A practical treatise of the plague; c'est-à-dire, *Traité pratique de la peste.* A Londres, chez *J. Wilcox*, 1720, *in*-8. L'Auteur a réuni dans cet ouvrage ce qui a été dit par plusieurs Auteurs sur la peste; il a pris ce qui concerne la nature de cette maladie, les précautions qu'elle exige, & sa curation, des Œuvres de *Mayerne*, de *Buttler*, de *Johnston*, de *Rudgeler*, de *Scarburgus*, de *Tulpius*, de *Glisson*, de *Goddart*, &c. Il a pris les signes diagnostics & prognostics de *Louis Gardin* & d'*Everhard Gokel*.

Haller lui attribue un autre ouvrage sous ce titre: *Lectures of anatomy against the circulation of the blood.* Il n'en indique point l'édition ; il croit seulement que cet ouvrage a paru vers 1700, parce que nous avons la réponse que *J. Gardinier* y fit, qui fut imprimée à Londres en 1700 & 1702, *in*-4.

VI. BROWN ou BROWNE, (*Jean*) autre Médecin Anglois du commencement de ce siecle. Il a donné :

Institutiones medicæ. Londini, apud *Jonam Browne*, 1714, *in*-8. Ces institutions contiennent quatre Traités : 1°. la physiologie ; 2°. la pathologie ; 3°. la semeiotique ; 4°. la thérapeutique.

VII. BROWNE ou BROWNE, (*Richard*) Médecin Anglois, qui vivoit au commencement de ce siecle. Il a donné :

Medicina musica. Cet ouvrage a été d'abord imprimé en anglois, à Londres, chez *Knaptons*, en 1729 ; ensuite en latin, ibid. en 1735. C'est un essai, dans lequel l'Auteur examine, par les loix de la méchanique, les effets du chant, de la musique & de la danse, sur le corps humain, avec un Traité sur la nature des maladies de la rate & des vapeurs, & sur la maniere de les guérir.

VIII. BROWN ou BROWNE, (*Patrice*) Docteur en médecine & Naturaliste Anglois de nos jours, qui, après avoir voyagé en Amérique, a publié l'ouvrage suivant :

The civil and natural history of Jamaica ; c'est-à-dire, *Histoire civile & naturelle de la Jamaïque.* A Londres, 1756, *in-fol.* Les plantes y sont représentées en 107 figures gravées sur cuivre, dont quelques-unes sont bonnes, & plusieurs sont incomplettes.

IX. BROWN ou BROWNE, (*Richard*) Chirurgien Anglois, qui exerce la chirurgie à Glocester, ville d'Angleterre, Capitale du Comté du même nom ; il est Chirurgien de l'Hôpital de cette ville. Nous avons de lui :

Pathological enquiries and observations, &c. c'est-à-dire, *Recherches pathologiques & observations anatomiques.* A Glocester, chez *Becket & de Hondt*, 1766, *in*-4. Cet ouvrage contient cinq chapitres ; le premier est relatif à un emphyseme occasionné par les suites de la fracture d'une côte ; le second a pour objet un abcès dans les reins, causé par un calcul dans la vessie ; le troisieme expose la formation & la terminaison des abcès du foie ; le quatrieme concerne quelques obstructions & quelques amas d'eau formés dans la matrice & les ovaires ; le cinquieme traite des pâles couleurs. On trouve ensuite un supplément, dans lequel il est question de concrétions polypeuses dans le cœur, d'adhésions des poumons à la plevre, d'abcès aux lombes, de calculs dans la vessie, de la dysurie des femmes

femmes enceintes, des maladies des testicules, de l'endurcissement de la membrane cellulaire du scrotum, d'un ulcere au tibia, occasionné par une cause interne, enfin d'une suppuration du foie, à la suite d'une plaie au péricarde.

BROWNEL, (*Jean*) Médecin Anglois, qui vivoit au commencement de ce siecle; il exerçoit la médecine à Londres. Il a écrit:

Institutions of physick. A Londres, 1714, *in*-8. L'Auteur attribue beaucoup à l'air, qu'il présente comme influant considérablement sur les fonctions de l'économie animale; il le regarde comme favorisant les secrétions, en poussant les liquides dans les vaisseaux secrétoires, comme le principal agent du mouvement des humeurs, qu'il croit être la cause de la vie, &c.

BROWNRIGG, (*Guillaume*) Anglois, est Docteur en médecine & Membre de la Société royale de Londres. Il a donné:

1. *Art of making common salt*; c'est-à-dire, *l'art de faire le sel commun.* A Londres, chez *Davis*, 1748, *in*-8. Ibid. 1751, *in*-8.
2. *Considerations on the means of preventing the communication of pestilential contagion, and of eradicating it in infected places*; c'est-à-dire, *considérations sur les moyens de prévenir la communication de la peste, & de la détruire dans les lieux qui en sont infectés.* A Londres, chez *Lockyer Davis*, 1771, *in*-4. Les moyens proposés dans cet ouvrage, sont les mêmes que ceux que l'on emploie le plus communément; c'est-à-dire, la quarantaine, les certificats de santé, &c. cependant l'Auteur suggere des idées nouvelles, propres à donner encore plus d'efficacité à ces moyens connus. Il annonce rapidement les moyens d'extirper la peste des lieux où elle exerce ses ravages; il se réserve d'en parler plus particuliérement dans un autre ouvrage, qu'il annonce, & qui doit avoir pour objet de pourvoir à la subsistance & au traitement des pestiférés, renfermés dans les lieux où l'on est obligé de les resserrer.

BROUZET. *Voyez* BROUSET.

BRUAS (*Isaac-Henri de*) a donné:

Het gebruyk des lepels herstelt, or kort berigt omtrent eenige instrumenten dienende in de vroedkunde. A Middelbourg, 1755, *in*-8. On y trouve plusieurs instrumens de l'invention de l'Auteur, propres à faciliter les accouchemens laborieux.

BRUCÆUS. (*Henri*) *Voyez* BROUSSE.

BRUCE (*Alexandre*) a écrit :

De hydrophobiâ. Edimburgi, 1755, *in*-8. L'Auteur regarde la soif ardente, que les chiens éprouvent quelquefois en été, comme propre à produire la rage. Il rapporte l'ouverture du cadavre d'un hydrophobe.

BRUCH (*André-Daniel*) a donné :

Observationes practicæ de radicis fruticis juniperi decocto. Argentorati, 1736, *in*-8. L'Auteur recommande cette décoction dans la gonorrhée maligne, pour les douleurs sciatiques, pour les ulceres fétides, pour les pertes de matrice de mauvaise espece, &c. Il se fonde sur quelques observations, dont il donne le détail.

BRUCKER, (*Jacques*) Membre de la Société royale de Berlin; il est connu dans la république des Lettres par plusieurs bons ouvrages, tels que sont : 1°. trois dissertations, dont la premiere est employée à faire voir le rapport que la philosophie des Payens peut avoir avec la doctrine chrétienne ; la seconde renferme des observations critiques sur la philosophie payenne ; la troisieme roule sur les honneurs rendus, chez les Grecs & les autres Nations, aux anciens Philosophes après leur mort; elles ont été publiées ensemble sous ce titre : *Otium vindelicum, sive meletematum historico-philosophicorum triga* ; 2°. un second, sous le titre de *Historia critica philosophiæ à mundi incunabulis ad nostram usque ætatem.* Le but de l'Auteur est d'y faire voir les diverses destinées de la philosophie, de faire connoître les sectes des Philosophes de toutes les Nations, leurs noms, leurs sentimens & leurs ouvrages ; 3°. un troisieme, sous le titre de *Pinacotheca Scriptorum nostrâ ætate litteris illustrium.* Cet ouvrage contient les éloges des Auteurs célebres du tems de *Brucker*, & la notice de leurs ouvrages, avec leurs portraits gravés par *J. J. Haidius.* Nous ne sommes entrés dans quelque détail, relativement à ces trois ouvrages, que parce qu'ils contiennent quelques notions qui peuvent être rapportées à la médecine & aux Médecins. *Brucker* a encore cherché particuliérement à faire connoître quelques Ministres de la santé dans l'ouvrage suivant :

Prolusio de Medicis Augustanis sæculo XVI celebribus. Lipsiæ, 1734, *in*-4.

I. BRUCKMANN, (*François-Ernest*) Médecin Allemand de ce siecle, né dans le Monastere de Marienthal, auprès de Helmstad, en 1697 ; il étudia la médecine dans l'Université de cette derniere ville, où il fut reçu au Doctorat en 1721. Il a exercé sa profession à Brunswich ; il étoit Membre de l'Académie Impériale des Curieux de la Nature & de l'Académie royale de Berlin. Il est mort à Wolffenbutel le 21 Mars 1753, à l'âge de 56 ans ; il avoit parcouru la Bohéme, l'Autriche, & une très-grande partie de l'Allemagne, pour se perfectionner dans la connoissance des plantes. Nous avons de lui les ouvrages suivans:

1. *Specimen botanicum, exhibens fungos subterraneos, vulgò tubera terræ dictos.* Helmstadii, 1720, *in*-4. 1722, *in*-4. Cet ouvrage est orné de planches; il a été réimprimé avec la premiere centurie des lettres itinéraires de l'Auteur. On y trouve d'abord l'étymologie & la définition de la truffe; l'Auteur emploie la plus grande partie de sa dissertation à expliquer cette définition; il passe ensuite à l'analyse de la truffe; il indique les différens moyens de la chercher, & plusieurs manieres de la faire cuire & de l'assaisonner; il présente comme autant de semences les points noirs qu'on apperçoit sur leur écorce.

2. *De avellanâ mexicanâ, vulgò cacao.* Brunswici, 1721, *in*-4. 1728, *in*-4.

3. *Kurze beschreibung des weizenbieres duchsteins.* A Brunswich, 1723, *in*-4., & avec les lettres itinéraires.

4. *Catalogus exhibens appellationes & denominationes omnium potûs generum quæ olim & nunc sunt in usu per terrarum orbem.* Helmstadii, 1722, *in*-4.

5. *Relatio brevis historico-physico-medica de cerevisiâ regio-lothariensi vulgò* duck stein *dictâ.* Helmstadii, apud *Hermannum Danielem Hammium*, 1722, *in*-4.

6. *De fabulosissimæ originis lapide*, arachneolitho *dicto.* Wolffenbuttelæ, apud *Meisner*, 1722. C'est une Lettre adressée à *Albert Ritter.*

7. *Specimen physicum, exhibens historiam naturalem oolithi, seu variorum piscium & concharum in saxâ mutatorum.* 1722, *in*-4. C'est une dissertation sur la pierre, appellée *ammonite*, & qu'il plait à l'Auteur d'appeller *oolithe;* c'est-à-dire, œuf pétrifié. L'Auteur disserte sur la nature de cette pierre, sur ses variétés, ses couleurs, sa formation: il ne veut pas que l'on confonde l'*oolithe* avec la *pisolithe.*

8. *Observatio medica curiosa de excretione vermis nunquam anteà excreti.* Wolffenbuttelæ, 1723.

9. *Sendschreiben an herrn* kniphof, *die bequeme und nützliche art die kraüter nach dem leben abzudrucken, vorstellend.* A Wolffenbuttel, 1723, *in*-4.

10. *Epistola de fungo hypoxylo digitato.* Helmstadii, apud *Bucholtz*, 1725, *in*-4. Cette Lettre est adressée à *Jean-H. Burckard.*

11. *De lapide violaceo sylvæ herciniæ.* Guelpherbyt, 1725, *in*-4. L'Auteur rapporte cette pierre à la classe des *lichen.*

12. *Specimen botanico-medicum primùm, exhibens fruticem koszodrewina, ejusque balsamum koszodrewinowy oley.* Brunswici, 1727, *in*-4., & avec la premiere centurie des Lettres itinéraires.

13. *Specimen posterius, seu de arbore limbowe drewo, ejusque oko limbowy oley.* Brunswici, 1727, in-4., & dans la premiere centurie des Lettres itinéraires.

14. *Specimen physicum, sistens historiam naturalem lapidis nummalis Transylvaniæ.* Wolffenbuttelæ, 1727.

15. *Specimen de pinu.* Brunswigæ 1727, in-4.

16. *Thesaurus subterraneus Ducatûs Brunswigii, cum figuris æneis.* Brunswigii, apud *Meisner*, 1728, in-4.

17. *De phallo*, 1729, in-4, & avec les Lettres itinéraires.

18. *Beschreibung einer seltsamen missgeburt.* A Wolffenbuttel, 1732, in-8. On y trouve la description d'un fœtus monstrueux.

19. *De algâ sacchariferâ*, 1730, in-4, & avec les Lettres itinéraires.

20. *De sempronienfibus memorabilibus*, 1731, in-4, & avec les Lettres itinéraires.

21. *Ocymastrum flore viridi plenum.* Guelpherbyt, 1732, in-fol. Wolffenbut. 1734, in-fol. & dans la premiere centurie des Lettres itinéraires.

22. *Meditatio ad consultationem medicam rectè instituendam disputationis pro exercitiis practicis proposita.* Basileæ, 1734, in-4.

23. *De cerevisiâ goslariensi.* 1735, in-4. & avec les Lettres itinéraires.

24. *Animadversiones in C. B. Prodromum*, 1737, in-4. & avec les Lettres itinéraires.

25. *Epistolæ itinerariæ, centuriæ tres.* Wolffenbut. in-4.; la premiere, en 1742; la seconde & la troisieme, en 1749. La premiere renferme plusieurs des ouvrages dont nous avons déjà parlé; on y trouve encore les objets suivans: 1°. *Destillatio ceræ caroliniensis*; 2°. *Animadversiones in G. Pisonis & Bontii libros*; 3°. *Chamæcerasus hungarica, & salix orientalis Davidis*; 4°. *Plantæ sylvæ hercyniæ*; 5°. *De montibus carpathicis*; 6°. *Vina hungarica*; 7°. *Varia de hungariâ, etiam alimenta.* La seconde traite aussi de différens sujets: *De muscis nondùm descriptis, de conocarpodendro, de agarico anthropomorpho, de pugillo melitæo, de badjaga*; elle contient encore des annotations sur *Kempfer*, sur la méthode de *Knaut*, & sur la premiere édition de *Rupp.* La troisieme traite *de melone agniformi, de hortis viennensibus, de vitibus singularibus viennensium*; elle contient aussi des annotations sur les écrits de botanique de *Heucker*, sur *Chabré*, sur la *Flore* de *Volcamer*, sur *P. Alpin*, sur le *Parnasse* de *J. Beccker*, sur *Rupp* & quelques-uns de ses écrits posthumes, sur les Œuvres de *Mandius*, &c. Enfin, on trouve dans cet ouvrage trois Lettres *de sanctis Medicis*, & deux de *Medicis Viennensibus*: ces dernieres, écrites en 1730.

26. *Von den knollichten erdapfeln.* 1747, *in*-4.

27. *Opuscula medico-botanica.* Brunswici, 1727, *in*-4. C'est un recueil de quelques-uns des ouvrages de botanique, dont nous avons déjà parlé, auxquels on a ajouté l'écrit *de lapide fungifero* de *J. Severin.*

II. BRUCKMANN (*Philippe-Louis*) a écrit :

De hydrope pectoris à renum calculo oriundo. Giessæ, 1724, *in*-4.

III. BRUCKMANN, (*Charles-Philippe*) Médecin Allemand de nos jours, qui est aujourd'hui Médecin du Landgrave de Hesse-Darmstadt. Il a donné :

Neue verbesserte und volstendige beschreibung, &c. c'est-à-dire, *description nouvelle & complette des eaux minérales, acidules & thermales d'Ems.* A Francfort sur le Mein, chez *Fleischer*, 1773.

BRUDUS, Médecin Portugais du seizieme siecle. Il a écrit :

De ratione victûs in singulis febribus secundùm Hippocratem, libri tres. Tiguri, apud *Andræam Gesner*, 1555, *in*-8. Venetiis, apud *Rubeum*, 1558, *in*-8.

BRUEL. (*Gauthier*) *Voyez* BRANT.

BRUGGEN (*Jean Conrad à*) a écrit :

De hydrope ascite. Giessæ, 1658, *in*-4.

BRUGIS. (*Thomas*) Nous avons sous son nom :

Vade-mecum chirurgicum oder reisgefehrt eines wundarztes zu wasser aud zu land dem beygefugt eliæ prat unterricht von der artzneykunst. A Hambourg, 1684, *in*-4.

BRUHEZ, (*Pierre*) Médecin Flamand, qui vivoit dans le seizieme siecle ; il exerça d'abord la médecine à Bruges, où il étoit Médecin ordinaire de la ville ; il fut ensuite Médecin d'Eléonor, sœur de Charles V, & Reine Douairiere de France, qui, après la mort du Roi François I, son mari, s'étoit retirée en Flandres. Nous avons de lui les ouvrages suivans :

1. *De thermarum aquisgranensium viribus, naturâ & usu, epistolæ duæ.* Antuerpiæ, 1555, *in*-8.

2. *Consilia quædam de arthritide.* Francofurti, 1592, *in*-8.

Il y a lieu de croire que ce Médecin avoit fait un almanach, dans lequel il prescrivoit les tems les plus propres à la saignée, à la purgation & au bain, puisqu'on trouve une Ordonnance des Magistrats de Bruges, qui enjoint aux Barbiers de cette ville, de se diriger sur l'almanach de *Pierre Bruhez*, dans l'administration de ces remedes. *François Rapard* tourna cette Ordonnance en ridicule dans un almanach qu'il publia à Anvers en 1551, sous le titre de *Magnum & perpetuum almanach, à consuetis nugis liberum*, &c. Il n'avoit pas tort: mais l'idée singuliere des Magistrats de Bruges, & l'injonction encore plus singuliere qu'ils avoient faite aux Barbiers, trouverent un défenseur: *Pierre Haschard* prit la plume, & publia à Louvain, en 1552, un ouvrage intitulé: *Clypeus astrologicus*, &c. dans lequel il répond à *Rapard*, & fait l'apologie de la conduite des Magistrats.

BRUHIER D'ABLAINCOURT, (*Jacques-Jean*) Médecin François de nos jours, étoit né à Beauvais. Après avoir été reçu au Doctorat en médecine dans l'Université d'Angers, il se mit sur les bancs de la Faculté de médecine de Paris, & y fut reçu Docteur-Régent; il exerça ensuite la médecine dans cette ville, & fut Censeur royal & Associé de l'Académie royale d'Angers. Il est mort le 24 Octobre 1756; il avoit travaillé, pendant quelques années, au Journal des Savans; il a enrichi le Public de plusieurs ouvrages, de plusieurs traductions & de quelques nouvelles éditions d'écrits intéressans: les ouvrages que nous avons de lui, sont les suivans:

1. *Mémoires pour servir à l'histoire de la vie de M. Silva.* A Paris, chez *Durand*, 1744, *in*-8.

2. *Dissertation sur l'incertitude des signes de la mort, seconde partie.* A Paris, 1745, *in*-12. C'est la suite de la dissertation de *Winslou*, sur le même sujet, que *Bruhier* avoit traduite en françois, & dont nous parlerons ci-après. C'est un ouvrage méthodique, composé sur le même fond que celui de *Winslou*, & enrichi d'une foule d'observations nouvelles. L'Auteur répond d'abord aux objections qu'on lui a faites contre les histoires qu'il a rapportées dans cette traduction. Il donne ensuite des réflexions sur la cause de la mort des noyés, sur les secours qu'on doit leur administrer, sur ceux qu'on peut donner aux pendus, sur les apparences de la mort, produites par des maladies internes. Il rapporte plusieurs histoires funestes de personnes à qui la précipitation dans les ouvertures simples & les embaumemens, a coûté la vie, & grand nombre d'histoires de résurrections, dont plusieurs sont arrivées dans le Diocèse de Rheims, rapportées à la fin par forme de supplément. Cet ouvrage est un mélange curieux de physique, de médecine & d'histoire naturelle. Il y en a eu une seconde édition, dont nous parlerons, lorsqu'il sera question de la premiere partie; c'est-à-dire, de la traduction de *Winslou*.

3. *Mémoire sur la nécessité d'un réglement général au sujet des enterremens*

& embaumemens. A Paris, 1745, *in*-12. L'Auteur rassemble, sous un seul point de vue, tous les inconvéniens qui résultent ou peuvent résulter de la précipitation dans les enterremens & embaumemens. On y trouve un projet de réglement à ce sujet, & des réflexions sur la nécessité de faire ouvrir les femmes qui meurent dans l'état de grossesse. Ce mémoire est divisé en deux parties : la premiere est terminée par deux traits d'histoire, propres à prouver l'utilité & la nécessité du réglement; la seconde tend à prouver que la précipitation à faire les embaumemens peut devenir meurtriere.

5 *Addition au Mémoire présenté au Roi sur la nécessité d'un réglement général, au sujet des enterremens & embaumemens.* A Paris, chez *Simon*, 1746, *in*-12 & *in*-4. L'Auteur répond aux objections qu'on avoit faites contre l'ouvrage précedent, principalement à celle-ci, *que les exemples des personnes arrachées au tombeau, sont si rares, qu'à peine y en a-t-il un en cent ans.* Il releve deux nouveaux abus, dont il n'avoit pas parlé dans le premier Mémoire; l'un, sur les ouvertures des corps; l'autre, sur l'usage d'ôter les oreillers aux mourans.

Nous avons de *Bruhier* les traductions suivantes:

1. *Observations importantes sur le manuel des accouchemens.* A Paris, chez *Giffart*, 1734, *in*-4. traduit du latin de *Deventer.*

2. *La médecine raisonnée.* A Paris, 1739, *in*-12. 9 vol. traduit du latin de *Frédéric Hoffman.* Le Traducteur y a joint une dissertation sur les connoissances qui sont nécessaires à un Médecin.

3. *Dissertation sur l'incertitude des signes de la mort.* A Paris, 1742, *in*-12. traduite du latin de *Winslou.* Ce n'est pas ici une traduction seche: le Traducteur a travaillé sur le même fonds que son Auteur. Il remonte jusqu'à l'antiquité la plus reculée, pour en tirer des exemples de sépulture donnée à des vivans. Il examine, en Physicien, la maniere dont la vie peut subsister pendant plusieurs jours sans respiration; il fait le détail des cérémonies funebres des Romains. Enfin il devient Auteur original sur la fin de sa dissertation : on y trouve un raisonnement bien suivi, au sujet des embaumemens. Cette traduction & les additions que le Traducteur a faites à l'ouvrage original, ont été traduites en anglois & imprimées à Londres, chez *Cooper*, 1746, *in*-12.

Cette derniere traduction a été réimprimée en 1749, *in*-12. 2 vol. avec l'ouvrage que *Bruhier* avoit publié en 1745, & dont nous avons parlé au n°. 2. Cette édition contient d'abord une préface, dans laquelle *Bruhier* fait l'histoire détaillée de cet ouvrage; il explique la raison du désordre qui regnoit dans la premiere édition; il rend compte des démarches qu'il a faites pour engager à remédier aux abus, contre lesquels il parle, & donne le plan de cette édition. Il y a ajouté plusieurs observations nouvelles, qui tendent à prouver que les apparences de la mort ont subsisté souvent pendant plusieurs jours dans des sujets qui ont donné ensuite des signes sensibles de vie, ou d'eux-mêmes, ou par le secours des remedes : on y trouve l'approbation de dix-huit Académies & de huit Facultés de médecine. Cette édition a été traduite en suédois par *Tillæus*, Pasteur de l'Eglise françoise de Stockholm, & imprimée dans cette ville en 1750, *in*-8.

4. *Traité des fievres*. A Paris, 1746, *in*-12. 3 vol. traduit du latin de *Fréd. Hoffman*. On y trouve encore plusieurs dissertations qui ont rapport à la même matiere.

5. *Observations sur la cure de la goutte & du rhumatisme*. 1747, *in*-12. traduit du latin de *Fréd. Hoffman*, & de l'anglois de *James*.

6. *La politique du Médecin, ou les regles de prudence que doit suivre un jeune Médecin dans ses études & sa conduite, s'il veut acquérir promptement de la réputation, la conserver & devenir un Praticien heureux*. A Paris, chez *Briasson*, 1751, *in*-12. traduit du latin de *Fréd. Hoffman*.

Enfin *Bruhier* a donné l'édition des ouvrages suivans :

1. *Dissertations & consultations médicinales de Chirac & Silva*. A Paris, 1744, *in*-12. 2 vol.

2. *Traité des alimens de Lemery*. A Paris, chez *Durand*, 1755, *in*-12. 2 vol. *Bruhier* n'a rien changé au texte, ni à l'ordre de l'Auteur ; mais il a fait des additions considérables, qu'il a placées à la fin de la plupart des chapitres : il a quelquefois suppléé des chapitres entiers ; & il s'est alors conformé au plan de *Lemery*.

BRUITSMA, (*Reinier*) Médecin Hollandois du siecle dernier, étoit natif de Snitz, ville des Provinces-Unies dans la Frise, & Médecin ordinaire de la ville de Malines. Il mourut dans cette ville, & laissa plusieurs enfans, parmi lesquels *Henri Bruitsma*, mort en 1703, a été Conseiller au Sénat de la même ville. Il a donné une nouvelle édition de l'Ecole de Salerne, à laquelle il a ajouté 400 vers. A Malines, 1635, *in*-8. ; & à Louvain, 1635, *in*-8. Nous avons encore de lui :

Votum iatricum in publicæ salutis & medicinæ sanctioris tutelam. Mechliniæ, apud *Henricum Jacy*, 1617, *in*-4.

BRUKSCHMID (*Tobie*) a écrit :

De tumoribus præter naturam. Basileæ, 1596, *in*-4.

BRULHS (*J. J.*) a donné :

Anmerkungen, über RANEIS *dritten theil des wahren portraits Eines Medici-Chirurgici und hebammen*. A Ulm, 1770, *in*-8.

BRUN,

BRUN, (*Joseph*) Médecin reçu aux degrés dans l'Université de Montpellier. Il a écrit :

1. *De suctione vasorum capillarium.* Monspellii, 1747, *in*-4.
2. *Otia physiologica.* Monspellii, 1753, *in*-4.

BRUNACIUS, (*Gaudens*) Médecin Italien, qui vivoit dans le siecle dernier : *Haller* l'appelle *Brunaclus.* Il a écrit :

De cinâ cinâ, pulvere ad febres, syntagma physiologicum. Venetiis, apud *Nicolaum Pezzana*, 1661, *in*-8. C'est un traité qui est tout scholastique, & dont le style est tres-négligé. Le but de l'Auteur est de faire voir l'utilité du quinquina, qu'il regarde comme chaud & sec au second degré, & comme guérissant les fievres par sa propre substance. Il croit cependant que cette écorce ne produit presque aucun effet, si on en fait l'infusion ou la décoction dans l'eau, & qu'elle n'est efficace qu'autant qu'on l'emploie avec le vin.

BRUNEK, (*Balthazar*) Médecin Allemand, est l'Auteur de deux Traités latins sur le scorbut, imprimés à la suite du Traité de *Séverin Eugalenus*, de Dockum, sur le même sujet.

BRUNEN (*Jean-Christophe*) a écrit :

Biga operationum medicarum. Friburgii, 1652, *in*-8.

BRUNET. Nous avons sous ce nom :

Progrès de médecine, contenant un recueil de tout ce qui s'observe de singulier, par rapport à sa théorie & à sa pratique ; avec un jugement sur toutes sortes d'ouvrages de physique, & de nouvelles explications des principaux phénomènes de la nature, pour l'année 1697, & pour les mois de Janvier, Février & Mars 1709. A Paris, 1697, 1709, *in*-12. 2 vol.

I. **BRUNING**, (*George-Guillaume-Christophe*) Médecin Allemand, sous le nom duquel nous avons :

Compendium Boerhaavianum, de cognoscendis & curandis morbis. Duisburgi, 1731, *in*-4.

II. **BRUNING**, (*George-Flor. Henri*) Médecin Allemand de nos jours, peut-être le fils du précédent ; il est Docteur en philosophie & en médecine. Il a donné :

Tractatus de ictero spasmodico infantum, Essendiæ anno 1772 epidemico. Accessit icteri periodici lethalis historia. Wesel. & Lipsiæ, 1773.

I. BRUNK (*François-Antoine*) a écrit :

De catarrhis. Basileæ, 1697, *in*-4.

II. BRUNK, (*François-Antoine*) peut-être différent du précédent, a écrit :

De mictu cruento. Argentorati, 1740, *in*-4.

I. BRUNN, (*Jean-Jacques*) naquit à Bâle, en 1591, de *Bonaventure à Brunn*, Tribun du peuple. Il s'appliqua d'abord à l'étude de la philosophie dans l'Université de sa patrie, & y fut reçu Maître-ès-Arts en 1611 ; il passa ensuite à l'étude de la médecine, & reçut les honneurs du Doctorat dans la même Université en 1615. Il y fut fait, en 1625, Professeur d'anatomie & de botanique ; il y fut enfin nommé, en 1629, à une chaire de médecine-pratique. Il mourut à Bâle en 1660, âgé de soixante-huit ans, après avoir publié les ouvrages suivans :

1. *De humoribus corporis humani*. Basileæ, 1619, *in*-4.
2. *Systema materiæ medicæ*. Basileæ, apud *Joan. Jac. Genath*, 1630, *in*-8. Genevæ, apud *Petrum Chouet*, 1639, *in*-8. Lipsiæ, apud *Andream Künen*, 1645, *in*-8. Rothomagi, apud *Joh. Berthelin*, 1650, *in*-12. Patavii, apud *Paulum Frambottum*, 1647, *in*-12. Lipsiæ, apud *Tobiam Riesium*, 1654, *in*-8. Amstelodami, apud *Ægid. Jansonium Valckenier*, 1659, *in*-12. Ibid. 1665, *in*-12. Amstelodami & Lipsiæ, apud *Henricum* & *Theodorum Boom*, 1680, *in*-12. Ces trois dernieres éditions ont été corrigées par *Gerard Blasius*. Nous en trouvons encore une édition faite à Jena, en 1639, *in*-8 : elle est rapportée par *Haller* ; mais elle est peut-être la même que celle que nous avons indiquée, faite à Geneve la même année & sous le même format.
3. *Petri Morelli formulæ remediorum*. Lugduni, apud *Petrum Rigaud*, 1657, *in*-12.

BRUNN, (*Jean Conrad à*) connu plus communément sous le nom de BRUNNER, naquit à Diessenhofen, petite ville municipale, près de Schaffouse, en Suisse, le 16 Janvier 1653. A l'âge de 16 ans, il fut envoyé à Strasbourg, pour y étudier la médecine ; il y reçut les honneurs du Doctorat en 1672, après avoir soutenu des theses inaugurales sur un monstre à deux têtes, dont il venoit de faire la dissection. Il voulut ensuite perfectionner, par des voyages, les connoissances qu'il avoit acquises ; il alla en France, en Angleterre, en Hollande. Pendant son séjour à Paris, il s'occupa de l'anatomie & des opérations de chirurgie ; il travailla sur le cadavre avec Duverney, &

principalement à des injections dans les vaisseaux ; elles étoient alors un objet tout nouveau. Il se lia à Londres avec Willis, Lower & Henri Oldenbourg, Secrétaire de la Société royale de cette ville. A Leyde, il étudia sous Syen, Craan, Drelincourt & Maets ; à Amsterdam, il fit connoissance avec Ruysch & Swamerdam. Il passa ensuite en Allemagne, & fut reçu, en 1685, au nombre des Membres de l'Académie Impériale des Curieux de la Nature, sous le nom d'*Hérophile*. Deux ans après, c'est-à-dire, en 1687, il fut fait Professeur en médecine à Heidelberg.

Brunn acquit bientôt une réputation très-étendue dans l'exercice de sa profession ; à peine pouvoit-il suffire au nombre des personnes qui avoient recours à lui : sa réputation s'étendit au loin ; & il fut appellé souvent auprès de plusieurs Souverains & de quelques Princes de l'Europe ; en 1685, il alla à la Cour de Charles, Electeur Palatin, qui le fit son Médecin ; en 1690, il fut appellé pour voir Charles, Landgrave de Hesse-Cassel ; en 1706, il alla auprès de François-Louis, Electeur de Treves ; en 1708, il fut appellé à Vienne auprès de l'Impératrice, & en 1709, auprès du Roi de Prusse ; en 1720, il alla à Hanovre voir le Prince de Galles, qui a été ensuite Roi d'Angleterre, sous le nom de George II : l'année suivante, il fut consulté par Frédéric, Roi de Suéde, qui se trouvoit en Allemagne ; en 1722, il fut appellé auprès de Frédéric, Roi de Danemarck, & de la Reine, son épouse, qui étoient aux bains d'Aix.

Il ne se distingua pas moins dans les fonctions de sa Régence, mais il ne les remplit pas long-tems : il fut obligé de quitter sa chaire en 1688, lorsque les François entrerent dans le Palatinat, & le ravagerent. Il se retira dans sa patrie, où il resta pendant six ans ; il fut appellé, en 1695, à Dusseldorp, pour y être premier Médecin de l'Electeur Jean-Guillaume ; il remplit la même place auprès de Charles-Philippe, frere & successeur de cet Electeur, dont il fut aussi Conseiller privé : le premier l'avoit déjà annobli en 1711, lui avoit fait présent de la Seigneurie de Hammerstein, dans le Duché de Berg, & lui avoit conféré la dignité de Baron. Le Canton de Schaffouse le gratifia de la Bourgeoisie, en 1720, pour lui & sa postérité.

Ce Médecin avoit éprouvé, dès sa jeunesse, des infirmités qui paroissoient ne lui annoncer qu'un triste avenir : il avoit ressenti, à l'âge de 24 ans, des douleurs de gravelle ; mais les remedes qu'il employa, furent si efficaces, que cette incommodité n'eut aucune suite. A 50 ans, il fut attaqué de la goutte ; il se mit à l'usage du lait, & rendit, par ce moyen, les paroxismes de cette maladie moins violens & moins fréquens. Il eut encore, à l'âge de 74 ans, le courage d'aller en deux jours & trois nuits, de Manheim à Munich, voir l'Electeur Maximilien-Emmanuel, quoiqu'au milieu de l'hiver. Peu de tems après son retour à Manheim, il fut attaqué d'une fievre continue remittente, de laquelle il mourut le 2 Octobre 1727, dans la soixantequinzieme année de son âge. On consacra à sa mémoire l'épitaphe suivante :

VIVIT POST FUNERA VIRTUS.
In venerandam memoriam
J. C. DE BRUNN A HAMMERSTEIN,
Scaphusa Helvetici, nati D. XVI. Januar. A Ch. M. DC. LIII. Ser. ac potent. Princip. Caroli Philippi Com. Palat. ad Rhen. S. R. I. Archithesaurar. & Elect. &c. &c. &c. Consiliarii intimi & Archiatri, Professoris Medic. in Universitate Heidelb. Societ. Nat. Curios. Cæs. Leopold. Herophili ; de diversis Europæ Majest. Britann. Suec. Dan. & Boruss. permultisque S. R. I. Magnatibus benè meriti, denati communi omnium mœrore, die 2 Octobr. M. DCC. XXVII. in civitate resid. Elect. Manheim.

Hoc læthalitatis monumentum mæstissimi posuerunt HÆREDES.

Brunn avoit été marié avec *Magdeleine*, fille cadette du fameux Médecin *Jean-Jacques Wepfer*, de laquelle il eut dix enfans, parmi lesquels deux suivirent la profession de leur pere : 1°. *Everhard* a été Médecin & Conseiller du Landgrave de Hesse-Cassel, & Professeur en médecine à Heidelberg ; il est mort en 1721 : 2°. *Jean-Jacques*, le plus jeune de ses fils, étoit Médecin de Neustad, dans le Palatinat ; mais, après la mort de son pere, il se retira en Suisse avec sa mere.

Nous avons de *Brunn* les ouvrages suivans :

1. *Experimenta nova circà pancreas. Accedit diatribe de lymphâ & genuino pancreatis usu.* Amstelodami, apud *Wetsten*, 1683, *in*-8. Lugduni-Batav. apud *Théod. Haak*, 1709, *in*-12. Ibid. 1722, *in*-8 : inséré encore dans la bibliotheque anatomique de *Manget*. L'Auteur combat le sentiment de ceux qui regardent le pancréas comme absolument nécessaire à la vie ; il établit son opinion sur des expériences dont il fait le détail. Il donne, sur la nature de la lymphe, un grand nombre de réflexions curieuses ; il regarde cette humeur comme l'humeur primitive du corps humain, de laquelle toutes les autres tirent leur origine. Il veut prouver que l'air contribue à la digestion.

2. *De fœtu monstroso & bicipite.* Argentorati, 1672, *in*-4.

3. *De glandulis in duodeno intestino detectis.* Heidelbergæ, 1687, *in*-4. Swabaci, 1688, *in*-4. réimprimé sous le titre suivant : *Glandulæ duodeni, seu pancreas secundarium in intestino duodeno detectum : Accedit dissertatio de glandulâ pituitariâ.* Francofurti & Heidelbergæ ; apud *Sande*, 1715, *in*-4. L'Auteur prétend que l'intestin *duodenum* est tout glanduleux ; d'après l'examen qu'il a fait des corps glanduleux de cet intestin, il croit qu'on pourroit les regarder comme un autre pancréas. Cet ouvrage est rempli de recherches curieuses ;

qui peuvent beaucoup servir pour la pratique de la médecine. La dissertation sur la glande pituitaire, qui avoit déjà été publiée à Heidelberg, en 1688, *in*-4, contient aussi un grand nombre de remarques utiles.

4. *De glandulâ pituitariâ.* Heidelbergæ, 1687, *in*-4. On trouve ici une description assez exacte de la glande pituitaire. L'Auteur recherche les usages de cette glande, & il croit qu'elle sert à absorber l'eau des ventricules du cerveau : il soutient que cette eau ne peut point couler dans les narines.

5. *Dissertatio de methodo tutâ & facili, citrà salivationem curandi luem veneream.* Scaphusii, apud *Ziegler*, 1739, *in*-4. Cet ouvrage a été publié par le fils de l'Auteur. *Brunn* combat la méthode de traiter les maladies vénériennes par les frictions, & en provoquant la salivation ; il la regarde comme insuffisante & dangereuse. Il propose une tisane faite avec les bois sudorifiques, auxquels on ajoute le mercure & l'antimoine, liés dans un nouet : il en vante beaucoup les effets. L'ouvrage est terminé par plusieurs observations propres à appuyer le sentiment & la méthode de l'Auteur.

III. BRUNN. (*J. Henri à*) Nous avons de lui :

Experimenta quædam circà ligaturas nervorum in vivis animalibus instituta. Gottingæ, 1753, *in*-4.

I. BRUNNER, (*Balthazar*) naquit à Hall en Saxe, en 1533, de *Laurent Brunner*, Sénateur de cette ville. Il étudia les humanités dans sa patrie, sous les yeux de son pere ; il alla ensuite faire son cours de philosophie à Erfort, après lequel il fut reçu au degré de Maître-ès-Arts dans l'Université de cette ville. Il tourna ses vues du côté de la médecine, dont il commença l'étude sous Schrœter ; il alla la continuer à Leipsic, où les Curateurs de l'Université le nommerent Professeur extraordinaire. Il en remplit les fonctions pendant quelque tems : il quitta cette ville pour entreprendre des voyages, dans la vue de perfectionner ses talens ; il parcourut l'Italie, la France, l'Espagne, l'Angleterre, la Suisse : il s'arrêta à Bâle, où, après avoir disputé publiquement sur la phrénésie, il reçut les honneurs du Doctorat en médecine. De retour en Allemagne, il se lia particuliérement avec Craton de Crafftheim, qui avoit été Médecin de trois Empereurs, & qui eut pour lui beaucoup d'amitié ; il le logea même chez lui, & prit le soin de cultiver ses talens.

Brunner fut bientôt connu : il devint si celébre, que plusieurs Académies le demanderent pour Professeur, & que plusieurs Princes souhaiterent de l'avoir pour Médecin ; on lui offrit des chaires dans les Universités de Bâle & d'Heidelberg. Christien I, Duc & Electeur de Saxe, Frédéric-Guillaume, Administrateur de cet Electorat, Jean-George, Electeur & Marquis de Brandebourg, le Marquis de Bade, Joachim

Ernest, Jean-George & Christien-Auguste, Princes d'Anhalt, voulurent tous l'avoir pour leur Médecin. *Brunner* se refusa à leurs sollicitations, sous prétexte d'attachement pour sa patrie ; mais il avoit d'autres vues : il étoit entêté de la chymie, dont il fit presque son occupation ordinaire. Nous apprenons même de Laurent Hoffman, son gendre, que dans l'espace de vingt ans, il y dépensa plus de seize mille florins.

Une apoplexie, qui attaqua *Brunner* en 1597, suspendit absolument ses travaux : ce Médecin mena dans la suite une vie languissante, & mourut enfin en 1604, âgé de 71 ans. Il avoit épousé, en premieres noces, la fille de *George Lurz*, premier Médecin des Marquis de Brandebourg ; &, en secondes noces, *Elizabeth Holzwirth*, veuve de *Laurent Hoffman*, Apothicaire de Bamberg ; il n'eut point d'enfans de cette seconde : il n'eut de la premiere qu'une fille, qu'il maria avec *Laurent Hoffman*, Médecin, fils de la seconde femme.

Nous ne connoissons de *Brunner* que les deux ouvrages suivans, qui ont été publiés après sa mort.

1. *Consilia medica, summo studio collecta & revisa à Laurentio Hoffmano.* Hallæ-Saxorum, apud *Petrum Fabrum*, 1617, *in*-4. Francofurti, apud *Immig*, 1627, *in*-4.

2. *De scorbuto tractatus duo*, publiés avec le Traité du scorbut de *Séverin Eugalenus*. A Jena, chez *Barth. Volgt*, 1624, *in*-8 ; à la Haye, 1658, *in*-8 ; à Leipsic, 1662, *in*-8 ; à Amsterdam, chez *J. F. Bernard*, 1720, *in*-8. Cet ouvrage est copié presque entiérement de *Wier* ; on y trouve seulement une description plus étendue des qualités de l'air, qui produisent le scorbut ; il n'y a qu'une seule observation qui soit propre à l'Auteur : elle est relative aux douleurs violentes dans les jambes, dont le scorbut est quelquefois précédé, & qui sont souvent suivies de taches & de la putréfaction des gencives.

II. BRUNNER. (*Jean Conrad*) *Voyez* BRUNN.

III. BRUNNER, (*J. Daniel Everhard*) Allemand, a donné :

1. *De partu præternaturali ob situm placentæ super orificium uteri internum.* Argentorati, 1730, *in*-4.

2. *Entdeckung der irrthummer und bosheiten der hebammen.* A Solingen, 1740, *in*-8.

IV. BRUNNER, (*Adam-Antoine*) Allemand. Nous avons de lui :

1. *Einleitung zur richtigen wissenschaft eines zahnarztes.* A Vienne, 1766, *in*-8.

2. *Abhandlung van der hervorbrechung der zahne.* A Vienne, 1771, *in*-8. L'Auteur regarde l'incision des gencives, comme le seul secours efficace dans la dentition difficile.

BRUNNUS, *Voyez* BRUNUS.

I. BRUNO, (*Matthieu*) Médecin Italien du seizieme siecle; il exerçoit la médecine à Rimini, & a écrit:

Discorsi sopra gli errori fatti da Bartol. Traffichetti nell arte sua di conservar la sanità; c'est-à-dire, *Discours sur les erreurs de Barthelemi Traffichetti, dans son Traité sur l'art de conserver la santé.* A Venise, chez *Arrivabene*, 1569, *in*-4.

II. BRUNO (*Christophe*) a donné:

1. *Disputatio de variolis.* Lipsiæ, 1594, *in*-4.

2. *De differentiis partium corporis humani à materie desumptis.* Lipsiæ, 1596, *in* 4.

III. BRUNO *ou* BRUNON (*Jacques-Pancrace*) étoit né à Altdorf en 1629; après avoir été reçu Docteur en philosophie & en médecine, il fut fait Professeur en médecine dans l'Université de sa patrie; il devint ensuite Médecin ordinaire & stipendié de la ville de Nuremberg. Enfin, il mourut en 1682, âgé de 53 ans. Nous avons de lui les ouvrages suivans:

1. *De purgatione.* Altorfii, 1652, *in*-4.

2. *De ophtalmiâ.* Altorfii, 1653, *in*-4.

3. *De fermentatione sanguinis.* 1663, *in*-4.

4. *Oratio de vitâ, moribus & scriptis Gasparis Hoffmani.* Lipsiæ, apud *Joh. Barth. Oëhler*, 1664, *in*-12, & apud *J. H. Ellinger*, 1678, *in*-12. avec l'ouvrage de *Gaspard Hoffman*, intitulé: *Isagoge medica.*

5. *De sudore secundùm naturam.* 1669, *in*-4.

6. *Dogmata medicinæ generalia in ordinem redacta, à rebus extraneis depurata, & ad vera, recentiorum præsertim, principia accommodata.* Noribergæ, apud *Michaëlem & Joannem-Fredericum Endter*, 1670, *in*-8.

7. *De pinguedine.* Altorfii, 1674, *in*-4.

8. *Remoræ ac impedimenta purgationis in scriptis Hippocratis detecta, per vera artis Medicæ principia demonstrata, aliisque veterum & recentiorum Doctorum testimoniis confirmata.* Altorfii, apud *Henric. Meyerarre*, 1676, *in*-4. On trouve à la suite de cet ouvrage quelques theses de l'Auteur, relatives aux purgatifs, à leur action, à

leurs effets, & aux voies vers lesquelles ils déterminent le cours des humeurs.

9. *De nutritio & animali liquore.* Altorfii, 1678, *in*-4.

10. *De transpiratione insensibili.* 1680, *in*-4.

11. *Mantissa nomenclaturæ Medicæ Hexaglottæ, vocabula latina ordine alphabetico, cum annexis Arabicis, Hebræis, Græcis, Gallicis & Italicis, proponentis.* Noribergæ, apud *Joh. Danielem Tauber*, 1682, *in*-4.

12. *De fuliginibus humani corporis.* Altorfii, 1688, *in*-4.

13. *De circuitûs sanguinis ad vitam & valetudinem necessitate.* Altorfii, 1690, *in*-4.

14. *Cholegraphia de bile.* Altorfii, 1694, *in*-4.

15. *Disquisitio medica circularis.* Altorfii, 1694. C'est une comparaison de la médecine ancienne avec la moderne, en suivant les différentes parties de cette science.

16. *De bile vitiosâ corrigendâ.* 1695, *in*-4.

17. *Propyleum medicum, hoc est, epitome mera & vera, medicinæ elementa & dogmata generalia quæstionibus & responsionibus comprehendens.* Altorfii, apud *Meyer*, 1696, *in*-8.

18. *De retrimentis corporis humani coloribus, variam significationem præbentibus.* Altorfii, 1702, *in*-4.

Nous devons encore à ce Médecin les éditions de quelques bons ouvrages :

1. *Casparis Hoffmani Isagoge medica.* Lipsiæ, apud *Johannem Bartholomæum Oehler*, 1664, *in*-12. Ibid. apud *Ellinger*, 1678, *in*-12.

2. *Johannis Jessenii à Jessen, equitis hungarici, de sanguine, venâ sectâ, &c.* Noribergæ, apud *Michaëlem & Joh. Fredericum Endter*, 1668, *in*-12. L'Auteur y a fait beaucoup de corrections au texte, & y a ajouté des notes propres à l'éclaircir.

3. *Castellus renovatus.* Noribergæ, apud *Johannem Danielem Tauber*, 1682, *in*-4. Patavii, 1699, *in*-4. C'est une nouvelle édition de l'ouvrage que *Barthelemi Castellus* avoit publié sous le titre de *Lexicon Medicum*, mais revue, corrigée & considérablement augmentée.

IV. BRUNO, (*Frédéric-Jacques*) Médecin Allemand de la fin du siecle dernier ; il exerçoit la médecine à Altdorf, & nous le croyons fils du précédent. Il a donné :

Galeni axioma : mores animi sequuntur temperamentum corporis explicatum. Altorfii, 1682, *in*-4.

BRUNS (*J. Christien*) a donné :

Observationes anatomicæ & chirurgicæ. Gottingæ, 1660, *in*-4. On y trouve

trouve quelques obſervations intéreſſantes, comme, par exemple, 1°. la guériſon d'une fracture à la clavicule par le ſeul repos, ſans le ſecours d'aucun bandage; 2°. un abcès du cerveau à la ſuite d'une longue céphalée; 3°. la rupture du vagin dans l'accouchement; 4°. les bons effets des baies de ſureau contre des ulceres invétérés, &c.

BRUNSFELS (*Othon*) naquit à Mayence, de *Jean Brunsfels*, Tonnelier de cette ville, qui étoit de *Brunsfels*, bourg auprès de cette ville, d'où il avoit peut-être tiré ſon nom. Il s'appliqua d'abord aux belles-lettres, & y fit beaucoup de progrès; il paſſa enſuite à l'étude des langues ſavantes & de la théologie, & embraſſa enfin la vie monaſtique; il ſe fit Chartreux, & prit l'habit dans la Chartreuſe de Mayence. Il jouit toujours d'une mauvaiſe ſanté, qui influa beaucoup ſur ſon caractere; il devint inquiet, chagrin, inconſtant, & ſouvent incommode à ceux qui l'environnoient, même à ſes amis. Il goûta les erreurs de Luther, & fut un des premiers à les ſuivre; il ſortit ſecretement de ſon Monaſtere, & ſe deſtina à la prédication; mais ayant preſque perdu ſa voix, à la ſuite d'une maladie, il ſe retira à Straſbourg, où on lui donna le gouvernement du College; il remplit cette place pendant neuf ans. Pendant ce tems-là, il s'appliqua à l'étude de la médecine; il alla enſuite à Bâle, où il fut reçu Docteur en médecine en 1530. Après quoi il revint à Straſbourg, & fut appellé, peu de tems après, à Berne, pour y être Médecin ſtipendié de cette ville. Il y mourut le 13 Novembre 1534, d'une maladie qui ne fut pas connue par les Médecins; il ſe plaignoit d'un feu violent dans la poitrine, & ſa langue étoit noire comme un charbon. Il a laiſſé les ouvrages ſuivans:

1. *De diſciplinâ & inſtitutione puerorum, paræneſis.* Argentorati, 1525, *in*-8. Pariſiis, 1537, *in*-8. Lugduni, 1538, *in*-8. Baſileæ, [1]541, *in*-8. Il y a très-peu de choſe qui puiſſe être rapporté à la médecine.

2. *Catalogus illuſtrium Medicorum, ſive de primis medicinæ Scriptoribus.* Argentorati, apud *Joh. Scott*, 1530, *in*-4.

3. *Herbarum vivæ icones, ad naturæ imitationem ſummâ cum diligentiâ & artificio effigiatæ.* Argentinæ, apud *Joh. Scott*, 1530, 1532, 1537, 1539, 1540, *in-fol.* 3 vol. Cet ouvrage contient 238 figures en bois, bonnes, ſans ombres: on y trouve les propriétés & les uſages des plantes, leurs dénominations grecques, latines & allemandes, & quelques tables relatives à quelques ſujets de la matiere médicale. On a joint au ſecond volume, des fragmens des œuvres de quelques Auteurs qui ont écrit ſur la botanique: [1]°. *Exegeſis omnium ſimplicium Dioſcoridis.* 2°. *Scribonii largi de ſimplicibus, fragmentum.* 3°. *Joh. Manardi annotationes aliquot ſimpli-*

cium. 4°. *Nicolai Leoniceni, de falsâ quarumdam herbarum inscriptione à Plinio.* 5°. *Pandulphi Colinutii responsio calumniis Leoniceni de interpretatione simplicium, quæ sunt apud Plinium.* 6°. *Comitis Hermanni à Neuënar censuræ herbarum super eâdem re.* 7°. *Leonardi Fuchsii annotationes de simplicibus, à Medicis hactenùs perperam intellectis & æstimatis.* 8°. *Joachimi Schyller judicium de caryophillis.* 9°. *Hieronimi Tragi dissertationes ferè quinquaginta, de herbarum quarumdam nomenclaturâ.* 10°. *Marci Gatinaria annotatio una & altera de taraxaco, chicoreâ, ivâ, esulâ & soldanellâ.* 11°. *Jacobi de Manliis interpretatio simplicium, secundùm ritum officinarum.* 12°. *Hieronimi Tragi herbarii apodixis Germanica.* Le troisieme volume contient un appendice qui renferme différens objets, comme, 1°. les différences, l'usage & l'action des plantes; 2°. l'éloge & l'histoire de l'agriculture; 3°. une table des médicamens & des animaux venimeux; 4°. différentes tables des évacuans, des purgatifs, des confortatifs, des médicamens qui conviennent aux différens membres; 5°. une table sur les tempéramens; 6°. une autre sur les différences des maladies; 7°. une autre sur les différences du pouls; 8°. une autre sur les urines & le prognostic qu'on doit en tirer; 9°. enfin, une autre sur les fievres.

4. *Theses, seu communes loci totius rei medicæ, item de usu pharmacorum, deque artificio suppressum alvum ciendi.* Argentorati, apud *Georgium Ulricher*, 1532, *in-8.* On y a joint une table des médicamens purgatifs composés, & de ceux qui peuvent préparer à la purgation, avec leurs doses. *Gesner* appelle cet ouvrage, *Opus immaturum.*

5. *De diffinitionibus & terminis astrologiæ, libellus isagogicus.* Basileæ, 1533, *in-fol.* Ibid. 1551, *in-fol.*

6. *Jatreion medicamentorum simplicium, continens remedia omnium morborum.* Argentinæ, apud *Georgium Ulricher*, 1533, *in-8.* 2 vol. Cet ouvrage, divisé en quatre livres, présente un tableau des remedes simples qui peuvent convenir dans le traitement de presque toutes les maladies, soit des hommes, soit des animaux. Cet ouvrage est presque tout tiré des Anciens: le premier volume est sur-tout une compilation prise de *Pline Valerien.*

7. *Neotericorum aliquot Medicorum in medicinam practicam introductiones.* Argentorati, apud *Joh. Albert*, 1533, *in-16.*

8. *Reformation der apotheken von krautern, wurzeln, salft, saemen, blumen, vel, feisligkeiten, wie man solche dinge bekommen, behalten und brauchen soll.* A Strasbourg, 1536, *in-4.* De la traduction de *Hanseler*, à Francfort, 1552, *in-4.* sous le titre de *Bericht von allerhand confectionen, latwergen, &c.*

9. *Epitome medices, summam totius medicinæ complectens.* Antuerpiæ,

apud *Guillielmum Montanum*, 1540, *in*-8. Parisiis, apud *Ægidium Corrozet*, 1540, *in*-8.

10. *Onomasticon, seu lexicon medicinæ simplicis, additâ vocum quarumdam Germanicâ expositione, juxtà veriorem Dioscoridis historiam.* Argentorati, apud *Joh. Scott*, 1543, *in-fol. Gesner* appelle encore cet ouvrage, *Opus immaturum & festinè congestum.*

11. *Chirurgia nova.* Francofurti, 1569, *in*-8.

Nous devons encore à *Brunsfels* une traduction du Traité *de pharmacis simplicibus*, de *Paul d'Egine*, publiée à Strasbourg, 1531, *in*-8. & à Paris, chez *Wechel*, 1532, *in*-8. & une édition du *Breviaire* de *Serapion*, avec les Opuscules *de simplicibus medicinis*, de *Rhazès & d'Avicenne*; cette édition est de Strasbourg, 1531, *in-fol.* On y trouve aussi le livre *de centaureâ*, qu'on attribue à *Galien.*

BRUNSWIG, (*Jérôme de*) Allemand, peut-être le même que celui que nous avons désigné sous le nom de BRAUNSCHWEIG. Il a donné :

1. *Apotheca vulgi.* 1729, *in*-8. Il y a lieu de croire que c'est 1529.

2. *Apodixis Germanica.* Argentorati, 1531, *in-fol.*

I. BRUNUS (*Vincent*) étoit né dans la Calabre, suivant la plus commune opinion; *Manget* le dit *Longoburgensis.* Il vivoit sous l'Empereur Fréderic, vers l'an 1230, si nous devons nous en rapporter à *Justus*; il nous apprend lui-même qu'il avoit fini la premiere partie de sa chirurgie au mois de Janvier 1252; il étoit à la fois Médecin & Chirurgien, & acquit beaucoup de célébrité dans l'exercice de ces deux professions. Nous avons de lui :

Chirurgia magna & parva. Venetiis, apud *Octav. Scott*, 1490, 1499, *in-fol.* Ibid. 1513, 1519, *in-fol.* Ibid. apud *Bernhardinum Venetam*, 1559, *in-fol.* & apud *Juntas*, 1546, *in-fol.* avec les Œuvres Chirurgicales de *Gui de Chauliac*, de *Theodoric*, &c. Bergami, 1498, *in-fol.* C'est une collection de chirurgie, plus ample que toutes celles qui avoient déjà paru. L'Auteur annonce qu'il ne l'a pas faite en simple Copiste; cependant elle est presque toute prise des ouvrages d'*Albucasis* & des autres Arabes.

II. BRUNUS, (*Jourdain*) qu'on dit de Nole, ville d'Italie, au Royaume de Naples, dans la terre de Labour, a donné :

1. *Ars reminiscendi & in phantastico campo exarandi.* 1590, *in*-8.

2. *De imaginum, signorum & idearum compositione.* Francofurti, 1591, *in*-8.

III. BRUNUS, (*Vincent*) Philosophe & Médecin Italien, étoit de Melfi, ville du Royaume de Naples, dans la Basilicate. Il a donné :

1. *Teatro de gl' inventori di tutte le cose*; c'est-à-dire, *Théâtre de toutes les découvertes*. A Naples, chez *Tarquin Longo*, 1603, *in-fol.*
2. *Dialoghi tres*; c'est-à-dire, *trois Dialogues*. A Naples, chez *Longo*, 1602, *in-4*. Le premier dialogue traite de la tarentule; le second, de la vie & de la mort; le troisieme, des pierres précieuses & des plantes. On y trouve encore plusieurs questions relatives à la médecine & à la philosophie.

IV. BRUNUS (*Thomas*) a donné :

Discorsi Academici delle grandezze del microcosmo. A Venise, 1605, *in-4*.

BRUNYER, (*Abel*) Médecin François du siecle dernier. Il a donné :

Hortus regius Blesensis. Parisiis, 1653, *in-fol.* Ibid. apud *Vitré*, 1655, *in-fol.* Londini, 1669, *in-8*. Cette derniere édition est augmentée par *Robert Morison*.

BRUSCHIUS, (*François*) Médecin Italien, étoit de Mantoue; il vivoit dans le siecle dernier; il avoit été élevé à la dignité de Comte, & étoit devenu le Médecin du Duc de Mantoue. Il a donné :

Promachomachia iatro-chymica : in quâ chymiatricæ præstantia adversùs Misochymicum pugnando propugnatur. Mantuæ, apud *Aurel. & Ludov. Sannam*, 1623, *in-fol.*

BRUX (*Adam*) naquit vers la fin du seizieme siecle, à Sprottaw, ville d'Allemagne dans la Silésie, au Duché de Glogaw. Il étudia la médecine, & après avoir reçu le Doctorat, il l'exerça à Halle en Saxe. Il a donné :

1. *Simonides redivivus, seu ars memoriæ & oblivionis, tabulis expressa*. Lipsiæ, 1610, *in-4*.
2. *Balsambüchslein, oder bericht von sieben und zwanzig balsamen*. A Hall, 1616, *in-12*.

BRUYERINUS, (*Jean*) neveu de *Symphorien Champier*, étoit de Lyon; il vint à Paris, & étoit à la Cour du Roi François I, vers l'an 1530; il s'attacha sur-tout au Chancelier de l'Hôpital. Il a traduit en latin le livre d'*Averroës*, *de curandis morbis* : cette traduction a été imprimée à Lyon, chez *Sébastien Gryph*, 1537, *in-4*. *cum collectaneis de re medicâ*. Il a encore fait une traduction latine du livre d'*Avicenne*, *de corde*, qui a été publiée à Lyon, chez *Edouard*, 1559, *in-8*. Outre ces traductions, il a donné :

1. *De re cibariâ, libri XXII. omnium ciborum genera, omnium gen-*

tium motibus usu comprobata complectentes. Lugduni, apud *Sebastianum Honoratum*, 1560, *in*-8. *Haller* cite cette édition comme ayant été faite à Périgueux. Francofurti, apud *Palthenium*, 1600, *in*-8. Ibid. 1606, *in*-8. Cette derniere, revue par *Othon Casmann*; & sous le titre de *Deipnosaphia & sitologia.* Noribergæ, 1656, 1659, *in*-8. L'Auteur suit successivement les différentes especes d'alimens; il expose ce que quelques anciens Médecins ont dit à ce sujet; lorsqu'il parle de leur usage, il a égard aux lieux d'où ils viennent & aux mœurs des diverses Nations; il indique sur-tout les différentes préparations qu'on leur fait subir en France.

BRUZ (*N.*) a donné :

Dissertatio de gramine mannæ, sive festucâ fluctuante. Viennæ, 1775, *in*-8. avec figures.

BRY, (*Jean-Théodore de*) Botaniste Allemand de la fin du seizieme siecle & du commencement du dix-septieme. Il étoit né en 1564, & mourut en 1617, à l'âge de 53 ans. Il a donné :

1. *Anthologia.* Francofurti, 1600, *in-fol.*
2. *Florilegium.* Trois parties publiées *in-fol.* La premiere en 1612, la seconde en 1614, la troisieme en 1618.
3. *Florilegium renovatum.* Francofurti, 1626, *in-fol.* 2 vol.

BRYLLUS *de Lendenariâ* (*Hippolite*) a donné :

Opusculum de vermibus in corpore humano genitis. Venetiis, apud *Valgrisium*, 1540, *in*-8.

BRYON. (*François*) Nous avons de lui :

Salubritatis & insalubritatis leges ad febres an. 1631 grassantes. Parisiis, 1631, *in*-12.

BUA. (*Joseph*) Nous avons sous son nom :

Tripus delphicus. Neapoli, apud *Scorrigium*, 1635, *in*-4.

BUBBEN *ou* BUBERN, (*Jean*) Allemand, a écrit :

Vom blut'assen, &c. c'est-à-dire, *Traité de la saignée.* A Gotha, 1729, *in* - 8.

BUCCAFERREA, (*Louis*) Philosophe & Médecin Italien du seizieme siecle, étoit né à Boulogne en 1482. Il fut le Disciple d'Alexandre Achillini; il exerça sa profession dans sa patrie, & enseigna la philosophie avec tant de succès, qu'on le regarda comme le plus grand Philosophe de son tems. Il alla à Rome, à la sollicitation de deux Cardinaux de la Maison de Gonzague, qui, après avoir été ses disciples, étoient devenus ses amis, & qui lui procurerent quelques bénéfices; il fut très-bien accueilli dans cette ville, & y enseigna publiquement depuis l'an 1521 jusqu'à la prise de Rome par les Impériaux en 1526. Il revint alors à Boulogne, où il reprit ses premiers exercices. Il mourut le 3 Mai 1545, âgé de 63 ans, après avoir été élevé à l'ordre de Chevalerie, & décoré de la dignité de Comte, par l'Empereur Charles V. Nous avons de lui:

Oratio de principatu partium corporis. Venetiis, apud *Franç. de Portonariis*, 1562, *in*-8. avec l'apologie de *François Puteus*, en faveur de *Galien*, contre *Vesale.* Taurini, 1583. On le trouve encore avec le Traité de *Gaspard Hoffman*, intitulé: *pro veritate*, imprimé à Paris en 1647, *in*-4.

Il a encore donné des Commentaires sur les livres d'Aristote, *de generatione & corruptione*, & sur les quatre livres météorologiques du même Philosophe.

BUCELLA, (*Nicolas*) Polonnois. Il a donné:

Refutatio scripti Simonis Simonii, Lucensis, cui titulum fecit D. Stephani. &c. sanitas, vita medica, ægritudo, mors. Cracoviæ, apud *Alexium Rodecium*, 1588, *in*-4.

I. BUCCI, (*Dominique*) Médecin Piémontois du seizieme siecle, étoit né à Carmagnole, ville des Etats du Duc de Savoie; il vivoit, suivant *Justus*, vers l'an 1555. Il laissa un fils, qui fait le sujet de l'article suivant. Nous avons de lui:

Quæsita quatuor medicinalia, juxtà Hippocratis & Galeni mentem examinata. Taurini, 1551. Venetiis, apud *Gryphium*, 1551, *in*-8. Parisiis, apud *Honoratum*, 1555, *in*-16. avec les questions médicinales de *Marc-Antoine Montisianus.* Lugduni, apud *Alexandrum Marsilium*, 1577, *in*-16. L'Auteur examine, 1°. s'il faut purger les jeunes gens vers l'âge de quatorze ans: 2°. si, dans toutes les grandes maladies, il faut saigner, lorsque l'âge & les forces le permettent; 3°. s'il faut employer les purgatifs dès le commencement des maladies; 4°. s'il faut encore en faire usage dans leurs progrès.

II. BUCCI, (*Augustin*) fils du précédent, naquit à Carmagnole. Il alla à Turin, où on lui accorda le droit de Bourgeoisie, & où il fut fait premier Professeur de philosophie. Il obtint les bonnes graces de Charles Amedée, Duc de Savoie, qui l'honora de sa confiance, & l'envoya en Ambassade vers plusieurs Princes, & principalement vers le Pape Sixte V. Il a donné:

1. *Il reggimento preservativo della peste*; c'est-à-dire, *de la maniere de se preserver de la peste.* A Turin, 1564.

2. *Disputatio de partium corporis principatû, & alia de spiritûs vitalis animatione.* Taurini, 1583, *in*-4. Lutetiæ-Parisiorum, 1647, *in*-4. La briéveté de cet ouvrage en fait le principal mérite; il est mal écrit, & contient plutôt un systême qu'une description du corps humain; ce systême est même mal conçu & plus mal digéré: l'Auteur, quoique Professeur de philosophie, étoit mauvais Logicien; ses argumens sont rarement concluans.

3. *Modo di conoscere e distinguere gli influssi pestilente*; c'est-à-dire, *maniere de connoître & de distinguer les influences pestilentielles.* A Turin, 1585, *in*-4.

Manget lui attribue encore un Traité écrit en italien, sur la nourriture que le vin peut fournir; mais il n'en indique point l'édition.

I. BUCCKING, (*Henri-Guillaume*) Chirurgien Allemand, duquel nous avons les ouvrages suivans:

1. *Abhandlung von der blutade rosnung.* Wolffenbuttel, 1752, *in*-8. On y trouve, dans des planches, les figures des veines qu'on a coutume d'ouvrir dans la saignée. L'Auteur donne des conseils sur la maniere de pratiquer cette opération; il décrit la forme & les usages des instrumens qu'on y emploie dans la Basse-Saxe.

2. *Dass die ausübende wundarzney etwas angenehmes, jedoch weit mehr unangenehmes bey sich führe.* Wolffenbuttel, 1664, *in*-4.

3. *Unenthehrliches der wundheilungskunst.* Wolffenbuttel, 1766, *in*-4.

II. BUCCKING (*Jean-Just.*) a écrit:

1. *De ægroto arthritico-nephritico.* Jenæ, 1675, *in*-4.

2. *De pollutione nocturnâ.* Jenæ, 1675, *in*-4.

BUCH (*J. Wolffgang*) a écrit:

Catarrhus suffocativus. Lipsiæ, 1651, *in*-4.

BUCHAN, (*Guillaume*) Médecin Ecossois, qui a reçu les honneurs du Doctorat à Edimbourg, où il exerçe la médecine. Il a écrit:

Domestic medecine; c'est-à-dire, *Médecine domestique.* A Edimbourg, 1772, *in*-8. c'est une seconde édition. Ibid. 1774, *in*-8. La premiere partie de cet ouvrage a été traduite en françois par *J. D. Duplanil*, Docteur en médecine de l'Université de Montpellier, & Médecin ordinaire de M. le Comte d'Artois, à Edimbourg, (Paris, chez *Despris*) 1775, *in*-12. C'est un Traité sur les moyens de prévenir & de guérir les maladies par le régime & par des remedes simples. Il contient deux parties: la premiere traite de cette partie de la médecine, qui indique les moyens de conserver la santé, & de prévenir les maladies ; la seconde a pour objet la connoissance & le traitement de toutes les maladies. L'édition de 1772 est augmentée d'un ouvrage, qui non-seulement traite des maladies aiguës & chroniques, mais qui contient encore un essai sur la maniere de nourrir & d'élever les enfans, avec des regles pour la conservation de la santé dans les différens états & les diverses occupations de la vie, & des avis pour la cure des blessures, pour les dislocations, la réduction des fractures, &c. Celle de 1774 est augmentée d'un appendice, qui est un dispensaire à l'usage des particuliers, où l'on trouve non-seulement une liste des plantes médicinales & de leurs usages, mais aussi des remarques sur les doses des remedes & sur la maniere de s'en servir.

BUCHHOLZEN, Médecin Saxon de nos jours, qui a écrit:

Nachriht, &c. c'est-à-dire, *Mémoire sur les fievres pétéchiales & pourprées qui ont régné dans la Haute-Saxe.* A Weimar, chez *Hoffmann*, 1772.

BUCHHORST (*George-Albert*) a écrit:

De paralysi. Jenæ, 1649, *in*-4.

BUCHLEIN (*Neu-Vermehrtes Aderlass*) a donné:

Oderbericht vom aderlassen und schropffen. A Nuremberg, 1665, *in*-8. C'est un Traité de la saignée & des scarifications.

I. BUCHNER. (*J. Godefroi*) Nous avons de lui :

1. *Umstandliche erzahlung verschiedener exempel recht sonderbarer vermehrung der feldfrüchte.* Schneeberg, 1718, *in*-4.
2. *Dissertationes epistolicæ de memorabilibus Voigtlandiæ subterraneis.* 1743, *in*-4. On y trouve plusieurs objets relatifs à la botanique.

II. BUCHNER, (*J. André-Elie*) Médecin Allemand de nos jours, qui s'est distingué dans l'exercice de sa profession & dans les fonctions de sa régence. Il a été d'abord Professeur en médecine à Erfort; ensuite Professeur de médecine & d'histoire naturelle dans l'Université de Halle en Saxe; il avoit été Associé à l'Académie Impériale des Curieux de la Nature, dont il est devenu ensuite le Président; il a été décoré des titres de Comte Palatin & de Conseiller intime du Roi de Prusse. Il est mort vers l'an 1769. Nous avons de lui les ouvrages suivans :

1. *De situ uteri gravidi à sede placentæ in utero.* Erfurti, 1741, *in*-4.
2. *De morte naturali, præternaturali & ejus causis.* Erfurti, 1745, *in*-4.

3. *Cur fœminæ, licèt corpore debiliores, eumdem terminum vitæ cum viris attingant.* Ibid.

4. *De consensu pedum cum intestinis.* Ibid. 1749.

5. *De causis pulsûs intermittentis.* Ibid. 1755.

6. *Von einer besondern art die tauben horend zu machen.* 1759, *in*-8.

7. *Fundamenta materiæ medicæ, simplicium historiam, vires & præparata exhibentia.* Hallæ, 1754, *in*-8. L'Auteur fait connoître les vertus médicinales des plantes, & en donne quelquefois une description; il a observé l'ordre alphabétique.

8. *Syllabus materiæ medicæ selectioris, cum designatione ponderis quo simplicia & composita in omnis generis formulis præscribuntur.* Hallæ, 1755, *in*-8.

9. *De geminis principiis & effectibus arnicæ.* Erfurti, 1741, *in*-4. L'Auteur donne l'analyse qu'il a fait de cette plante; il en a tiré du sel fixe, une essence d'une odeur assez agréable, & un extrait aqueux, un peu amer. Il en indique ensuite les usages médicinaux, & rapporte l'observation d'un rhumatisme, dont cette plante a opéré la guérison.

10. *Miscellanea physico-medico-mechanica.* Erfurti, 1731, & seq. *in*-4.

11. *Dissertatio de aëris externi noxis in vulnerum curatione.* Erfurti, 1737, *in*-4.

12. *De fraxinellâ.* Erfurti, 1742, *in*-4.

13. *De legitimâ præparatione salium essentialium vegetabilium.* Erfurti, 1742, *in*-4.

14. *De nuce juglande.* Erfurti, 1743, *in*-4.

15. *Dispensatorium regium & Electorale Brandeburgicum.* Erfurti, 1734, *in*-4. publié sous le nom de *Faginus.*

16. *De anchylosi.* Erfurti, 1743, *in*-4.

17. *Méthode aisée & très-praticable de faire entendre les sourds, avec une exposition des différentes tentatives faites à ce sujet.* Cet ouvrage, écrit en allemand, a été traduit en anglois, & imprimé à Londres, chez *Hawes*, 1770. L'observation qui a donné lieu à cet écrit, est un heureux hazard, à la faveur duquel un riche Commerçant de Wesel s'est procuré le moyen d'entendre, malgré sa surdité.

18. *De pareirâ bravâ, ejusque virtutibus medicis.* Erfurti, 1744, *in*-4.

19. *De radice ipecacuanhæ.* Erfurti, 1745, *in*-4.

20. *De venenis, & eorum agendi modo.* Hallæ, 1746, *in*-4.

21. *De genuinis viribus tabaci, ex ejus principiis constitutivis demonstratis.* Hallæ, 1746, *in*-4. On y trouve une analyse du tabac, qui

est très-bien faite, & un détail exact & instructif des principes que l'Auteur en a tirés.

22. *De oleis expressis, eorumque modo agendi.* Hallæ, 1747, in-4.

23. *De curcumâ officinarum, ejusque genuinis virtutibus.* Hallæ, 1748, in-4. L'Auteur a extrait de la racine de cette plante une huile éthérée, contre le sentiment de *Neumann.*

24. *De genuinis opii effectibus in corpore humano.* Hallæ, 1748, in-4. L'analyse de l'opium est suivie d'une exposition des effets qu'il a produits sur quelques animaux; il y est question, entr'autres, d'un chien & d'un chat, qui en sont bientôt morts, & d'un chien, dans lequel les vaisseaux du cerveau ont été trouvés engorgés. L'Auteur regarde l'opium comme propre à augmenter les forces vitales.

25. *De salutari & noxio ellebori, ejusque præparatorum usu.* Hallæ, 1751, in-4.

26. *De damnis ex abusu resinæ jalappæ.* Hallæ, 1750, in-4.

27. *De oleis essentialibus.* Hallæ, 1752, in-4.

28. *Observationes de quibusdam remediis frequentiori usui restituendis.* Hallæ, 1752, in-4.

29. *De pinastro, seu pino sylvestri.* Hallæ, 1754, in-4.

30. *Historia Academiæ Leopoldino-Carolinæ Naturæ Curiosorum.* Hallæ-Magdeburgicæ, 1755, in-4.

31. *De indo Germanico, seu colore cæruleo solido ex glasto.* Hallæ, 1756, in-4. Traduit en allemand, à Brunsvic, 1757, in-8.

32. *De vino ut medicinâ & veneno.* Hallæ, 1756, in-4.

33. *Spicilegia quædam ad olei vini præparationem, usumque.* Hallæ, 1758, in-4.

34. *De viribus vitri antimonii cerati, ad rationes suas revocatis.* Hallæ, 1757.

35. *De sodâ Hispanicâ, ejusque usu medico, chemico, œconomico.* Hallæ, 1758, in-4.

36. *Spicilegia ad phosphori urinarii usum internum medicum pertinentia.* Hallæ, 1760.

37. *De virtute corticis Peruviani anti-phlogisticâ.* Hallæ, 1768, in-4.

38. *De usu corticis Peruviani, cum camphorâ uniti, in febribus ex putredine ortis.* Hallæ, 1762, in-4.

39. *De præstantiâ camphoræ in deliriis.* Hallæ, 1763, in-4.

40. *De gummi resinis kikekunemalo, look & guldæ.* Hallæ, 1764, in-4.

41. *De usu corticis Peruviani chirurgico.* Hallæ, 1766, in-4.

42. *De acutiùs defendendâ fructuum horæorum in producendâ dysenteriâ innocentiâ.* Hallæ, 1766, in-4.

43. *De plantarum amararum insigni virtute medicâ.* Hallæ, 1768, in-4.

III. BUCHNER, (*J..... P.....*) Médecin Allemand, connu par la dissertation suivante :

De rachitide perfectâ. Argentorati, 1755.

BUCHOLZ, (*Guillaume-Henri-Sébastien*) Médecin Allemand de nos jours ; il est Membre de plusieurs Académies, & exerce la médecine à Weimar, ville d'Allemagne, au Cercle de la Haute-Saxe, dans la Thuringe. Il a donné :

Chimische versuche, &c. c'est-à-dire, *Essais chymiques sur l'acidum* pingue *de Meyer.* A Weimar, chez *Hoffman*, 1772.

BUC'HOZ, (*Pierre-Joseph*) est né à Metz, & a été élevé à la campagne, aux environs de cette ville. Destiné au Barreau dès sa tendre jeunesse, il suivit les Ecoles de droit ; &, après avoir obtenu les degrés nécessaires, il fut reçu Avocat au Parlement de Metz à l'âge de dix-sept ans : il fut envoyé ensuite à Paris pour s'y former dans sa profession ; mais, bien loin de cultiver un état pour lequel il avoit beaucoup d'éloignement, il prit du goût pour l'étude des mathématiques & de la physique : il fut rappellé par ses parens. *Buc'hoz*, suivant l'impulsion de son génie, au lieu de se rendre en Lorraine, parcourut la Bretagne & plusieurs autres Provinces de la France, & chercha, dans ses voyages, qu'il faisoit à pied & avec beaucoup d'économie, à satisfaire son goût pour l'histoire naturelle. Après un an & demi de courses pénibles, il revint dans sa patrie, & reprit encore l'étude du droit, uniquement par docilité pour l'avis de ses parens. Un mariage, qu'il contracta peu de tems après avec une fille de *Marquet*, Médecin ordinaire des Ducs de Lorraine, fit renaître en lui & fortifia le goût qu'il avoit pour l'histoire naturelle ; il prit enfin le parti de la médecine : il suivit les Ecoles de Pont-à-Mousson, de Nancy & de Strasbourg, fut reçu au Doctorat à Pont-à-Mousson en 1759, & agrégé, en 1760, au Collége Royal des Médecins de Nancy. Dès ce moment, il se livra en entier à l'étude de l'histoire naturelle, & sur-tout de la botanique ; il parcourut les montagnes de sa Province, & en fit connoître les productions : il fut encouragé dans ce travail par plusieurs Souverains qui lui fournirent les secours nécessaires ; il en reçut de Stanislas, Roi de Pologne, du Roi de Danemark, du Prince Palatin. Il fit en même tems à Nancy des cours de botanique & de matiere médicale, ayant été nommé Démonstrateur de botanique au Collége des Médecins de cette ville. Quelque tems après, le Roi Stanislas, Duc de Lorraine, lui donna le titre de son Médecin ordinaire, & le fit charger, par l'Hôtel-de-Ville de Nancy, de la visite des pauvres,

Après la mort de ce Prince, *Buc'hoz* vint à Paris, où il a fixé son domicile, & où il continue de donner des preuves de la prodigieuse fécondité de sa plume, par les ouvrages multipliés qu'il publie continuellement. Il est Médecin-Botaniste & de quartier surnuméraire de Monsieur, Frere du Roi, & Associé des Académies de Mayence, de Châlons, d'Angers, de Dijon, de Beziers, de Caën & de Bordeaux, Correspondant de celles de Metz, de Rouen & de Toulouse, & Membre de la Société d'Agriculture de Rouen. Il avoit été nommé, en 1773, à une place de Médecin ordinaire, servant par quartier, de Monseigneur le Comte d'Artois; mais il en a donné sa démission l'année suivante. Nous avons sous le nom de ce Médecin les ouvrages suivans:

1. *An in Lotharingo tractu admittenda variolarum inoculatio?* Ponti-Mussi, 1758, *in-fol.* C'est une thèse que l'Auteur soutint dans les Ecoles de Pont-à-Musson; elle a été traduite en françois & insérée dans le premier volume de la premiere édition du *Traité historique des plantes de la Lorraine.*

2. *An à musicâ pulsuum diagnosis?* Ponti-Mussi, 1759, *in-fol.* C'est encore une thèse soutenue par l'Auteur; elle a été aussi traduite en françois & insérée dans le même ouvrage que la précédente. L'Auteur a pris cette thèse d'un ouvrage de *Marquet*, son beau-pere, qui roule sur la même matiere, & dont nous parlerons en son lieu.

3. *Premier discours sur la botanique.* A Strasbourg, 1759, *in*-4. Ce discours traite de l'excellence des plantes en général.

4. *Second discours sur la botanique.* A Pont-à-Mousson, chez *François Thouvenin*, 1760, *in*-4. Ce discours traite de la génération des plantes.

Ces deux discours font partie du premier volume du *Traité historique des plantes de la Lorraine*, dont nous allons parler.

5. *Traité historique des plantes qui croissent dans la Lorraine & les trois Evêchés, &c. in*-8. 10 vol. Les huit premiers à Nancy, chez *Lamort* & la veuve *Leschene*; les deux derniers, à Paris, chez *Fetil* & *Durand*; le premier, en 1762; le second, en 1763; le troisieme, en 1764; les quatrieme & cinquieme, en 1765; le sixieme, en 1766; le septieme, en 1767; le huitieme, en 1768; le neuvieme, en 1769; & le dixieme, en 1770. Le premier vol. ne contient que des préliminaires & une espece d'introduction: il est composé de six dissertations qui traitent, 1°. des plantes en général, & spécialement de celles de la Lorraine; 2°. de l'anatomie des plantes en abrégé; 3°. de leur végétation; 4°. de leur génération; 5°. des méthodes de Tournefort & de Linné, dont l'Auteur fait une exposition succincte; 6°. de celle de l'Auteur, dont le systême est de distribuer les plantes, eu égard à leurs vertus. Le second volume

comprend la premiere famille de la premiere classe; il commence par une dissertation sur les évacuans en général. La seconde dissertation a pour objet les purgatifs : les trente-trois dissertations suivantes traitent de tout autant de plantes, que l'Auteur place dans la classe des purgatifs. Le troisieme volume contient la seconde famille de la premiere classe, & traite des plantes béchiques & pectorales; l'Auteur y parle de vingt-sept de ces plantes en tout autant de dissertations, après avoir examiné dans la premiere, ce qu'on entend par la dénomination de béchique, les causes de la toux & la maniere d'agir des béchiques. Le quatrieme & le cinquieme volumes contiennent la troisieme & la quatrieme famille des plantes; c'est-à-dire, les plantes sternutatoires & salivantes, les hystériques, les emménagogues. Les volumes suivans comprennent les autres familles des plantes, distribuées eu égard à leurs vertus; mais le détail en deviendroit trop long. L'Auteur donne d'abord la description de la plante : il indique ensuite ses différens noms, les lieux de la Lorraine ou des trois Evêchés où on la trouve; les cas où elle convient; les parties dont on fait usage; la dose à laquelle on la prescrit; quelques formules sous lesquelles on peut l'ordonner; enfin l'usage qu'on en fait dans les arts. Cet ouvrage a été publié de nouveau à Paris, chez Costard, sous ce titre : *Histoire naturelle des végétaux, considérée relativement aux differens usages qu'on en peut tirer pour la médecine & l'économie.*

6. *Tournefortius Lotharingiæ; ou catalogue des plantes qui croissent dans la Lorraine & les trois Evêchés, rangées suivant le systême de Tournefort, avec les endroits où on les trouve le plus communément.* A Nancy, chez *Lamort*, & à Paris, chez *Durand*, 1767, *in*-8. C'est une simple nomenclature des plantes de la Lorraine, avec l'indication des endroits où elles croissent.

7. *Médecine rurale & pratique, tirée uniquement des plantes usuelles de la France, appliquées aux différentes maladies qui regnent dans les campagnes; ou pharmacopée végétale & indigene, contenant les formules tirées du regne végétal; ensemble l'explication sommaire des vertus de chaque plante, & les définitions symptomatiques des maladies.* A Paris, chez *Delalain*, 1768, *in*-12; à Yverdun, 1770, *in*-8, sous le titre de *Médecine végétale, tirée uniquement des plantes usuelles.* Cet ouvrage est en trois parties. La premiere contient les formules ou recettes des médicamens composés avec les plantes. La seconde traite des principales vertus de chaque plante, & contient des renvois pour dénoter la recette dans laquelle elles entrent. La troisieme comprend les définitions symptomatiques des maladies, qui regnent dans les campagnes, avec la maniere de les guérir. Cet ouvrage peut être regardé comme un extrait de plusieurs autres que nous avons sur le même sujet. On trouve à la suite une dissertation de *Marquet* sur l'*illecebra*, ou petite joubarbe, dans laquelle il est fait mention

de plusieurs cures singulieres, opérées par l'application de cette plante.

8. *Lettres sur la méthode de s'enrichir promptement & de conserver sa santé, par la culture des végétaux.* A Paris, chez *Durand*, *in*-8. 5 vol. le premier, en 1768 ; les second & troisieme, en 1769 ; les quatrieme & cinquieme, en 1770. C'est un ouvrage périodique. L'Auteur avoit annoncé qu'il y traiteroit successivement de presque toutes les plantes, sans cependant observer aucun ordre particulier, & qu'il s'attacheroit principalement aux plantes exotiques. Il devoit encore considérer les végétaux sous différens aspects, eu égard à leur culture, au jardinage, aux arts & métiers, à la médecine, à l'art vétérinaire & aux différens usages économiques. Cet ouvrage a cessé à la troisieme année.

9. *Lettres périodiques, curieuses, utiles & intéressantes sur les avantages que la société économique peut tirer de la connoissance des animaux.* A Paris, chez *Durand*, *in*-8. 5 vol. : le premier & le second, en 1769 ; le troisieme, le quatrieme & le cinquieme, en 1770.

10. *Traité sur la phthisie pulmonaire.* A Paris, chez *Humblot*, 1769, *in*-8. On y trouve la maniere de traiter cette maladie par des fumigations humides.

11. *Vallerius Lotharingiæ, ou catalogue des mines, terres, fossiles & cailloux qu'on trouve dans la Lorraine & les trois Evéchés ; ensemble leurs propriétés dans la médecine & les arts & métiers.* A Nancy, chez *Lamort*, 1769. C'est une nomenclature des minéraux de la Lorraine, & une exposition des eaux minérales de cette Province.

12. *Secrets de la nature & de l'art, développés pour les alimens, la médecine, l'art vétérinaire & les arts & métiers ; auxquels on a joint un traité sur les plantes qui peuvent servir à la teinture & à la peinture.* Paris, chez *Durand*, 1769, *in*-12. 4 vol. C'est une compilation de différentes recettes & formules, extraites des ouvrages périodiques & de plusieurs livres nouveaux. L'Auteur est assez de bonne foi pour convenir qu'il n'y a rien de lui dans cet ouvrage ; il n'y a pas même mis son nom.

13. *Manuel médical & usuel des plantes, tant exotiques qu'indigenes ; auquel on a joint un catalogue raisonné des plantes rangées par famille, des observations-pratiques sur l'usage qu'on peut en faire dans la plupart des maladies, & différens discours sur la botanique.* A Paris, chez *Humblot*, 1770, *in*-12. 2 vol. Cet ouvrage renferme deux parties : la premiere comprend les définitions de chaque maladie en tête de toutes les plantes qui peuvent leur convenir ; la seconde est un recueil des observations de *Marquet* : on y trouve des traités sur la phthisie pulmonaire, sur l'hydropisie, la jaunisse, l'apoplexie, la paralysie, &c.

14. *Lettres hebdomadaires sur l'utilité des minéraux dans la société civile, pour servir de suite aux Lettres sur les animaux & les végétaux.* A Paris, chez *Durand*, 1770, *in*-8. 2 vol. C'est encore un ouvrage périodique.

15. *Dictionnaire raisonné universel des plantes, arbres & arbustes de la France, contenant la description des végétaux du Royaume, considérés relativement à l'agriculture, au jardinage, aux arts & métiers, à l'économie domestique & champêtre, & à la médecine des hommes & des animaux, auquel on a joint un flora gallica.* A Paris, chez *Costard*, 1770, 1771, *in*-8. 4 vol.

16. *Dictionnaire vétérinaire & des animaux domestiques.* A Paris, chez *Costard*, *in*-8. 6 vol.: le premier, en 1770; le second, en 1771; le troisieme, en 1772; le quatrieme, en 1773; le cinquieme & le sixieme, en 1774. Cet ouvrage est orné de 60 planches. L'Auteur fait passer en revue tous les animaux domestiques; il en donne les descriptions anatomiques, & quelquefois comparées avec celles de l'homme & d'autres animaux; il expose la maniere de les élever; il indique les alimens qui leur conviennent; il examine les maladies auxquelles ils sont sujets; il entre enfin dans le détail des avantages qu'on peut en tirer. Il parle encore des quadrupedes sauvages, des oiseaux & des poissons qui servent communément à notre nourriture; il s'occupe de ce qui concerne la chasse & la pêche de ces animaux. Ce Dictionnaire est, en quelque façon, un extrait de différens ouvrages sur l'art vétérinaire, la matiere médicale & alimentaire, les arts & métiers, l'agriculture & l'économie champêtre. On trouve à la fin plusieurs tables par ordre alphabétique: la premiere concerne les animaux, avec leurs noms; la seconde, les maladies des chevaux, des bœufs, des brebis, des chevres, des vaches, des porcs; la troisieme, celle des oiseaux; la quatrieme, les remedes qu'on peut en tirer; la cinquieme contient une liste des animaux propres à notre nourriture; la sixieme comprend les différentes parties de ces mêmes animaux qui conviennent aux arts. L'ouvrage est terminé par un *fauna gallicus*, qui contient la liste des animaux de la France, rangés suivant la méthode de Linné.

17. *La nature considérée sous ses différens aspects; ou Lettres sur les animaux, les végétaux & les minéraux, contenant des observations intéressantes sur l'histoire naturelle, les mœurs, le caractere des animaux; sur la minéralogie, la botanique, &c. & un détail de leurs différens usages dans l'économie domestique & rurale.* A Paris, *in*-12. chez *Costard*, 1771, 8 vol.; chez *Fetil*, 1772, 5 vol.; chez *Lacombe*, 1773, 5 vol.; 1774, 3 vol.; 1775, 3 vol., faisant en tout 24 volumes. Les huit volumes qui ont paru en 1771, ont été publiés de nouveau sous le titre de *Correspondance d'histoire naturelle sur les animaux, les végétaux & les minéraux.* A Paris, chez *Costard*, 1775;

mais on n'a fait que changer le titre, & l'édition est la même. Les cinq volumes, publiés en 1773, ont été réunis en trois volumes, auxquels on a donné le titre de *Lettres curieuses & utiles sur les animaux, végétaux & minéraux, & leurs propriétés en médecine*; mais il n'y a rien de changé dans l'ouvrage : on s'est contenté d'y placer une nouvelle préface. En 1774, cet ouvrage a pris la forme d'un Journal, sous le titre de *nature considérée sous ses différens aspects, ou Journal des trois regnes de la nature*, & continue d'être publié périodiquement.

18. *Aldrovandus Lotharingiæ, ou catalogue des animaux, quadrupedes, reptiles, oiseaux, insectes, vermisseaux, coquillages qui habitent la Lorraine & les trois Evêchés.* A Paris, chez *Fetil*, 1770, *in*-12. Ce catalogue contient 1141 especes d'animaux. Il est suivi de quelques observations sur le regne animal, qui sont divisées en deux parties : la premiere comprend ce qui concerne l'homme & son anatomie; on y trouve des notions sur les anciens Fondateurs des Ecoles d'anatomie en Lorraine, sur les Professeurs actuels, sur les curieux & les amateurs qui sont dans cette Province; la seconde partie est relative aux brutes; il y est parlé des cabinets d'animaux qui sont en Lorraine; on y trouve encore, 1°. une Lettre sur les cornes des limaçons; 2°. des remarques sur les coqs de bruyeres & sur le regne animal de Lorraine; 3°. un mémoire sur les animaux envoyés de loin pour embaumer.

19. *Toilette de Flore, ou essai sur les plantes & fleurs qui peuvent servir d'ornement aux Dames, contenant les différentes manieres de préparer les essences, les pommades, rouges, poudres, fard, eaux de senteur.* A Paris, chez *Valade*, 1770, *in*-12. Cet ouvrage est divisé en deux parties : la premiere contient, par ordre alphabétique, les noms des plantes & des fleurs qui peuvent convenir à la toilette des Dames; la seconde renferme la maniere de faire les différentes préparations énoncées dans le titre. L'Auteur a désavoué cet ouvrage, comme ayant été altéré, en passant par les mains de différentes personnes.

20. *Manuel de médecine-pratique royale & bourgeoise, ou pharmacopée tirée des trois regnes, appliquée aux maladies des habitans des villes.* A Paris, chez *Costard*, 1770, *in*-12. C'est une espece de pharmacopée divisée en deux parties : la premiere, intitulée *Médecine bourgeoise*, peut être considérée comme une suite de la médecine rurale du même Auteur; la seconde renferme des formules chymiques & galéniques, dont la plupart sont dispendieuses; c'est par cette raison, dit l'Auteur, qu'il l'a intitulée *médecine royale*.

21. *Manuel alimentaire des plantes, tant indigenes qu'exotiques, qui peuvent servir de nourriture & de boisson aux différens peuples de la terre.* A Paris, chez *Costard*, 1771, *in*-12. On y trouve les noms triviaux &

& botaniques des plantes, l'utilité qu'on peut en tirer dans la vie animale, les différentes manieres de les préparer pour la cuisine, l'office, la distillation, &c. Cet ouvrage complette le *Dictionnaire des plantes, arbres & arbustes* du même Auteur, auquel il sert de suite.

22. *Dictionnaire minéralogique & hydraulogique de la France.* A Paris, chez *Costard*, *in*-8. 4 volumes: le premier & le second, en 1772; le troisieme, en 1773; & le quatrieme, en 1775. Le titre de cet ouvrage en contient presque l'analyse; il annonce qu'on doit y trouver, 1°. la description des mines, fossiles, fluors, crystaux, terres, sables & cailloux de la France; 2°. l'art d'exploiter les mines; 3°. la fonte & la purification des métaux, leurs différentes préparations chymiques, & les divers usages auxquels ils peuvent être employés pour la médecine, l'art vétérinaire & les arts & métiers; 4°. l'histoire naturelle de toutes les fontaines minérales du Royaume, leur analyse chymique, & une notice des maladies auxquelles elles peuvent convenir; 5°. un *gneumon gallicus*, pour servir de suite à l'histoire des plantes, arbres & arbustes, & au Dictionnaire vétérinaire.

23. *Laboratoire de Flore, ou chymie champêtre, végétale, contenant la maniere de faire, avec les plantes, les ratafiats, les essences, les huiles, les eaux cosmétiques & officinales.* A Paris, chez *Fetil*, 1772. Cet ouvrage, qui n'est qu'une compilation, roule principalement sur la pratique de la distillation.

24. *Histoire universelle du regne végétal; ou nouveau Dictionnaire physique & économique de toutes les plantes qui croissent sur la surface du Globe.* Cet ouvrage doit être en vingt quatre volumes, douze de planches, au nombre de 1200, & douze de discours: ces derniers doivent contenir, 1°. les noms triviaux & botaniques des plantes dans toutes les langues; 2°. leurs classes, leurs familles, leurs genres & leurs especes; 3°. les endroits où on les trouve; 4°. leur culture; 5°. les animaux auxquels elles peuvent servir de nourriture; 6°. leurs analyses chymiques; 7°. la maniere de les employer pour notre nourriture; 8°. leurs propriétés pour la médecine des hommes & des animaux; 9°. leurs doses & la maniere de les formuler; 10°. leurs usages dans les arts & métiers. On doit encore y trouver une Bibliotheque raisonnée de tous les livres de botanique, l'explication des termes usités dans cette branche de l'histoire naturelle, une notice de tous les systêmes de botanique, & la liste des Professeurs & des jardins de botanique de l'Europe. Il n'a encore paru aucun volume de discours; mais il en a été publié onze de planches. A Paris, *in-fol.*: les premier, second & troisieme, chez *Fetil*, en 1772; les quatrieme & cinquieme, chez *Costard*, en 1773; les six suivans, chez *Brunet*, en 1774; le douzieme doit paroitre en 1775.

25. *Histoire naturelle & raisonnée des différens oiseaux qui habitent le Globe.* A Paris, chez *Desnos*, 1773, *in-fol.* 2 volumes, avec 85

planches qui renferment près de 900 especes différentes. Cet ouvrage est divisé en deux parties : la premiere traite des oiseaux de la Ménagerie du Roi ; elle est de *Buc'hoz* ; la seconde n'est, à proprement parler, qu'une traduction de *Johnson* : elle est de *Gauchez*.

26. *Traité économique & physique des oiseaux de basse-cour.* A Paris, chez *Lacombe*, 1775, *in*-12.

27. *Centuries de planches enluminées & non-enluminées, représentant, au naturel, ce qui se trouve de plus intéressant & de plus curieux parmi les animaux, les végétaux & les minéraux, pour servir d'intelligence à l'histoire générale des trois regnes.* A Paris, chez *Lacombe*, *in-fol.* Il en a paru quatre décades en 1775.

28. *Collection enluminée des fleurs les plus rares & les plus curieuses qui se cultivent dans les jardins de la Chine & dans ceux de l'Europe.* A Paris, chez *Lacombe*, *in-fol.* Cet ouvrage a commencé à paroitre par cahiers au mois de Janvier 1776.

29. *Histoire naturelle de la France, représentée en gravures, & rangée suivant le système de Linnæus, divisée par parties.* A Paris, *in-fol.* La premiere partie, qui représente les différens habillemens & costumes des François, a commencé à paroitre au mois de Janvier 1776.

Buc'hoz a encore traduit de l'italien d'*Olina*, un ouvrage qu'il a publié sous ce titre : *Les amusemens innocens, contenant le traité des oiseaux de Voliere, ou le parfait Oiseleur.* A Paris, chez *Didot*, 1774, *in*-12.

Il a encore donné les éditions des ouvrages suivans, qui sont tous de *Marquet*, Médecin de Nancy.

1. *Nouvelle méthode facile & curieuse pour connoître le pouls par la musique.* A Paris, chez *Didot*, 1769, *in*-12.

2. *Traité-pratique de l'hydropisie & de la jaunisse.* A Paris, chez *Humblot*, 1770, *in*-8.

3. *Traité de l'apoplexie, paralysie & autres affections soporeuses.* A Paris, chez *Costard*, 1770, *in*-12.

BUCHOLTZ, (*François-Henri*) a étudié la médecine dans l'Université de Strasbourg, où il a été reçu au Doctorat le 22 Février 1768. Il a écrit :

De hepatomphalocele congenitâ. Argentorati, apud *Heitzium*, 1768, *in*-4. La hernie ombilicale, suivie ou accompagnée de la sortie des visceres, même du foie, fait le sujet de cette dissertation, qui est remplie d'observations intéressantes & bien faites.

I. BUCHWALD, (*Jean de*) Botaniste Danois, qui, après avoir appris les premiers élemens de la botanique sous Simon Pauli, Olaüs

Borrichius & Pierre Kylling, voulut se perfectionner dans cette science par des voyages dans des contrées éloignées & des climats différens ; il parcourut l'Allemagne, les Pays-Bas, la France & l'Italie. De retour à Copenhague, il fut chargé de la direction du jardin des plantes médicinales, & d'enseigner publiquement la botanique. Nous ignorons l'époque de sa mort ; mais nous connoissons de lui les ouvrages suivans :

1. *Specimen medico-practico-botanicum.* Haffniæ, 1720, *in*-4. Ibid. apud *Joh. Georg. Hæpffner*, 1721, *in*-8. Le but de l'Auteur est de faire connoître, 1°. les principales propriétés médicinales des plantes ; 2°. les maladies dans lesquelles elles peuvent être utiles ; 3°. la maniere de distinguer celles qui peuvent être de quelque secours en médecine ; 4°. celles de leurs préparations qu'on trouve dans les boutiques ; 5°. enfin de prouver que les plantes insipides perdent leurs vertus par la distillation, & les conservent au contraire par la décoction & l'infusion. Il a rangé à cet effet les plantes par ordre alphabétique : dans une page, il rapporte leurs noms allemands, danois, françois & latins, les lieux où elles croissent, & le tems où elles fleurissent : dans l'autre page, il indique leurs vertus, leurs usages & leurs préparations.

2. *De desideratis quibusdam in chirurgiâ, & quidem hâc vice de turundarum abusu.* Haffniæ, 1736, *in*-4.

II. **BUCHWALD**, (*François*) Anatomiste Danois de ce siecle. Nous avons de lui :

De graviditate debitum gestationis tempus excedente. Haffniæ, 1734.

III. **BUCHWADL.** (*Balthazar-Jean*) Nous avons de lui :

1. *Specimen medico-practico-botanicum.* Haffniæ, 1720, *in*-4. Traduit en allemand, à Copenhague, 1721, *in*-8.

2. *De diabetis curatione, præprimis per rhabarbarum.* Haffniæ, 1737, *in*-4.

3. *Visci analysis, ejusque in diversis morbis usus.* Haffniæ, 1753, *in*-4.

4. *Thesium decas de musculo Ruyschii in uteri fundo.* Haffniæ, 1740, *in*-4. L'Auteur défend *Ruysch* contre *Leporinus* ; il dit avoir vu le placenta rendu un an après l'accouchement ; il prétend qu'il n'est pas toujours adhérent à la même partie de la matrice.

BUCKING. *Voyez* BUCCKING.

I. **BUCKIS**, (*Christien*) reçu au Doctorat en médecine dans l'Université de Wirtemberg, vers le milieu du siecle dernier. Il a écrit :

De peripneumoniâ. Wittebergæ, 1650, *in*-4.

II. BUCKIS (*Charles-Joseph de*) a écrit :

Apologia pro arte sympatheticâ, 1743, *in*-4.

BUCOLDIANUS *ou* BUCOLSIANUS, (*Gerard*) Médecin François, qui vivoit vers le milieu du seizieme siecle ; il prenoit le titre de Médecin du Roi de France. Il a donné :

De puellâ, quæ sine cibo & potu vitam transegit, brevis enarratio. Parisiis, apud *Etienne*, 1542, *in*-8. Basileæ, 1574. Giessæ, 1673, *in-fol. Manget* en rapporte une édition faite à Paris, chez *le même*, en 1547, *in*-8.

BUCQUET (*Jean-Baptiste-Michel*) est né à Paris le 18 Février 1746. Après avoir fait ses premieres études, il s'est mis sur les bancs de la Faculté de médecine de Paris ; il y a été reçu Bachelier au mois de Mars 1768 ; il a obtenu dans le mois d'Août 1770, le premier lieu de sa licence, & a reçu les honneurs du Doctorat au mois de Septembre suivant. Il a été nommé Censeur Royal au mois de Mars 1775. Ce Médecin a fait une étude particuliere de la chymie ; il a donné dans cette partie, à l'Académie Royale des Sciences, plusieurs mémoires sur des matieres assez intéressantes, dont un qui contient des expériences physico-chymiques sur l'espece d'air qui se degage pendant la décomposition des corps, & qu'on connoit sous le nom d'air fixe, a été imprimé dans le dernier volume des Mémoires présentés à cette Académie par des Savans étrangers ; les autres doivent l'être successivement. C'est encore à son application à la chymie, que nous devons les deux ouvrages suivans :

1. *Introduction à l'étude des corps naturels tirés du regne minéral.* A Paris, chez *Hérissant*, 1771, *in*-12. 2 vol. Le but de l'Auteur est de faire connoitre les principes qui composent chacune des substances minérales, les combinaisons dans lesquelles elles entrent, & les usages auxquels on peut les employer. Il a cru qu'il étoit important de mettre ses Lecteurs au fait des principales opérations de la chymie ; c'est ce qu'il a fait dans le discours préliminaire qui est à la tête de l'ouvrage, Ce discours donne une idée de l'utilité des méthodes qui ont été suivies par les Naturalistes ; il fait connoitre ensuite ce que c'est que l'analyse chymique, & ce qu'on doit entendre par affinité & ses différentes especes ; cela est suivi du détail des opérations dans l'ordre suivant ; la dissolution, l'action des substances les plus simples sur différens corps, leurs divers degrés d'affinités, les affinités chymiques, la distillation, la sublimation, la digestion, la cohobation, la calcination, la trituration, la filtration, &c. Ce discours est terminé par un Traité abrégé des élémens des corps. L'Auteur entre ensuite en matiere & divise les minéraux en

sept classes, qui comprennent, 1°. les terres; 2°. les pierres; 3°. le soufre; 4°. les sels; 5°. les demi-métaux; 6°. les métaux; 7°. les bitumes: il partage ces classes en sections, ces sections en genres, ces genres en especes. Il ajoute à ces classes, par forme de supplément, les minéraux qui ont été altérés par les volcans, & les eaux minérales. Cet ouvrage a le mérite des bons livres élémentaires, c'est-à-dire, celui de la clarté, de la méthode, de l'enchaînement & de la justesse des idées sur des objets déjà connus; il contient encore des choses neuves & une application heureuse des principes de la chymie à l'histoire naturelle.

2. *Introduction à l'étude des corps naturels tirés du regne végétal.* A Paris, chez *la veuve Hérissant*, 1773, *in*-12. 2 vol. L'ouvrage est divisé en quatre sections principales; la premiere traite des plantes & de leurs parties; elle contient huit chapitres, qui sont relatifs à la composition des végétaux, aux racines, aux tiges, au bois, à l'écorce, aux feuilles, aux supports, aux fleurs, aux fruits, aux semences. La seconde section concerne les humeurs des plantes; elle traite, en treize chapitres, des sucs aqueux qui découlent des plantes par incision, des sucs propres ou sucs sucrés, des sucs gommeux, de la partie végéto-animale du froment, des sucs huileux, du camphre, de l'esprit recteur, de celui des sucs résineux, de la fécule terreuse des végétaux, de leurs parties colorantes dissolubles dans trois menstrues différens, enfin de l'analyse des plantes à feu nud. L'Auteur termine le premier volume par une observation sur l'analyse à feu nud; il parle de l'incinération des plantes, à la maniere de *Tachenius*, & finit par donner une idée de la terre fixe des végétaux. Dans la troisieme section, qui commence le second volume, il examine la fermentation des végétaux. Cette section renferme trois chapitres, dont le premier concerne la fermentation spiritueuse; le second, la fermentation acide; le troisieme, la fermentation putride. La quatrieme section comprend les fonctions des végétaux: elle traite, en huit chapitres, 1°. du mouvement de la seve; 2°. de la germination des plantes & de leur accroissement; 3°. du développement des feuilles & de leur chûte; 4°. du développement des fleurs & de leur usage; 5°. du développement des fruits & des semences; 6°. des différens moyens de reproduire les végétaux; 7°. des maladies qui arrivent aux plantes; 8°. de l'analogie des plantes avec les animaux, & des différences qui les caractérisent. L'Auteur termine son ouvrage par un essai sur l'étude de la botanique; il donne un précis de la méthode de Tournefort & du systême sexuel de Linné. Ce livre n'est qu'élémentaire; cependant il peut être mis au nombre de ceux qui contiennent des découvertes, non-seulement parce qu'il en présente quelques-unes qui appartiennent à l'Au-

teur, mais encore parce qu'il en résulte une application essentielle de la chymie à l'histoire naturelle.

BUCRETIUS (*Daniel*) étoit de Breslau; il vivoit vers le milieu du siecle dernier; il étoit Docteur en philosophie & en médecine, & avoit été le disciple & l'ami de Spigel. Il avoit embrassé les sentimens de Luther; ce qui lui fit des affaires assez sérieuses avec l'Inquisition à Padoue; il en fut poursuivi vivement, & n'évita les suites facheuses de cette affaire, qu'en rentrant dans le sein de la Religion catholique. Il vint ensuite à Paris, dans l'intention d'y passer un hiver pour s'y perfectionner dans l'anatomie auprès de Riolan; mais vers le carême, sa ferveur pour la Religion catholique s'étant réveillée plus fortement que jamais, il se présenta au Tribunal de la Pénitence; son Confesseur, qui étoit Dominicain, l'assura que, dans une vision, la Sainte Vierge lui avoit annoncé qu'il n'y avoit point de salut pour son Pénitent, s'il n'entroit dans l'Ordre des freres Prêcheurs. *Bucretius* se laissa persuader, & malgré tout ce que Riolan pût faire pour l'en dissuader, il prit l'habit de St. Dominique, & mourut deux ans après d'une dyssenterie.

Il a publié dix livres d'ADRIEN SPIGEL, *de humani corporis fabricâ*, avec quatre-vingt-dix-huit tables en taille-douce, à Venise, chez *Deuchinus*, 1627, *in-fol.* & à Francfort, chez *Matthieu Merian*, 1632, *in-4.*

Il a encore donné:

Supplementum tabularum anatomicarum JULII CASSERII *Placentini.* On le trouve avec l'édition des Œuvres d'*Adrien Spigel*, publiée par *Jean-Antoine Van-der Linden*, à Amsterdam, chez *Jean Blaeu*, 1645, *in-fol.*

I. BUDÆUS, (*Guillaume*) Médecin Allemand, reçu aux degrés dans l'Université de Jena en 1690; il exerça la médecine à Bautzen, ville d'Allemagne, Capitale de la Haute-Lusace. Il a donné:

1. *De palpitatione cordis.* Jenæ, 1690, *in-4.*
2. *Catalogue de matiere médicale & des médicamens simples & composés, qu'on trouve dans la pharmacie de Bautzen.* A Bautzen, 1725, *in-8.* écrit en allemand.
3. *Miscellanea medico-chirurgica-practica & forensia.* Gorlitii, 1731, 1732, 1733, *in-4.* 4 vol. en allemand, à Leipsic, 1731, *in-4.* Les deux premiers volumes sont de *Samuel Sturm*, mort long-tems avant; *Budæus* n'en a été que l'Editeur; mais il est Auteur du troisieme & du quatrieme. C'est un recueil de consultations, de rapports en justice & de décisions sur des plaies faites dans différentes parties, & sur les différens degrés de leur mortalité.

Il y a eu au commencement de ce siecle un *Guillaume Budæus*, aussi Docteur en médecine, & Médecin ordinaire de la ville de Quedlinbourg, au Cercle de la Haute-Saxe, qui a écrit : *Thanatologia, comprehendens plærosque dynastas & litteris præclaros viros, eorumque dies emortuales.* Francofurti, 1707, *in-fol.* Nous ne savons point si c'est le même que celui dont nous venons de parler.

II. BUDÆUS, (*Guillaume-Henri*) Médecin de ce siecle. Il a écrit :

De ætatis mutatione, morborum causâ & remedio. Hallæ-Magdeb. 1728, *in-4.*

BUDDÆUS, (*Augustin*) Médecin de ce siecle, étoit Docteur de l'Université de Leyde, Professeur d'Anatomie à Berlin, Membre de l'Académie royale des Sciences de cette ville, & de l'Académie Impériale des Curieux de la Nature, Conseiller d'Etat & premier Médecin du Roi de Prusse. Il est mort à Berlin le 25 Décembre 1752, âgé de 58 ans. Il a écrit :

De musculorum actione & antagonismo. Londini, 1721, *in-4.*

BUDÉ, (*Guillaume*) Médecin du seizieme siecle, qu'on dit *Dissesius*; il étoit Médecin de la Faculté de Paris, & fut très-estimé par le Roi François I. Il mourut en 1540, âgé de 73 ans, après avoir donné :

De curandis articularibus morbis, commentarius. Parisiis, apud *P. Regnault*, 1539, *in-8.*

BUDERIC (*Jacques*) a écrit :

De venenis, & humani corporis dignotione. Neapoli, 1588, *in-8.*

BUECHER (*Adam*) a écrit :

De nutritionis læsæ causis. Friburgi-Brisgojæ, 1598, *in-4.*

BUEL (*Louis-Godefroi*) a écrit :

De maniâ. Marpurgi-Cattor. 1680, *in-4.*

BUHREN (*Jean-Ernest*) a écrit :

De variolis. Groningæ, 1728, *in-4.*

BUHUALIHA BENGESLA, Médecin Arabe, dont le vrai nom étoit *Jahia Bou Hali Ben Gezlah*, c'est-à-dire, *Jean, pere de Hali, fils de Gezlas* : on a retranché le nom véritable, qui étoit *Jahia* ou *Jean*, & des quatre mots suivans, on en a fait les noms *Buhu Aliha Ben-gesla*, qu'on a encore défiguré de plusieurs manieres. *D'Herbelot* l'appelle en un endroit *Jahia ben Isse*, c'est-à-dire, *Jean*, *fils de Jesus*; & dans un autre, *Jahia ben Ali*, c'est-à-dire, *Jean*, *fils de Ali*. Ce Médecin est encore connu sous le nom d'*Alkatel*, qui n'est qu'une épithete qui signifie l'*Ecrivain*. On lui a aussi donné le nom d'*Elluchasim Elimitar*, qui paroît n'avoir été qu'une qualification honorable.

On a donné dans beaucoup d'erreurs relativement à ce Médecin : 1°. *Du Boulay*, *Freind*, *Mackensie*, *Eloy* & plusieurs autres ont prétendu qu'il étoit Juif. Il étoit au contraire Arabe & Mahométan; il vécut à Bagdad, c'est-à-dire, dans la nouvelle ville de Babylone, batie sous ce nom par Abu Giafar Al Manzor, second Calife de la Race des Abassides, l'an 145 de l'hégire : enfin, le seul ouvrage que nous avons de lui, a été écrit en arabe. 2°. *Schenckius* a fait deux Auteurs différens de *Buhualiha Bengesla* & d'*Elluchasim Elimitar* ; cependant il attribue à l'un & à l'autre l'ouvrage dont nous parlerons sous le titre de *Tacuin*. 3°. *Du Boulay*, *Freind*, *Chomel* & *Eloy* veulent qu'il ait été Médecin de Charlemagne ; cependant il n'y a qu'à lire son *Tacuin*, pour être convaincu du contraire. L'Auteur dédie cet ouvrage à Moctadi Benrillah, vingt-septieme Calife de la Maison des Abassides; ce Calife ne commença à régner que l'an de l'hégire 467, & mourut l'an 487 : *Buhualiha Bengesla* a dû vivre par conséquent dans cet intervalle; ce qui s'étend depuis l'an de J. C. 1075, jusqu'à l'an 1095 ou 1096; d'où nous devons conclure qu'il a vécu plus de deux siecles, postérieurement à l'époque de la mort de Charlemagne. 4°. Cette même raison fait voir l'erreur de *du Boulay*, de *Freind*, de *Mackensie* & d'*Eloy*, qui avancent que ce Médecin travailla à son livre *des Tacuins* par l'ordre de Charlemagne, & qu'il le composa avec *Farraguth* : mais ce dernier n'a fait que le traduire d'arabe en latin, & n'a vécu que long-tems après Charlemagne & *Buhualiha*, ainsi que nous le prouverons en parlant de lui; nous ferons voir l'erreur de ceux qui veulent qu'il ait été Médecin de cet Empereur. 5°. Enfin, l'Auteur de la seconde Apologie de la Faculté de médecine de Montpellier n'a pas hésité à avancer que *Buhualiha Bengesla* avoit étudié dans la Faculté de Montpellier; mais, soit qu'on regarde ce Médecin comme ayant vécu du tems de Charlemagne, soit qu'on fixe l'époque de sa vie au tems que nous avons déjà désigné, c'est-à-dire, à la fin du onzieme siecle, il sera toujours vrai qu'il a vécu avant qu'on eût commencé d'enseigner la médecine à Montpellier.

Ce Médecin a laissé un ouvrage, écrit en arabe, sous le titre de *Tacouin al abdan esi tadbier el ensan*; c'est-à-dire, *Tables des maladies du corps humain*. Cet ouvrage a été traduit en latin par *Farraguth*, Médecin Juif, & imprimé à Strasbourg en 1531, sous le titre de *Tacuini; sive tabulæ sanitatis tuendæ juxtà ordinem sex rerum non naturalium*, & réimprimé à Strasbourg, chez *Scott*, en 1532, *in-fol.* sous ce titre : *Tacuini ægritudinum & morborum ferè omnium corporis humani*, *cum*

cum cura conumdem. Ce livre est fort rare ; à peine le trouve-t-on aujourd'hui ; mais la perte n'est pas grande. Les tables qu'il contient ne sauroient être d'aucune utilité ; elles ne peuvent qu'embrouiller & augmenter la confusion, par les divisions & les subdivisions innombrables qu'elles renferment. Ce n'est même qu'un amas indigeste & singulier de mauvaises choses, ou de choses très-communes, & qui ne méritent aucune attention.

I. BUISSON (*Louis du*) a donné :

Omnibus orbis terrarum mortalibus Hercules chymicus, morborum debellator, sive, aurum Philosophorum potabile. Francofurti, apud *Joh. Nicol. Humium*, 1661, *in-4.* L'Auteur annonce que son remede guérit toutes les maladies en excitant la transpiration insensible, & sans provoquer le vomissement ; il ajoute que ce remede pénetre dans toutes les parties du corps, & qu'il agit en séparant les humeurs nuisibles de celles qui sont saines, par une vertu sympathétique qui lui est propre, & en renouvellant l'*esprit de vie.*

II. BUISSON (*Samuel du*) a écrit :

De calculo renum ac vesicæ. Ultrajecti, 1715, *in-4.*

BUKKI (*D. Christien*) a donné :

1. *Observ. de atrophiâ totius corporis ex obstructione glandularum mesenterii.* Gedani, 1705.
2. *De hepate gallinæ macilentæ magno & ponderoso.* Gedani, 1704.

I. BULEYN *ou* BULLEYNE, (*Guillaume*) Anglois, sous le nom duquel nous trouvons trois ouvrages imprimés ; le premier, en 1562 ; le second, en 1579 ; le troisieme, en 1691 ; nous ne savons point s'ils sont du même Auteur ; ils ont été publiés sous les titres suivans :

1. *Traité & régime pour la curation de la pleurésie.* A Londres, chez *J. Kingston*, 1562, *in-8.* écrit en anglois.
2. *A little dialogue between two men ; the one called* sorenes, *and the other chirurgici, concerning apostumations and wunds.* A Londres, 1579, *in-fol.* On y trouve quelques détails anatomiques, mais qui sont extraits des Œuvres de *Vesale.*
3. *Government of health* ; c'est-à-dire, *Gouvernement de la santé.* A Londres, 1691. L'Auteur introduit deux personnages, qu'il met aux prises, Jean, Apologiste des voluptés, & Humphroi, Défenseur de la tempérance. Leur dispute n'est ni amusante, ni utile.

II. BULEYN *ou* BULLEYNE, (*Richard*) frere du précédent, étoit

Docteur en médecine ; il étoit mort avant l'an 1562. Il a écrit : *de nephritide, ejusque remediis.* Cet ouvrage a été publié par son frere.

BULFINGER, (*George-Bernard*) célebre Physicien de l'Académie de Petersbourg. Il a écrit :

De harmonia animæ & corporis humani maximè præstabili. Tubingæ, 1741, *in*-8. L'Auteur suit le sentiment de Boerhaave sur l'union de l'ame avec le corps.

BULGETIUS (*Attilius*) étoit de Padoue. Nous avons sous son nom :

De affectionibus cordis tractatus, in tres libros divisus. Patavii, apud *Joh. Bap. Pasquati*, 1657, *in*-4. On trouve à la suite de cet ouvrage un Traité sur les poissons, les maladies *venimeuses* & leur traitement.

BULLMANN, (*Benoît*) Médecin Allemand, reçu aux degrés dans l'Université de Leipsick, à la fin du siecle dernier. Il a écrit :

De dolore capitis. Lipsiæ, 1697, *in*-4.

BULWER, (*Jean*) Médecin Anglois, qui vivoit vers le milieu du siecle dernier. Nous avons de lui les ouvrages suivans :

1. *La Chirologie, ou la langue naturelle des mains, au moyen des mouvemens & des gestes de ces parties.* A Londres, chez *Harper*, 1644, *in*-8. écrit en anglois.
2. *Philocophus, or the deaf and dumb mans friend, shewin how to understand what mensay by the motion of their lips.* A Londres, chez *A. Moseley*, 1648, *in*-8. C'est un Traité sur la maniere d'apprendre aux sourds & muets à parler.
3. *Anthrométamorphose, ou des différentes transformations du visage, introduites par la coutume chez les différentes Nations.* A Londres, chez *W. Hunt*, 1653, *in*-4. écrit en Anglois.

BUMALDI. (*Jean-Antoine*) Nous avons sous son nom :

Dialogus de imposturis Pharmacopolarum. Francofurti, apud *Justum Racherum*; 1667, *in*-8. avec la *Declaratio fraudum & errorum apud Pharmacopœos commissorum*, de *Liset Benancius.*

Nous avons encore sous son nom, *Bibliotheca Botanica*, &c. mais cet ouvrage est d'*Ovide Montalban*, qui s'est caché sous le nom de *Bumaldi.*

BUNCKEN (*Christien*) étoit né à Hambourg ; il vivoit vers le milieu du siecle dernier. Il a donné :

Speculum optimi & perfecti Medici. Giessæ, apud *Joh. Dietericum*

Hampelium, 1651, *in*-4. C'est un discours inaugural prononcé dans les Écoles de l'Université de Giessen.

BUNEL, (*Guillaume*) Médecin François qui vivoit au commencement du seizieme siecle; il étoit originaire de Normandie, & s'établit à Toulouse, où il fut Professeur en médecine. Il laissa un fils, *Pierre Bunel*, qui s'est distingué dans la république des Lettres. Il a donné l'ouvrage suivant, qui a été peu connu des Bibliographes:

Œuvre excellente, & à chacun desirant de peste se préserver, très-utile; contenant les médecines préservatives & curatives des maladies pestilentielles, & conservatives de la santé: par Maitre GUILLAUME BUNEL, *en la Faculté de Médecine, Docteur-Régent de l'Université de Tholose; lesquelles par lui sont ordonnées tant en latin qu'en françois, par rime, avec plusieurs Epitres à certains excellens Personnages, en la louange de Justice & de la chose publique.* A Toulouse, 1513 & 1553.

BUNO (*George-Guillaume*) a écrit:

De ambustionibus. Halæ-Magd. 1706, *in*-4.

BUNON (*Robert*) étoit natif de Châlons en Champagne. Il s'appliqua à la connoissance de la structure & des maladies des dents, vint à Paris, & y exerça l'art de Dentiste avec beaucoup de réputation. Il est mort dans cette ville en 1749, & a laissé un fils qui est aujourd'hui Chirurgien-Dentiste à Paris. Nous avons de lui les ouvrages suivans:

1. *Dissertation sur un préjugé très-pernicieux, concernant les maux de dents qui surviennent aux femmes grosses.* A Paris, chez *Chaubert*, 1741, *in*-12. L'Auteur combat deux préjugés: le premier regarde les dents œilleres; le second concerne les maux de dents qui surviennent aux femmes grosses. Il soutient que la cause de la douleur qu'on souffre, qui n'est ordinairement que la carie, peut avoir des suites plus dangereuses que l'opération même. Cette dissertation contient des réflexions intéressantes.

2. *Essai sur les maladies des dents, où l'on propose les moyens de leur procurer une bonne conformation dès la plus tendre enfance, & d'en assurer la conservation pendant tout le cours de la vie.* A Paris, chez *Briasson, Chaubert & de Hansy*, 1743, *in*-12. Cet ouvrage contient six chapitres: le premier traite, 1°. de l'importance de la conservation des dents; 2°. de la naissance des dents; 3°. des maladies qui précédent leur naissance; 4°. des moyens de bien disposer les germes; 5°. de la sortie des dents; 6°. des accidens qui les accompagnent, & des moyens propres à les diminuer; 7°. des aphtes & de leur traitement: le second chapitre roule sur les convulsions & autres symptomes qui accompagnent l'accroissement & la sortie des

dents des enfans, leurs causes, leurs accidens, leurs différences & les moyens de les distinguer; le troisieme est relatif aux impressions des maladies des enfans sur les dents, à l'érosion des dents, à ses causes, à ses progrès; le quatrieme concerne le bon & le mauvais arrangement des dents, leurs avantages & inconvéniens, la chûte, les racines, la carie des dents de lait; le cinquieme présente un tableau des différens objets qui peuvent altérer les dents, & qu'on peut éviter dans l'enfance. L'Auteur fait voir la nécessité de conserver les dents saines & nettes; il traite des opiats, des poudres, du corail en bâton, de leurs propriétés, de leur usage, de leurs avantages & de leurs inconvéniens; il fait encore quelques réflexions sur le tartre des dents: le sixieme n'est relatif qu'aux dents des enfans, connus sous le nom de *Savoyards*, & des gens de la campagne: l'Auteur examine le préjugé assez généralement répandu au sujet de leurs dents, & en fait voir la fausseté. L'ouvrage est suivi d'une Lettre qui contient une critique judicieuse de quelques endroits de l'*orthopédie* d'*Andry*, où il est question de quelques maladies des dents & des gencives. On trouve, dans ce Traité, des réflexions utiles, des observations intéressantes, & des recherches qui ne peuvent qu'inviter à le lire.

3. *Expériences & démonstrations faites à l'hôpital de la Salpêtriere & à S. Côme, en présence de l'Académie royale de chirurgie, pour servir de suite & de preuves à l'essai sur les maladies des dents.* A Paris, chez *Briasson, Chaubert & Pissot*, 1746, *in*-12. On trouve d'abord un discours préliminaire, où l'Auteur répond à deux objections qui lui avoient été faites: 1°. que le fond de son essai n'étoit pas de lui; 2°. qu'il avoit emprunté la plume d'un homme de lettres pour écrire son ouvrage. Il entre ensuite en matiere, & rend compte du plan qu'il s'est formé pour s'assurer de la vérité de ses observations sur les dents; il expose sa théorie, qui a été approuvée par l'Académie de chirurgie, d'après les preuves sur lesquelles il l'a établie. Il fait enfin le détail de ses expériences sur les maladies des dents. L'ouvrage est suivi d'une pharmacie odontalgique; c'est-à-dire, d'un traité des médicamens simples & composés, propres aux maladies des dents & des différentes parties de la bouche.

BUNWORTH, (*Richard*) Anglois de nation, a écrit, dans le siecle dernier, sur la vérole & la gonorrhée, sous le titre suivant:

A new discovery of the french disease, and running of the reins, their causes, signs, with plain and easie direction of perfect curing the same. A Londres, 1657, 1662, *in*-12. L'Auteur y expose une nouvelle méthode de traiter ces deux maladies, dont il indique en même-tems les causes & les symptomes.

BUONACORSI. *Voyez* BONACORSI.

BUONA-COSSA. *Voyez* BONACOSSUS.

BUONFIGLI. *Voyez* BONFIGLI.

BURBAUM, (*André*), Médecin de la fin du siecle dernier, & du commencement de celui où nous vivons. Il a donné:

Catechesis medica per modum dialogi proposita. Martisburgi, 1695, *in*-8.

BURCARD (*Jean-Rodolphe*) a écrit;

De melancholiâ. Basileæ, 1660, *in*-4.

BURCELL, (*Jean*) Anglois, étoit Docteur en médecine, & vivoit au commencement de ce siecle. Il a écrit:

A treatise of the colick; c'est-à-dire, *Traité sur la colique.* A Londres, chez *Guillaume Lewis*, 1714, *in*-8.

I. BURCHARD (*Tobie*) a écrit:

De quinque sensibus interioribus. Lipsiæ, 1625, *in*-4.

II. BURCHARD (*J. Henri*) a écrit:

De respiratione integrâ & læsâ. Altorfii, 1647, *in*-4. Nous indiquons cette édition d'après *Haller*; mais nous trouvons ce Bibliographe en contradiction avec lui-même. Dans le premier volume de sa Bibliotheque anatomique, p. 429, il rapporte cette édition à l'an 1647; & p. 790, il la place à l'an 1697.

Nous croyons que ce Médecin, appellé BURCHARD par *Haller*, est le même que celui dont nous parlerons sous le nom de *J. Henri* BURCKHARD.

III. BURCHARD, (*Christophe-Martin*) Médecin Allemand du commencement de ce siecle. Il étoit Professeur en médecine à Rostock. Nous avons de lui:

1. *Theses selectæ de medicinâ in genere.* Kilonii, 1700, *in*-4.
2. *De secretione humorum in genere.* Kiliæ, 1708, *in*-4. L'Auteur rapporte d'abord les principaux systêmes qui ont été publiés sur la secrétion des humeurs; il les réfute ensuite, & propose le sien, qui paroît ne pas mériter un accueil bien favorable: il prétend que les vaisseaux secrétoires & excrétoires sont analogues à la grossiereté ou à la tenuité des humeurs.

3. *De secretione bilis.* Kiliæ, 1709, *in*-4. Cette dissertation est écrite sur les mêmes principes que la précédente.

4. *De principio movente in animalibus.* Rostochii, 1723, *in*-4.

5. *De partu difficili.* Rostochii, 1726, *in*-4.

6. *De tumoribus schirrosis.* Rostochii, 1727, *in*-4.

7. *Chirurgiæ notitia Medico necessaria.* Rostochii, 1727, *in*-4.

8. *Disputatio de scorbuto, maris Balthici accolis non endemico.* Rostochii, 1735, *in*-4.

IV. BURCHARD, (*Ernest-Frédéric*) peut-être le fils du précédent, a écrit :

1. *De fasciâ venenum expellente.* Rostochii, 1746, *in*-4.

2. *De naturali & optimâ florum anatome.* Rostochii, 1743, *in*-4.

3. *De calyce & calycistis.* Rostochii, 1743.

BURCHELATUS (*Barthelemi*) a donné :

Charitus, sive, convivium septem Philosophorum, in quo quidem apparatus, ritus, ordines, cibaria, potus, utensilia, & id genus plurima, ex antiquorum promptuariis apposita elucidantur. Additis in id quæstionibus convivantium. Tarvisii, apud *Aurel. Reghettum*, 1593, *in*-4.

I. BURCKHARD (*Jacques*) étoit Professeur à Hildburghausen au commencement de ce siecle. Il avoit un frere, qui fait le sujet de l'article suivant. Outre plusieurs ouvrages intéressans sur la littérature, & entr'autres un Traité, *de fatis latinæ linguæ*, qu'il publia en 1711, il donna encore le suivant, qui a du rapport à l'histoire de la médecine.

Medicus gravissimus humanitatis studiorum vindex. Wolffenbutteli, apud *Godefr. Fretag*, 1716, *in*-8. L'ouvrage est divisé en deux parties : la premiere traite des Médecins des différentes parties de l'Europe, qui ont cultivé les belles-lettres ; la seconde est bornée à ceux de l'Allemagne. Dans la premiere, il est question, 1°. des Italiens, de Leonicene, de Fracastor, de Scaliger, de Leon & de Jove ; 2°. des François, au nombre de quatre, Cop, Patin, Spon & Savot ; 3°. des Anglois ; l'Auteur se borne à un seul, à Linacier ; 4°. des Hollandois & des Flamands, parmi lesquels il compte Junius, Bording, Longolius, Almeloveen ; 5°. des Hongrois, & principalement de Sambucus ; 6°. des Danois ; il y est question des Bartholins, de Borrichius & de Wormius. La seconde partie contient deux sections relatives aux seuls Médecins Allemands ; la premiere traite des Médecins du seizieme siecle ; la seconde, de ceux du dix-septieme. Dans l'une & l'autre, l'Auteur parle d'abord de ceux qui ont cultivé particuliérement la grammaire & la critique; ensuite, de ceux qui se sont livrés à la poésie; enfin, de ceux qui se sont appliqués à l'histoire. Parmi les Médecins Grammairiens & Critiques du seizieme siecle, il compte Stromer, Occon, Cornarius, G. Hoffman, Craton à Crafteim; parmi ceux du dix-septieme, il place Pincier, G. Hoffman, Reinesius. Parmi les Poëtes du seizieme siecle, il range Cordus, Hessus, Lotichius, Posthius; parmi ceux du dix-septieme, il place Conradus & J. P. Lotichius. Enfin, parmi les Médecins Historiens du seizieme siecle, il parle de Vadianus, de Lazius, de Milich; parmi ceux du dix-septieme, il compte Conringius, Meibom & Vogler. Cet ouvrage est suivi d'une lettre de *Jean Caselius* à Henn. Arnisæus, sur les Médecins qui se sont appliqués à l'étude de la philosophie.

II. BURCKHARD, (*Jean-Henri*) frere du précédent; il exerçoit la médecine à Wolffenbuttel. Nous avons de lui:

Epistola de charactere plantarum. Wolffenbut. 1702; Helmstadii, 1750, *in*-8.

III. BURCKHARD (*Jean-Jacques*) a écrit:

De radice senekâ. Argentorati, 1750, *in*-4. L'Auteur fait dépendre les vertus de cette plante de la partie gommeuse qu'elle contient.

BURDACH (*Daniel-Christ.*) a écrit:

De læsione partium fœtûs nutritioni inservientium, abortus causâ. Lipsiæ, 1768, *in*-4.

BURÉE (*Pierre*) étoit Docteur en Médecine. Il a donné:

Défense de l'Ecole de Médecine & de Galien, contre J. Guibelet. A Rouen, chez *Petitval*, 1605, *in*-8.

BURGARDT. *Voyez* BURGHARDT.

BURGENSIS. *Voyez* BOURGES.

I. BURGERS, (*Christophe*) Médecin Allemand, a écrit:

De vertigine. Jenæ, 1648, *in*-4.

II. BURGERS, (*Pierre*) Allemand, a donné:

Traité de chirurgie. A Konisberg, 1674, *in*-8. A Hanovre, 1692, *in*-8. Cet ouvrage est écrit en haut allemand, sous le titre de *Candidatus chirurgiæ das ist grundliche erorterung aller anatomischen und chirurgischen fragen.* Cet ouvrage étoit très-estimé par *Schulze.*

III. BURGERS, (*Michel*) autre Médecin de ce siecle, qui a écrit: *De morbis ossium*. Leydæ, 1712, *in*-4.

BURGES, (*Jacques*) Anglois; il a écrit:

Traité de la préparation & du traitement nécessaires pour l'inoculation de la petite vérole. A Londres, 1754, *in*-8. écrit en Anglois.

I. BURGGRAFF *ou* BURGGRAV, (*Jean-Ernest*) Médecin Allemand du siecle dernier, qui étoit né à Neustadt; il étoit Préteur de Simmeren, ville Capitale de la Principauté du même nom. Il est Auteur des ouvrages suivans, dont les titres sont des plus singuliers:

1. *Lampas vitæ & mortis, omniumque graviorum in homine index*. Lugduni-Batav. 1610, *in*-8.
2. *Achilles πάνοπλος redivivus, seu panoplia physico-vulcania in prælio φιλόνικος in hostem educitur sacer & inviolabilis*. Amstelodami, apud *Laurentium*, 1612, *in*-8.
3. *Traité sur la maladie épidémique de Hongrie*. A Francfort, chez *Retel*, 1627, *in*-4. écrit en allemand.
4. *Biolychnium, seu lucerna cum vitâ ejus, cui accensa est mysticè vivens jugiter, cum morte ejusdem expirans; omnesque affectus graviores prodens. Huic accessit cura morborum magnetica ex Theophrasti Paracelsi mumiâ: itemque omnium venenorum alexipharmacum*. Francofurti, apud *Guill. Fitzer*, 1629, *in*-8. C'est une nouvelle édition du premier des ouvrages que nous avons indiqués, mais beaucoup augmentée.
5. *De acidis Schwalbacensibus, epistola*. Francofurti, apud *Matthæum Merianum*, 1631; *cum responsis medicis editis ab Helvico Dieterico*.
6. *Introductio in vitalem philosophiam, cui cohæret omnium morborum astralium & materialium, seu morborum omnium elementatorum & hæreditariorum ex libro naturæ, codice philosophiæ, & medicæ veritatis, additis veterum placitis, Hippocratis, Galeni, Celsi, aliorum explicatio atque curatio*. Francofurti, apud *Joh. Ammonium*, 1643, *in*-4. Hanoviæ, 1655, *in*-4.

Il a encore traduit en latin le Traité de *Corneille Drebbel*, sur la nature des élémens; sa traduction a paru à Francfort en 1628, *in*-8.

II. BURGGRAFF *ou* BURGGRAV, (*Jean-Philippe*) Médecin Allemand, qui, au commencement de ce siecle, exerçoit la médecine à Darmstad; il a été ensuite l'exercer à Francfort-sur-le-Mein. Nous avons de lui les ouvrages suivans:

1. *Libitina ovans fatis hygeiæ, seu de medicæ artis ac Medicorum præcipuis fatis; dissertatio epistolica ad Fridericum Hoffmann*. Francofurti

cofurti ad Mœnum, apud *Zunner*, 1701, *in*-12. C'est une Histoire de la médecine, assez semblable, pour le plan, à celle que *Leclerc* nous a donnée sous le titre simple & naturel d'*Histoire de la médecine.* Il y a cette différence entre l'une & l'autre, que celle de *Leclerc* est fort étendue, quoiqu'elle finisse au tems de Galien, & que celle de *Burggraff* est fort courte, quoiqu'elle ne s'arrête pas au siecle de Galien, & qu'elle contienne encore les noms & la destinée des Médecins qui ont vécu depuis ce tems. Mais, pour s'en tenir à ce qui est contenu dans ces deux ouvrages relativement à la médecine, depuis ses commencemens jusqu'au tems de Galien inclusivement, on peut dire que *Burggraff* donne en petit, sous un titre fort long, (dont nous n'avons rapporté que la moitié) ce que *Leclerc* nous a donné en grand sous un titre fort court.

2. *Iatrice hominum lethique curiosa, sive de morte, ejusque præsensione, physico-medica commentatio.* Francofurti, 1706, *in*-8.

3. *De existentiâ spirituum nervosorum, eorumque verâ origine, indole, motu, effectibus & affectibus in corpore humano vivo, sano & ægro, commentatio medica.* Francofurti ad Mœnum, apud *Fleischer*, 1725, *in*-4. Cet ouvrage est écrit contre *André Ottomar Goëlicke*, qui avoit combattu l'existence des esprits animaux, les usages auxquels on prétend qu'ils sont destinés, & les effets qu'on leur attribue. Il est divisé en trois sections, sous-divisées en plusieurs articles. La premiere tend à prouver que la substance des nerfs & du cerveau est vasculeuse, & à démontrer la secrétion, la nature & le mouvement des esprits animaux; ce que l'Auteur veut prouver par la conformation matérielle du corps humain, & sur-tout du sang. La seconde roule sur leurs usages; l'Auteur prétend qu'ils servent à la tension naturelle des parties; à l'exercice des sens extérieurs & des mouvemens automatiques, volontaires & mixtes; à la nutrition; aux opérations de l'ame; au sommeil & à la veille, & au commerce mutuel qui existe entre l'ame & le corps. La troisieme contient un examen des maladies que l'Auteur suppose dépendre de la trop grande ou trop petite quantité des esprits animaux, de leur mouvement trop violent, de leur constitution altérée & viciée.

4. *Vertheidigung von der würklichkeit der nervengeister.* A Francfort, 1727, *in*-4.

5. *Spiritus nervosus, immeritus exsul, restitutus.* 1729, *in*-4. Cet ouvrage est écrit sur les mêmes principes que celui que nous avons désigné au numero 3.

6. *Lexicon medicum universale.* Francofurti, 1733, *in-fol.* Cet ouvrage n'est pas fini; il est terminé à la lettre B, l'Auteur ayant observé l'ordre alphabétique.

8. *Bedenken von dem werkeder erzeugung.* A Francfort, 1737, *in*-8.

9. *De indole vermiculorum spermaticorum, cum libro de aëre, aquis & locis Francofurtensibus.* Francofurti, 1757, *in*-8.

Burggraff a donné une nouvelle édition du livre *de habitûs corporum Germanicorum antiqui ac novi causis*, par *Herman Conringius*, & y a ajouté des notes intéressantes. A Francfort-sur-le-Mein, 1727, *in*-8.

BURGHARDT (*Godefroi-Henri*) a écrit :

1. *De naturæ luctâ cum morbo & medico.* Hallæ-Magdeburg. 1726, *in*-4.

2. *De terminis pubertatis.* Francofurti ad Viad. 1730, *in*-4.

3. *Iter sabothicum, oder reise auf denzohtemberg.* A Breslau, 1736, *in*-8. On y trouve quelques notions sur les plantes qui naissent sur la montagne de ce nom, & sur leurs usages.

4. *Dritthalb hundert anmerkungen zur abhandlung vom seignettischen salze.* A Breslau, 1749, *in*-8.

5. *Wohleingerichtete destillier-kunst.* A Breslau, 1748, *in*-8.

6. *Medicorum Silesiacorum saturæ.* Uratislaviæ ab an. 1736 ad an. 1742, *in*-8. C'est une espece de Journal qui a paru sans nom d'Auteur, mais qu'on attribue à *Burghardt.*

7. *Gruendliche nachricht von einem hermaphroditen.* A Breslau, 1743, *in*-4.

8. *Narchricht von einem neuerlich geschenen hermaphroditen.* Ibid. 1763.

BURGHESE, (*César*) Médecin Italien, qui est Membre du College des Médecins de Pavie, où il exerce la médecine. Il a publié :

Curationes quædam medicæ, ad recentiorum mentem exaratæ. Ticini, apud *Fratres de Porris*, 1753, *in*-8. C'est une nouvelle édition d'un livre de médecine contenant les définitions ou descriptions d'environ deux cens maladies, avec les remedes assortis à chacune d'elles. Ce livre a été composé pour l'usage des Etudians en médecine; il contient les instructions dont ils ont besoin pour les examens & les autres actes probatoires. *Burghese* l'a fait réimprimer; mais il en a retranché diverses cures, qui étoient superflues; il en a substitué d'autres plus utiles, & même nécessaires. Cet ouvrage, tel que *Burghese* l'a publié, comprend cent soixante-huit especes de maladies, avec pareil nombre de remedes assortis, soutenus de principes & de documens théoriques & pratiques, très-utiles aux Etudians qui veulent se présenter aux degrés.

BURGMANN, (*Pierre-Christophe*) Médecin Allemand, qui a étudié sous *Heister*. Il a écrit :

1. *Examen hypotheseos stahlianæ de animâ rationali.* Rostochii, *in*-8. deux parties : la premiere en 1731 ; la seconde en 1735.
2. *Dissertatio, num intermissa funiculi umbilicalis ligatura mortem inferre queat?* Rostochii, 1734, *in*-4.
3. *De singulari tunicarum utriusque oculi expansione.* Rostochii, 1739, *in*-4. & suivant *Haller* en 1729. C'est une lettre à *L. Heister*, dans laquelle l'Auteur cherche à expliquer un phénomene qu'il a observé dans le cadavre d'un pendu, dont le cerveau étoit en putréfaction ; il prétend que le cerveau, se corrompant, devient capable d'une expansion considérable, & qu'une portion de ce viscere ayant pénétré dans les orbites après sa putréfaction, a alongé les membranes de l'œil. Cette dissertation paroit bien peu susceptible de preuves.

BURGO, (*Janus de*) Hongrois, a écrit :

1. *De admirandâ fragilitate ossium, epistola.* Genevæ, apud *Petrum Chouet*, 1611, *in*-8. avec la centurie seconde des observations chirurgicales de *Fabrice de Hilden.* On y trouve plusieurs observations intéressantes sur la fragilité des os.
2. *Observatio de percussione capitis.* Oppenhemii, 1619, *in*-4. avec la quatrieme centurie des observations chirurgicales de *Fabrice de Hilden.* On y trouve une description claire & assez exacte des principaux symptomes qui sont la suite des fractures du crâne.

I. BURGOS, (*Jean de*) Espagnol, auquel *Nicolas Antonio* attribue un ouvrage, *de pupillâ oculi*, dont il ne rapporte point l'édition.

II. BURGOS, (*Alphonse de*) Médecin Espagnol, qui vivoit vers le milieu du siecle dernier. Il avoit été reçu au Doctorat en médecine dans l'Université d'Alcala de Henarez, & exerça ensuite sa profession à Cordoue, où il étoit le Médecin des Missionnaires. Il a donné :

Tratado de peste, su essencia, provencion y curacion; c'est-à-dire, *Traité de la peste, de sa nature, de son origine & de sa curation.* A Cordoue, 1651, *in*-8.

BURGOWER, (*Jean*) Médecin Suisse de la fin du seizieme siecle, & du commencement du dix-septieme ; il étoit natif de Schaffhouse. Nous avons de lui :

1. *Themata medica physica de facultatibus seu potentiis naturalibus, passim ex tribus Galeni libris congesta.* Argentorati, 1594, *in*-4.
2. *De corporis humani partibus.* Basileæ, 1622, *in*-4. dans la collection publiée par *Genath*, *dec. V.*

3. *De ruminatione humanâ.* Basileæ, 1631, *in*-4. Dans la même collection, *dec. VII.*

4. *De necessitate turundarum post extractionem calculi, epistola.* Basileæ, apud *Ludovicum Konig*, 1628, *in*-4. *cum Guill. Fabricii Hildani lithotomiâ vesicæ.*

BURGUNDUS, (*Vincent*) qu'on dit avoir été Médecin à Beauvais. Nous avons sous son nom :

Speculum quadruplex, naturale, doctrinale, morale, historiale. Duaci, apud *Beller*, 1624, *in-fol.* 4 vol. C'est un ouvrage relatif à presque toutes les sciences; il y est question de la médecine dans les deux premiers volumes. Dans le premier, liv. 7, il est parlé de l'air, du miel, de la manne, de l'évaporation, des odeurs, de la peste; le livre cinquieme concerne les propriétés & les différences des eaux, les bains, les eaux minérales; le septieme est relatif aux minéraux, aux métaux, & à leurs préparations chymiques; le huitieme contient l'histoire des pierres & de ce qui y a du rapport; le neuvieme renferme un catalogue alphabétique des plantes non cultivées; le dixieme traite des plantes potageres & de la culture des jardins; les quatre suivans concernent les arbres, leurs fruits, les sucs qu'on en tire; le seizieme, les oiseaux; le dix-septieme, les poissons; le vingtieme, les reptiles, les animaux venimeux & leurs contre-poisons, les vers, les abeilles, le miel; le vingt-huitieme traite de l'homme, du corps humain & de ses différentes parties; le trente-unieme est relatif à la génération, l'accouchement & l'éducation des enfans. Dans le second volume, il y a six livres : le sixieme, le onzieme, le douzieme, le treizieme, le quatorzieme & le quinzieme, qui peuvent encore être rapportés à la médecine. Ils traitent, 1°. de la culture des jardins; 2°. de l'alchymie; 3°. de la pratique générale de la médecine; 4°. de la théorie de cette science, 5°. des différentes especes de maladies, de leurs signes & de leurs causes; 6°. du miel, de la manne, des minéraux, de l'alun, des plantes en général, de leurs especes, des arbres aromatiques, &c. Les descriptions qu'on trouve dans cet ouvrage sont assez mal faites, & les réflexions de l'Auteur peu intéressantes.

BURKEL (*J. Jacques*) a écrit :

De gratiolâ. Argentorati, 1738, *in*-4.

BURLACCHINI, (*H.*) Médecin Italien du seizieme siecle; il étoit né à Lucques, d'une famille noble, & il avoit été décoré des grades de Docteur en philosophie & en médecine. Il a donné :

Ragionamento soprà la peste dell' anno 1576. A Florence, chez *Sermatelli*, 1577, *in*-12.

BURLEIN (*Jacques*) a écrit:

De pernicioso Paracelsistarum Hoplochrysmate. Altorfii, 1661, *in*-4.

I. **BURMANN**, (*Jean*) fameux Botaniste Hollandois, qui vivoit encore au milieu de ce siecle. Quoique né d'une famille riche & noble, il s'appliqua à l'étude de la médecine, & principalement à celle de la botanique; il se fit recevoir Docteur en médecine, & fut dans la suite Professeur de botanique à Amsterdam; il étoit aussi Membre des l'Académie des Curieux de la Nature. Il a laissé un fils, qui fait le sujet de l'article suivant. Il a publié 200 plantes du Cap de Bonne-Espérance, & a enrichi la médecine de quelques ouvrages intéressans.

1. *Thesaurus Zeylanicus.* Amstelodami, 1731, *in*-4. Ibid. apud *Schauten*, 1737, *in*-4. On y trouve le catalogue & la description des plantes qui viennent dans l'Isle de Ceylan, parmi lesquelles il y en a plusieurs qui offrent des genres nouveaux, & des especes qui étoient encore inconnues. L'ouvrage est orné de 110 figures. Les genres nouveaux que l'Auteur y établit, sont les *antidesma*, *aro orchis*, *leucas*, *melastoma*, *micrococcos*, *moringa*, *mussuenda*, *urinaria.*
2. *Rariorum Africanarum plantarum decades quatuor.* Amstelodami, apud *Boussiere*, 1738, *in*-4.
3. *Rariorum Africanarum plantarum decades sex posteriores.* Amstelodami, 1739, *in*-4.
4. *Plantarum Americanarum fasciculus primus.* Amstelodami, apud *Viduam Schouten*, & Lugduni-Batav. apud *Potsliet* & *Haak*, 1755, *in-fol.* Ces plantes sont les mêmes que celles que Charles Plumier a trouvées dans les Isles Antilles, & dont il nous a donné les descriptions & les figures; mais *Burmann* y a ajouté des descriptions, des observations & des planches.

Ce Botaniste a encore publié l'ouvrage de *Rumphius*, qui a pour titre: *Herbarium Amboinense*, à Amsterdam, 1741 & 1743, *in-fol.* 4 vol. Ibid. chez *Vytwerff*, 1750, *in-fol.* Cet ouvrage avoit été écrit en flamand; *Burmann* l'a traduit en latin, & y a ajouté les synonymes & plusieurs observations. Il a aussi publié la *Flora Malabarica*, à Amsterdam, 1769, *in-fol.* Ce n'est qu'un Catalogue des plantes du jardin de Malabar.

II. **BURMANN**, (*Nicolas-Laurent*) fils du précédent, est né à Amsterdam. Il a étudié la médecine dans l'Université de Leyde, & y a été reçu au Doctorat en 1759; il a suivi la même carriere que son pere, & s'est appliqué à la botanique. Nous avons de lui:

1. *Specimen botanicum de geraniis.* Lugduni-Batavorum, apud *Haak*, 1759, *in*-4. Il y a dix figures en cuivre, dont quelques-unes sont

bonnes, & quelques autres incomplettes. L'Auteur commence d'abord par exposer sommairement les différens avantages des plantes pour fournir des alimens, des remedes, ou des agrémens. Il donne ensuite une idée des progrès de la botanique & des différens moyens qu'on a employés pour faire connoitre les plantes. Après quoi, il s'occupe de son sujet. 1°. Il indique le climat qui convient particuliérement aux *geraniums*; 2°. il désigne les terres où ils se plaisent, & la culture qu'on doit leur donner; 3°. il s'étend sur l'éthymologie du nom *geranium*; 4°. & sur les vertus médicinales qu'on lui attribue; 5°. Il indique les classes dans lesquelles les différens Auteurs ont placé le *geranium*; 6°. il établit le caractere générique de cette plante, qu'il tire de toutes les parties de la fructification; 7°. il s'étend sur les différences qu'on remarque entre les diverses especes de *geranium*, à l'égard des racines, des tiges, des feuilles, des pédoncules & des fleurs. 8°. Il rapporte les divisions qu'il a faites des différentes especes de *geranium*; il établit soixante-quatorze especes de cette plante.

2. *Flora indica : accedit series zoophytorum indicorum : nec non prodromus floræ Capensis.* Amstelodami, 1768, *in*-4. Il est fait mention de presque toutes les classes des plantes qu'on trouve en Europe, d'environ 1500 plantes des Indes, avec 67 tables, & de plusieurs plantes du Cap de Bonne-Espérance.

I. BURNET (*Duncan*) étoit Ecossois. Nous avons de lui :

Iatro chymices L. I. de præparatione & compositione medicamentorum. L. I Francofurti, 1616, *in-fol.*

II. BURNET (*Thomas*) étoit aussi Ecossois, & frere ainé de *Gilbert Burnet*, Evêque de Salisbury. Après avoir reçu le Doctorat en médecine, il exerça cette profession à Edimbourg ; il avoit été agrégé au College des Médecins de cette ville : nous trouvons encore qu'il étoit décoré du titre de Médecin du Roi de la Grande-Bretagne. Il vivoit vers le milieu & la fin du siecle dernier. On ne doit point le confondre avec un autre *Thomas Burnet*, aussi Ecossois, qui embrassa l'état ecclésiastique, & qui se distingua dans le siecle dernier par plusieurs écrits, presque tous relatifs à la Théologie. Nous avons de *Burnet* les ouvrages suivans :

1. *Thesaurus medicinæ practicæ, ex præstantissimorum medicorum observationibus, consultationibus, consiliis & epistolis collectus, ordineque alphabetico dispositus.* Londini, apud *Robertum Boulter*, 1673, *in*-4. Genevæ, apud *Johannem Herm. Widerhold*, 1678, *in*-12. Cette édition est augmentée d'un volume. Ibid. apud *Chouet & Ritter*, 1698, *in* 4. Lugduni, 1702, *in*-4.

2. *Hippocrates contractus, in quo magni Hippocratis opera omnia in*

brevem epitomem summâ diligentiâ redacta habentur. Edimburgi, apud *Reid*, 1685, *in*-8. Londini, 1743, *in*-8. Argentorati, apud *Koënig*, 1765, *in*-8. L'Auteur avoit fait cet abrégé pour son usage particulier; il ne le donna au Public, qu'à la sollicitation de Sibbaldus, Président du College des Médecins d'Edimbourg.

BURRES, (*Laurent*) Chirurgien Allemand du seizieme siecle. Il a donné:

Chirurgia Germanica. Erfurti, 1544, *in*-8. écrit en allemand.

BURROW, (*Guillaume*) Médecin Anglois de nos jours, a écrit:

A new pratical essai on cancers, &c. c'est-à-dire, *Nouvel essai pratique sur les cancers, avec une méthode sûre, efficace & nouvelle d'administrer la ciguë.* A Londres, chez *Owen*, 1766, traduit en François sons le titre de *nouvel Essai de médecine pratique sur les cancers.* A Londres, (Paris, chez *Dessain*, 1767, *in*-12. Cet ouvrage présente, 1°. l'histoire de la nature des cancers, de leurs causes, de leurs especes; 2°. leur cure palliative; 3°. une description des remedes proposés comme spécifiques, quoiqu'ils soient dangereux ou insuffisans; 4°. la méthode de les traiter, que l'Auteur dit être la plus sûre, la plus efficace, fondée sur la raison, & confirmée par l'expérience. On y a joint l'extrait d'un autre essai sur la guérison des fistules, sans avoir recours à l'opération, ni aux caustiques. L'Auteur cherche à faire voir l'insuffisance de tous les remedes employés contre les cancers; il dit avoir fait une étude particuliere de cette maladie, & la traiter avec les plus grands succès. Il annonce qu'il ne veut point imiter les Charlatans, en vantant ses cures, & présentant des certificats mendiés & souvent faux; cela est louable: mais pour éviter tout-à-fait d'être confondu avec cette sorte de gens, il auroit dû publier sa méthode & son remede. Il ne parle que de la maniere dont il employe la ciguë dans les cancers & les tumeurs schirreuses, qui proviennent de causes externes; il fait prendre à ses malades le lait d'une chevre nourrie de ciguë; dans le tems qu'on ne peut avoir de la ciguë fraiche, il fait prendre du lait de vache avec l'extrait de cette plante.

BURSÆUS, (*Jean*) a écrit:

Arca medica, adversùs animi morbos. Herbipoli, apud *Johan. Albinum*, 1609, *in*-4.

BURSER, (*Joachim*) étoit né à Cumentza dans la Lusace. Entraîné par un goût décidé pour la Botanique, dont il avoit étudié les premiers élémens sous Gaspard Bauhin, il parcourut une grande partie de l'Europe, & fit une collection nombreuse de plantes. Il fut ensuite Professeur à Sora, & cultiva toujours la botanique avec la même ardeur; son

Herbier, qui forme trente volumes, a été conservé pendant long-tems à Sora, & est aujourd'hui à Upsal; *Pierre Martin* a donné le catalogue de la plupart des plantes qu'il renferme, dans les Mémoires Littéraires de Suéde de l'an 1724. Nous avons encore sous le nom de *Burser* les ouvrages suivans:

1. *De Phlegmone renum & vesicæ.* Basileæ, 1615, *in*-4.
2. *De febre epidemicâ seu petechiali probè agnoscendâ & curandâ, commentatio philosophico-medica.* Lipsiæ, apud *Hæredes Thomæ Schureri*, 1621, *in* 8.
3. *Disceptatio de venenorum naturâ & qualitatibus.* Lipsiæ, 1625, *in*-8.
4. *Concertatio epistolaris super quæstionibus febrem malignam seu petechialem concernentibus, agitata inter* JOAN. STEPH. STROBOLBERGER & JOACH. BURSER. Lipsiæ, 1625, *in*-8.
5. *De fontium origine, tractatus.* Haffniæ, apud *Martzan*, 1639, *in*-8.
6. *Introductio ad scientiam naturalem.* Amstelodami, apud *Jansson*, 1652, *in*-8.

BURSERI, (*Jean-Baptiste*) Médecin Italien de ce siecle, étoit de Faënza, ville d'Italie dans la Romagne. Il a écrit:

De anthelminticâ argenti vivi facultate, ad Petrum Balanterium epistola. Faventiæ, 1753, *in*-8. L'Auteur combat l'opinion qu'il croit établie depuis deux siecles, que le Mercure crud, pris par la bouche, est un excellent spécifique contre les vers. Il emploie un grand nombre de raisons, d'expériences & d'observations, qu'il rapporte dans un assez grand détail.

BURTHOG, (*Richard*) a écrit:

De Lithiasi & calculo. Leidæ, 1662, *in*-4.

BURTON, (*Jean*) Médecin Anglois, qui vivoit vers le milieu de ce siecle. Il a donné les ouvrages suivans.

1. *A treatise on the non naturals*, c'est-à-dire, *Traité sur les choses non naturelles.* A Londres, 1738, *in*-8. Le but de l'Auteur est de faire voir que la connoissance de l'air, des alimens, & des autres choses non naturelles, de leur nature, de leurs propriétés & de leur usage, est nécessaire au praticien dans le traitement des maladies épidémiques; il entre dans des détails aussi utiles qu'étendus. On trouve dans cet ouvrage d'excellens préceptes & des réflexions très-importantes.
2. *An essai toward a complete new system of midwifry theoretical and pratical, interspersed wict several new improvements in four parts.* A Londres, 1751, *in*-8. traduit en François par *Lemoine*, sous le titre de *Systême nouveau & complet de l'art des accouchemens*, &c. à Paris, chez *Hérissant*, 1771, 1773, *in*-8. 2 vol. L'Auteur commence par donner une description des parties de la femme, qui servent

servent à la génération, de l'œuf, du placenta, du cordon ombilical, des enveloppes du fœtus, des eaux dans lesquelles il nage; ces descriptions sont suivies de quelques courtes digressions sur l'existence du fœtus dans l'œuf, sur les progrès de son développement, sur la position du fœtus dans la matrice, & les changemens qu'elle souffre dans les derniers tems de la grossesse. Il passe ensuite aux douleurs qui préparent & annoncent l'enfantement, & la maniere de toucher les femmes, pour juger des progrès de l'accouchement : il décrit les phénomenes qui précédent, accompagnent & suivent l'accouchement naturel; il expose les manœuvres que l'Accoucheur doit faire pour secourir la femme pendant & après l'accouchement; il étend ses préceptes aux cas où il y a deux fœtus, & à ceux où il survient quelques circonstances qui rendent le travail lent, quoique toujours dans l'ordre naturel; ces objets constituent la premiere partie du premier volume. La seconde a pour objet les maladies auxquelles les femmes sont exposées pendant leur grossesse. La troisieme traite des accouchemens contre nature. La quatrieme est relative aux avortemens & aux suites des couches. L'Auteur s'occupe d'abord de la recherche des causes qui peuvent produire l'avortement; il les trouve tantôt dans la mere, tantôt dans l'enfant; il les parcourt successivement, & indique les moyens les plus propres à en prévenir l'effet. Le second volume est purement polémique; il ne contient que la critique d'un ouvrage du Docteur *Smellie* sur la même matiere; il a été publié sous ce titre : *A letter townt Smellie, containing critical and pratical remarks on his theory and pratice of midwifry.*

I. BURY, (*Joseph de*) Voyez PICHON.

II. BURY, (*Jacques*) Chirurgien François du siecle dernier; il exerçoit la Chirurgie à Châteaudun. Il a donné :

Le propagatif de l'homme & secours des femmes en travail d'enfant. A Paris, chez *Mondiere*, 1623, *in*-8. avec figures.

I. BUSCH, (*Sebaldus*) a écrit :

Regimen pro pestilentiâ scriptum. Erfordiæ, 1540, *in*-4.

II. BUSCH, (*Pierre Van-den*) a écrit :

De calculo renum & vesicæ. Leidæ, 1673, *in*-4.

III. BUSCH, (*Laurent Van-den*) nous avons son sous nom :

Oratio de incrementis medicinæ, seu præcipuis ac novissimis hujus sæculi in arte medicâ inventis. Bremæ, apud *Braver*, 1699, *in*-4.

IV. BUSCH, (*Jean-Jacques*) Médecin de nos jours, reçu aux degrés dans l'Université de Strasbourg. Il a donné:

Dissertatio anatomicò-physiologica, nonnulla de liene sistens. Argentorati, 1774, *in* 4. On y trouve beaucoup d'érudition, & plusieurs observations & expériences nouvelles.

BUSCHING, (*Antoine-Frédéric*) nous avons sous son nom l'ouvrage suivant:

Eigne gedanken, &c. c'est-à-dire, *Pensées & notices rassemblées sur la Tarentule, propres à détruire les préjugés sur les accidens causés par sa piquure, & sa guérison au moyen de la musique.* A Berlin, *aux dépens de l'École-réelle*, 1772, *in*-8. L'Auteur a rassemblé des argumens tant historiques, que de raisonnement, par lesquels il veut faire voir que *Baglivi*, & ceux qui ont adopté son sentiment, se sont trompés, & que la maladie qui excite à la danse, est une maladie exclusivement nerveuse. Il regarde comme des fables tout ce qu'on raconte des suites fâcheuses de la piquure de la Tarentule.

BUSCHOFF, (*Herman*) Médecin Hollandois du siecle dernier; il passa à Batavia, ville d'Asie au Royaume de Bantam dans l'île de Java, & y exerça la médecine. Il a donné:

1. *Het podagra mets gaders dessels geneezinge.* A Amsterdam, 1674, 1678, *in*-12. traduit en Allemand, à Breslau, 1677, *in*-8. & en Anglois, sous le titre suivant: *Two treatises, the one, medical, of the gout the other part ly chirurgical, part ly medical, containing some observations and practices relating to some extraordinary cases*, à Londres, 1676, *in*-8. Cet ouvrage contient deux traités. Le premier concerne la goutte: l'Auteur examine tout ce qu'on a dit sur cette maladie: après avoir réfuté les opinions des différents Auteurs, il établit que la goutte n'est autre chose qu'une enflure interne au dedans du perioste, causée par une vapeur maligne, froide ou seche, envoyée hors des arteres, ou, pour mieux dire, poussée vers cette partie; il n'emploie pour tout remede que le *moxa.* Le second traité est un recueil de cures remarquables, faites par *Henri Van-Voonhuyse*; les principales sont sur la matrice & sur les plaies de la tête, à l'occasion desquelles l'Auteur parle de la pratique du trepan, où il prétend qu'il s'est glissé beaucoup d'abus; il fait à ce sujet le détail de quelques grandes blessures à la tête, qu'il a guéries sans trépaner les malades.
2. *Podagra propriùs, quam antehàc investigata & inventa, unà cum ejusdem certâ curâ aut medicinâ.* Francofurti, 1678, *in*-8. C'est une traduction latine du premier des deux traités qui composent l'ouvrage précédent.

BUSENNIUS, (*Antoine*) Médecin du seizieme siecle, étoit de Breda,

& exerça la médecine à Anvers. Il étoit fort savant dans les langues. Il est connu par un commentaire sur Galien, qui a été publié sous le titre suivant :

Commentarii in Galeni librum de inæquali intemperie. Antuerpiæ, apud *Joh. Richardum*, 1553, *in*-8. ibid. apud *Withagium*, 1561, *in*-8.

BUSSER, (*Henri-Louis*) a écrit ;

De ægro, mictu cruento laborante. Marpurgi, 1721, *in*-4.

BUSSIERE, Chirurgien, qui vivoit à la fin du dix-septieme siecle & au commencement du dix-huitieme ; il étoit de la Société Royale de Londres ; l'Académie Royale des Sciences de Paris, le nomma son correspondant le 4 Mars 1699. Nous avons de lui :

1. *Lettre à M. Bourdelin, pour servir de réponse à M. Mery.* A Paris, 1698, 1703, *in*-12. Cette lettre roule sur le trou ovale du fœtus.
2. *Description anatomique du cœur des tortues terrestres de l'Amérique.* A Paris, 1703. *in*-12.
3. *Nouvelle description du cœur de la tortue d'Amérique.* A Paris, 1713, *in*-12. Cette description avoit déja été insérée dans les transactions philosophiques de l'an 1710, après avoir été approuvée par la Société Royale de Londres ; elle est précédée d'un avertissement, où l'Auteur rend compte d'une dispute relative à son ouvrage ; elle est accompagnée de quelques figures gravées avec exactitude.

Dans ces ouvrages, l'Auteur soutient que, dans le fœtus, le sang passe d'une oreillette dans l'autre.

BUSSIUS, (*Théodore*) Médecin Allemand, reçu aux degrés dans l'Université de Jene, vers le milieu du siecle dernier ; il a écrit :

De epilepsiâ. Jenæ, 1659, *in*-4.

BUSSON, (*Julien*) Médecin François de nos jours, est né à Dinant en Bretagne ; il est Docteur-Régent de la Faculté de Médecine de Paris, Inspecteur des Hôpitaux militaires de Bretagne ; &, depuis 1773, premier Médecin de Madame la Comtesse d'Artois.

Il a publié la traduction françoise du *Dictionnaire universel de Médecine*, qui avoit été faite sur l'anglois de *James*, par *Diderot*, *Eidous* & *Toussaint* ; il a vérifié les citations de l'Auteur Anglois ; il a augmenté le nombre des articles de l'original ; il en a étendu & éclairci quelques autres. Il a donné une certaine étendue à des articles, bornés dans l'original, à une simple définition. Il a répandu des notes en plusieurs endroits ; ces notes sont de deux especes : les unes servent à garantir de l'erreur dans laquelle sont tombés les anciens, ceux des lecteurs, qui, aussi peu versés dans l'anatomie, que les anciens, jugeroient possibles quelques opérations que ces derniers avoient conseillées. Les autres servent à relever des erreurs au sujet de quelques mixtes, que les anciens avoient regardé trop légérement comme innocens ou nuisibles, & celles qui pourroient être relatives à la préparation des remedes & à leurs doses. Les additions de l'Editeur sont marquées d'un astérisque, lorsqu'elles sont un objet assez considérable. Enfin *Buffon* a placé à la tête du troisieme volume un avertissement, où l'on trouve une remarque importante au sujet des formules purgatives qu'on trouve dans les ouvrages des Médecins qui ont précédé les Arabes.

BUSTAMANT DE LA CAMARA, (*Jean*) Médecin Espagnol, qui vivoit vers le milieu & la fin du seizieme siecle. Il étoit né à Alcala de Henarez, où il étudia la philosophie & la médecine, & où il reçut le Doctorat dans ces deux Facultés. Il fut fait, peu de tems après, Professeur de philosophie dans l'Université de cette ville, & ensuite Professeur en médecine. Il mourut dans sa patrie, après y avoir exercé sa profession avec beaucoup de réputation. Nous avons de lui les deux ouvrages suivans:

1. *Historia animalium, quæ in sacris Biblis occurrunt.* Compluti, apud *Gracianum*, 1595, *in*-4. 2 vol. Lugduni, 1602, *in*-8. 2 vol. *Manget* n'a pas connu cette derniere édition.

2. *De reptilibus verè animantibus sacræ scripturæ, libri VI.* Lugduni, apud *Antonium Pilheote*, 1620, *in*-8. *Manget* n'a pas connu cet ouvrage; il l'a confondu avec le précédent, auquel il rapporte l'édition faite à Lion chez *Pilheote*, en 1620.

BUSTAMENTE DE PAZ, (*Benoît*) autre Médecin Espagnol, qui étoit Docteur en médecine de l'Université de Salamanque Nous avons de lui l'ouvrage suivant:

Methodus in VII aphorismorum libris ab Hippocrate observata, quâ & continuus librorum ordo, argumenta & schemata declarantur. Venetiis, apud *Alde*, 1550, *in*-4; Parisiis, apud *Martinum Juvenem*, 1550, *in*-16.

BUSTOS, (*Didace Perez*) Chirurgien Espagnol du siecle dernier; il étoit attaché en cette qualité à Philippe IV, Roi d'Espagne. Nous avons de lui:

Tratado breve de flebotomia, c'est-à-dire, *Traité succint de la saignée.* à Madrid, 1641, *in*-8. 1647, *in*-8.

BUSTUS, (*Ange*) Médecin Italien, étoit natif de Venise. Il a écrit:

1. *De mellis convenienti quantitate ad theriacam componendam.* Venetiis, 1614, *in*-4.

2. *Adversùs ea quæ disputationi suæ de mellis convenienti atque legitimâ*

quantitate ad theriacam componendam objectæ fuere, *defensio*. Venetiis, apud *Andream Muschium*, 1617, *in*-4.

BUTA, (*Wenceslas-Alexandre*) a écrit:

De ossium inflammatione. Pragæ, 1743, *in*-4.

BUTEFISCH, (*J. Aug.*) a donné:

Kurze anweisung wie ein Lehrling in der wundarzney sich die vornehmsten anfangsgründe bekannt machen kann. A Brunswic, 1773, *in*-8. C'est un livre élémentaire.

BUTINI, (*Jean-Antoine*) Médecin de nos jours, qui a étudié la Médecine dans l'Université de Montpellier, & y a été reçu aux degrés en 1748. Il a été ensuite à Geneve, où il a exercé la médecine, après avoir été aggrégé au College des Médecins de cette ville. Il est Correspondant de la Société royale des Sciences de Montpellier. Il a donné;

1. *De circulatione sanguinis*. Monspellii, 1747, *in*-4. Il suit les principes & la doctrine de *Stahl*.

2. *Traité de la petite vérole communiquée par l'inoculation*. A Paris, chez *Jean-Thomas Herissant*, 1752, *in*-8. Cet ouvrage contient quatorze chapitres. Le premier sert d'introduction. Le second traite de la nature de la petite verole ordinaire; l'Auteur la présente comme épidémique & contagieuse; il croit que nous en portons le germe en naissant; il en recherche le siege; il en explique le développement. Le troisieme contient des recherches sur la nature de la petite verole inoculée, qu'on présente comme la même que celle de la petite vérole ordinaire. Dans les deux suivans, l'Auteur expose les accidens de la petite vérole naturelle, & recherche leurs causes. Les trois suivans tendent à faire voir les avantages de la petite vérole inoculée. Dans le neuvieme, l'Auteur cherche à prouver qu'il est du bien public que l'inoculation s'introduise. Dans le dixieme, il rappelle quelques-unes des objections qu'on a faites contre cette pratique, & tâche de les réfuter. Le onzieme expose la préparation à l'inoculation; le douzieme, la maniere de faire cette opération: le treizieme, le traitement après cette opération; enfin le quatorzieme, qui termine l'ouvrage, contient l'histoire de l'inoculation. C'est l'ouvrage d'un Praticien sage & éclairé; les principes qu'il contient sont présentés avec une espece d'impartialité; en quoi l'Auteur, qui paroît ne s'occuper que du bien de l'humanité, s'est écarté de la conduite ordinaire des fauteurs de pratiques nouvelles, & sur-tout du ton enthousiaste qui regne le plus souvent dans leurs ouvrages.

3. *Lettres à M. Bonnet sur la cause de la non-pulsation des veines*. A Lausanne, 1761, *in*-8. L'Auteur prétend que les veines n'ont aucune

pulsation; il déduit ce phenomene de la pression de leurs parois, qu'elles reçoivent du sang qu'elles contiennent, & qu'il croit être toujours égale dans la systole & la diastole. Ses preuves sont appuyées sur l'anatomie & l'hydrostatique.

BUTINUS, (*Jean*) Nous avons sous son nom:

Hyppocratis aphorismi græcè & latinè ita digesti in ordinem, ut mutuò sese explicare & ad morborum curationem singuli suo è loco prodire videantur, cum brevi expositione ex Galeni commentariis desumptâ, ejusdem Hippocratis prænotionum libri tres, cum explicatione eodem ex fonte hausta, insigniores aliquot sententiæ ex libris Aurelii Cornelii Celsi. Lugduni, 1575. ibid. apud *Joh. Tornæsium*, 1580, *in*-12. Genevæ, apud *Petrum* & *Jacobum Chouet*, 1625, *in*-16.

BUTIUS, (*Vincent*) Médecin du siecle dernier; il a écrit:

De calido, frigido & temperato antiquorum potu & quomodò calida in delitiis uterentur. Romæ 1653, *in*-4. ibid. apud *Mascardi*, 1655, *in*-4. & dans le douzieme volume des Antiquités Romaines de Grœvius.

BUTLER. *Voyez* BUTTLER.

BUTNER. *Voyez* BUTTNER.

BUTTER, (*Guillaume*) Ecossois, est Docteur en médecine, & membre du College royal des Médecins d'Edimbourg. Il a écrit:

1. *Méthode pour guérir la pierre par les injections.* A Edimbourg, 1754, *in*-8. écrit en Anglois; traduit en François par *Roux*, à Paris, 1757, *in*-12.
2. *Arteriotomia.* Edimburgi, 1761, *in*-8.
3. *A treatise on the kinkcough*, c'est-à-dire, *Traité de la coqueluche.* A Londres, chez *Cadell*, 1773. On y a joint un appendice concernant l'histoire médicinale & les préparations de la ciguë. L'Auteur expose d'abord les différens symptômes de la coqueluche; il fait connoitre ensuite la nature & le siege de cette maladie; il examine les causes qui la produisent le plus communément. Le cinquieme chapitre de cet ouvrage, qui paroit très-digne de l'attention des gens de l'art, est consacré à l'histoire de la ciguë, considerée comme remede contre la coqueluche. Dans le sixieme, il est question du traitement de cette maladie, tant simple, que compliquée avec la dyssenterie, la dentition, la fievre, la petite vérole, la rougeole, la grossesse, &c. Le dernier chapitre renferme des remarques sur la maniere dont la ciguë agit dans la guérison de la toux convulsive.

4. *An account of puerperal fevers as they appear in Derbyshire, and some of the countries adjacent*; c'est-à-dire, *Mémoires sur les fievres pourprées, telles qu'on les remarque dans le Comté de Derbyshire, & dans quelques contrées voisines*. A Londres, chez *Payne*, 1775. Après avoir décrit le diagnostic & le prognostic de cette maladie, l'Auteur en examine la nature & la cause. Il l'attribue à une affection spasmodique des premieres voies, accompagnées d'une collection de matieres putrides dans ces mêmes parties. Il propose une méthode préservative, adaptée à cette cause. Il décrit le traitement de cette maladie, qui se réduit à procurer tous les jours aux malades deux, trois ou quatre selles, selon leurs forces, & à remédier, par les secours les plus prompts & les plus efficaces, aux symptômes incommodes, tels que la soif, la douleur de tête, &c. Il rapporte ensuite huit observations, comme propres à confirmer sa doctrine. Enfin il termine son traité par un chapitre sur la fievre de lait & la fievre miliaire.

I. BUTTLER, (*Joseph*) nous avons sous son nom :

Nader ontl dekking des menschlycken waters om aller menschen temperament te ontdekken. A Harlem, 1697, *in*-12. L'Auteur préconise beaucoup l'inspection des urines, & les avantages qu'on peut en retirer ; il prétend la faire servir à connoitre beaucoup de choses, comme les différens tempéramens, la grossesse & ses termes divers, la goutte imminente ou future, &c. Il soutient que lorsqu'on est en santé, il doit y avoir une nubecule suspendue dans l'urine.

II. BUTTLER, (*Roger*) a écrit :

Essay on blood letting shewing the advantages of bleeding, particulary in the foot. London, 1734, *in* 8. L'Auteur adopte en entier les principes & les systêmes de *Sylva* sur la saignée.

III. BUTTLER, (*Guillaume*) nous avons de lui :

A method of cure for the stone chiefly by injections, virtue, descriptions and delineations of the instruments contrived for those purposes. A Edimbourg, 1754, *in*-12.

I. BUTTNER, (*André*) a écrit :

De theriacâ & mithridatio Græcorum. Venetiis, 1549, *in*-8. Le but de l'Auteur est de faire voir qu'il est impossible de préparer la thériaque suivant la formule des Médecins Grecs.

II. BUTTNER, (*Jean*) Apothicaire Allemand, qui vivoit dans le siecle dernier ; il tenoit boutique de Pharmacie à Gorlitz, ville d'Allemagne, dans la haute Lusace. Il a donné le catalogue des médicamens simples & composés, & des préparations chimiques qu'on trouvoit dans sa boutique, sous le titre suivant :

Catalogus medicamentorum tam simplicium, quàm compositorum, & chymicorum, officinæ pharmaceuticæ Butnerianæ in republicâ Gorlicensi, cum eorumdem taxatione & legibus. Gorlicii, apud *Joh. Rhambam*, 1629, *in*-4.

III. BUTTNER, (*François*) a écrit :

De probabilitatibus medicis. Francofurti, 1722, *in*-4.

IV. BUTTNER, ((*Théophile*) a écrit :

De medicamentorum apparatu. Halæ-Magdeb. 1739, *in*-4.

V. BUTTNER, (*Christophe-Guillaume*) Médecin Allemand de nos jours, qui exerce la médecine à Konisberg, où il occupe un Chaire de médecine. Nous avons de lui les ouvrages suivans :

1. *De vasis hæmorroïdalibus.* Regiomonti, 1737, *in*-4.

2. *De peritonæo.* Regiomonti, 1738, *in*-4. Inséré par *Haller* dans sa collection de dissertations anatomiques. Cette dissertation contient des détails assez curieux sur la structure du péritoine.

3. *Beweis dass ein Kint mit dem aus der brust gewachsenen Herzen leben konne.* A Konisberg, 1747, *in*-4. On y trouve la description d'un fœtus, dont on voit le cœur à nud.

4. *Von einem kinde mit auswarts liegendem Herze.* 1752, *in* 4.

5. *Croerterung*, &c. c'est-à-dire, *Discussion de quelques questions concernant l'expérience des poumons, à l'occasion d'un enfant à deux têtes & à un corps.* A Konisberg, 1766, *in*-4. Cet enfant avoit deux têtes, deux cœurs, deux mains & deux pieds ; au lieu de sang, on trouva dans les artéres une eau jaunâtre. La question concernant les expériences du poumon, est très-bien discutée dans cette brochure ; l'Auteur rapporte des preuves très-frappantes ; il indique les précautions nécessaires & les exceptions qu'il faut faire.

6. *Anweisung für angehende Arzney-Beflissene worauf sie bey ausstellung eines obductions atteſtes über todliche verlezungen acht zugeben haben.* A Konisberg, 1767, *in*-8.

7. *Anatomische wahrnehmungen*, &c. c'est-à-dire, *Observat. anatomiques faites dans le cours de plusieurs années.* A Konisberg, chez *Zeisen & Hartung*, 1770, *in*-4. Cette collection contient quinze observations sur les objets suivans. 1°. Une passion iliaque ; 2°. une tumeur attachée au fond de la matrice ; 3°. quelques pierres trouvées dans les artéres hémorrhoïdales externes ; 4°. une épiplocele, des polypes en différentes veines trouvées dans un cadavre, des fractures de

de diverses parties, sur-tout des côtes, des vertebres, des lombes, du tarse. 5°. Un enfant venu au monde avec le cœur hors de la poitrine. 6°. Un monstre à deux têtes, à deux corps, à quatre bras & à trois jambes. 7°. Un enfant né sans crâne & sans cerveau. 8°. La possibilité qu'un tel enfant ait pu vivre quelques heures après sa naissance; 9°. un avorton né avec la poitrine & le bas-ventre ouverts; 10°. un hydrocephale; 11°. une excroissance du crâne avec carie; 12°. mémoire sur cette question, *si un enfant d'onze ans est devenu bossu pour avoir été frappé, ou si cette irrégularité doit être rapportée à un défaut antérieur de conformation*; 13°. un monstre sans tête, sans bras & sans visceres; 14°. l'ossification de la portion inférieure du lobe gauche des poumons. 15°. une conception de six semaines dans la trompe de Fallope. Toutes ces observations sont intéressantes.

8. *Aufricktiger unterricht*, &c. c'est-à-dire, *Instruction simple sur la maniere dont on doit se conduire avant, pendant & après l'inspection d'un corps trouvé mort, & comment il faut dresser les rapports, relativement aux observations qu'on a faites sur la nature des blessures.* A Konilberg, chez *Zeizen & Hartung*, 1770. Ce traité est divisé en deux parties. Dans la premiere, l'Auteur parle des blessures mortelles, de la forme qu'on doit donner aux rapports, & de tout ce qui doit être observé en pareil cas. Il parcourt les différentes parties du corps, & fixe les divers degrés de mortalité, eu égard aux parties affectées. Il cite des exemples de gens qui sont morts des suites de blessures, qui ne paroissoient rien moins que mortelles. Il combat & détruit un ancien préjugé au sujet du neuvieme jour d'une blessure reçue, regardé comme fatal. Parmi les observations curieuses, qu'on lit dans cet ouvrage, il y en a sur-tout une d'un enfant mort dans le sein de sa mere, à la suite d'un coup reçu par celle-ci. La seconde partie renferme trente rapports juridiques, tous fort détaillés & bien choisis; ceux sur-tout qui concernent la mort subite de deux enfans, dont la teigne avoit été repercutée au moyen d'un onguent qui contenoit de l'arsenic. Cet ouvrage peut être fort utile aux Médecins, aux Chirurgiens, même aux Gens de justice.

9. *Seltene wahrnehmung eines an der zunge hervorhangenden fleischgewachses*, &c. c'est-à-dire, *Observations sur un sarcome pesant quatre onces trois quarts, attaché à la langue, & amputé heureusement.* A Konilsberg, chez *Zeizen & Hartung*, 1770, *in*-4.

10. *Vollstandige anweisung wie durch anzustellende besichtigungen ein veribter kindermord vorzumitteln sey.* A Konilsberg, 1771, *in*-4. On trouve dans cet ouvrage des recherches curieuses & savantes sur l'infanticide, sur les signes de la strangulation, sur la ligature du cordon ombilical, &c.

11. *Sechs seltene anatomische wahrnehmungen*, &c. c'est-à-dire, *six Observations anatomiques & chirurgicales sur des cas rares.* A Konitberg, chez *Hartung*, 1774, *in*-4. La premiere observation a pour sujet une excroissance osseuse, occasionnée par une chûte, & attachée par un pédicule étroit à la mâchoire inférieure; on a scié ce pédicule, & l'excroissance a pesé cinq onces cinq gros. Dans la seconde, on parle d'une opération de la taille. La troisieme renferme des détails curieux sur un déchirement de la rate, occasionné par une chûte, & sur un déchirement des poumons causé par un carrosse, qui, en passant sur le corps de la personne, avoit détaché le foie du diaphragme. Il est question, dans la quatrieme, de la guérison d'une carie à la mâchoire inférieure. La cinquieme concerne un ulcere formé à la suite d'un engorgement au-dessous du nombril, & d'où sont sorties des pierres biliaires. Enfin, la sixieme renferme l'histoire de la dissection du cadavre d'une femme, qui avoit souffert très-long-tems les plus vives douleurs à la poitrine, toutes les fois qu'elle avaloit; on trouva son estomac fort distendu, alongé & dans une situation perpendiculaire. Ces observations sont accompagnées de remarques savantes, de réflexions judicieuses, d'exemples analogues rapportés d'après les Auteurs les plus célébres, & de sept planches, où l'on a représenté quelques-uns des objets les plus curieux, dont il y est question.

IV. BUTTNER (*David-Sigismond Aug.*) a donné:

Enumeratio methodica plantarum, carmine J. CHRISTIANI CUNO recensitarum. Amstelodami, 1750, *in*-8. L'Auteur désigne avec exactitude, par les noms botaniques, les plantes rares que *Cuno* avoit décrites en vers; il fait quelques genres nouveaux, & ajoute quelques caracteres à des genres déjà connus.

BUTUTUS DE SOLO, (*Gérard*) Médecin, au sujet duquel les Bibliographes & les Historiens ont beaucoup varié. On n'est pas d'accord sur le lieu de sa naissance: on convient assez généralement qu'il étoit né dans un village appellé *Solum* ou *Solo*; mais on ne sait où est ce village. *Velschius* le dit de Bourges; dans un autre endroit, il l'appelle Médecin Provençal: *Simler* le dit *Parisiensis*; *Astruc* conjecture qu'il étoit originaire du Diocèse de Beziers; mais on ne trouve, aux environs de cette ville, aucun village appellé *Solum*; d'où nous pouvons conclure qu'on ne sait rien de positif touchant le lieu de sa naissance. On n'a pas moins varié sur les différens noms qu'on lui a donné; la plûpart des Bibliographes l'ont appellé simplement *Gerardus de Solo*; *Tiraqueau* lui donne le nom de *Gerardus Bensius Parthiensis*; *Velschius* est le premier qui a le mieux connu ce Médecin, & qui nous a appris que son vrai nom étoit *Gerardus Bututus de Solo*. Le tems où il a vécu a encore divisé les Auteurs; *Wolffgangus Justus* le fait vivre en 1470, & *Ranchin* le place après Jean de Tornamire, qui vivoit en 1401; mais il paroit qu'ils sont l'un & l'autre dans l'erreur; Jean de Gadesden cite souvent notre *Gerard*, & en particulier son Commentaire sur le *Viaticum*; or, Jean de Gadesden vivoit vers le commencement du quatorzieme siecle, puisqu'il cite Bernard de Gordon, qui vivoit en 1305, & il est lui-même cité, 1°. par Matthieu Silvaticus, qui composoit ses Pandectes en 1317; 2°. par Gui de Chauliac, qui composoit sa chirurgie en 1363; d'où il résulte que *Gerard Bututus* doit avoir vécu avant Jean de Gadesden, ou au moins en même tems que lui, par conséquent au commencement du quatorzieme siecle. On ne connoit rien de particulier de ce Médecin: on apprend seulement de *Velschius* qu'il fut Professeur en médecine à Montpellier, & de *Ranchin*, qu'il fut Chancelier de la Faculté de médecine de cette ville. On attribue à ce Médecin les ouvrages suivans:

1. *Introductorium juvenum, seu de regimine corporis humani in morbis, scilicet, consimili, officiali & communi.*
2. *Libellus de febribus.*
3. *Tractatus de gradibus medicinæ.*

Ces trois ouvrages ont été imprimés avec le suivant:

4. *Commentum super viatico cum textu.* Venetiis, apud *Scott*, 1507, *in-fol.* L'ouvrage sur lequel roule ce commentaire, est le Viatique d'*Isaac*, Médecin Juif. Nous apprenons de *Velschius*, que ce commentaire est mal écrit. Cet Auteur en cite un passage bien propre à prouver ce qu'il en dit, dans lequel on trouve un mauvais latin, des expressions dures, une division peu exacte; mais cela ne suffit pas pour porter, de cet ouvrage, un jugement désavantageux: on n'écrivoit pas mieux dans le siecle de l'Auteur, & nous trouvons des ouvrages de ce tems, qui, quoique mal écrits, renferment de bonnes choses. *Schenckius* est tombé dans une erreur bien évidente relativement à cet ouvrage; il l'attribue, dans la même page, (*Bibl. Iatrica*) à quatre personnes différentes: 1°. à *Gerard de Solo*, Médecin François; 2°. à *Gerardus Bentius Parthensis*; 3°. à *Gerardus Bututus Parisiensis*; 4°. à *Gerardus Bituricensis de Cremona.*

Simler, &, après lui, *Schenckius* attribuent encore à cet Auteur les ouvrages suivans, qu'ils assurent avoir été en manuscrit dans la bibliotheque de *Dresser*, Médecin d'Erfort: 1°. *Commentum, seu practica super G. Rhasis ad Almanzorem, cum textu*; 2°. *Commentum super primam fen primi canonis Avicennæ & partem secundi*; 3°. *Summa de conferentibus & nocentibus*; 4°. *De custodiâ sanitatis*; 5°. *Aggregationes de crisi & criticis diebus & de prognosticationibus.*

Gesner & *Van-der Linden* assurent que *Gerard de Solo* fut très-habile & très-expérimenté dans la pratique de la médecine ; ils présentent, comme des ignorans, ceux qui blâment les écrits de cet Auteur, parce que le style en est grossier, & qu'il se ressent de la barbarie de son siecle. Les vieux Auteurs de médecine citent notre *Gerard* sous le nom de *Doctor Mansuetus*, & sous celui d'*Expositor* ; il y a apparence que ses commentaires lui avoient mérité ce dernier.

I. BUXBAUM. (*André*) Nous avons de lui :

Catechesis medica, per modum dialogi proposita, ex quâ in medicâ arte initiandi, principia neotericorum hypothesibus accommodata, facili methodo addiscere possunt. Martisburgi, apud *Forberger*, 1595, *in*-8.

II. BUXBAUM, (*Jean-Christien*) Botaniste Allemand, né vers le milieu du siecle dernier ; il avoit été appellé en Russie, & fut Membre de l'Académie des Sciences de Péterbourg ; il voyagea à Constantinople, dans l'Archipel, en Arménie. Il est mort en 1729. Nous avons de lui les ouvrages suivans :

1. *Enumeratio plantarum in agro Hallensi, locisque vicinis nascentium.* Hallæ, 1721, *in*-8. Ce catalogue est assez nombreux : on y trouve beaucoup de mousses & de champignons, dont quelques-uns sont nouveaux.
2. *Centuriæ quinque plantarum minùs cognitarum circà Bysantium & in Oriente observatarum.* Petropoli, *ex Typographiâ Academiæ*, 1728, 1729, 1733, 1740, *in*-4. 3 vol. On y trouve les figures de 578 plantes, divisées en trois classes : 1°. les plantes ni nommées, ni décrites, ni figurées ; 2°. les plantes nommées, ou décrites assez bien, sans figures ; 3°. les plantes nommées, ou décrites, ou figurées d'une maniere incertaine. Cette maniere de classer les plantes n'est pas bien naturelle ; mais elle fournit un exemple d'une méthode peu ordinaire.

III. BUXBAUM (*Ans. Gutmann*) a écrit :

De febre miliari puerperarum. Giessæ, 1729, *in*-4.

I. BUXTORF, (*Jean*) Médecin Suisse de ce siecle ; il étoit peut-être le fils ou le petit-fils de *Jean Buxtorf*, Professeur des langues orientales à Bâle, & très-versé dans la connoissance de la langue hébraïque, & de celle des Rabbins. Il a été reçu aux degrés dans l'Université de Bâle. Il a écrit :

1. *De visu.* Basileæ, 1728, *in*-4.
2. *Theses anatomico-botanicæ.* Basileæ, 1733, *in*-4.

II. BUXTORF, (*Jean-Louis*) Médecin Suisse de nos jours, qui est Médecin de la ville de Bâle : nous le croyons fils du précédent. Il a donné :

Cura valetudinis religiosorum ad normam naturæ. Basileæ, 1768, *in-8.*

BUYSEN (*Henri*) a écrit :

Van de uytwerpingen des mensche lykkens lighamps. A Amsterdam, 1706, *in-12.*

BUZER (*J. Valentin*) a écrit :

De hæmorrhagiis in genere. Harderwici, 1712, *in-4.*

BUZZEGOLI, (*Albert-Joseph*) Médecin Italien, natif de Florence ; il est aujourd'hui Professeur de philosophie & de médecine-pratique. Il a écrit :

Dell' acqua martiale di Rio nell' isola dell' Elba, e dell' uso della medesima in medicina e chirurgia, trattato storico-fisico-medico, c'est-à-dire, *Traité historico-physico-médical de l'eau martiale de Rio, dans l'isle d'Elba, & de son utilité en médecine.* A Florence, chez *Bonducci*, 1762. L'analyse & l'usage des eaux martiales de Rio sont l'objet principal de cet ouvrage, qui comprend trois parties. La premiere contient une histoire générale de l'isle d'Elba, des mines de Rio, des différentes sources que l'on trouve soit sur le sol, soit dans l'intérieur de la mine ; de celle de ces sources qui a le plus de vertus ou propriétés ; du tems où elle a été découverte & connue. La seconde partie renferme une excellente analyse de ces eaux ; l'Auteur explique les différens effets qu'elles ont produits. Il parle, dans les deux premiers chapitres de la troisieme partie, de la santé & des maladies en général ; il rassemble, dans le troisieme, les causes générales des maladies, dans lesquelles on emploie avec succès les eaux martiales de Rio ; les trois suivans apprennent à les administrer à propos, comment & dans quels cas elles peuvent convenir dans les maladies chirurgicales.

BYETIUS (*Thomas*) a écrit :

Observationes in descriptionem Philippi Gœringi & super naturâ & usu fontium acidorum pagi Spa & ferrati Tungrensis. Leodii, apud *Henricum Hovium*, 1592, *in-8.*

BYLER (*Lucius*) a écrit :

De ictero flavo. Basileæ, 1619, *in-4.* dans la collection des dissertations publiées par Jean-Jacques Genath.

BYLWERF (*Guillaume*) a écrit :

De cancro. Leydæ, 1706, *in*-4.

BYNGEZLA. *Voyez* BUHAHYLYBA.

BYSTER (*J.*) a écrit :

De nephritide. Leydæ, 1734, *in*-4.

BYWALD (*L.*) a donné :

Selectæ ex amœnitatibus Academicis C. Linnæi dissertationes ad universam historiam naturalem pertinentes, additamentis auctæ. Grætz. 1764, 1766, *in*-4. 2 vol. Il y est question de quelques plantes qui servent à l'économie, de quelques plantes venimeuses, de quelques erreurs des Apothicaires, des plantes *adventices*, de quelques plantes des Alpes, des variétés des plantes dans les feuilles & les étamines, des défauts de différens systèmes, même de celui de *Linné.*

BZOVIUS, (*Abraham*) Savant Polonois, dont le vrai nom étoit BZOWZKI ; il naquit en 1567. Il fit ses études à Cracovie, où il se fit Religieux de l'Ordre de Saint Dominique. Envoyé en Italie par ses Supérieurs, il enseigna la philosophie à Milan, & donna des leçons de Théologie à Boulogne. Il revint ensuite en Pologne ; il y prêcha avec applaudissement, & y enseigna de nouveau la philosophie & la théologie. Il y contribua beaucoup à l'agrandissement de son Ordre, en y faisant bâtir plusieurs Couvens ; il enrichit de beaucoup de livres la bibliotheque des Dominicains de Cracovie. Il fit un voyage à Rome, & y fut Bibliothécaire de Virginio des Ursins, Duc de Bracciano. Il entreprit ensuite de continuer les annales de l'Eglise du Cardinal Baronius ; le Pape le logea à cet effet au Vatican ; il y demeura jusqu'à ce qu'ayant été volé, & son domestique tué par des voleurs, il se retira dans le monastere de son Ordre de la Minerve, où il mourut en 1673, âgé de 70 ans.

Bzovius étoit fort laborieux ; il a composé beaucoup d'ouvrages : 1°. un abrégé de l'histoire Ecclésiastique ; 2°. neuf volumes des annales de l'Eglise ; 3°. les vies des Papes, en trois volumes ; 4°. la vie de Paul V en particulier. Il a encore donné le suivant, qui peut être rapporté à la médecine :

Nomenclator sanctorum professione Medicorum, quorum anniversariam festivitatem universalis celebrat Ecclesia. Romæ, apud *Petrum Discipulum*, 1612, *in*-fol. Ibid. 1621, *in*-12. Coloniæ, apud *Hæredes Boetzeros*, 1623, *in*-8.

C

CABÆUS, (*Nicolas*) Jésuite Italien, qui étoit natif de Ferrare; il vivoit dans le siecle dernier; il étoit Professeur de Mathématiques, & avoit la réputation de bon Prédicateur; il mourut à Gênes le 30 Juin 1650, après avoir donné :

Philosophia magnetica, in quâ magnetis natura penitùs explicatur. Coloniæ, apud *Kinckium*, 1629, *in*-fol. Ferrariæ, apud *Franciscum Succium*, 1639, *in*-fol.

CABAL, (*Pierre*) exerçoit la Chirurgie à Paris vers la fin du seizieme siecle. Il a donné :

Ad Jo. Riolani pro Medicis apologiam parùm philosophicam pro Chirurgis responsio. Parisiis, 1577, *in*-8.

CABALLIS, (*Charles Comte de*) vivoit dans le siecle dernier; il étoit né à Verone, d'une famille noble de cette ville, & étoit Médecin du Prince de Castiglione. Nous avons de lui :

Phænomena medica singulari intuitu recensita. Venetiis, *Typis Stephani Curtii*, 1686, *in*-12. C'est un recueil d'observations médicinales, prises dans les écrits des plus habiles Maitres de l'art, & choisies avec beaucoup de discernement; elles y sont au nombre de cent, & roulent sur différens cas de pratique; comme, par exemple, sur une épilepsie de dix ans, dépendante de l'existence d'un ver extraordinaire dans les intestins; sur la guérison d'une palpitation de cœur, qui étoit entendue des assistans, guérie par un émétique antimonial; sur un cancer au sein, guérie par l'opération; sur un morceau de roseau, long de sept travers de doigt, extrait de la vessie; sur la lithotomie, &c. Ces observations sont suivies de quelques consultations, qui ne sont pas sans mérite.

I. CABALLO *ou* CAVALLO, (*Francois*) Médecin, natif de Bresse en Italie, exerça la Médecine avec distinction à Padoue vers la fin du quinzieme siecle & au commencement du seizieme; il enseigna en même-tems la Médecine dans l'Université de la même ville avec beaucoup de réputation. Il se retira ensuite dans sa patrie, où il mourut en 1540, dans un âge très-avancé, après avoir donné l'ouvrage suivant:

Tractatus de theriacâ, sive, libellus de animali, pastillos theriacos & theriacam ingrediente. Venetiis, apud *Octavium Scot*, 1497, *in*-fol. avec les œuvres médicinales de *Barthelemi Montagnana.* Ibid. 1503 & 1515, *in*-fol. avec les conseils d'*Antoine Cermisoni.* Ibid. apud *Casp. Bindonum*,

1565, *in*-fol. Lugduni, apud *Jacobum Mit*, 1525, *in*-4. Francofurti, apud *Paltkenium*, 1604, *in*-fol. Noribergæ, 1652, *in*-fol.

II. CABALLO *ou* CAVALLO, (*François*) naquit à Agrigente, ville de Sicile, à la fin du seizieme siecle, ou au commencement du dix-septieme; il fut reçu aux degrés de Docteur en philosophie & en médecine; ses commencemens furent heureux, & ses talens faisoient concevoir les plus grandes espérances; mais il tomba en démence, & mourut à Naro, ville de Sicile, en 1660; il avoit donné les deux ouvrages suivans:

1. *Opusculum de objecto physicæ.* Panormi, apud *Alphonsum de Isolâ*, 1638, *in*-8.
2. *De insito morborum, medicum opus & novum.* Catanæ, apud *Vincent. Petron*, 1658, *in*-8.

CABERO, (*François-Garcie*) Espagnol, a écrit.

Institutiones di albeiteria y examen de practicantes. A Madrid, 1728, *in*-4. 1748, *in*-4. 1750, *in*-4. 1756, *in*-4.

CABIAS, (*Jean-Baptiste*) Médecin François, qui étoit né au Pont-Saint-Esprit; il vivoit au commencement du siecle dernier; il a donné:

Merveilles des bains d'Aix en Savoye. A Lion, chez Rousslin, 1623, *in*-8. *Ibid.* chez *Valfray*, 1690, *in*-12.

CABOTIN; nous avons sous ce nom:

Commentaires en vers sur les aphorismes d'Hippocrate. A Paris, chez *Saffier*, 1665 *in*-12.

CABRERA, (*François de*) *Manget* lui attribue l'ouvrage suivant:

Consilia contrà pestem, 1649, *in*-fol. *Manget* n'indique point le lieu de cette édition.

CABRESRA, (*Gonsalve-Rodriguez*) Portugais, a donné:

Thesaurus pauperum. Ulissiponti, 1611, 1614.

CABROL, (*Barthelemi*) naquit à Gaillac, petite ville du haut Languedoc, au Diocese d'Alby. Il alla à Montpellier pour y étudier la chirurgie; il y fut fait Chirurgien de l'Hôpital de Saint André. Il fut nommé à cette place par un Commandeur de la famille des Bourbons de la Guiche, qui payoit ordinairement tous les matins le Médecin, le Chirurgien & l'Apothicaire de cet Hôpital, lorsqu'ils remplissoient leurs fonctions; mais qui ne leur donnoit rien, lorsqu'ils étoient absens. *Cabrol* revint dans sa patrie en 1555, & y exerça la chirurgie avec succès. Des événemens heureux le rappellerent quelque tems après à Montpellier

Montpellier ; il y lia une étroite amitié avec Laurent Joubert, Professeur de l'Université de Médecine de cette ville ; celui-ci, non content de répandre *Cabrol* dans la pratique de la chirurgie, le chargea encore des dissections anatomiques, & lui procura la place de Chirurgien du Connétable de Montmorenci, Gouverneur du Languedoc. *Cabrol* suivit Joubert à la Cour de Henri III, Roi de France, lorsque celui-ci y fut appellé pour être consulté sur la stérilité de la Reine Marguerite ; son nom étoit déja connu à Paris, & le séjour qu'il fit dans cette ville lui donna lieu d'y faire encore mieux connoître ses talens. Il est aisé de se convaincre de l'estime qu'on avoit pour lui dans la capitale, par la maniere dont Pineau se félicite, dans son ouvrage sur les signes de la virginité, d'avoir vu *Cabrol* assister à une de ses leçons. Ce Chirurgien revint à Montpellier avec Joubert ; il y fut nommé en 1595 à la place de Dissecteur & Démonstrateur royal d'anatomie dans l'Université, laquelle venoit d'être créée par Henri IV, avec une pension de cent écus. Il fut enfin appellé à la cour de ce Souverain, qui le fit son premier Chirurgien.

Les Bibliographes ont donné dans beaucoup d'erreurs, relativement à *Cabrol* : les uns, comme *Moreri*, l'appellent *Cabreuil* ; les autres, comme *Douglas*, prétendent qu'il finit le cours de ses études à Montpellier en 1558, tandis qu'il nous apprend lui-même, dans son *Observ. 21*, qu'il revint dans sa patrie en 1555, après avoir fini ses études. *Manget* le dit de Montpellier ; *Moreri* le fait natif de la même ville, ou de son diocèse ; *Douglas* & *Eloy* prétendent qu'il étoit d'Aquitaine ; ils le présentent encore comme ayant été Professeur d'anatomie dans l'Université de Montpellier. Enfin, aucun ne rapporte l'année de sa mort ; *Portal*, qui s'est le plus étendu sur ce Chirurgien, n'en dit rien.

Nous avons de *Cabrol* les ouvrages suivans :

1. *Alphabet anatomique, avec plusieurs observations particulieres.* A Tournon, 1594, *in*-4. à Geneve, 1602, *in*-4. Ibid. 1624, *in*-4. à Montpellier, 1606, *in*-4. à Lyon, 1614, *in*-4. Ibid. chez *Rigaud*, 1624, *in*-4. traduit en latin, sous ce titre : *Alphabeton anatomicum, id est, anatomes elenchus accuratissimus, omnes humani corporis partes eâ quâ solent secari methodo delineans. Accessêre osteologia, observationesque medicis & chirurgicis perutiles.* Genevæ, apud *Chouet*, 1604, *in*-4. Monspellii, 1604, *in*-4. Hanoviæ, 1654, *in*-4. Francofurti, 1668, *in*-4. traduit en allemand, à Amsterdam, 1648, *in-fol.* sous le titre de *Ont leedingh des menschelighen lighams.* L'édition françoise de Geneve n'a presque pas été connue ; *Haller* est le seul qui en parle, & aucun Bibliographe n'a connu la traduction allemande, que nous devons à *Vopisc. Fort. Plemp.* Cet ouvrage comprend deux parties, l'alphabet anatomique & les observations. L'alphabet comprend quatre-vingt-onze tables ; il est extrait pres-

que en entier de celui de *Plater*; l'Auteur y a ajouté quelques particularités anatomiques, qu'il a prises des ouvrages de *du Laurens*. Les observations sont au nombre de trente-cinq; elles sont ou simplement anatomiques, ou relatives à la pratique de la médecine ou de la chirurgie; il y en a quelques-unes d'assez intéressantes.

2. *Collegium Anatomicum Clariss. trium virorum* JASSOLINI, SEVERINI, CABROLII. Hanoviæ, 1654, *in*-8. Francofurti, apud *Hermannum à Sande*, 1668, *in*-4.

3. *Observationes variæ.* Francofurti, apud *Hermannum à Sande*, 1668, *in*-4. dans un recueil d'opuscules anatomiques de différens Auteurs.

CACHET, (*Christophe*) Lorrain; il étoit, au commencement du siécle dernier, Médecin ordinaire du Duc de Lorraine. Nous avons de lui:

1. *Controversiæ theoricæ practicæ in primam Aphorismorum Hippocratis sectionem.* Tulli-Leucorum, apud *Sebastianum Philippe*, 1612, *in*-8. & apud *Simonem San-Martellum*, 1618, *in*-8. Cet ouvrage devoit avoir deux parties; mais nous croyons qu'il n'y a que la premiere qui ait paru.

2. *Pandora bacchica furens D. Mousini, ex Gallico latina reddita & aucta.* Tulli, 1614, *in*-12.

3. *Apologia dogmatica in hermetici cujusdam anonimi scriptum de curatione calculi.* Tulli, 1617, *in*-8.

4. *Vrai & assuré préservatif de petite vérole & rougeole.* A Toul, 1617, *in*-8.

CADET (*Claude*) naquit en 1695 à Regnost, hameau, paroisse de Frenoy, à trois lieues de Troyes, près de Monthier-Ramey; il étoit arriere-neveu de *Vallot*, Conseiller d'Etat & premier Médecin de Louis XIV, Roi de France. Il s'appliqua de bonne-heure à la chirurgie, & vint à Paris, où il fut reçu en 1716 au nombre des Chirurgiens de l'Hôtel-Dieu. Il se présenta ensuite au College de chirurgie de cette ville, & y fut reçu à la maitrise en 1724. Il exerça sa profession à Paris avec des succès qui lui annonçoient l'avenir le plus flatteur, s'il n'eut été enlevé à la fleur de son âge. Il mourut dans cette ville le 10 Février 1745, âgé de cinquante ans; tendre pere, bon ami, compatissant pour le pauvre, & toujours prêt à voler à son secours, il ne pouvoit qu'être regretté; il le fut en effet; & ses enfans ont recueilli les fruits de la vénération qu'on avoit pour sa mémoire. Il laissa treize enfans, qui, chacun, dans l'état qu'ils ont embrassé, ont mérité l'estime publique: 1°. *Claude-Antoine Cadet*, Maitre en Chirurgie du College de Paris, reçu en 1752; il jouit d'une réputation très-étendue pour la saignée: 2°. *Louis-Claude*, & *Antoine-Alexis Cadet*, qui sont le sujet des deux articles suivans : 3°. *Jean-Baptiste-Claude Cadet de Senneville*, qui est Docteur en droit de la Faculté de Paris, Avocat au Parlement de cette ville, & Censeur royal : 4°. *Jean Cadet de Limai*, Ingénieur en chef des ponts & chaussées de la Touraine : 5°. *François-Pierre Cadet de Fontenai*, Capitaine d'Infanterie à l'isle de France : 6°. *Edme-Charles Cadet de Chambine*, Avocat en Parlement & premier Commis des ponts & chaussées. Nous avons de ce Chirurgien les écrits suivans :

1. *Dissertations & Observations sur les maladies scorbutiques.* A Paris, chez *Huart*, 1742, *in*-12.
2. *Dissertation sur le scorbut, avec des Observations.* A Paris, chez *Huart*, 1744, *in*-12. C'est une nouvelle édition de l'ouvrage précédent, augmentée de quelques observations, & d'une préface pour servir de réponse à un écrit polémique, dans lequel on contestoit à l'Auteur le secret du remede de *Desmourette* contre le scorbut, dont il se disoit le Possesseur. L'Auteur examine d'abord la nature du scorbut ; il rapporte à ce sujet le sentiment de différens Auteurs, de Barbette ; de Deckers, d'Eugalenus, de Charleton, de Willis ; il en fait voir les contradictions ; il en déduit cependant quatre principes généraux, qui lui servent à établir ses recherches sur cette maladie. 1°. Il présente le scorbut comme l'effet d'une cause universelle, qui attaque la masse générale de nos humeurs. 2°. Il prétend que l'altération qui forme le virus scorbutique, rompt la liaison du sang, le dissout, met en fonte sa partie rouge & globuleuse, & en coagule la partie fibreuse & gelatineuse. 3°. Il croit que cette altération communique nécessairement aux parties globuleuses & gelatineuses du sang, une qualité rongeante, corrosive & pourrissante. 4°. Il ajoute que, malgré l'altération générale des humeurs, le scorbut, par une disposition analogique, se communique plus particuliérement aux gencives & à l'habitude du corps, & il en donne les raisons. C'est d'après ces principes, qu'il entreprend d'expliquer les causes du scorbut, qu'il fait consister en une trop grande quantité de sel marin répandu dans le sang ; il présente ce sel comme éprouvant différentes altérations, & comme tantôt neutre, tantôt acide, tantôt âcre ; d'où il établit trois especes de scorbut, déduites de l'action de ce sel diversement altéré. Il passe ensuite aux symptomes de cette maladie ; il en fait l'énumération, & les explique suivant les mêmes principes. Vient enfin la méthode curative : l'Auteur prétend que la principale indication est de purifier la masse du sang, de maniere à ne pas laisser craindre de retour ; il expose les moyens employés le plus communément contre le scorbut en général, & chacun de ses symptomes en particulier : en convenant de leur utilité en général, il fait appercevoir leur insuffisance dans beaucoup de cas ; il finit par conseiller le

remede de *Desmourette*, après s'être assuré de ses bons effets par les succès qu'il en a éprouvés; il rapporte à cet effet, en assez grand détail, quarante-six observations, qui constatent l'efficacité de ce remede; il termine enfin son ouvrage par l'exposition de la maniere dont on doit faire usage de ce médicament.

Le remede de *Desmourette*, dont *Cadet* étoit le Possesseur, est un vin anti-scorbutique; sa préparation differe peu de celle qu'on emploie aujourd'hui dans nos pharmacopées.

CADET *de Gassicourt*, (*Louis-Claude*) fils du précédent, est né à Paris le 24 Juillet 1731; il s'est appliqué dès sa plus tendre jeunesse à l'étude de la chymie & de la pharmacie, & a été élevé sous les yeux des plus célebres Chymistes de Paris, principalement sous ceux de MM. Geoffroi pere & fils, dont il a, pendant long-tems, dirigé le laboratoire. Il avoit déjà pris les premiers principes de la pharmacie & de la chymie dans le laboratoire de *Chamousset*, ce digne Citoyen, qui, à beaucoup de zèle pour le bien public, joignoit des connoissances dans ces deux parties; & sous les yeux de *Grignon*, aujourd'hui Chevalier de l'Ordre du Roi.

Il a été connu de bonne-heure par les progrès rapides qu'il a fait dans ces deux branches de l'art de guérir, & qui lui ont mérité, dans plusieurs circonstances, la confiance du Gouvernement & le suffrage des Maîtres de l'art. A peine âgé de vingt-deux ans, il a obtenu la premiere place, pour la pharmacie, à l'Hôtel royal des Invalides; il en a été nommé Apothicaire-Major en 1753. La guerre ayant été déclarée quelque tems après entre la France & quelques Puissances étrangeres, *Cadet* a été chargé, par le Ministere, en 1757, de l'examen des Apothicaires qui étoient destinés aux Hôpitaux militaires de l'armée; il a été ensuite nommé lui-même Apothicaire-Major & Inspecteur des pharmacies des Hôpitaux sédentaires des deux Armées Françoises en Allemagne; il a été envoyé en 1762 en Espagne, en qualité d'Apothicaire-Major de l'Armée Françoise, destinée à servir contre le Portugal, sous les ordres du Prince de Beauvau. Il est aujourd'hui entiérement fixé à Paris, où il exerce la pharmacie avec distinction, & où il est un des plus employés dans cette partie. Il a été agrégé en 1761 à l'Académie Impériale des Curieux de la Nature, sous le nom d'*Avicenne*; il a été reçu en 1766 à l'Academie Royale des Sciences de Paris, en qualité d'Adjoint, & il est aujourd'hui l'ancien des Associés ordinaires de cette Académie pour la partie de la chymie. Enfin, en 1772, il a été nommé Associé de l'Académie des Sciences, Arts & Belles-lettres de Lyon.

Les connoissances qu'il a acquises dans la chymie l'ont fait charger, il y a quelques années, par les Fermiers-Généraux, de rechercher les moyens dont on se servoit pour falsifier les vins, les vinaigres & les tabacs. *Cadet* ne s'est pas contenté de découvrir les fraudes qu'on commettoit dans cette branche de commerce; il a encore indiqué les moyens les plus propres à remédier à ces abus. Il n'a été dirigé en cela que par l'amour du bien public, & a fait éclater un désintéressement, qui a porté les Fermiers-Généraux à lui témoigner leur reconnoissance d'une maniere flatteuse pour un homme de lettres.

Il avoit déjà reçu, peu de tems avant, des preuves de la satisfaction de son Souverain. Chargé par Louis XV de donner des leçons de chymie à deux jeunes Chinois, qui étoient en France sous la protection de ce Monarque, il a donné, dans cette occasion, des preuves non-équivoques de son zèle & de ses connoissances. Il a mérité une récompense, précieuse pour un homme de lettres, & d'autant plus flatteuse, qu'il la doit à la bienfaisance & à la satisfaction de son Souverain : c'est une collection générale & complette des Mémoires de l'Académie Royale des Sciences de Paris, qui lui a été envoyée de la part du Roi, & qui a été accompagnée d'une lettre de M. de Bertin, Ministre d'Etat. Nous croyons devoir la mettre sous les yeux du Lecteur; nous la copions d'après l'original que *Cadet* nous a communiqué.

« J'ai rendu compte au Roi, Monsieur, du zèle & du désintéressement avec lesquels vous vous êtes porté à instruire dans la chymie les deux Eleves Chinois, auxquels je vous ai chargé, par ses ordres, de donner des leçons de cet art : Sa Majesté, voulant vous gratifier à cette occasion, m'ordonne de vous envoyer la Collection générale & complette, que vous recevrez par le Porteur, des Mémoires de l'Académie Royale des Sciences. Je suis persuadé que cette marque de la bienfaisance du Roi redoublera l'activité de votre travail pour perfectionner vos connoissances, & pour vous rendre de plus en plus utile dans votre état. Je suis charmé d'avoir eu cette occasion de vous marquer en particulier mes sentimens pour vous. BERTIN. » *A Paris, le 5 Novembre 1768* ».

Nous ne connoissons de ce Chymiste que les deux ouvrages suivans:

1. *Analyse chymique d'une eau minérale nouvellement découverte à Passy, dans la maison de M. & de Madame de Calsabigi.* 1757, *in*-12. sans indication de lieu ni d'Imprimeur; avec les analyses des mêmes eaux, par *Venel*, *Bayen* & *Rouelle*.

2. *Réponse à plusieurs observations de M.* BAUMÉ, *Maître Apothicaire de Paris*; 1°. *sur l'éther vitriolique*; 2°. *sur le mercure précipité per se*; 3°. *sur la réduction des chaux de cuivre & d'étain a travers les charbons.* A Paris, chez *Clousier*, 1775, *in*-4. Nous nous occuperons de cette réponse, après avoir fait connoître le travail de *Cadet*, qui y a donné lieu.

Les Mémoires académiques n'entrent point dans notre plan; *Cadet* en a cependant donné quelques-uns qui méritent qu'on en fasse mention par les vues nouvelles qu'ils présentent, & qui tendent à la perfection des arts, de la physique & de la médecine : nous nous bornerons à quelques-uns de ceux qui paroissent les plus intéressans.

1. *Mémoire sur les encres sympathiques du cobolt*..... (*rapporté dans le troisieme volume des Mémoires présentés à l'Académie Royale des Sciences de Paris par les Savans étrangers.*)..... Ce Mémoire contient plusieurs expériences intéressantes, desquelles nous nous contenterons de rapporter les résultats. Elles paroissent prouver, 1°. que tous les acides minéraux, & même l'acide végétal, dissolvent très-bien le cobolt; qu'avec ces différentes dissolutions, on peut préparer des encres sympathiques; que par conséquent l'acide nitreux n'est pas le seul dissolvant de la partie métallique du cobolt. 2°. Que le cobolt n'est pas la seule substance métallique, qui puisse donner l'encre de sympathie, puisque la dissolution du cuivre, faite par l'acide nitreux, en fournit une qui présente les mêmes phénomenes de l'apparition & de la disparition, que celle qui a été faite avec le cobolt. 3°. Qu'on peut expliquer ces apparitions & disparitions successives par l'humidité de l'air, qui, agissant sur les parties salines de ces encres, tient les sels en dissolution, & en étend ainsi la partie colorante, au point de l'empêcher de reparoître; qu'au contraire, la chaleur du feu, en privant ces mêmes sels de l'humidité qu'ils avoient contractée, rapproche la partie colorante & la concentre au point de la rendre sensible. 4°. Que la dissolution de ces sels par l'eau peut être précipitée par l'alkali fixe & par l'alkali volatil, & que, des précipités qui en résultent, on obtient des régules de cobolt. 5°. Que la partie colorante de l'azur, quoique intimement unie au verre, appellé bleu d'azur ou émail des quatre feux, peut être attaquée par la violence du feu, en employant l'intermede de l'alun. 6°. Qu'on peut retirer de l'azur un régule de cobolt pur, exempt de toute substance métallique étrangere, & que l'azur ne doit sa couleur bleue qu'à ce régule. 7°. Enfin, que, par le moyen de la terre foliée de tartre, on tire de l'arsenic une liqueur fumante très-singuliere, qui prouve la grande volatili[illegible] de cette substance minérale que fournit le cobolt.

2. *Expériences par lesquelles on démontre, dans le borax, un principe cuivreux, arsenical, & une terre vitrifiable*..... (*rapporté ibid. vol. V.*).... L'Auteur a fait ses expériences sur le borax, connu communément sous le nom de borax de la Chine; après plusieurs dissolutions, il en a retiré une terre qui, bien lavée, devient totalement insipide. Par quelques fortes ébullitions faites avec l'eau de la Seine, cette terre a fourni une matiere saline totalement insipide, assez ressemblante à une selenite; mais lorsqu'après avoir filtré cette lessive, on n'enleve point cette matiere saline, qui se présente à la superficie

de la liqueur, sous des couleurs d'iris, & qu'on la laisse précipiter à mesure qu'elle se forme, sur la fin de l'évaporation, la liqueur prend une odeur urineuse & de lessive, & toutes les pellicules disparoissent; il se forme alors du borax; d'où l'Auteur conclut que cette substance saline est absolument nécessaire à la formation du borax. Dans la distillation de cette matiere, il a trouvé une poudre blanche, sublimée au col de la cornue, & le résidu contenu dans la cornue, cellulaire & spongieux: celui-ci, fondu dans un creuset, a fourni un beau verre transparent, ressemblant à un topaze foible en couleur, qui, exposé à l'air libre, a conservé toute sa beauté; l'Auteur conclut de-là l'existence réelle d'une terre vitrifiable dans le borax. Cette substance saline, distillée avec différentes proportions de soufre, a donné encore une liqueur qui avoit l'odeur d'acide sulfureux, & qui, exposée à l'air libre, prenoit une odeur désagréable, d'abord semblable à celle d'une liqueur aigrie, ensuite peu différente de l'odeur d'ail; cette liqueur a donné, avec la dissolution de mercure, un précipité blanc; d'où l'Auteur soupçonne que l'acide de cette matiere saline est de la nature de l'acide marin, & que c'est de ce même acide que dépend la volatilité de cette substance, lorsqu'on en jette une pincée sur des charbons ardens. Enfin, dans les différentes sublimations de cette opération, l'Auteur a apperçu au col des cornues un soufre rouge de la nature du realgar; il déduit cette couleur rouge, du cuivre qui existe dans le borax; il s'appuie principalement sur ce que, dans les préparations du realgar, décrites par différens Auteurs, les uns emploient, avec le soufre, l'arsenic des pyrites cuivreux; les autres, la mine de cobolt tenant du cuivre, qu'ils appellent mine d'arsenic d'un rouge de cuivre.

3. *Expériences sur le borax.....* (*rapporté dans les Mémoires de l'Academie Royale des Sciences de Paris*, *ann. 1766.*).... Ce Mémoire, qui est comme une suite du précédent, contient une suite d'expériences très-curieuses, desquelles il résulte, 1°. que le cuivre est un des principes essentiels du borax; 2°. que l'acide du borax n'est point l'acide vitriolique, comme l'a soutenu *Becker*, mais l'acide marin; 3°. que le sel sédatif n'est pas tout formé dans le borax; 4°. que le borax contient une terre blanche friable & vitrescible, qui s'en sépare dans sa dissolution; 5°. que les alkalis fixes, joints au sel sédatif vitriolique, sont une espece de borax régénéré, qui différe beaucoup du borax naturel. On trouve encore dans ce Mémoire des recherches curieuses & intéressantes sur la maniere d'extraire le sel sédatif du borax, & d'éviter d'en tirer une beaucoup plus grande partie de sel de glauber.

4. *Mémoire sur la maniere de cacher le cuivre, de façon que l'alkali volatil ne puisse le faire reconnoître.....* (*rapporté ibid. ann. 1772.*)....

Les expériences qui y sont contenues, ne sont pas moins curieuses que les prédentes; elles font voir qu'on peut cacher le cuivre dans différentes substances, à l'aide de l'arsenic, & principalement par celui qui est contenu dans l'étain, sans que l'alkali volatil puisse le faire reconnoitre. On y voit en même-tems que l'acide marin, joint à différentes substances salines, vitrifiables & métalliques, telles que le plomb & le cuivre, donne une espece de verre, qui a plusieurs des caracteres du borax, puisqu'il se boursoufle, qu'il se vitrifie sur les charbons ardens, & qu'il soude comme le borax. L'Auteur y prouve encore que le précipité noir, qu'on obtient de quelques dissolutions d'étain, & principalement de celui de Cornouailles, n'est point le soufre de l'étain, comme l'avoit cru *Henkel*, mais qu'il vient du cuivre qu'on a fait entrer dans la fusion de la mine d'étain. Enfin, il établit que la crystallisation de l'alkali du sel marin ne vient point d'une surabondance de terre, comme l'a cru *Baumé*, mais qu'elle dépend d'une portion d'acide marin, dont il n'est gueres possible de le priver.

5. *Analyse du charbon végétal fossile, trouvé à Sevrac en Rouergue.... (rapporté ibid. ann. 1766.)*..... L'Auteur établit que ce charbon est composé d'un charbon végétal fossile, mêlé de vitriol martial, dont une partie même est formée en crystaux dans le charbon. Il conclut, de l'analyse qu'il en a faite, que ce charbon, dépouillé de son vitriol, est un vrai bitume. Il expose enfin les avantages qu'on pourroit en retirer; il croit que cette mine mérite d'autant mieux d'être exploitée, que le vitriol martial qu'elle donne est très-pur, se tire à peu de frais, & pourroit au moins diminuer l'importation de celui d'Angleterre.

6. *Analyse de la soude de Varec. (rapporté ibid. ann. 1767.)*.... Comme cette matiere n'entre que très-peu dans notre plan, nous nous contenterons de dire qu'il résulte de cette analyse, que la soude de Varec ne sauroit être employée ni dans la fabrique des savons, ni pour le blanchissage, moins encore pour la préparation du sel de Seignete, & que son usage ne peut être utile que dans les verreries.

7. *Analyse d'une lave du Mont Vésuve.... (rapporté ibid. vol. 1761.)*.... Il résulte de cette analyse que cette lave contient du fer, du cuivre en assez petite quantité, une terre alumineuse & une terre vitrifiable. L'Auteur en conclut encore que les laves du Mont Vésuve sont formées de pyrites vitrioliques & alumineuses, chargées de beaucoup de soufre; il conjecture aussi que la violence du feu en ayant enlevé le soufre, c'est-à-dire le phlogistique & l'acide vitriolique, le fer, le cuivre, la terre alumineuse & la terre vitrifiable, se fondent, & forment une espece de verre opaque, à l'aide du quartz

quartz qui y est contenu, & dont on trouve encore quelques vestiges dans la lave.

8. *Analyse de la terre, de l'eau & de quelques matieres salines, tirées de la grotte du chien, près de Naples*...... (*rapporté ibid. ann. 1770.*)..... Suivant cette analyse, 1°. cette terre n'est ni sulfureuse, ni arsenicale, ni métallique, mais paroit être un mélange de gyps, de portions de quartz différemment colorées, de sable, de végétaux détruits, & d'un peu de terre calcaire. 2°. Cette eau a donné du sel marin à base terreuse, & un peu de terre calcaire, à la proportion de huit grains de sel & de deux grains de terre par pinte d'eau. 3°. Ces matieres salines, qui ont été prises dans les fentes des murs de cette grotte, contiennent un sel alumineux qui participe un peu du fer, & qu'on ne peut regarder comme contenant du cuivre, ni aucune substance arsenicale.

9. *Mémoire pour faire l'éther vitriolique en plus grande abondance & plus facilement qu'on ne l'a fait jusqu'à présent*..... (*rapporté dans le Journal de physique, Décembre 1774.*)..... L'Auteur indique le moyen de faire l'*éther* avec beaucoup d'épargne : ce moyen consiste à mêler parties égales d'esprit-de-vin & d'huile de vitriol, & à procéder à la distillation au feu de lampe. Mais, au lieu de jetter le résidu après l'opération, l'Auteur reverse dessus de nouvel esprit-de-vin, déflegmé par le sel de tartre, & retire encore de l'*éther*; enfin, continuant la même opération, il est parvenu à tirer dix ou douze livres d'excellent *éther*, d'un mélange qui en donne ordinairement à peine une livre & demie dans les circonstances les plus favorables. Ce Mémoire ayant été attaqué par *Baumé*, *Cadet* y a répondu par l'ouvrage que nous avons indiqué au numéro 2, sous le titre de *Réponse à plusieurs observations de M. Baumé*, &c. Cette réponse comprend trois chefs : 1°. elle est relative aux observations de *Baumé* sur la méthode de *Cadet* pour faire l'*éther*; l'Auteur y suit *Baumé* pas à pas ; il releve ses différentes allégations, & y répond pertinemment ; il présente dans un plus grand jour, & avec plus d'évidence, le procédé dont nous venons de parler, & en démontre les avantages ; il fait voir qu'il ne le tient de personne, & qu'aucun de ceux qui, avant lui, avoient décrit la maniere de faire l'*éther*, n'avoit exposé une méthode pareille. 2°. Elle contient des observations & expériences sur le mercure précipité *per se*; l'Auteur fait une comparaison entre le mercure précipité *per se* ordinaire, & celui qui a été présenté par *Baumé* à l'Académie des Sciences comme sublimable en entier & irréductible ; on y trouve le rapport des Commissaires de cette Académie, qui concluent qu'il y a une identité entre le mercure précipité *per se* de *Cadet*, & celui de *Baumé*, & que l'un & l'autre a la propriété de se réduire sans addition ; 3°. elle renferme quelques observations de l'Auteur sur la réduction à

travers les charbons, de la chaux de cuivre & de la chaux d'étain, qui ont passé par les acides minéraux & végétaux. Ces observations sont encore écrites contre *Baumé*.

10. *Mémoire sur la terre foliée de tartre*..... (*rapporté dans le quatrieme volume des Mémoires présentés à l'Académie des Sciences par les Savans étrangers*)..... Cette espece de sel neutre a pour base l'alkali du tartre, & pour acide, celui du vin contenu dans le vinaigre. Il fournit à la médecine un des plus puissans fondans; mais, considéré comme remede, il méritoit l'attention particuliere des Artistes, & des recherches propres à découvrir une maniere de le préparer sûre, constante & uniforme. On le donnoit ordinairement sous une couleur brune, ou sous une couleur blanche: quelques Praticiens donnoient la préférence à la terre foliée brune; mais on ne considéroit pas que cette couleur étoit toujours l'effet d'une trop vive action du feu, qui rôtit & brûle la partie huileuse du vinaigre, qu'il est cependant essentiel de lui conserver, puisqu'elle constitue son principe onctueux & savoneux. La terre foliée n'acquéroit la couleur blanche que par un degré considérable de calcination; par-là, on lui enlevoit la plus grande partie de son acide & de son principe huileux, ce qui rendoit ce remede infidele & souvent dangereux, ce sel ayant perdu sa neutralité, & péchant par un excès d'alkali. L'Auteur cherche à prévenir tous ces inconvénients, & à obtenir une terre foliée toujours bonne & bien préparée. Il fait voir que le meilleur moyen est de saturer de l'alkali de tartre bien pur avec de bon vinaigre distillé; il recommande d'y ajouter un excès d'acide, alors il évapore la liqueur lentement à un feu très-doux & sans ébullition; lorsqu'il voit que la pellicule se forme, il acheve de l'évaporer au bain-marie; enfin, il agite continuellement la liqueur, jusqu'à ce qu'elle se change en une poudre bien blanche, feuilletée & argentine. Par cette méthode, on obtient une terre foliée de tartre, qui a toutes les qualités requises.

11. *Expériences chymiques sur la bile de l'homme & des animaux*..... (*rapporté dans les Mémoires de l'Académie Royale des Sciences de Paris, ann. 1767.*)..... Ces expériences paroissent prouver que la bile est un véritable savon composé d'une graisse animale, de la base alkaline du sel marin, du sel marin lui-même, d'un sel essentiel de la nature du sucre de lait, & d'une terre calcaire qui participe un peu du fer. L'Auteur conjecture que ces deux derniers principes, aussi bien que la nature du principe huileux, peuvent être la cause de la couleur & de l'amertume de la bile, qui ne se rencontrent point dans le savon ordinaire. Ces expériences, & les conséquences que l'Auteur en déduit, peuvent beaucoup nous éclairer sur la nature des pierres de la vessie, & sur-tout de celles où l'on distingue de petits cristaux transparens. L'Auteur croit, avec

plusieurs Physiciens, qu'on doit attribuer à cette terre calcaire la formation des pierres biliaires & des pierres stercorales; il observe, d'après *Henckel*, que ceux qui font usage d'absorbans terreux sont les plus sujets aux concrétions pierreuses; il croit encore que le sel qu'il a trouvé dans la bile, & qu'il regarde comme approchant du sucre de lait, joint à la terre calcaire, peut aussi contribuer à la formation des pierres biliaires, sur-tout de celles qui présentent des petits cristaux transparens. Ce ne sont pas là les seules expériences que l'Auteur a faites sur la bile; l'existence de l'acide dans cette humeur, soutenue par *Roëderer*, & la propriété que ce Médecin lui a attribuée de cailler le lait, ont excité de nouveau les recherches de *Cadet*: ce Chymiste a soumis la bile à une multiplicité de nouvelles épreuves, de nouvelles expériences; il a prouvé incontestablement que cette humeur ne contient aucun acide développé, c'est-à-dire aucun acide libre, & capable d'agir sur le lait; & que non-seulement la bile récente ne caille point le lait, mais qu'elle l'empêche même de se cailler; & encore plus, qu'elle rétablit dans l'état naturel celui qui est déjà caillé. Ces nouvelles expériences sont consignées dans *les Mémoires de l'Académie Royale des Sciences*, *ann. 1769*.

12. *Examen chymique de l'eau minérale de l'Abbaye de Fontenelle en Poitou, près la Roche-sur-Yon, avec des Observations intéressantes sur les sélénites*..... (*rapporté ibid.*)..... L'Auteur présente cette eau comme ayant beaucoup d'analogie avec celle de Forges; il y a trouvé du fer très-atténué, très-divisé, & privé de la plus grande partie de son phlogistique; il croit que ce fer est le produit de quelques pyrites martiales, sur lesquelles ces eaux passent & se filtrent; il déduit les preuves de sa conjecture des expériences qu'il a faites sur le dépôt ocreux qu'on trouve à la source de cette eau. Il en a encore obtenu des cristaux de sel marin très-réguliers; d'où il a conclu que cette eau contenoit aussi du sel marin.

13. *Analyse des eaux minérales de Roye*...... (*rapporté ibid. année 1771.*)..... Il résulte de cette analyse, qui a été faite par M. *de Lassone*, ensemble avec *Cadet*, que cette eau contient du fer & une terre calcaire, mais que ces substances n'y sont point combinées avec un acide; d'où l'Auteur conclud que cette eau n'a point l'inconvénient des eaux vitrioliques ou séléniteuses, & que, coupée avec le lait, elle pourroit tenir lieu d'absorbant.

III. CADET *de Vau*, (*Antoine-Alexis*) frere du précédent & fils de *Claude*, est né à Paris en 1743. Dès sa plus tendre jeunesse, il s'est appliqué à l'étude de la chymie & de la pharmacie; il a succédé à son frere en 1759 dans la place d'Apothicaire-Major de l'Hôtel Royal des Invalides; il l'a remplie pendant six ans, & exerce aujourd'hui la pharmacie à Paris. Il a été chargé par le Gouvernement, en 1771

& 1772, de donner des leçons de chymie & de pharmacie aux Eleves de l'Ecole Royale vétérinaire; enfin, il a été reçu à l'Académie Impériale des Curieux de la Nature le 22 Octobre 1771. On trouve de lui, dans les Ephémérides de cette Académie, l'analyse des débris d'un cadavre.

Nous avons encore de *Cadet* une traduction françoise des *Instituts de chymie*, de *Spielmann*, qui a été publiée à Paris, chez *Vincent*, 1770, *in*-12. 2 vol. Le Traducteur a séparé les citations, qui étoient confondues avec le texte; il y a ajouté des notes nombreuses & importantes; enfin, pour rendre sa traduction digne de l'ouvrage, il l'a non-seulement soumise à la censure & à la révision de son frere, celui dont nous venons de parler, il a encore consulté *Spielmann* lui-même, qui a approuvé la traduction & a adopté les notes du Traducteur.

CADOGAN, (*Guillaume*) Médecin Anglois de nos jours, qui exerce la médecine à Londres, où il est Membre du College des Médecins de cette ville. Il a donné:

1. *Oratio anniversaria in theatro Collegii Regalis Medicorum Londinensium ex Harvæi instituto habita die 18 Octobris 1764.* Londini, apud *Whiston*, 1765. L'Auteur examine si l'art de parler a fait en médecine, & conséquemment à l'espece humaine, plus de bien que de mal; il fait un panégyrique pompeux des Médecins Anglois, depuis Caius jusqu'à nos jours; il avance qu'ils ont porté les découvertes physiologiques à un point qui laisse peu de chose à desirer; il dit quelque chose de l'inoculation, &c. On voit régner dans ce discours un ton d'assurance, mais qui n'est pas soutenu par des preuves suffisantes; l'Auteur est fort léger dans ses assertions.

2. *A dissertation on the goutt*, &c. c'est-à-dire, *Dissertation sur la goutte & sur toutes les maladies chroniques, considérées comme dépendantes de la même cause.* A Londres, chez *Dodsley*, 1771; traduit en françois, sous le titre de *Traité de la goutte & de toutes les maladies chroniques, avec une méthode naturelle & raisonnée propre à les guérir.* A Paris, chez d'*Houry*, 1773, *in*-8. Ce n'est ici qu'un morceau détaché d'un ouvrage beaucoup plus considérable que l'Auteur se propose de donner au public. Il regarde la goutte comme la représentante de toutes les maladies chroniques; il rejette l'opinion de ces différences multipliées de constitutions & de maladies particulieres à chacune; différence de tempérament si communément alléguée par l'ignorance & le charlatanisme, qui sont dans l'usage de couvrir de ce voile les fautes les plus grossieres de leur ineptitude, & les pernicieux effets des remedes qu'ils hazardent. Suivant l'Auteur, les sources ordinaires de toutes les maladies chroniques sont l'indolence, l'intempérance & les passions tristes. Il examine en détail ces causes; &, d'après sa propre expérience, il assure que

la goutte peut être radicalement guérie, en changeant totalement d'habitudes ; c'est-à-dire, en évitant les causes qui font naitre la goutte. Les regles de sobriété qu'il prescrit, sont à la vérité si rigides, qu'on ne peut gueres supposer que personne veuille s'y soumettre : mais on trouve dans ce Traité d'excellentes observations & de très-bonnes discussions.

CÆLICUS (*Théodore*) a donné :

Brevis descriptio corporis humani. Wittebergæ, 1572.

I. CÆLIUS APICIUS vivoit sous le regne de Trajan, vers l'an 110 ; il étoit, suivant le témoignage de *Wolffgangus Justus*, un excellent Cuisinier. Il ne faut pas le confondre avec un fameux Epicurien du même nom, dont Pline & Athenée racontent des choses extraordinaires. Nous avons de lui les deux ouvrages suivans, relatifs à cette partie :

1. *De re coquinariâ, libri X.* Venetiis, apud *Joh. de Cereto*, 1503, *in*-4. Lugduni, 1541, *in*-8. avec quelques Œuvres de *Platina* & de *Paul d'Egyne.* Tiguri, apud *Froschoverum*, 1545, *in*-4. On a ajouté à cette édition des notes de *Gabriel Humelberg.* Ibid. 1642, *in*-4. Amstelodami, apud *Janssonio-Waësbergios*, 1705, 1709, *in*-8. Nous devons cette edition à *Lister*, Médecin d'Anne, Reine d'Angleterre, qui l'a enrichie de ses notes & de quelques observations. Les dix livres de cet ouvrage ont les titres suivans : 1°. *Epimeles* ; 2°. *Artoptus* ; 3°. *Ceparos* ; 4°. *Pandecter* ; 5°. *Osprion* ; 6°. *Trophetes* ; 7°. *Polyteles* ; 8°. *Tetrakus* ; 9°. *Thalassa* ; 10°. *Halieas.*

2. *De re culinariâ, libri X.* Basileæ, apud *Oporinum*, 1541, *in*-8. Lugduni, apud *Gryphium*, 1551, *in*-8. Venetiis, apud *Tacuinum de Trino*, 1517, *in*-4. avec l'ouvrage de *Jean-Baptiste Platina*, intitulé : *de honestâ voluptate.* Coloniæ, apud *Eucharium Cervicornum*, 1529 & 1537, *in*-8. avec le même ouvrage de *Platina.* Nous ne chercherons point si sa maniere de préparer les alimens plût beaucoup à ses Compatriotes ; mais nous osons dire que ses ragoûts n'étoient pas faits pour la santé. Entr'autres rafinemens, il avoit tout-à-fait altéré la tisane si simple & si saine, qu'Hippocrate avoit ordonné, en y faisant entrer la graisse de cochon, l'anet, la sariette, le coriandre, les vesces, les pois, les bettes, le fenouil & les mauves.

II. CÆLIUS AURELIANUS, appellé par quelques-uns CÆLIUS ARANTIUS, étoit né à Sicca, ville de Numidie en Afrique. On n'est pas d'accord sur le tems où il a vécu ; mais la plus commune opinion le place à la fin du deuxieme siecle. Il avoit composé plusieurs ouvrages, ainsi que nous l'apprenons de lui-même : 1°. un abrégé de la médecine par demandes & par réponses; 2°. quelques livres de chirurgie; 3°. quelques livres sur les fievres & sur la composition des remedes; 4°. un traité des maladies des femmes; mais ils ne sont point parvenus jusqu'à nous. Nous n'avons de lui que les suivans :

1. *Celerum vel acutarum passionum, libri tres.* Parisiis, apud *Colinæum*, 1529, *in-fol.* Ibid. 1533, *in-8.* Lugduni, 1566, *in-8.* Ibid. apud *Roull*, 1567, *in-8.* C'est un Traité des maladies aiguës.

2. *Chronicon, sive tardarum passionum, libri quinque.* Basileæ, apud *Henricum Pierre*, 1529, *in-fol.* avec les opuscules d'*Oribase*: *Inter medicos lat. antiq.* apud *Aldes*, 1547. C'est un Traité des maladies chroniques.

3. *De morbis acutis & chronicis, libri VIII.* Venetiis, apud *Aldum*, 1547, *in-fol.* Lugduni, 1567, *in-8.* avec des notes de *Jacques Dalechamp.* Londini, 1579, *in-8.* Amstelodami, apud *Wetstenium*, 1709 & 1722, *in-4.* avec des annotations de *Jean Conrad Amman* & de *Theodore Jansson Almeloveen*, ibid. 1755. Lausannæ, apud *Grasset*, 1773, *in-8.* 2 vol. par les soins d'*Albert de Haller.* Ce n'est autre chose que les deux ouvrages précédens qu'on a réunis. *Cælius* ne les a donnés que comme une traduction de *Soranus*; cependant il paroit ne pas avoir toujours été Copiste. Il a renfermé dans ces livres la maniere de traiter toutes les maladies selon les regles des Méthodiques; il n'y donne presque rien de relatif à l'anatomie, & il n'y traite qu'un très-petit nombre de maladies chirurgicales; il ne les envisage même que sous un aspect purement médicinal, c'est-à dire, autant quelles peuvent être guéries par des médicamens internes. Ses descriptions des maladies sont très-exactes & bien circonstanciées; il suit, avec la même exactitude, leurs différens périodes & les momens de chaque remede; il se met à la portée des malades, & indique les moyens de les rendre moins sensibles à leurs maux, en leur procurant différentes commodités. On peut cependant lui reprocher d'être trop timide dans sa pratique; il craint toujours d'employer des remedes trop actifs. Cet ouvrage est, pour ainsi dire, un extrait de la pratique des plus fameux Médecins de l'antiquité; mais *Cælius Aurelianus* a eu le courage de s'élever contre leurs erreurs, & de réfuter leurs sentimens, lorsqu'il les a crus mal établis. C'est encore l'ouvrage le plus complet que nous ayons touchant la doctrine des Méthodistes; *Cælius Aurelianus* étoit de leur secte, & déduisoit, comme eux, toutes les maladies du *strictum* & du *laxum.*

III. CÆLIUS (*Antoine*) étoit de Messine en Italie. Il a écrit:

Introductio universalis ad medicam facultatem, nec brevis methodus curandi particulares præter naturam corporis humani affectus; nec tion de pulsibus tractatio. Quibus additur commentarius in primum librum Aphorismorum Hippocratis. Messanæ, Typis *Petri Breæ*, 1618, *in*-4.

CAELS, (*Theodore-Pierre*) Médecin de nos jours, est Licentié en Médecine. Il est connu par la dissertation suivante :

De Belgii plantis, qualitate quâdam hominibus, cæterisvè animalibus nocivâ, seu venenatâ præditis, symptomatibus ab eorum usu productis, nec non antidotis adhibendis, dissertatio. Bruxellis, apud *Antonium d'Ours*, 1774. Cette dissertation a remporté le Prix en 1773, au jugement de l'Académie de Bruxelles. L'Auteur, après avoir adopté la définition du poison, donnée par Hoffmann, divise sa dissertation en six sections. Il parle des poisons végétaux âcres, des plantes stupéfiantes, & qui rendent hébêté, de celles dont le poison est une substance gluante & tenace, des poisons huileux, des alkalins, enfin, de ceux qui nuisent par leur vapeur. Dans toutes ces sections, il établit le sujet dont il s'occupe ; il décrit les symptômes que l'usage de chaque poison produit ; il expose les moyens curatifs qu'il croit les plus efficaces. Son ouvrage seroit encore plus intéressant, s'il avoit fait des recherches propres à lui faire découvrir le vrai antidote de chacun des poisons, dont il a indiqué les symptomes particuliers, comme il l'avoit annoncé dans le titre de sa dissertation.

CÆSALPIN. *Voyez* CESALPIN.

I. CÆSAR. (*Longin*) Nous avons sous ce nom:

1. *Trinum magicum, sive secretorum naturalium, cœlestium, infernalium.* Francofurti, apud *Antonium Hummium*, 1609, *in*-4. C'est un recueil qui contient, 1°. les conclusions physiques, métaphysiques, élémentaires, célestes, infernales, morales & doctrinales de *Marc-Antoine Zimara* ; 2°. les questions & solutions physico-mathématiques d'*Alexandre d'Aphrodisée* ; 3°. les traités d'*Albert le-Grand*, sur les vertus des plantes, des animaux & des minéraux ; 4°. les livres du même Auteur, des merveilles du monde & des secrets des femmes ; 5°. les propositions & solutions physiques d'*Aristote* & d'*Averroès*.

2. *Trinum magicum, sive secretorum magicorum opus.* Uffenbachii, apud *Antonium Hummium*, 1611, *in*-12. Ibid. 1614, *in*-12. Francofurti, apud *Conradum Eifrid*, 1630, *in*-12. Ibid. apud *Jacobum Gottofredum Seyler*, 1673, *in*-12. On y trouve, 1°. des recherches, sous la forme d'axiômes, sur la magie naturelle, artificielle & superstitieuse ; 2°. le théâtre de la nature, qui roule sur la vertu magnétique & les figures magiques, & qui contient des conclusions

sions physiques, élémentaires, célestes & infernales; 3°. les oracles de Zoroastre; 4°. les mysteres de la philosophie occulte des Hébreux, des Chaldéens, des Egyptiens, des Arabes, des Perses, des Grecs, des Latins, &c.; 5°. beaucoup de secrets.

II. CÆSAR (*Jean-Christophe*) a écrit:

De asthmate. Altorfii, 1680, *in*-4.

CÆSARIUS, (*Jean*) Philosophe & Médecin du seizieme siecle; il se dit lui-même *Juliacensis*; mais comme on a donné le nom latin de *Juliacum* à Juilly, bourg de l'isle de France, & à Juliers, ville d'Allemagne, on ne peut savoir lequel des deux est le lieu de sa naissance. Cependant *Bayle* & *Moreri* le disent bien précisément natif de Juliers; mais le séjour qu'il fit à Paris dans sa jeunesse, où il prit même les premieres teintures des sciences, laisse un doute sur l'opinion de *Bayle* & de *Moreri*. Il étudia sous Alexandre Hegius à Deventer; il étudia aussi la philosophie à Paris sous Jacques le Febure. Après avoir pris le dégré de Docteur en médecine, il alla à Cologne, où il enseigna pendant quelque tems. Il en fut chassé en 1543, parce qu'il étoit infecté des erreurs de Luther; il se retira auprès de Guillaume, Comte de Nuwenar & de Meurs. Alexandre Hegius, son ancien Maitre, l'avoit proposé pour la direction de l'Ecole de Munster, que son âge avancé l'empêchoit d'accepter; mais *Cæsarius* l'avoit refusée. Il mourut, suivant les uns, en 1543, suivant les autres, en 1550, & suivant quelques autres, en 1551, âgé de plus de 90 ans: on n'est pas même d'accord sur les sentimens dans lesquels il mourut; certains prétendent qu'il persista dans ses erreurs, & qu'il mourut dans sa retraite, quelques autres soutiennent au contraire qu'il rentra dans le sein de l'Eglise Catholique, qu'il revint à Cologne, & qu'il mourut dans cette ville; ils ajoutent qu'il fut enterré dans l'Eglise des Hieronimites, près le grand Autel, où l'on a vu pendant longtems son épitaphe. Ce Médecin, entiérement livré au travail, se distingua par son désintéressement; il prit si peu de soin de sa fortune, qu'il n'eut pas de quoi subsister dans sa vieillesse, & que, si ses amis ne l'eussent aidé, il seroit mort de faim.

Cæsarius n'a donné aucun ouvrage de sa composition; mais il en a publié plusieurs, dont il a dirigé les éditions, & auxquels il a fait des annotations & des corrections. Ce sont les suivans:

1. *Caii Plinii secundi opus historiæ naturalis.* Coloniæ, 1524, *in*-8.
2. *In Celsum castigationes.* Hagenoæ, apud *Johannem Soter*, 1528, *in*-8. Salingiaci, 1538, *in*-8.
3. *Caii Plinii libri duo de medicinâ piscium.* Argentorati, 1534, *in*-4.
4. *Boetius, de consolatione philosophiæ, recognitus.* Coloniæ, 1535, *in*-8.

in-8. avec des Commentaires de *Murmellius* & de *Rodolphe Agricola.*

Il a encore réintégré & publié le *Compendium* de *Nicolas Bertucci.*

CÆSIUS (*Bernard*) étoit de Modene; il entra en 1599 dans la Société des Jésuites, & mourut de la peste à Modene le 14 Décembre 1630. Nous avons de lui:

Mineralogia, sive naturalis philosophiæ thesauri, in quibus metallicæ concretionis, medicamentorumque fossilium miracula, &c. exponuntur. Lugduni, apud *Jacobum* & *Petrum Prost*, 1636, *in-fol.* Cet ouvrage roule sur les concrétions métalliques, sur les propriétés des fossiles, sur les vertus des sucs concrets, sur les couleurs, la préparation des peintures, les pierres précieuses, &c.

CAGNATI, (*Marcilio*) célebre Médecin Italien, né à Verone avant le milieu du seizieme siecle. Il étudia à Padoue, sous Jacques Zabarella & Bernardin Paterno. Les progrès rapides qu'il fit dans les belles-lettres & les sciences, lui acquirent en peu de tems un grande réputation; il excella sur-tout dans la philosophie & la médecine. Il étoit très-mélancolique; il paroissoit même févere, & ne parloit qu'avec peine; mais, dans les occasions, il s'exprimoit avec autant de facilité que d'éloquence. Il fut enfin appellé à Rome pour y enseigner publiquement, & y mourut vers l'an 1610, dans un âge avancé & plus que septuagénaire. Nous avons de lui les ouvrages suivans:

1. *Enarrationum liber.* Romæ, apud *Georgium Ferrarium*, 1581, *in*-8.

2. *Variarum observationum, libri IV*, item *disputatio de ordine in cibis servando.* Romæ, apud *Donangel*, 1587, *in*-8. Les deux premiers livres avoient déjà paru à Rome, chez *Ferrari*, en 1581, *in*-8. La plupart de ces observations sont relatives à l'antiquité; il n'y en a qu'un petit nombre qui ait du rapport à la médecine.

3. *In Hippocratis. Aphorismorum secundæ sectionis vicesimum quartum commentarius.* Romæ, apud *Ascanium* & *Hieronimum Donangel*, 1591, *in*-4.

4. *De Romani aëris salubritate, commentarius.* Romæ, apud *Zannetti*, 1599, *in*-4.

5. *De Tiberis inundatione, disputatio medica.* Romæ, 1599, *in*-4.

6. *In Aphorismorum Hippocratis vigesimum secundum sectionis primæ expositio, quæ totam aphoristicam pharmacandi doctrinam reclusam habet.* Romæ, apud *Zannetti*, 1619, *in*-8.

7. *Opuscula varia.* Romæ, apud *Aloysium Zannetti*, 1603, *in*-4. Ces Opuscules contiennent, 1°. une dissertation médicinale sur l'inondation du Tibre; 2°. une dissertation sur les maladies épidémiques

qui avoient régné à Rome en 1591 & 1593; 3°. une autre sur la salubrité de l'air de Rome; 4°. un commentaire apologétique sur la maniere de traiter les fievres des habitans des villes; 5°. une dissertation sur la mort, considérée comme cause de l'accouchement; 6°. deux dissertations sur le gayac, &c.

8. *De sanitate tuendâ, libri duo.* Romæ, apud *Bernardinum Donangel*, 1591, *in*-4. Patavii, apud *Franciscum Bolzetta*, 1605, *in*-4. Le premier livre traite de la tempérance; le second, de la gymnastique. Dans le premier, l'Auteur, après avoir rapporté le sentiment des Anciens sur l'usage des alimens solides & liquides, sur le tems où il faut les employer, sur leur quantité & proportion, expose son opinion sur le même sujet. Le second traite des bains, de leur usage & de leurs propriétés, ainsi que des différens genres d'exercice, & de leurs avantages.

9. *De morte causâ partûs, disputatio.* Romæ, 1602, *in*-4. Cette dissertation paroît écrite pour la médecine du Barreau. L'Auteur y recherche les causes de l'avortement, & entre dans plusieurs détails sur l'accouchement; il blâme *Avicenne* d'avoir avancé que les os pubis se séparoient dans l'accouchement; il prétend que cette séparation est non-seulement impossible, mais seroit même contre l'ordre de la nature.

10. *De ligno sancto, disputationes binæ.* Romæ, 1602, 1643, *in*-4. Ibid. 1603, *in*-4. avec les Opuscules de l'Auteur.

CAGNOL, (*Antoine*) Médecin du seizieme siecle, natif de Fossano, ville du Piémont. Il a écrit:

Tractatus de remediis præservativis & curativis pestis. Monteregali, apud *Cavalleris*, 1598.

CAHAIGNES (*Jacques*) naquit à Caen, de *Pierre de Cahaignes*, Médecin de cette ville. Il étoit encore jeune lorsqu'il perdit son pere; il suivit les Ecoles de l'Université de Caen, y étudia la médecine, & y reçut les honneurs du Doctorat. Il se livra ensuite à la pratique de la médecine, & la fit avec succès. Il fut fait Professeur en médecine dans l'Université de sa patrie; il devint Recteur de cette même Université; enfin, il fut élu Echevin de la ville de Caen; mais lorsqu'il fut parvenu à un âge un peu avancé, il quitta ces places, pour se livrer en entier au travail du Cabinet. Il mourut au commencement du siecle dernier.

Nous pouvons considérer *Cahaignes* comme Littérateur & comme Médecin. Comme Littérateur, il a donné, 1°. l'Oraison funebre de Nicolas Michel, Professeur d'éloquence à Caen; 2°. l'Oraison funebre de Jean Rouxel, aussi Professeur d'éloquence; 3°. une édition des Poësies latines du même Rouxel, dont la seconde édition a paru à

Caen en 1636, *in*-8. 4°. les Eloges des hommes illustres de Caen; il n'en a paru qu'une centurie, qui a été publiée en latin à Caen, en 1583 & 1609, *in*-4. Comme Médecin, il a donné les ouvrages suivans:

1. *Prælectio de aquâ fontis Hebecrevonii*. Cadomi, apud *Jacobum Bass*, 1612, *in*-8. C'est un discours prononcé par l'Auteur dans les Ecoles de l'Université de Caen, sur les eaux d'Hebecrevon de St Gilles en Cottentin. Ce discours ayant été critiqué par un Anonyme, *Cahaignes* répondit à la critique, & sa réponse fut imprimée à Caen en 1612.
2. *De aquâ medicatâ fontis Hebecrevonii*. 1614, *in*-8.
3. *Repartie en faveur du livre des eaux d'Hebecrevon*. A Caen, 1614, *in*-8.
4. *Responsio censori de aquâ fontis Hebecrevonii*. 1614, *in*-12. Cette réponse a paru sous le nom de *Fr. Chicol*.
5. *Brevis, facilisque methodus curandarum febrium*. Cadomi, apud *Petrum Poisson*, 1616, *in*-8.
6. *Brevis, facilisque methodus curandorum capitis affectuum*. Cadomi, apud *Petrum Poisson*, 1618, *in*-8.

Cahaignes a encore donné une traduction françoise des livres latins de *Julien le Paulmier*, sur le cidre & les maladies vénériennes.

CAJETANUS. Nous avons sous ce nom:

De animâ, sensu & sensibilibus. Venetiis, 1514, *in-fol.*

CAILLE, (*André*) Docteur en médecine; Il a traduit en françois la Pharmacopée de *Jacques Sylvius*; sa traduction a été imprimée à Paris, chez *la veuve Dallain*, 1625, *in*-12.

CAILLER (*Paul*) a écrit:

Le tableau du mariage représenté au naturel. A Orange, 1635, *in*-12. Nous ne connoissons point cet ouvrage; nous ne savons point s'il contient quelque chose de relatif à la médecine; mais nous le rapportons d'après *Haller*.

I. CAIMO *ou* CAIMI (*Zacharie*) naquit à Milan en 1516. Il s'appliqua à l'étude de la médecine dans l'Université de sa patrie, & y reçut les honneurs du Doctorat; il se fit ensuite agréger parmi les Médecins Collegiés de la même ville le 3 Février 1570. Il acquit une réputation très-étendue, qui le fit appeller successivement auprès de la Duchesse de Lorraine, de Marie d'Autriche, & de Rodolphe César, son fils. De retour dans sa patrie, il fut fait Protomédic de tout le

Duché de Milan, par Philippe II, Roi d'Espagne, & peu de tems après, Professeur de philosophie morale. Il se distingua par son zèle, son activité & ses succès, dans la peste qui affligea la ville de Milan en 1577. Enfin, il mourut dans cette ville en 1596, âgé de 80 ans; il fut enterré dans l'Eglise de St. Jean de Latran, où on lui avoit dressé un monument, qui a été détruit lorsqu'on a rebâti cette Eglise; on y lisoit l'épitaphe suivante, qui nous a été conservée par Curtius & Argelati.

ZACHARIÆ CAIMO
È COLLEGIO MEDICORUM MEDIOLANI,
QUI ARISTOTELIS ÆTHICEN
ET POLITICEN
IN CANOBIANA SCHOLA PUBLICÈ DOCUIT,
A PHILIPPO II, REGE HISPANIARUM,
ARCHIATER PROVINCIÆ MEDIOLANI
ELECTUS,
UTRUMQUE MUNUS SUMMA CUM LAUDE
AD EXTREMUM USQUE VITÆ DIEM
SUSTINUIT.
CHRISTOPHORUS ET JOANNES PAULUS
CAIMI,
HÆREDES FRATRIS NEPOTES
B. M. POSUERUNT.
VIXIT ANNOS LXXX.
OBIIT ANNO M. D. XCVI.

Caimo avoit beaucoup d'esprit; mais ses ouvrages sont perdus. On ne connoît aujourd'hui de lui que le suivant, outre l'édition qu'il a donnée de la diatribe, *de usu medico microcosini* de *Northmann.*

Consultationes medicæ. On les trouve dans la collection publiée par *Lautenbach*, à Francfort, chez *Sartorius*, en 1605, *in*-4.

II. CAIMO *ou* CAIMI (*Pompée*) naquit, en 1563, à Udine, ville capitale du Frioul, dans les Etats de la République de Venise, de *Jacques Caimo*, Jurisconsulte, d'une famille originaire de Milan, où elle a été des plus considérables, & établie ensuite dans le Frioul. Il étudia la philosophie & la médecine à Padoue; il suivit les leçons de Jérôme Mercurialis, de Fabrice d'Aquapendente, d'Eustache Rudius & de Minadoüs: il fut reçu aux degrés en médecine dans l'Université de la même ville, & revint ensuite dans sa patrie, où il exerça la médecine. Les succès qui accompagnerent sa pratique, répondirent aux preuves publiques & certaines des talens supérieurs qu'il avoit données dans les actes probatoires, soutenus pour sa réception aux degrés: sa réputation s'étendit bientôt au loin, & fit souhaiter, à l'envi, à la plupart des Princes d'Italie, de l'attirer auprès d'eux; mais *Caimo* préféra le séjour de la capitale du monde chrétien : il alla à Rome ; il y enseigna la philosophie avec éclat au Collége Romain ; il y exerça la médecine avec les plus grands succès. La prédiction qu'il fit, en 1623, de la mort prochaine du Pape Grégoire XV, & qui s'accomplit bientôt après, ne contribua pas peu à augmenter sa réputation. Il fut appellé plusieurs fois auprès du Grand Duc de Toscane & de plusieurs autres Princes de l'Italie, tout comme auprès du Vice-Roi de Naples, & non du Roi, comme le dit *Portal*, qui ignore sans doute que ce Royaume appartenoit alors aux Rois d'Espagne, & qu'il étoit gouverné par des Vice-Rois. *Caimo* fut fait Chevalier de la Toison d'Or & Comte Palatin par le Pape Urbain VIII. Il fut ensuite appellé, par la République de Venise, pour remplir, dans l'Université de Padoue, la chaire de médecine, vacante par la mort de Sanctorius ; il se rendit dans cette ville, y fut premier Professeur de médecine-théorique, & y devint Président du Collége des Médecins : les fonctions de la Régence, qu'il remplit avec distinction, ne l'empêcherent point de continuer à se livrer à la pratique de la médecine ; il la fit toujours avec les mêmes succès ; mais la peste s'étant déclarée à Padoue, il se retira à Ticiano dans le Frioul. *Portal* prétend qu'il ne s'y rendit que pour en secourir les habitans affligés de la même calamité ; mais tous les Historiens gardent le silence à ce sujet : ils disent simplement qu'il se retira à Ticiano ; & *Manget* ajoute, dans une terre qui lui appartenoit. Il y mourut le 30 Novembre 1631, âgé 63 ans. *Portal* rapporte sa mort à l'an 1661, à l'âge de 63 ans, après avoir placé avec tous les autres sa naissance à l'an 1568 ; de sorte que ce Médecin auroit eu alors 93 ans : ce qui suffit pour faire voir l'erreur de ce Bibliographe.

Caimo ne s'étoit pas borné à la pratique de la médecine ; il avoit encore donné quelques ouvrages, contre lesquels *César Lagalla* & *César Cremonini* s'étoient élevés : le premier, à Rome ; le second, à Padoue ; ils ont les titres suivans :

1. *De calido innato libri tres.* Venetiis, apud *Hieroninum Pintum*, 1626, *in* 4. Cet ouvrage contient des recherches sur la chaleur du corps humain ; mais l'Auteur n'est pas d'accord avec lui-même : il la fait tantôt dépendre de l'action des solides sur les fluides ; c'est-à-dire, de l'oscillation des vaisseaux ; tantôt il a recours à une prétendue vertu calorifique, qui ressemble assez aux qualités occultes des anciens ; il s'épuise en raisonnemens inutiles & en citations souvent peu analogues au sujet, pour en démontrer la réalité.

2. *De febrium putridarum indicationibus, juxtà Galeni methodum colligendis & adimplendis, libri duo.* Patavii, apud *Petrum-Paulum Tozium*, 1628, *in*-4.

Moreri, *Eloi* & *Portal* lui attribuent encore deux ouvrages sur la noblesse & sur l'esprit humain : le premier écrit en latin ; le second, en italien ; mais ils n'en indiquent point les éditions.

CAIRNOAN, (*Jacques*) Irlandois, a donné :

Dissertatio de morbo venereo. Lugduni-Batav. 1753.

CAISSAN, (*Jacques*) Provençal. Nous avons de lui :

Discours des remedes pour la guérison des morsures de rage. A Aix, 1609, *in*-8.

2. *Recette très-véritable pour la guérison des personnes & animaux mordus des chiens & loups enragés*. A Paris, 1615, *in*-8. Portal attribue cet ouvrage à *Caissan*, & le précédent *Caisson* dont il fait un Auteur différent de *Caissan*, tandis que les deux ouvrages sont du même Auteur.

I. CAIUS PLINIUS SECUNDUS, *Voyez* PLINIUS.

II. CAIUS VALGIUS, Médecin, qui vivoit sous le regne d'Auguste, dont il fut le Médecin avant Antoine Musa. Il écrivit sur les propriétés des plantes & sur leur usage en médecine, & dédia son livre à l'Empereur Auguste ; mais Pline prétend que cet ouvrage étoit imparfait, & qu'il ne contenoit rien d'intéressant.

III. CAIUS, (*Jean*) savant Médecin Anglois, dont le vrai nom est *Jean de Kaye*. Il naquit, en 1510, à Nordwick, ville capitale de la Province de Norfolck en Angleterre. *Eloy* le fait natif de Norfolck ; il a copié en cela les premieres éditions du Dictionnaire de *Moreri* ; mais s'il avoit vu celle de 1759, il auroit trouvé qu'on y a reconnu & corrigé cette erreur. *Portal* a fait la même faute, mais d'une maniere encore plus sensible ; non-seulement il n'a pas connu le vrai nom de *Norfolck*, puisqu'il l'appelle *Norfoleck*, mais encore il en a fait une ville, tandis que c'est une Province d'Angleterre. *Caius* étudia d'abord à Cambridge au Collége de Gonnevil ; il alla ensuite étudier la médecine à Padoue sous Jean-Baptiste Montanus ; il revint en Angleterre, & fut reçu aux degrés en médecine dans l'Université de Cambridge. Nous apprenons de *Douglas* qu'il avoit déja reçu les honneurs du Doctorat à Boulogne en Italie. Il fut fait, en 1547, Médecin d'Edouard VI, Roi d'Angleterre ; il remplit successivement la même place auprès de la Reine Marie & de la Reine Elizabeth. Il se retira dans la suite à Cambridge, où il fit rebâtir presque en entier, à ses dépens, le Collége où il avoit fait ses premieres études. Il y mourut en 1573, âgé de 63 ans. Outre un ouvrage sur l'antiquité & la célébrité des Universités de Cambridge & d'Oxford, imprimé à

Londres en 1568 *in*-8., & en 1574, *in*-4., nous avons encore de *Caius* les ouvrages suivans:

1. *De medendi methodo, ex Cl. Galeni, Pergameni, & J. B. Montani, Veronensis, principiorum Medicorum, sententiâ, libri duo.* Basileæ, apud *Froben*, 1544, *in*-8. Ibid apud *Petrum Perna*, 1558, *in*-8, avec les opuscules de *J. B. Montanus*, publiés par *Jérôme Donzellinus.*

2. *Cl. Galeni libri aliquot græci, partim hactenùs non visi, partim à mendis, quibus scatebant, innumeris, ad vetustissimos codices repurgati, & integritati suæ restituti, annotationibusque illustrati.* Basileæ, apud *Froben*, 1544, *in*-4. Ibid, 1574, *in*-4. C'est un commentaire sur les livres de *Galien* : 1°. des administrations anatomiques; 2°. du mouvement des muscles; 3°. des os; 4°. sur l'anatomie d'Hippocrate, &c. *Caius* ne s'est pas borné à être le Commentateur de ces livres; il a encore réintégré le texte dans plusieurs endroits, & y a fait beaucoup de corrections.

3. *Opera aliquot & versiones.* Lovanii, apud *Antonium Mariam Bergagno*, 1556, *in*-8. C'est un recueil de quelques ouvrages & de quelques traductions de l'Auteur : les ouvrages y sont au nombre de deux; le premier est celui dont nous avons déjà parlé sous ce titre : *de medendi methodo*; le second est un livre sur la fievre éphémere d'Angleterre. Les traductions sont au nombre de quatre; ce sont des traductions des livres de *Galien* : 1°. *de libris propriis*; 2°. *de ordine suorum librorum*; 3°. *De ratione victûs, secundùm Hippocratem, in acutis*; 4°. *de Placitis Hippocratis & Platonis.*

4. *De canibus Britannicis, liber I. De rariorum animalium & stirpium historiâ, liber I. De libris propriis, liber I.* Londini, apud *Guillelmum Seresium*, 1570, *in*-8. Ibid. apud *Carolum Davis*, 1729, *in*-8. On a joint à cette édition un Traité du même Auteur, *de pronunciatione græcæ ac latinæ linguæ*, qui avoit été imprimé à Londres en 1574, *in*-4. Le livre *de canibus Britannicis* a été réimprimé à Nuremberg, chez *Jean-George Endter*, en 1685, *in*-4. avec la *Cynographia curiosa* de *Christien-François Paullini*; & à Leyde, chez *Langerak*, en 1728, *in*-4.

IV. CAIUS (*Bernardin*) étoit natif de Venise; il a publié les explications & les commentaires de *Bernardin Paternus*, sur le premier *fen* du premier canon d'*Avicenne*, à Venise, chez *François de Franciscis*, 1596, *in*-4. Il a encore donné:

1. *Disputatio de vesicantium usu.* Venetiis, apud *Franciscum de Franciscis*, 1606, *in*-4. L'Auteur s'éleve contre l'usage des vésicatoires; il leur attribue les effets les plus dangereux; il leur suppose des qualités contraires à toutes celles que les Praticiens leur reconnoissent; il prétend qu'il n'y a aucun cas où ils puissent être utiles; en un mot, il voudroit les exclure de la pratique de la médecine.

2. *De sanguinis effusione, disputatio.* Venetiis, apud *Fr. de Franciscis*, 1607, *in*-4.

3. *De alimentis, quae unicuique naturae conveniunt, liber.* Venetiis, apud *Evangel. Deuchinum*, 1608, *in*-4. Ibid. 1610, *in*-4. On trouve encore dans cet ouvrage des discussions ou dissertations sur la nature de la volupté; sur les saveurs, sur les boissons froides, sur la propriété rafraichissante du nitre, sur l'or potable, & sur l'accouchement au huitieme mois.

CALAFATTO, (*George*) Médecin du siecle dernier, étoit né dans l'Isle de Candie, d'une famille noble. Après avoir été reçu Docteur en médecine dans l'Université de Padoue, il y fut fait Professeur de médecine théorique. Il a donné:

Trattato sopra la peste; c'est-à-dire, *Traité de la peste.* A Venise, 1682, *in*-8. L'Auteur distingue la vraie peste de la contagion. Il regarde la premiere comme dépendante de la seule corruption de l'air, & se communiquant aux hommes par la simple inspiration, sans aucun contact des choses infectées: elle attaque, dit-il, indifféremment les hommes & les brutes; la seconde, au contraire, suivant lui, quoique reconnoissant une cause générale, ne peut se communiquer que par le contact immédiat; elle n'attaque les animaux, qu'autant qu'ils se nourrissent de choses infectées. Il prétend encore que les corps, qui ont une texture très-dense, sont moins exposés à la contagion; mais que leur état est bien plus dangereux, s'ils l'ont une fois reçue, parce que le venin, qui a pénétré dans le tissu des parties, ne peut plus se dissiper que très-difficilement. Il cherche ensuite à développer le méchanisme de la transmission & de la communication de la peste; il en indique les signes, dont il fait trois classes; les *prognostics*, les *indicatifs* & les *rememoratifs.* Il explique en même-tems les causes de la peste, & finit par exposer très-succinctement les remedes préservatifs & curatifs de cette maladie.

CALANDER, (*Etienne*) Médecin Piémontois du siecle dernier, a donné:

1. *Brevissima chirurgicae facultatis compendiaria.* Saviliani, apud *Christoph. Strabellam*, 1623, *in*-12. C'est un Précis de chirurgie, dans le goût de celle qui étoit en usage au siecle de l'Auteur. On y trouve de grands éloges prodigués aux topiques, & ces médicamens multipliés à l'infini. Le volume est encore grossi par une très-grande quantité de formules, presque toutes surchargées de médicamens.

2. *La febre dell' anima*; c'est-à-dire, *la fievre de l'ame.* A Turin, chez *Ferrosinus*, 1647, *in*-12. C'est un Traité des passions de l'ame.

CALANDRIN

CALANDRIN (*J. Louis*) a donné:

Theses de vegetatione & generatione plantarum. Genevæ, 1734, *in*-4.

I. CALANO (*Prosper*) naquit vers le milieu du quinzieme siecle à Sarzane, ville, alors du Duché de Toscane, & aujourd'hui de l'Etat de Gênes, le grand Duc de Toscane l'ayant cédée aux Gênois pour celle de Livourne. On parle de lui comme d'un savant Médecin, qui se distingua d'abord à Rome, ensuite à Boulogne, où il professa avec succès. Il étoit dans cette derniere ville en 1524. On a de lui:

Paraphrasis in librum Galeni de inæquali intemperie. Lugduni, apud *Sebastianum Gryph*, 1538, *in*-8. & non 1638, comme le dit *Manget.* On y a joint quelques traités, 1°. sur la conservation de la santé; 2°. sur l'atrabile; 3°. sur la saignée dans la pleurésie; 4°. sur les saveurs âcres, austeres & acides; 5°. sur la mélancolie venteuse. Le Traité de la conservation de la santé a été traduit en françois, & imprimé à Paris, 1550, *in*-12.

II. CALANO, (*Maurice*) Philosophe profond & Médecin célebre du siecle dernier, étoit né à Ferrare. Ses talens le firent d'abord choisir pour remplir une chaire ordinaire de médecine dans l'Université de sa patrie; il succéda dans la suite à Galeotte Beccaleo dans la premiere chaire de philosophie; il fut fait enfin Professeur d'anatomie, & il eut toujours un grand nombre de Disciples. On assure qu'il a beaucoup écrit, mais on ne cite de lui qu'un seul Traité, qui a été publié sous le titre suivant:

De proprietatibus individualibus. Ferrariæ, apud *Josephum Gironium*, 1645.

CALATHINO (*Despot.*) a donné:

Discorso delle stufe da Bagni di Roma, e suoi nocumenti. A Rome, chez *Robletti*, 1646, *in*-4.

CALCEOLARI (*François*) naquit à Verone vers le commencement du seizieme siecle. Il s'attacha de bonne heure à l'étude de la botanique & de l'histoire naturelle, & devint un des plus célebres Botanistes de son siecle. On le regarde comme un des premiers qui se soient appliqués à faire une collection d'une variété de plantes, de minéraux, d'animaux desséchés, de drogues rares, & autres curiosités, pour en former un cabinet. Il avoit les mêmes goûts & suivoit les mêmes études que Mathiole & Aldrovande; ce qui forma entre eux une liaison d'amitié qui dura constamment. Il fit avec ce dernier, en 1554, un voyage au Mont-Baldo, qui étoit alors l'Ecole la plus célebre des Botanistes, à cause de la grande quantité & variété des plantes qu'on y trouvoit. Nous ignorons l'époque de sa mort. Nous avons de lui les ouvrages suivans :

1. *Iter Baldi-Montis.* Venetiis, 1571 ; réimprimé en 1586 avec l'ouvrage suivant, & de nouveau la même année, avec l'anatomie des plantes de *Mathiole*. C'est une description du voyage de l'Auteur au Mont-Baldo, & des plantes qu'il y a trouvées.

2. *Petri Andreæ Mathiolæ compendium de plantis omnibus, cum earum iconibus, de quibus scripsit suis in commentariis in Dioscoridem editis.* Venetiis, apud *Valgris*, 1586, *in-4.* On trouve à la suite l'ouvrage précédent.

3. *Musæum à Benedicto Ceruto inceptum, & ab Adræâ Chiocco luculenter descriptum & perfectum ; in quo multa ad naturalem, moralemque philosophiam spectantia, non pauca ad rem medicam pertinentia, eruditè proponuntur & explicantur.* Veronæ, apud *Angelum Tamum*, 1622, *in-fol.*

CALDANI, (*Marc-Antoine*) savant Médecin Italien de nos jours, est Docteur en philosophie & en médecine ; il a d'abord exercé la médecine à Boulogne en Italie, & est aujourd'hui premier Professeur de médecine théorique dans l'Université de Padoue ; il est encore Membre de l'Institut de Boulogne. Il a donné les ouvrages suivans :

1. *Lettera sull' insensibilità ed irritabilità di alcuni parti degli animali* ; c'est-à-dire, *Lettre sur l'insensibilité & l'irritabilité de quelques parties des animaux.* A Boulogne, 1757, *in-4.* traduite en françois, à Lausane, 1758, *in-12.* Ibid. chez *Sigismond d'Arnay*, 1760, *in-12.* dans le troisieme volume des *Mémoires sur les parties sensibles & irritables du corps animal*, par *Haller*. Cette lettre, qui est fort longue, a été lue par l'Auteur, dans une Assemblée de l'Académie de Boulogne, le 15 Novembre 1756. Elle renferme quatre-vingt-dix-huit expériences faites sur des animaux vivans, pour rechercher la réalité & les différens degrés de sensibilité & d'irritabilité de leurs parties. Il paroit résulter de ces expériences, 1°. que les tendons & la dure-mere n'ont point de nerfs ; 2°. que les tendons, le péricrâne, la dure-mere, la plevre, le péritoine & les poumons sont insensibles ; 3°. que le sentiment, qu'on croit quelquefois appercevoir aux tendons, provient de la blessure de quelque autre partie ; 4°. que les blessures du cerveau à une certaine profondeur, sont suivies de convulsions ; 5°. que les arteres ne sont pas irritables ; 6°. que le cœur perd son mouvement, lorsqu'il est vuide, & ne le reprend point de lui-même ; 7°. que l'estomac & la vessie sont irritables, mais moins que les intestins & la matrice.

2. *Lettera II sull' insensibilità ed irritabilità* ; c'est-à-dire, *seconde Lettre sur la sensibilité & l'irritabilité.* A Boulogne, 1758, *in-4.* tra-

duite en françois, à Lausanne, 1758, *in*-12. Ibid. chez *Sigismond d'Arnay*, 1760, *in*-12. dans le troisieme volume des *Mémoires sur les parties sensibles & irritables du corps animal*, par *Haller*. Elle est datée du 30 Décembre 1757. On ne trouve pas ici des expériences; on n'y voit que des réponses à quelques objections faites contre le systême de l'insensibilité & de l'irritabilité *Hallériennes*; ces objections & ces réponses ne sont relatives qu'à la maniere de faire les expériences, & aux conséquences que les Sectateurs de ce systême en tirent. Cette lettre, qui est aussi très-longue, est écrite principalement contre *Laghi*.

3. *Lettera terza sull' insensibilità ed irritabilità*; c'est-à-dire, *troisieme Lettre sur l'insensibilité & l'irritabilité*. A Boulogne, 1759, *in*-4. L'Auteur cherche à développer les vraies causes des erreurs où sont tombés quelques-uns de ceux qui ont traité cette matiere.

4. *Lettera quarta sull' insensibilità ed irritabilità*; c'est-à-dire, *quatrieme Lettre sur l'insensibilité & l'irritabilité*. Ebroduni, 1764, *in*-8. On y trouve encore quelques expériences faites sur des grenouilles.

5. *Riflessioni fisiologiche sopra due Dissertazioni del S. le Cat*; c'est-à-dire, *Réflexions physiologiques sur deux Dissertations de M. le Cat*. A Venise, 1767, *in*-8. On y trouve plusieurs observations curieuses, relatives à la sensibilité des parties, mais intéressantes pour la pratique de la chirurgie; elles paroissent prouver l'insensibilité du périoste dans les amputations: celle des tendons lorsqu'on les blesse ou les coupe; celle de la dure-mere, lorsqu'on l'incise dans l'opération du trepan, &c. L'Auteur en fait l'application aux différens cas chirurgicaux: ses réflexions à cet égard sont sages & savantes; elles peuvent être fort utiles dans la pratique, par les vues nouvelles qu'elles présentent.

6. *Esame del capitolo VII della parte XII del S. de Haen*; c'est-à-dire, *Examen du chapitre VII de la partie XII de M. de Haen*. A Padoue, 1770, *in*-4. Il y est encore question du défaut de sensibilité dans les nerfs & les tendons.

7. *Institutiones pathologicæ*. Patavii, apud *Cominiano*, 1772. Cet ouvrage est fait sur les principes de Boerhaave & de Gaubius; c'est une répétition de leur doctrine, avec un petit nombre d'observations de l'Auteur. Il est écrit avec élégance & avec clarté.

CALDARONE (*Jacques*) naquit à Palerme le premier de Janvier 1651. Il s'appliqua profondément, dès sa plus tendre jeunesse, à l'étude des sciences, sur-tout à celle de la philosophie & de la médecine. Parmi les différentes branches de cette derniere, il cultiva particuliérement la chymie & la botanique. Il fut à la fois bon Médecin, habile Apothicaire, Botaniste exact, Chymiste instruit &

laborieux. Ses talens lui mériterent l'estime générale. Il fut fait, par le Protomédic de Sicile, Lecteur, Recogniteur & Examinateur général de ce Royaume & des Isles adjacentes. Il vivoit encore à Palerme en 1730, dans un âge très-avancé. Il a donné :

1. *Epistola botanica*. Neapoli, apud *Novellum de Bonis*, 1673, *in-4*. avec l'ouvrage de *Nicolas Gervasi*, intitulé : *Bizarrie botaniche di alcuni simplicisti di Sicilia*.

2. *Pretia simplicium ac compositorum medicamentorum, de ordine & mandato ill. Prætoris & Protomedici D. Josephi Valguarnera, ab omnibus observanda*. Panormi, Typis *Petri Coppola*, 1697, *in-4*.

Nous apprenons de *Mongitor*, que *Caldarone* avoit encore fait d'autres ouvrages qu'il étoit sur le point de donner au Public ; nous ne savons point s'ils ont été publiés. Ils avoient les titres suivans :

1. *Examen & Œdipus aromatoriorum*.

2. *Della natura, qualità, e virtù della terra di baida, chiamata fuori panacea, e della pietra di montagna di cane, detta la polvere di chiaramonte, ò vero del fondacaro*.

3. *Del modo come è fatta la china china, con l'anatomia di essa, e vero modo di conoscer la, e usar la*.

CALDENBACH (*Christophe*) a écrit :

1. *De lauro*. Tubingæ, 1670, *in-4*.

2. *De oleâ*. Tubingæ, 1679, *in-4*.

3. *De palmâ*. Tubingæ, 1679, *in-4*.

4. *De vite*. Tubingæ, 1683, *in-4*.

CALDERA DE HEREDIA. (*Gaspard*) *Voyez* HEREDIA.

CALDESI (*Jean Baptiste*) d'Arezo, a écrit :

Osservazioni anatomiche intorno alle tartarughe maritime, d'aqua dulce e terrestri ; c'est-à-dire, *Observations anatomiques sur les tortues de mer, d'eau douce & de terre*. À Florence, 1687, *in-4*. Cet ouvrage renferme une description très-détaillée, fort exacte & très-bien faite de ces trois especes de tortues.

CALDWALL (*Richard*) a traduit en anglois l'ouvrage de *H. Morus*, intitulé : *Tabulæ universam chirurgiam uno ordine complectentes*. Cette traduction a été imprimée sous le titre de *Tables of chirurgery*. A Londres, 1585, *in-4*.

CALENIUS (*Paul-Jule*) a écrit :

De pleuritide. 1656, *in-4*.

CALESTANUS. (*Jérôme*) *Manget* rapporte sous son nom un ouvrage intitulé: *Observationes pharmaceuticæ*, *in*-4.; mais il n'indique ni le lieu, ni l'année de l'édition, ni le nom de l'Imprimeur. Nous avons sous son nom:

1. *Osservazioni nel comporre gli antidoti*. A Venise, 1564, *in*-4. C'est peut-être le même ouvrage que celui qui est rapporté par *Manget*.

2. *Osservazioni*, *nelle quale con ogni facilità s'insegna tutto cio che fa di bisogno ad ogni diligente speciale*, *& ad una ben ordinata speciaria*; c'est-à-dire, *Observations où l'on enseigne ce qui est nécessaire pour faire un bon Apothicaire*, *& pour établir une bonne Pharmacie*. A Venise, 1616, *in*-4.

CALID, fils de *Jurich*. Nous avons sous son nom:

Liber secretorum, *sive lapidis philosophici secreta secretorum admiranda*, *stupenda*, *quibus artis mysteria facillimè*, *appertissimèque traduntur*..... Traduit de l'hébreu en arabe, ensuite en latin..... Francofurti, apud *Joannem Bringer*, 1615, *in*-8. On y a joint quatre *Animadversions chymiques* d'un Auteur incertain. Réimprimé dans la collection des Alchymistes, publiée par *Gratarole*, à Bâle, chez *Henri Pierre*, 1561, *in-fol*. & dans le cinquieme volume du Théâtre chymique, à Strasbourg, chez *Lazare Zetzner*, 1622, *in*-8.

CALLARD DE LA DUCQUERIE, (*Jean-Baptiste*) Médecin François du siecle dernier & du commencement de celui où nous vivons, étoit né en 1630. Il alla à Paris, où il étudia la médecine pendant huit ans; il se présenta ensuite à l'Université de Caen, & y reçut les honneurs du Doctorat en médecine en 1662. Dès ce moment, il se livra à la pratique, qu'il fit avec succès. Neuf ans après, c'est-à-dire en 1671, il fut nommé par le Roi Professeur Royal en médecine dans la même Université. Les fonctions de sa régence & les devoirs de sa pratique ne l'empêcherent point de suivre le goût qu'il avoit pour l'histoire naturelle; il avoit rassemblé dans un cabinet un grand nombre de productions des trois regnes de la nature, & avoit formé un droguier des plus curieux. Il parvint enfin à être le Doyen de la Faculté de médecine de Caen, & étoit Membre de l'Académie Royale des Belles-Lettres de cette ville. Il vivoit encore en 1715, âgé alors de 85 ans: nous ignorons l'époque de sa mort. Il a laissé un fils, aussi Professeur en médecine à Caen, qui, suivant le Journal des Savans du 15 Avril 1715, étoit alors sur le point de donner un ouvrage intitulé: *De optimâ ratione discendi & docendi medicinam*; mais nous ignorons s'il a été publié. Nous devons à *Callard de la Ducquerie* les ouvrages suivans:

1. *Lexicon medicum universale*, *sive tria etymologiarum millia*, *quæ*

in Scholis publicis alumnos ità postulantes edocuit Auctor. Cadomi, 1692, *in-12.* Parisiis, apud *d'Houry*, 1693, *in-12.* L'Auteur y donne l'explication d'environ 3000 mots grecs, qui sont d'usage en médecine; il a choisi ceux qui paroissent les plus obscurs, & ceux qui servent d'origine à d'autres étymologies. La seconde édition est augmentée de beaucoup de termes de chirurgie, de chymie & de pharmacie.

2. *Lexicon medicum universale etymologicum, in quo undecies mille vocabula rarioris usûs ab Auctoribus Græcis, Latinis & Gallicis, qui de medicinâ, chirurgiâ, pharmaciâ, botanicâ, chymiâ & physicâ hactenùs scripsére, usurpata enucleantur & illustrantur, eorumque notiones & origines reteguntur.* Cadomi, 1715, *in-fol.* C'est une nouvelle édition de l'ouvrage précédent, mais avec des augmentations très-considérables.

Nous apprenons encore, par le Journal des Savans, du 15 Avril 1715, que *Callard de la Ducquerie* venoit de finir un ouvrage qui devoit avoir pour titre: *Ager medicus Cadomensis, sive, hortus plantarum quæ in locis paludosis, pratensibus, maritimis, arenosis & silvestribus propè Cadomum in Normaniâ sponte nascuntur*; mais nous ne trouvons point qu'il ait été publié. *Haller* l'annonce cependant comme imprimé à Paris en 1714; mais il y a lieu de croire que ce Bibliographe s'est trompé. Si cet ouvrage eût été imprimé à Paris en 1714, on ne l'auroit pas annoncé dans le Journal des Savans, du mois d'Avril 1715, comme venant d'être fini, & comme prêt à être mis sous presse.

CALLIANAX, Médecin de l'antiquité, Sectateur des opinions d'Herophile, n'est connu que par sa dureté auprès des malades. Palladius & Galien le présentent comme un homme vain, fier & austere; sa conduite paroit assez confirmer cette idée: un trait suffit pour s'en convaincre. Un malade, qui quittoit la vie à regret, lui demandoit s'il mourroit de sa maladie: *Callianax* lui répondit séchement: *Patrocle est mort, qui te valoit bien.* Ce trait brusque & mal-honnête, qui, malheureusement, a eu quelques imitateurs, a peut-être donné lieu aux reproches de dureté qu'on fait quelquefois aux Médecins. Mais il en est, & ils sont en grand nombre, qui sont bien éloignés de mériter la critique des ames sensibles, & qui, soit par leur douceur & leur aménité, soit en paroissant partager les douleurs de leurs malades, savent adoucir leurs maux, & diminuer le désagrément des remedes qu'ils leur donnent.

CALLIMACHUS, Médecin Grec, que nous apprenons avoir été Médecin des Bandes Impériales. Il avoit fait, suivant le rapport de *Pline*, un Traité sur les couronnes dont on se servoit dans les festins ; son but étoit de faire voir que les fleurs, dont elles étoient composées, pouvoient, par leur odeur, produire beaucoup de mauvais effets, qu'elles blessoient quelquefois le cerveau, & que souvent elles causoient des maladies graves. Ce Médecin avoit une singuliere prétention au sujet de l'histoire ; il disoit que c'est aux Médecins à l'écrire, parce qu'ils sont Disciples d'Esculape, qui étoit fils d'Apollon, c'est-à-dire, fils du pere des sciences & du Protecteur des Muses. Il peut avoir raison : un Ecrivain moderne, qui regarde la raison de *Callimachus*, comme ridicule, demande si la prétention l'étoit autant.

CALISTHENES d'Olynthe, cousin & Disciple d'Aristote, qui joignit à une grande vanité une haine mortelle du même vice dans autrui. Il s'attacha à Alexandre-le-Grand, auprès duquel il fut introduit par Aristote ; mais il ne sut point se conserver la faveur de ce Prince. Il s'opposa avec vigueur au dessein où étoient quelques Courtisans d'adorer Alexandre à la maniere des Perses. On a présenté sa résistance comme un effet de sa vanité ; elle ne servit cependant qu'à le rendre odieux à ce Souverain, & à accélérer sa perte. Il fut accusé d'avoir trempé dans la conspiration formée par Hermolaus & plusieurs autres, contre la vie d'Alexandre ; il fut arrêté, enfermé pendant sept mois dans une cage de fer, enfin déchiré par des lions. On dit qu'Alexandre fit graver sur son tombeau, cette épitaphe : *Odi sophistam qui sibi non sapit* ; c'est-à-dire, *je hais un sage qui ne l'est pas pour lui-même*. Plusieurs ont cru qu'il avoit été accusé faussement ; mais il est rare qu'on insulte impunément un Souverain : Alexandre aima sans doute à le trouver ou à le croire coupable. On lui attribue, 1°. une Histoire d'Alexandre, que Casaubon croit supposée ; 2°. une Histoire de la Grece, dont Plutarque, Athenée & Etienne de Bysance font mention ; 3°. l'Histoire de la guerre de Troye, dont il a été parlé par Plutarque & par Cicéron ; 4°. des Apophtegmes ; 5°. des Métamorphoses ; 6°. un Périple, des Persiques, des Macédoniques, des Thraciques, qui sont comme des descriptions de différens pays, mais que quelques-uns croient être d'un autre *Callisthene*.

Il y a eu un *Callisthene* qui a écrit sur les plantes, au rapport de Saint Epiphane : *Leclerc* & *Manget* croient que c'est peut-être le même que celui dont nous venons de parler ; *Eloy* l'assure positivement : on ne peut cependant avoir à ce sujet que des incertitudes. Il y a eu un autre *Calisthene*, du pays des Sybarites, connu par une histoire des Galates, & dont *Stobée* fait mention, *Serm. de morbis*. Il y en a un troisieme cité par *Pline*. On ne peut savoir bien précisément quel est, de ces trois, celui dont Saint Epiphane a voulu parler.

CALLOT, (*François-Joseph*) Médecin Lorrain de ce siecle, étoit né à Nancy le 13 Mai 1690. Il cultiva la poésie, & donna, 1°. *Stances au Prince Charles*, en 1732; 2°. *Apothéose de la Maison de Lorraine*, précédée de la Noce champêtre, en 1744. Nous avons encore de lui :

1. *Dissertatio de diabete*. 1715.
2. *L'idée & le triomphe de la vraie médecine*. 1742, *in-12*.

CALMET (*Augustin*) naquit à Mesnil-la-Horgne, au Duché de Bar, le 26 Février 1672. Il étudia d'abord au Prieuré de Breuil, près de Commerci; il fut envoyé en 1687 à Pont-à-Mousson, où il fit sa rhétorique. A peine fut-il sorti de cette classe, qu'il entra dans l'Ordre des Bénédictins, Congrégation de Saint Vanne; il en prit l'habit à Toul, dans l'Abbaye de Saint Mansuy, le 17 Octobre 1688, & fit profession dans le même Monastere le 23 Octobre de l'année suivante. Il étudia ensuite la philosophie dans l'Abbaye de Saint Evre, & la théologie dans celle de Munster, au Val de Saint Grégoire, en Alsace. Il profita en même-tems des intervalles que lui laissoient ses études principales, & les employa à étudier la langue hébraïque; il y fit en peu de tems beaucoup de progrès, & fut bientôt en état de lire & d'entendre le Texte sacré dans la langue originale; il se perfectionna aussi dans la connoissance du grec, dont il avoit déjà pris quelque teinture au College. Envoyé en 1696 à l'Abbaye de Moyen-Moutier, il y étudia l'Ecriture-Sainte sous D. Hyacinthe Alliot; il fut chargé, en 1698, d'y enseigner la philosophie & la théologie aux jeunes Religieux de ce Monastere, & s'en acquitta jusques en 1704; il passa alors, en qualité de Sous-Prieur, à l'Abbaye de Munster, où il fut Chef d'une Académie composée de plusieurs Religieux, avec lesquels il continua ses études sur les Livres Saints. Il avoit déjà composé plusieurs ouvrages, qu'il augmentoit tous les jours; mais incertain s'ils méritoient de voir le jour, il se rendit à Paris en 1706; il les communiqua au Pere Mabillon & à l'Abbé Duguet, qui le déterminerent à commencer à les publier. Il fut fait Prieur de Lay en 1715, Abbé de Saint Léopold de Nancy en 1718, Visiteur de sa Congrégation en 1719, enfin, Abbé de Senones en 1728. Son élection ayant été confirmée par le Pape Benoit XIII, *Calmet* prit possession de son Abbaye le 3 Janvier 1729, & reçut la Bénédiction Abbatiale le 24 Avril suivant. Le Sacré College l'avoit proposé dans le même tems pour le titre d'un Evêché *in partibus*, avec pouvoir d'exercer les fonctions épiscopales dans les lieux de la province, qui sont exempts de la jurisdiction de l'ordinaire; mais *Calmet* refusa d'accepter l'Episcopat, & écrivit à ce sujet au Pape Benoit XIII; ce Souverain Pontife agréa ses excuses dans un Bref, qu'il lui adressa le 12 Septembre 1729, & quelque tems après, lui fit présent de tous ses ouvrages en trois volumes *in-fol.*

Calmet a beaucoup écrit; mais nous ne parlerons que de ceux de ses

ſes ouvrages qui ont quelque rapport à la médecine : ce ſont les ſuivans :

1. *Commentaire littéral ſur tous les livres de l'ancien & du nouveau Teſtament..... l'Exode & le Lévitique.....* A Paris, chez *Pierre Emery*, 1708, *in*-4. On trouve à la fin du volume une diſſertation ſur la lepre ; l'Auteur en recherche la nature, la cauſe & les effets ; il rapporte à ce ſujet les divers ſentimens de ceux qui ont écrit ſur cette maladie : il en établit deux eſpeces ; il appelle la premiere *lepre pure*, & la ſeconde, *lepre invétérée* : il regarde celle-ci comme la même maladie qui a été connue chez les Anciens ſous le nom d'*elephantiaſis*. Il rapporte enſuite les effets de l'une & de l'autre, & fait à cette occaſion la peinture d'un homme attaqué de cette maladie. Il paſſe enfin aux cauſes ; il examine le ſentiment de ceux qui font dépendre la lepre d'un ſang mélancolique, abondant, épais, viſqueux, âcre, ſéjournant ſous la peau & les chairs, les corrodant, & y occaſionnant de vives démangeaiſons ; il le réfute en même-tems ; il prétend qu'on eſt lépreux, avant que le ſang ſoit corrompu ; il ſe fonde principalement ſur la facilité avec laquelle cette maladie ſe communique ; mais il convient que la corruption du ſang ſurvient dans peu de tems ; enfin, il regarde comme la cauſe de cette maladie de petits vers imperceptibles qui ſe gliſſent entre cuir & chair, rongent l'épiderme, la cuticule & les extrémités des nerfs, & donnent ainſi lieu aux démangeaiſons, aux inflammations, & aux autres ſymptômes de la lepre.

2. *Commentaire littéral ſur tous les livres de l'ancien & du nouveau Teſtament..... l'Eccléſiaſtique.....* A Paris, chez *Pierre Emery*, 1714, *in*-4. On y trouve deux diſſertations ; la premiere ſur la médecine & les Médecins des Hébreux ; la ſeconde, ſur leurs alimens.

3. *Diſſertations qui peuvent ſervir de Prolegomenes de l'Ecriture-Sainte.* A Paris, chez *Emery*, *Saugrain* & *Martin*, 1720, *in*-4. 3 vol. On y trouve une diſſertation ſur la ſueur de ſang, que J. C. éprouva au jardin des oliviers ; le but de l'Auteur eſt de prouver que cette ſueur peut n'avoir rien de ſurnaturel.

4. *Diſſertation ſur les apparitions des Anges, des Démons & des Eſprits, & ſur les Revenans & Vampires de Hongrie, de Bohéme, de Moravie & de Siléſie.* A Paris, 1746, *in*-12. A Enſidlen, 1749, *in*-12. 2 vol. L'Auteur ſe propoſe d'abord d'établir la réalité de pluſieurs apparitions ; il examine enſuite la maniere dont elles ſe ſont faites, & comment on peut les expliquer ; enfin, il recherche ſi on doit les regarder comme naturelles ou comme miraculeuſes. Il prouve la réalité ou du moins la créance de la réalité des apparitions des Anges & des ames ; il rapporte quelques hiſtoires de morts reſſuſcités pour peu de tems, ſans néanmoins garantir la vérité de ces faits ; il expoſe les ſentimens des anciens Auteurs Grecs &

Latins, tant sacrés que prophanes, sur le retour des ames, & sur la maniere de les évoquer par la magie; il n'oublie pas les lares, les mânes & les lemures des Latins idolâtres. Il conclud de tous les faits qu'il a rassemblés dans sa Dissertation, que quelquefois les bons Anges apparoissent, quelquefois les Démons, & quelquefois les Esprits follets; il reconnoit cependant qu'il y auroit de la témérité à vouloir tirer sur cette matiere des conséquences par les effets, ni des effets par les causes.

5. *Traité historique des eaux & bains de Plombieres, de Bourbonne, de Luxeuil & de Bains.* A Nancy, chez *le Seure*, 1748, *in*-8. L'Auteur, après quelques recherches philosophiques & quelques détails topographiques & d'architecture, s'occupe d'abord des eaux de Plombieres, de leur nature, du différent degré de leur chaleur, de leur analyse, des bains de vapeur qu'on y trouve; il recherche la cause de leur chaleur; il établit que toutes les sources sont également froides & insipides, que par conséquent leur chaleur & leur goût viennent du mélange de quelque cause étrangere; enfin, après avoir combattu divers sentimens sur la cause de la chaleur des eaux de Plombieres, il la fait dépendre de ce que l'eau, en coulant, se charge de différentes substances qui produisent une fermentation chaude. Il passe ensuite aux eaux de Bourbonne, dont il rapporte l'analyse, & dont il attribue la chaleur au soufre, au fer & aux pyrites, qui sont dissous par l'eau. Après quoi, il parle des eaux de Bains, sur lesquelles il dit très-peu de chose; il leur attribue une vertu laxative. Enfin, il s'occupe des eaux de Luxeuil; il les présente comme facilitant l'excrétion des urines & de la transpiration, sans laisser dans le corps aucune impression de chaleur; comme utiles contre les rhumatismes, la foiblesse des articulations, les fistules, les vieux ulceres, les obstructions des visceres, les maladies des reins, les coliques d'estomac & d'entrailles, &c.

CALMETÆUS ou CALMETÉE. (*Antoine*) *Voyez* CHAUMETTE.

CALMETTE (*François*) étoit né à Rodez dans le Rouergue, & non à Montpellier, comme le dit *Manget*. Il étudia la médecine dans l'Université de cette ville, & y fut reçu aux degrés en 1684; il y fit, pendant quelque tems, des cours particuliers, qui eurent beaucoup de succès. Il a donné un abrégé de médecine thérapeutique dans le goût de celle de Riviere, sous le titre suivant:

Riverius reformatus, sive praxis medica methodo Riverianæ non absimilis, juxtà recentiorum tum Medicorum, tum Philosophorum principia conscripta. Genevæ, 1677, *in*-8. Ibid. apud *Samuelem de Tournes*, 1687, *in*-8. Ibid. 1706 & 1718, *in*-8. Lugduni, 1690, *in*-8. Cet ouvrage comprend trois livres; le premier traite des maladies du bas-ventre; le second, de celles de la tête & de la poitrine; le troisieme, de celles des femmes. On trouve ensuite trois traités; le premier, sur les maladies des articulations; il concerne la goutte & le rhumatisme : le second, sur la peste; le troisieme, sur les fievres. L'édition de Lyon est augmentée d'un traité sur les maladies vénériennes; il est fort court, & contient cinq chapitres, dans lesquels il est question, 1°. de la vérole; 2°. de la gonorrhée virulente; 3°. des bubons vénériens; 4°. des chancres; 5°. des verrues & poireaux.

CALOPETRÆUS (*Thomas*) étoit Chartreux, suivant *Manget*. Il a donné :

Praxis medica. Ulmæ, apud *Christ. Bath. Kuenium*, 1676, *in*-4. avec les quatre Centuries des Conseils médicinaux de *Velschius*.

CALVET, (*Esprit-Claude-François*) Médecin de nos jours, qui est Docteur agrégé & premier Professeur en médecine dans l'Université d'Avignon. Il joint à ses talens en médecine des lumieres assez profondes dans l'histoire naturelle, & une connoissance de l'antiquité : ce qui lui a mérité d'être nommé Correspondant de l'Académir Royale des Inscriptions & Belles-Lettres. Nous avons de lui :

1. *De hæmorragiis internis*. Avenione, 1761, *in*-4

2. *De pulvere sympathetico dicto*. Avenione, 1768, *in*-4. L'Auteur recherche si la poudre sympathique peut opérer la guérison des plaies, ou y contribuer.

3. *De potu caffè quotidiano*. Avenione, apud *Joly*, 1762, *in*-4. L'Auteur donne d'abord l'histoire naturelle du café; il établit ensuite que si ce fruit peut être employé avec succès dans quelques cas, comme, par exemple, pour les personnes phlegmatiques, ou qui ont la fibre lâche, son usage habituel ne peut être que nuisible : il se fonde sur l'analyse chymique & sur les effets sensibles que le café produit ordinairement; il le présente comme propre à distendre & à dessécher les solides; à augmenter le mouvement & l'acrimonie des humeurs; enfin à les épaissir par la dissipation de leurs parties volatiles qu'il procure. Il conclud que son usage continué long-tems doit produire différentes maladies suivant la disposition antérieure du sujet; &, par une suite de ces principes, il attribue au café plusieurs maladies qui sont aujourd'hui plus frequentes qu'elles n'étoient autrefois.

Calvet a encore donné un ouvrage qui n'a aucun rapport à notre sujet; il a pour titre : *Dissertation sur un monument singulier des utriculaires de Cavaillon, où l'on éclaircit un point intéressant de la navigation des Anciens*. A Avignon, chez *Niel*, 1766, *in*-8.

CALVI, (*Jean*) Médecin Italien de ce siecle, né à Crémone.

Après avoir reçu les honneurs du Doctorat, il a exercé la médecine à Florence, où il a été Médecin de l'Hôpital de Sainte-Marie-la-neuve; il a été Associé à l'Académie de la même ville. Il a été ensuite continuer l'exercice de sa profession à Milan, où il étoit Médecin stipendié de la ville; enfin il a été fait Professeur en médecine dans l'Université de Pise vers l'an 1763. Nous avons de lui:

1. *De hodiernâ etruscâ clinice, commentarius.* Florentiæ, 1748. C'est un traité historique de l'état actuel de la médecine dans la Toscane, & sur-tout à Florence: ce traité est fort estimé en Italie; & l'Auteur avoit promis de continuer ses observations sur le même sujet.

2. *Lettera sopra l'uso medico interno del mercurio sublimato corrosivo, è sopra il morbo venereo*; c'est-à-dire, *Lettre sur l'usage médical-interne du mercure sublimé corrosif, & sur la maladie vénérienne.* A Crémone, chez *Ferrari*, 1763, *in*-8: cette lettre, adressée à *Martin Ghisi*, Médecin de Crémone, tend à proclamer l'efficacité de ce remede.

3. *De medicamentis pro nosocomiorum levamine moderandis.* Pisis, 1763.

CALVIDIO LÆTI. *Voyez* LÆTI.

CALVINUS (*Innocent*) a écrit:

De evorasiâ conservandâ, Enchiridion. Sapiæ, apud *Bernardum Geraldum*, 1514, *in*-4.

CALVISIUS (*Sethus*) a écrit:

De sermone. Lipsiæ, 1660, *in*-4.

I. CALVO *ou* CALVUS, (*Marc-Fabius*) naquit à Ravenne en Italie dans le quinzieme siecle, & mourut à Rome en 1527, suivant le témoignage de *Justus.* Il avoit fait une traduction latine des œuvres d'*Hippocrate*, que *Manget* dit avoir été publiée, sans indiquer le lieu, ni l'année.

II. CALVO *ou* CALVUS *à Salonia*, (*Michel*) fameux Médecin Espagnol du seizieme siecle, étoit natif d'Avila, ville d'Espagne dans la vieille Castille; il étudia la philosophie & la médecine, & se rendit recommandable par ses lumieres dans l'une & dans l'autre. Il mourut dans sa patrie en 1579, & fut enterré dans l'Eglise de l'Observance de S. François, sous l'invocation de Sainte Marie de Jesus, où on lui éleva un magnifique mausolée de marbre, qui fut renversé, en 1693, par un tremblement de terre; il avoit composé un traité ſur la fievre tierce, qui n'a pas vu le jour ; il n'a publié que l'ouvrage ſuivant :

Super porphyrii ad prædicamenta Ariſtotelis introductione concluſiones. Addita eſt de libro prædicamentorum pro omnibus Ariſtotelis expoſitionibus adversùs Hieronimum Balduinum apologia. Venetiis, apud *Johannem Commencinum*, 1575, *in*-8.

III. CALVO, (*Jean*) Médecin Eſpagnol, né à Valence, ville capitale de l'ancien Royaume de ce nom, aujourd'hui une des Provinces d'Eſpagne. Il fut Profeſſeur en médecine dans l'Univerſité de ſa patrie ; il vivoit vers la fin du ſeizieme ſiecle. Nous avons de lui :

1. *Primera y ſegunda parte de la chirurgia univerſal, y particular del cuerpo humano ;* c'eſt-à-dire, *premiere & ſeconde partie de la chirurgie du corps humain en général & en particulier.* A Seville, 1580, *in*-4 ; à Madrid, chez *Didace Flamenco*, 1626, *in-fol. Portal* ſe trompe, en diſant que la premiere édition a été faite à Madrid, & en rapportant la ſeconde à l'an 1625.

2. *Libro de medecina y chirurgia, que trata de las llagas en general y en particular : y aſſi meſmo del morbo gallico, de la curacion de el, y de cada uno de ſus accidentes ;* c'eſt-à-dire, *Livre de médecine & de chirurgie, qui traite des plaies en général & en particulier, & auſſi de la maladie vénérienne, de ſa curation, & de celle de chacun des accidens qui l'accompagnent.* A Barcelonne, *chez Jacques Gendrat*, 1592, *in*-8. Cet ouvrage eſt diviſé en trois livres : le premier traite des plaies en général ; le ſecond, des plaies en particulier ; le troiſieme, des maladies vénériennes : ce dernier comprend vingt-cinq chapitres, dans leſquels l'Auteur recherche l'origine & les cauſes de ces maladies, & expoſe la maniere de les traiter. Il regarde la vérole comme une maladie nouvelle, qui a été portée des Indes en Europe par des Naturels de ces Pays, qu'il ſuppoſe avoir été amenés à Naples par Chriſtophe Colomb. Il croit qu'un homme & une femme, quoique ſains, peuvent contracter enſemble cette maladie, s'ils ſe livrent avec excès aux plaiſirs de l'Amour ; il vante, dans ſon traitement, les bois ſudorifiques ; mais il donne la préférence au mercure ; il conſeille même les frictions mercurielles ; mais l'onguent dont il veut qu'on ſe ſerve, eſt extrêmement ſurchargé de remedes inutiles ; il blâme les bains de vapeur & les fumigations : il regarde les premiers comme très-nuiſibles au corps.

3. *Tratado de las ſimples.* A Valence, 1596 ; *in-fol.* avec la chirurgie de *Gui de Chauliac.*

La partie des ouvrages de *Calvo*, qui traite des ulceres, a été traduite en françois par *Brice Gay*, & imprimée ſous ce titre : *Epitome des ulceres.* A Poitiers, 1614, *in*-12.

IV. CALVO, (*Paul-Bernard*) Chirurgien Piémontois, qui vivoit au commencement de ce siecle ; il exerçoit la chirurgie à Turin. Il a donné, en italien, une chirurgie en deux volumes, dont le second, qui traite des plaies, a été imprimé à Turin en 1711. Nous ignorons l'édition du premier, qui traite des tumeurs.

CALZAVELLA (*Vincent*) étoit de Bresse, ville capitale du Bressan, dans l'Etat de Venise ; il vivoit à la fin du seizieme siecle. Il a écrit :

De theriacæ abusu in febribus pestilentibus, tractatus. Brixiæ, apud *Vincentium Sabiensem*, 1570, 1586, *in*-4.

CAM, (*N....*) Anglois, vivoit au commencement de ce siecle ; il étoit Docteur en médecine. Il a donné :

Practical-treatise, &c. c'est-à-dire, *Traité-pratique sur les maux vénériens les plus horribles.* A Londres, 1725. Cet ouvrage a été oublié par *Astruc* dans son catalogue des Auteurs qui ont écrit sur les maladies vénériennes.

CAMAFFI (*Luc-Antoine*) a donné :

Reggimento per viver sano ne i tempi caldi ; c'est-à-dire, *Moyens de se bien porter dans les tems chauds.* A Pérouse, 1610, *in*-8.

CAMANUSALI ou CENAMUSALI, appellé encore ALCANAMOSALI, Médecin Arménien, qui vivoit vers le milieu du treizieme siecle ; il exerçoit sa profession à Bagdat, ville d'Asie sur les bords orientaux du Tigre, peu de tems avant la prise de cette ville par les Tartares, arrivée en 1258. Il s'étoit principalement appliqué à la connoissance des maladies des yeux, & avoit composé, sur cette partie, le traité suivant, qui, sans doute écrit par l'Auteur en arabe, a été ensuite traduit en latin.

De passionibus oculorum liber. Venetiis, apud *Andr. Asulam*, 1499, *in-fol.* avec la chirurgie de *Guy de Chauliac.* Ibid. 1500, *in-fol.* avec la chirurgie d'*Albucasis*, sous ce titre : *Liber super rerum præparationibus quæ ad oculorum medicinas faciunt, & de medicaminibus ipsorum, rationabiliter terminandis*, réimprimé encore en 1506 & 1513, *in-fol.* L'Auteur a recueilli dans ce traité ce que les Médecins Arabes, Chaldéens, Juifs & Indiens avoient dit sur les maladies des yeux. Sa pratique consiste principalement en l'application des topiques ; il parle cependant de quelques opérations de chirurgie, comme, par exemple, de celle de la cataracte. *Guy de Chauliac* cite souvent cet ouvrage.

CAMANYAS (*Pierre*) naquit à Villefranche, ville principale de la Viguerie du Conflent, dans le Roussillon, vers le milieu du seizieme siecle. Il étudia la philosophie dans l'Université de Perpignan ; il y suivit ensuite les Ecoles de médecine, & y prit, en 1586, le grade de Docteur dans cette Faculté. Il passa, peu de tems après, à Valence en Espagne ; il se fit agréger à la Faculté de médecine de cette ville, & y exerça sa profession avec distinction.

On a varié sur le lieu de la naissance de *Camanyas* ; il étoit, suivant *Rossotus*, de Villefranche dans le Comté de Nice ; mais tout se réunit pour faire voir que ce Médecin étoit Catalan : ses études à Perpignan, qui faisoit alors partie de la Catalogne, son séjour à Valence en Espagne, son aggrégation à la Faculté de cette ville, la dédicace du seul ouvrage qu'il ait donné, au Cardinal Spinosa, Evêque de Tortose, paroissent confirmer le témoignage de *Marcillo*, qui le place parmi les Ecrivains de la Catalogne. L'opinion de *Manget*, qui le dit natif de Villefranche, ville du Diocèse de Tortose, paroîtroit plus vraisemblable d'après toutes ces circonstances ; mais *Manget* peut avoir été induit en erreur par la dédicace du livre de *Camanyas* à l'Evêque de Tortose, par son séjour à Valence, peu distante du Diocèse de Tortose, & par sa qualité de Médecin de Valence. Il y a plutôt lieu de croire que le lieu de sa naissance étoit Villefranche de Conflent : cette ville n'est éloignée de Perpignan que de huit lieues. *Camanyas* y a fait ses premieres études, puisqu'il y a étudié la philosophie & la médecine : il y a donc été envoyé dans sa jeunesse. On ne sauroit supposer qu'on l'y eût envoyé, encore jeune, de Villefranche, dans le Diocèse de Tortose, distante de Perpignan d'environ 60 lieues, tandis qu'il y avoit à Tortose & à Valence des Ecoles publiques, où il auroit trouvé la même instruction. Le témoignage de *Marcillo*, qui place *Camanyas* parmi les Ecrivains de la Catalogne, ne contredit point cette assertion. Le Roussillon étoit alors sous la domination des Rois d'Espagne, & faisoit partie de la Catalogne : *Marcillo* a lui-même compris dans son ouvrage, parmi les Ecrivains Catalans, ceux qui avoient pris naissance dans le Roussillon.

Camanyas a donné, pendant sa vie, l'ouvrage suivant :

In libros duos artis curativæ Galeni ad glauconem commentaria. Valentiæ, apud *Soralla*, 1625, *in*-4. Cet ouvrage est dédié au Cardinal Augustin Spinosa, Evêque de Tortose. Le premier livre, qui traite des fievres, est divisé en quinze chapitres : le premier sert d'introduction ; le second traite de la fievre éphemere ; le troisieme, de la quotidienne ; le quatrieme, des fievres putrides ; le cinquieme, des signes des fievres intermittentes ; le sixieme, de ceux de la fievre quarte ; le septieme, de ceux de la fievre quotidienne ; le huitieme, de ceux des fievres continues ; les six suivans, de la méthode curative des fievres tierce, quarte, quotidienne & continues ; enfin le quinzieme traite de la méthode curative de la douleur de tête. Le second livre comprend onze chapitres : le premier & le second traitent des différences & des causes de l'inflammation ; le troisieme, de l'œdeme ; le quatrieme, du schirre ; le cinquieme, du schirre du foie ; le sixieme, des abcès ; le septieme, de la suppuration ; le huitieme, des sinus qui restent après la suppuration : le neuvieme, de la grangrene ; le dixieme, du cancer ; le onzieme, de la maladie connue sous le nom d'*elephantiasis*.

CAMBON, Chirurgien François de nos jours, duquel nous avons :

Lettre à M. Chastanet, en réponse à la Lettre de M. Palucci à M. Humelaver. A Vienne, 1765, *in*-12. Cette Lettre est écrite en faveur de la méthode de F. Côme.

CAMELLUS (*George-Joseph*)

Herbarum, aliarumque stirpium in insulâ Luzone, Philippinarum primariâ, nascentium syllabus. On le trouve dans le troisieme tome de l'histoire des plantes de *Jean Ray*.

CAMENICENUS. (*Jacques*) Nous avons de lui une Lettre qui contient l'histoire de l'ouverture du cadavre d'un hydropique. On la trouve dans le cinquieme livre des Lettres de *Mathiole*.

I. CAMERARIUS, (*Joachim*) dont le vrai nom étoit CAMMERMEISTER, naquit à Bamberg, ville d'Allemagne, dans la Franconie, le 12 Avril 1500, d'une famille ancienne & généralement considérée. Il s'appliqua à l'étude des belles-lettres, des langues savantes, de l'histoire, des mathématiques, de la politique & de la médecine ; il y fit beaucoup de progrès : il y joignit une éloquence naturelle, qui lui concilioit aisément les esprits : c'est ce qui a fait dire à Turnebe que *Camerarius* faisoit honneur à sa patrie, à l'Allemagne, & même à toute l'Europe, & qu'il en étoit un des plus beaux ornemens. Il fut recherché des Savans de son siecle ; & plusieurs Princes, comme les Empereurs Charles V & Maximilien II, l'honorerent de leur amitié. Il enseigna successivement & avec applaudissement à Nuremberg, à Tubingen & à Leipsic, & mourut le 17 Avril 1574, âgé de 74 ans. Pendant sa derniere maladie, &, pour ainsi dire, au lit de la mort, il composa les vers suivans :

Morte nihil tempestivâ esse optatius aiunt ;
Sed tempestivam quis putet esse suam ?
Qui putat ille sapit : namque ut fatalia vitæ,
Sic & quisque suæ tempora morbis habet.

Il avoit épousé *Anne de Truchses de Grunsperg*, d'une famille noble ; de laquelle il eut neuf enfans ; entr'autres : 1°. *Jean*, qui a été Conseiller du du Duc de Prusse ; 2°. *Joachim*, Médecin, qui fait le sujet de l'article suivant ; 3°. *Jean*, aussi Médecin ; 4°. *Philippe*, célébre Jurisconsulte, qui a été Conseiller de la République de Nuremberg, ensuite Conseiller du Landgrave de Hesse, enfin, Vice-Chancelier de l'Université d'Altdorf.

Nous avons de *Camerarius* les ouvrages suivans :

1. *De ostentis, libri duo.* Wittebergæ, 1532, *in*-8 ; Basileæ, 1552, *in*-8. Cet ouvrage est presque tout relatif aux cometes.

2. *Commentariolus de theriacis & mithridateis, item ad Pamphylianum, libellus. Galene Andromachi. Theriaca Antiochi. Antidotus Philonis.* Noribergæ, apud *Joh. Petreium*, 1534, *in*-8. Ce sont des traductions latines.

3. *Victûs & cultûs ratio, exposita quatuor in singulos menses versibus.* Antuerpiæ, apud *Joh. Withag*, 1562, *in*-16, avec l'*Ecole de Salerne.* Francofurti, 1612, *in*-12.

4. *Epistolæ plurimæ medicæ.* Noribergæ, apud *Sim. Halbmager*, 1625, *in*-4. avec la *Cista medica* de *Jean Hornungius.*

5. *Consilia medica.* Lipsiæ, apud *Henningum Grossium*, 1604, *in*-4, dans la collection de *Jean Wittich.*

6. *De tractandis equis, sive ἱππικῶν. Conversio libelli Xenophontis de re equestri in latinum. Historiola rei nummariæ, sive de numismatis Græcorum & Latinorum.* Tubingæ-Suevorum, apud *Ulricum Morhard*, 1539, *in*-8.

7. *Diligens exquisitio nominum, quibus partes corporis humani appellari solent ; additis etiam functionum nomenclaturis.* Basileæ, apud *Hervag*, 1551, *in-fol. Douglas* attribue cet ouvrage à *Joachim Camerarius*, fils de celui dont il est ici question ; mais il n'auroit eu alors que 17 ans, suivant *Douglas* lui-même, qui rapporte sa naissance à l'an 1534.

Nous avons de lui une traduction latine des deux livres italiens de *Barthelemi Maranta*, sur la thériaque & le mithridate.

Outre ces ouvrages, *Camerarius* a encore traduit, du grec en latin, quelques parties de Demosthene, de Xenophon, d'Homere, de Lucien, de Galien, de Dion Chrysostôme, d'Arystide & de S. Gregoire de Nysse. Il a composé la vie de Philippe Melanchton, son ami, & celle d'Eoban de Hesse ; enfin, il a publié des poésies, des lettres en grec, & le catalogue des Evêques de diverses Eglises.

Eloy lui attribue plusieurs autres ouvrages de médecine, qui sont de son fils, & que nous rapporterons à l'article de celui-ci. *Manget* lui attribue une traduction de la méthode de traiter la peste qui regna à Palerme en 1575 & 1576, par *Jean-Philippe Ingrassias* ; mais *Camerarius* étoit déjà mort avant l'époque de cette peste : l'erreur de

Manget est d'autant plus évidente, qu'il rapporte lui-même cette mort à l'an 1574.

II. CAMERARIUS, (*Joachim*) fils du précédent, naquit à Nuremberg le 6 Novembre 1534. Elevé, dès sa plus tendre jeunesse, dans la maison & sous les yeux de Philippe Melanchton, l'ami de son pere, il soutint dignement un nom déjà connu dans la république des lettres; il étudia dans les meilleures Universités d'Allemagne, passa ensuite en Italie, & y suivit les Ecoles de Padoue & de Boulogne. Il s'appliqua à l'étude de la médecine, & reçut le bonnet de Docteur dans l'Université de Boulogne en 1562. Il revint deux ans après dans sa patrie, où il acquit une grande réputation dans l'exercice de sa profession. Les devoirs de sa pratique ne l'empêcherent point de cultiver la chymie. Il s'appliqua sur-tout à acquérir une connoissance parfaite des médicamens & de leurs préparations; on dit même qu'il n'en donnoit jamais aucun à ses malades, sans l'avoir plutôt goûté. La botanique eut aussi beaucoup d'attraits pour lui; il avoit un jardin qu'il cultivoit avec soin, & où l'on trouvoit les plantes les plus rares. Cela le fit connoître du Landgrave de Hesse, & lui concilia l'amitié de ce Prince, qui le consulta souvent sur l'entretien, la culture & l'ornement de son jardin de Cassel. Le goût qu'il avoit pour une vie paisible & tranquille, lui fit refuser les offres avantageuses de plusieurs Princes, qui voulurent l'attirer auprès d'eux; il ne put cependant s'empêcher d'aller quelquefois leur donner les secours de sa profession dans leurs maladies; il fut, entr'autres, appellé auprès de Christien, Electeur de Saxe, qu'il trouva déjà mort à son arrivée à Dresde. Il fit à Nuremberg, en 1592, sous l'autorité du Sénat, l'établissement du College de médecine de cette ville, dont il fut le Doyen jusqu'à sa mort. Il mourut à Nuremberg le 11 Novembre 1598, âgé de 64 ans. Il avoit été marié trois fois, & laissa plusieurs enfans; entr'autres, *Joachim*, célebre Médecin de Nuremberg, & *Louis*, d'abord Conseiller Aulique, ensuite Conseiller-Privé de l'Electeur Palatin, & dans la suite, Prélat du Couvent de Rechenbach, Député de l'Electeur Palatin aux Dietes de l'Empire, Chancelier des Princes & des Etats de Silésie, enfin Conseiller-Privé & Ambassadeur de Gustave-Adolphe, Roi de Suede, auprès des Etats-Généraux.

Camerarius ne s'est pas borné à la pratique de la médecine; il a encore enrichi le Public des ouvrages suivans :

1. *Opuscula de re rusticâ, quibus, præter alia, catalogus rei botanicæ & rusticæ Scriptorum veterum & recentiorum insertus est.* Noribergæ, apud *Catharinam Gerlach*, 1577, *in*-4. Ibid. apud *Petrum Kaufmann*, 1596, *in*-8.
2. *De bolo Armeniâ & terrâ lemniâ, observationes.* Noribergæ, apud *Catharinam Gerlach*, 1583, *in*-8. avec le recueil de quelques traités

sur la peste, publié par l'Auteur. *Eloy* a attribué cet ouvrage à *Joachim Camerarius*, le pere.

3. *De rectâ & necessariâ ratione præservandi à pestis contagio, tam imminente, quàm exoriente, loca quælibet, brevis & diligens meditatio.* Noribergæ, 1583, *in*-8. dans le même recueil. *Eloy* attribue encore cet ouvrage à *Camerarius* le pere.

4. *Constitutiones, leges & edicta quædam, tempore pestis anno 1576 & 1577 publicè Venetiis & alibi proposita, breviter in latinam linguam conversa.* Noribergæ, 1583, *in*-8. dans le même recueil. *Eloy* l'attribue aussi à *Camerarius* le pere.

5. *Hortus medicus.* Francofurti, 1586, *in-fol.* Ibid. 1588, *in*-4. Ibid. 1654, *in*-4. Noribergæ, 1688, *in*-4. C'est la description du Jardin de l'Auteur, on y trouve quarante-sept figures en bois, qui sont assez bonnes.

6. *Symbolorum & emblematum centuriæ tres.* Noribergæ, apud *Joh. Hoffmann* & *Camoxium*, 1560, 1593, 1595, 1597, *in*-4, 1605, *in*-4. Francofurti, 1654, *in*-4. Cette édition est ornée de planches en cuivre. Francofurti, 1661, *in*-4. La premiere centurie concerne les plantes; la seconde, les animaux; la troisieme, les insectes en particulier.

7. *Epistolæ quædam medicæ.* Noribergæ, apud *Sam. Halbmayer*, 1625, *in*-4. avec la *Cista medica* de *J. Hornungius.*

8. *De plantis, epitome utilissima Petri-Andreæ Mathioli aucta & locupletata.* Francofurti, apud *Feyrabendium*, 1586, *in*-4. C'est une nouvelle édition de cet ouvrage de *Mathiole;* nous la devons à *Camerarius*, qui l'a ornée de planches, y a ajouté beaucoup de nouvelles descriptions, & y a joint un catalogue des plantes, dont il est fait mention dans l'ouvrage.

Camerarius a encore publié un recueil de traités sur la peste, par *Donzellini*, *Ingrassias* & *Cesar Rinci*, à Nuremberg, chez *Catherine Gerlach*, 1583, *in*-8. Il a aussi traduit en allemand les Commentaires de *Mathiole* sur *Dioscoride.* Cette traduction a été imprimée à Francfort, en 1626, *in-fol.*

III. CAMERARIUS, (*Jean-Rodolphe*) Médecin Allemand du commencement du siecle dernier. Il étoit né à Tubingen, d'*Alexandre Camerarius*, aussi Médecin. Il fut Professeur en médecine dans l'Université de sa patrie, & se distingua dans l'exercice de sa profession; il eut un fils, qui fait le sujet de l'article suivant. Il est connu par ces ouvrages:

1. *Horarum natalium centuria una, sive, narratio historica variorum in vitâ casuum & eventuum, in quâ scientiæ astrologiæ veritas & certitudo,*

adversùs Astrologo Masliches, præsertim factum ab Hemmingâ, ostenditur. Francofurti, apud *Richter*, 1607, *in*-4.

2. *Earumdem horarum natalium centuria prima & secunda.* Francofurti, apud *Emmel*, 1610, *in*-4.

3. *Disputationum Medicarum, in illustri Academiâ Tubingensi superiore quidem tempore habitarum, decas prima.* Tubingæ, apud *Theodoricum Werlinum*, 1611, *in*-8. C'est un recueil de dissertations de médecine, soutenues en différens tems dans les Ecoles de l'Université de Tubingen. On y a joint un traité, *de Balneis thermarum ferinarum, in Ducatu Wittembergico*, par *Jean Widmann*, appellé encore *Meckinger.*

4. *Sylloges memorabilium medicinæ & memorabilium naturæ arcanorum, centuriæ XX.* La premiere centurie, à Nuremberg, 1614, *in*-8. Les douze premieres, à Strasbourg, chez *Zetzner*, 1624, *in*-12. Ibid. 1652, *in*-8. Les centuries treizieme, quatorzieme, quinzieme & seizieme, à Strasbourg, 1652, *in*-12. Les seize premieres & les dix-septieme, dix-huitieme, dix-neuvieme & vingtieme, à Tubingen, chez *Joh. Georg. Cottam*, 1683, 1685, *in*-8. Cet ouvrage n'est qu'une simple compilation, puisée dans les livres connus, mais sur la foi desquels on doit peu compter. Il traite d'une quantité prodigieuse d'objets différens, relatifs à la médecine, dont le détail deviendroit trop long; nous nous contenterons d'en indiquer quelques-uns; tels sont, par exemple, les principaux effets des passions de l'ame; les taches sur les corps des enfans, attribuées à l'imagination des femmes enceintes; les couleurs imaginaires; les étincelles qu'on fait élever du poil des animaux par la friction; le sommeil, la vue, l'ouïe, les songes, le pouls, &c.

IV. CAMERARIUS, (*Elie-Rodolphe*) autre Médecin Allemand, fils du précédent, naquit à Tubingen en 1641; il fut Docteur en philosophie & en médecine, premier Professeur en médecine dans l'Université de sa patrie, premier Médecin du Prince de Wirtemberg, & Senieur de l'Ordre des Médecins dans tout le Duché de Wirtemberg; il fut Associé à l'Académie Impériale des Curieux de la Nature en 1669; il fut élu Recteur de l'Université de Tubingen en 1685; enfin il mourut dans cette ville le 7 Juin 1695, dans la cinquante-quatrieme année de son âge. Il laissa deux fils, *Elie* & *Rodolphe-Jacques*, qui font le sujet des deux articles suivans. Nous ne connoissons de ce Médecin que les dissertations suivantes:

1. *Theoria physica de plantis.* Tubingæ, 1656, *in*-4.

2. *De lacrymis.* Tubingæ, 1678, *in*-4.

3. *De palpitatione cordis.* Tubingæ, 1681, *in*-4. On y trouve quelques observations curieuses & singulieres de plusieurs palpitations du cœur.

4. *De subitaneâ refectione.* Tubingæ, 1683, *in*-4.
5. *Historia anatomica renum & vesicæ.* Tubingæ, 1683, *in*-4.
6. *De mictione pultaceâ.* Tubingæ, 1683, *in*-4.
7. *De vomitu aquæ ex gulâ.* Tubingæ, 1688, *in*-4.
8. *Dissertatio de clysmatibus.* Tubingæ, 1688, *in*-4.
9. *Historia pleuritidis & abscessûs pectoris.* Tubingæ, 1690, *in*-4.
10. *Dissertatio de fracturâ cum vulnere.* Tubingæ. 1693, *in*-4.

V. CAMERARIUS, (*Elie*) fils du précédent, naquit à Tubingen en 1672. Il suivit la profession de son pere, & s'appliqua à l'étude de la médecine : les progrès qu'il y fit lui mériterent, en 1692, n'étant encore âgé que de 20 ans, d'être Associé à l'Académie Impériale des Curieux de la Nature, sous le nom d'*Hector III.* Il fut d'abord Professeur extraordinaire, ensuite Professeur ordinaire en médecine dans l'Université de sa patrie, & enfin premier Médecin du Duc de Wirtemberg. Il mourut en 1734, âgé de 62 ans. *Astruc* rapporte sa mort à l'an 1634, huit ans avant la naissance d'*Elie-Rodolphe Camerarius*, son pere ; mais il y a lieu de croire que c'est une faute typographique. Nous avons de *Camerarius* les ouvrages suivans :

1. *De subsidiis pro arte medicâ, ab anthliâ pneumaticâ petitis.* Tubingæ, 1691, *in*-4. Il y est question de la transpiration insensible, de la respiration, &c. L'Auteur fait dépendre de l'air la couleur du sang.
2. *Epistola de sexu plantarum.* Tubingæ, 1694, *in*-4.
3. *Dissertationes tres, de spiritibus animalibus, spiritu fumante Boyliano, potu thee & coffe.* Tubingæ, apud *Philib. Brunn*, 1694, *in*-8. La premiere de ces dissertations concerne les esprits animaux. L'Auteur, après avoir examiné les sentimens de plusieurs Physiciens & Physiologistes, sur leur nature & leur caractere, les présente comme réunissant beaucoup de ténuité, une grande mobilité, une élasticité considérable, qui les rend propres à se rétablir dans leur premier état, après qu'ils ont été comprimés, enfin comme vraiment aériens. Il établit qu'une portion de l'air qui nous environne pénetre dans notre corps avec les alimens, & non par la voie des poumons. Il s'occupe ensuite de l'usage des esprits animaux, & de leur influence dans l'exercice du sentiment & du mouvement ; il les considere enfin pathologiquement ; il expose leurs vices différens, les signes qui les indiquent, & les maladies qui en sont la suite. La seconde dissertation traite de l'esprit *fumeux* de *Boyle* ; l'Auteur en détaille la préparation ; il en expose les phénomenes, & cherche en même-tems à les expliquer. La troisieme a pour objet le thé & le café : l'Auteur en fait d'abord connoître les avantages ; il expose

ensuite leurs mauvaises qualités & les inconvénients qui sont la suite de leur usage ; il les présente comme augmentant l'effervescence du sang, & la dissipation des parties aqueuses.

4. *An liceat Medico pro salute matris abortum procurare?* Tubingæ, 1697, *in*-4.

5. *De salivatione sine salivatione.* Tubingæ, 1711, *in*-4.

6. *Dissertationes Taurinenses epistolicæ physico-medicæ, ad illustres Italos & Germanos quosdam Medicos conscriptæ, continentes varias annotationes in varia modernorum, D. DENOUES cum primis, ac D. WOOWARDI, scripta atque experimenta.* Tubingæ, apud *Georgium Cotta*, 1712, *in*-8. C'est un recueil de vingt dissertations, qui traitent de la magie, de la nature & des propriétés de la vipere, de son venin, & de celui de quelques autres animaux, comme du chien enragé, de la tarentule ; de l'usage des principes méchaniques dans la physique & dans la médecine ; des avantages de la chymie ; de l'effet des neiges pour la conservation des corps ; des maladies vénériennes ; de l'effervescence & de la réfraction ; de la nourriture du fœtus dans le sein de sa mere ; des différentes préparations anatomiques avec de la cire ; des différences de l'épilepsie & de la catalepsie ; des maladies vermineuses ; des fievres malignes ; des glossopêtres, & de la génération de plusieurs pierres ; des changemens causés par le déluge ; de l'état des eaux dans la terre & sur la terre ; enfin de plusieurs expériences physiques. Toutes ces dissertations sont courtes, mais écrites avec beaucoup de clarté : on y trouve une critique de plusieurs Médecins, & entr'autres, de la description de la portion molle de la septieme paire, par *Simoncelli.*

7. *Specimina medicinæ eclecticæ & physicæ.* Francofurti, 1713, *in*-4. C'est un recueil de dissertations sur différens sujets ; on y trouve une critique des opinions de *Vieussens* & de la *Peyronie* sur le siege de l'ame, & du systême de *Baglivi* sur la force contractile des solides : il y a une dissertation sur le sommeil ; il y en a six écrites contre *Leuwenoeck* ; c'est-à-dire, contre sa théorie de la génération par les vers, contre son systême sur l'air mêlé avec le sang, sur la mucosité intestinale, qu'il avoit prise pour un muscle ; contre son sentiment sur les globules du sang, sur les écailles de l'épiderme, sur l'origine des vaisseaux lactés & sur les fibres du crystalin : la dixieme dissertation est relative au systême de *Morton*, sur les esprits animaux ; la onzieme est écrite contre le systême de *Baglivi* sur la fibre solide & sur l'origine des membranes, que ce Médecin avoit prétendu être une production des méninges ; la quinzieme concerne la dispute élevée entre *Leibnitz* & *Sturm*, sur la nature.

8. *Medicinæ conciliatricis cœdamina quædam ac primæ lineæ : præmittuntur verò de optimâ medicinam docendi, discendique ratione medita-*

tiones : quibus accessêre meditationes modestæ in medicinam corporis Tschirnhusianam, atque alia nonnulla. Francofurti ad Mœnum, apud *Joh. Maximil. à Sande*, 1714, *in*-4. Cet ouvrage renferme quatre traités. Le premier est relatif à la meilleure méthode d'étudier & d'enseigner la médecine. L'étude des langues, & sur-tout de la grecque, de la logique, de la physique, de la métaphysique, des mathématiques & de la morale paroît à l'Auteur un préliminaire indispensable. On examine les devoirs d'un Professeur en médecine; on explique les différentes sectes de l'art de guérir; on indique la maniere d'étudier l'anatomie, la botanique, la chymie, la pharmacie, la chirurgie & les autres parties de la médecine; on expose enfin les avantages que les Médecins peuvent tirer des voyages. Le second traité concerne les moyens propres à concilier les différens sentimens des Médecins. L'Auteur cherche à les modifier, pour les faire quadrer les uns avec les autres; mais il voudroit en même tems les réduire à des bornes, où les Auteurs prétendent rarement les restreindre. Le troisieme traité contient des remarques sur l'ouvrage de *Tschirnaus*, touchant la conservation de la santé; on y trouve quelques observations qui peuvent être d'une certaine utilité. Le quatrieme roule sur le systême de *Copernic*. Cet ouvrage n'a rien de parfait; il ne peut être d'aucune utilité aux Maîtres de l'art : aussi l'Auteur avertit-il qu'il ne l'a écrit que pour les jeunes-gens.

9. *De modis motûs animalis.* Tubingæ, 1716, *in*-4. L'Auteur attribue à l'ame le mouvement des muscles.

10. *Systema cautelarum medicarum circà præcognita, partesque singulas artis saluberrimæ, discentium commodo methodo eclecticâ concinnatum.* Francofurti ad Mœnum, apud *Mulzium*, 1721, *in*-4. Cet ouvrage est relatif à toutes les parties de la médecine, à la botanique, la matiere médicale, la chymie, l'anatomie, la physiologie, la pathologie, la semeiotique, la diététique, la thérapeutique, la chirurgie; l'Auteur les poursuit successivement l'une après l'autre. Il est encore relatif à l'observation, à l'art d'accoucher, à la médecine du Barreau, à l'anatomie-pratique. Il y est traité en particulier de plusieurs matieres assez curieuses, comme de l'anevrysme, du calcul, de la nature de la cataracte, des ventouses, des écrouelles, des découvertes & des opinions de la chirurgie moderne, des hernies, de la fistule lachrymale, de la fracture du crâne, de l'extraction du fœtus mort, &c. L'Auteur examine encore avec soin les écrits des différens Auteurs qui ont travaillé sur diverses matieres, & qui ont indiqué les attentions & les précautions qu'elles exigent, comme, par exemple, ceux de *Stahl*, relativement à l'observation : ceux de *Govey*, & *Peu*, par rapport à l'accouchement violent & forcé; ceux de *Dionis*, eu égard à la chirurgie; ceux de *Paul Zachias*, de *Paul Amman* & de *Michel-Bernard Valentin*, sur la médecine du Barreau; ceux de *Thëophile Bonet*, par rapport à l'anatomie-pratique, &c.

11. *Machinæ humanæ cum thermometro & barometro analogia.* Tubingæ, 1721, *in-4.*

12. *De spinâ ventosâ.* Tubingæ, 1722, *in-4.*

13. *De gemursâ plinianâ, clavi pedis maligniori specie.* Tubingæ, 1722, *in-4.* On y trouve quelques observations sur la gangrene & le sphacele des vieillards.

14. *Miscellaneæ theses medico-chirurgicæ.* Tubingæ, 1724, *in-4. Haller* croit qu'elles ne sont point de *Camerarius*, mais *de Théophile-Frédéric Faber.*

15. *Magici morbi historia, attentiùs considerata.* Tubingæ, 1724.

16. *De efficaciâ animi pathematum in negotio sanitatis & morborum.* Tubingæ, 1725, *in-4.*

17. *De generatione hominis ex verme.* Tubingæ, 1723, *in-4.*

18. *De betulâ.* Tubingæ, 1727, *in-4.*

19. *Disputatio de venenis.* Tubingæ, 1728, *in-4.*

20. *De ortu, progressu & occasu hominis.* Tubingæ, 1731, *in-4.*

21. *De ortu corporis humani occulto.* Tubingæ, 1733, *in-4.*

22. *Vitia, urinæ vias & vicinias illarum adstringentia.* Tubingæ, 1733, *in-4.*

VI. CAMERARIUS, (*Rodolphe-Jacques*) autre fils d'*Elie-Rodolphe Camerarius*, & frere du précédent, naquit à Tubingen le 17 Février 1665. Il fit ses premieres études dans l'Université de sa patrie, où il fut immatriculé en 1677. A la fin de son cours de philosophie, il soutint publiquement des theses de géométrie, d'astronomie & de physique, sous la Présidence de *Mœggling*. Il passa ensuite à l'étude de la médecine, & y fit des progrès rapides: il soutint dans les Ecoles de Tubingen, une dissertation sur l'ellébore noir, & y prononça un discours *de raro ecstaseos naturalis exemplo.* Peu content des lumieres qu'il avoit acquises dans sa patrie, il voulut les perfectionner par des voyages. Il quitta Tubingen en 1685; il parcourut d'abord l'Allemagne: il alla à Ulm, à Ausbourg, à Coburg, à Nuremberg, à Altdorf, à Heidelberg, à Francfort, à Giessen, à Mayence, à Cologne, &c. Il passa ensuite en Hollande, & s'arrêta à Utrecht, à Amsterdam, à Rotterdam, à la Haie, à Leide: de la Hollande, il alla en Angleterre, & resta quelque tems à Londres. Le desir de voir la France le conduisit à Paris, où il fit un séjour plus long que dans les autres villes. Il passa ensuite en Italie, traversa le Piémont, s'arrêta à Venise, à Rome & dans quelqu'autres principales villes de l'Italie; il revint enfin dans sa patrie en 1687, & y reçut, peu de tems après, le bonnet de Docteur en médecine, des mains d'*Elie-Rodolphe Camerarius*, son pere.

Camerarius s'étoit livré de bonne heure à l'étude. Elevé sous les yeux de de son pere, il avoit secondé, par son application & ses dispositions naturelles, les soins d'un aussi habile Maitre; il avoit perfectionné ses lumieres par ses voyages : il ne les avoit entrepris que dans la vue d'acquérir de nouvelles connoissances; dans toutes les villes où il avoit fait quelque séjour, il avoit suivi les Hôpitaux, assisté aux leçons publiques, fréquenté les amphitéatres d'anatomie, les laboratoires de chymie, les jardins de botanique ; il avoit fait connoissance avec les plus habiles Maitres, & avoit cherché, dans des conversations particulieres, à puiser des connoissances plus profondes que celles qu'on donne dans les Ecoles. Aussi à peine fut-il de retour dans sa patrie, qu'on reconnut en lui des talens distingués, & qu'on chercha à les récompenser.

Il n'y avoit pas encore un an qu'il avoit reçu les honneurs du Doctorat, lorsqu'il fut fait Professeur extraordinaire en médecine, & Inspecteur du jardin des plantes; il ouvrit ses leçons par une dissertation *de plantis vernis* : il fut, vers le même tems, agrégé à l'Académie Impériale des Curieux de la Nature. Il fut nommé, en 1689, Professeur ordinaire de physique, & en 1695, Professeur ordinaire de médecine, à la place de son pere, qui venoit de mourir. Il a été dans la suite Recteur de l'Université de Tubingen, plusieurs fois Doyen de la Faculté de philosophie, trois fois de celle de médecine, Président du College d'*Hockmann;* enfin il est mort dans cette ville le 11 Septembre 1726, d'une phthisie pulmonaire, après avoir trainé pendant quelque tems une santé languissante.

Il avoit épousé *Christiene-Magdeleine Craft*, fille de *Jean Craft*, Professeur de logique & de métaphysique à Tubingen, ensuite Conseiller & Abbé d'Alpirspac, de laquelle il laissa six enfans, quatre filles & deux fils, dont un, appellé *Alexandre*, fait le sujet de l'article suivant.

Camerarius a donné quelques ouvrages, dont nous allons donner le catalogue.

1. *De renibus, vesicâ, &c. disputatio.* Tubingæ, 1683, *in*-4. C'est une dissertation soutenue par l'Auteur dans les Ecoles de Tubingen; elle contient quelques détails succincts sur les maladies qui attaquent les voies urinaires; on y trouve une description de quelques excroissances dans ces parties; l'histoire de quelques suppurations aux reins; celle d'un retrécissement & d'une dilatation d'uretre; celle d'un épaississement de la vessie, au point que ce viscere pouvoit à peine contenir une petite noisette, &c.

2. *De elleboro nigro.* Tubingæ, 1684, *in*-4. On y trouve l'analyse de la racine de cette plante, faite par l'Auteur, au moyen du feu; elle a fourni un esprit salin non acide, une très-petite quantité de sel fixe, sans aucun sel volatil. L'Auteur rapporte en même-tems plusieurs guérisons opérées au moyen de cette plante, sur des personnes qu'on avoit cru possédées, & qui avoient été pendant longtems entre les mains des Exorcistes.

3. *De tensione cordis, lypothimiæ causâ.* Tubingæ, 1685, *in*-4. C'est encore une dissertation soutenue par l'Auteur dans les Ecoles de Tubingen, sous la présidence de son pere.

4. *De plantis Vernis.* Tubingæ, 1687, *in*-4.

5. *De herbâ mimosâ, seu sentiente.* Tubingæ, 1688, *in*-4.

6. *De schesinatismi colorum infuso, ligno nephritico propriorum.* Tubingæ, 1689, *in*-4. 1717, *in*-4.

7. *Continuatio tentaminum circà lignum nephriticum.* Tubingæ, 1690, *in*-4.

8. *De cichorio, disputatio prima.* Tubingæ, 1690, *in*-4.

9. *De cichorio, disputatio secunda.* Tubingæ, 1691, *in*-4.

10. *Ad. M. B. Valentinum epistola, de sexu plantarum.* Tubingæ, 1694, *in*-8. On y a joint un discours, *de quercuum gallis.*

11. *De frumenti semente & messe.* 1695, *in*-4.

12. *De calculis renum & vesicæ.* Tubingæ, 1698, *in*-4.

13. *De convenientiâ plantarum in fructificatione & viribus.* Tubingæ, 1699, *in*-4.

14. *De clavo.* Tubingæ, 1703, *in*-4.

15. *De scordio.* Tubingæ, 1706, *in*-4.

16. *Theses medico-chirurgicæ.* Tubingæ, 1708, *in*-4.

17. *De embryulciæ & lythotomiæ rationibus.* Tubingæ, 1708, *in*-4. Cette dissertation est écrite en faveur de l'opération de la taille au petit appareil. *Haller* ne croit pas que *Camerarius* en soit l'Auteur; il l'attribue à *Simonius.*

18. *De alysso clavo.* Tubingæ, 1709, *in*-4.

19. *De ustilagine frumenti.* 1709, *in*-4.

20. *De lolio temulento.* 1710, *in*-4. L'Auteur a tiré de cette plante, par la distillation, un esprit peu différent de l'esprit de froment; il a fait quelques expériences avec ce même esprit mêlé avec le sang; il rapporte enfin les effets que cette plante a produits sur ceux qui en ont mangé.

21. *De fumariâ.* 1710, *in*-4.

22. *De vomicâ crebri.* Tubingæ, 1711, *in*-4.

23. *De cervariâ nigrâ & pini conis.* 1712, *in*-4.

24. *Dissertatio de bubone & carbone.* Tubingæ, 1713, *in*-4.

25. *Experimenta circà generationem hominis & animalium.* Tubingæ, 1715, *in*-4. On y trouve quelques détails sur le développement des parties.

26. *De ulmariâ.* 1717, *in*-4.

27. *De rubo.* 1721, *in*-4.
28. *De theriacá.* 1720, *in*-4.
29. *De fœtu quadraginta sex annorum.* Tubingæ, 1722, *in*-4.

Nous trouvons encore une lettre, *de sexu plantarum.*, imprimée à Tubingen en 1749, *in*-8. sous le nom de *Rodolphe-Jacques Camerarius*; mais nous ne savons point si elle est du même.

VII. CAMERARIUS, (*Alexandre*) fils du précédent, né à Tubingen vers la fin du siecle dernier. Après avoir reçu les honneurs du Doctorat en médecine dans sa patrie, il y fut fait Professeur extraordinaire, & succéda à son pere dans la place de Professeur ordinaire. Il lui succéda encore dans l'inspection du Jardin des plantes, pour laquelle il lui avoit été Adjoint avant sa mort. Il étoit Membre de l'Académie Impériale des Curieux de la Nature, sous le nom d'*Hector IV*. Nous ignorons l'époque de sa mort; nous savons seulement qu'il avoit épousé en 1725, *Claire Hedwig*, fille de *Jean Zeller*, Professeur en Médecine à Tubingen, & premier Médecin du Duché de Wirtemberg. Nous ne connoissons de lui que les dissertations suivantes:

1. *De botanicá.* Tubingæ, 1717, *in*-4. Le but de cette dissertation est de faire connoître ce qui suffit pour établir les genres & les especes des plantes.
2. *Pes tumidus.* Tubingæ, 1720, *in*-4.
3. *De apospasmate piæ matris.* Ibid. 1722, *in*-4.
4. *Usus corticis à febre ad icterum extensus.* Tubingæ, 1730, *in*-4.
5. *De tumore præcordiali interno.* Ibid. 1734, *in*-4.
6. *De ophtalmiá venereá.* Ibid. 1734, *in*-4. Cette dissertation comprend deux chapitres: le premier traite de l'ophtalmie en général; le second, de l'ophtalmie vénérienne en particulier. L'Auteur recommande de scarifier la conjonctive, afin de donner une issue prompte au pus, lorsqu'il séjourne entre les lames de cette partie.
7. *De rachitide.* Tubingæ, 1735, *in*-4.
8. *De sorbendi actu, modo & usu multiplici.* Tubingæ, 1736, *in*-4.

CAMERYCK (*Pierre Van*) a écrit:

De partu difficili. Ultrajecti, 1677, *in*-4.

CAMILLI, (*Annibal*) Médecin Italien du commencement du siecle dernier; il exerçoit la médecine à Nocera, & fut Professeur de botanique à Perouse. Il a écrit:

Del bagno di Nocera nell' Umbria, detto acqua santa, o vero acqua bianca, tractato; c'est-à dire, *Traité sur les bains de Nocera dans l'Ombrie, appellés eau sainte, ou eau blanche.* A Perouse, 1614, *in*-4. Ibid. chez *Ange Bartoli*, 1627, *in*-4.

CAMPANELLA (*Thomas*) naquit à Stilo, petit village de la Calabre en Italie, le 5 Septembre 1568. Sa vie fut un enchainement de malheurs, qu'il dut en partie à son propre mérite, en partie à sa vanité. Il entra dans l'Ordre des Dominicains, dont il prit l'habit à l'âge de quatorze ans. Dès la premiere année de philosophie, il fit appercevoir des talens supérieurs pour son âge, secondés par les plus heureuses dispositions. Il fut jugé digne, par son Professeur, de paroître à sa place à des theses publiques de philosophie, qu'on soutenoit à Cosenza. *Campanella* ne trompa point l'espoir de son Maitre; il argumenta avec autant de force que de précision & de netteté; il ravit l'admiration & les applaudissemens de tout le monde. Ce premier succès ranima son application à l'étude, & fut suivi d'un second, qu'il ne dut qu'au hazard. Dans un voyage qu'il fit à Naples peu de tems après, il passa devant un Couvent de Récolets, où il vit entrer & sortir beaucoup de monde; ayant appris que des theses publiques qu'on y soutenoit, étoient la cause de cette affluence, il y entra comme les autres; il demanda la permission d'y disputer, & le fit avec tant de succès, que la salle ne retentissoit que de ses éloges. Les Religieux de son Ordre le menerent en triomphe dans leur Monastere, & voulurent le faire assister à des theses de théologie, qu'un ancien Professeur du même Ordre devoit faire soutenir quelques jours après. *Campanella* débuta par un éloge bien fait de quelques-unes des propositions qui étoient dans ces theses; mais il fut interrompu brusquement par l'ancien Professeur, qui lui dit, avec un ton de mépris, que ce n'étoit pas à un jeune homme, qui venoit de finir sa philosophie, de juger des questions de théologie. Ce Professeur fut bien peu honnête; mais *Campanella* fut bien vif, & encore plus vain: il taxa publiquement le Professeur d'ignorance, & lui dit que, quoique jeune, il en savoit plus que lui, & qu'il étoit en état de lui enseigner la théologie. Dès ce moment, la guerre fut déclarée entre les deux Religieux, & les cabales du vieux Professeur furent la source des persécutions qu'on fit éprouver au jeune.

Campanella fut accusé d'avoir divulgué quelques secrets de la Monarchie Espagnole; d'avoir voulu livrer aux ennemis la ville de Naples; d'avoir adopté & publié des hérésies, & d'être l'Auteur du livre *de tribus Impostoribus*. Il fut arrêté en 1599, & mis en prison à Naples: on le traita avec beaucoup de cruauté; on le mit sept fois à la question, où il resta, dit-on, quarante heures. On lui rendit enfin la liberté en 1626, à la priere du Pape Urbain VIII, après vingt-sept ans de prison. Il vint à Paris, où il fut accueilli par le Cardinal de Richelieu; il y enseigna la philosophie, & y mourut le 13 Mai 1639, dans le Couvent des Dominicains de la rue St. Honoré. On dit que, plongé dans une noire mélancolie, & plein de dégoût pour la vie, quoique d'une santé robuste, il s'empoisonna avec de l'antimoine; il étoit alors dans la soixante-onzieme année de sa vie.

Nous ne parlerons point des divers ouvrages que *Campanella* a donnés sur la philosophie, les mathématiques, l'astrologie & contre l'athéisme: nous nous bornerons aux suivans, qui sont relatifs à notre sujet.

1. *De sensu rerum & magiâ, libri IV.* Francofurti, 1620, *in*-4. Parisiis, 1637, *in*-4. L'Auteur attribue la faculté de sentir à tous les corps, même à ceux qui sont inanimés.

2. *Medicinalium, juxtà propria principia, libri septem.* Lugduni, apud *Joh. Pillehotte*, 1635, *in*-4. L'Auteur regarde la fievre comme étant quelquefois un effet de l'empire que l'ame exerce sur le corps.

Moreri lui attribue encore deux ouvrages: 1°. *Physiologia*; 2°. *Questiones physiologicæ*; mais nous ne les connoissons point, & *Moreri* lui-même n'en indique point l'édition.

CAMPBELL (*Calenus*) a écrit:

De phlegmone. Edimburgi, 1771, *in*-8.

CAMPEGIUS. *Voyez* CHAMPIER.

I. CAMPEN (*Jean-Antoine*) a écrit:

Directorium summæ summarum medicinæ. Lugduni, apud *Guill. Rouill*, 1557, *in*-16. avec *le Ciel des Philosophes*, de *Philippe Ulstad.* Argentorati, 1680, *in*-12.

II. CAMPEN (*Claude*) a traduit en latin les Aphorismes d'*Hippocrate.* Sa traduction a été imprimée à Lyon, chez *Claude Ravot*, 1579, *in*-8. Il y a joint des commentaires, dans lesquels il s'attache à faire voir quelques erreurs où *Galien* est tombé.

III. CAMPEN (*Christophe*) étoit Médecin stipendié de Breda, ville des Pays-Bas, au Brabant Hollandois. Il vivoit vers la fin du siecle dernier. Il a écrit:

1. *De calculo renum.* Leydæ, 1668.

2. *De septem pulveribus purgantibus.* Bredæ, 1691, *in*-8.

3. *Collectanea therapeutica de pleuritide & apoplexiâ.* Bredæ, Typis *Cornelii Seldenslach*, 1691, *in*-8. L'Auteur y traite de l'usage & de l'abus, ainsi que des avantages & du danger des lavemens, des vomitifs, des purgatifs, des diurétiques, des sudorifiques, de la saignée, des ventouses, des acides, des sels volatils, des bains, de l'abstinence, du vin, du lait, des boissons, soit chaudes, soit froi-

des, des bouillons & des topiques. L'ouvrage est terminé par dix dissertations de médecine.

I. CAMPER, (*Pierre*) un des plus habiles Anatomistes de nos jours, est né en 1722 à Leyde, de *Florentin Camper*, Théologien, qui s'étoit rendu célebre dans l'exercice de son état à Batavia. Destiné dès son enfance à la peinture, il l'étudia, ainsi que le dessin, sous les pere & fils de Moor. Il se tourna ensuite du côté de la médecine, & commença par étudier les mathématiques sous S'gravesand, ensuite la médecine sous Boerhaave, & l'art des accouchemens sous Trioen; il reçut les honneurs du Doctorat en médecine à Leyde le 14 Octobre 1746. Deux ans après, il quitta cette ville, & alla successivement à Londres & à Paris, dans le dessein de perfectionner ses connoissances sous les plus habiles Maîtres de ces deux Capitales. Il n'y fit pas un long séjour; il revint dans sa patrie en 1749, & peu de tems après son arrivée, c'est-à-dire, le 28 Septembre de la même année, il fut nommé Professeur extraordinaire d'anatomie & de chirurgie dans l'Université de Groningue: il remplit les fonctions de la Régence avec distinction; sa réputation le fit appeller à Amsterdam le 24 Avril 1755, pour y professer l'anatomie & la chirurgie; il se rendit dans cette ville, & fut installé le 10 Novembre suivant. Sa réputation le suivit à Amsterdam, où il eut les plus grands succès. Il est dans la suite revenu à Groningue, pour y remplir la chaire de médecine théorique, d'anatomie, de chirurgie & de botanique, à laquelle il a été nommé en 1764, & qu'il remplit encore avec distinction. Il est Membre des Académies de Harlem, de Rotterdam & de Berlin, & Associé étranger de l'Académie Royale de chirurgie de Paris; il a été reçu Membre de la Société Royale de Londres en 1751, & nommé Correspondant de l'Académie Royale des Sciences de Paris, le 4 Septembre 1771. Il a enrichi le Public des ouvrages suivans:

1. *Dissertatio de visu.* Leydæ, 1746, *in*-4. On la trouve aussi dans la collection des theses de *Haller.* L'Auteur y défend la théorie de *Robert Smith*, sur la vision.

2. *De quibusdam oculi partibus.* Leydæ, 1746, *in*-4. rapportée dans la même collection. On y trouve une bonne description de l'humeur vitrée; une description des arteres du crystallin, qui, suivant *Haller*, est prise d'*Albin*; enfin une description & une figure du canal godronné de *Petit.* L'Auteur place dans la rétine le vrai siége de la vision.

3. *Dissertatio de fracturâ patellæ.* Franekeræ, 1754, *in*-4.

4. *Demonstrationum anatomico-pathologicarum liber primus, continens brachii humani fabricam & morbos.* Amstelodami, apud *Schreuder & Mortier*, 1760, *in-fol.* Ce premier livre est divisé en trois chapitres: dans le premier, l'Auteur traite de l'épiderme du corps

muqueux, de la peau, des muscles, des aponévroses & des ligamens du bras; ensuite il indique les indispositions qui peuvent affecter chacune de ces parties. Il entre dans des détails assez suivis sur la cause de la noirceur de la peau des Negres; il réfute l'opinion de ceux qui croient que le tissu réticulaire, une fois détruit, se régénere. Il fait des remarques curieuses sur la structure & les maladies des glandes sébacées, sur les vaisseaux exhalans & inhalans, & sur les papilles nerveuses de la peau. Il regarde le tissu cellulaire comme le siege du cancer, & les membranes qui revêtent les muscles, comme concourant à augmenter la force de ces organes, & à prévenir leur déplacement. En parlant des muscles anconés, il fait un judicieux parallele de la fracture de l'olecrâne avec celle de la rotule. La description des ligamens de la capsule de l'omoplate est suivie de quelques savantes discussions sur ses différentes luxations du bras, & sur les principales méthodes qu'on met en usage pour les réduire. Dans le second chapitre, il donne la description des nerfs du bras, & fait ensuite mention des maladies auxquelles ils peuvent être sujets. Il paroit s'être surpassé dans cette description; il indique un grand nombre de ramifications inconnues aux autres Anatomistes. Il parle du fluide nerveux, duquel il fait dépendre tous les mouvemens. Les remarques qu'il fait sur le traitement des blessures des nerfs, sont très-solides & très-judicieuses. Le troisieme a pour objet l'examen des vaisseaux sanguins; il n'est pas moins intéressant que les deux précédens. Les descriptions qu'il donne sont très-exactes; elles sont aussi accompagnées d'observations relatives à la pratique. L'Auteur y entre dans des détails assez étendus sur la croûte inflammatoire du sang. Il indique une nouvelle maniere de prévenir l'hémorrhagie du bras dans les opérations; elle consiste à comprimer l'artere souclaviere dans l'endroit où elle prend le nom d'axillaire; mais il veut qu'on fasse cette compression entre la clavicule & l'apophyse coracoïde, & qu'on ait soin de porter l'omoplatte en arriere: il communique en même-tems quelques observations sur les moyens d'arrêter les hémorrhagies produites par quelques-uns des vaisseaux de la main, & sur la maniere d'amputer les phalanges des doigts. Dans tout le cours de l'ouvrage, l'Auteur procede de l'extérieur à l'intérieur dans la description des parties, & du général au particulier. Il y a combiné par-tout, avec autant d'art que d'érudition, les observations de pratique médicinale & chirurgicale, avec les remarques anatomiques.

4. *Demonstrationum anatomico-pathologicarum liber secundus, continens pelvis humani fabricam & morbos.* Amstelodami, apud *Schreuder & Mortier*, 1762, *in-fol.* Ce second livre, qui renferme les démonstrations anatomico-pathologiques du bassin, est divisé en six chapitres: le premier traite des ligamens, des cartilages, des os & des

muscles qui forment le bassin, ou qui y ont rapport, sans entrer dans de petites discussions & des détails minutieux sur des objets de peu d'utilité, qui ont occupé beaucoup d'Anatomistes. L'Auteur donne en peu de mots, mais avec beaucoup de clarté, les connoissances reçues, positives & nécessaires : ses descriptions peuvent passer pour nouvelles par leur exactitude ; elles sont suivies d'un exposé succinct, mais fidele, des maladies de ces parties. Le second chapitre traite des arteres & des veines du bassin & du périnée. Dans la description que l'Auteur en fait, il s'attache aux détails, aux variétés & aux observations qui peuvent être de quelque utilité dans les opérations que l'on peut pratiquer sur ces parties. Le troisieme chapitre traite, suivant le même plan, des nerfs du bassin & du périnée. La description que l'Auteur donne des rameaux du nerf intercostal, répandus dans ces parties, mérite d'être lue avec attention. Dans le quatrieme chapitre, l'Auteur donne la figure & la situation selon lesquelles doivent se présenter, à l'Opérateur, dans la lithotomie, les parties intéressées dans cette opération : il analyse la méthode de *Cheselden* & de *Rau*, & donne la préférence à l'appareil latéral : il traite, en passant, des suppressions d'urine & de la maniere de sonder. Le chapitre cinquieme traite des fistules du rectum, du périnée, de leurs causes, &c. & présente à ce sujet la meilleure doctrine, le traitement le plus estimé, & les observations les plus intéressantes. Le dernier, qui ne le cede en rien aux précédens, a pour objet les hernies de la vessie & les différentes especes de celles des intestins. L'ouvrage est enrichi de cinq belles planches dessinées au trait, par *Camper* lui-même : elles représentent, dans la plus grande exactitude, & avec la plus grande netteté, toutes les parties sur lesquelles se font ou se peuvent faire les différentes opérations dont il est fait mention dans le livre.

5. *Oratio inauguralis de analogiâ inter animalia & stirpes.* Groningæ, 1764, *in*-4. C'est un discours que l'Auteur prononça à Groningue le 9 Mai 1764, à son installation à la chaire qu'il occupe encore aujourd'hui.

6. *Epistola ad anatomicorum Principem magnum Albinum.* Groningæ, 1767, *in*-4. L'Auteur releve plusieurs défauts qu'il a trouvés dans les planches d'*Albin* ; mais il le fait avec décence & avec tous les égards dus à un homme aussi célebre.

7. *Les avantages de l'inoculation & la meilleure méthode de l'administrer.* A Toulouse, chez *la veuve Robert*, 1774, *in*-8. C'est une traduction d'une dissertation latine, qui a été couronnée par l'Académie Royale des Sciences, Inscriptions & Belles-lettres de Toulouse. On y a joint le texte de l'Auteur, & deux planches en taille-douce, qui représentent les plaies de l'inoculation, tant réguliere, qu'irréguliere.

II. CAMPER, (*N.....*) Médecin Hollandois de nos jours, est Docteur en philosophie & en médecine, & exerce la médecine à Franeker dans la Frise. Il a remporté le Prix en 1775, au jugement de l'Académie de Lyon; il s'agissoit d'alligner la théorie & le traitement des maladies chroniques du poumon, avec des recherches historiques & critiques sur les principaux moyens employés contre ces maladies par les Médecins anciens & modernes, & même par les Empiriques. Nous ne connoissons de ce Médecin que la dissertation suivante:

Dissertatio de fracturâ patellæ. Franekeræ, 1754, *in*-4. *Portal* l'a attribuée à *Pierre Camper*, dont nous avons déjà parlé.

CAMPESIUS, (*Claude*) Médecin, qui vivoit dans le seizieme siecle; il a commenté le livre d'Aristote, *de memoriâ*; il a encore donné des commentaires sur les Aphorismes d'*Hippocrate*, imprimés à Lyon en 1556, & 1579.

CAMPIANI, (*Jean-Baptiste*) Italien, a écrit:

Raggionamenti soprà dell' apoplessia e i veri medicamenti: raggion, soprà tutti i mali degli occhi descritti in un caso pratico. A Gênes, 1759.

CAMPILLO, (*Antoine*) Apothicaire Espagnol de ce siecle, qui a écrit:

Faro medico espagirico theorico practico. A Sarragosse, 1736, *in* 8.

I. CAMPO (*Azalo Benoît del*) a écrit:

De adianto, observatio, græcè & latinè Medicis & Pharmacopolis utilis. Granatæ, 1544, *in*-8.

II. CAMPO, (*Francois*) Médecin Espagnol, qui vivoit au milieu du seizieme siecle; il pratiquoit la médecine à Alcala-la-Reale, petite ville d'Espagne dans l'Andalousie. Il a donné:

Commentariolum de lumine & specie, ex philosophiâ adytis exceptum; nec non super adianto observationem græcam pariter & latinam Pharmacopolis & Medicis admodùm proficuam. Granatæ, 1544, *in*-8.

III. CAMPO, (*François*) Médecin Italien de la fin du seizieme siecle, étoit de Lucques. Il a écrit:

De morbo arietis, libellus. Lucæ, apud *Busdrachium*, 1586, *in*-8. Il y est question d'une maladie épidémique, contagieuse & pestilentielle, qui regna en Espagne & en Italie dans le seizieme siecle; c'est la même que celle que *Gaspard Torella* a décrite sous le nom d'*ægritudo ovina*: nous en parlerons à l'article de ce Médecin.

2. *De morbo gallico.* Nous ne connoissons point cet ouvrage ; nous en ignorons même l'édition : il n'en est fait mention par aucun Bibliographe. *J. Rhodius* est le seul qui en ait parlé dans son Introduction à la médecine, qui a été publiée avec l'Introduction de *Conring*.

IV. CAMPO (*Simon à*) a donné :

Commentaria in artem medicam Galeni. Neapoli, 1642, *in*-4. 1647, *in*-4.

V. CAMPO (*Balthazar*) étoit aussi de Lucques. Il a donné :

1. *Spicilegio botanico soprà il cinnamomo delli antichi.* A Lucques, chez *François Marescandoli*, 1654, *in*-4.
2. *Breve discorso del vero mitridato, con un breve capitolo del vero aspalato.* A Lucques, chez *Guidoboni*, 1623, *in*-4.
3. *In risposta ad alcune objettioni fatte nel libro del balsamo, da Stef. de Gaspari.* A Lucques, chez *Bidelli*, 1640, *in*-4.

CAMPOLONGO (*Emile*) naquit à Padoue en 1550, d'une famille noble. Il étudia la médecine dans l'Université de sa patrie ; après y avoir reçu les honneurs du doctorat, il y fut fait Professeur de médecine théorique en 1578, à l'âge de 28 ans. Il passa dans la suite à la chaire de médecine-pratique, qu'il remplit jusqu'à sa mort. Il étoit savant dans les langues ; il avoit aussi cultivé les belles-lettres avec soin ; il ne s'étoit pas moins appliqué à l'étude de la médecine. Les écrits de Galien attirerent toute son attention ; il étoit très-attaché à la doctrine & aux sentimens de ce Médecin de l'antiquité. Il mourut à Padoue en 1601, & fut enterré dans une Chapelle de l'Eglise des Servites, qui appartenoit à sa famille, & où *Annibal Campolongo*, son fils, lui consacra l'épitaphe suivante :

D. O. M.
ÆMILIO CAMPOLONGO nobili Patavino,
summæ integritatis & innocentiæ viro,
Philosopho atque Medico clarissimo,
qui agendo, scribendo, & publicè in patriâ,
tùm practicam, tùm theoricam inter
primarios profitendo, summorum Principum
gratiam consecutus, nomen sibi ad extremas
etiam regiones nunquam periturum comparavit.
Obiit ann. Sal. 1604, æt. 54.
ANNIBAL J. C. Patri Benemerenti P. C.

La date de la mort de *Campolongo*, fixée dans cette épitaphe à l'an

1604, suffit pour faire voir l'erreur de *Tomasinus*, qui prétend que ce Médecin a rempli les fonctions de la régence jusqu'en 1607.

Nous avons de *Campolongo* les ouvrages suivans :

1. *Theoremata de humanâ perfectione, veritatis investigatoribus Patavii discutienda relicta*. Patavii, apud *Laurentium Pasquatum*, 1573, in-4.

2. *De arthritide, liber unus : de variolis, liber alter*. Venetiis, apud *Paulum Mejettum*, 1586, 1596, in-4.

3. *De arthritide, liber unus*. Spiræ-Nemetum, apud *Bern. Albinum*, 1592, in-8. On y a joint plusieurs autres traités : 1°. *Medicamentorum facilè parabilium, adversùs omnis generis articulorum dolores enumeratio*, par *Antoine Schneberger* ; 2°. *de multiplici salis usu, libellus*, par le même ; 3°. *Gemmæ amethystus, sive carbunculus æthyops*, par le même ; 4°. *Consilium pro epileptico scriptum*, par *J. Fernel*.

4. *Methodi medicinales duæ, in quibus legitima medendi ratio traditur, propositæ in Academiâ Patavinâ à viris nobiliss. Profess. D. Alb. Bottono & Æmilio Campolongo*. Francofurti, apud *Zach. Palthen*, 1595, in-8. publié par *Lazare Suzenbet*.

5. *Nova cognoscendi morbos methodus, ad analyseos Capivaccianæ normam expressa*. Wittebergæ, apud *Laurentium Sauberlich*, 1601, in-8. publié par *Jean Jessen à Jessen*.

6. *De lue venereâ, libellus*. Venetiis, 1625, in-fol. avec les discours de *Paul Benius*. Cet ouvrage a resté long-tems manuscrit dans la bibliotheque d'*Hippolite Oddi*, Chevalier de St. Marc, & dans celle de *J. Rhodius*, Médecin ; il n'a été publié que long-tems après la mort de l'Auteur.

7. *De vermibus ; de uteri affectibus ; deque morbis cutaneis ; tractatus præstantissimi*. Parisiis, apud *Clodov. Cottard*, 1634, in-4. avec la Médecine-Pratique de *Jérôme Fabricio d'Aquapendente*.

CAMUS. *Voyez* LE CAMUS.

CAMUTIUS (*André*) naquit à Lugano, ville du Diocèse de Come en Italie, de *François Camutius*, Médecin de cette ville. Il suivit la profession de son pere, & après avoir reçu les honneurs du Doctorat en médecine, il fut fait Professeur de médecine & de physique dans l'Université de Pavie. Il alla ensuite s'établir à Milan, où le Sénat lui accorda le droit de Bourgeoisie le 1 Février 1557. Il devint enfin premier Médecin de l'Empereur Maximilien II en 1564, & remplit cette place jusqu'à l'an 1578. Il laissa un fils appellé *Eugene*, qui acquit les isles de Bobio en 1573. Nous avons de lui les ouvrages suivans :

1. *Disputationes, quibus Hyeronimi Cardani conclusiones infirmantur, Galenus ab ejusdem injuriis vindicatur, Hippocratis præstereà aliquot*

loca diligentiùs, multò quàm nunquam aliàs, explicantur. Papiæ, apud *Bartolum*, 1563, *in*-8. dédié à Daniel Barbaro, Patriarche d'Aquilée.

2. *De humano intellectu, libri IV.* Papiæ, apud *Bartolum*, 1564, *in*-8. dédié au Cardinal Charles Borromée.

3. *Excessio brevis præcipui morbi, nempe cordis palpitationis Maximiliani II. Cæsaris invictissimi, simul ac aliorum aliquot virorum illustrium præter naturam affectuum.* Florentiæ, apud *Georgium Marescot*, 1578, 1580, *in*-8.

Il a encore écrit sur la résidence des Evêques, sur l'amour & le bonheur, & sur la noblesse.

CAN. (*François*) Nous avons de lui :

Segreti del mundo medicinali e curiosi. A Milan, 1689, *in*-8.

CANADELLE (*Moyse*) vivoit dans le siecle dernier ; il a été Chirurgien à Hanar & à Nuremberg. Il a donné :

Petit Traité & familier de la peste. A Geneve, chez *Gamonet*, 1615, *in*-8.

CANAMUSALI. *Voyez* CANANUSALI.

CANARIO, (*Gaspard Lopès*) Espagnol. Il a donné :

In Galeni de temperamentis uni & integri commentarii, in quibus ferè omnia, quæ in naturalem medicinam spectant, continentur. Compluti, 1565, *in-fol.*

CANAPE, (*Jean*) Médecin François du seizieme siecle ; il vivoit en 1542 ; il fut Médecin du Roi de France François I, &, suivant le témoignage de *La Croix du Maine*, Lecteur de Chirurgie à Lyon. *Moreri*, *Manget* & *Eloy* lui attribuent quelques traductions françoises de divers ouvrages des Anciens, qu'ils ne désignent point. Nous ne connoissons de lui que les écrits suivans :

1. *Le Guidon en françois, pour les Barbiers & Chirurgiens.* A Lyon, chez *Barbou*, 1538, *in*-12. A Paris, 1563, *in*-8. 1571, *in*-12.

2. *Le Prologue & chapitre singulier de Guidon de Chauliac.* A Lyon, 1542, *in*-12.

3. *Opuscules de divers Auteurs Médecins.* A Lyon, 1552, *in*-12.

4. *L'Anatomie des os du corps humain, & les deux livres du mouvement & des muscles de Galien.* A Lyon, chez *Dolet*, 1541, *in*-8. Ibid. 1583, *in*-8. C'est une traduction de *Galien*.

5. *Deux livres des simples de Galien, savoir le cinquieme & le neuvieme.* A Paris, 1555, *in*-16. C'est encore une traduction de *Galien*.

CANDIANUS (*Ange*) naquit à Milan vers la fin du quinzieme siecle, de *Jean-Jacques Candianus*. Après avoir été reçu Docteur en médecine dans l'Université de sa patrie, le 2 Septembre 1512, il fut fait Conseiller & Médecin de François Sforce, II du nom, Duc de Milan. Sa réputation s'étendit au loin; il fut appellé auprès de Marie, Reine de Hongrie, qu'il guérit d'une maladie dangereuse. Cette Princesse le combla de bienfaits, le fit Conseiller d'Etat & son premier Médecin; elle engagea encore l'Empereur Charles V, son frere, à y joindre de nouvelles graces: ce Souverain, par un diplome donné à Monço le 28 Août 1527, assigna d'abord à *Candianus* une pension de 200 écus d'or sur les revenus de l'Etat de Milan, qu'il possédoit alors. Par un nouveau diplome donné à Nice le 21 Mai de l'année suivante, il le créa Comte Palatin. Enfin ce Médecin, comblé d'honneurs & de gloire, mourut dans sa patrie, dans la soixante-dix-septieme année de son âge, & fut enterré dans l'Eglise de Sainte Marie, où son fils lui fit dresser un mausolée, avec l'épitaphe suivante:

ANGELO CANDIANO,
FRANCISCI II SFORTIÆ, MEDIOLANI
DUCIS,
MEDICO ET PHILOSOPHO NOBILISSIMO,
QUEM OB FAMÆ CELEBRITATEM
CUM MARIA, PANNONIÆ REGINA,
ACCIVISSET,
PER EUM DESPERATO MORBO LIBERATA,
PRINCIPEM EJUS ARTIS DECLARAVIT,
ET IN CONSILIUM ELEGIT,
MAGNIS HONORIBUS ET PRÆMIIS
CONSTITUTIS;
QUEM PROPTEREA CAROLUS V IMPERATOR
MULTIS, MAGNISQUE MUNERIBUS
ET DIGNITATE COMITIS PALATINI
AUXIT ATQUE ORNAVIT.
VIXIT ANNOS LXXVI. MENS. VIII. DIES XV.
FABRICIUS FILIUS
PATRI B. M. POSUIT.

Ce Médecin avoit écrit:

1. *Opera medicinalia.*
2. *De astrologiâ.*

Nous ne connoissons que les titres de ces ouvrages, qui sont rapportés par *Moriggia* & *Argelati*.

CANDIDUS DECEMBRIUS, (*Pierre*) Médecin, a écrit:

De geniturâ hominis, liber. Romæ, *in*-8. suivant *Manget*, qui ne rapporte point l'année de l'édition. Bononiæ, 1488, *in*-4.

CANDISIUS (*Godefroi*) a écrit:

1. *De ossibus*. Lipsiæ, 1627, *in*-4.
2. *De auditu*. Witteberg.æ, 1628, *in*-4.
3. *De viris*. Wittebergæ, 1629.
4. *De mulieribus*. Wittebergæ, 1629.

CANEPARIUS, (*Pierre-Marie*) Médecin Italien de la fin du seizieme siecle & du commencement du dix-septieme. Il étoit de Crême, ville d'Italie dans l'Etat de Venise, & exerça la médecine à Venise, où il fut en même-tems Professeur; il a écrit:

De atramentis cujuscumque generis. Venetiis, apud *Evangel. Deuchinum*, 1609, 1619, 1629, *in*-4. Londini, apud *Joh. Martin*, 1660, *in*-4. Roterodami, apud *Caspar. Fritsch*, 1718, *in*-4. L'Auteur, à l'occasion des encres, traite de beaucoup d'objets qui paroissent n'y avoir aucun rapport, & qui appartiennent à la médecine, comme des principes métalliques & de leurs semences minérales, de la pierre d'arquebusade, de la cadmie, de la pierre calaminaire. Il examine si les pierres & les métaux ont une ame; il parle des racines & des veines des métaux, des plantes pierreuses, des végétaux qui n'ont point de racines visibles. En parlant de la pierre d'arquebusade, il en indique les différences; il prétend qu'elle renferme du soufre & du mercure, & il en expose les vertus.

CANESTRINI (*Antoine*) a donné:

Dissertatio de mercurio. Œnipont. 1768.

CANEVARI (*Demetrius*) naquit à Gênes en 1559; il s'appliqua à l'étude de la philosophie & de la médecine. Après avoir reçu les honneurs du Doctorat, il se fit agréger au College des Médecins de sa patrie; il alla ensuite à Rome, où il exerça la médecine avec réputation; il y acquit en même-tems beaucoup de richesses. Il fut nommé premier Médecin du Pape Urbain VII, qui n'occupa la chaire de St. Pierre, que pendant douze jours. Il étoit encore très-habile dans les langues savantes & dans les belles-lettres. Il mourut à Rome en 1625, âgé de 66 ans, & laissa une très-belle bibliotheque. On a parlé de *Canevari* assez avantageusement; mais *Jean-Victor Rossi*, connu sous le nom de *Janus Nicius Erithræus*, l'a accusé de beaucoup d'avarice. Nous avons de ce Médecin les ouvrages suivans.

1. *De ligno sancto, commentarius*. Romæ, apud *Guill. Facciottum*, 1602, *in*-8. Cet ouvrage est écrit principalement pour prouver qu'il n'y a qu'une seule espece de gayac, & que le bois, qu'on avoit porté en Italie sous ce nom, étoit bien différent du vrai gayac. L'Auteur reconnoit dans ce bois des propriétés contre les maladies vénérien-

nes; il les attribue aussi à l'esquine & à la salsepareille; mais il paroit donner la préférence aux frictions mercurielles, qu'il dit être en usage, & produire de bons effets.

2. *Morborum omnium, qui corpus humanum affligunt, ut decet, & ex arte curandorum, accurata & plenissima methodus.* Venetiis, apud *Rob. Mejettum*, 1625, *in-8.*

3. *Ars medica.* Genuæ, 1626, *in-fol.*

4. *De primis naturâ factorum principiis commentarius, in quo quæcumque ad corporum naturalium ortûs & interitûs cognitionem desiderari possunt, accuratè, sed breviter, explicantur.* Le titre de cet ouvrage est ainsi rapporté par *Manget*, qui en place l'édition en 1626, mais sans en indiquer le lieu, ni le format.

5. *Commentarius de hominis procreatione.* Cet ouvrage est rapporté par *Haller*, qui, d'après la *Bibl. Bodl.* le dit imprimé à Venise, sans indiquer l'année de cette édition, ni le format.

CANGIAMILA, (*François-Emanuel*) savant Théologien Italien de ce siecle; il étoit né en 1702; il avoit reçu les honneurs du Doctorat en théologie, & s'étoit fait agréger à la Confraternité de la Doctrine Chrétienne, différente de la congrégation du même nom. Il étoit devenu ensuite Chanoine Théologal de l'Eglise de Palerme, & Inquisiteur Provincial dans tout le Royaume de Sicile. Il est mort en 1763, âgé de 61 ans, après avoir donné l'ouvrage suivant:

Embryologie sacrée, ou Traité du devoir des Prêtres, des Médecins & autres, sur le salut éternel des enfans qui sont dans le ventre de leur mere. Cet ouvrage, écrit en Italien par l'Auteur, & imprimé plusieurs fois en cette langue, a été ensuite traduit en latin sous ce titre: *Embryologia sacra, sivè de officio Sacerdotum, Medicorum & aliorum, circà æternam parvulorum in utero existentium salutem.* Il a été traduit ensuite en françois sous le titre que nous avons déjà donné, par l'*Abbé Dinouart*, Chanoine de l'Eglise Collégiale de S. Benoit, & de l'Académie des Arcades de Rome. Nous ignorons l'époque des éditions italiennes; la traduction latine a paru à Palerme, chez *Palenza*, 1761, *in-fol.* & la françoise, à Paris, chez *Nyon*, 1762 & 1766, *in-12.* L'Auteur annonce dans sa préface, qu'il n'a entrepris cet ouvrage que pour la conservation spirituelle des enfans, qui, par la négligence, ou le peu de religion de leurs parens, meurent avant que de naitre au monde, ou sont ensevelis vivans avec leur mere morte, ou bien enfin, qui, faute de secours donnés à propos dans un accouchement difficile, périssent sans recevoir le baptême. Il l'a adressé aux Princes, aux Evêques, aux Magistrats, aux Curés, aux Médecins, aux Chirurgiens, qui ne sont pas moins obligés de veiller au salut éternel des enfans, encore renfermés dans le sein de leur mere, qu'à leur vie corporelle. Il y trace le tableau des devoirs que toutes ces différentes personnes doivent remplir à cet égard. L'ouvrage roule sur une matiere importante, & qu'on ne sauroit assez approfondir; il paroit inspiré par le zele, & il est rempli d'érudition; il ne peut que réunir les suffrages des Ecclésiastiques vraiment savans, & des Médecins vraiment chrétiens. Le Traducteur François l'a beaucoup abrégé; il a supprimé beaucoup de questions & de descriptions, qu'il a cru n'être point comportées par la délicatesse de notre langue; mais ces questions & ces descriptions sont souvent importantes; il y a ajouté les décrets des Assemblées du Clergé, des Synodes & des Conciles, & les différentes loix de nos Rois concernant les Sages-femmes & les nourrices. On y voit avec quelle sagesse on a pourvu, dans les différens tems, à la sûreté des hommes, dans ces momens, où, incapables de veiller à leur conservation & à leur subsistance, l'amour paternel ne suffit pas pour la leur procurer.

I. CANISIUS. (*Martin*) Nous avons de lui:
Disputatio de ventriculo. Leydæ, 1724.

II. CANISIUS (*Corneille*) a écrit:
De calculo in genere, & præcipuè renum & vesicæ. Leydæ, 1727, *in-4.*

CANITZ (*David*) a écrit:
De diarrhæâ. Jenæ, 1682, *in-4.*

I. CANNANI (*Antoine-Marie*) étoit de Ferrare. Il a fait des Commentaires sur les Aphorismes d'*Hippocrate.*

II. CANNANI (*Jean-Baptiste*) naquit à Ferrare au commencement du seizieme siecle, d'une ancienne famille de ce nom. Il étudia la médecine, & s'appliqua particuliérement à l'anatomie. Il devint Professeur d'anatomie dans l'Université de sa patrie, ensuite Médecin du Pape Jules III, enfin, Médecin d'Alphonse II, Duc de Ferrare, & Protomédic des Etats de ce Prince. Nous ignorons l'époque de sa mort; nous savons seulement qu'il vivoit encore en 1579, & qu'il fit lui-même son épitaphe, que *Superbi* nous a transmise de la maniere suivante:

> *Jo. BAPTISTA CANNANUS, Julii III. Pont. Max. Medicus olim acceptissimus, nunc autem totius ditionis Alphonsi II, Ferrariæ Ducis Sereniss. suis meritis Protomedicus, hoc sibi monumentum vivens P. C. an. M. D. LXXIX. Kal. Jan. ætatis verò suæ LXIII.*

II

Il a laissé les ouvrages suivans :

1. *Musculorum corporis humani picturata dissectio.* Ferrariæ, 1572, *in*-4. Cet ouvrage est fort rare, & presque introuvable. *Douglas* loue la description qu'on y trouve des muscles du bras, comme très-exacte.

2. *Anatomes, libri II.* Taurini, 1574, *in*-8.

Cannani est le premier qui ait parlé des valvules de la veine azygos. La crainte qu'il eut qu'on ne lui refusât dans la suite l'honneur de cette découverte, l'engagea à en faire, en 1547, une démonstration particuliere à *Amatus Lusitanus*, qui étoit son ami ; aussi celui-ci en a-t-il rendu un témoignage authentique dans ses Centuries. Ce Médecin avoit acquis une grande réputation par ses connoissances dans l'anatomie ; c'est ce que nous devons présumer, d'après les éloges que ses Contemporains lui ont donnés ; entr'autres, *Amatus Lusitanus* disoit de lui : *in dissecandis corporibus, fuit alter Vesalius.*

CANNEGIETER (*Henri*) a écrit :

De herbâ britannicâ in Procopio memoratâ. Haagæ, 1734, *in*-4.

CANNETTI, (*François*) Italien. Nous avons sous son nom :

La machina umana ; c'est-à-dire, *la machine humaine.* A Verone, 1732, *in*-8. C'est une physiologie écrite en vers ; elle est assez estimée.

CANONHERIUS (*Pierre-André*) étoit à la fois Philosophe, Médecin & Théologien ; il étoit né à Rome, d'une famille Patricienne. Nous avons sous son nom :

1. *De curiosâ doctrinâ, libri quinque.* Florentiæ, apud *Volcmarium Timan*, 1607, *in*-8. Nous rapportons cet ouvrage d'après *Manget* ; mais nous ne savons point s'il a quelque rapport à la médecine.

2. *In septem Aphorismorum Hippocratis libros, medicæ, politicæ, morales & theologicæ interpretationes.* Antuerpiæ, 1618, *in*-4. 2 vol. Ibid. apud *Petrum* & *Joh. Beller*, 1627, *in*-4.

3. *De admirandis vini virtutibus, libri tres.* Antuerpiæ, apud *Hieronimum Verdussium*, 1627, *in*-8. Cet ouvrage avoit déjà été publié en Italien, à Venise en 1608, *in*-12. L'Auteur ne se borne pas aux propriétés du vin ; il parle encore de celles du vinaigre, de l'esprit-de-vin & des raisins.

CANT, (*Aronce*) habile Anatomiste, Disciple de Ruysch ; il étoit Docteur en médecine, & vivoit au commencement de ce siecle. Il s'annonça de bonne heure par des talens supérieurs, qui faisoient concevoir de lui les plus hautes espérances ; mais une mort précoce nous a privé des fruits de son travail & de son génie. Il n'a laissé que les deux ouvrages suivans :

1. *De receptaculo & ductu chyli.* Leydæ, 1721, in-4.

2. *Impetus primi anatomici, ex lustratis cadaveribus nati, quos propriâ manu consignavit auctor.* Lugduni-Batav. apud *Petrum Vander Aa*, 1721, *in-fol.* On y trouve six planches faites dans le goût de celles d'Eustache. La premiere représente les muscles de la face, les artères carotides, le nerf vertebral, & la portion dure de celui de la septieme paire. La seconde concerne la face interne du crâne, couverte de la dure-mere, les muscles & les nerfs des yeux, & les nerfs sortant de la cavité du crâne. La troisieme est relative aux muscles du pharynx & à ceux de la luette. La quatrieme a pour objet le cœur. La cinquieme représente la position de l'estomac, lorsque ce viscere est rempli d'air ou d'alimens, ainsi que l'osselet de l'oreille, connu sous le nom de marteau, la portion orbitaire des os palatins, l'articulation du cubitus avec l'os du bras, & celle du tibia avec le femur. La sixieme a pour objet le canal thorachique. L'Auteur y a ajouté des explications qu'il a prises dans les écrits des meilleurs Anatomistes, mais auxquelles il a joint ses propres observations, & les corrections qu'il a jugées nécessaires.

CANTARINI (*Ange*) a donné :

Chirurgia practica, accomodata al uso Scolaresco ; c'est-à-dire, *Chirurgie-pratique à la portée des Etudians.* A Padoue, 1715, *in*-4.

CANTERAL. (*Robert*) Nous avons sous son nom :

L'Esculape François, Hymne. A Paris, 1614, *in*-8.

CANTERS (*Henri*) a écrit :

De salivâ. Ultrajecti, 1693, *in*-4.

CANTONIUS. (*Vincent*) Nous avons de lui :

Epistola de Monachorum quorumdam in Mathiolum animadversionibus. On la trouve avec les lettres de *Mathiole*, liv. I.

CANTWEL (*André*) étoit né au Comté de Tipperary, dans la province de Munster, en Irlande. Il passa en France dans sa jeunesse, étudia la médecine dans l'Université de Montpellier, & y reçut les honneurs du Doctorat. Il se présenta ensuite au concours d'une chaire de médecine, vacante dans cette Université par la nomination d'*Astruc*, à une chaire du College Royal de France, & y soutint à cet effet ses triduanes dans le mois de Mai 1732. Il vint quelque tems après à Paris, se mit sur les bancs de la Faculté de médecine de cette ville, & y reçut de nouveau le bonnet de Docteur. Il se livra ensuite à la pratique, qu'il fit avec assez de succès jusqu'à sa mort, arrivée le 11 Juillet 1764; il étoit de la Société royale de Londres, & avoit été désigné, en 1758, Professeur de chirurgie en langue françoise dans les Ecoles de la Faculté de médecine de Paris. Ce Médecin a laissé les ouvrages suivans:

1. *Dissertation sur les secrétions.* 1731, *in*-12.

2. *Quæstiones medicæ duodecim.* Monspellii, apud *Joannem Martel*, 1732, *in*-4. L'Auteur soutint ces douze questions de médecine dans l'Université de Montpellier, lorsqu'il se présenta au concours de la chaire vacante. Dans la premiere, il fait voir que la mélancolie cede plutôt aux voyages, qu'aux remedes; dans la seconde, il prouve que le traitement des excroissances charnues de la vessie, par l'ouverture de ces visceres, & par l'application des escharotiques, est toujours très-dangereux. Dans la troisieme, il recherche la cause du défaut de mémoire dans les vieillards; il la trouve dans le desséchement des fibres du cerveau, & établit que la médecine n'a aucun remede contre cet état. La quatrieme roule sur le tenesme, & l'usage des suppositoires dans cette maladie. La cinquieme contient quelques recherches sur le vrai siege des fonctions animales dans un corps à deux têtes avec une seule poitrine, ou à deux poitrines avec une seule tête. La septieme tend à faire voir que les légers résolutifs conviennent quelquefois dans le traitement du squirre carcinomateux. La huitieme fait voir les différences qui distinguent l'ulcere fistuleux de l'ulcere cancéreux, & que celui-ci est plus dangereux que le premier. La neuvieme expose les différences des remedes, qui conviennent dans la fievre continue, soit lente, soit aiguë. Dans la dixieme, l'Auteur examine l'usage qu'on doit faire de la sauge & du thé dans la stupidité, & donne la préférence à la premiere. La onzieme traite de la nausée. La douzieme de la chaleur contre nature du corps humain.

3. *Nouvelles expériences sur le remede de Mad. Stephens.* A Paris, 1742, *in*-12. Ce n'est, pour ainsi dire, qu'une traduction de l'ouvrage de *Hales* sur ce lithontriptique.

4. *An calculo vesicæ scalpellum semper necessarium?* Parisiis, 1742, *in*-4. Cette question a été soutenue par l'Auteur dans les Ecoles de la Faculté de Paris, sous la présidence de *Louis Marie Pousse*. Il conclut négativement: on y trouve une histoire du calcul de la vessie, & un détail des expériences faites par l'Auteur, pour constater l'efficacité de l'eau de chaux dans cette maladie.

5. *Lettres sur le traité des maladies de l'urethre, de Daran.* A Paris, 1749, *in*-12. On y trouve une histoire des Auteurs qui ont écrit sur

les bougies, & quelques remarques sur les excroissances charnues du canal de l'uretre, dont l'Auteur soutient la possibilité d'après sa propre observation. On y trouve encore la maniere de faire des bougies, semblables à celles de *Daran*, dont l'Auteur prétend posséder le secret.

6. *Dissertation en réponse à celle de M. de la Condamine.* A Paris, 1755, *in*-12.

7. *Tableau de la petite vérole.* A Paris, chez *Hérissant*, 1758, *in*-12. Cet ouvrage peut être regardé comme divisé en deux parties. La premiere renferme quatorze chapitres, dans lesquels l'Auteur s'attache à prouver, par toute sorte de raisons, l'inutilité & le danger de l'inoculation, & à faire voir qu'elle n'est avantageuse ni pour les particuliers, ni pour le public. La seconde partie ne contient que deux chapitres, mais assez étendus; ils servent de confirmation à ce qui a été avancé dans les précédens: ce sont des faits multipliés & attestés par des Médecins, Chirurgiens & Apothicaires, & par des Ecclésiastiques. A ces seize chapitres, on a joint quatre questions importantes, proposées par *de Haen*, qui établit de même par la raison & par les faits, ce que prétend démontrer notre Auteur.

Cantwel a encore traduit de l'Anglois un ouvrage de *Hans Sloane*, sous ce titre: *Histoire d'un remede très-efficace pour la foiblesse & la rougeur des yeux, & autres maladies du même organe, avec un remede infaillible contre la morsure du chien enragé.* A Paris, chez *Prault*, 1746, *in*-8. Il a ajouté des notes à sa traduction. On trouve encore cette traduction dans l'ouvrage de *Saint-Yves*, sur les maladies des yeux, imprimé à Amsterdam, 1767, *in*-12.

CANVANE, (*Pierre*) Médecin Anglois de nos jours, Membre du College royal de Londres, où il a exercé la médecine. Il a donné:

A Dissertation on the oleum palmæ christi, &c. c'est-à-dire, *Dissertation sur l'huile de ricin, &c.* A Londres, chez *Vaillant*, 1764, *in*-8. L'Auteur cherche à développer l'histoire naturelle du ricin, les propriétés de son huile, & son usage dans les maladies bilieuses. Après quoi, il fait beaucoup d'expériences sur cette huile; il la recommande dans les coliques de toute espece, dans la plupart des fievres qui exigent qu'on tienne le ventre libre, dans les maladies bilieuses, dans la néphrétique, le tetanos, les fleurs blanches, & dans la gonorrhée. On lit, dans cette dissertation, deux observations dans lesquelles l'Auteur assure qu'il a soulagé & guéri ensuite tout-à-fait deux crampes très-aiguës avec de l'eau de goudron, à la dose d'un demi-septier seulement.

CANZLER, (*Jean-Etienne*) Nous avons de lui:

Unvorgreiflicher information wie die von den iezt grassierenden wütenden hunden gebissene personen zu tractiren. Landshut, 1733, *in*-8.

CAPELL (*J. Augustin de*) a donné :

Cortex peruvianus. Viennæ, 1766, *in*-8. L'Auteur vante l'efficacité du quinquina dans les fievres malignes accompagnées de diarrhée, & dans la petite vérole & les fievres pétéchiales, lorsque l'éruption se fait avec peine.

CAPELLA, (*Michel*) Docteur en médecine, a donné :

1. *Flores Avicennæ*. Lugduni, apud *Barthol. Trost*, 1508, *in*-8.
2. *Opus aureum, sive variorum tractatus de febribus editi*. Lugduni, 1517, *in*-4.
3. *Nicolai Præpositi dispensarium, & Platearii liber de simplici medicinâ, recogniti*. Lugduni, 1536, *in*-4.

CAPELLANUS. *Voyez* CHAPELAIN.

CAPELLE (*Bernard-Christien*) a écrit :

De salivatione mercuriali. Jenæ, 1668, *in*-4.

CAPELLETI, (*Nicolas*) de Lucques, a écrit :

Delle ferite della cute del capo, dissert. in cui si mostra l'insussistenza del di loro preteso pericolo, ed il metodo di curar la; c'est-à-dire, *Dissertation sur les plaies de la peau de la tête, dans laquelle on fait voir le peu de fondement du danger qu'on lui attribue, & la maniere de les traiter*. A Venise, 1754, *in*-4. L'Auteur s'éleve contre l'idée de ceux qui regardent les plaies de la peau de la tête comme très-dangereuses. Il blâme l'usage des tentes, & l'application trop fréquente du trépan ; il assure avoir souvent guéri de pareilles plaies par la seule application d'emplâtres suppuratifs & agglutinatifs ; il fait l'éloge des Chirurgiens de Malthe, & attribue leurs succès à la simplicité de leur traitement. On trouve dans cet ouvrage quelques observations assez intéressantes, comme, par exemple, sur la guérison des plaies du cerveau, &c.

CAPELLETTUS, (*M. Antoine*) Médecin du seizieme siecle. Nous avons de lui :

Apologia adversùs Bartholomæum Traffichettum. Pisauri, 1569, *in*-4.

CAPELLO. (*Jean-Baptiste*) On trouve dans le catalogue des Auteurs de chymie, placé à la suite des Instituts de chymie de *Spielmann*, édition françoise, un ouvrage rapporté sous ce nom, & intitulé : *Tessico pharmaceutico-chymico* ; c'est-à-dire, *Dictionnaire de pharmacie & de chymie*. On nous y apprend qu'il est imprimé à Venise, *in*-4. &

que c'est la sixieme édition ; mais on n'y cite la date d'aucune de ces édition.

Nous avons encore du même Auteur une histoire succincte des aromates, publiée à Venise en 1740 & 1745, *in*-8. avec le *Lexicon Pharmaceuticon* de *Donzelli*.

CAPELLUTI, (*Roland*) Philosophe & Médecin du quinzieme siecle; *Portal* le dit Italien ; *Manget* le fait au contraire natif de Chrysopolis ; il y a eu deux villes de ce nom, une en Cilicie, une autre en Bythinie, près de Calcédoine. Son nom, & le long séjour qu'il a fait en Italie, paroissent devoir autoriser le sentiment de *Portal*; mais nous ne saurions prononcer là-dessus bien positivement. *Capelluti* s'appliqua particuliérement à la chirurgie, qu'il exerça avec succès à Parme ; il vivoit sous l'empire de Frédéric III, & sous le Pontificat de Paul II, vers l'an 1468. *Portal* a prétendu que *Haller* l'avoit fait vivre avant Gui de Chauliac ; mais si *Portal* avoit compris le passage de ce dernier, qui a donné lieu à son erreur, il auroit vu qu'il n'y est pas question de *Capelluti*, mais d'un *Roland*, qui a vécu cent ans avant Gui de Chauliac, & dont *Van-der Linden*, d'après *Gesner*, a attribué les ouvrages à *Capelluti*. *Haller* a cherché lui-même à se justifier dans sa *Bibliotheca chirurgica*, & il a reproché à *Portal* de ne pas l'avoir compris. Nous avons de *Capelluti* l'ouvrage suivant:

De curatione pestiferorum apostematum, tractatus, utilissimis observationibus illustratus. Brunswigæ, 1640, *in*-8. Ibid. 1638, *in*-8. Francofurti, apud *Joh. Davidem Zunner*, 1642, *in*-8. Ibid. 1632, *in*-8. Cet ouvrage est tout de pratique ; il est écrit dans un style dur & barbare ; on y trouve beaucoup de choses puisées dans le livre de *Roger*.

Gesner, *Van-der Linden*, *Manget*, *Eloy* & *Portal* attribuent encore à *Capelluti* un autre ouvrage sous le titre de *Chirurgia*; mais la ressemblance des noms a peut-être été la cause de leur erreur : ce traité est d'un *Roland de Parme*, qui vivoit bien long-tems avant *Roland Capelluti*.

CAPITANEUS (*Pierre*) étoit Danois, suivant le témoignage de *Manget*; mais ce Bibliographe se trompe ; il a été peut-être induit en erreur par le long séjour que *Capitaneus* a fait en Danemarck, & par les places éminentes qu'il y a occupées. Ce Médecin étoit né à Middelbourg en Zélande, comme nous l'apprenons de son épitaphe ; il étudia d'abord la médecine à Louvain ; il passa ensuite en France ; &, après avoir suivi pendant quelque tems les Ecoles de Paris, il alla à Valence en Dauphiné, où il reçut les honneurs du Doctorat. Après quoi il revint dans sa patrie ; mais il n'y fit pas un long séjour. Le desir de faire fortune le fit passer dans les pays étrangers ; il alla d'abord à

Rostock dans la Basse-Saxe, où il enseigna la médecine; ensuite à Copenhague : il obtint bientôt une chaire dans l'Université de cette ville ; il fut dans la suite élevé jusqu'à trois fois à la dignité de Recteur de cette même Université ; il devint enfin premier Médecin de Frédéric II, Roi de Danemarck. *Foppens* rapporte sa mort à l'an 1557 ; mais cette date est fautive : *Capitaneus* a été premier Médecin de Frédéric II, Roi de Danemarck : ce Prince n'est monté sur le trône qu'en 1559, & est mort en 1588 ; la mort de ce Médecin ne peut être que postérieure à cette premiere époque. L'opinion de ceux qui la rapportent à l'an 1577, paroît donc plus vraisemblable. Ce Médecin fut déposé après sa mort à Copenhague, dans l'Eglise de la Sainte Vierge, où l'on lui consacra l'épitaphe suivante :

M. S. S.
Natalium splendore, virtute & doctrinâ ornatissimi
viri, Domini Petri CAPITANEI,
Zelandi, Middelburgensis,
Medicinæ Doctoris eximii & Archiatri in Daniâ.

oCCUbUIT fatIs capItaneus, aLta MICaret
janI seXta UbI LUX, horaqUe nona foret.

Outre un Calendrier, dédié à Christien III, Roi de Danemarck, nous avons encore de *Capitaneus*:

1. *De potentiis animæ.* 1550.
2. *Prophylacticum consilium pestilentiale, ad cives Haffnienses, datum ann.* 1553. Haffniæ, 1662, *in*-8. dans la *Cista medica* de *Thomas Bartholin.*

CAPIVACCIUS *ou* CAPO DI VACCA, (*Jérôme*) célebre Médecin Italien du seizieme siecle ; il étoit né à Padoue, & fut élevé dans les belles-lettres & les sciences dans l'Université de sa patrie. Il avoit fait une étude suivie & profonde des langues étrangeres, des belles-lettres & de la philosophie de son tems ; mais il s'étoit sur-tout appliqué à la médecine. Peu de tems après avoir reçu les honneurs du Doctorat, il fut fait troisieme Professeur extraordinaire de médecine-pratique dans l'Université de Padoue, en 1552, & second Professeur extraordinaire de médecine théorique en 1561 ; il fut Adjoint en 1564 à *Antoine Fracantiani*, pour la premiere chaire ordinaire, qu'il remplit à la mort de ce dernier, avec l'adjonction de *Jérôme Mercurialis.* Il acquit beaucoup de réputation dans l'exercice des fonctions de la Régence : l'érudition qui regnoit dans ses leçons, & la sagesse des préceptes qu'il donnoit, étoient soutenues par une éloquence mâle, qui captivoit aisément tous ses Auditeurs. C'est ce qui engagea François de Médicis, Grand Duc de Toscane, à lui offrir, en 1587, la premiere chaire de médecine-pratique dans l'Université de Pise, avec des appointemens considérables; mais l'amour de la patrie empêcha *Capivaccius* de se rendre à l'invitation de ce Prince, & d'accepter ses offres avantageuses. Les fonctions de la Régence n'empêcherent point ce Médecin de se livrer à la pratique; il la fit avec succès. Sa réputation le fit appeller à Venise en 1576, dans une maladie épidémique qui ravageoit cette ville: on lui fit une réception brillante; on le regarda comme un Ange tutélaire, qui alloit être le Sauveur de cette ville; mais le succès n'ayant point répondu à l'espoir des habitans, il fut honni, bafoué & renvoyé avec mépris. C'est un malheur attaché à la médecine; les Ministres de la santé sont souvent les victimes du caprice & de l'injustice de leurs Concitoyens, peu faits ordinairement pour être les justes Appréciateurs de leur conduite. *Capivaccius* revint dans sa patrie, où le désagrément qu'il venoit d'essuyer à Venise ne diminua rien de l'estime qu'on avoit pour lui. Il mourut à Padoue en 1589, suivant les uns, d'une inflammation du diaphragme, survenue à une suppression du flux hémorrhoïdal; &, suivant les autres, d'une fievre maligne, à son retour d'un voyage qu'il venoit de faire pour donner les secours de sa profession au Duc de Mantoue. On dit que, peu de tems avant, un Astrologue lui avoit prédit qu'il mourroit, s'il entreprenoit aucun voyage. Il fut enterré dans la vieille Eglise des Jésuites, sous l'invocation de Sainte Madeleine.

Capivaccius s'étoit livré particuliérement au traitement des maladies vénériennes, pour lesquelles il jouissoit de la plus grande réputation; il avoue lui-même qu'il y avoit gagné plus de 18000 écus d'or. Ses succès firent croire qu'il avoit quelque remede particulier, dont il faisoit un secret; mais nous apprenons de *Papadopoli*, que prié, même persécuté par un Polonnois, son Disciple, de lui découvrir son secret, il lui répondit: *lege methodum meam, & habebis mea secreta.* Quoi qu'il en soit, ce Médecin avoit ramassé des richesses considérables, au point que, peu content d'avoir fait bâtir une maison magnifique, digne de figurer parmi les plus beaux palais, il porta sa folie jusqu'à vouloir faire entourer de murs une montagne.

Nous avons de *Capivaccius* les ouvrages suivans:

1. *De lue venereâ acroases.* Spiræ-Nemetum, apud *Bernhardinum Albinum*, 1590, *in*-8. Francofurti, apud *Egenolphum*, 1594, *in*-8. Imprimé encore en 1592, avec la *Practica theorica* de *Jean Marquard.* Cet ouvrage a été publié par *Philippe Schopfius.* On y distingue la partie théorique & la pratique. La premiere contient beaucoup de choses utiles, & est fondée sur les principes des Péripatheticiens; l'Auteur s'y occupe peu de l'origine de la vérole; il distingue cette maladie en héréditaire & en *adventice*; il croit que celle-ci se contracte par le commerce immédiat entre les deux individus, par la lactation, les baisers, & en couchant avec des personnes infectées,

tées, ou dans des draps qui ont été imbibés de leur sueur. La partie pratique contient une quantité prodigieuse de remedes peu sûrs, peu éprouvés, & souvent inutiles. L'Auteur admet quatre méthodes générales pour le traitement : 1°. l'usage des bois sudorifiques ; 2°. les frictions mercurielles ; 3°. les fumigations ; 4°. l'usage de l'antimoine. Il paroît donner la préférence à la premiere ; il reconnoît cependant l'efficacité des frictions, & les conseille lorsque la maladie est rebelle ; mais il veut qu'on les fasse avec des gands, & non avec les mains nues ; il veut encore qu'on frotte de bas en haut, & jusqu'à sept fois seulement ; si sept frictions ne suffisent pas, il n'y a plus, selon lui, aucune espérance. Il présente enfin les fumigations comme moins efficaces & plus dangereuses que les frictions, & l'usage de l'antimoine comme insuffisant.

2. *Nova methodus medendi, lectionibus publicis explicata, & recens suis locis capitibus distincta.* Francofurti, apud *Henricum Osthausium*, 1593, *in*-8.

3. *Methodus anatomica, sive ars consecandi.* Venetiis, apud *Joh. Bapt. Ciottum*, 1593, *in*-4. Francofurti, apud *Egenolphum*, 1594, *in*-8. avec une Préface de *Teucer Annæus*, qui contient un éloge de l'anatomie. Cette édition a été corrigée par *Teucer Annæus*, qui y a en même-tems mis plus d'ordre que dans la premiere, où les matieres sont dans la plus grande confusion. *Haller* en cite une autre édition faite à Francfort en 1591, *in*-4. Cet ouvrage ne fait pas l'éloge des connoissances de l'Auteur dans l'anatomie ; il est rempli de définitions multipliées à l'infini, & de citations puériles, & souvent inutiles. L'Auteur ose y critiquer *Vesale* d'avoir nié l'existence des canaux pituitaires dans le corps de l'os sphenoïde. Il a pillé *Galien* ; mais il n'a pas su déguiser son plagiat ; il a copié sans choix, & il a mal arrangé, mal digéré, mal cousu ce qu'il a copié.

4. *Medicina practica, sive methodus cognoscendorum & curandorum omnium humani corporis affectuum, Johannis Hartmanni Beyeri studio libris VII, interstincta.* Francofurti, apud *Petrum Fischer*, 1594, *in*-4. Venetiis, apud *Hæredes Melchioris Sessæ*, 1597, 1598, *in-fol.* Lugduni, apud *Jacobum Roussin*, 1596, *in*-8. & non 1595, comme le dit *Astruc*. Il doit y avoir eu une édition antérieure à celle de 1594, puisque *Jean Crato à Krafftheim*, premier Médecin de trois Empereurs, qui est mort en 1585, parle déjà de cet ouvrage qu'il avoit lu ; mais il n'est fait aucune mention de cette édition par aucun Bibliographe. Cet ouvrage est divisé en sept livres : le premier traite des maladies de la tête ; il contient cinquante-trois chapitres, qui concernent les maladies des cheveux, la maladie pédiculaire, la douleur de tête, la phrénésie, la léthargie, la mélancolie, la manie, la perte de mémoire, la stupidité, le vertige, l'incube, l'épilepsie,

l'apoplexie, l'insomnie, la paralysie, la convulsion, l'éternuement, l'hydrocéphale, les maladies des yeux, celles de l'ouïe, celles de l'odorat, celles des dents, l'angine, &c. Le second livre est relatif aux maladies de la poitrine : il traite, en neuf chapitres, de la toux, de la dyspnée, de l'asthme, de l'orthopnée, de la pleurésie, de l'empyeme, de la péripneumonie, de l'hémophtisie, de la phthisie pulmonaire, de la palpitation du cœur, de la syncope, & de la lipothymie. Le troisieme livre est borné aux maladies du bas-ventre : il traite, en trente-cinq chap. des maladies de l'ésophage, de celles de l'estomac, des intestins, du foie, de la rate, des reins, de la vessie, & des parties génitales. Le quatrieme livre a pour titre : *des maladies de la matrice.* L'Auteur rapporte sous ce titre, en onze chapitres, la suppression ou la trop grande abondance du flux menstruel, la stérilité, les conceptions monstrueuses, la mole, la fausse couche, l'accouchement difficile & laborieux, la suffocation utérine, & les signes de la virginité. Le cinquieme livre est divisé en deux sections : la premiere traite des maladies des articulations ; la seconde, des maladies vénériennes. Le sixieme concerne les fievres : outre les détails préliminaires sur les fievres en général, il y est encore question en particulier des fievres éphémere, putride, tierce, sanguine, phlegmatique, syncopale, quarte, hectique, pestilentielle, &c. Enfin, le septieme livre traite des poisons en général, & en particulier du napel, de l'opium, du meconium, de l'anacarde, de l'ellébore blanc, des cantharides : ce livre est terminé par un chapitre sur la rage. Cet ouvrage est entiérement composé sur les principes des Anciens ; la théorie en est insoutenable ; il y a du bon dans la pratique ; mais ce bon est noyé dans une quantité prodigieuse de choses inutiles, qui laissent à peine entrevoir les détails intéressans qui s'y trouvent, surtout relativement aux maladies des yeux. On a accusé *Capivaccius* d'avoir pris une partie de l'ouvrage dans les écrits d'Argentier.

5. *De urinis, tractatus.* Servestæ, apud *Bonavent. Fabrum*, 1595, *in-8.* publié par *Laurent Schultze* ; imprimé encore en 1555 avec le traité *de arte sphygmicâ* de *Struthius.*

6. *Consilia medica.* Francofurti, apud *Hæredes Wechelii*, 1598, *in-fol.* dans la collection publiée par *Laurent Schultze.* Ibid. apud *Joh. Sartorium*, 1605, *in-4.* dans la collection publiée par *Joseph Lautenbach.*

7. *Epistolæ quædam medicæ.* Publiées dans la même collection de *Schultze.*

8. *De formato fœtu.* Venetiis, 1602. C'est une histoire du fœtus, mais peu exacte ; elle est grossie par des explications antiques, surannées & ridicules. L'Auteur ne balance pas à admettre dans l'homme l'existence de la membrane allantoïde ; il ose même en donner une description.

9. *De formatione fœtûs.* Nous rapportons cet ouvrage d'après *Haller*, qui, outre une édition faite à Venise en 1621, *in-fol.* en cite encore une qu'il dit être entre ses mains, & faite à Padoue; mais il n'en indique point l'année. Cet ouvrage est peut-être le même que le précédent.

10. *Medendi methodus universalis, tabulis comprehensa, in usum Medicorum tum theoreticorum, tum practicorum.* Francofurti, apud *Palthenianum*, 1606, *in-fol.*

11. *De signis virginitatis tam masculi, quàm feminæ.* Venetiis, 1606, *in-fol.*

12. *De pulsibus.* Venetiis, 1601, *in-fol.* Francofurti, 1602, *in-8.* il avoit déjà été imprimé en 1555 avec le traité *de arte sphygmicá*, de *Struthius.*

13. *Opusculum de differentiis doctrinarum, sive methodis medicis.* Francofurti, 1594, *in-12.*

14. *De compositione medicamentorum, institutio brevis pro Medico.* Francofurti, apud *Jonam Rhodium*, 1607, *in-12.*

15. *Opera omnia.* Francofurti, apud *Jonam Rhodium*, 1603, *in-fol.* Venetiis, 1606, *in-fol.* Ibid. 1617, *in-fol.* Ce recueil comprend cinq sections: la premiere est toute physiologique; elle traite, 1°. de la formation du fœtus: nous avons déjà parlé de ce traité. 2°. Des signes de la virginité: ce traité est peut-être le meilleur ouvrage de l'Auteur; il a su se mettre au-dessus du préjugé de son siecle, & a combattu l'idée de ceux qui prétendoient qu'il y avoit des signes certains de cet état. 3°. De l'anatomie: c'est le même dont nous avons déjà parlé. La seconde est pathologique; elle traite, 1°. des choses *præter-naturelles;* 2°. du pouls; 3°. de la maniere d'interroger les malades; 4°. des urines: nous avons déjà parlé de ce dernier. La troisieme est relative à la pratique; elle comprend, 1°. une méthode de guérir les maladies; nous en avons déjà rendu compte. 2°. Un traité sur la maniere de composer les médicamens; nous en avons aussi parlé. 3°. Un traité sur les cauteres; il ne contient rien de nouveau ni de particulier. La quatrieme concerne divers sujets de médecine: elle renferme, 1°. un commentaire sur la premiere section des Aphorismes d'*Hippocrate.* 2°. Sept livres de pratique médicinale, qui sont les mêmes que ceux que nous avons indiqués sous le titre de *Medicina practica.* 3°. Un traité sur la maniere de tenir des consultations de médecine. 4°. Des consultations & des lettres médicinales: nous en avons déjà parlé. La cinquieme n'est point relative à la médecine: elle ne contient qu'un traité, sous le titre de *Opusculum de methodis, seu differentiis doctrinarum*; il avoit été déjà imprimé à Padoue, 1562, *in-16.* & à Francfort, 1594,

in-12. *Manget* le rapporte au nombre des ouvrages de m decine, quoique ce ne soit qu'un traité de logique.

CAPORIPA, (*Michel-Ange*) Médecin Italien du siecle dernier; il étoit de Rome, & exerça la médecine dans sa patrie. Nous avons de lui :

Tractatus de morbo laterali, sive de pleuritide, in partes quinque divisus. Romæ, apud *Tinassi*, 1664, *in*-8.

CAPPA, (*Joseph-Marie*) Piémontois, a écrit :

De caryophyllis aromaticis. Taurini, 1765, *in*-4.

CAPPELLA, (*Jean-Antoine*) Philosophe & Médecin Napolitain, qui jouissoit d'une grande réputation vers le milieu du siecle dernier. On n'a de lui qu'un Probléme sur l'hydrophobie, publié à Naples, chez *Math. Nucci*, 1646, *in*-4.

CAPPOCIUS (*François*) a donné :

Praxis artis medicæ de morbis mulierum. Vicentiæ, Typis *Joh. Berni*, 1586, *in*-4. & 1686, suivant le catalogue de *Falconet*.

CAPPONI, (*M. Philippe de Niccolo*) Noble Florentin du milieu du seizieme siecle. Nous avons sous son nom :

Libro intitolato : facile est inventis addere, *overo della temperatura del corpo humano.* A Venise, chez *Farri*, 1556, *in*-8.

I. CAPRA, (*Marcel*) que *Moreri* appelle *Michel*, quoiqu'il ait copié son article dans *Manget*, qui lui donne le nom de *Marcel*, naquit à Nicosie, ville Capitale de l'isle de Chypre. Il étudia la philosophie & la médecine, & devint un Médecin t ès-habile. Il exerça d'abord sa profession dans sa patrie; mais ses succes lui ayant fait des envieux, & lui ayant attiré beaucoup de persécutions, il quitta Nicosie, & passa en Italie, où il habita tantôt à Palerme, tantôt à Messine; il acquit beaucoup de réputation dans ces deux villes, & obtint le droit de Bourgeoisie dans la derniere. Il fut fait dans la suite Médecin de Jean d'Autriche, & suivit, en la même qualité, la flotte qui fut armée pour le fameux combat des isles Echinades. Il florissoit vers l'an 1593. Il a écrit :

1. *De sede animæ & mentis ad Aristotelis præcepta adversùs Galenum, quæsitum.* Panormi, apud *Franciscum Carrara*, 1589, *in*-4.
2. *De morbi epidemici, qui miserrimè Siciliam depopulabatur anno Christianæ salutis 1591, itidemque 1592, causis, symptomatibus & curatione.* Messanæ, apud *Hæredes Fausti Busalini*, 1593, *in*-4.

Manget lui attribue encore, d'après *Mongitor*, un ouvrage, *de immortalitate animæ rationalis juxtà principia Aristotelis adversùs Epicurum, Lucretium & Pithagoricos*, imprimé à Palerme en 1589, *in*-4. mais cet ouvrage n'a rien de relatif à la médecine.

II. CAPRA (*Balthasar*) naquit à Milan dans le seizieme siecle, d'une famille noble, très-ancienne, & fut décoré lui-même de la dignité de Comte. Il ne dédaigna pas l'étude de la Philosophie & de la médecine; il s'appliqua à l'étude de ces deux sciences, & se fit recevoir Docteur dans l'une & dans l'autre; il s'attacha aussi à l'astronomie, & y acquit quelque célébrité. Il mourut le 8 Mai 1626, après avoir donné:

1. *De usu & fabricâ circini*. Patavii, apud *Pasquatum*, 1606, *in*-4. Bononiæ, apud *Duccios*, 1655, *in*-4.
2. *Tyrocinia astronomica*. Patavii, 1607, *in*-4.

Il avoit encore publié à Padoue, en 1606, deux dissertations de philosophie: la premiere, *de logicâ & ejus partibus*; la seconde, *de entimemate*.

CAPRILIUS ou CAPRILLUS (*Pie-Enée*) étoit de Ferrare, & vivoit dans le seizieme siecle; il étoit Docteur en philosophie & en médecine, & Professeur de médecine-pratique dans l'Université de sa patrie; il avoit été élevé à la dignité de Chevalier. Il a donné:

Libri duo, quorum primus est de febribus putridis in genere; alter, in specie. Ferrariæ, apud *Benedictum Mammarellum*, 1591, *in-fol.* Patavii, apud *Paulum Frambottum*, 1643, *in*-4.

CAPUA (*Leonard di*) naquit en 1617 à Bagnolo, dans le Royaume de Naples; il étudia la philosophie & la théologie chez les Jésuites, jusqu'à sa dix-huitieme année. Il prit alors le parti de la jurisprudence, qu'il quitta ensuite pour étudier la médecine. Il commença par apprendre le grec, pour être en état d'entendre par lui-même Hippocrate, Galien, & les autres Anciens qui ont écrit en cette langue. A l'âge de 22 ans, il revint dans sa patrie; mais quelque tems après, ayant été impliqué dans un meurtre, il revint à Naples pour se dérober au danger dont il étoit menacé; il y établit une Académie, sous le titre de *Academia Investigantium*, dont le but étoit de s'occuper à de nouvelles recherches dans la médecine: cette Académie s'assembla pendant quelque tems dans le Palais du Marquis d'Arena. *Capua* se fit beaucoup d'ennemis, sur-tout parmi les Médecins, pour avoir soutenu dans ses ouvrages, qu'il y avoit beaucoup d'incertitude dans la médecine; mais il fut très-estimé de Christine, Reine de Suede, qui lui donna plusieurs fois des marques de sa bienveillance. Il mourut le 17 Janvier 1695, dans la soixante-dix-huitieme année de son âge, aprés avoir été Agrégé à l'Académie des Arcades de Rome, sous le nom d'*Alcesius Cillenius.* Il laissa un fils appellé *César.* Il avoit donné les ouvrages suivans:

1. *Lezioni intorno alla natura delle mosette*, c'est-à-dire, *Leçons sur la nature des mephites.* A Naples, chez *Sauveur Castaldi*, 1683, *in*-4. A Cologne, (Naples) 1714, *in*-8. On y trouve trois discours, qui avoient été prononcés par l'Auteur dans les premieres assemblées de l'Académie qu'il avoit instituée. Le premier contient l'histoire des antres, des cavernes, des lacs, des puits, d'où il s'exhale des vapeurs méphitiques; l'Auteur y parle de plusieurs en particulier, & examine le sentiment de quelques Anciens, relativement aux causes de ces phénomenes. Dans le second, il cherche à faire voir la nécessité de l'air pour le soutien & la conservation de tous les étres vivans, & établit d'abord pour principe que la vie de l'homme dépend de la fermentation du sang & des différentes humeurs. Il parle ensuite d'une humeur *vivifiante*, qu'il suppose se séparer du sang dans le cerveau, & la présente comme le principe de tous les mouvemens. Il explique, dans le troisieme discours, les phénomenes & les effets des vapeurs méphitiques sur l'homme, les animaux, les plantes, &c.

2. *Parere, divisato in otto ragionamenti soprà l'origine e il progresso della medicina*; c'est-à-dire, *Pensées de l'Auteur, divisées en huit discours sur l'origine & les progrès de la médecine.* A Naples, chez *Balison*, 1681, *in*-4. Ibid. chez *Jacques Raillard*, 1689, *in*-4. Ibid. 1695, *in*-4. 1714, *in*-4. Cet ouvrage est divisé en huit discours. Les six premiers tendent à prouver que la médecine étant une science incertaine, inconstante & conjecturale, ses loix & ses regles ne doivent point émaner des Médecins eux-mémes, mais qu'elles doivent être établies par l'autorité du Magistrat. Le dernier indique les moyens que l'Auteur croit propres à faire un bon Médecin & un bon Chymiste, autant que la constitution de la médecine peut le permettre. L'Auteur s'éleve avec force & avec indécence contre les plus célebres Médecins, anciens & modernes; il se permet les imputations les plus hazardées; il déclame contre leur doctrine; il condamne leur théorie; il déchire leur pratique; il ne les épargne pas, jusques dans leur conduite privée. Cet ouvrage n'est qu'un tissu d'invectives, que l'homme sage ne lit qu'avec mépris, & qui annoncent avec évidence le fanatisme de l'Auteur.

3. *Ragionamenti intorno alla incertezza de' medicamenti*; c'est-à-dire, *Discours ou raisonnement sur l'incertitude des médicamens.* A Naples, chez *Jacques Raillard*, 1689, 1695, *in*-4. avec le précédent. Ibid. 1714, *in*-4. Cet ouvrage est écrit suivant les mêmes principes que celui dont nous venons de rendre compte; il est divisé en trois discours. Le premier tend à prouver qu'il n'y a aucun moyen bien certain de connoitre les vertus des médicamens. Le second, qui

suppose que nous n'avons presque aucune connoissance de la structure des corps des animaux, est destiné à faire voir qu'on ne doit point s'en rapporter à l'action des médicamens; le troisieme tend à établir que nous n'avons aucune connoissance de la maniere d'agir des remedes.

CARANTA, (*Jacques*) natif de Coni, ville du Piémont, vivoit au commencement du siecle dernier; il étoit Docteur en philosophie & en médecine. Nous avons de lui les ouvrages suivans:

1. *Decadum medico-physicarum, libri duo.* Saviliani, apud *Christoph. Strabellam*, 1623, *in*-4. Le premier livre traite de la nature de l'or artificiel, & contient des recherches qui tendent à découvrir s'il y a un remede vraiment cordial parmi ceux que nous fournit la pharmacie. Le second roule sur l'hydrophobie; on y trouve plusieurs exemples de cette maladie, survenue à la suite de la morsure des chiens enragés, ou même sans cette morsure. L'Auteur croit que le virus réside dans la salive, & se transmet par le moyen de cette humeur; il conseille l'application du feu & l'usage de l'ellébore.

2. *De naturâ visionis, liber.* Saviliani, apud *Strabellam*, 1623, *in*-4. L'Auteur y explique le méchanisme de la vision; il fait connoître en même-tems quelques-unes des maladies qui peuvent affecter les yeux, & il indique leur traitement. Il soutient un systême dont on reconnoit aujourd'hui l'absurdité; il croit que la vision se fait par émission, & non par acception des rayons lumineux; il l'appuie sur des raisons ridicules & sur des explications fastidieuses qui méritent peu d'être lues.

3. *Judicium, num viri nati cum uno teste tantùm, & ulteriùs sine testibus, scroto prorsùs vacuo, ad generationem sint idoni.* Cunei, 1624, *in*-4.

4. *Apologia ad Mysaretum Medicum, aliosque Sycophantas.* Cunei, 1625.

CARAVANTES. Nous apprenons de *Manget* qu'il étoit Espagnol, & nous avons sous son nom:

Practica chymica. Basileæ, 1561, *in-fol.* dans la collection des Alchymistes, publiée par *Gratarole.* Lipsiæ, 1661, *in*-4.

CARCÆUS (*M.*) a écrit:

De acido præcipuè microcosmi. Leydæ, 1670, *in*-4.

I. CARCANO (*Archelaüs*) naquit à Milan en 1556, de *Pierre-Martyr Carcano*, Chirurgien de cette ville. Il étudia la médecine sous *Albutius*; &, après avoir été reçu au Doctorat, il fut agrégé au College des Médecins de sa patrie ; il obtint ensuite une chaire de médecine dans l'Université de Pavie. *Moreri* le place parmi les Professeurs de l'Université de Paris ; mais nous n'avons trouvé aucune preuve de ce fait ; nous ne connoissons aucun Historien, aucun Bibliographe qui en ait parlé ; on ne dit pas seulement si ce Médecin est jamais venu dans cette ville : *Moreri* aura sans doute confondu *Paris* avec *Pavie*. Une mort prématurée trompa les hautes espérances que *Carcano* faisoit concevoir ; il mourut à Milan le 22 Juillet 1588, âgé de trente-deux ans, & fut enterré dans l'Eglise de St. Eustorge, où l'on voit l'épitaphe suivante:

ARCHILEO CARCANO PHIL. ECCELL.
MEDICINÆ IN GYMNASIO TICINENSI
PROFESSORI PUBLICO,
INTER MUSICOS FACILÈ PRIMARIO,
OMNIUMQUE VIRTUTUM GENERE
ORNATISSIMO,
PETRUS MARTYR PATER
MAXIMO CUM MŒRORE
P.
VIXIT ANNOS XXXII.
OBIIT ANNO M. D. LXXXVIII.
KAL. SEXTILIS.

Carcano fut à la fois bon Musicien, Poëte élégant, Orateur éloquent & habile Médecin. Nous avons de lui des poësies Italiennes, & plusieurs discours prononcés à Pavie. Ses ouvrages de médecine sont les suivans :

1. *De peste, opusculum*. Médiolani, apud *Metium*, 1577, *in*-4.
2. *In Aphorismos Hippocratis lucubrationes*. Ticini, apud *Hieronim. Bartolum*, 1581, *in*-8.
3. *De methodo medendi & collegiandi, libri duo*. Ibid. avec le précédent.
4. *De acutorum & diurnorum morborum causis & signis*. Ibid. Réimprimé de nouveau à Paris, *in*-4. avec des notes de *Pierre Petit*.

II. CARCANO *Leon* (*Jean-Baptiste*) étoit né à Milan, peut-être de la même famille que le précédent, dont il étoit le Contemporain. Il étudia la médecine & la chirurgie à Padoue ; mais l'anatomie fut le principal objet de ses études ; il fut le Disciple de Fallope, & devint le Prevôt de son amphithéâtre. Il fit, dans cette partie, & sous un si habile Maître, des progrès très-rapides, qui lui mériterent l'entiere confiance de Fallope : ce célebre Anatomiste le jugea digne d'être son Successeur, quoiqu'âgé seulement de vingt-cinq ans ; il le destina à faire pour lui des leçons d'anatomie & de chirurgie dans l'Université de de Padoue, & le proposa à cet effet au Sénat; *Carcano* alloit être agréé, lorsqu'il se vit tout-à-coup privé de son Protecteur; Fallope mourut, & sa mort fit évanouir dans un instant les espérances de son Eleve. *Carcano* quitta alors Padoue, & alla à Pavie, où son mérite fut bientôt connu & récompensé; il y fut nommé à la chaire d'anatomie. Nous ignorons l'époque de sa mort; nous savons seulement, d'après une inscription rapportée par *Argelati*, qu'il vivoit encore en 1600. *Portal* ne fait aucune mention du Professorat de *Carcano* à Pavie; il le dit au contraire Professeur dans l'Université de Pise; mais il paroit qu'il est dans l'erreur. *Manget* & *Haller* ne parlent que de son Professorat à Pavie; leur témoignage est confirmé par le titre que *Carcano* prend lui-même à la tête de son anatomie; on y lit ces mots: *J. B. Carcani Leonis anatomen in florentissimâ Ticinensi Academiâ publicè profitentis, anatomici libri duo.* Peut-être *Portal* a-t-il pris *Academiâ Ticinensi* pour l'Université de Pise; il y a lieu de le croire, puisqu'en parlant de l'anatomie de *Carcano*, il en rapporte le même titre que celui que nous venons d'indiquer. Nous avons de *Carcano* les ouvrages suivans:

1. *De musculis palpebrarum oculorum motibus inservientium, ad Zachariam Caymum.* Ticini, 1574, *in*-8. L'Auteur paroit avoir connu la vraie position de la glande lachrymale, les deux conduits lacrymaux, & le canal auquel ils aboutissent. Ce n'est pas cependant une nouvelle découverte; *Fallope* en avoit déjà dit quelque chose, & l'avoit presque renouvellée des Arabes.
2. *Anatomici libri duo.* Ticini, apud *Hieron. Bartolum*, 1574, *in*-8. Cet ouvrage comprend deux parties: la premiere traite du cœur du fœtus & de ses vaisseaux. L'Auteur recherche, 1°. s'il y a réellement entre les vaisseaux du cœur du fœtus une union réciproque, & quels sont les vaisseaux qui communiquent entre eux; 2°. comment se fait cette union, si c'est par anastomose, ou par quelque canal intermédiaire; il établit la réalité de cette union par la communication de l'aorte avec l'artere artérieuse, & de la veine cave avec l'artere veineuse. Il parle du trou ovale qu'on voit dans la cloison qui sépare les deux oreillettes du cœur; il décrit sa structure; il recherche ses usages; il rapporte le changement qui survient dans la structure de toutes ces parties, après la naissance de l'enfant; il examine la maniere dont ce changement s'opere. Il nie l'existence des valvules dans la veine azygos, &, nourri à cet égard des principes de *Fallope*, il s'éleve avec indécence contre Amatus Lusitanus & Cananni, qu'il taxe de plagiat & d'ignorance. *Carcano* est d'autant plus répréhensible, qu'il étoit lui-même dans l'erreur. La seconde partie de cet ouvrage traite des muscles des paupieres; elle avoit été imprimée séparément, & nous en avons déjà parlé. L'ouvrage est précédé d'une longue préface, dans laquelle l'Auteur s'éleve contre

la mauvaise foi de plusieurs Anatomistes, qui donnent souvent des descriptions de ce qu'ils n'ont jamais vu, & qui décrivent dans l'homme certaines particularités qui n'existent que dans les animaux: il s'y déclare le défenseur de Galien, sur-tout relativement à l'anatomie du cœur.

3. *De vulneribus capitis, liber absolutissimus.* Mediolani, apud *Petrum Tinum*, 1583, *in*-4. Ibid. 1584, *in*-4. Cet ouvrage contient trois parties ou discours, qui renferment un exposé de toutes les plaies qui peuvent survenir à la tête. Il rejette les topiques émolliens dans le traitement des plaies superficielles de cette partie, à moins que le pus ne soit déjà formé; il conseille la section du muscle temporal, sans craindre les convulsions, lorsque l'os est fracturé au-dessous; il adopte la pratique de Maggius dans le traitement des plaies d'armes à feu. Il blame l'application du trépan sur les sutures & sur la partie écailleuse des os temporaux; il recommande cependant d'ouvrir la dure-mere, & de multiplier les trépans lorsque les symptomes se soutiennent avec la même intensité. Il regarde les emplâtres & les onguents comme inutiles dans les plaies du crâne: il admet la possibilité du contrecoup; enfin, il détaille assez au long les cas qui indiquent ou contre-indiquent l'opération du trépan. Cet ouvrage a quelque mérite: on y trouve plusieurs observations intéressantes; l'Auteur y a réuni ce qu'on avoit écrit de plus essentiel sur la même matiere.

4. *Exaceratio cadaveris illustrissimi Cardinalis Borromæi.* Mediolani, 1584, *in*-4.

5. *Lettere del felice successo di sua anatomia fatta quest. anno.* 1585, *in*-4.

On découvre dans les ouvrages de *Carcano* un grand fond d'érudition: on y trouve des recherches qui caractérisent le grand Anatomiste; on y apperçoit une critique souvent judicieuse, quelquefois erronée, mais toujours impartiale. Ce Médecin n'a pas épargné Fallope lui-même, son ancien Maître, quelque vénération qu'il eût pour lui, lorsqu'il a cru qu'il étoit dans l'erreur. Mais la lecture de ses ouvrages est souvent insoutenable; ils sont remplis de citations inutiles & & de digressions étrangeres & ennuyeuses; le style en est dur & souvent très-prolixe; la diction en est obscure & peu correcte. On y découvre encore l'amour-propre qui dominoit l'Auteur, par les éloges personnels qu'il s'y donne souvent.

III. CARCANO, (*Ignace*) peut-être encore de la même famille que les précédens; il étoit Docteur en médecine, & Membre du College des Médecins de Milan; il vivoit au commencement de ce siecle. Il a donné:

1. *Considerazioni alcune soprà l'ultima epidemia bovina.* A Milan, chez *Malatesta*, 1714.

2. *Reflessioni soprà la naturalezza del lucimento veduto in un pezzo di carne lessata il giorno 22 di maggie*, &c. A Milan, chez *Malatesta*, 1716, *in*-4.

CARCASSONNE (*Bertrand-Gauderic*) est né à Perpignan, ville Capitale de la province du Roussillon, le 16 Octobre 1728. Après avoir donné les premieres années de sa jeunesse à l'étude de la langue latine, il a étudié la philosophie en 1751 & 1752 dans l'Université de sa patrie. Destiné ensuite par ses parens à l'état ecclésiastique, il a suivi les Ecoles de théologie de la même Université; mais dégoûté d'un état pour lequel il n'avoit aucune vocation, il a tourné ses vues du côté de la chirurgie. Il a été à Paris & à Montpellier; il a suivi les Ecoles de chirurgie de ces deux villes, & a cherché à se perfectionner dans la pratique de la chirurgie, en suivant avec assiduité les Hôpitaux de l'une & de l'autre. De retour dans sa patrie, il y a été reçu à la Maîtrise en chirurgie le 28 Mai 1757, & y a, depuis cette époque, exercé la chirurgie avec distinction; il avoit déjà été promu au degré de Maître-ès-arts dans l'Université de Montpellier. Huit ans après, c'est-à-dire, en 1765, il est devenu Chef de sa Communauté, sous le nom de Recteur: il a dû cette place aux suffrages de ses Confreres; il étoit déjà Chirurgien-Major de l'Hôpital des Repenties.

Carcassonne, dans ses premieres études, ne s'étoit pas borné à la chirurgie; il avoit donné quelques momens à celle de la médecine; il a perfectionné dans la suite, par une étude plus profonde, les lumieres qu'il avoit acquises dans cette partie, & s'est trouvé en état de réunir l'exercice des deux professions; il ne lui manquoit plus qu'un titre légitime: c'est pour l'obtenir, qu'il s'est mis sur les bancs de la Faculté de médecine de Perpignan; il a suivi en 1762 & les deux années suivantes, les leçons des Professeurs de cette Faculté. Il s'est présenté ensuite à la Faculté de médecine d'Orange, où il a reçu en 1766 les honneurs du Doctorat; après quoi il a demandé à être agrégé à celle de Perpignan. Cette demande a fait le sujet de quelques contestations; mais enfin, après deux jugemens rendus en faveur de *Carcassone*, d'abord par le Conseil Souverain du Roussillon, ensuite par le Conseil d'Etat du Roi, il a été agrégé dans le mois de Novembre 1768.

Les deux professions de Médecin & de Chirurgien, que *Carcassonne* a réunies dès ce moment, ont beaucoup étendu sa pratique; il les exerce avec distinction; il est un des plus employés dans sa patrie, & en même-tems un des plus dignes de la confiance de ses Concitoyens. Il a été plusieurs fois député par sa Faculté pour assister, en son nom, aux Assemblées de l'Université. Il a été agréé dans le mois de Juillet 1773, pour remplir les fonctions d'Inspecteur général des eaux minérales de la province du Roussillon & du Comté de Foix, pendant l'absence de l'Inspecteur, *Joseph-François Carrere*, qui avoit fait un voyage à Paris;

& sur la présentation de ce dernier, il a été ensuite nommé, par brevet du Roi, du 8 Octobre 1773, Conseiller-Médecin ordinaire de S. M. & Intendant des eaux minérales de Nyer, de Saint-Martin & de Vinça, dans la province du Roussillon. Enfin, dans le mois de Janvier 1776, ce Médecin a concouru à l'élection de la place de Recteur de l'Université de Perpignan; mais la pluralité des suffrages s'est réunie en faveur d'un de ses anciens.

Nous avons de ce Médecin l'ouvrage suivant:

Traité des maladies vénériennes, avec un moyen sûr & facile de les guérir. A Perpignan, chez *Guillaume Simon le Comte*, 1762, *in*-12. traduit en espagnol, 1764, *in*-12. sans indication de lieu. L'ouvrage est précédé d'une courte préface, qui contient un tableau succinct de quelques-unes des opinions qu'on a publiées sur l'origine des maladies vénériennes; elle traite encore de la propagation de ces maladies, & de leur réalité dans les animaux; par exemple, dans les chiens. Vient ensuite le traité, dans lequel l'Auteur poursuit successivement les divers symptomes qui accompagnent ou caractérisent les maladies vénériennes, & expose leur méthode curative. Il est divisé en douze chapitres: le premier traite de la gonorrhée virulente; le second, des chancres; le troisieme, des bubons; le quatrieme, des pustules; le cinquieme, des taches; le sixieme, des nodus; le septieme des crêtes & condilomes; le huitieme, des verrues ou porreaux; le neuvieme, des exostoses; le dixieme, des douleurs; le onzieme, des ulceres; le douzieme, du traitement de la vérole. Il n'est question dans cet ouvrage ni des bois sudorifiques, ni des fumigations, ni des frictions mercurielles, &c. L'Auteur y conseille l'usage intérieur du mercure, sous la forme de pilules de son invention, dont il a éprouvé les plus heureux effets; il indique la maniere de s'en servir, & le régime qu'on doit observer pendant leur usage.

CARCÆUS (*Martin*) a donné:

Index materiæ medicæ, seu, medicamentorum, in Francisci de le Boë Sylvii praxeos medicæ libro primo, tam in formulis, quàm extrà ipsas, laudatorum. Lugduni-Batav. apud *Viduam Joh. Carpentarii*, 1671, *in*-12.

CARDAN, (*Jérôme*) Médecin du seizieme siecle, naquit le 24 Septembre 1501, & vint au monde avec des cheveux noirs & frisés. On est peu d'accord sur le lieu de sa naissance; les uns, comme *Bayle*, *Moreri*, *Legendre*, le font naitre à Pavie; les autres, tels que *Douglas*, *Argelati*, *Manget*, *Eloy*, *Haller*, le disent natif de Milan. Il étoit fils de *Facio Cardan*, Docteur en médecine & en droit, célebre Jurisconsulte, & Professeur des Instituts à Milan, & d'une fille appellée *Amasia*

Claire Micheria: sa mere le mit au monde malgré elle-même; elle avoit pris plusieurs médicamens pour se faire avorter, & cacher ainsi son déshonneur; c'est à cela qu'il attribue sa mauvaise santé, qui le mit plusieurs fois dans le plus grand danger de perdre la vie. A l'âge de 20 ans, il fut envoyé à Pavie pour y faire ses études; deux ans après, il fut jugé digne d'y faire des leçons de philosophie; il y expliqua Euclide; il y enseigna, quelque tems après, la médecine à la place de Romulo & de Pandulphe, qui étoient absens. Il alla ensuite à Boulogne, suivant *Moreri*, & à Padoue, suivant *Argelati*, où il fut reçu à la Maitrise-ès-arts en 1524, & au Doctorat en médecine en 1525. De retour à Milan, il obtint, à l'âge de trente-trois ans, la chaire de mathématiques, par le crédit de Philippe Archintus. Cinq ans après, il voulut se faire agréger au College des Médecins de cette ville; mais il y trouva beaucoup de difficultés, à raison de sa naissance. Les Membres de ce College, qui savoient que *Cardan* n'étoit pas légitime, résisterent pendant long-tems; mais ils céderent enfin aux sollicitations du fameux Jurisconsulte François de la Croix, & du Sénateur Sfondratus, qui, dans la suite, a été Cardinal, & l'agrégerent en 1539. Ce fut à peu-près dans ce tems-là qu'il refusa une chaire de médecine qu'on lui offroit dans l'Université de Pavie; il en accepta cependant une dans la suite, puisqu'on trouve qu'il enseignoit la médecine dans cette ville en 1559; il avoit déjà rempli une chaire de cette Faculté à Milan en 1543, & il fut appellé en 1562 à Boulogne, où le Sénat, à la recommandation des Cardinaux Charles Borromée & François Alciat, le nomma à une chaire de médecine, & lui donna le droit de Bourgeoisie. Il quitta cette ville en 1570, à raison de quelques sujets de plainte qu'il croyoit avoir contre les Supérieurs de l'Université; il y avoit même été emprisonné pendant quelques mois. Il alla à Rome, où il se fit recevoir au Collége des Médecins, & fut pensionné par le Pape. Enfin, il mourut dans cette ville le 21 Septembre 1576, âgé de 75 ans moins trois jours: M. DE THOU met sa mort au 21 Septembre 1575; mais *Cardan* nous apprend lui-même qu'il vivoit encore en 1576. On trouve dans son histoire, écrite par lui-même, ces mots: *Testamenta plura condidi ad hanc usquè diem, quæ est calendarum mensis Octobris M. D. LXXVI.* Il laissa trois enfans, dont un appellé *Jean-Baptiste*, fait le sujet de l'article suivant.

Cardan jouit pendant sa vie d'une réputation très-étendue; il fut appellé dans plusieurs parties de l'Europe auprès des personnes les plus considérables; il fut d'abord recherché à Plaisance, où on lui fit faire un voyage en 1536; il fut appellé en Ecosse en 1552, auprès de Jean Hamilton, Archevêque de Saint-André, qu'il guérit d'une orthopnée violente. Le Roi de Danemarck voulut l'attirer à sa Cour; mais *Cardan*, sous prétexte du climat & de la différence des Religions, refusa les offres avantageuses de ce Prince. Il refusa de même les propositions du Pape & du Roi de France, qui vouloient l'avoir auprès de leurs personnes. C'est cependant un vrai problême, s'il étoit digne de la réputation dont il a joui.

Ce Médecin n'en fut pas cependant plus heureux; sa vie fut un tissu de calamités. Malheureux, dès qu'il vit le jour, par le vice de sa naissance, il trouva une source d'une santé délabrée & de douleurs vives & fréquentes dans les moyens violens que sa mere avoit employés pendant sa grossesse, pour se délivrer du fruit de ses amours. Le refus que le Collége de Milan fit pendant long-tems de le recevoir à l'agrégation, fut pour lui un nouveau motif d'humiliation. Persecuté, même emprisonné à Boulogne, il fut obligé de quitter cette ville, & par conséquent un état qui lui donnoit de quoi vivre, & qui étoit alors sa seule ressource. Enfin, après avoir joui d'une réputation brillante, accompagnée d'une grande opulence, il tomba dans la misere vers la fin de ses jours, & se trouva souvent réduit à manquer des choses les plus nécessaires à la vie. Il trouva encore de nouveaux sujets de douleur dans le sein de sa famille; l'aîné de ses enfans périt malheureusement, comme nous le dirons dans l'article suivant. Le second fut un fripon & un vrai scélérat; son pere fut obligé de le faire mettre plusieurs fois en prison, de lui couper une oreille, enfin, de le chasser & de le déshériter. Sa fille, après son mariage, le poursuivit vivement pour le payement de sa dot.

Cardan a écrit sur plusieurs sujets; on a de lui deux cent vingt-deux ouvrages différens, qu'on a réunis, & qui ont été publiés à Lyon par *Charles Spon*, en 1663, *in-fol.* 10 vol. Nous nous contenterons d'indiquer ceux qui sont relatifs à la médecine.

1. *De malo recentiorum Medicorum medendi usu : centum errores illorum continens. Cui accessit de simplicium medicamentorum noxâ, & quod componere liceat, libellus.* Venetiis, 1536, *in*-8. Ibid. apud *Hieron. Scott*, 1545, *in* 8. Parisiis, apud *Rouill*, 1565, *in*-8. Le premier de ces deux traités contient les plaintes de l'Auteur sur la conduite des Praticiens de son siecle, & sur leur négligence à suivre les Anciens; il passe en revue les fautes & les erreurs qu'il leur reproche; par exemple, il se plaint de ce qu'on ne pratique plus l'artériotomie; de ce qu'on emploie trop fréquemment & sans raison l'opération du trépan; de ce qu'on substitue mal-à-propos au fer & au feu l'application des escharotiques; de ce qu'on pratique la paracenthese; de ce qu'on ne connoît pas assez les instrumens de chirurgie, &c.

2. *Contradicentium Medicorum, libri duo.* Venetiis, 1545, *in*-8. Lugduni, apud *Sebastianum Gryph*, 1548, *in*-4. Parisiis, 1564, 1565, *in*-8. Marpurgi, apud *Paulum Egenolph*, 1607, *in*-8. C'est un recueil de dissertations sur différens sujets, au nombre de cent huit dans chaque livre. Le principal but de l'Auteur est de faire une comparaison de quelques passages de Galien avec quelques-uns d'Aristote;

ou des Médecins Arabes, ou de Galien lui-même, d'en faire voir les contradictions, d'en concilier cependant le vrai sens, & de porter son jugement à ce sujet. Il paroît donner la préférence à Aristote & aux Arabes sur Galien. On trouve dans cet ouvrage quelques discussions sur des sujets physiologiques, comme sur la durée de la gestation, sur l'atrabile, sur la sensibilité des os, sur les fonctions du cœur, du cerveau & de la moëlle épiniere; sur la vision, dont l'Auteur place l'organe immédiat dans le crystallin; sur le pouls; sur la dilatation des arteres; sur les parties qui composent le sang & la bile; sur les testicules, que l'Auteur ne croit pas devoir ranger parmi les principaux organes du corps; sur la semence, &c. On y trouve aussi quelques matieres relatives à la pratique; on y en a joint quelques dissertations détachées, comme sur la squine, sur la salsepareille, &c. & une consultation sur des douleurs vagues.

3. *De subtilitate, libri XXI.* Basileæ, 1550, 1552, *in-fol.* Ibid. apud *Henricum Petri*, 1560, *in*-8. Ibid. apud *Sebast. Henr. Petri*, 1582, *in*-8. 1611, *in*-8. ibid. 1664, *in*-8. Norimbergæ, 1550, *in-fol.* Parisiis, 1551, *in*-8. Ibid. 1553, 1554, *in-fol.* Lugduni, 1551, *in*-8. Ibid. 1554, *in*-8. Ibid. 1559, *in*-8. Ibid. 1580, *in*-8. Traduit en françois à Paris, 1556, *in*-4. Ibid. 1584, *in*-8. & à Rouen, 1642, *in*-8. Traduit en allemand à Bâle, 1559, *in-fol.* Ibid. 1591, *in-fol.* 1593, 1597, *in-fol.* Le premier livre traite des principes des choses; le second, des élémens; le troisieme, du ciel; le quatrieme, de la lumiere; le cinquieme, des mixtes; le sixieme, des métaux; le septieme, des pierres; on y trouve la description d'une pierre caustique, faite avec la chaux vive & le savon: le huitieme, des plantes; on y voit l'histoire d'un chien attaqué de douleurs néphrétiques, provenant d'un calcul dans la vessie, dont il calmoit la violence par l'usage de la pariétaire, & qui mourut lorsque cette plante lui manqua: le neuvieme, des animaux: le dixieme, des animaux parfaits: le onzieme, de l'homme, de sa nécessité & de sa forme: le douzieme, de sa nature, de son tempérament & de sa constitution; on y trouve quelque chose de relatif aux cosmétiques & aux maladies externes: le treizieme, des sens, du sentiment & de la volupté: le quatorzieme, de l'ame & du jugement: le quinzieme, des subtilités inutiles: le seizieme, des sciences en général: le dix-septieme, des arts: le dix-huitieme, des choses surprenantes; il y est question de l'efficacité du séton avec l'ellébore noir, contre la morsure des serpens, & de quelques guérisons merveilleuses, comme, par exemple, de celle d'un enfant atrophié, qui avoit un abcès très-considérable au-dessous de l'ombilic: le dix-neuvieme, des Démons: le vingtieme, des premieres substances: le vingt-unieme, de Dieu & de l'Univers.

4. *In Cl. Ptolomæi IV, de astrorum judiciis, aut, ut vulgò vocant,*

quadripartitæ constructionis libros, commentaria. Præterea genitturarum XII, & auditu mirabilia, & notatu digna, & ad hanc scientiam rectè exercendam observata utilia exempla: atque alia multa quæ interrogationibus & electionibus præclarè serviunt, vanaque à veris rectè secernunt. Ac eclipseos, quàm gravissima pestis subsecuta est, exemplum. Basileæ, apud *Henricum Petri*, 1554, *in-fol.*

5. *De rerum varietate, libri XVII.* Basileæ, 1557, *in-fol.* & *in-8.* Avenione, 1558, *in-8.* On y trouve quelques observations, comme par exemple, sur une plaie considérable au genou, guérie contre toute espérance, &c. L'Auteur y parle encore de l'hydrophobie, provenant de la morsure d'un chien enragé; mais il paroît très-superstitieux. Dans le sixieme livre, il traite des plantes; dans le septieme, des animaux, de leur fécondité, de leur propagation, du tems de leur puberté, des mouvemens des oreillettes du cœur dans les animaux. Le huitieme traite de l'homme; il y est question d'un homme chez lequel la déglutition se faisoit sans aucun mouvement des parties destinées à cette fonction; de l'usage du fouet pour exciter à l'amour; du sentiment; de quelques hommes qui communiquoient à leurs cheveux un mouvement sensible; du sommeil & de la veille, &c. Le quatorzieme traite des monstres; le quinzieme, du défaut de quelques parties dans le corps de quelques animaux.

6. *Opuscula, artem medicam exercentibus utilissima.* Basileæ, apud *Henricum Petri*, 1559, *in-fol.* Ibid. 1566, *in-8.* Ces opuscules contiennent, 1°. des dissertations sur l'eau, sur la racine d'esquine, &c. 2°. des consultations sur une difficulté de respirer, pour le Prince Jérôme Palavicini, sur un flux de sang, sur la lépre; 3°. un abrégé de médecine; 4°. une réponse à la critique d'un anonyme contre l'ouvrage de l'Auteur *de subtilitate.*

7. *De cynæ radice, seu decoctis.* Basileæ, 1559, *in-fol.* Antuerpiæ, 1564, *in-8.* Parisiis, 1565, *in-8.* Marpurgi, 1607, *in-8.* Lugduni, 1548, *in-4.* On y trouve une description de la racine d'esquine & de la salsepareille. L'Auteur loue beaucoup la premiere, & la préfere au poivre & au gingembre, dans les cas où l'on emploie ceux-ci; il la conseille à la dose d'une once en décoction, dans quinze onces d'eau, à la diminution d'un tiers de la liqueur. Il préfere la salsepareille à l'esquine, dans le traitement des maladies vénériennes.

8. *Somniorum synesiorum, omnis generis insomnia explicantes, libri IV, quibus inter alios alterius libellos, accedunt de libris propriis, de curationibus & prædictionibus admirandis, actio in Thessalicum Medicum: de secretis: de gemmis & coloribus.* Basileæ, apud *Sebast. Henr. Petri*, 1562, 1585, *in-4.* Traduit en allemand, à Bâle, 1563, *in-4.*

9. *De venenis.* Patavii, 1563, *in-4.* L'Auteur ne s'écarte pas de la distribution

distribution que les Anciens avoient faite des poisons ; il n'a presque rien ajouté de lui, excepté quelques observations sur des guérisons opérées par le lait.

10. *In septem Aphorismorum Hippocratis libros, commentaria.* Basileæ, apud *Henricum Petri*, 1564, *in-fol.* Patavii, apud *Frambottum*, 1653, *in-4.* On y a ajouté deux autres ouvrages du même Auteur : 1°. un livre *de providentiâ temporum.* 2°. Trois livres sur les différences des poisons, leurs propriétés & leurs remedes, ainsi que sur les différences de la peste, sa préservation & sa curation.

11. *De methodo medendi, sectiones quatuor.* Parisiis, apud *Rouill*, 1565, *in-8.* La premiere section traite des erreurs des Médecins modernes ; la seconde, des qualités nuisibles des simples ; la troisieme, de quelques guérisons surprenantes & merveilleuses ; la quatrieme contient quelques consultations.

12. *Ars curandi parva, quæ est absolutissima medendi methodus : & alia, nunc primum edita, opera.* Basileæ, apud *Henricum Petri*, 1566, *in-8.* 2 vol. C'est un recueil de plusieurs ouvrages de l'Auteur, qui avoient déjà été publiés, ou qui le furent dans la suite séparément. Nous avons déjà parlé de quelques-uns ; nous aurons occasion de parler des autres. On y trouve entr'autres plusieurs consultations, comme sur la difficulté de respirer, sur une douleur habituelle à l'estomac, sur le flux de sang, sur la surdité, sur la lepre, &c. un traité succinct de la goutte. Le second volume ne contient que très-peu de chose qui ait quelque rapport à la médecine.

13. *In Hippocratis coi prognostica, atque in Galeni prognosticorum expositionem, commentarii absolutissimi.* Basileæ, apud *Henricum Petri*, 1568, *in-fol.* On y a joint l'ouvrage suivant, & sept consultations sur les maladies graves.

14. *Commentarii in libros Hippocratis de septimestri & octimestri partu, & simul in Galeni eorum commentaria.* Publié avec le précédent.

15. *In Hippocratem de aëre, aquis & locis, commentarii.* Basileæ, apud *Henricum Petri*, 1570, *in-fol.* Ces commentaires sont divisés en cent huit leçons ou discours.

16. *In librum Hippocratis de alimento, commentaria, quibus accedit examen viginti-duorum ægrorum Hippocratis.* Romæ, apud *Antonium Bladium*, 1574, *in-8.* Basileæ apud *Henricum Petri*, 1582, *in-8.* L'Auteur, admirateur de *Cornaro* & de son régime, recommande, comme lui, de prendre peu d'alimens. La diete qu'il prescrit seroit trop austere pour les personnes qui menent une vie active & laborieuse ; elle épuiseroit leurs forces, & nuiroit à leur santé : mais celle qu'il ordonne aux personnes d'une constitution délicate, à celles qui menent une vie sédentaire, à celles qui sont affligées de soins & d'inquiétudes, est plus analogue aux circonstances, & mérite assez d'être adoptée :

l'endroit de son ouvrage où il en parle, n'est pas celui qui est moins digne d'estime. Il indique les regles qu'on doit suivre pour le manger & pour le boire, & les signes propres à nous faire connoître les momens où nous devons prendre quelques alimens, ou nous en abstenir.

17. *Opus novum, cunctis de sanitate tuendâ ac vitâ producendâ studiosis apprimè necessarium, in quatuor libros digestum.* Romæ, apud *Zanettum*, 1580, *in-fol.* Basileæ, apud *Sebast. Henricum Petri*, 1582, *in-fol.* publié par *Rod. Sylvestre* de Boulogne. L'Auteur, quoique très-volumineux dans cet écrit, n'y a presque ajouté aucune regle intéressante sur cette matiere, à celles qu'on trouve dans les ouvrages de ceux qui l'avoient précédé. Il a osé critiquer Hippocrate & Galien sur des choses qui sont assez généralement approuvées & adoptées. Il se montre par-tout ennemi de tout exercice, pour peu qu'il fatigue, ou qu'il accélere la respiration, ou enfin qu'il fasse suer. Il avance gravement que les arbres vivent plus long-tems que les animaux, parce qu'ils ne sortent jamais de leur place. Il présente le traité de Galien sur la santé comme rempli d'erreurs: la plus grande preuve qu'il en donne, c'est que ce Médecin est mort avant l'âge de soixante-dix-sept ans; mais *Cardan* a fait lui-même sentir la futilité de cette objection, en se laissant mourir à soixante-quinze ans. Le second livre de cet ouvrage traite des alimens pris parmi les farineux, les légumes, les fruits: on y trouve quelquefois les vertus des plantes; mais l'Auteur leur a souvent donné des noms auxquels il est impossible de les reconnoître. Le troisieme livre est relatif aux assaisonnemens des alimens, aux aromates, aux boissons. Le quatrieme livre est celui qui est le plus agréable; il roule sur la vieillesse: on aime le ton sociable & l'humeur joviale que l'Auteur y fait voir à l'âge de soixante-treize ans; c'est un plaisir d'y voir les vives espérances qui l'animent presque jusqu'au bord du tombeau. » Je suis plus gai, *s'écrie-t-il*, que je ne le fus jamais dans ma jeunesse: à la vérité, il faudra mourir & laisser ses amis, je le sais; » mais je sais aussi qu'ils me suivront, & qu'en attendant j'en trouverai d'autres au lieu où j'irai «.

18. *De causis, locis, ac signis morborum, liber unus.* Basileæ, apud *Sebast. Henricum Petri*, 1582, 1583, *in-8.*

19. *Theonoston, de vitâ producendâ, atque incolumitate servandâ, dialogus.* Romæ, apud *Joh. Bapt. Roblett*, 1617, *in-4.* publié par *Fabrice Coccanari.*

20. *Opuscula medica senilia.* Lugduni, apud *Laurentium Durand*, 1638, *in-8.* Ce recueil est divisé en quatre livres. Le premier traite des dents, & contient trois chapitres, qui sont relatifs, 1°. aux dents en général; 2°. aux maladies des dents en particulier; 3°. à la fluxion, considérée comme la cause la plus fréquente des maladies

des dents: la partie pathologique des dents y est assez bien particularisée. Le second livre a pour titre: *de rationali curandi ratione*; il contient trois parties: la premiere traite, en cinq chapitres, des maladies, de leurs différences, de leurs causes, de leurs symptomes, de leurs signes diagnostics & prognostics, de leur traitement: l'Auteur ne s'occupe de ces objets qu'en considérant les maladies en général. La seconde contient aussi cinq chapitres, qui roulent sur la nature, considérée eu égard aux maladies, sur les noms, les causes, les symptômes, le prognostic & la curation de la maladie. La troisieme concerne en particulier la maladie que nous connoissons sous le nom de *Parulis*: l'Auteur examine, en six chapitres, son nom, sa nature, ses différences, ses causes, ses symptomes, son prognostic & son traitement. Le troisieme livre traite des facultés des médicamens; il est divisé en trois parties: la premiere traite, en sept chapitres, de l'action du chaud & du froid sur le corps humain, de celle des odeurs, de celle des lithontriptiques. La seconde, qui contient quatre chapitres, est relative aux purgatifs en général. La troisieme, aux purgatifs en particulier: il y est question, dans les vingt chapitres qui la divisent, des différens purgatifs propres à évacuer les diverses humeurs, comme la bile, la pituite, l'eau, l'atrabile, le sang; de la superpurgation, &c. Le quatrieme livre concerne la jaunisse, la nature de cette maladie, ses différences, ses causes, ses symptomes, son prognostic & sa curation. La partie thérapeutique de ce livre est très-étendue; elle occupe seule trente-six chapitres sur quarante-six qui le composent: elle est remplie de questions & de discussions inutiles.

21. *Metoposcopia*..... Cet ouvrage, écrit en latin par l'Auteur, a été traduit en françois par *Martin de Laurendiere*, & imprimé à Paris, 1658, *in-fol.* sous le titre de *la Métoscopie de* CARDAN, *ou l'art de deviner, par les traits du visage, diverses affections de l'ame & du corps.* Cette édition est rapportée par *Manget* & *Haller*, mais d'une maniere à faire croire qu'elle est en latin.

22. *Medicinæ encomium.* Rotterodami, apud *Rudolphum à Nuyssel*, 1665, *in-8.* avec plusieurs autres abrégés de médecine, & un recueil de lettres médicinales & philosophiques; le tout publié par *Jean Bewerwick.*

23. *Opera omnia.* Genevæ, 1624, *in-fol.* Lugduni, 1663, *in-fol.* 10 vol. publiés par *Charles Spon.*

Martin del Rio assure que *Cardan* avoit composé un livre de la mortalité de l'ame, qu'il montroit à ses amis; mais ce livre n'a jamais été imprimé: il est au contraire certain que *Cardan* a publié un ouvrage sur l'immortalité de l'ame; ce qui rend l'assertion de *Martin del Rio* bien douteuse.

Cardan étoit entêté de l'astrologie; il en mettoit par-tout; il la faisoit servir pour tout : il remplit encore ses traités de médecine d'idées astrologiques. Non content de prédire l'avenir pour les autres, il fit encore des prédictions pour lui-même ; il se persuada d'abord qu'il ne parviendroit pas à l'âge de quarante-cinq ans, & arrangea en conséquence sa fortune, eu égard à la courte durée de sa vie ; mais l'événement n'ayant pas répondu à la prédiction, il fut la victime de sa prévention, & manqua souvent du nécessaire durant sa vieillesse ; il assuroit cependant qu'il ne changeroit pas sa vieillesse & sa pauvreté avec l'âge & les richesses d'un jeune homme, pour qui la science n'auroit point d'attraits. Il prédit ensuite de nouveau le moment de sa mort, sur laquelle on prétend qu'il ne s'est point trompé ; mais on ajoute que, pour ne point démentir ses prédictions, il se laissa mourir de faim. On lui attribue l'épitaphe suivante, faite par lui-même.

> *Non me terra teget, cælo, sed raptus in alto,*
> *Illustris vivam docta per ora virum.*
> *Quidquid venturis spectabit Phœbus in annis,*
> *Cardanus noscet, nomen & usque suum.*

Il étoit naturellement inconstant & bisarre, & souvent son imagination paroissoit entiérement déréglée. Il se procuroit des douleurs & des maladies, pour mieux goûter ensuite les agrémens de la santé. Il nous apprend en effet lui-même que si la nature ne lui faisoit sentir aucune douleur, il s'en procuroit en mordant ses levres & en tiraillant ses doigts jusqu'à ce qu'il en pleurât ; il ajoute que, dans ses plus grands chagrins, il se donnoit des coups de fouet, & se mordoit le bras gauche ; il a voulu quelquefois se tuer lui-même ; il se plaisoit à courir toute la nuit dans les rues. Il étoit si inégal dans son marcher, qu'on le prenoit ordinairement pour fou ; quelquefois il marchoit fort lentement, comme un homme qui est dans une profonde méditation, & puis tout-à-coup il redoubloit le pas avec des postures mal réglées. Ce n'est pas sans raison qu'on peut dire avec *de Thou*, que *Cardan* paroît quelquefois au-dessus de l'homme, & quelquefois au-dessous de l'enfant.

On a regardé *Cardan* comme un Ecrivain fort inégal : on a dit de lui qu'il avoit plus écrit que lu ; qu'il avoit plus enseigné aux autres, qu'il n'avoit appris lui-même. On ne trouve rien de nouveau dans ses ouvrages ; sa théorie seroit aujourd'hui insoutenable ; sa pratique se ressent souvent de son entêtement pour l'astrologie : le peu d'anatomie qu'on trouve dans ses écrits est extraite des anciens Auteurs ; on y voit des citations multipliées à l'infini, & souvent mal dirigées ; il y regne peu d'ordre ; enfin, son style est dur & diffus. Il est cependant le premier qui ait spécifié les indications & les symptomes qui promettent une longue vie à ceux en qui ils se trouvent réunis : c'est, 1°. d'être né, du moins d'un côté, de parens qui ont long-tems vécu ; 2°. d'être d'une heureuse complexion, gaie & supérieure aux inquiétudes &

aux chagrins; 3°. d'être bon dormeur, long-tems & fortement assoupi.

II. CARDAN, (*Jean-Baptiste*) fils aîné du précédent, naquit le 14 Mai 1534. Il donna, dès sa jeunesse, les plus flatteuses espérances, par la maniere distinguée dont il fit ses premieres études dans l'Université de Pavie. Il s'appliqua successivement à la philosophie & à la médecine: les progrès rapides qu'il fit dans ces deux sciences, le firent regarder comme le digne successeur de son pere. Après avoir été reçu au Doctorat en médecine, il fut agrégé au College des Médecins de Milan en 1557. Il épousa, peu de tems après, une fille, dont il étoit très-amoureux, mais qui étoit sans fortune. A peine sa passion fût-elle assouvie, que fâché d'avoir fait un pareil mariage, il résolut de se défaire de son épouse: ni l'amour conjugal, ni sa tendresse paternelle pour un fils qui venoit de naître, ni l'énormité de son crime, ne purent l'arrêter; il l'empoisonna d'abord après ses couches. Mais le Ciel ne laissa pas long-tems ce forfait impuni: le crime de *Cardan* fut découvert; il fut lui-même arrêté le 17 Février 1560, & condamné à avoir la tête tranchée: ce qui fut exécuté le 13 Avril suivant; mais, par ménagement pour son pere, l'exécution fut faite à minuit dans la prison; il étoit alors dans sa vingt-sixieme année. Ce fut à cette occasion que *Jérôme Cardan*, son pere, composa un livre *de utilitate ex adversis capiendâ*.

Cardan avoit déjà composé les ouvrages suivans, mais qui ne furent publiés qu'après sa mort.

1. *De fulgure, tractatus.* Basileæ, apud *Petnam*, 1570. Ibid. apud *Henricum Petri*, 1570, *in-fol.* avec les Commentaires de *Jérôme Cardan*, sur le livre d'*Hippocrate, de aëre, aquis & locis.* Lugduni, 1663, avec les Œuvrès de *Jérôme Cardan.*

2. *De abstinentiâ ab usu ciborum fœtidorum, libellus.* Basileæ, apud *Henricum Petri*, 1561, *in-8.* à la suite de l'ouvrage de *Jérôme Cardan*, intitulé: *de utilitate ex adversis capiendâ.* Ibid. apud *Henricum Petri*, 1581.

CARDELINI, (*Victor*) Italien, qui vivoit au commencement du siecle dernier; il étoit de Bassano, ville de l'Etat de Venise, au Vicentin. Il étoit Docteur en philosophie & en droit. Il a écrit:

De origine fœtûs, libri duo. Vicentiæ, apud *Hæredes Dominici Amadæi*, 1628, *in-4.* On trouve dans cet ouvrage des idées assez singulieres & assez contraires à celles qui sont reçues le plus communément; par exemple, l'Auteur nie l'existence d'une semence chez les femmes; il soutient que dans l'acte vénérien, les femmes ne répandent aucune liqueur, qu'elles goûtent moins de plaisir que les hommes, & que le clitoris est rarement en érection ; il prétend que la matiere du flux menstruel fournit la nourriture au fœtus, &c.

CARDENAS, (*Jean de*) Espagnol, que *Manget* croit avoir été Médecin. *Haller* l'appelle CARDENOS. *Antonio* rapporte sous son nom les deux ouvrages suivans :

1. *Problemas y secretos de las Indias* ; c'est-à-dire, *Problêmes & secrets des Indes*. 1591, *in*-8.
2. *Del chocolate, que provechos haga, y si es bebida salutable, o no*. Au Mexique, 1609.

CARDILUCIUS, (*Jean Hiskias*) Allemand. Nous avons sous son nom :

1. *Stadt-und landapotheker*. A Francfort, 1670, *in*-8. A Nuremberg, 1677, *in*-8.
2. *Officina sanitatis, sive, praxis chymiatrica planè aurea*. Noribergæ, apud *Wolfgangum Maurit. Endter*, 1677, *in*-4. C'est un ouvrage de *Jean Hartmann*, Professeur de chymie à Marbourg, & Médecin des Princes de Hesse. Il avoit déjà été publié deux fois ; mais il étoit rempli de fautes, & beaucoup d'objets essentiels y avoient été oubliés. *Cardilucius* en a donné cette nouvelle édition ; il y a fait beaucoup de corrections ; il y a ajouté la théorie des maladies, leurs causes, leurs signes diagnostics & prognostics, comme aussi la description anatomique de plusieurs parties, & un grand nombre de préparations de médicamens. Il y a encore joint un livre intitulé : *Zodiacus medicus, sive de concordantiâ rerum medicarum cum Zodiaco cœlesti, seu duodecim domibus solis & lunæ*. Il y est question de l'influence des astres, que l'Auteur explique suivant les quatre principes élémentaires, l'eau, l'air, la terre & le feu ; & par rapport aux différens tempéramens, le sanguin, le cholérique, le mélancolique & le phlegmatique.
3. *Arzneyische wasser und signaturkunst*. A Nuremberg, 1680, 1725, *in*-8.
4. *Kœniglicher, chymischer, und arzneyischer Pallast* ; c'est-à-dire, *le Palais royal chymique & médicinal*. A Nuremberg, 1684, *in*-8.
5. *Evangelische kunst der natur. Frühling*. A Sulzbach, 1685, *in*-8. Ibid 1688, Ibid. 1697. Ibid. 1702, *in*-8.

Cardilucius a encore publié un ouvrage de *Barthelemi Carrichter*, sous ce titre : *Buch von der harmonie, sympathie, und antipathie der kræuter und ihrer vier ersten materien*. A Nuremberg, 1686, *in*-8. Il y a ajouté un appendice.

CARDINI (*Ignace*) naquit en 1562 à Mariana, ville de l'isle de

Corse; il étudia la médecine, qu'il exerça ensuite dans sa patrie avec beaucoup de succès. Son esprit étoit fort vaste, & il avoit acquis une littérature presque universelle. Il eût été heureux, s'il se fût borné à sa profession; mais il se livra avec trop peu de ménagement à son goût pour la satyre. Il s'en prit d'abord à la Religion, sur laquelle il avoit des opinions très-dangereuses; il attaqua ensuite les Prêtres & les Moines de son pays, qui ne purent lui pardonner les vérités offensantes qu'il mettoit sous leurs yeux & sous ceux du Public. Les Gens d'Eglise se réunirent & formerent une cabale, qui n'alloit à rien moins qu'à le faire priver de sa liberté. *Cardini* ne put se soustraire à leurs persécutions, qu'en fuyant, avec beaucoup de précipitation, loin de sa patrie; il se réfugia à Lucques, où il mourut d'une dyssenterie, trois mois après son arrivée, non sans quelque soupçon de poison.

Il avoit donné un ouvrage latin, que nous n'avons pu nous procurer, eu égard à son extrême rareté. Nous savons seulement qu'il étoit divisé en deux parties; que la premiere traitoit de la métallique de l'isle de Corse; que la seconde contenoit l'histoire des plantes de cette isle, & des lettres satyriques, qui furent la source des persécutions qu'on fit éprouver à l'Auteur. On dit que le style de cet ouvrage ressembloit assez à celui de Pline l'ancien. Ce livre n'est devenu si rare, que parce que les Moines Corses brûlerent tous les exemplaires qu'ils purent rassembler.

I. CARDOSO, (*Ferdinand-Roderic*) Médecin Portugais; il fut d'abord Professeur en médecine dans l'Université de Coïmbre, & devint ensuite premier Médecin du Roi de Portugal; il vivoit dans le seizieme siecle. Nous avons sous son nom:

1. *Tractatus sex de rebus non naturalibus.* Antuerpiæ, 1598, *in*-8. Olyssipon. apud *Rodrigues*, 1602, *in*-4. Francofurti, 1610, *in*-8. Ibid. apud *Paulum Jacobum*, 1620, *in*-8. Cet ouvrage a été publié par *Pierre Uffenbach.*
2. *Methodus medendi, summâ facilitate ac diligentiâ, in tres libros distributa.* Venetiis, apud *Somasch*, 1618, *in*-4. Le premier livre traite des indications en général; le second, des indications curatives en particulier; le troisieme, des indications préservatives & vitales.

II. CARDOSO, (*Ferdinand*) Médecin Portugais du siecle dernier, né dans la province de Beira; il commença par exercer la médecine dans une ville de Portugal; il alla ensuite à Madrid, où il eut beaucoup de réputation par les succès qui accompagnerent sa pratique. *Moreri* nous apprend qu'il y fut premier Médecin du Roi d'Espagne; mais *Nicolas Antonio*, plus à portée d'être instruit de ce fait, n'en parle point. Il quitta ensuite l'Espagne, & se retira à Venise, où il abandonna la Religion chrétienne, pour y embrasser le Judaïsme. Il y publia en

1673 un ouvrage intitulé: *Philosophia libera*, qu'il dédia au Doge. Nous avons encore de lui les ouvrages suivans:

1 *De febre syncopali tractatio, controversiis, observationibus, historiis referta.* Matriti, 1634, *in*-8.

2. *Utilidades de agua, y de la nieve, del bever frio, y caliente*; c'est-à-dire, *l'utilité de l'eau & de la neige, & des boissons froides & chaudes.* A Madrid, chez *Martin*, 1637, *in*-8.

3. *Si il parto de tretze e quatorze mezes es natural, sit legitimo*; c'est-à-dire, *si l'accouchement au treizieme & au quatorzieme mois est naturel, & s'il est légitime au septieme mois.* A Madrid, 1640, *in-fol.*

CAREGNA. (*Gabriel*) Nous avons de lui:

Summa diversarum quæstionum medicinalium. Burdigalæ, 1520, *in-fol.*

CARELLIS (*Vincent de*) étoit né à Lucques, d'une famille noble; il étoit Docteur en philosophie & en médecine, & s'appliqua particuliérement à la chymie. Il a donné:

De auri essentiâ & ejus facultate in medendis ac sanandis morbis, compendium, ex relatis à sapientissimis secretorum Spagyricæ disciplinæ scrutatoribus. Venetiis, 1646, *in*-8.

CARENGHO, (*N. Vol.*) Médecin Italien de nos jours, duquel nous avons.

Rifflessioni medico-pratiche, &c. c'est-à-dire, *Réflexions médico-pratiques, &c.* A Cremone, 1759. Cet ouvrage roule sur l'abus qu'on fait en médecine de la rhubarbe & du quinquina. Les idées de l'Auteur sont susceptibles de beaucoup de difficultés.

CARENUS (*Pierre*) a donné:

De sanguinis profluvio ex sede, consilium. Francofurti, apud *Johannem Sartorium*, 1605, *in*-4. dans la collection de *Joseph Lautenbach.*

CARETANUS (*Jean*) a donné un traité sur les maladies chirurgicales en général, & sur chacune d'elles en particulier; ainsi que sur leurs causes & leur traitement, avec un court traité sur la méthode de pratiquer la saignée. *Manget*, de qui nous copions cet article, ne nous apprend ni le vrai titre, ni l'édition de cet ouvrage, ni dans quelle langue il est écrit.

CARILLO, (*Alphonse*) Espagnol. Il a donné:

De peste, tractatus. Matriti, 1598, *in*-8.

CARISIUS (*Jean-George*) a écrit :

De hæmorrhoïdibus. Heidelbergæ, 1672, *in*-4.

I. **CARL**, (*Jean-Samuel*) Savant Médecin Allemand, né en 1675. Après avoir été reçu Licencié en Médecine, il exerça sa profession à Oringen ; il se fit ensuite recevoir au Doctorat, & devint premier Médecin & Conseiller de Christien VI, Roi de Danemarck ; il est mort à Meldorf, dans le Duché de Holstein, le 13 Juin 1757, âgé de quatre vingt-deux ans. Il avoit été Disciple de Stahl, & étoit Membre de l'Académie Impériale des Curieux de la Nature. Il a donné les ouvrages suivans :

1. *Lapis lydius philosophico-pyrotechnicus ad ossium fossilium docimasiam analyticè demonstrandam adhibitus.* Francofurti ad Mœnum, apud *Joh. Maximil. à Sande*, 1703, *in*-8. L'Auteur discute, avec beaucoup d'érudition & d'exactitude, la nature des os fossiles ; il examine le rapport qu'ils ont avec les véritables os des animaux. Pour en faire un juste examen, il emploie tous les moyens que peut fournir la chymie ; par exemple, il remarque que les vrais os fournissent par la distillation des alkalis volatils ; ce qu'on n'obtient point des fossiles.

2. *Praxeos medicæ therapeia generalis & specialis pro Hodego tum dogmatico, tum clinico, in usum privatum auditorum chnographicè delineata.* Hallæ, apud *Orphano Trophæum*, 1718, 1720, *in*-4. C'est un mémoire succinct & méthodique de ce qu'il convient de faire pour bien traiter chaque maladie. L'ouvrage est divisé en trois parties : la premiere renferme des enseignemens généraux sur la méthode de guérir ; elle est sous-divisée en deux autres parties. La premiere est relative à la méthode de guérir en général ; la seconde, à l'application générale des médicamens ; celle-ci traite, en deux sections, des évacuans & des altérans. La seconde partie contient le détail des maladies & leur méthode curative ; elle est divisée en deux sections : la premiere traite des maladies qu'on connoit au pouls, c'est-à-dire, des fievres ; la seconde, des vices dans le mouvement, c'est-à-dire, des maladies qui dépendent de la tension ou du relâchement des solides. La troisieme comprend, en quatre chapitres, divers préceptes sur les précautions nécessaires dans le traitement de certaines maladies, comme, 1°. des fievres en particulier ; 2°. des hémorragies ; 3°. des douleurs ; 4°. des maladies de la lymphe. L'ouvrage est terminé par une table fort étendue.

3. *Specimen historiæ medicæ, ex monumentis Stahlianis in syllabum aphoristicum redactum, in quo ex morborum circumstantiis universa œconomia medicinæ internæ, nec non vera & constans pathologica & therapeutica consideratio patescit.* Hallæ, apud *Orphano Trophæum*, 1719, *in*-4.

4. *Elementa chirurgiæ medicæ ex mente & methodo Stahlianâ profusa.* Budingæ, 1727, *in*-8.

5. *Ichnographia praxeos clinicæ : accedit ichnographia anatomiæ & chymiæ.* Budingæ, 1722, *in*-8.

6. *Historia medica, pathologico-therapeutica, in quâ morborum circumstantiæ perpetuæ essentiales & extrà essentiales aphoristicè expenduntur.* Haffniæ, 1737, *in*-8. C'est une nouvelle édition de l'ouvrage déjà indiqué sous le titre de *Specimen historiæ medicæ*, &c. On y a ajouté : *Exemplaris institutio de cognatione & dependentiâ morborum ex forestio, revisa à* JO. JAC. SCALIERBACK.

7. *Diætica sacra, hoc est, disciplina corporis ad sanctimoniam animæ accommodata.* Haffniæ, 1738.

II. CARL, (*Antoine-Joseph*) Médecin Allemand de nos jours ; il est Professeur de botanique à Ingolstad. Il a donné :

1. *Zymotechnia vindicata & applicata.* Ingolstadii, 1759, *in*-4.

2. *De oleis.* Ingolstadii, 1760, *in*-4.

3. *Botanisch-medicinischer garten.* A München, 1770, *in*-8. On y trouve les noms des plantes médicinales, distribuées par rapport à leurs vertus & à leurs différentes parties.

CARLER, (*Henri*) Docteur en médecine à Arras. Il est Auteur de deux ouvrages.

1. *Castigationes medicæ practicæ.*

2. *Tractatus de promiscuis erroribus.*

Valere André, de qui nous prenons cet article, n'indique point les éditions de ces deux ouvrages.

CARLUCCI. (*Luc*) Nous avons de lui :

Dissertazioni chymico-fisiche soprà l'analise del vino e dell' uso que ottiene nel suo spiritu ; c'est-à-dire, *Dissertation chymique & physique sur l'analyse du vin, & sur les avantages qu'on retire de l'esprit-de-vin.* A Naples, 1756, *in*-8.

CARLYLE (*George*) a écrit :

De cancro mammarum. Leydæ, 1736, *in*-4.

CARMENI (*Daniel*) étoit de Boulogne en Italie, & vivoit dans le siecle dernier. Il a donné :

De medendi methodo, libri sex. Bononiæ, apud *Nicolaum Thebaldinum*, 1636, *in-fol.*

I. CARMONA. (*Gerard de*) *Voyez* GERARD.

II. CARMONA. (*Jean de*) *Voyez* JEAN.

III. CARMONA. (*Joseph Martinez de*) *Voyez* MARTINEZ.

CARNARI, (*Jean*) Médecin du milieu du seizieme siecle; il étoit natif de Gand, & fut Professeur en médecine à Padoue. Il a donné:

1. *Oratio, de podagræ laudibus.* Patavii, apud *Amicum*, 1553, *in*-8.
2. *De thermis Patavinis, carmen.* Patavii, apud *Johan. Bapt. Amicum*, 1553, *in*-8.

CARNEAU. (*C.*) Nous avons sous ce nom:

La stimmimachie, ou le combat des Médecins modernes, touchant l'usage de l'antimoine, Poëme histori-comique. A Paris, chez *Paslé*, 1656, *in*-8.

CARNEVALA (*Jean-Baptiste*) étoit natif de Stigliano, petite ville d'Italie au Royaume de Naples, & étoit Docteur en philosophie & en médecine; il vivoit au commencement du siecle dernier. Il a écrit:

De epidemico strangulatorio affectu in Neapolitanâ urbe grassante, & per regna Neapolis & Siciliæ vagante. Neapoli, apud *Scipionem Boninum*, 1620, *in*-4.

CARNIZER, (*Jean-Laurent*) Espagnol, qui vivoit dans le seizieme siecle. Nous avons de lui:

El collectorio, ò inventario en cirurgia de Guido de Cauliaco, que avia glossado M. J. FALCO de Montpeller. A Sarragosse, 1533, *in-fol.*

CARNOLA (*Louis*) a écrit:

De lactis & seminis melonum commixtione. Venetiis, 1680, *in*-4.

CAROLIS, (*Philippe de*) Italien de nos jours, a écrit:

De variolis, earumque causâ efficiente, hypothesis Carolina. Romæ, apud *Palladi*, 1773. L'Auteur établit d'abord un systême déjà connu sur la génération; il suppose l'existence des œufs contenant l'ébauche de l'homme; celle des animalcules spermatiques; enfin, celle d'un esprit vivifiant, qui, dans le moment de l'extase génératrice, est déterminé de toutes les parties du corps des deux personnes vers celles de la génération. Il regarde ces animalcules spermatiques comme constituant le sang, & leur multiplication comme produisant la petite vérole. Il est aisé de sentir l'absurdité de cette hypothese.

CAROLO, (*Jean-Baptiste de*) Médecin Italien de ce siecle, étoit Docteur en philosophie & en médecine. Il a écrit :

De metamorphosi duorum ossium pedis in quadrupedibus aliquot. Bononiæ, 1765.

CAROLUS (*Theodore*) a donné :

Valetudinarii senilis lineæ generales. Tubingæ, 1683, *in*-4.

CARON. (*Charles le*) Nous avons de lui :

Oratio habita Ambiani in dissectione corporis humani. Ambiani, apud *Jacobum Hubault*, 1612, *in*-8. Il est question de la dignité & de l'excellence de l'homme.

CARPI *ou* CARPUS. *Voyez* BERENGER.

CARPINETO (*Tarquin*) étoit de Padoue, & fut Professeur en médecine dans l'Université de la même ville. Il a donné :

De guttâ, sive, juncturarum dolore, quem arthritin dicunt, tractatus. Patavii, apud *Bolzettam*, 1609, *in*-4. Venetiis, 1609, *in*-4.

CARPOPHORE, (*Saint*) Médecin Arabe, qui souffrit le martyre à Aquilée pour la Foi de J. C. sous le Préfet Lisius, avec Léonce, son ami & son compagnon, aussi Médecin. L'Eglise l'honore comme Saint, & célebre sa fête le 20 Août.

CARPZOVIUS. (*Chrétien-Benoît*) Nous avons de lui :

1. *Dissertatio de Medicis, ab Ecclesiâ pro Sanctis habitis.* Lipsiæ, 1709, *in*-4.
2. *De fluore albo.* Wittebergæ, 1711, *in*-4.

CARR, (*Richard*) Médecin Anglois de la fin du siecle dernier ; il étoit Docteur en médecine, & Membre du College des Médecins de Londres. Il a donné l'ouvrage suivant :

Epistolæ medicinales, variis occasionibus conscriptæ. Londini, 1691, *in*-8. traduites en Anglois par *J. Quincy*, à Londres, 1714, *in*-8. C'est un recueil de dix-huit lettres, qui sont toutes relatives à divers sujets de médecine. La premiere roule sur l'usage, l'abus & les inconvénients des ptarmiques ; elle renferme quelques observations sur leurs mauvais effets : parmi les différens ptarmiques, l'Auteur ne recommande que les roses rouges desséchées & pulvérisées. La seconde concerne la fumée du tabac, que l'Auteur prescrit pour les tempéramens bilieux ; il la conseille dans les tumeurs du col, dans les douleurs des dents, les affections séreuses des yeux, l'asthme,

&c. La troisieme renferme quelques réflexions sur les vertus & les inconvéniens du café, du thé, de la sauge & du chocolat, desquelles il résulte que ces boissons peuvent être utiles, si l'on en use rarement. La quatrieme contient l'histoire de plusieurs maladies produites par une boisson trop abondante, prise le matin. La cinquieme célebre les propriétés des eaux de Tunbrigde dans la néphralgie, pourvu qu'on en fasse usage hors le tems des paroxismes. La sixieme contient l'éloge des eaux thermales & de leurs bons effets dans la stérilité qui dépend des obstructions de la matrice. La septieme combat le préjugé des femmes qui ne veulent point nourrir leurs enfans. La huitieme est une consultation pour un malade dans le marasme : l'Auteur lui conseille d'aller à Montpellier, soit à cause de la bonté du climat de cette ville, soit par rapport à l'exercice & à la dissipation qu'on éprouve toujours en voyage. La neuvieme roule sur les douleurs de tête. La dixieme contient un détail des avantages que les mélancoliques, les hypocondriaques, & ceux qui sont sujets à le néphralgie, reçoivent du flux hémorrhoïdal. La onzieme expose les causes & le traitement de la constipation. La douzieme combat le préjugé de ceux qui croient connoitre la grossesse par la seule inspection des urines. La quatorzieme concerne l'attouchement des écrouelles par les Rois d'Angleterre. La quinzieme fait voir, par des raisons théologiques & médicinales, que l'ivresse est toujours contraire à la santé. La seizieme concerne deux Religieuses qu'on disoit avoir changé de sexe. La dix-septieme roule sur le tems qu'il faut donner au sommeil, eu égard aux différens tempéramens, & sur les personnes qui doivent souper ou s'abstenir de ce repas. Enfin, la dix-huitieme est relative au même sujet.

CARRANZA, (*Alphonse*) Jurisconsulte Espagnol du siecle dernier, qui exerça la profession d'Avocat avec distinction, d'abord à Séville, ensuite à Madrid. Il a écrit en Espagnol sur l'abus des habits & des ornemens qu'on y ajoute, ainsi que sur la juste proportion des monnoies d'or & d'argent. *Manget* a, sans aucune raison, rapporté ces deux ouvrages dans la même classe que ceux qui appartiennent à la médecine. Nous avons encore de ce Jurisconsulte l'ouvrage suivant :

Tractatus novus & accuratissimus de partu naturali & legitimo, ubi controversiæ juridicæ, philologicæ, philosophicæ & medicæ discutiuntur. Matriti, 1628, *in-fol*..... apud *Johann. de Tournes* & *Jacobum de la Pierre*, 1630, *in*-4. sans indication de lieu, mais sans doute à Geneve *Portal* en rapporte une autre édition faite à Geneve en 1630, *in*-4. Cet ouvrage, divisé en vingt chapitres, renferme plusieurs questions intéressantes, relatives au fœtus & au terme de l'accouchement; l'Auteur, non-content de les traiter en Jurisconsulte; en fait encore un examen philosophique & médicinal: ce n'est que de ce dernier dont nous devons nous occuper. Le premier chapitre contient quelques discussions sur les signes de la conception, sur le tems de la formation de l'homme, sur le moment de l'union de l'ame avec le corps du fœtus, que l'Auteur prétend se faire plus tard dans la femme que dans l'homme. Les quatre suivans ne contiennent que des questions entiérement légales: on trouve seulement dans le troisieme quelques réflexions sur l'obligation des meres de nourrir leurs enfans; mais l'Auteur traite cette matiere plus en Jurisconsulte qu'en Médecin. Le sixieme roule sur les accouchemens naturels & contre nature. Le septieme & le huitieme concernent les accouchemens au second, au troisieme & au quatrieme mois; l'Auteur les regarde comme non naturels. Le neuvieme tend à établir que ceux qui arrivent au cinquieme & au sixieme mois sont quelquefois naturels. Le dixieme & le onzieme sont relatifs aux accouchemens qui arrivent au septieme & au huitieme mois; eu égard aux premiers, l'Auteur les regarde comme naturels & vitaux; mais il prétend que les enfans qui naissent à ce terme, sont ordinairement très-foibles & très-délicats; eu égard aux derniers, il les regarde aussi comme naturels; mais il n'établit son sentiment qu'après avoir discuté cette matiere avec beaucoup de détails, & examiné les sentimens & les raisons des Médecins & des Jurisconsultes qui sont d'une opinion contraire. Les douzieme & treizieme concernent les accouchemens au neuvieme & au dixieme mois, qui, suivant l'Auteur, sont aussi suivant les loix de la nature; il prétend même que les enfans, venus au monde à dix mois, jouissent d'une meilleure santé que ceux qui naissent à des termes plus avancés ou plus reculés; il cite pour exemple Jesus-Christ, qui étoit d'un tempérament très-robuste, & qui étoit né dans le dixieme mois de sa conception. Le quatorzieme & le quinzieme traitent de l'accouchement aux onzieme, douzieme, treizieme & quatorzieme mois: l'Auteur croit qu'il peut être naturel au commencement du onzieme mois; mais qu'ensuite il n'est plus conforme aux loix de la nature: il croit cependant que le terme de la grossesse peut être porté jusqu'au douzieme mois, & même au-delà, par l'effet de quelque maléfice. Le seizieme concerne l'avortement; le dix septieme, les monstres; le dix-huitieme, la naissance de plusieurs enfans à la fois; le dix-neuvieme, la superfétation; mais l'Auteur ne traite ces différentes matieres qu'en Jurisconsulte. Le vingtieme renferme plusieurs questions: 1°. Si la femme concourt à la génération; l'Auteur prétend qu'elle y contribue plus que l'homme. 2°. Si la grossesse est une maladie; l'Auteur soutient la négative. 3°. Si la mort qui provient de l'accouchement est naturelle; l'Auteur conclut affirmativement. 4°. Pourquoi les enfans ne ressemblent pas toujours à leurs peres.

5°. Si la femme peut concevoir sans les approches de l'homme. 6°. Si l'usage des plaisirs de l'amour concourt à la santé. 7°. Si la copulation des femmes avec des démons, des incubes ou des succubes, peut être suivie de la conception. L'Auteur résout négativement ces trois dernieres questions. Cet ouvrage renferme des discussions intéressantes & remplies d'érudition, quoique quelquefois puériles & ridicules, mais toujours plus utiles pour les Jurisconsultes que pour les Médecins. On y voit aisément que l'Auteur étoit profond dans la connoissance des loix; mais on s'apperçoit aussi qu'il s'égare souvent, lorsqu'il veut entrer dans des détails médicinaux; par exemple, il a répandu dans différens endroits de son traité, des détails anatomiques du fœtus; mais c'est une anatomie très-grossiere, & souvent peu exacte. Son style est encore très-compliqué & très-diffus.

I. CARRARI, (*Pierre*) Italien; il vivoit vers le milieu du seizieme siecle. Il a écrit:

Questio de venenis ad terminum. Venetiis, apud *Juntas*, 1565, *in-fol.* avec les Œuvres de *Pierre d'Appono.*

II. CARRARI (*Vincent*) vivoit aussi dans le seizieme siecle; il étoit de Ravenne, dans l'Etat de l'Eglise en Italie; il s'étoit appliqué à la connoissance des loix, & avoit été promu au Doctorat en droit; nous trouvons encore qu'il étoit Chanoine, mais nous ignorons dans quelle Eglise. Nous avons de lui:

De Medico & illius ergà ægrum officio, opusculum. Ravennæ, apud *Andræam Miseroccum*, 1581, *in-4.*

CARRERA, (*Antoine Princival*) Médecin Italien, qui vivoit dans le siecle dernier. Il étoit né à Arona, ville d'Italie dans le Duché de Milan. Quoiqu'il fût Médecin & qu'il exerçât la médecine, il se montra cependant l'ennemi juré des Médecins; il ne les épargna jamais dans ses propos, & en dit sur-tout beaucoup de mal dans ses écrits. Ceux-ci ont paru sous le titre suivant:

Le confusioni de' Medici, in cui si scuoprono gli errori e gl' inganni di essi; c'est-à-dire, *la confusion des Médecins, où on découvre leurs erreurs & leurs fourberies.* A Milan, chez *Jean-Pierre Cardi*, 1633, *in-8.* C'est une vraie satyre, qui est dédiée au Prince Hercule Trivulce. L'Auteur s'est caché sous le nom de *Raphaël Carrare.* Il a bien fait; il a senti lui-même l'indécence de son procédé, & a voulu éviter la confusion qu'il devoit en recevoir; mais il a oublié que les reproches calomnieux qu'il fait aux Médecins, devoient rejaillir sur lui-même, puisqu'il exerçoit cette profession. Cet ouvrage ne fut pas sans replique; deux ans après il parut une réponse très-vive

& très-concluante, imprimée à Milan, chez *Monza*, sous le titre de *Apologia de' Medici*; c'est-à-dire, *Apologie des Médecins*, & sous le nom de *Reinier Perruca*, Médecin Collégié de Verceil.

I. CARRERE (*Francois*) naquit à Perpignan, ville Capitale de la Province du Roussillon, alors appartenante au Roi d'Espagne, le 11 Mars 1622; il étudia la langue latine & la philosophie dans l'Université de cette ville. Les horreurs de la guerre, dont le Roussillon devint le théâtre, l'obligerent à s'éloigner de sa patrie : Perpignan étoit menacé d'un siége; tout y étoit en confusion; les habitans étoient dans des allarmes continuelles; les exercices littéraires y étoient presque interrompus. *Carrere* en sortit en 1641, & se retira à Barcelonne; il y continua ses études, & après y avoir suivi les Ecoles de médecine, il y reçut le Doctorat le 22 Mai 1654. Il exerça la médecine dans cette ville pendant plusieurs années avec beaucoup de réputation, &, quoique jeune Médecin, il fut bientôt un des plus employés. Il fut appellé à la Cour de Madrid en 1667, & employé en qualité de Médecin des Armées. Peu de tems après, c'est-à-dire, en 1676, il parvint à la premiere place; il fut fait premier Médecin des Armées du Roi d'Espagne : après l'avoir remplie avec distinction pendant quatorze ans, l'amour de la patrie, & le desir de finir ses jours dans le sein de sa famille & loin du tumulte de la Cour, l'engagerent à demander sa retraite. Charles II, qui régnoit alors en Espagne, lui accorda une pension de 200 ducats, en récompense de ses services. Ce Prince avoit une estime singuliere pour lui; mais *Carrere* n'en avoit jamais abusé; il n'avoit profité de sa faveur que pour faire accorder de nouveaux privileges à l'Université où il avoit reçu les honneurs du Doctorat, & une augmentation de gages aux Maîtres qui y enseignoient la médecine. Il se retira à Perpignan en 1690; mais comme il étoit sorti du Royaume d'Espagne, & qu'il avoit fixé son séjour dans une ville qui appartenoit à la France, sa pension fut bientôt mal payée; il alla en 1695 à Barcelonne pour en solliciter le payement; mais il y mourut le 14 Mai, peu de jours après son arrivée; il étoit alors âgé de soixante-quatorze ans. La Faculté de médecine de cette ville honora ses funérailles de sa présence. Cette même Faculté, qui devoit à ce Médecin des avantages particuliers, qu'il lui avoit obtenus du Souverain, voulut donner des preuves publiques de sa reconnoissance; elle consacra à la mémoire de *Carrere* l'inscription suivante :

PERPETUÆ MEMORIÆ
JOSEPHI CARRERA,
nostri, non nostri;
NOSTRI
Scil. nostri Collegii Doctoris;
NON NOSTRI,

procu

procul à nobis nati Perp. in Roſſ.
QUI
à Juvenilibus annis
ſuturam famam prænuntiaverat;
QUI
exercituum Regiorum Protomedicus,
Militum non minùs quàm Magnatum
& Principum ſaluti
feliciſſimè ſemper curam dedit.
QUI
de invictiſſimo Rege noſtro
CAROLO II.
ſemper bene meritus
Regia & annua ſtipendia obtinuit,
nobiſque & noſtro Collegio
ſtipendia & privilegia conciliavit.
QUI
è patriâ in hanc urbem deveniens
in iſtâ obiit
die XX aprilis A. S.
MDCXCV.
quaſi voluiſſet procul à ſuis,
SED INTER SUOS,
eò finem mittere,
quò orbi Medico vivere incœperat.

HOC MONUMENTUM
MŒRENS ET GRATUM POSUIT
COLLEGIUM MEDICORUM BARCHINONENSE,

Ce monument, qui étoit placé à la porte des Ecoles de Barcelonne, ne ſubſiſte plus; il a été détruit après l'avénement de Philippe V au trône d'Eſpagne, lorſque ce Monarque, pour punir les Catalans de leur révolte, a ſupprimé l'Univerſité de cette ville, & a fait ſervir ſes Ecoles à des uſages bien différens des exercices littéraires.

Nous avons de *Carrere* les deux ouvrages ſuivans:

1. *De vario, omnique falſo aſtrologiæ conceptu.* Barcinonæ, 1657, *in*-4. C'eſt un diſcours prononcé par l'Auteur dans les Ecoles de Barcelonne: ſon deſſein eſt de faire voir l'inutilité de l'aſtrologie pour la pratique de la médecine; il expoſe ſuccinctement les idées de ceux qui ont voulu la faire ſervir dans le traitement des maladies, ſoit pour la prédiction de leur iſſue, ſoit pour le choix des remedes; il en fait voir enſuite la futilité, & même l'abſurdité. Ses déclamations contre les Aſtrologues ſont très-vives.

2. *De ſalute Militum tuendâ.* Matriti, 1679, *in*-8. Cet ouvrage ne

s'étend pas jusqu'au traitement des maladies des Soldats ; il est borné aux soins qu'on doit prendre pour la conservation de leur santé ; il comprend six chapitres, qui traitent de leur habillement, de la maniere dont il faut les loger ; de l'exposition & de la distribution des cazernes, de leur nourriture, des différens genres d'exercices auxquels il faut les assujettir, de ceux qu'il faut leur proscrire, des amusemens qu'il faut leur permettre ou leur procurer. L'Auteur s'occupe de tous ces objets en considérant d'abord le Soldat dans les garnisons, ensuite dans les camps ; il fait voir comment ils peuvent concourir à la conservation de la santé, ou donner lieu à la production des maladies.

II. CARRERE (*Joseph*) (*) neveu du précédent, naquit à Perpignan en 1682. Il étudia la philosophie & la médecine dans l'Université de cette ville ; il alla continuer l'étude de cette derniere dans celle de Montpellier, & y fut reçu au degré de Maitre-ès-arts le 14 Décembre 1703. De retour dans sa patrie, il se présenta à la Faculté de médecine pour y parvenir aux degrés ; il y reçut les honneurs du Doctorat le 22 Décembre 1704 ; il fut ensuite agrégé à la Faculté des Arts en 1716. Il se livra à la pratique de la médecine, qu'il fit avec succès ; il fut bientôt un des plus employés dans sa patrie, & y jouit jusqu'à sa mort d'une réputation étendue. Il mérita de même la confiance de l'Université, qui le choisit trois fois pour son Chef ; il en fut élu Recteur le 7 Janvier 1716, le 7 Janvier 1723, & le 7 Janvier 1737. Enfin, il mourut pendant son dernier Rectorat, le 11 Avril 1737, âgé de cinquante-cinq ans, & fut enterré dans l'Eglise paroissiale de Saint-Jacques ; l'Université accompagna son cadavre à la sépulture. Il avoit épousé *Victoire Amanrich*, fille de *Cyr Amanrich*, Docteur & Professeur en médecine de l'Université de Perpignan, de laquelle il laissa cinq enfans, 1°. *Marie*, morte en 1767, sans avoir été mariée ; 2°. *Marie-Therese*, qui épousa *Paul Parrot*, Médecin de la Faculté de Perpignan ; 3°. *Joseph*, qui, après avoir été reçu Docteur en médecine dans l'Université de Perpignan, embrassa l'état ecclésiastique, reçut l'ordre de Prêtrise, & mourut en 1739 à Savone en Italie, au retour d'un voyage qu'il avoit fait à Rome ; 4°. *Thomas*, qui fait le sujet de l'article suivant ; 5°. *Jean*, qui quitta l'état ecclésiastique, pour suivre la profession de ses ancêtres, & qui, après avoir été reçu Docteur en philosophie & en médecine dans l'Université de sa patrie, s'établit à Elne,

(*) Le premier nom de cette famille, originaire d'Italie, étoit CARRERO ; lorsqu'elle eut fixé sa demeure dans le Roussillon, alors appartenant à l'Espagne, elle prit celui de CARRERA ; enfin, lorsque cette province est passée sous la domination des Rois de France, elle a pris celui de CARRERE, qu'elle porte aujourd'hui.

ville du Roussillon, où il pratiqua la médecine, & où il fut Médecin de l'Hôpital des pauvres malades; il y est mort dans le mois de Juin 1767.

Carrere avoit donné les écrits suivans :

1. *Animadversiones in circulatores.* Perpiniani, apud *Vigé*, 1714, *in*-4. Ce petit ouvrage, écrit contre la circulation du sang, est rempli de fausse théorie ; l'Auteur l'écrivit malgré lui, & uniquement par complaisance pour *Cyr Amanrich*, dont il avoit épousé la fille, & qui, extrêmement prévenu en faveur des anciennes opinions, ne voulut jamais convenir de la réalité de la circulation du sang, & s'éleva toujours avec force contre ceux qui la soutenoient.

2. *Dissertatio medica de febribus.* Perpiniani, 1718, *in*-4. sans nom d'Imprimeur. C'est une dissertation soutenue dans les Ecoles de la Faculté de médecine de Perpignan, par *Pierre Barrere*, sous la présidence de *Carrere*. Elle est divisée en six articles ou paragraphes. Dans le premier, l'Auteur recherche la nature & l'essence de la fievre, qu'il fait consister dans une fermentation contre nature du sang, accompagnée d'une fréquence aussi contre nature, & constante dans le pouls. Le second contient les divisions & sous-divisions des fievres en genres & en especes; l'Auteur les indique toutes succinctement, & en donne de courtes définitions. Le troisieme roule sur la fievre maligne en particulier ; l'Auteur, après l'avoir définie, indique les différentes especes de cette fievre : il en recherche en même-tems les causes ; il fait dépendre les fievres malignes épidémiques de miasmes, qui, s'insinuant dans les corps, & se mêlant avec la masse du sang, produisent la dissolution ou la coagulation de ce fluide. Il rapporte à la même classe la petite vérole & la rougeole ; il soutient que nous ne portons point en naissant le germe de ces maladies ; qu'elles ne reconnoissent aucune cause interne, & que les causes qui les produisent sont extérieures ; il croit qu'elles dépendent principalement de la communication de l'air infecté. Le quatrieme article concerne les causes des fievres, soit essentielles, soit symptomatiques. Le cinquieme contient une exposition des symptomes qui surviennent dans les différentes especes de fievres. Enfin, le sixieme présente d'abord le diagnostic, ensuite la méthode curative de la fievre en général, & de chacune de ses especes en particulier : cet article est traité très-succinctement ; il ne contient que les préceptes généraux, & l'Auteur n'y descend dans aucun détail particulier.

3. *Essai sur les effets de la méthode du bas peuple pour guérir les fievres.* A Perpignan, 1721, *in*-12. C'est une exposition des moyens que le bas peuple du Roussillon emploie assez fréquemment pour se délivrer des fievres intermittentes ; tels sont l'usage immodéré du

poivre, le catapuce à haute dose, l'ivresse, la boisson d'urine, de sang menstruel, &c. L'Auteur, uniquement dirigé par l'amour de l'humanité, cherche à faire connoitre à ses Compatriotes les dangers auxquels ils s'exposent en employant des moyens aussi violens. Il examine d'abord l'action de ces remedes dans le corps de l'homme; il passe ensuite aux effets qu'ils doivent produire; il présente un tableau effrayant des dérangemens qu'ils doivent occasionner dans la machine, & des accidens facheux qui peuvent en être la suite: il confirme ses préceptes par des exemples arrivés sous les yeux de ses Concitoyens. Il convient qu'on a quelquefois réussi à se guérir des fievres intermittentes en employant de pareils moyens; mais il prouve que ces guérisons, toujours l'effet d'une heureuse témérité, ont été fort rares, & ne suffisent point pour autoriser l'emploi de moyens aussi dangereux; enfin, il fait voir que souvent ceux-là même, qui se sont crus guéris par de pareils remedes, ont été, dans la suite, les victimes de leur imprudence: il confirme cette assertion par quelques observations. Cet ouvrage ne contient aucun précepte sur le traitement des fievres intermittentes; il ne tend qu'à faire voir le danger des remedes violens dans ces maladies, & à détruire le préjugé du peuple, toujours prêt à les mettre en usage.

III. CARRERE, (*Thomas*) fils du précédent, naquit à Perpignan le 11 Février 1714. Destiné d'abord à l'état ecclésiastique, il donna ses premieres années à l'étude de la philosophie & de la théologie dans l'Université de sa patrie, prit l'habit clérical, & reçut les ordres mineurs. Il prit ensuite le parti de la médecine; il étudia cette science dans les Universités de Montpellier & de Perpignan; il fut promu dans la premiere au degré de Maître-ès-arts le 19 Février 1735, & reçut les honneurs du Doctorat en médecine dans la derniere, le 22 Janvier 1737. Il avoit déjà signalé son entrée dans la carriere de la médecine par des theses publiques, *de universâ medicinâ*, qu'il avoit soutenues avec applaudissement dans les Ecoles de la Faculté de Perpignan, sous la présidence de *Joseph Carrere*, son frere, Prêtre & Docteur en médecine.

Il venoit de prendre ses degrés, lorsque sa Faculté l'honora de son choix le 21 Février suivant, pour régenter une chaire de médecine pendant la vacance. Le concours fut ouvert, pour la dispute de cette chaire, au mois d'Octobre 1737. *Carrere* s'y présenta; la profondeur des lumieres des autres Concurrens lui en faisoit craindre l'issue; mais le succès couronna ses vœux; il fut élu Professeur, & commença à remplir les fonctions de sa Régence.

Il fut élu Recteur de l'Université de Perpignan le 7 Janvier 1746; mais son élection fut déclarée nulle par arrêt du Conseil Souverain du Roussillon, du 14 Février suivant, à raison d'un défaut de formalité.

Carrere n'avoit rien fait pour démériter la confiance de sa Compagnie; aussi fut-il choisi de nouveau pour remplir cette place le 7 Janvier 1752, c'est-à-dire, à la premiere élection, où, suivant les statuts, il pouvoit être mis sur les rangs. Il jetta, pendant l'année de son Rectorat, les fondemens du rétablissement de l'Université, par la multiplicité des projets qu'il forma, & des mémoires qu'il fournit. Il trouva, dans la protection de deux Mécènes, des ressources propres à animer son zèle: il seconda leurs vues par son activité, par l'étendue de ses recherches, & par la justesse de ses projets; il les mit à portée de travailler avec succès au rétablissement d'une Compagnie, qui, autrefois célebre, touchoit au moment d'une décadence totale. Le zéle, qu'il venoit de faire paroitre pour l'Université, lui mérita, après son Rectorat, l'entiere confiance de cette Compagnie; elle le crut propre à perfectionner l'ouvrage qu'il avoit commencé; elle lui confia ses intérêts; elle le chargea de travailler à son rétablissement; elle lui donna à cet effet tous les pouvoirs nécessaires; enfin, elle le nomma son Commissaire perpétuel, & s'en rapporta en entier à tout ce qu'il pourroit faire. Dès ce moment, *Carrere* agit encore avec plus d'activité; il vit enfin son zèle couronné des plus heureux succès. Les vœux de sa Compagnie, présentés par son organe aux deux Protecteurs de l'Université, accueillis & portés par eux aux pieds du trône, trouverent un accueil favorable auprès de Louis le Bien-Aimé; ils furent suivis de dons multipliés, de distinctions flatteuses accordées aux Maîtres, de la confirmation & du renouvellement des anciens privileges, d'établissemens aussi utiles que nombreux, de réglemens aussi sages qu'étendus. L'Université prit, dès ce moment, une nouvelle forme; & *Carrere*, flatté du succès de ses soins, se crut assez récompensé de ses peines, par la douce satisfaction d'avoir concouru au rétablissement d'une Compagnie dont il étoit Membre.

Carrere fut nommé par le Roi, le 12 Février 1753, à la place de Médecin de l'Hôpital militaire de Perpignan; il n'obtint cette place qu'en survivance de *Pierre Barrere*, qui en étoit pourvu; il entra en exercice dans le mois de Novembre 1755, époque de la mort de son Principal. Le zèle qu'il fit paroitre pour le bien du service lui mérita la confiance du Roi; il fut chargé, en 1757, de faire une inspection dans l'Hôpital militaire de Collioure, relativement à des abus qui s'étoient glissés dans cet Hôpital. Il fut encore chargé, dans le mois d'Octobre 1758, de l'Inspection des Soldats, qui étoient envoyés de l'isle de Minorque en France pour y prendre les bains, ou y faire usage des eaux minérales, avec la liberté de changer leur destination. Il fit sur tout éclater son zèle dans une constitution de fievres putrides malignes, qui regna dans l'Hôpital de Perpignan pendant le printems & l'été de l'année 1763: chargé d'environ mille malades, il leur donna tous ses soins. La contagion, qui parut se déclarer en attaquant presque tous les Employés, ne l'arrêta point; il redoubla son zèle à meſure que le danger parut augmenter. Cette conduite lui valut des éloges de la part de M. le Duc de Choiſeul, alors Miniſtre au département de la guerre, qui lui écrivoit le 5 Mai 1763 : « Ces maladies auront vrai» ſemblablement ceſſé, lorſque vous recevrez ma lettre, & j'en juge » d'après la façon dont vous les avez vues & traitées. Rien n'étoit plus » propre à empêcher la communication, que les précautions que vous » avez priſes.... J'en ai rendu un compte au Roi, qui vous ſera sûrement » agréable ».

Il occupa ſucceſſivement dans la ſuite différentes autres places ; il fut fait Conſeiller-Médecin ordinaire du Roi près la Cour de Conſeil Souverain du Rouſſillon, & des Priſons de la Conciergerie du Palais, le 21 Mai 1759. Il fut promu au Décanat de ſa Faculté le 25 Mai 1761 ; enfin, le 30 Juin ſuivant, il fut fait Protomédic des Comtés du Rouſſillon, Conflent, Cerdagne & pays adjacens : d'abord après ſon inſtallation, il s'occupa des moyens propres à corriger les abus qui s'étoient gliſſés dans les deux parties qui lui étoient ſubordonnées, c'eſt-à-dire, la chirurgie & la pharmacie, dans toute l'étendue de ſon reſſort. Il quitta la premiere de ces trois places en 1761, & il a rempli les deux autres juſqu'à ſa mort. Il avoit déjà été agrégé à la Société royale des Sciences de Montpellier en 1757.

Les exercices des Ecoles, les fonctions des différentes places, la compoſition des ouvrages de médecine, ne firent jamais négliger à *Carrere* l'exercice de ſa profeſſion ; il s'y livra ſans réſerve, & ſes commencemens furent couronnés par les plus heureux ſuccès. Sectateur zélé de la nature, il obſerva toujours la marche de cette ſage mere ; il crut que l'obſervation devoit ſervir de baſe à la pratique ; il en fit ſa principale occupation ; il ne voyoit rien d'intéreſſant qui n'attirât ſon attention : il s'éleva encore avec autant de zele que de ſuccès contre une pratique vraiment incendiaire, qu'il trouva établie dans ſa province, & qu'il regarda comme entiérement contraire au climat & aux tempéramens. Il réuſſit en peu de tems à jouir de la confiance générale. Sa réputation ne ſe borna pas à ſa patrie ; il fut ſouvent appellé dans les provinces voiſines, en Languedoc & en Catalogne. Il ſe vit enfin le Médecin le plus employé.

Thomas Carrere étoit monté au faite des honneurs de ſon état ; il occupoit lui ſeul toutes les places honorables & lucratives deſtinées à des Médecins dans la province du Rouſſillon ; il avoit la confiance publique ; il s'étoit concilié l'eſtime des grands ; il en reçut une preuve ſenſible du feu Maréchal de Noailles, Gouverneur de la province du Rouſſillon, qui lui écrivoit le 22 Juin 1761 : « L'ancienneté de vos » ſervices, & l'attention avec laquelle vous avez rempli vos devoirs, » me perſuadent que vous continuerez à mériter les bontés du Roi, » à donner, comme vous avez fait juſqu'ici, de bons exemples aux » jeunes gens qui ſe deſtinent à entrer dans la même carriere » que vous avez parcourue avec diſtinction ». Enfin, il avoit réuni les suffrages de plusieurs Savans, avec lesquels il étoit en correspondance suivie, tels, par exemple, qu'*Andri*, *Astruc*, *Linné*, *Hallmann*, *Venel*, &c. Mais il ne jouit pas long-tems des agrémens qu'il avoit lieu d'attendre de la position brillante où il se trouvoit. Il fut attaqué, le 18 Janvier 1764, d'une maladie grave, qui le conduisit au tombeau; il mourut à Perpignan le 26 Juin suivant, âgé de 50 ans, & fut enterré dans l'Eglise paroissiale de Saint-Jacques; la Faculté de médecine honora ses funérailles de sa présence. Il avoit épousé *Jeanne Ruffat*, de laquelle il a laissé un fils, qui fait le sujet de l'article suivant.

Nous avons de ce Médecin les ouvrages suivans (*):

1. *Theses ex universâ medicinâ*. Perpiniani, apud *Franciscum Reynier*, 1736, *in*-4. Ces theses, que l'Auteur soutint dans les Ecoles de la Faculté de médecine de Perpignan, sont divisées en cinq parties. L'Auteur y présente des notions succinctes des différentes parties de la médecine, & les principes les plus généraux de l'art de guérir. La premiere partie roule sur la physiologie; l'Auteur y examine, en dix paragraphes, la composition du corps humain, les différens genres de vaisseaux qu'on y trouve, & leur structure; les humeurs qu'il contient, & leurs différences; la composition & le mouvement du sang; les mouvemens & l'action du cœur & des vaisseaux; les principales fonctions de l'économie animale; la respiration; les secrétions; la nutrition; les sensations; la génération. La seconde partie concerne la pathologie: on y trouve, en quatre paragraphes, des notions générales sur la maladie, sa cause, ses symptomes, ses différences accidentelles, les choses contre nature & leur action, les différens vices des parties solides & fluides. La troisieme est relative à la semeiotique. La quatrieme, à l'hygiene; l'Auteur y examine principalement les six choses non naturelles, & la maniere dont elles peuvent concourir à la conservation de la santé, ou à la production des maladies. La cinquieme traite de la thérapeutique; elle comprend dix-neuf paragraphes; l'Auteur y parle des indications & des contre-indications, de la cacochylie, de la cacochymie, des vices des parties similaires & organiques, & des différens secours qu'ils exigent; il passe ensuite au détail, & traite de la fievre en général, & de plusieurs de ses especes en particulier, des maladies soporeuses, de l'inflammation, de la syncope, de l'hydrophobie, de l'inappétence, de la vérole, de la jaunisse, de la dyssenterie, des vices du flux menstruel, &c.

(*) Le jugement que nous pourrions porter des ouvrages de *Thomas Carrere*, & de ceux de *Jos. Barth. Fr. Carrere*, son fils, paroîtroit suspect; nous croyons devoir nous en abstenir: nous nous contenterons d'en donner le catalogue & l'analyse.

2. *Réponse à une question de médecine, dans laquelle on examine si la théorie de la botanique, ou la connoissance des plantes, est nécessaire à un Médecin.* 1740, *in-4.* sans indication de lieu ni d'Imprimeur. C'est un ouvrage polémique. L'Auteur avoit prononcé un discours dans les Ecoles de médecine de Perpignan le 3 Juin 1740; après avoir recommandé l'étude de la botanique, il avoit distingué les deux parties que cette science renferme; il avoit conclu que les beaux phénomenes qu'offrent la structure & la germination des plantes, leur nourriture, leur durée, &c. ne sauroient jamais être préférables à l'utilité qu'on retire de la connoissance de leurs vertus & de leurs usages, & que celle-ci par conséquent devoit faire le principal objet de l'application d'un Médecin. *Pierre Barrere* attaqua vivement ce discours par un écrit qu'il publia sous le titre de *Question de médecine, où l'on examine si la théorie de la botanique, ou la connoissance des plantes, est nécessaire à un Médecin.* C'est ici la réponse à cet écrit: l'Auteur cherche à prouver de nouveau ce qu'il avoit soutenu dans son discours; il emploie à cet effet l'autorité d'un grand nombre de célebres Médecins anciens & modernes, d'Hippocrate, de Galien, de Fagon, de Malpighi, de Boerhaave, &c. Il se fonde principalement sur les mêmes principes de ces Médecins, que *Barrere* avoit allégués en sa faveur, & cherche à faire voir que son Adversaire les a tronqués, altérés, défigurés; il reproche en même-tems à *Barrere* de s'être donné pour l'Inventeur de l'ipécacuanha blanc, & prouve que cette plante étoit connue de Pison & de Tournefort, qui en avoient déjà parlé long-tems avant.

3. *Lettre d'un Médecin de province à M. Louis XX, Médecin de la Faculté de Perpignan, in-4.* sans indication de lieu ni d'année, mais écrite en 1743.

4. *Réponse à la lettre raisonnée de Louis XX, Médecin de la Faculté de Perpignan.* 1743, *in-4.* sans indication de lieu, ni d'Imprimeur.

5. *Lettre à M. Gourraigne, Médecin de la Faculté de Montpellier.* 1743, *in-4.* sans indication de lieu, ni d'Imprimeur.

6. *Réflexions sur les éclaircissemens que M. Simon a donné au sujet de la maladie d'un Officier d'Artillerie.* 1744, *in-4.* sans indication de lieu, ni d'Imprimeur.

Ces quatre ouvrages sont encore polémiques; il y est question de la maladie d'un Officier d'Artillerie, attaqué d'une péripneumonie catarreuse, qui avoit été traitée par un Médecin de Collioure. *Adrien de Lacroix*, autre Médecin de cette ville, avoit écrit contre la pratique de son Confrere, & avoit attaqué en même-tems *Thomas Carrere*, en soutenant que le Médecin ordinaire ne s'étoit conduit que d'après les principes de ce dernier. C'est ce qui engagea *Carrere* à écrire à son tour, & à défendre les principes qu'on attaquoit. Il est question

question de décider si la péripneumonie caterrheuse doit être attaquée par les purgatifs, ainsi que le prétendoit *la Croix*. L'Auteur s'éleve contre cette pratique, & fait voir qu'on ne doit chercher à combattre cette maladie, que par la saignée & l'usage intérieur des adoucissans, des délayans & des légers incisifs; il prouve ensuite que les purgatifs, bien loin d'être indiqués, ne peuvent qu'augmenter l'intensité des symptomes. La lettre à *Gourraigne*, quoique dans le style épistolaire, est une longue dissertation sur la péripneumonie caterrheuse; l'Auteur y développe la nature de cette maladie; il en parcourt successivement les symptomes, & explique en même-tems les indications qu'ils présentent; il en expose les causes, & en déduit les conséquences dont il fait l'application à la pratique, relativement à cette même maladie; il entre enfin dans des détails très-étendus sur la méthode curative; il fait voir quel peut être le danger des purgatifs dans la péripneumonie caterrheuse; il se fonde sur le caractere de la maladie, sur son issue ordinaire, sur l'espece des symptomes, sur les vœux de la nature, sur l'observation; enfin, sur le témoignage de plusieurs célebres Praticiens.

7. *Dissertatio medica de hominis generatione.* Perpiniani, apud *Guillelmum Simonem le Comte*, 1744, *in*-4. C'est une dissertation soutenue dans les Ecoles de la Faculté de médecine de Perpignan, par *François Marcé*, sous la présidence de l'Auteur. Elle renferme d'abord quelques discussions sur le méchanisme de la génération, & ensuite un examen du développement des parties de l'embryon; après quoi elle présente quelques notions sur l'espece de nourriture que prend le fœtus, sur la maniere dont elle lui parvient, sur le défaut de respiration du fœtus, sur la maniere particuliere dont le sang circule dans son corps, sur plusieurs autres phénomenes relatifs au fœtus, tant qu'il est enfermé dans le sein de sa mere; enfin, sur le méchanisme de l'accouchement. L'Auteur adopte le systême des œufs, dont il explique la fécondation par le moyen de la semence virile; il réfute l'idée de ceux qui ont cru que cette liqueur contenoit les rudimens de l'embryon, & de ceux qui y ont supposé des vers, auxquels ils ont attribué le grand œuvre de la génération.

7. *Dissertatio, an veræ phthisi pulmonari, ultimum gradum nondùm assecutæ, aquæ preslenses, vulgò de* LA PRESTE. Perpiniani, apud *Joan. Bapt. Reynier*, 1748, *in*-4. C'est une dissertation soutenue dans les Ecoles de Perpignan, par *Sauveur Masvesi*, sous la présidence de l'Auteur. On y trouve d'abord une description de la phthisie pulmonaire, une exposition des différences de cette maladie, & des recherches sur les causes qui peuvent la produire. L'Auteur la prend dans son origine; il la suit dans ses progrès; il expose les accidens qui caractérisent ses degrés différens; il désigne les tempéramens qui peuvent y être le plus exposés; il présente cette maladie comme

contagieuse, & souvent héréditaire. Il passe ensuite au traitement; il expose les différentes méthodes curatives qui sont le plus usitées, ou recommandées par les plus célebres Praticiens; il en fait voir l'insuffisance dans le plus grand nombre de cas; il finit par conseiller l'usage intérieur des eaux thermales sulfureuses de *la Presle*, qui sont en Roussillon; il les présente comme propres à opérer la guérison de cette maladie, avant qu'elle n'ait fait de trop grands progrès, mais comme insuffisantes, lorsqu'elle est parvenue au dernier degré. Il rapporte ensuite plusieurs observations très-détaillées, qui prouvent les bons effets de ces eaux dans cette maladie, tout comme leurs propriétés contre la goutte, le calcul, le rhumatisme & les maladies cutanées.

8. *Essai sur les eaux minérales de Nossa en Conflent, sur leur nature, sur leurs vertus, sur les maladies auxquelles elles peuvent convenir, & sur la maniere de s'en servir.* A Perpignan, chez *Guill. Sim. le Comte*, 1754, *in*-12. L'Auteur donne d'abord l'analyse de ces eaux, & conclut qu'elles sont chargées de soufre, & qu'elles contiennent encore une terre poreuse, fort divisée, & une très-petite quantité de sel, qu'il rapporte à la classe des sels neutres. Il passe ensuite aux propriétés de ces eaux, & aux maladies auxquelles elles peuvent convenir; il les regarde comme propres à délayer le sang, à corriger l'acrimonie de ce fluide, à rendre aux liqueurs épaissies leur premiere fluidité, à rétablir les secrétions & le cours des urines & des sueurs; il leur reconnoît une vertu vulnéraire détersive, & les recommande en conséquence dans les maladies de la peau, dans la phthisie pulmonaire, & pour guérir les ulceres des différentes parties. Il vante leurs bons effets contre l'asthme & quelques maladies des reins & de la vessie, comme l'ulcere, le calcul; il en conseille l'usage, soit intérieur, soit extérieur, contre les dartres, la galle, &c.; il expose enfin la maniere d'en faire usage. Il ne fonde pas les propriétés de ces eaux sur la simple analyse qu'il en a faite; il parle encore d'après l'observation; il rend compte des différens cas où il les a employées, & des effets qu'elles ont produits, & rapporte plusieurs exemples de guérisons surprenantes.

9. *Réponse à l'Auteur d'une lettre, sur l'impossibilité de reconnoître, par l'ouverture des cadavres, les causes éloignées & immédiates des maladies.* 1755, *in*-12. sans indication de lieu ni d'Imprimeur. Cette lettre avoit été écrite contre *Barrere*, qui avoit publié, en 1753, ses observations anatomiques. Ce Médecin étoit alors retenu par une maladie grave, qui le conduisit au tombeau; *Carrere* entreprit sa défense; il s'éleva contre le *Critique*; c'est le sujet de cette réponse: il y justifie *Barrere* de l'imputation d'avoir confondu les causes des maladies avec leurs effets; il fait voir que l'ouverture des cadavres

peut conduire souvent à connoitre quelques-unes des causes des maladies.

10. *Traité des eaux minérales du Roussillon.* A Perpignan, chez *Jean-Bapt. Reynier*, 1756, *in*-8. L'Auteur divise les eaux minérales de cette province en quatre classes : 1°. les eaux sulfureuses ; 2°. les natreuses ; 3°. les martiales ; 4°. les alkalines martiales. Les eaux de la premiere classe y sont les plus abondantes, & sont toutes thermales ; mais le degré de leur chaleur varie beaucoup. Cette classe comprend neuf chapitres : le premier traite des eaux d'*Arles* ; le second, des eaux de *la Preste* ; le troisieme, des eaux de *Vernet* ; le quatrieme, des eaux de *Molitg* ; le cinquieme, des eaux de *Nossa* ; le sixieme, des eaux d'*Olete* & de *Nyer* ; le septieme, des eaux *chaudes de la Cerdagne* ou *Escaldes*. Dans chacun de ces chapitres, l'Auteur s'occupe de l'examen de ces différentes eaux ; il fait connoître leurs diverses sources ; il indique les différens degrés de leur chaleur ; il expose l'analyse qu'il en a faite, & les résultats qu'il en a tirés ; il rend compte des phénomenes que chacune d'elles présente en particulier ; il en déduit enfin les conséquences propres à établir les principes qu'elles contiennent, les propriétés qu'on doit leur reconnoître, & les différens degrés de leur activité. Il en fait ensuite l'application à la pratique, c'est-à-dire, aux différens cas dans lesquels elles peuvent être utiles : c'est ce qui fait le sujet des deux chapitres suivans. Le huitieme roule sur leur usage intérieur ; le neuvieme, sur leur usage extérieur, sous la forme de bains, de douches, de lotions : il y est encore question de l'application de leurs boues & des bains de vapeur. L'Auteur fait voir que la plupart de ces eaux sont entiérement analogues à celles de *Baréges* ; qu'elles sont employées avec succès dans les mêmes cas ; qu'elles produisent les mêmes effets. Il démontre leur efficacité, prises intérieurement, dans les suppurations internes & externes, dans l'asthme, dans la phthisie & autres maladies de la poitrine, dans toutes celles qui dépendent de matieres sablonneuses arrêtées dans les reins & la vessie, dans tous les cas d'épaississement du sang, d'acrimonie de la lymphe, d'engorgement des vaisseaux pulmonaires, de gonorrhée virulente, d'ulceres dans différentes parties, de maladies cutanées de toute espece, &c. Il fait voir que leur usage extérieur ne réunit pas moins d'avantages ; il en vante les propriétés contre les maladies cutanées, les sciatiques, les rhumatismes, les paralysies, les anciennes plaies d'armes à feu, &c. Cette premiere classe est suivie d'un tableau qui présente les différentes températures de toutes ces eaux, très-variées par rapport à plusieurs circonstances. La seconde classe comprend les eaux natreuses ; l'Auteur ne trouve qu'une source qu'il puisse y rapporter ; c'est celle de *Saint-Martin de Fenouilla* : il conclut, d'après l'analyse qu'il rapporte, que ces

eaux sont aérées & chargées d'une terre calcaire, & d'un sel alkali fossile de la nature du *natrum* des Anciens, tel que celui qu'on trouve, suivant *Geoffroi* & *Duclos*, dans les eaux de Bourbon l'Archambaut, de Vichi & du Mont-d'Or. Il combat l'idée de ceux qui les ont regardées comme chargées d'alun. Il indique ensuite les cas & les tempéramens auxquels elles peuvent convenir, & ceux pour lesquels on doit s'en abstenir. La troisieme classe concerne les eaux martiales; l'Auteur s'occupe d'abord de ce genre d'eaux minérales en général; il examine les principes qu'elles contiennent; il établit leurs propriétés; il passe ensuite au détail de celles qu'on trouve en Roussillon: il en indique cinq; celles du *Barnadal*, de *Cornella*, de *Monné*, de *Force-Real* & de *Cochous*; il expose leur analyse, & fait l'application des principes généraux qu'il a d'abord établis. La quatrieme classe est relative aux eaux alkalines martiales; l'Auteur n'en trouve que deux en Roussillon, celles de *Sorede* & de *Colliouvre*; il suit, à leur égard, le même ordre que dans les classes précédentes. L'ouvrage est terminé par une lettre sur *les bains froids de Font-Romeu*, qu'on trouve aussi en Roussillon; l'Auteur, après avoir examiné l'utilité des bains froids en général, en fait l'application à ceux qui sont l'objet de sa lettre; il expose l'usage qu'on en fait dans sa province, les cas où il pourroient être utiles, la maniere dont il faudroit les employer, & les précautions qu'on devroit mettre en usage. Cet ouvrage est rempli d'observations de pratique, faites par l'Auteur lui-même, sur les effets de toutes ces eaux; il établit toujours leurs propriétés, moins d'après l'analyse, que d'après l'observation & sa propre expérience. C'est le premier ouvrage qui ait paru sur les eaux minérales du Roussillon; personne ne s'en étoit jamais occupé: l'Auteur est jusqu'ici le seul qui ait entrepris de défricher ce vaste champ, & de faire connoître les richesses que cette province renferme dans cette partie.

11. *Dissertatio medica de sanguinis putredine*. Perpiniani, apud *Joan. Bap. Reynier*, 1759, *in-4*. Cette dissertation, quoiqu'ayant paru sous le nom de *Simon-Philippe Bieysse*, qui l'a soutenue dans les Ecoles de médecine de l'Université de Montpellier, est de *Carrere*. On trouve d'abord des prolegomenes, dans lesquels l'Auteur fait voir, par plusieurs exemples, la possibilité de la putréfaction du sang & des différentes humeurs; il rapporte ensuite succinctement ce que plusieurs Médecins, anciens & modernes, ont entendu par cette putréfaction, tels que Galien, Alexandre Trallien, Fernel, Drelincourt, Pringle, Van-Swieten. Il a divisé sa dissertation en trois chapitres: il examine, dans le premier, l'essence de la putréfaction; après avoir rapporté le sentiment d'un grand nombre de Médecins & de Physiciens, & beaucoup d'expériences relatives à cette matiere, il établit que l'idée de la putréfaction ne convient absolument

qu'à l'entiere dissolution d'un mixte, en tant qu'elle est suivie de la désunion, de la séparation, de l'altération parfaite de ses principes, du changement de ses qualités primitives, & d'une disposition à la volatilité & à la fétidité. Dans le second chapitre, il s'occupe de la putréfaction du sang, circulant dans les vaisseaux; il regarde cette putréfaction comme impossible, tant que les fluides sont en mouvement, & croit qu'elle ne peut être parfaite, qu'autant qu'ils sont arrêtés, & même exposés à l'action de l'air. Il prend de-là occasion de faire quelques réflexions sur le caractere des maladies qu'on regarde comme putrides. Dans le troisieme chapitre, il recherche les causes de la putréfaction du sang; il entre à ce sujet dans des détails très-étendus, qu'il seroit trop long de rapporter ici.

12. *Dissertatio medica de hæmatoscopiâ.* Monspellii, apud *August. Franc. Rochard*, 1759, *in*-8. Cette dissertation, quoique de *Carrere*, n'a pas été publiée sous son nom; elle a paru sous celui de *Pierre-Joseph Laroque*, qui l'a soutenue dans les Ecoles de médecine de l'Université de Montpellier. Elle comprend dix paragraphes, qui tendent à faire voir l'inutilité de l'inspection du sang dans le traitement des maladies, & combien peu elle sert au Praticien pour connoître le caractere & les causes des diverses maladies. Nous n'entrerons point dans des détails plus étendus, cette dissertation ayant été altérée par l'Ecolier qui l'a soutenue, & qui, pour éviter les frais d'impression, en a, de son propre mouvement, retranché la moitié. Nous pourrons un jour la donner en entier, avec quelques mémoires relatifs à la même matiere.

IV. CARRERE, (*Joseph-Barthelemi-François*) fils du précédent, est né à Perpignan le 24 Août 1740. Destiné dès sa naissance à la profession de ses ancêtres, il a été élevé sous les yeux de son pere, qui lui en a de bonne heure inspiré le goût, & lui en a donné les premiers principes. Après avoir étudié la philosophie dans l'Université de sa patrie, il a été envoyé, au mois de Novembre 1755, à Montpellier, pour y apprendre les élémens de l'anatomie: après un séjour de cinq mois, pendant lesquels il y a été reçu au degré de Maitre-ès-arts, il est revenu à Perpignan, où il a suivi les Ecoles de médecine; mais où, à proprement parler, il n'a eu d'autre Maitre que son pere. Il a été de nouveau à Montpellier au mois de Novembre 1758, & a reçu dans cette Université les honneurs du Doctorat en médecine le 26 Novembre 1759. L'acte de son Doctorat a été accompagné d'une circonstance bien flatteuse pour lui, & qui n'a pas peu contribué à exciter son émulation, & à lui faire souhaiter d'être digne un jour de l'honneur qu'on y rendoit à l'Auteur de ses jours; il a eu la douce satisfaction d'y entendre l'éloge d'un pere qui lui étoit cher, prononcé à la place du discours d'usage en pareille cérémonie, par *Henri Haguenot*, Président de l'acte, & Doyen des Professeurs de cette Ecole. Il est revenu dans sa patrie; il s'est présenté à la Faculté de médecine, & y a été reçu à l'agrégation, le 8 Février 1760. Il a cherché ensuite à cultiver l'anatomie, dont il venoit de puiser les élémens à Montpellier; la facilité qu'il a eue à se procurer des cadavres dans l'Hôpital militaire, dont son pere étoit le Médecin, lui en a rendu les moyens plus aisés; mais il a voulu se rendre utile au Public en travaillant à sa propre instruction; il a fait, dans l'hiver suivant, un cours public d'anatomie, & il a été le premier qui ait enseigné publiquement cette science dans sa patrie, où le Professeur d'anatomie n'avoit jamais donné dans les Ecoles que des traités de médecine théorique & pratique.

La chaire d'anatomie & de chirurgie ayant vaqué au mois de Mai 1761, par la mort de *Damien Costa*, la Faculté a honoré *Carrere* de son choix, & l'a nommé Vice-Professeur pour la remplir pendant la vacance. Il s'est présenté en même-tems au concours de cette chaire, & a été élu Professeur le 20 Décembre suivant, par l'unanimité des suffrages de sa Faculté. Il a rempli dès ce moment les fonctions de la Régence, & a commencé au mois de Novembre 1763 à enseigner l'anatomie à l'Université, dans un amphithéâtre qui venoit d'être construit à cet effet.

Peu de tems après, c'est-à-dire, au mois de Juin 1764, il a eu le malheur de perdre son pere, qui n'avoit jamais cessé d'être son maître, & qui avoit toujours dirigé ses études, & veillé à son instruction & à ses progrès. C'est encore sous lui qu'il a été formé dans la pratique de la médecine; il l'a suivi constamment pendant cinq ans chez tous ses malades, & dans ses visites à l'Hôpital; il a dirigé, sous ses yeux, & d'après ses conseils, des maladies de toute espece. Après sa mort, il s'est livré en entier à la pratique, & en a fait une de ses principales occupations.

L'Université de Perpignan, ayant arrêté qu'il seroit construit un Cabinet d'histoire naturelle, uniquement destiné aux productions de la province, par décret du 8 Octobre 1770, a chargé *Carrere* de présider à cet établissement; elle l'a nommé à cet effet Directeur-Garde & Démonstrateur de ce Cabinet: celui-ci a, dès ce moment, veillé avec zèle, à la formation & à la perfection de cet établissement; il a réuni, en peu de tems, un nombre de pieces assez considérable pour mériter l'attention des Curieux. Lorsqu'il a quitté Perpignan, deux ans & demi après, ce Cabinet présentoit déjà un spectacle intéressant; la collection d'environ 1500 plantes y formoit le regne végétal; le regne minéral présentoit une grande quantité de métaux, de pétrifications, de congélations, de crystallisations, de sels, de terres, de pierres; le regne animal ne se faisoit pas moins distinguer par la variété & la multiplicité des êtres qu'il renfermoit; cette partie se trouvoit enrichie des productions de la mer, litophites, éponges, corallines, coquillages, madrépores, millepores, &c. outre une grande quantité de poissons de toutes les especes.

Carrere s'occupoit de ces différens objets, lorsqu'il a reçu du Souverain une faveur bien propre à animer son zèle ; le Roi, par arrêt de son Conseil, du 9 Juin 1772, lui a donné, en fief & en récompense de ses services, les eaux minérales des Escaldes, l'édifice de ces eaux, celui des bains, le terrein sur lequel il est construit, & le terrein le joignant ; S. M. lui a fait cette concession en propriété pour lui & ses hoirs & successeurs à perpétuité. Le 18 Avril de l'année suivante, il a été encore nommé par le Roi, Inspecteur général des eaux minérales de la province du Roussillon & du Comté de Foix.

Des affaires particulieres avoient appellé *Carrere* à Paris dans le mois de Mai 1773, il a pris la résolution de se fixer dans cette ville ; il a donné en conséquence, au mois d'Octobre 1774, la démission des différentes places qu'il occupoit dans sa patrie. Il a reçu à cette occasion, de l'Université de Perpignan, une faveur singuliere, à laquelle il n'auroit pas osé s'attendre. Cette Compagnie, s'est relâchée en sa faveur de l'usage qu'elle observe constamment ; sans s'arrêter au terme de quelques années qui lui manquoient encore pour parvenir à la vétérance, elle lui a accordé la qualité, les droits & les honneurs de *Professeur Emérite*, par décret du 2 Mars 1775, en déclarant que c'étoit *en considération de ses services & de ceux de ses ancêtres.* C'est encore dans cette occasion qu'il a reçu des preuves sensibles de l'estime de de ses Concitoyens, par les témoignages flatteurs que le Corps de ville, l'Ordre de la Magistrature, & le Chef de l'Université, n'ont pas hésité à consigner dans des monumens qui sont entre ses mains.

Carrere est actuellement fixé à Paris, où il exerce la médecine. Il s'est présenté à la Faculté de cette ville, & après les épreuves d'usage, il y a été reçu au degré de Bachelier le 30 Mars 1776, & a acquis, dès ce moment, la qualité de Médecin de la Faculté de Paris. Il avoit déjà été nommé Censeur Royal pour la partie de la médecine, le 26 Juin 1775. Enfin, il a été nommé à la place de Médecin du Garde-Meuble de la Couronne dans le mois d'Avril 1776.

Il est encore Membre de quelques Académies ; il a été nommé Correspondant de la Société Royale des Sciences de Montpellier le 19 Juillet 1764, & de l'Académie Royale des Sciences, Inscriptions & Belles-Lettres de Toulouse le 9 Avril 1772 ; il a été Associé à l'Académie Impériale des Curieux de la nature le 30 Novembre 1775, sous le nom de *Numisien II.*

Il a donné les ouvrages suivans :

1. *De vitali corporis & animæ fœdere.* Perpiniani, apud *Joann. Bapt. Reynier*, 1758, *in*-8. On trouve d'abord des préliminaires, dans lesquels l'Auteur examine l'essence de l'ame, suivant le sentiment des Théologiens & celui des Philosophes, & le moment de son union avec le corps : cela le conduit à des recherches sur la nécessité du mouvement du cœur, pour la conservation de la vie ; il fait voir,

par un grand nombre de raiſonnemens, d'obſervations & d'expériences, que la vie commence avec le mouvement du cœur; qu'elle ſe ſoutient autant que le mouvement de cette partie, & qu'elle ne ceſſe qu'au moment où le cœur ceſſe de ſe mouvoir. Il répond en même-tems aux différentes objections qu'on fait contre ce ſentiment. Il regarde les mouvemens, qu'on obſerve quelquefois dans nos parties apres la mort, comme n'ayant rien de vital, mais comme étant un effet de l'irritabilité : cela lui donne occaſion d'examiner la force contractile, qui eſt inhérente à nos muſcles. Il en établit deux eſpeces : 1°. la vraie contractilité muſculaire : 2°. l'irritabilité; il développe la nature, le caractere & l'action de l'une & de l'autre; il fait voir que la derniere n'eſt pas vitale; qu'elle ſe ſoutient après la mort; qu'elle ne dépend ni des nerfs, ni de la ſenſibilité des parties. Après ces préliminaires, qui rempliſſent vingt-trois pages, l'Auteur diviſe ſon ouvrage en deux chapitres : il examine, dans le premier, le rapport qui exiſte entre l'ame & le corps; & dans le ſecond, l'empire que l'ame exerce ſur le corps. L'explication de ces deux chefs, & l'examen de la maniere dont ſe fait la tranſmiſſion des impreſſions des objets extérieurs, des idées, des ſenſations, conduit l'Auteur à faire des recherches ſur diverſes queſtions intéreſſantes. Par exemple, il examine l'eſſence de la ſenſibilité de nos parties, il indique les organes qui jouiſſent de cette propriété, & ceux qui en ſont privés; il fait voir que, quoique dépendante des nerfs, elle n'eſt proportionnée ni à leur nombre, ni à leur volume, mais qu'elle eſt en raiſon de leur aptitude particuliere à recevoir les impreſſions, & de leur tenſion. Il combat l'idée de ceux qui prétendent que la tranſmiſſion, dont nous venons de parler, ſe fait au moyen des eſprits animaux; il prouve au contraire qu'elle dépend de la vibration des fibres nerveuſes, & il explique ce méchaniſme. Il regarde l'ame comme préſidant à tous les mouvemens qui ſe font dans le corps; il y admet deux facultés, une *animale*, qui gouverne les mouvemens volontaires, & une *naturelle*, qui dirige les mouvemens indépendans de la volonté; de-là il combat l'exiſtence de tout mouvement automatique ou méchanique dans le corps de l'homme. Il finit par quelques réflexions ſur le méchaniſme du mouvement muſculaire, qu'il regarde encore comme indépendant des eſprits animaux, mais comme mis en action par la vibration des nerfs.

2. *Diſſertatio phyſiologica de ſanguinis circulatione.* Perpiniani, apud *Guill. Sim. le Comte*, 1764, *in*-8. Les premiers paragraphes ſont deſtinés à examiner quels ſont le tems & les Auteurs de la découverte de la circulation du ſang, & à fournir les preuves propres à conſtater la réalité de ce mouvement. L'Auteur explique enſuite fort au long le méchaniſme & l'ordre de la circulation, l'action des

différentes

différentes puissances qui y concourent, les différens mouvemens du cœur, ceux du système artériel & du système veineux, les causes de la vélocité du sang. Il examine si le cœur, lorsqu'il se contracte, se vuide entiérement du sang qu'il renferme; s'il pousse le sang dans les arteres coronaires pendant sa dilatation ou sa contraction. Il présente le mouvement de ce viscere comme naturel, & non automatique ou méchanique; il croit que le sang, qui est poussé dans ses ventricules, ne produit sa contraction qu'en excitant ou réveillant l'irritabilité de ses parois; il recherche enfin les causes du double mouvement alternatif des arteres & des veines.

3. *Dissertatio de alimentorum digestionis mechanismo.* Perpiniani, apud *Guill. Sim. le Comte*, 1765, *in*-8. L'Auteur, après avoir exposé l'élaboration que les alimens subissent dans la bouche, explique le méchanisme de la déglutition, soit des solides, soit des liquides, & l'action qui les conduit par l'ésophage jusques dans l'estomac; il a recours au mouvement péristaltique de ce canal. Il examine ensuite l'élaboration qu'ils subissent dans l'estomac; il expose les principaux systêmes qui ont été publiés pour expliquer le méchanisme de la digestion: 1°. la transmutation des alimens en des substances entiérement différentes, adoptée par beaucoup d'Anciens; 2°. la chaleur de l'estomac & des parties voisines, regardée comme suffisante par *Galien*; 3°. la macération des alimens, proposée dans les siecles postérieurs; 4°. un dissolvant universel, supposé dans l'estomac par un grand nombre de Médecins; 5°. la fermentation, imaginée d'abord par *Van-Helmont*, accueillie dans la suite, & soutenue pendant long-tems dans la plupart de nos Ecoles; 6°. la trituration ou le broiement, systême proposé d'abord par *Erasistrate*, soutenu ensuite par les *Solidistes Méchaniciens*, enfin renouvellé par *Hecquet* & *Pitcarn*. L'Auteur expose ces différens systêmes, & les raisons sur lesquelles ils ont été appuyés; il les réfute ensuite, & fait voir combien peu ils peuvent servir à expliquer l'œuvre de la digestion, soit par leur inutilité, soit par leur insuffisance, soit par leur impossibilité; ses raisonnemens sont soutenus par beaucoup d'observations & d'expériences. Il prend occasion de la réfutation de ces systêmes, pour s'occuper de quelques questions qui y sont relatives: 1°. il combat l'histoire sur laquelle on fonde la propriété des autruches, de digérer le fer; 2°. il examine l'essence & les especes de la fermentation, & les conditions qui lui sont nécessaires; il fait voir en même-tems que ces conditions ne sauroient se trouver dans le corps de l'homme: 3°. il prouve que nos humeurs ne contiennent ni des acides nuds, ni des alkalis. Il vient enfin à son systême particulier; il distingue dans les alimens, 1°. une substance fibreuse & comme parenchimateuse, qui doit fournir la matiere des excrémens; 2°. des parties gélatineuses, qui doivent principalement former le suc nour-

ricier; 3°. des parties aqueuſes, ſalines & huileuſes, deſtinées à la formation des différentes humeurs. Il regarde la digeſtion comme conſiſtant dans la ſéparation de cette ſubſtance parenchimateuſe d'avec les autres parties des alimens; il la compare enſuite à une diſſolution chymique; il ſuit les différentes préparations que les Chymiſtes font ſubir aux corps dont ils veulent opérer la diſſolution, & il les trouve toutes dans les organes de la digeſtion; il fait voir encore qu'on y trouve les menſtrues néceſſaires, diverſifiés cependant eu égard à l'hétérogénéité des ſubſtances que contiennent les alimens.

4. *De revulſione*. Perpiniani, apud *Guill. Sim. le Comte*, 1770, *in*-8. L'Auteur diſtingue la révulſion artificielle, qu'il appelle *paſſive*, de la naturelle, qu'il appelle *active*; mais il ne s'occupe que de la premiere: il en reconnoît trois eſpeces, l'abſolue ou conſtante, la variable, & la virtuelle, & expoſe en peu de mots en quoi elles conſiſtent. Il explique enſuite ce qu'il entend par dérivation, qu'il diviſe en directe & en latérale, en indiquant en quoi conſiſtent l'une & l'autre; il fait voir en même-tems que l'eſpece de dérivation que certains ont appellée virtuelle, eſt inutile, & que, ſi elle a lieu, ſes effets ſont de très-courte durée: cela eſt ſuivi d'un examen des ſecours de l'art, employés comme dérivatifs ou révulſifs, & qui ſont l'un & l'autre en même-tems, mais par rapport à des parties différentes: l'Auteur en fait deux claſſes; il rapporte à la premiere tout ce qui, ſans produire aucune évacuation, augmente la diduction & la diſtenſion des vaiſſeaux; comme, 1°. les ventouſes ſeches; 2°. les frictions; 3°. l'application des émolliens ſous la forme de linimens, de fomentations, de cataplaſmes, des lavemens; 5°. les remedes propres à dilater les vaiſſeaux perſpiratoires, & à augmenter le cours de la tranſpiration, comme l'application des animaux récemment tués, ou de quelques-unes de leurs parties; 5°. ce qui peut relâcher les parties exterieures, comme les bains, les douches, les lotions, &c. Il rapporte à la ſeconde claſſe tout ce qui, en ouvrant les vaiſſeaux, produit une évacuation des fluides; comme, 1°. les cauteres; 2°. les ſetons; 3°. les véſicatoires; 4°. les mouchetures faites avec la lancette; 5°. les ſangſues; 6°. la ſaignée. Il explique la maniere d'agir & les effets de tous ces différens moyens; il paſſe enſuite aux avantages de la révulſion, & en fait voir l'utilité, principalement dans les inflammations. Après quoi il revient aux trois claſſes générales de révulſion, qu'il a déjà établies; il parle d'abord de l'abſolue, enſuite de la variable, enfin de la virtuelle. Il s'occupe de chacune d'elles en particulier; il explique leur méchaniſme; il indique leurs cauſes; il déſigne les moyens propres à les produire; il développe leurs effets; il expoſe leurs avantages; il fait connoître les cas où elles peuvent être utiles; il finit chaque article par

des corollaires, dans lesquels il fait l'application de ses principes aux différens cas de pratique qui peuvent en être susceptibles.

5. *Réponse à un ouvrage qui a pour titre :* Recherches anatomiques, par LOUIS-MICHEL COSTE, &c. *dans laquelle l'Auteur établit avec évidence la compression que les arteres iliaques reçoivent de l'intestin rectum trop distendu.* A Perpignan, chez *Claude le Comte*, 1771, *in-4.* L'Auteur avoit avancé dans l'ouvrage précédent, que *les lavemens, en nettoyant l'intestin rectum des matieres fécales qui y sont renfermées, délivre les arteres iliaques voisines de la compression qu'elles pourroient recevoir de cet intestin trop distendu. Pierre-Michel* COSTE, autrefois un des Ecoliers de l'Auteur, mais alors Professeur de botanique dans l'Université de Perpignan, s'éleva contre cette proposition, qu'il regarda comme contraire à la structure & à la position des parties ; il écrivit contre cette proposition & contre quelques autres, extraites du même ouvrage : c'est ici la réponse à cet écrit. L'Auteur l'a divisée en trois parties : il donne, dans la premiere, les preuves de sa proposition ; il fait voir d'abord que l'intestin rectum a une distensibilité qui peut être portée à un degré prodigieux ; il le prouve par la structure de cet intestin, par l'autorité d'un grand nombre d'Anatomistes, & par des observations multipliées. Il prouve ensuite que la grande distension de cet intestin doit être suivie de la compression des arteres iliaques ; il s'appuie sur la structure de ces parties, qu'il établit d'après le témoignage des plus célèbres Anatomistes, sur l'autorité d'*Astruc* & d'*Huxham*, sur l'analogie, enfin, sur l'observation : il rapporte à ce sujet l'histoire de deux ouvertures de cadavres, qu'il a faites dans l'Hôpital de Perpignan : la premiere en présence de la Faculté de Médecine & de la Communauté des Chirurgiens ; la seconde, devant le Doyen & le Sous-Doyen de la Faculté, & les deux Chirurgiens-Major & Aides-Major du même Hôpital. On a trouvé, dans la premiere, le rectum, distendu par l'air qu'on avoit soufflé, comprimant fortement les troncs primitifs des arteres iliaques dès leur bifurcation ; dans la seconde, ce même intestin, distendu par des excrémens endurcis, comprimant les arteres iliaques primitives, & sur-tout celle du côté droit. La seconde partie contient un examen détaillé de l'ouvrage de *Coste* ; l'Auteur prétend y faire voir des erreurs multipliées, des citations altérées, de fausses applications, des expériences mal faites & infidelles, de faux principes de physique, de théorie & de pratique. La troisieme partie a pour titre : *Réponse aux doutes proposés par M. Coste.* Ces doutes se réduisent à trois objets de discussions, proposés bien positivement par *Coste*, comme entiérement contraires à la vérité, quoique cependant sous le titre modeste *de doutes à résoudre.* Le premier est relatif à une artere que l'Auteur avoit appellée *intestinale*, & dont *Coste* nioit l'existence, & soutenoit qu'il n'y en

avoit aucune de ce nom : l'Auteur fait voir qu'il y en a une qui va de la grande gastrique au duodenum, & qui a été ainsi appellée par un grand nombre d'Anatomistes, par *Bourdon*, *Petit*, *Winslou*, &c. Le second roule sur le mouvement rétrograde du sang, dont l'Auteur avoit parlé d'après le témoignage de *Malpighi*, de *Baglivi*, de *Leuwenoëck*, d'*Albert de Haller*, & de *Senac*; ce mouvement avoit été révoqué en doute par *Coste*, qui avoit taxé l'Auteur d'avoir fait de fausses citations pour appuyer son systême : l'Auteur rapporte ici les passages entiers de ces mêmes Auteurs, en citant l'ouvrage, la page & l'édition d'où il les a pris. Le troisieme concerne le mot *angiotomie*, que l'Auteur avoit employé pour désigner la saignée en général : *Coste* prétendoit qu'il avoit fait une mauvaise application de ce terme, & qu'il auroit dû se servir de celui de *phlébotomie* : l'Auteur fait voir que la *phlébotomie* n'est qu'une espece particuliere de saignée ; que la saignée en général a été appellée *angiotomie*, & qu'elle est divisée en saignée à l'artere, ou *artériotomie*, & en saignée à la veine, ou *phlébotomie*.

6. *Dissertatio de retrogrado sanguinis motu*. Perpiniani, apud *Claudium le Comte*, 1772, *in*-8. L'Auteur établit cinq especes de mouvement rétrograde du sang : 1°. des rameaux artériels dans les troncs ; 2°. des troncs veineux dans leurs rameaux ; 3°. des oreillettes du cœur dans les troncs veineux ; 4°. des ventricules du cœur dans les oreillettes ; 5°. des gros troncs artériels dans les ventricules du cœur. Il s'occupe d'abord des preuves de la réalité de ces cinq especes de mouvement rétrograde ; il rapporte quinze expériences qu'il a faites pour s'en convaincre, sur des chiens, des grenouilles & des lapins ; il y joint le témoignage & les expériences & observations multipliées de *Riolan*, de *Malpighi*, de *Leuwenoëck*, de *Baglivi*, *de Boerhaave*, de *Mery*, de *le Camus*, de *Haller*, de *Senac*, de *Bordeu*, de *Lamure* : il examine ensuite si ces mouvemens sont dans l'ordre naturel ; il indique les cas où ils ont lieu ; il désigne les causes qui les déterminent ; il explique leur méchanisme ; il expose leurs effets : cela lui donne lieu de rechercher les causes du gonflement des veines cave, jugulaire, brachiales, sous-clavieres & iliaques, dans les expirations violentes ; il les trouve dans le reflux du sang dans ces veines, occasionné par la pression portée sur les troncs veineux renfermés dans la cavité de la poitrine ; mais avant d'établir & de prouver son sentiment, il réfute l'idée de ceux qui ont attribué ce phénomene au cours difficile du sang dans les vaisseaux pulmonaires pendant l'expiration ; il combat encore le sentiment de *Lancisi* & de *Humbert*, qui le font dépendre de la forte contraction du ventricule droit du cœur ou de l'oreillette congénere. Il expose ensuite les avantages qu'on peut retirer du mouvement rétrograde du sang, sur-tout artériel & veineux, pour la destruction des obstructions

sanguines. Enfin, il établit neuf corollaires, dans lesquels il explique, d'après le mouvement rétrograde du sang, plusieurs phénomenes curieux, relatifs à la théorie & à la pratique de la médecine.

7. *Traité théorique & pratique des maladies inflammatoires.* A Paris, chez *Vincent*, 1774, in-12. Cet ouvrage est divisé en trois parties: la premiere traite des maladies inflammatoires en général; la seconde, des maladies inflammatoires externes; la troisieme, des maladies inflammatoires internes. La premiere partie renferme six chapitres; le premier concerne le caractere & les différences de l'inflammation en général: on y trouve l'essence, les especes, les degrés de l'inflammation. Le second est relatif aux causes de l'inflammation; l'Auteur regarde comme telle l'engorgement sanguin, mais prompt & subit, des plus petites arteres sanguines & lymphatiques, & une augmentation des forces du cœur; il entre dans les détails propres à prouver son sentiment; il indique les principes qui peuvent déterminer cette cause, soit internes, soit externes, soit dépendans des vices des solides, ou de celui des liquides; il explique leur action & leurs effets. Le troisieme contient l'exposition & l'explication des symptomes de l'inflammation, soit essentiels, soit accidentels: on y trouve des recherches sur la densité inflammatoire, qu'on observe dans le sang tiré des veines; mais l'Auteur ne la regarde pas comme essentielle à l'inflammation, & il prouve que l'inspection du sang est inutile, & ne conduit à rien dans le traitement des maladies inflammatoires. Ces détails sont suivis de l'exposition des quatre manieres dont l'inflammation peut se terminer; la résolution, la suppuration, l'endurcissement & la gangrene: l'Auteur explique leur méchanisme, la maniere dont elles se font, les cas où elles ont lieu, & les signes qui les indiquent. Le quatrieme chapitre traite du diagnostic de l'inflammation; le cinquieme, du prognostic: l'Auteur indique les différentes circonstances qui le font varier; il s'attache principalement au prognostic des différentes terminaisons de l'inflammation. Le sixieme chapitre renferme la méthode curative de l'inflammation: on y trouve un tableau effrayant des accidens qui sont la suite de l'usage des émétiques & des purgatifs dans les maladies inflammatoires, avec les raisons propres à en faire voir le danger, & des préceptes sur la conduite qu'on doit tenir, lorsque ces maladies sont accompagnées de putridité dans les premieres voies. L'Auteur entre dans des détails étendus, 1°. sur la saignée, sur son utilité, sur l'endroit où elle doit être faite, sur les diverses précautions qu'elle exige, & qui la rendent plus efficace; 2°. sur l'usage & les mauvais effets des sudorifiques dans les inflammations. Il suit les différens symptomes des inflammations, & indique les moyens de les combattre; il passe ensuite aux topi-

ques, & donne des préceptes généraux sur leur usage ; il parle des lénitifs, des anodins, des atténuans, des résolutifs, des répercussifs, des suppuratifs ; il s'arrête long-tems à la résolution & à la suppuration, & indique les cas où il faut les éviter, ceux où il faut les provoquer, & les moyens qui peuvent y conduire, avec des préceptes sur le tems où il faut ouvrir les abcès ; sur la maniere de faire cette ouverture, pour laquelle il préfere la lancette ; sur les moyens de remédier aux différens accidens de la suppuration. Il termine ce chapitre par la méthode curative de la gangrene. La seconde partie, qui traite des maladies inflammatoires externes, ne contient que deux chapitres ; le premier, sur le phlegmon ; le second, sur l'érésipele : le premier est suivi de six articles, qui traitent du phyma, du furoncle, du bubon, des parotides, du panaris & du charbon. La troisieme partie est divisée en trois sections ; la premiere est relative aux maladies inflammatoires de la tête ; elle comprend trois chapitres, qui traitent de la phrénésie, du sphacélisme & de l'angine inflammatoire. La seconde, qui roule sur les maladies inflammatoires de la poitrine, traite, en six chapitres, de la péripneumonie, de la pleurésie, de la péricardite, de la médiastinite, de l'inflammation du cœur, & de la paraphrénésie. La troisieme concerne les maladies inflammatoires du bas-ventre ; elle comprend huit chapitres, qui traitent de la gastrite, de l'hépatite, de l'inflammation de la vésicule du fiel, de la splénite, de l'entérite, de la néphrésie, de la cystite urinaire, & de l'hystérite. L'Auteur, en traitant chacune de ces maladies, observe le même ordre qu'il a suivi dans la premiere partie, eu égard à l'inflammation en général.

8. *Le Médecin Ministre de la Nature, ou Recherches & observations sur le pepasme ou coction pathologique.* A Paris, chez *Ruault*, 1776, *in*-12. Le but de l'Auteur est de faire voir les erreurs de la médecine active dans l'usage des remedes évacuans, & sur-tout des purgatifs ; d'établir la médecine hippocratique, fondée sur l'observation de la nature ; de prouver qu'il y a crudité dans les maladies ; que cette crudité existe dans les solides comme dans les liquides ; que ce n'est que par la coction qu'on peut parvenir à la guérison des maladies ; que les évacuans ne peuvent être utiles qu'après la coction ; enfin, que dans leur usage il faut toujours consulter la nature pour le choix des couloirs. Il fixe d'abord la valeur des termes, *crudité* & *coction* ; il assigne leurs especes, leur rapport, leur méchanisme, & leurs effets sur la vie & la santé ; il passe à la conduite que le Médecin doit tenir, pendant que la nature travaille à opérer la coction ; il commente, à cette occasion, trois aphorismes d'Hippocrate, les vingt-unieme & vingt-deuxieme de la premiere section, & la dixieme de la seconde. Il établit les préceptes que les vrais Médecins ont observés de tout tems ; il explique ce que c'est qu'*orgasme* ou *turgescence* ;

il en fixe la signification d'après Hippocrate & les plus habiles Médecins anciens & modernes ; il s'éleve contre la pratique de quelques modernes, qui, sans avoir égard au vœu de la nature, la troublent, l'arrêtent dans ses opérations par des purgatifs placés mal à propos ; il fait voir le danger de cette pratique ; il cherche à rétablir la nature dans tous ses droits ; à faire voir combien elle opere de guérisons sans le secours de l'art ; à prouver que la vraie science du Médecin est de connoître le moment où il doit s'abstenir de tout remede, & celui où il doit s'en servir. Il réfute les objections qu'on fait assez communément contre sa méthode, à laquelle les Médecins *actifs* ont donné le nom de *médecine expectative*. Enfin, il indique les moyens qu'on doit substituer aux purgatifs, lorsque ceux-ci, quoiqu'indiqués par la putridité des premieres voies, ne peuvent être employés par rapport à la crudité des humeurs.

9. *Bibliotheque littéraire, historique & critique de la médecine ancienne & moderne*. A Paris, chez *Ruault*, *in*-4. Il doit y avoir huit volumes, les deux premiers ont paru en 1776. Il est inutile de rendre compte de cet ouvrage, qui se trouve sous les yeux du Lecteur.

CARRERI (*Alexandre*) étoit de Padoue. Il a écrit :

Quæstio, an metalla artis beneficio permutari possint? Patavii, 1579, *in*-4. Basileæ, apud *Sebast. Henr. Petri*, 1583, *in*-8. avec une dissertation *de quintâ chymicorum essentiâ*, par *Charles Witestein*.

CARRERO, (*Pierre Garcie*) Médecin Espagnol, qui étoit en grande réputation au commencement du siecle dernier. Il étoit né à Calahorra, ville d'Espagne dans la vieille Castille. Il étudia à Tolede, & ensuite à Alcala de Henarez ; ce fut sur-tout dans l'Université de cette derniere ville qu'il s'appliqua à l'étude de la médecine : après y avoir reçu les honneurs du Doctorat, il y fut nommé à la premiere chaire de médecine ; il fut appellé dans la suite à la Cour de Madrid, & y fut fait Médecin ordinaire de Philippe III, Roi d'Espagne, vers l'an 1615. Nous avons de ce Médecin les ouvrages suivans :

1. *Disputationes medicæ & commentaria in omnes libros Galeni de locis affectis*. Compluti, *ex Officinâ Academiæ*, 1605, 1612, *in-fol.* L'Auteur s'attache principalement à expliquer les endroits qui lui paroissent les plus difficiles & les plus obscurs dans les livres de Galien, *de locis affectis*.

2. *Disputationes medicæ in fen primam libri primi Avicennæ*. Compluti, apud *Joannem Gratianum*, 1611, *in-fol. Manget* rapporte cette édition *ex Officinâ Academiæ*, 1612 ; mais il se trompe ; nous l'avons vérifié dans l'ouvrage même, que nous avons dans notre bibliotheque : il en rapporte une autre édition faite en 1617, *in-fol.*

Cet ouvrage est divisé en cinquante disputations ou dissertations. Les dix-huit premieres roulent sur la définition & l'objet de la médecine, les élémens en général & en particulier, les tempéramens, le sec & l'humide, les différens âges, la mort naturelle. Les sept suivantes concernent les humeurs, d'abord en général, ensuite en particulier, le sang, la pituite, la bile, la mélancolie. Les vingt-sixieme, vingt-septieme, vingt huitieme, vingt-neuvieme, trentieme & trente-unieme sont relatives aux parties, à leur essence, leur division, leurs fonctions, leur composition. L'examen des facultés & fonctions, de la nutrition, de la secrétion & la nature de la semence, de la génération, de la ressemblance des enfans avec leurs peres, de la formation des parties, de la nature & de la secrétion des esprits animaux, fait ensuite le sujet de neuf dissertations. La quarante-unieme, la quarante-deuxieme, la quarante-troisieme, la quarante-quatrieme, la quarante-cinquieme & la quarante-sixieme traitent des cinq sens en général, & de chacun d'eux en particulier. Les deux suivantes concernent les sens internes & les sensations. Enfin, les deux dernieres traitent du mouvement & du principe vital. Cet ouvrage est entiérement écrit sur les principes de la philosophie péripatéticienne; la théorie de l'Auteur ne differe en rien de celle des anciens Médecins Arabes; son style est très-diffus. L'ouvrage est construit en général sans ordre, sans méthode, ni clarté; il est rempli de questions inutiles, souvent ridicules, & de digressions qui sont aussi fastidieuses que multipliées.

3. *Disputationes medicæ & commentaria in fen primam libri quarti Avicennæ.* Burdigalæ, apud *Guillelmum Millangium*, 1628, *in-fol.* publié par *Pierre Ferriol*, Docteur en médecine, Disciple de l'Auteur & ancien Professeur d'anatomie dans l'Université d'Alcala de Henarez. Cet ouvrage comprend deux traités: le premier traite de la fievre éphémere; il comprend quarante-quatre chapitres. Dans les quatre premiers, l'Auteur examine la définition, l'essence, les divisions, les causes de la fievre en général; il passe ensuite aux fievres éphémeres, qu'il examine aussi en général; il en expose les signes, il en recherche la nature & les causes, il en indique le traitement: ce qui fait le sujet des cinq chapitres suivans. Après quoi, il descend dans le détail des différentes especes de fievres éphémeres, & des causes qui les produisent; il les examine successivement dans les trente-cinq derniers chapitres, & suit le même ordre que par rapport à cette même fievre en général. Ce premier traité est suivi de trois dissertations; la premiere, sur la coction; la seconde, sur la crudité; la troisieme, sur la putréfaction. Le second traité commence par deux dissertations sur les fievres putrides en général, & sur l'origine des fievres intermittentes; l'Auteur y examine les sentimens de Joubert, de Fernel, d'Avicenne, de Galien, d'Eustache,

tache, d'Hercule de Saxonia, de Mercati. Elles sont suivies d'une troisieme, qui n'est qu'un examen des causes du retour des fievres & de toutes les maladies, & expose les signes des fievres putrides & leurs différences. La quatrieme & la cinquieme contiennent un tableau de quelques symptomes de ces fievres, & leur explication. La sixieme, qui est très-longue, est relative à la méthode curative; on y trouve d'abord celle de la fievre en général: l'Auteur poursuit ensuite, dans un très-grand détail, les différens symptomes des fievres, & expose la maniere dont il faut les combattre; après quoi il passe aux différentes especes de fievres en particulier, à la fievre colérique, à la fievre tierce, à la quarte, à l'ardente, à la sanguine, à la phlegmatique, à la l'épiale, à la lypirie, à la syncopale; il recherche leurs causes, il indique leurs symptomes, il expose leur traitement. Cet ouvrage est fait sur les mêmes principes que le précédent; la théorie est la même, & la pratique y est établie d'après cette théorie. On y trouve de même beaucoup de prolixité, de questions inutiles & de verbiage.

I. CARRICHTER, (*Barthelemi*) Médecin Allemand, qui vivoit à la fin du seizieme siecle & au commencement du dix-septieme; il étoit Médecin de l'Empereur Maximilien II. Nous avons de lui:

1. *Kræuterbuch, in welchem zeichen zodiaci, auch in welchem grad ein jedes kraut stehe, wie sie in leib und zu allen schaden zu bereiten.* A Strasbourg, 1573, 1575, *in*-8. 1589, *in*-8. 1597, *in*-8. 1600, *in*-8. 1614, *in*-8. 1619, *in*-8. 1621, *in*-8. 1652, *in*-8. A Nuremberg, 1625, *in*-8. 1652, *in*-8. Ibid. 1686, *in*-8. A Tubingen, 1739, *in*-8. augmenté par *Cardilucci*. Dans la description des plantes; l'Auteur a observé l'ordre des signes du zodiaque. L'ouvrage est suivi de quatre traités: le premier est destiné à servir de clef au précédent; le second traite de la curation des maladies qui dépendent de la magie; le troisieme, de la préparation des alimens; le quatrieme, de la méthode curative des plaies invétérées.

2. *Die teutsche speiskammer, oder beschreibung desjenigen, was bey den teutschen die gesunden und kranken betreffend, im gemeinen gebrauche ist.* Nuremberg BOEHM. Amberg, 1610, *in*-8.

3. *Buch von der harmoney, sympathie und antipathie der kræuter.* A Nuremberg, 1686, *in*-8. publié par *Cardilucci*. Il y est question de l'harmonie, de la sympathie & de l'antipathie des plantes; celles-ci y sont encore distribuées eu égard aux planetes, aux signes du zodiaque, & aux heures auxquelles il faut les cueillir.

4. *Kræuterbuch, darinn die kræuter des deutschen landes aus dem lichte der natur nach den himmlischen einfliessungen beschrieben durch PHILOMUSUM ANONYMUM, durch MICHAEL TOXITEN an druk geben.* A Strasbourg, 1576, *in-fol.* 1619, *in-fol.* A Francfort, 1673,

in-8. réimprimé à Strasbourg en 1595, *in-fol.* sous ce titre: *Hom des heiles menschlicher blœdigkeit.* Nous attribuons cet ouvrage à *Carrichter*, d'après l'édition faite à Francfort en 1673, qui porte son nom.

II. CARRICHTER. Nous trouvons sous ce nom une chirurgie que *Portal* lui attribue, & qu'il dit imprimée à Strasbourg en 1575, *in-8.* Nous ne savons point s'il est question du même que du précédent.

III. CARRICHTER, Allemand, qui est peut-être le même qu'un des précédens, & sous le nom duquel nous avons:

Herbarium magnum. Francofurti, 1673, *in-4.*

CARROZZA, (*Jean*) Médecin Italien de ce siecle, né à Messine le 8 Juin 1678. Après avoir employé ses premieres années à l'étude des belles-lettres & de la philosophie, il passa à celle de la médecine sous Dominique la Scala, & s'appliqua particuliérement à la chymie & à la pratique. Il venoit d'être reçu au Doctorat en médecine, lorsqu'il fut appellé à Sainte-Lucie, pour y être le Médecin ordinaire & stipendié de cette ville; sa pratique y fut accompagnée des plus heureux succès: on prétend que dans trois ans il n'y perdit qu'un seul malade; c'étoit même une femme sexagénaire. Il revint dans sa patrie en 1702, & signala son retour par des theses publiques, sous ce titre: *Conclusio universalis, id est, de omni scibili*, imprimées à Messine, chez *Amic*, 1702, *in-4.* & dédiées à Louis-Alexandre de Bourbon, Comte de Toulouse. Il a continué depuis cette époque à se livrer à la pratique de la médecine à Messine, où il a été en grande réputation; il vivoit encore en 1730. Il a donné:

1. *Contra vulgo-scientias acquisitas per disciplinam, opusculum.* Rothomæ, apud *Simorelli*, 1702, *in-4.*
2. *Anthropologiæ tomus primus, in quo facilior & utilior medendi theoria & praxis palam fit absque electuariis, confectionibus, loock, tabellis, syrupis, julep, rob, apozematis, saccharis, catharticis, sternutatoriis, masticatoriis, epithematibus, sacculis, vesicantibus, phlebotomiâ, tandem sinè quibusdam decoctis, vinis medicatis, emplastris, &c.* Messanæ, apud *Dominicum Costa*, 1704, *in-4.*

Mongitor lui attribue encore les ouvrages suivans, qu'il dit devoir être bientôt publiés; mais nous ne savons point s'ils ont vu le jour.

1. *De vitâ.*
2. *De rerum initiis.*
3. *Galeni querela contrà Galenistas.*
4. *Præcepta moralia.*

I. CARTAGENA, (*Antoine*) Médecin Espagnol du seizieme siecle, qui avoit reçu les honneurs du Doctorat dans l'Université d'Alcala de Henarez, où il fut dans la suite Professeur en médecine. Il fut chargé, par l'Empereur Charles V, d'avoir soin de la santé des enfans de France, c'est-à-dire, du Dauphin, & de son frere, le Duc d'Orléans, qui étoient ôtages à la Cour d'Espagne, après la prison de François I. Il a écrit:

1. *De signis febrium.* Compluti, 1529, *in-fol.*
2. *De diebus criticis.* Compluti, 1529, *in-fol.*
3. *De fascinatione.* Ibid.
4. *De febre pestilenti.* Compluti, 1530, *in-fol.*

Il avoit annoncé un ouvrage *de singulis nostri corporis membris.* Nous ne savons point s'il a été publié.

II. CARTAGENA, (*Pierre de*) autre Médecin Espagnol, Contemporain du précédent; il exerçoit la médecine à Siguenza, ville d'Espagne dans la vieille Castille. Il a écrit:

Sermon en medicina para preservarse en tiempo dañado; c'est-à-dire, *Discours de médecine sur les moyens de se préserver dans les tems contagieux.* Chez *Arnaud Guillen*, 1522, *in-4.* *Antonio*, qui lui attribue cet ouvrage, ne rapporte point le lieu où il a été imprimé.

CARTEGNI (*Jean-Baptiste*) étoit de Bagnone dans le Lunegiana, petit pays d'Italie, appartenant en partie aux Génois, & en partie au Duché de Massa. Il étudia la médecine, &, après avoir reçu les honneurs du Doctorat, il fut Professeur de médecine théorique dans l'Université de Pise; il vivoit au commencement du siecle dernier. Nous avons de lui:

Trattato de' venti, in quanto si appartiene al Medico, e del sito di Pisa. A Pise, chez *Lionzelsi*, 1628, *in-4.*

I. CARTER (*Charles*) a écrit:

Complete practical cook. A Londres, 1730, *in-4.*

II. CARTER (*Susan*) a écrit:

The frugal house wife or complete woman cook. A Londres, 1770.

I. CARTHEUSER, (*Jean-Frédéric*) célebre Médecin Allemand de nos jours, connu principalement par l'étendue de ses lumieres dans la chymie & dans la partie pharmaceutique de la médecine. Il est Docteur en médecine; il exerce sa profession à Francfort-sur-l'Oder, & est Professeur en médecine dans l'Université de cette ville. Il est encore Membre de l'Académie de Berlin, & Affesseur de l'Académie des Sciences utiles de Mayence. Ce Médecin a enrichi le Public des ouvrages suivans, dont la plupart sont frappés au coin de l'érudition.

1. *De asthmate.* Hallæ-Magd. 1731, *in*-4.

2. *De reciproco sanguinis & fluidi nervei motu.* 1731, *in*-4.

3. *Elementa chemiæ medicæ, dogmatico-experimentalis, unà cum synopsi materiæ medicæ selectioris.* Hallæ-Magdeb. apud *Fritsch*, 1736, *in*-8. Francofurti ad Viadr. 1753, *in*-8. Cette derniere édition a été beaucoup augmentée.

4. *Rudimenta materiæ medicæ.* Francofurti ad Viadrum, 1741, *in*-8. Cet ouvrage a paru de nouveau sous le titre de *Fundamenta materiæ medicæ.* Nous en parlerons plus au long.

5. *De necessitate transpirationis cutaneæ.* Francofurti ad Viadrum, 1742, *in*-4.

6. *De aëris subtilioris per corpus humanum perenni circuitu.* Francofurti ad Viadrum, 1743.

7. *Pharmacologia theoretico-practica.* Berolini, 1745, *in*-8.

8. *De habitûs cutanei subitâ inflatione.* Francofurti ad Viadrum, 1747, *in*-4.

9. *De ciborum neglectâ manducatione.* 1748, *in*-4.

10. *Fundamenta materiæ medicæ, tam generalis, quàm specialis.* Francofurti ad Viadrum, apud *Kleyb*, 1749, 1750, *in*-8. 2 vol. Ibid. apud *Braun*, 1767, *in*-8. 2 vol. Parisiis, apud *Cavelier*, 1752, *in*-12. 2 vol. Ibid. apud *Cavelier*, 1769, *in*-12. 4 vol. Nous devons cette édition à *J. Charles des Essarts*, Médecin de la Faculté de Paris. Cet ouvrage a été traduit en françois, & imprimé sous ce titre: *Matiere médicale, traduite du latin, augmentée d'une table raisonnée, & d'une introduction à la matiere médicale.* A Paris, chez *Briasson*, 1755, *in*-12. 4 vol. L'Auteur, après avoir traité, dans une premiere section, des généralités de la matiere médicale, passe tout de suite à l'examen particulier des différentes especes de remedes, qu'il a divisés en seize classes: division puisée dans leur nature & leurs qualités sensibles. En traitant chaque classe, il expose d'abord ses idées sur la nature & les principes des remedes qui la composent: delà il passe à leur maniere d'agir & à leurs vertus médicinales en général; ensuite il parle de chaque remede en particulier; il en donne la description & l'analyse; il en fait connoître l'emploi. La premiere classe est composée des remedes insipides terreux, & des terres gélatineuses. La seconde est formée des remedes insipides mucilagineux & gélatineux, qui, dans les premieres éditions, forment la quatrieme classe. La troisieme est composée des remedes doux, légerement amers, légerement austeres, & des remedes bal-

famiques, huileux & gras, qui, dans les premieres éditions, formeit la treizieme classe. La quatrieme a pour objet les acides & les acides doux. La cinquieme, les sels alkalis. L'Auteur a étendu, dans la troisieme édition, ce qu'il disoit, dans les premieres, sur la vertu des alkalis volatils. La sixieme traite des sels moyens. La septieme est composée des remedes austeres styptiques. L'Auteur n'a ajouté, à ceux qui formoient cette classe dans les premieres éditions, que les baies de myrthe, dont il n'avoit pas parlé. Les remedes doux forment la huitieme classe; les âcres viennent à la suite, & composent la neuvieme. Outre plusieurs additions considérables, faites à quelques articles particuliers, on y a rapporté le *marum verum*, qui avoit été mis d'abord parmi les balsamiques & aromatiques. La dixieme classe comprend les amers. La onzieme est destinée aux âcres amers purgatifs, tant émétiques que cathartiques. Les remedes vaporeux enivrans & narcotiques composent la douzieme classe. Celle des balsamiques & aromatiques, qui fait la treizieme, est la plus nombreuse, & forme seule le troisieme volume, & une partie du quatrieme de la troisieme édition; c'est aussi une de celles où l'on a fait le plus d'additions & de corrections. La quatorzieme contient les substances d'une saveur mixte. La quinzieme est formée des substances seches inflammables & minérales. La seizieme traite des eaux; l'Auteur y a ajouté un chapitre sur l'eau de la mer. Cet ouvrage est un des premiers dans lesquels on ait appliqué avec succès la chymie à la matiere médicale; il contient plus d'excellente chymie, plus de choses vraiment neuves, que beaucoup de livres, dont la chymie est l'unique objet.

11. *De ischuriâ & dysuriâ.* Francofurti ad Viadr. 1750, *in*-4. C'est une dissertation soutenue dans les Ecoles de Francfort, par *Borchard*, sous la présidence de l'Auteur.

12. *De oleis destillatis empyreumaticis.* Francofurti, 1754. C'est encore une dissertation académique, soutenue par *Lindner*, sous la présidence de *Cartheuser.*

13. *Dissertatio chymico-physica de genericis quibusdam plantarum principiis, hactenus plerumque neglectis.* Francofurti, 1754, *in*-8. Ibid. apud *Kleib*, 1764, *in*-4. Les principes dont l'Auteur traite dans cette dissertation, sont ceux que l'on peut retirer, tels qu'ils existent dans les plantes, sans les décomposer ni les dénaturer; il les réduit aux genres suivans: 1°. les camphres; 2°. les sels volatils huileux concrets; 3°. les cires; 4°. les suifs ou huiles figées, qu'on nomme quelquefois beurres; 5°. les savons, autre espece d'huiles figées; 6°. les sucres; 7°. les esprits balsamiques acidules.

14. *Rudimenta oryctographiæ.* Francofurti, 1755, *in*-8.

15. *Elementa mineralogica, systematicè disposita.* Francofurti, 1755, *in*-8.

16. *De morbis capitis externis.* Francofurti, 1756, *in*-4.

17. *Vermischte schrifften aus der naturwissenschaft, chymie und arzney-gelahrheit*; c'est-à-dire, *Mélanges sur l'histoire naturelle, la chymie & la médecine.* A Francfort-sur-l'Oder, 1756. Il en a paru six volumes.

18. *Rudimenta hydrologiæ systematicæ.* Francofurti, 1758, *in*-4.

19. *Fundamenta pathologiæ & therapeiæ, prælectionibus academicis accommodata.* Francofurti, apud *Kleyb*, *in*-8. 2 volumes; le premier en 1758; le second, en 1762. Le premier volume expose les principales especes de maladies en général; il traite ensuite en particulier de celles de la tête & de la poitrine. Le second concerne les maladies du bas-ventre, celles des extrêmités, les cutanées, & les maladies universelles.

20. *Dissertatio de sale kali alicantini.* Francofurti, 1758. Elle a été soutenue par *Vinceslas Goulobkahl.* On y trouve la description des différens procédés par lesquels on peut tirer le sel de la soude d'alicante; l'Auteur recherche ensuite la nature de ce sel, & établit qu'il tient un milieu entre l'alkali du tartre & la base du sel marin, précipitée par cet alkali. Après quoi il passe à ses usages; il le présente comme principalement destiné à la verrerie; il borne son usage, dans la pharmacie, à la préparation du sel de seignette & des savons; quant à l'usage intérieur, il croit qu'on ne doit le donner pur & isolé, que très-rarement, & jamais à une dose plus forte qu'à celle d'un scrupule; il croit cependant qu'on pourroit le faire entrer dans les poudres, lorsque l'alkali fixe paroît indiqué, & qu'il est préférable à l'alkali du tartre, parce qu'il ne s'humecte pas à l'air.

21. *De suspectis quibusdam pharmacis salino-mercurialibus.* Francofurti ad Viadrum, apud *Winter*, 1759, *in*-4. C'est une dissertation que l'Auteur a fait soutenir sous sa présidence dans les Ecoles de Francfort par *Chr. Ch. Gulde.* Il range au nombre des préparations mercurielles dangereuses l'arcane corallin, le mercure précipité blanc, le turbith minéral, le cinnabre de lune, & le mercure sublimé corrosif.

22. *De hydrophtalmiâ.* Francofurti, 1762, *in*-4.

23. *De fungo articulorum.* Francofurti, 1769, *in*-4.

24. *De morbis endemicis, libellus.* Francofurti ad Viadrum, 1772. C'est un recueil de dissertations que l'Auteur avoit fait soutenir dans les Ecoles; il y traite de différentes maladies, qui sont particulieres à certains pays, comme la plie de Pologne, la fievre de Hongrie, la nostalgie, le tétanos, le trimos, le zomar, le goisfre, &c. Après en avoir donné la description, il passe au détail de leurs méthodes curatives.

25. *Dissertationes physico-chymico-medicæ, annis nuperis, de quibusdam materiæ-medicæ subjectis exaratæ ac publicè habitæ, nunc iterum recusæ.* Francofurti, apud *Straus*, 1774. La premiere de ces dissertations a pour sujet une racine appellée *radix mungo*, qui est très-rare, d'une efficacité reconnue contre les vers & les maux d'estomac, & entre dans la composition du *lapis de Goa*. Il est question, dans la seconde, de *l'opobalsamum*, que l'Auteur croit être la même chose que le baume de la Mecque. La troisieme concerne les cloportes, dont l'usage interne n'est, suivant l'Auteur, d'aucune utilité. Dans la quatrieme, intitulée : *de calycibus aromaticis florum cassiæ Zeylanicæ*, l'Auteur fait voir que le calice des fleurs du cannellier a des propriétés analogues à celles de la cannelle. Enfin, la cinquieme contient des remarques intéressantes sur la racine appellée *Colombe*.

26. *Dissertationes nonnullæ selectiores physico-chemicæ, &c. medicæ varii argumenti, post novam lustrationem.* Francofurti, 1775. C'est un recueil de quatorze dissertations, qui roulent sur l'inutilité du cinnabre dans la médecine, sur l'efficacité de la myrrhe, sur la juste estimation des mouvemens de la nature, sur l'huile de *kajaput*, sur l'hydrophtalmie, le safran de mars, l'amidon, la respiration, les anti-septiques, le tintement & le bourdonnement d'oreilles; sur le danger d'évacuer les humeurs qui doivent être retenues, & de ne pas évacuer celles qui doivent l'être; sur la maladie considérée comme remede; sur les incommodités de la vieillesse; enfin, sur le sel volatil huileux qu'on a trouvé quelquefois dans les huiles éthérées.

II. CARTHEUSER, (*Charles-Guillaume*) autre Médecin Allemand de nos jours, qui a exercé la médecine à Hambourg. Il a donné :

1. *Dialetik*, &c. c'est-à-dire, *Réflexions sur quelques matieres concernant la diete.* A Hambourg, chez *G. Christ. Gund*, 1756, *in*-12. A Altona, 1761.

CARVIN, (*Jean*) Médecin François, qui, suivant le témoignage de *Moreau*, vivoit vers le milieu du seizieme siecle ; il exerçoit la médecine à Montauban, ville de France dans le Querci, & avoit été le Disciple de Jacques Sylvius. Il n'est connu que par l'ouvrage suivant :

De sanguine, dialogi septem. Lugduni, apud *Hæredes Gryphii*, 1562, *in*-8. Hanoviæ, apud *Hæredes Vecheli*, 1605, *in*-12.

CARUS (*Lucrece*) vivoit dans le même siecle que Ciceron ; Sectateur zélé des principes d'Epicure, il consigna la doctrine de ce Philosophe dans un Poëme, qui a été imprimé, par les soins de *J. Nardus*, à Florence, en 1647, *in*-4. Il y a dans ce Poëme deux livres qui sont relatifs à la médecine: 1°. le troisieme, dans lequel l'Auteur présente l'ame comme corporelle, mortelle, & répandue dans toutes les parties du corps; il y attribue à toutes nos parties la propriété de sentir, même aux os & aux dents. 2°. Le quatrieme, où l'Auteur traite de l'œil, des autres organes des sens, de la génération, du sommeil, des alimens, de la nutrition, &c. Il y prétend que chaque sexe a sa semence particuliere, & que l'enfant a le sexe de celui de ses parens, dont la semence a eu le plus d'activité.

CARYES, (*Gauthier*) appellé CARIE par *Bodley*. Il a donné:

Hammer of the stone. A Londres, 1587, *in*-12. Il y est question d'un remede lithontriptique.

CARYOPHILLUS. (*Paschal*) Nous avons sous son nom la dissertation suivante:

De usu & præstantiâ thermarum Herculanarum, quæ nuper in Daciâ Trajani detectæ sunt, dissertatio epistolaris: 1727. Viennæ, 1737. Mantuæ, 1739, *in*-4. Trajecti ad Rhenum, apud *Besseling*, 1743, *in*-4. L'Auteur vante beaucoup les vertus de ces eaux contre les maladies vénériennes; il indique la maniere d'en faire usage.

CARYSTIUS. (*Diocles*) Nous avons de lui:

Ad Antigonum epistola de morborum præsagiis. Parisiis, 1572, *in*-8.

CASALENO, (*Jean-Antoine*) qu'on trouve encore désigné sous le nom de CASELINI, étoit de Villefranche, ville du Royaume de Naples dans la province d'Otrante. Il avoit été reçu Docteur en médecine, & a écrit:

Disputatio de secandâ venâ in pleuritide, revulsionis gratiâ, adversùs Medicos Francovillenses. Venetiis, apud *Johannem-Baptistam Ciottum*, 1605, *in*-4.

CASALIS, (*Vincent*) habile Médecin Italien, qui, suivant le rapport de *Justus*, vivoit vers le milieu du seizieme siecle; il étoit de Bresse, ville de l'état de Venise. Il a écrit:

Explicatio medicamentorum simplicium, ac eorumdem compositio, ex Joanne-Baptistâ Montano excerpta. Patavii, 1558, *in*-8. Ibid. 1575, *in*-8.

CASAMAJOR LA PLACE, (*Antoine*) Médecin François de nos jours, né dans le Béarn. Après avoir reçu les honneurs du Doctorat en médecine dans l'Université de Montpellier, il est venu à Paris, &

a reçu de nouveau le Doctorat dans la Faculté de médecine de cette ville ; il est Censeur Royal. Il a donné :

Mémoire sur une nouvelle aiguille propre à faire la ligature des vaisseaux, toutes les fois qu'il est nécessaire. 1746, *in*-12. A Paris, 1747, avec le *Traité des plaies*, par *Guisard*. L'Auteur avoit déja communiqué à l'Académie Royale des Sciences de Paris, la description & la figure de cet instrument, le 16 Juillet 1746.

CASANDER, (*Frédéric*) Nous avons sous son nom :

Natura loquens, quâ miracula totius universi ex præcipuis mundi partibus sive regnis, æthereo, vegetabili & minerali, silvarum nempè, hortorum, pratorum, plantarum, &c. proprietatibus, effectis, & virtutibus, deprompta proponuntur. Francofurti, apud *Lucam Genisium*, 1629, *in*-8.

CASATUS (*Joseph*) naquit à Milan, de *Roch Casatus*, Procureur Collégié. Il fut envoyé à Padoue, où il étudia la médecine sous Trincavella. Après y avoir été décoré du grade de Docteur, il revint dans sa patrie, où il fut agrégé au College des Médecins en 1569. Il y mourut en 1594, & fut enterré dans l'Eglise de Sainte-Marie de la Paix. Il laissa un fils, *Roch Casatus*, qui fut aussi Médecin de Milan.

Ce Médecin a donné des Commentaires sur les leçons de *Trincavella*, & sur le livre du même Auteur, *de præparatione medicamentorum*.

CASCALES, (*François-Perès*) Espagnol, qui vivoit au commencement du siecle dernier ; il étoit de Guadalaxera, ville d'Espagne dans la vieille Castille. Il a écrit :

1. *De fascinatione.* Matriti, 1611, *in*-4.
2. *De affectionibus puerorum, liber.* Matriti, 1611, *in*-4.

CASE, (*Jean*) Médecin Anglois, qui vivoit vers la fin du seizieme siecle ; il enseignoit la médecine dans l'Université d'Oxford, & mourut dans cette ville vers l'an 1600, suivant le témoignage de *Pitseus*. Ce Médecin se trouve rapporté deux fois dans la Bibliotheque de *Manget*, d'abord sous le nom de *Casæus*, ensuite sous celui de *Casus*, & il en est parlé comme de deux personnages différens. Outre quelques écrits sur la musique, nous avons encore de *Case* l'ouvrage suivant :

Lapis Philosophicus, sive, commentarius in octo libros physicorum Aristotelis ; accessit ancilla philosophiæ. Francofurti ad Mœnum, 1600, *in*-8.

II. CASE, (*Jean*) autre Médecin Anglois du siecle dernier ; il étoit Docteur en médecine, & exerçoit sa profession à Londres. Il a donné :

Compendium anatomicum. Londini, 1694. Amstelodami, 1694, *in*-12. Ibid. apud *Huguetan*, 1696, *in*-12. *cum figuris.* Cet abrégé, divisé en trois parties, présente une description très-succincte du corps humain, dans laquelle on ne trouve rien de nouveau ni de particulier. L'Auteur adopte l'opinion de *Graaf* sur les œufs; mais il la soutient assez mal. Il a représenté dans une table les différentes veines qu'on ouvre ordinairement dans la saignée.

CASELINI. *Voyez* CASALENO.

CASELIUS (*Jean*) a ajouté une préface au livre *de vino*, de *Turnebe.* Il a encore donné :

Epistola de medicâ arte præstantibus, studiis etiam sapientiæ claris, & aliis ingenii dotibus præditis, sæculi XVI viris. Wolfenb. 1716, *in*-8. avec l'ouvrage de *Burckard*, intitulé : *Medicus humanitatis studiorum vindex.*

CASELLI (*François*) a donné :

La struttura del corpo umano, descritta in versi Toscani; c'est-à-dire, *la structure du corps humain, décrite en vers Toscans.* A Florence, chez *Bonducci*, 1757, *in*-8.

CASENEUVE, (*Louis de*) Médecin François du siecle dernier, qui prenoit le titre de Médecin du Roi; il est connu par une traduction françoise des lettres de Philostrate, imprimées à Tournon, chez *Linocier*, en 1620, *in*-4. Nous avons encore de lui :

Hyeroglificorum emblematumque medicorum Δωδεκαετηρίς. Lugduni, 1626, *in-fol.* avec les Hyérogliphes de *Pierius Valer.*

I. CASERTA, (*Jean-Antoine*) étoit de Naples; il a donné :

1. *Pars prima tractationum in medicinæ theoriam.* Neapoli, apud *Joh. Jacob. Carlinum*, 1608, *in*-4.

2. *Pars secunda, in quâ tum febrium theoria, tum putredinis natura pertractatur.* Neapoli, apud *Dominicum Roncaliolum*, 1609, *in*-4.

II. CASERTA (*François-Marie*) étoit aussi de Naples, & le Contemporain du précédent, dont il étoit peut-être le fils ou le frere. Il a donné :

De naturâ & symptomatibus motûs animalis. Neapoli, 1620, *in*-4.

III. CASERTA (*François-Antoine*) étoit encore de Naples; il étoit Docteur en médecine, & a écrit:

Tractationes duæ de naturâ & usu aquarum potabilium : de naturâ & usu vinorum tum in sanis, tum in ægrotis. Neapoli, 1623, *in*-4. 1629, *in*-4.

CASIMIR, (*Frédéric*) Allemand, est Docteur en médecine, & exerce sa profession à Manheim. Il a donné:

1. *Sendrchreiben vonder ausrottung der kinder blattyern*, &c. c'est-à-dire, *Lettre sur l'extirpation de la petite vérole*, &c. A Francfort & à Leipsick, 1764.
2. *Histoire des maladies périodiques.* A Carlsrouhe, 1764, *in*-12. écrit en allemand.

CASMAK (*François-Guillaume*) étoit né, suivant *Nicolas Antonio*, d'un pere François & d'une mere Allemande. Il s'appliqua à la médecine, qu'il exerça avec distinction à Lisbonne au commencement du siecle dernier. Il a donné:

Relaçam chirurgica de hum caso grave à que succedeo mortificarse hum braço, e cortar se com bom successo. A Lisbonne, 1623, *in*-4. Le titre de cet ouvrage a été entiérement défiguré par *Portal*.

CASMANN *ou* CASTMAN (*Oton*) a revu les vingt-deux livres *de re cibariâ*, de *Jean Bruyerinus*. Nous avons encore sous son nom:

1. *Psycologia anthropologica, seu animæ humanæ doctrina.* Hanoviæ, 1594, *in*-8. Ibid. 1596, *in*-8. Francofurti, 1604, *in*-8.
2. *Anthropologia, hoc est, fabrica humani corporis, methodicè descripta.* Hanoviæ, apud *Guillelmum Antonium*, 1596, *in*-8. Francofurti, apud *Jonam Rhodium*, 1607, *in*-8.
3. *Astrologia, chronographia, & astromanteia.* Francofurti, 1599, *in*-8.
4. *Nucleus mysteriorum naturæ enucleatus, methodicè digestus.* Hamburgi, apud *Froben*, 1605, *in*-8.

CASPARI (*Jean-Balthasar*) a écrit:

De pleuritide verâ. Lugduni-Batav. 1668, *in*-4.

I. CASPART (*Jean-Philippe*) a écrit:

De sanguine menstruo. Tubingæ, 1676, *in*-4.

II. CASPART (*Jérôme*) a écrit:

De exostosi cranii rariore. Argentorati, 1730, *in*-4.

CASPIUS (*George*) étoit de Hanau, ville d'Allemagne dans la Wétéravie ; il étoit Docteur en médecine. Nous avons de lui :

1. *Ad Bonaventuræ Grangerii admonitionem indoctam & contumeliosam de cautionibus in sanguinis missione adhibendis, responsio.* Basileæ, apud *Joh. Mareschallum*, 1579, *in*-8. Ibid. 1580, *in*-8. Parisiis, apud *Jacobum Dupuys*, 1581, *in*-8.

2. *Castigatio Bonaventuræ Grangerii, seu Villici, animadversionis.* Basileæ, 1582, *in*-8.

Ces deux ouvrages ont été écrits en faveur de *Botal*, & de sa doctrine sur la saignée.

I. CASSANIO (*Ferdinand*) a écrit :

Quæstiones medicæ de naturæ viribus & essentiâ. Neapoli, 1567, *in*-4.

II. CASSANIO (*Jean*) a écrit :

De Gigantibus eorumque reliquis in Galliâ repertis, nec non de admirandis quorumdam viribus qui ad Gigantum naturam proximè accedunt. Basileæ, 1580, *in*-8. Spiræ, 1587, *in*-8. traduit en allemand, par *J. Vogel*, sous ce titre : *Bericht von den alten riesen und heunen.* A Gorlitz, 1588, *in*-4.

CASSANO, (*Ferdinand*) Médecin Italien du seizieme siecle ; il étoit de Vigevano, dans l'Etat de Milan. Il a donné :

1. *Quæstiones duæ, quarum altera est, quod sanguis & pituita in venis sanorum corporum actu sit, potentiâ humores alii ; altera verò, quod sedimentum sanorum & ægrorum ejusdem sit speciei.* Neapoli, apud *Gio. Mariam Scott*, 1561, *in*-8.

2. *Quæstio medica, quod tertiana exquisita non sit morbus acutus, contrà recentiores Scriptores, cum brevi apologiâ.* Venetiis, apnd *Nicolaum Tridentinum*, 1564, *in*-8. On y a joint les deux questions précédentes.

CASSEBOHM, (*Jean-Frédéric*) célebre Anatomiste de nos jours, dont les ouvrages d'anatomie méritent de tenir un des premiers rangs parmi ceux de ce siecle. Il étoit Docteur en médecine, & Professeur d'anatomie à Halle en Saxe. Ses ouvrages ont paru sous les titres suivans :

1. *Programma de differentiâ fœtûs & adulti.* Hallæ, 1730. L'Auteur remarque, avec raison, que dans le fœtus, la position du ventricule est plus perpendiculaire, & que dans l'adulte. elle est plus horisontale.

2. *Disputatio de aure internâ.* Francofurti ad Viadrum, 1730. Ce n'est qu'un extrait des travaux & recherches anatomiques de l'Au-

teur sur la structure de l'oreille interne, qu'il a développée avec plus d'étendue dans les ouvrages suivans :

3. *De aure humanâ, tractatus primus, secundus & tertius.* Hallæ, 1730, *in*-4. L'ouvrage est précédé de prolégomenes très-succincts, qui roulent sur la définition de l'oreille, sa connexion avec l'os temporal, sa division, & l'énumération des parties, soit internes, soit externes, qui entrent dans sa structure. Le premier traité concerne l'os temporal, sa situation, sa substance, sa structure, &c. L'Auteur indique les développemens successifs de cet os, & fait voir comment se forment les angles de la portion pierreuse; il prétend que dans le fœtus, un tubercule cartilagineux occupe la place de l'apophyse mastoïde, & que cette éminence ne se développe qu'avec l'âge : il donne la description du cercle osseux, mais plus étendue & plus exacte que celle de Duverney; il donne encore celle de cette cavité, que quelques Anatomistes ont appellée *trou anonyme de Ferrein*, & qui est connue le plus souvent sous le nom de *hiatus Fallopii.* Le second traité, qui ne remplit que deux pages, est relatif à l'oreille externe; il contient simplement la description de cette partie, faite avec assez d'exactitude. Le troisieme concerne l'oreille interne, & renferme une description de la cavité du tympan. L'Auteur indique les dimensions qu'elle a dans les différens âges; il décrit la position des fenêtres, de la trompe d'Eustache, & de l'ouverture des cellules mastoïdiennes; il dit avoir vu, dans quelques sujets, une membrane qui bouchoit l'ouverture de ces cellules; il fait voir que le muscle interne du marteau est séparé de la trompe d'Eustache par une languette osseuse; il examine si la membrane du tympan est ordinairement rompue dans les plongeurs; il décrit la structure de cette membrane, son origine, ses prolongemens.

4. *De aure humanâ, tractatus primus, secundus, tertius & quartus.* Hallæ, 1734, *in*-4. Les trois premiers traités sont les mêmes que les précédens : le quatrieme concerne les parties contenues dans la cavité du tympan. On y trouve une description très-détaillée & très-exacte des quatre osselets de l'ouïe, de leurs ligamens, de leur périoste, de leurs vaisseaux, de leurs muscles, même de leurs maladies : on y voit une comparaison des observations de Kerkringius avec celles de l'Auteur, & un examen du sentiment de quelques Anatomistes sur la cavité de ces mêmes osselets. Il y est parlé des nerfs de la cavité du tympan. L'Auteur y détermine l'étendue & la position de l'aqueduc de Fallope, & les articulations des osselets; enfin, il décrit les conduits particuliers qu'il a trouvés dans les apophyses du marteau & de l'enclume, & dans les branches de l'étrier. Ces quatre traités sont accompagnés de quarante figures en trois planches.

5. *Tractatus quintus anatomicus de aure humanâ, cui accedit tractatus sextus anatomicus de aure monstri humani.* Hallæ-Magdeburgicæ,

apud *Orphanotropheum*, 1735, *in*-4. Le cinquieme traité concerne le labyrinthe : on y trouve une description exacte des différentes parties qu'on observe dans cette cavité, du vestibule, du limaçon, des canaux demi-circulaires, &c. L'Auteur détermine l'étendue de ces canaux dans le fœtus & dans l'adulte; il combat l'existence des cercles sonores de Valsalva : il présente la rampe du limaçon comme percée à sa base & à sa pointe. Le sixieme traité contient la description singuliere de l'oreille d'un monstre humain. Les parties, décrites dans ces deux traités, sont représentées avec exactitude dans quarante-six figures comprises en trois planches.

6. *Methodus secandi musculos.* Hallæ, 1739, *in*-8. traduit en allemand à Hille, 1740, *in*-4. L'Auteur paroît avoir puisé, dans les écrits d'*Albin*, quelques-unes des remarques qu'il fait sur l'art de disséquer les muscles; cependant ce traité, quoique court, est rempli de préceptes utiles, & c'est un des meilleurs ouvrages que nous ayons sur l'administration anatomique des muscles.

7. *De methodo secandi viscera.* Hallæ, 1740, *in*-8. traduit en allemand à Berlin, 1746, *in*-8. *Portal* donne cette seconde édition comme étant latine, ainsi que la premiere. Ce traité est rempli de réflexions savantes & judicieuses, & d'observations également utiles & instructives L'Auteur présente le corps d'Higmore comme solide, & non creux; il décrit l'épiderme de la matrice; il parle des caroncules comme n'étant pas des parties de l'hymen; il présente les ligamens ronds de la matrice comme composés de fibres appartenantes à ce viscere : il regarde la rétine comme prenant son origine des bords du crystallin; enfin, il fait de très-bonnes remarques sur le tissu cellulaire du ventricule & des intestins, sur la position du canal alimentaire, sur la structure du sphincter, sur celle de la capsule de Glisson, sur celle de la vésicule du fiel, sur celle du canal thorachique, sur celle de la rate, qu'il croit cellulaire, &c.

CASSEL. (*Jean-Durand*) Nous avons sous son nom :

In Duretum & Martinum, Medicos Parisienses, apologeticus primus. Parisiis, 1579, *in*-8.

CASSERIO (*Jules*) naquit à Plaisance, ville d'Italie, Capitale du Duché du même nom; ce qui lui a fait donner le nom de *Placentinus.* Il étoit d'une famille obscure & très-pauvre, hors d'état de lui donner le plus petit secours : ce qui l'engagea à aller à Padoue, pour y chercher quelques moyens de fournir à sa subsistance. Il fut d'abord domestique de Fabricio d'Aquapendente; celui-ci lui reconnut un talent particulier pour les sciences, & chercha à le cultiver; il l'admit à ses leçons publiques, & lui en fit de particulieres. *Casserio*, devenu le Disciple de son Maitre, seconda ses soins par son zèle, son application

& sa facilité à apprendre. Son talent s'étant développé de plus en plus, Fabricio le soutint, l'encouragea, lui fraya même le chemin qui devoit le conduire à occuper une place distinguée parmi les Anatomistes; il le fit recevoir Docteur en médecine & en chirurgie dans l'Université de Padoue; il le jugea ensuite digne de le remplacer, & le chargea souvent de faire à sa place les leçons publiques. Les progrès de *Casserio* furent si rapides, & sa réputation si solidement établie, que, lorsque Fabricio quitta sa chaire en 1609, à cause de son âge avancé, le Sénat de Venise le crut digne d'être le Successeur de son Maitre, & le nomma à la chaire de chirurgie de l'Université de Padoue. Après l'avoir remplie pendant plusieurs années avec distinction, *Casserio* mourut à Padoue en 1616, âgé de 60 ans. *Douglas*, *Eloy* & *Portal* rapportent sa mort à l'an 1605; mais ils sont en contradiction avec eux-mêmes: ils conviennent que *Casserio* a succédé à *Fabricio*, & ils ne rapportent la mort de celui-ci qu'à l'an 1619. Nous croyons devoir nous en rapporter plutôt au sentiment de *Moreri*, *Manget*, *Argelati*, *Haller*, & plusieurs autres, qui fixent l'époque de sa nomination à la chaire de chirurgie à l'an 1609, & celle de sa mort à l'an 1616. Nous avons de lui les ovrages suivans:

1. *De vocis auditûsque organis*, *historia anatomica.* Ferrariæ, apud *Victor. Baldinum*, 1600, *in-fol.* Venetiis, 1600, *in-fol.* Cet ouvrage comprend deux traités, dont le premier a été réimprimé seul à Ferrare, en 1601, *in-fol.* Il concerne la voix. Le second est relatif à l'ouïe. On trouve, dans le premier, une très-bonne description des cartilages du larynx; l'Auteur admet, dans cette partie, les ventricules, dont Galien avoit parlé, mais dont la réalité avoit été contestée par Vesale. Il présente les muscles arythenoïdiens comme une masse musculeuse, & réfute le sentiment de ceux qui admettent quatre muscles pour l'épiglotte; il y traite encore de la bronchotomie, qu'il appelle *laryngotomie*; il décrit cette opération & les instrumens avec lesquels on la fait, & représente l'une & les autres dans une planche particuliere. On trouve, dans le second traité, une ample description de l'organe de l'ouïe, des trois osselets de l'oreille interne, du limaçon, des canaux demi-circulaires, de la trompe d'Eustache, & des cellules mastoïdiennes; l'Auteur y indique la position de la membrane du tympan, dont il paroît avoir eu une idée assez exacte; il paroît avoir connu les glandes, dont nous attribuons la découverte à Meibom; il décrit en particulier l'organe de l'ouïe, tel qu'il est dans le fœtus. Ces deux traités doivent avoir beaucoup coûté à leur Auteur; il a disséqué un nombre prodigieux d'animaux, & a consulté les cadavres de beaucoup de fœtus & d'adultes; les planches y sont multipliées; il y en a vingt-deux au premier, & onze au second, les unes & les autres dessinées par *Joseph Meurer*.

2. *Pentæsthesion, hoc est, de quinque sensibus, liber, organorum fabricam, actionem & usum continens.* Venetiis, apud *Nicol. Misserinum*, 1609, 1627, *in-fol.* Francofurti, apud *Hæredes Bassæi*, 1609, 1610, 1612, *in-fol.* Ibid. 1632, *in-4.* réimprimé sous le titre suivant: *Nova anatomia, continens accuratam organorum sensilium, tam humanorum, quàm animalium brutorum, & delineationem æneis figuris affabrè depictis intuentium oculis subjecta & descriptionem.* Francofurti, 1612, *in-fol.* L'Auteur paroit avoir connu le pouvoir physique des sens, puisqu'il trouve en eux la source de toutes les connoissances humaines; il regarde les impressions des corps extérieurs, comme se communiquant d'abord aux nerfs de la partie; & de-là, par le moyen de ces mêmes nerfs, se transmettant au cerveau, où réside le principe sensitif. Le traité est divisé en cinq livres: le premier traite de l'organe du tact. L'Auteur examine la structure de la peau & de l'épiderme; il regarde la premiere comme une membrane, dont la structure differe de celle des autres membranes du corps humain, & comme étant arrosée d'un grand nombre de vaisseaux, & parsemée d'une grande quantité de nerfs; d'où il fait dériver sa sensibilité: il croit que l'épiderme est une concrétion de la matiere de la transpiration, occasionnée par le froid extérieur: suivant lui, cette concrétion conserve à la peau sa sensibilité; il croit que toutes les sensations dérivent du tact, & qu'elles ne sont que tout autant d'especes de tact diversement modifiées. Ce livre est orné de deux tables qui représentent, en six figures, la plante du pied, la paume de la main, & quelques-uns des muscles qui meuvent les doigts. Le second livre traite de l'organe du goût, & ne contient presque rien d'intéressant: l'Auteur n'attribue que trois muscles à la langue; il regarde le corps de cette partie comme différent des autres muscles: il a donné dans une erreur, qui a été assez commune parmi les plus célebres Anatomistes; il a admis une ouverture dans le corps musculeux du styloïde, servant à donner passage au tendon du muscle digastrique. Ce livre est accompagné de six planches. Le troisieme traite de l'organe de l'odorat; il contient une description de cet organe, faite en procédant de l'extérieur à l'intérieur, & du général au particulier; elle est accompagnée de beaucoup de détails puériles & fastidieux, mais qui laissent entrevoir des particularités intéressantes, dont on n'avoit pas encore parlé. Par exemple, l'Auteur y indique la vraie structure de l'os ethmoïde, & la vraie articulation des os quarrés du nez: ce dernier objet n'avoit pas encore été bien connu. La description qu'il donne des cornets inférieurs du nez est tres-exacte; elle est bien différente de celle qu'on en avoit donné avant lui: les uns avoient considéré ces os comme isolés & séparés des autres parties du nez; les autres avoient tiré leur description du squelette, où ces os sont assez souvent altérés; mais *Casserio* a tiré cette description du squelette

frais

frais, & en sciant la face dans différentes directions. Ce livre contient sept tables, parmi lesquelles il y en a une qui est assez bonne, & qui représente les muscles frontaux, les pyramidaux, les canins & les incisifs de la levre supérieure. Le quatrieme livre traite de l'organe de l'ouïe: c'est le même que celui dont nous avons déjà rendu compte. Le cinquieme traite de l'organe de la vue; il contient une description fort ample de l'œil, mais qui ne présente rien de particulier ni de nouveau : ce livre est suivi d'un traité sur les larmes.

3. *Tabulæ anatomicæ 78 omnes novæ, nec antehac visæ.* Venetiis, apud *Evangelistam Deuchinum*, 1627, *in-fol.* Francofurti, apud *Matthæum Merianum*, 1632, *in-4.* Ibid. 1656, *in-4.* Amstelodami, apud *Joannem Blaeu*, 1645, *in-fol.* en allemand, 1707, *in-4.* Ces planches, qu'on a trouvées après la mort de l'Auteur, ont été publiées par *Daniel Bucretius*, qui en a joint quelques-unes de lui, & y a ajouté les explications. Les unes représentent le fœtus; les autres, l'adulte, & leurs différentes parties; les os, les muscles, les nerfs, les visceres en font le sujet. Mais il y en a encore quelques-unes que l'Auteur a prises ou imitées de *Coitier*, d'*Ingrassias*, de *Valverda*, de *Vesale*, d'*Eustache*, de *Pineau*, &c.

4. *Tabulæ de formato fœtu.* Amstelodami, apud *Joannem Blaeu*, 1645, *in-fol.* Ces planches paroissent être faites d'après nature. Les premieres représentent l'enfant contenu dans la matrice, & dans diverses positions: on voit, dans les dernieres, toutes les parties qui entrent dans la composition du fœtus; mais il n'y est fait aucune mention de quelques objets intéressans qu'on trouve dans le fœtus, & qui manquent ordinairement dans l'adulte, comme le thymus, le canal artériel, & le trou ovale.

Nous devons à *Casserio* la découverte du muscle externe du marteau, osselet de l'ouïe; il la fit le 7 mars 1593, en présence de Malavicinus, de Lacerus Germanus, & de George Pipanus. Ce muscle est bien différent de celui qui avoit été déjà décrit par *Eustache*. Ce Médecin s'attribue encore la découverte de deux petits muscles du nez, qui ressemblent à des feuilles de myrthe; il s'attribue encore la découverte du muscle Petit Rond, qu'il appelle *musculus perculiaris à nemine adhuc annotatus*; mais ce muscle avoit été déjà décrit par *Fallope*, qui l'avoit appellé le huitieme muscle du bras.

Eustache a voulu déprimer *Casserio*, en lui attribuant peu de talens; il en a fait une comparaison avec *Fabricio d'Aquapendente*, & l'a placé beaucoup au-dessous de son Maitre. Mais cet Anatomiste est digne des plus grands éloges, & l'anatomie lui doit beaucoup. *Douglas* a mieux apprécié son mérite, en présentant *Fabricio* comme meilleur Philosophe, & *Casserio* comme plus habile Disséqueur. Nous devons cependant convenir que, dans les écrits de ce Médecin, il y a du mauvais, des digressions inutiles, des détails puériles, quelques explications contraires aux loix de l'économie animale; mais il y a aussi beaucoup de choses bonnes, utiles, intéressantes & neuves. On peut enfin assurer bien positivement que *Casserio* a fait beaucoup pour l'anatomie, quoique ses recherches n'aient été presque relatives qu'à l'anatomie comparée, & qu'il se soit peu occupé de l'anatomie de l'homme.

I. CASSIANO, (*François*) Médecin du seizieme siecle, né à Turin; il fut Professeur en médecine dans l'Université de Padoue, & vivoit vers l'an 1546, suivant *René Moreau*. Il a écrit:

De sectione venæ in pleuritide. Patavii, apud *Gratios. Perchacinum*, 1546, *in*-8. Venetiis, apud *Vincent. Valgrisium*, 1562, *in*-8.

II. CASSIANO (*Pierre*) a écrit:

De calidi potûs apud veteres usu, epistola. Bononiæ, apud *Benatium*, 1606, *in*-4.

CASSIANUS. Nous avons sous ce nom:

De re rusticâ, fragmenta aliquot. On les trouve dans une collection, *de re rusticâ*, imprimée à Bâle, chez *Robert Winter*, 1539, *in*-8. Ibid. chez *Froben*, 1540, *in*-8.

CASSINA. (*Jean-Paul Stabe de*) *Voyez* STABE.

I. CASSIUS, surnommé *Iatrosophista*, & que *Manget* & *Haller* appellent *Felix*. On prétend qu'il vivoit du tems des premiers Disciples d'Asclépiade, dont il adopta les sentimens & suivit les principes. Il connoissoit l'anatomie & la chirurgie: on peut du moins le conjecturer des ouvrages suivans, qu'on a publiés sous son nom:

1 *De animalibus, quæstiones medicinales.* Parisiis, 1541, *in*-8. en grec. Ibid. apud *Wechel*, 1541, *in* 4., en latin, de la traduction d'*Adrianus Junius.* Leydæ, apud *Patium*, 1596, *in*-12. en grec.

2. *Naturales & medicinales quæstiones circà hominis naturam, & morbos aliquot.* Lutetiæ, 1541, *in*-8. en grec. Francofurti, 1541, *in*-4. Tiguri, 1562, *in*-8. en grec & en latin, par les soins de *Conrad Gesner*, avec l'ouvrage d'*Antoine Schnerberger*, intitulé: *Catalogus medicamentorum simplicium, quæ pestilentiæ veneno adversantur.* Lugduni, 1585, *in*-12, en latin, avec les *quæstiones physicæ*, de *Théophylacte Simocate.* Lipsiæ, apud *Wittig*, 1653, *in*-4. en grec & en latin. Cet ouvrage contient plusieurs questions de médecine & de chirurgie: par exemple, on demande pourquoi les ulceres ronds sont plus difficiles à cicatriser que les autres; pourquoi les ulceres & les inflammations sont accompagnés de démangeaisons, les premiers, lorsqu'ils

touchent au moment de leur guérison, les dernieres, lorsque la resolution commence à s'établir: pourquoi les Pêcheurs, & généralement les Marins, sont sujets au ptérygion; pourquoi, dans les plaies de la tête, lorsque les membranes du cerveau sont offensées d'un côté, l'autre côté tombe en paralysie; pourquoi, dans ces mêmes plaies, lorsque les membranes du cerveau, qui ont été blessées, viennent à se cicatriser, il arrive souvent des convulsions, ordinairement suivies de la mort, &c. L'Auteur ne se borne pas à faire ces questions; il en donne ensuite les solutions, parmi lesquelles on en trouve plusieurs qui sont ingénieuses, & qui peuvent faire conjecturer que l'Auteur étoit Anatomiste & Praticien.

II. CASSIUS, (*André*) qu'on dit né à Hambourg. Nous avons de lui:

1. *De triumviratu intestinali, cum suis effervescentiis.* Groningæ, 1668, *in*-4. Noribergæ, 1669, *in*-12. Neomagi, 1669, *in*-4. L'Auteur examine les analyses que *Sylvius* a faites des différentes humeurs de notre corps; il réfute l'existence des acides & des alkalis dans le sang, la bile & le suc pancréatique.

2. *De extremo illo & perfectissimo naturæ opificio, ac principe terrenorum sydere, auro, de admirandâ ejus naturâ, generatione, effectibus, atque ad operationes artis habitudine.* Hamburgi, apud *Georgium Wolff*, 1685, *in*-8.

CASSOLA, (*Scipion*) Médecin Italien, qui exerçoit la médecine à Parme, vers le milieu du siecle dernier. Il a donné:

Disceptatio, an epithematum usus, antiquis Medicis fuerit cognitus. Parmæ, apud *Sethum Viottum*, 1565, *in*-4.

CASSONE. Nous avons sous ce nom:

Anatomie & chirurgie. A Paris, 1716, *in*-8.

CAST, (*Matthieu*) Allemand, qui vivoit au commencement de ce siecle; il étoit Docteur en philosophie & en médecine. Il a donné:

Thermæ teplicenses. Dresdæ, 1701, *in*-8. écrit en allemand.

CASTAGNE (*le Pere Gabriel de*) vivoit dans le siecle dernier; il se disoit Conseiller & Aumônier du Roi. Nous avons sous son nom:

1. *L'or potable qui guérit de tous maux.* A Paris, 1611, *in*-12.

2. *Le grand miracle de la nature métallique, que, en imitant icelle sans sophistiqueries, tous les métaux imparfaits se rendront en or fin, & les maladies incurables guériront.* A Paris, chez *Charles Silvestre*, 1615, *in*-8. dédié au Duc du Maine.

3. *Œuvres, tant médicinales que chymiques.* A Paris, chez *d'Houry*,

1661, *in-8.* C'eſt un recueil de quatre traités : le premier a pour titre : *le Paradis Terreſtre* ; le ſecond & le troiſieme ſont les mêmes que ceux que nous avons déjà indiqués ; le quatrieme eſt intitulé : *Tréſor philoſophique de la médecine métallique.*

CASTAGNER, (*Jacques*) Médecin Piémontois, qui vivoit au commencement du ſiecle dernier ; il étoit né dans le Marquiſat de Lanzo ; il alla exercer ſa profeſſion à Turin, où il fut fait Profeſſeur de médecine théorique. Il a donné des Commentaires ſur *Avicenne*, ſous le titre ſuivant :

Commentarium in primam ſen Avicennæ. Taurini, 1613.

CASTAGNO. (*Pierre*) Nous avons de lui :

Regimiento da ſervar gli huomini ſani. A Boulogne, 1576.

CASTALIO (*Joſeph*) a écrit :

De frigido & calido potu. Romæ, 1607, *in-4.*

CASTANÆUS (*Mathurin*) a écrit :

De vigiliâ hominis. Haffniæ, 1692, *in-4.*

CASTANEA (*Chriſtophe*) étoit de Lauda, ville de Franconie ; il vivoit dans le ſeizieme ſiecle. Il a publié :

Jacobi Forliviensis nova caſtigatio expoſitionis aphoriſmorum Hippocratis. Papiæ, apud *Jacobum de Burgofranco*, 1521, *in-fol.*

CASTANEO (*Jacques*) a écrit :

Dell' idropiſia de gelſi ; c'eſt-à-dire, *de l'hydropiſie du meurier.* A Milan, 1768, *in-8.*

I. CASTELL ou CASTELLUS. (*Pierre*) *Voyez* CASTELLUS.

II. CASTELL. (*Edmond*) Nous avons de lui :

Oratio ad botanologicam ſacræ ſcripturæ partem. Londini, 1657, *in-4.*

III. CASTELL, (*Pierre*) Médecin Allemand de nos jours, a été Diſciple de *Haller* ; il a été reçu aux degrés dans l'Univerſité de Gottingen. Il a donné :

Experimenta, quibus varias corporis humani partes ſentiendi facultate carere conſtitit. Gottingæ, 1753, *in-4.* Réimprimé dans le recueil des theſes chirurgicales de *Haller*, tome V, édition de Lauſanne ; traduit en françois, & inſéré dans le ſecond volume du recueil ſur l'irritabilité & la ſenſibilité, publié par *Haller*, à Lauſanne, chez *Sigiſmond d'Arnay*, 1760, *in-12*, 4 volum. Traduit en italien, par *Petrini*, & imprimé à Rome en 1755. Ces expériences, tentées ſur des chiens & des chevreaux, ont été faites sur les tendons, sur les ligamens & les capsules des articulations, sur le péricrane & le périoste, sur la pie-mere, sur la plevre & sur le péritoine : de-là l'Auteur a divisé sa dissertation en six sections. Il prouve, dans la premiere, par dix-sept expériences, que les tendons n'ont aucune sensibilité, & que leurs blessures ne sont ni dangereuses, ni mortelles. La seconde tend à faire voir que les ligamens sont insensibles, & que leur lésion n'a d'autre inconvénient que ceux qui sont topiques, ou qui dépendent de la cessation de leurs fonctions ; il cherche à le prouver par sept expériences. La troisieme contient dix expériences, tendantes à prouver l'insensibilité du péricrane & du périoste. La quatrieme se réduit à deux expériences, sur lesquelles l'Auteur établit l'insensibilité de la pie-mere. La cinquieme en comprend cinq, desquelles l'Auteur conclut que la plevre n'a pas de sentiment, ou du moins qu'elle en a moins que les muscles & la peau. Enfin, la sixieme est relative à l'insensibilité du péritoine & des membranes, qui en tirent leur origine, établie sur quatre expériences.

I. CASTELLAN. (*Honoré*) *Voyez* DU CHASTEL.

II. CASTELLAN. (*Pierre*) *Voyez* DU CHASTEL.

III. CASTELLAN, (*Jean*) Médecin Italien, qui vivoit au commencement du siécle dernier ; il exerçoit la médecine à Rome. Il a publié, *Quæstio de gangrenæ & sphaceli diversâ curatione*. A Venise, 1616, *in*-8. On rapporte sous son nom un ouvrage intitulé : *Phylactrion phlebotomiæ & arteriotomiæ* ; mais qu'on attribue aussi à *Castellini* : nous en parlerons à l'article de ce dernier.

CASTELLANI, (*Hyacinthe-Anselme*) Médecin Italien. Il a donné : *Lettera apologetica* ; c'est-à-dire, *Lettre apologétique*. A Mantoue, 1746, *in-fol.* L'Auteur cherche à justifier les fomentations avec le savon & la bryoine, qu'il avoit employées contre des contusions, & qui avoient été blâmées par un de ses Confreres.

CASTELLI, (*Jean-François*) Italien, a écrit :

Dell' uso e virtu della teriaca di Andromacho il vecchio ; c'est-à-dire, *de l'usage & de la vertu de la thériaque d'Andromaque le vieux*. A Venise, 1638, *in*-4.

CASTELLINI, (*Jean-Marie*) Médecin Italien, qui vivoit dans le siecle dernier. *Haller* le dit Professeur à Rome ; mais dans le titre du second ouvrage que nous lui attribuerons, il se dit lui même, *in Nosocomio Sanctæ Mariæ novæ Florentiæ Institutor* ; ce que *Portal* traduit ainsi, *Professeur de l'Hôpital de Sainte-Marie de la nouvelle Florence*; il a rapporté le mot *novæ* à *Florentiæ*, au lieu de le rapporter à *Sanctæ Mariæ*; il n'auroit pas fait cette faute, s'il eût su qu'il n'y a qu'une seule ville du nom de Florence, qu'on ne la trouve nulle part désignée sous le nom de *nouvelle Florence*; & qu'au contraire il y a dans cette même ville un Hôpital appellé de Sainte-Marie *la Neuve*. *Castellini* fut donc Professeur dans cet Hôpital, & y enseigna principalement la chirurgie. On rapporte sous son nom les deux ouvrages suivans :

1. *Phylacterium phlebotomiæ & arteriotomiæ*. Argentinæ, 1618, *in*-8. Ibid. apud *Paulum Ledertz*, 1628, *in*-8. traduit en Italien, à Viterbe, chez *Discipoli*, 1619, *in*-4. traduit en allemand, sous ce titre: *Bericht vom ader lassen*, *übersetzt durch*, à Strasbourg, 1631; & sous cet autre titre : *Verzeichniss aller adern; wie solche sollen geschlagen werden*, à Nuremberg, 1665, *in*-12. On y trouve quelques préceptes sur la saignée, soit à l'artere, soit à la veine, & une description des veines & des arteres sur lesquelles on a coutume de la pratiquer: on y a représenté, dans une planche, les veines sous-cutanées, & dans une autre, les différentes directions que le Chirurgien doit suivre avec la lancette. *Manget* & *Portal* ont attribué cet ouvrage à *Jean Castellan*, Médecin de Rome dont nous avons déjà parlé; *Haller*, au contraire, assure qu'il est de *Jean Castellini*; ils ont peut-être voulu, les uns & les autres, parler du même Médecin; mais dans ce cas, *Manget* & *Portal* auroient défiguré son nom. *Haller* est même en contradiction avec lui-même, dans sa *Bibl. chir. tome I, p.* 292; il appelle ce Médecin *Jean-Marie Castellinus*, après l'avoir appellé *Jean-Marie Castellanus* dans sa *Bibl. anat. tome I, page* 340.

2. *De durâ cerebrum vestiente meninge, tractatus*. Venetiis, 1646, *in*-8. Cet ouvrage a été écrit à l'occasion d'une contestation de quelques Médecins, sur l'adhérence de la dure-mere au crâne : les uns soutenoient que cette adhérence étoit parfaite dans toute l'étendue de cette membrane; les autres vouloient au contraire qu'il n'y eût presque aucune adhérence. L'Auteur, après avoir examiné ces deux sentimens, les combat l'un & l'autre, & prend un milieu. Il croit que la dure-mere est adhérente en quelques endroits du crâne, & qu'elle en est détachée en d'autres; il présente cette adhérence comme très-forte à la base du crâne, & comme foible à l'endroit des sutures. Les assertions de l'Auteur ne sont pas simplement anatomiques; elles sont suivies de quelques réflexions qu'il fait comme par occasion; par exemple, il refuse à la dure-mere tout mouvement particulier; il regarde le péricarde comme dénué aussi de tout mouvement. Cet ouvrage est hérissé d'autorités; mais il est prodigieusement grossi par des lambeaux entiers & très-longs que l'Auteur a copiés des Auteurs qui étoient favorables à son sentiment.

CASTELLIONI (*Pierre-Marie*) a donné :

Responsio ad Ludovici Septalii judicium. Mediolani, 1618, *in-4.*

I. CASTELLO (*Tura de*) de Boulogne, a donné :

Recepta aquæ Balnei de Porrectâ. Venetiis, apud *Bernh. Venetum de Vitalibus*, 1519, *in-fol.* avec la Chirurgie de *Gui de Chauliac*, de *Brunus*, *de Roland*, &c. On le trouve encore dans la Collection de Venise, *de Balneis*, publiée en 1553.

II. CASTELLO, (*Pierre Vasco*) Médecin Portugais du siecle dernier. Nous avons de lui :

Exercitationes medicinales ad omnes thoracis affectus. Tolosæ, apud *Joannem Petrum Charlot*, 1616, *in-4.* C'est un recueil de dix traités : le premier, sur l'angine ; le second, sur la toux ; le troisieme, sur l'asthme ; le quatrieme, sur le crachement de sang ; le cinquieme, sur la pleurésie ; le sixieme, sur la péripneumonie ; le septieme, sur l'empyeme ; le huitieme, sur la phthisie ; le neuvieme, sur la palpitation du cœur ; & le dixieme, sur la syncope.

I. CASTELLUS. (*Félix*) Nous avons de lui :

Consilia medica. Francofurti, apud *Joh. Sartorium*, 1605, *in-4.* dans la Collection publiée par *Lautenbach.*

II. CASTELLUS (*Jean*) étoit d'Ausbourg, & vivoit au commencement du siecle dernier ; il étoit Docteur en philosophie & en médecine. Nous avons sous son nom :

1. *De peste, ejusque causis, signis, præsagiis, curatione & præservatione, tractatus.* Augustæ-Vindel. 1608, *in-8.*
2. *Pharmacopæa, medicamenta in officinis pharmaceuticis usitata, complectens & explicans.* Gadibus, apud *Joannem de Bojet*, 1622, *in-4.*

III. CASTELLUS *ou* CASTELLI (*Pierre*) étoit en réputation au commencement du siecle dernier. Il étoit natif de Rome, où il reçut les honneurs du doctorat en médecine ; il y fut ensuite pendant quelque tems Professeur de philosophie & de pharmacie. Il fut nommé dans la suite à une chaire dans l'Université de Padoue, à la recommandation du Cardinal Biscia, & de Louis Contareni, Ambassadeur de la République de Venise auprès du Pape Urbain VIII. Il quitta enfin Padoue, pour se rendre à Messine, où il fut appellé pour remplir la premiere chaire de médecine théorique. Il y a lieu de croire qu'il finit ses jours dans cette derniere ville. Nous avons de lui :

1. *Chalcantinum dodecaporion, sive, duodecim dubitationes in usu olei*

vitrioli, cum defensione veterum, in arsenici atque sandarachæ potu. Romæ, apud *Jacobum Mascardi*, 1619, *in-4.*

2. *Della durazione de' medicamenti, tanto semplici, quanto compositi, per cognoscer qualsivoglia medicamento o semplice, o composito.* A Rome, 1621, *in-4.*

3. *Arte delli speciali.* Romæ, 1622, *in-fol.* Il n'y a que deux feuilles.

4. *Epistola ad Joh. Malelphum & Aëtium Cletum.* Romæ, apud *Joh. Mascardi*, 1622, 1628, *in-4.*

5. *Epistola secunda.* Romæ, apud *Joh. Mascardi*, 1622, *in-4.*

Ces deux lettres traitent de l'ellébore: l'Auteur cherche à prouver que lorsque, dans les écrits d'Hippocrate & des autres anciens Médecins, on trouve simplement le nom d'ellébore, il y est toujours question de l'ellébore blanc. Ces deux lettres ont été imprimées ensemble à Rome, en 1632, *in-4.*

6. *Descriptio rariorum plantarum quæ in horto Farnesiano continentur.* Romæ, 1625, *in-fol.* Ibid. 1635, *in-fol.* Cet ouvrage, publié sous le nom de *Tobie Aldinus*, est attribué à *Castellus* par *Haller.*

7. *Epistolæ medicinales.* Romæ, 1626, *in-4.*

8. *De abusu phlebotomiæ.* Romæ, apud *Franciscum Colbelletti*, 1628, *in-8.*

9. *Discorso della differenza tra li semplici freschi & li secchi, con il modo de siccar li*; c'est-à-dire, *Discours sur la différence des plantes fraîches ou seches, avec la maniere de les dessécher.* A Rome, 1629, *in-4.*

10. *De visitatione ægrotantium.* Romæ, apud *Jacobum Mascardi*, 1630, *in-12.* L'Auteur avoit destiné cet ouvrage à l'instruction de ses Disciples, relativement à leur entrée dans la pratique.

11. *Emetica.* Romæ, apud *Jacobum Mascardi*, 1634, *in-fol.* Il y est question du vomissement, & des remedes qui peuvent le provoquer.

12. *Tripus Delphicus.* Neapoli, 1635, *in-4.*

13. *Relatio de qualitatibus frumenti cujusdam Messanam delati.* Neapoli, 1637, *in-4.* L'Auteur indique les mauvaises qualités de ce bled, qui s'étoit échauffé dans le vaisseau, & qui étoit fétide, noirâtre, & d'une odeur acide & forte; il parle ensuite du pain fait avec ce bled, & qui étoit fétide, aigre, & produisoit dans le gosier une impression désagréable: il conclut enfin que ce pain ne peut être que très-nuisible, & propre à causer la peste.

14. *Optimus Medicus.* Messanæ, apud *Viduam Bianco*, 1637, *in-4.* L'Auteur indique les conditions nécessaires pour devenir un bon Médecin.

15.

15. *Hyæna odorifera.* Messanæ, 1638, *in*-4. Francofurti, 1641, *in*-12. Ibid. apud *Hermanum à Sande*, 1668, *in*-12. L'Auteur recherche si l'animal, auquel on donnoit de son tems le nom d'hyene, étoit la véritable hyene des Anciens, & il paroit en douter. Il décrit les follicules du fiel du zibeth; il donne encore une description des os de ces deux animaux.

16. *Annotazioni soprà l'antidotario Romani*; c'est-à-dire, *Remarques sur l'antidotaire de Rome.* A Rome, 1629, *in*-4. A Messine, 1637, *in-fol.*

17. *Discorso dell' elettario rosato Mesue*; c'est-à-dire, *Discours sur l'électuaire rosat de Mesué.* A Rome 1633, *in*-4. A l'occasion de cet électuaire, l'Auteur parle des roses & de la scamonée.

18. *De vomitoriis & vomitu, lib. X.* Romæ, 1634, *in-fol.*

19. *Chrysopus, cujus nomina, essentia, usus facili methodo traduntur.* Messanæ, 1638, *in*-4.

20. *Hortus Messanensis.* Messanæ, 1640, *in*-4.

21. *Opobalsamum examinatum, defensum, judicatum, absolutum, & laudatum.* Messanæ, apud *Viduam Bianco*, 1640, *in*-4.

22. *Opobalsamum triumphans.* Basileæ, apud *Franciscum Perna*, 1640, *in*-4.

Ces deux derniers écrits sont relatifs à la fameuse dispute qui a fait tant de bruit en Italie dans le siecle dernier, sur le baume qui doit entrer dans la composition de la thériaque. L'Auteur y dit gravement, quoiqu'avec beaucoup de feu, bien de choses, dont on riroit aujourd'hui, & il s'appesantit beaucoup sur certains objets, qui ne méritent point l'attention d'un homme de lettres, moins encore d'un Médecin.

23. *De abusu circà dierum criticorum enumerationem.* Messanæ, apud *Viduam Bianco*, 1642, *in*-8.

24. *Epangelia.* Mantuæ, 1646, *in*-12. C'est une énumération des leçons que l'Auteur devoit faire sur la premiere section des Aphorismes d'Hippocrate.

25. *De febre tritæophyâ.* Cosenzæ, apud *Jacob. Bapt. Russium*, 1648, *in*-8.

26. *In Aphorismos Hippocratis primi libri critica doctrina.* Maceratæ, apud *Petrum Salvi*, 1648, *in*-4. Le but de l'Auteur est d'exposer les sentimens des différens Commentateurs d'Hippocrate, de les admettre, ou les rejetter après les avoir combattus, & d'établir enfin le sien.

27. *Præservatio corporum sanorum ab imminente lue ex aëris intemperie hoc anno 1648.* Messanæ, apud *Hæredes Breæ*, 1648, *in*-4.

28. *De effervescentiâ.* Messanæ, 1652, *in*-4.

29. *De Smilace asperâ.* Messanæ, 1652, *in*-4. L'Auteur examine si ce qu'on appelloit *Smilax aspera* d'Europe, est la même que la salsepareille, & s'il peut suppléer au défaut de celle-ci dans le traitement des maladies vénériennes; il conclut affirmativement pour l'une & l'autre de ces deux questions, &, relativement à la premiere, il appuie sa décision sur le témoignage de plusieurs Auteurs, & sur-tout sur celui de Gonsalve Fernandez, & de Luc Ghinus.

30. *Responsio chymica de effervescentiâ & mutatione colorum in mixtione liquorum chymicorum.* Messanæ, 1654, *in*-4. A la fin de la dissertation, l'Auteur traite du quinquina.

31. *De venæ scilem phlebotome, disputatiuncula.* Francofurti, apud *Hermannum à Sande*, 1668, *in*-4. dans un recueil d'ouvrages de plusieurs Anatomistes.

32. *Breve ricordo dell' elettione, qualita e virtu dello spirito e oglio acido di vitriolo.* A Rome, 1621, *in*-4.

IV. CASTELLUS, (*Barthelemi*) Philosophe & Médecin Italien de la fin du seizieme siecle & du commencement du siecle dernier; il exerçoit la médecine à Messine. Il a donné:

1. *Totius artis medicæ, methodo divisâ in compendium, synopsis.* Messanæ, apud *Petrum Bream*, 1597, *in*-4. 1598, *in*-8. Basileæ, 1628, *in*-8. Venetiis, 1667, *in*-8. Patavii, 1713, 1721, *in*-4. Genevæ, 1746, *in*-4. C'est un extrait succinct des écrits d'Hippocrate, de Galien & d'Avicenne.

2. *Lexicon Medicum græco-latinum.* Venetiis, apud *Nicolaum Polum*, 1607, *in*-8. Ibid. 1626, *in*-8. Ibid. apud *Joannem-Baptistam Cæsari*, 1642, *in*-8. Basileæ, apud *Joann. Jac. Genath*, 1628, *in*-4. Ibid. 1632, *in*-8. Roterodami, apud *Arnoldum Leers*, 1644, *in*-8. Cette édition a été publiée par *Adrien Ravenstein*, qui y a fait beaucoup de corrections & d'additions. Ibid. 1651, *in*-8. Ibid. 1657, 1665, 1670, *in*-8. Noribergæ, apud *Joh. Daniel. Tauber*, 1682, *in*-4. Cette édition a été publiée avec des corrections & des additions de *Jac. Pancrace Brunon.* Patavii, apud *Jacobum Cadorinum*, 1699, *in*-4. avec des additions de *Jean Rhodius.* Ibid. 1717, *in*-4. 1746, *in*-4. Lipsiæ, apud *Thomam Friisch*, 1713, *in*-4. Patavii, 1713, 1721, *in*-4. Genevæ, 1741, 1746, *in*-4. Amstelodami, 1746, *in*-4. C'est une nomenclature grecque & latine des termes de médecine les plus usités, avec leurs définitions, & souvent de courtes discussions sur leur étymologie & vraies significations. On trouve à la fin une table des mêmes noms en trois colonnes, qui présentent les dénominations arabes, grecques & latines.

V. CASTELLUS (*Philothée*) a donné:

Flagellum calumniantium, seu, apologia, in quâ anonymi cujusdam ca-

lumniæ refutantur, ejusdem mentiendi libido detegitur. Amstelodami, 1681, *in*-8. C'est un écrit apologétique de la pratique des Médecins Portugais, dans lequel l'Auteur s'éleve contre l'ignorance, la présomption & la témérité des Empiriques.

VI. CASTELLUS, (*Louis*) Médecin du commencement de ce siecle, que *Manget* dit *Foro-juliensis Medicus & Physicus primarius*; nous ne savons point si cela doit s'entendre de *Fréjus*, ville de France en Provence; c'est la seule ville que nous trouvions désignée sous le nom de *Foro-julium*. Si ce Médecin exerçoit réellement la médecine à Fréjus, il est surprenant qu'il ait fait imprimer à Venise l'ouvrage suivant, relatif à une maladie qui régnoit dans le lieu de sa résidence; il a pour titre:

Meditatio physico-medica, ad usum ill. civit. Fori-Julii de grassante in ejus finibus boum epidemdi. Venetiis, apud *Aloys. Pavinum*, 1712, *in*-8.

CASTELMONT. Nous avons sous ce nom:

Traité des bains de la ville d'Aix en Provence. A Aix, 1600, *in*-8.

CASTET, (*Dominique*) Médecin François de nos jours; il étoit né en Bigorre, aux environs de Tarbes; après avoir été reçu Docteur en médecine, il avoit fixé son domicile à Bordeaux, où il s'étoit fait agréger au Collége des Médecins; il avoit été ensuite Associé à l'Académie de la même ville, & en étoit devenu le Bibliothécaire. Il est mort vers le mois de Juillet 1764, après avoir donné:

1. *Quæstiones medicæ.* Burdigalæ, 1755, *in*-4. Il y a deux questions, dans lesquelles l'Auteur examine, 1°. si on peut connoître les crises par le pouls; 2°. si les eaux minérales sont un remede assuré dans la curation des maladies.

2. *Quæstiones medicæ.* Burdigalæ, 1755, *in*-4. Ces questions sont encore au nombre de deux; elles tendent à examiner, 1°. si l'opium peut être employé avec succès contre les convulsions; 2°. si le quinquina peut être utile dans le traitement des fievres putrides.

Ce Médecin a encore traduit de l'anglois en françois:

1. *Explication des premieres causes de l'action dans la matiere, & de la cause de la gravitation.* 1751, *in*-12. traduit de l'anglois, de *Colden.*

2. *Essais sur la construction & comparaison des thermometres, sur la communication de la chaleur, & sur les différens degrés de chaleur des corps.* 1751, *in*-12. traduit de l'anglois, de *Martine.*

CASTETBERG, autre Médecin François de nos jours, qui exerce la médecine à Bordeaux. Il a donné:

Traité des eaux minérales de Bagneres, Bariges & Cauterets. 1762, *in*-12.

I. CASTIGLIONE (*Pierre-Marie*) naquit à Milan en 1594, de *François Castiglione*, Médecin de cette ville, & premier Médecin des Armées du Roi d'Espagne dans l'Etat de Milan. Après avoir été décoré du grade de Docteur en médecine, il voulut se faire agréger au College des Médecins de Milan; mais il ne put jamais y réussir: nous ne connoissons point les motifs qui dirigerent le refus de ce College; *Argelati* garde le silence à ce sujet, lorsqu'il raconte cette anecdote, qui n'a été connue ni de *Barhelemi Corte*, ni de *Moreri*, ni de *Manget*. Ce Médecin continua cependant à exercer sa profession, & devint même premier Médecin des Armées du Roi d'Espagne, quoi qu'il fût fort jeune. Il mourut d'une fievre maligne le 27 Octobre 1629, âgé de trente-cinq ans, après avoir donné:

1. *Responsio ad Ludovici Septalii judicium de margaritis nuper allatis.* Mediolani, apud *Feriol*, 1618, *in*-4.
2. *Discorso soprà l'apparsa cometa in Novembre nell' anno 1618*; c'est-à-dire, *Discours sur la comete qui a paru au mois de Novembre 1618.* A Milan, chez *Paganelli*, *in*-4. sans indication d'année.
3. *Admiranda naturalia ad renum calculos curandos.* Mediolani, apud *Feriol*, 1622, *in*-8.
4. *De sale, ejusque virtutibus.* Mediolani, 1629, *in*-8.
5. *Trattato de' rimedi che possano trarsi dal vino*; c'est-à-dire, *Traité des remedes qu'on peut tirer du vin.* Cet ouvrage lui est attribué par *Argelati*, qui n'en raporte point l'édition.

II. CASTIGLIONE (*Jean-Honoré*) naquit à Milan, de l'illustre famille de ce nom; il étoit de la branche de *Monterutio*. Son pere, *Branda Castiglione*, jouissoit de la dignité de Comte Palatin, en vertu de la concession faite à sa famille en 1417, par l'Empeur Sigismond-Auguste, & qui lui a été confirmée ensuite par les Rois d'Espagne, le 13 Mai 1633, & le 13 Février 1652. *Castiglione* s'appliqua successivement à la philosophie & à la médecine, & reçut les honneurs du Doctorat dans l'Université de Pavie, suivant *Argelati*, & dans celle de Padoue, suivant *Manget*. Il fut agrégé en 1633 au College des Médecins de Milan, & parvint au Décanat de ce College; il fut fait dans la suite Protomédic de tout l'Etat de Milan. Il obtint en 1662 la confirmation de la dignité de Comte Palatin, accordée à sa famille en 1417. Enfin, il mourut à Milan en 1679; son corps fut transporté à Castiglione, où il fut enterré dans l'Eglise de Saint-Etienne & Saint-Laurent, au tombeau de sa famille. Il laissa un fils, dont nous parlerons dans l'article suivant. Il avoit été chargé, par le College des Médecins de Milan, de travailler à une pharmacopée, qui a été publiée sous ce titre:

Prospectus pharmaceuticus, sub quo antidotarium Mediolanense spectandum proponitur. Mediolani, apud *Ferrarium*, 1668, *in-fol.*

III. CASTIGLIONE BRANDA, (*François*) fils du précédent, naquit à Milan, & fut reçu au Doctorat en médecine dans l'Université de Pavie, le 14 Juin 1641; six mois après, il fut agrégé au College des Médecins de sa patrie. Il y exerça la médecine avec une certaine célébrité, & devint enfin Protomédic de l'Etat de Milan. Il mourut dans sa patrie en 1712, âgé de soixante-onze ans, après avoir donné:

De spiritibus, extractis, salibus ac fucis. Mediolani, apud *Quintum*, 1698, *in-fol.*

Il publia de nouveau la *Pharmacopée* ou *Antidotaire* de son pere, avec des corrections & des additions.

CASTILLANI, (*L. F.*) Médecin Italien de nos jours; il est Membre de l'Académie Royale des Sciences & Belles-lettres de Mantoue, & Associé à l'Académie Ducale de médecine des Conjecturans. Il a écrit:

Storia Ragionata, *&c.* c'est-à-dire, *Histoire raisonnée des maux qui ont fait périr le T. R. P. Ermengeldo Marie de Mantoue, de l'Ordre des F. F. Prêcheurs.* A Mantoue 1770. Ce Religieux fut attaqué d'une passion hypocondriaque à la suite d'une vie trop sédentaire: cette maladie occasionna un embarras dans les branches de la veine-porte, suivi de tumeurs stéatomateuses dans le foie, de l'hydropisie, de l'hémopthisie, enfin, de la mort. *Louis Vittari* publia une feuille, espece de pamphlet, dans lequel il fit la description des phénomenes observés lors de la dissection du cadavre, & cette description étoit accompagnée de réflexions qui parurent très-fausses, & plus offensantes encore à *Castillani*. C'est pour se justifier des imputations défavorables de *Vittari*, que celui-ci a cru devoir publier cette histoire raisonnée, qui, vraisemblablement, le venge, mais qui, au fond, est fort indifférente au Public.

CASTILLO OCHOA (*Thomas del*) étoit né à Calahorra, ville d'Espagne dans le Marquisat de Zenete, ancien Royaume de Grenade. Il étudia la médecine, & reçut les honneurs du Doctorat à Grenade; il exerça sa profession dans sa patrie avec distinction. Il vivoit vers le milieu du siecle dernier. Il a écrit:

De venenis. Granatæ, 1645.

CASTMAN. *Voyez* CASMAN.

CASTNER. (*Jean*) Nous avons de lui :

Epistolæ medicæ. Noribergæ, apud *Simonem Halbmayer*, 1625, *in*-4. avec la *Cista medica* de *Jean Hornungius*.

CASTRILLO. (*François-Martin de*) Nous avons de lui, suivant le témoignage de *Douglas* :

Colloquium de dentitione & ordine quo dentes prodeunt. Pinciæ, 1557, *in*-8. Matriti, 1570, *in*-8.

CASTRIUS, (*Jacques*) Médecin Flamand, né à Hazebroucz, près de Saint-Omer, vers la fin du quinzieme siecle. Il exerça la médecine à Anvers, & écrivit :

De sudore epidemiali, Anglico dicto. Antuerpiæ, apud *Grapheum*, 1529, *in*-8. Parisiis, apud *Wechel*, 1529, *in*-8. Cet ouvrage est adressé au peuple de Gand.

I. CASTRO, (*Etienne Roderic à*) Médecin Portugais, que quelques-uns croient être né à Lisbonne; il étudia la médecine à Salamanque; il passa en Allemagne en 1595, & se fixa à Hambourg, où il exerça la médecine. Il alla ensuite à Pise, & remplit une chaire de médecine dans l'Université de cette ville. Le voyage de ce Médecin & sa résidence à Hambourg ont donné lieu à la conjecture d'*Astruc*, qu'il étoit Juif; mais sa nomination à une place de Professeur dans l'Université de Pise, paroît devoir le mettre à l'abri de ce soupçon. On croit qu'il mourut à Pise en 1637, âgé de plus de quatre-vingts ans. Il laissa un fils appellé *François*, qui fait le sujet de l'article suivant. Il s'étoit rendu célebre dans la pratique de la médecine, & *Zacutus*, son Compatriote & son Contemporain, l'appelle le Phénix des Médecins de son siecle. Ce Médecin a beaucoup écrit, comme on peut en juger par le catalogue de ses ouvrages.

1. *Tractatus brevis de naturâ & causis pestis, quæ anno 1596 Hamburgensem civitatem afflixit*. Hamburgi, apud *Jacobum Lucium Juniorem*, 1596, *in*-4. Ibid. 1597, *in*-4. L'Auteur ne se borne pas à rechercher la nature & les causes de la peste, ainsi que le titre paroît l'indiquer; il en expose encore la méthode, soit préservative, soit curative.

2. *De universâ muliebrium morborum medicinâ*. Hamburgi, 1603, *in-fol*. Ibid. apud *Froben*, 1604, *in-fol*. Ibid. 1628, *in*-4. Ibid. apud *Zachariam Hertel*, 1662, *in*-4. *Manget* en rapporte encore une édition faite à Hambourg en 1616, *in-folio*; celle de 1628 seroit

donc la quatrieme; cependant on lit au frontispice de cette édition, que ce n'est que la troisieme. Cet ouvrage est divisé en deux parties: la premiere renferme quatre livres; le premier, divisé en onze chapitres, expose les différences qui distinguent l'homme de la femme, la situation de la matrice, sa figure, sa capacité, les parties qui entrent dans sa composition, celles qui la retiennent dans sa situation, sa sympathie ou son rapport avec les autres parties, ses usages: on y trouve encore une description des mamelles, & des discussions sur les différences des os des femmes de ceux des hommes, sur lesquelles l'Auteur croit que la matrice influe beaucoup, sur la formation des parties du fœtus, sur les vaisseaux qui partent de la matrice pour s'insérer au corps du fœtus, enfin, sur la ressemblance de quelques parties dans les deux sexes. Dans le second livre, divisé en treize chapitres, l'Auteur donne la définition de la semence, qu'il regarde comme une humeur excrémentitielle; il en recherche la nature, les usages & l'utilité; il admet une semence dans la femme, & examine comment elle concourt à la génération: il parle de l'usage des testicules & de leur concours dans la formation de la semence; il traite ensuite de la faculté formatrice, du sang menstruel, des vaisseaux qui servent à son excrétion, du tems, de la qualité & de la durée de son cours; il croit que ce sang sert à la nourriture du fœtus. Le troisieme livre, divisé en dix-neuf chapitres, roule, 1°. sur le coït, les causes qui peuvent l'exciter, sa fin, quelques-uns de ses phénomenes, la maniere de le rendre prolifique; 2°. sur la conception, la ressemblance des enfans avec leurs parens, la formation des moles & des monstres; 3°. sur les hermaphrodites; 4°. sur la superfétation; 5°. sur la formation des parties du fœtus, & le tems de l'union de l'ame avec le corps. Le quatrieme livre qui contient treize chapitres, est relatif à l'accouchement, au lait & à la lactation. La seconde partie, qui est toute pratique, est aussi divisée en quatre livres: le premier traite des maladies communes à toutes les femmes; il contient deux sections. Il est question, dans la premiere, des différens vices du flux menstruel, comme des femmes qui n'ont jamais eu leurs regles, des regles dévoyées, de leur suppression, de leur trop grande quantité, de leur trop grande diminution, de leur éruption difficile & douloureuse, de l'inversion des tems où elles doivent couler, de leur retardement, de leur corruption ou conversion en pus, &c. L'Auteur y traite encore des fleurs blanches & de la gonorrhée. La seconde section traite des tumeurs des mamelles, de l'engorgement de leurs glandes, même écrouelleux; de l'inflammation, de l'œdeme, du squirre & du cancer de ces parties. Le second livre concerne les maladies des veuves & des vierges: la premiere section traite de la suffocation utérine, de l'épilepsie dépendante de la matrice, de la mélancolie, des pâles couleurs, de la douleur d'estomac, de la matrice & de différentes autres parties, de la fureur utérine, de la température chaude, froide, seche & humide de la matrice. Dans la seconde section, il est question de la chûte de la matrice, & du mouvement par lequel on suppose que ce viscere se porte en différentes parties. Dans la troisieme, de la maladie connue sous le nom de *nymphæa*, de l'hydropisie, du gonflement, de l'inflammation, du squirre, du cancer, du condylome, des hémorrhoïdes de la matrice, des vices particuliers des parties génitales, comme verrues, ficus, pustules, ulceres, fistules, gersures: des vers dans la matrice, du calcul de ce viscere. Le troisieme livre renferme deux sections: la premiere traite de la stérilité; la seconde, de la grossesse, de ses signes, de ses accidens. Le quatrieme livre concerne les maladies des femmes en couche & des nourrices. Cet ouvrage est rempli de fausse théorie; la pratique en est plus supportable: on y voit que l'Auteur étoit vraiment Médecin; mais ce qu'il dit de bon, est accompagné de digressions fatigantes, & souvent noyé parmi des choses très-inutiles.

3. *Medicus politicus, seu, de officiis medico-politicis, tractatus.* Hamburgi, apud *Froben*, 1614, *in*-4. Ibid. 1662, *in*-4. Coloniæ, 1614, *in*-4. Cet ouvrage est divisé en quatre livres, dans lesquels l'Auteur cherche à faire voir quelles doivent être les mœurs & les qualités d'un bon Médecin, & à dévoiler le manege, les fraudes & les impostures de ceux qui sont indignes de ce titre.

4. *De meteoris microcosmi, libri V.* Venetiis, apud *Juntas*, 1621, *in-fol.* Ibid. apud *Deuchinum*, 1624, *in-fol.*

5. *De complexu morborum, tractatus.* Florentiæ, apud *Zenobium Pignonium*, 1624, *in*-8. Noribergæ, 1646, *in*-12.

6. *Philomelia.* Florentiæ, 1628, *in*-8. Cet ouvrage n'a aucun rapport à la médecine, quoique plusieurs Bibliographes l'aient rapporté à cette classe; il traite de l'amitié.

7. *De asitiâ, tractatus.* Florentiæ, apud *Pignonium*, 1630, *in*-8. Taurini, 1647, *in*-8.

8. *De sero lactis, tractatus.* Florentiæ, apud *Sermatelli*, 1631, *in*-8. Noribergæ, 1646, *in*-12.

9. *Commentarius in Hippocratis coi libellum de alimento.* Florentiæ, apud *Sermatelli*, 1635, *in-fol.*

10. *Posthuma varietas.* Florentiæ, apud *Amatorem Massam*, 1639, *in*-4. publié après la mort de l'Auteur par son fils.

11. *Castigationes exegeticæ, quibus variorum dogmatum veritas elucidatur.* Florentiæ, apud *Massam*, 1640, *in-fol.*

12. *Medicæ consultationes.* Florentiæ, apud *Massam*, 1644, *in*-4.

13. *Pithagoris, sive, de ejus vitâ, Placitis, Scholâ, &c.* Lugduni, apud *Borde*, 1651, *in*-24. *Manget* croit cet ouvrage de notre Auteur.

14.

14. *Exercitationes medicæ.* Venetiis, 1653, *in*-8. Ibid. 1656, *in*-8.

15. *Quæ ex quibus opusculum; sive, de mutatione aliorum morborum in alios.* Florentiæ, apud *Petrum Cecconcelli.* Cette édition est rapportée par *Manget*, qui n'en indique point la date; mais elle est de 1627, *in*-12. Francofurti, 1667, *in*-12. Lugduni, 1645, *in*-12.

16. *Tractatus de naturâ muliebri.* Francofurti, 1668, *in*-4.

17. *Syntaxis prædictionum medicarum.* Lugduni, 1661, *in*-4.

18. *Apologia judicialis in Fort. Licetum.* Oldemburgi, 1636, *in-fol.*

19. *Posthuma de epilepsiâ disceptatio.* Florentiæ, 1640, *in*-8.

20. *Disceptatio de spiritibus; adjectâ controversiolâ de maris salsedine; aliâ de plenitudine; aliâ de causâ continente.* Florentiæ, 1641, *in*-8.

21. *Expositiones in aliquos Hippocratis ægrotos.* Florentiæ, apud *Jo. Ant. de Bonardis*, 1656, *in*-8. Venetiis, apud *Brogiolli*, 1656, *in*-8.

Il regne une certaine confusion relativement à ce Médecin: quelques Bibliographes, comme *Manget*, *Moreri*, prétendent qu'il y a eu deux Médecins du nom de *Castro*, l'un appellé *Roderic*, qui a fait la médecine à Hambourg; l'autre, nommé *Etienne Roderic*, qui a été Professeur à Pise. Quelques autres au contraire, comme *Eloy*, *Portal*, ne parlent que d'un seul. Il est difficile de débrouiller cet objet; si l'on réunit cependant toutes les circonstances, on trouvera que ces deux Médecins portoient le même nom, à la différence de celui d'*Etienne*, qui peut avoir été tantôt pris, tantôt omis par le même homme, comme cela arrive souvent; qu'ils vivoient dans le même tems; qu'ils avoient pris naissance dans le même pays, c'est-à-dire, dans le Portugal; qu'ils s'étoient expatriés l'un & l'autre, pour aller dans des pays éloignés; qu'ils étoient également célebres dans leur profession. Il paroît par conséquent qu'on peut conjecturer, avec quelque vraisemblance, que ces deux noms ne désignent que le même Médecin.

II. CASTRO, (*François à*) fils du précédent, a publié:

Stephani Roderici Castrensis, patris, syntaxis prædictionum medicarum: cum triplici elucubratione; 1°. de chirurgicis administrationibus; 2°. de potu refrigerato; 3°. de animalibus microcosmi. Lugduni, apud *Philippum Borde*, 1661, *in*-4.

III. CASTRO, (*Jean de*) Espagnol, qui vivoit dans le siecle dernier. Il a donné:

Historia de las virtudes y propriedades del tabaco, y de los modos de tomar le po las partes internas, y applicar le a las externas; c'est-à-dire, *Histoire des vertus & propriétés du tabac, & des manieres de le prendre intérieurement & de l'appliquer extérieurement.* A Cordoue, 1620, *in-8.*

IV. CASTRO, (*André-Antoine à*) autre Médecin Portugais, qui étoit, en 1636, Médecin du Duc de Bragance. Il a écrit :

1. *De febrium curatione, libri tres.* Villæ-Vitiosæ, 1636, *in-fol.*
2. *De simplicium medicamentorum facultatibus.* Ibid. 1636.
3. *De qualitatibus alimentorum, quæ humani corporis nutritioni sunt apta.* Ibid. 1636.

V. CASTRO, (*Ezéchiel de*) fameux Médecin Juif du siecle dernier, qui, dans la suite, se fit Chrétien ; il exerçoit la médecine à Vérone. Il a écrit :

1. *Ignis lambens, historia medica, prolusio physica, rarum pulchrescentis naturæ specimen.* Veronæ, apud *Franciscum Rubæum*, 1642, *in-8.* Cet ouvrage a été écrit à l'occasion d'un phénomene singulier qu'on observoit sur le corps de la Comtesse Cassandra Buri de Vérone ; sa peau brilloit d'une maniere éclatante, dès qu'elle frottoit ses bras avec un mouchoir de toile de Cambrai. L'Auteur rapporte l'exemple fameux du Médecin *Alexandre Meget*, à qui, après de grandes douleurs, il sortit, des vertebres des lombes, un feu qui lui brûla les yeux.
2. *Trattato di colostro, dove si tratta de' diversi mali di bambini.* A Venise, 1642, *in-4.*
3. *Amphiteatrum medicum, in quo morbi omnes, quibus imposita sunt nomina ab animalibus, raro spectaculo debellantur. Liber primus, ab homine in morbo palimbulo.* Veronæ, apud *Franciscum Rubæum*, 1646, *in-8.*

VI. CASTRO, (*Benoît à*) autre Médecin Juif, Portugais de nation ; il exerça la médecine à Hambourg, & fut Médecin de Christine, Reine de Suede. Il vivoit au milieu du siecle dernier ; il étoit peut-être fils d'*Etienne Roderic à Castro.* Nous avons de lui :

Monomachia, sive, certamen medicum, quo verus in febre synocho putride, cum cruris inflammatione, medendi usus per venæ sectionem in brachio demonstratur. Hamburgi, apud *Jac. Rebenlinum*, 1647, *in-4.*

VII. CASTRO, (*Pierre à*) Médecin du siecle dernier, qui exerça d'abord la médecine en Espagne, dans la Biscaie, ensuite à Vérone en Italie ; il devint enfin premier Médecin du Duc de Mantoue, &

mourut dans la ville de ce nom. Nous avons de lui les ouvrages suivans:

1. *Febris maligna puncticularis, aphoristicâ methodo delineata.* Veronæ, 1650, *in*-16. Noribergæ, apud *Enater*, 1652, *in*-12. Patavii, 1653, *in*-12.

2. *Bibliotheca Medici eruditi.* Patavii, apud *Matth. Cadorinum*, 1654, *in*-12.

3. *Pestis Neapolitana, Romana & Genuensis annorum 1656 & 1657, fideli narratione delineata, & commentariis illustrata* Veronæ, apud *Rubeanos*, 1657, *in*-12.

4. *Imber aureus, sive, chylias aphorismorum, ex libris epidemion Hippocratis, eorumque Francisci Vallesii commentariis extracta.* Ulmæ, apud *Ruhnen*, 1661, *in*-12.

5. *Scheda in formâ patente de oleo anti-pleuritico* PETRI A CASTRO. Ferrariæ, apud *Alphonsum & Joannem Baptistam Maretos.* 1669.

Ce Médecin a encore donné une seconde édition des trois livres, *de impedimentis magnorum auxiliorum*, par *Antoine Ponce de Santacruz*, après les avoir corrigés, à Padoue, chez *Paul Frambott*, 1651, *in*-12.

VIII. CASTRO, (*Jacques*) Médecin, qui exerçoit la médecine à Londres au commencement de ce siecle. Il a donné:

1. *De inoculatione variolarum*, Hamburgi, 1722, *in*-8.

2. *Methodus inoculationis, seu transplantationis variolarum.* Genevæ, apud *Perachon*, 1727, *in*-4. C'est peut-être le même ouvrage que le précédent.

IX. CASTRO GIAANE, (*Bernard Marie de*) Religieux Capucin, né dans la Sicile, d'un Apothicaire qui jouissoit d'une certaine réputation; il s'est rendu fameux au commencement de ce siecle, par les guérisons surprenantes qu'on prétend qu'il a opérées au moyen de l'eau à la glace. Il a parcouru différentes villes d'Italie, où les succès de son remede lui avoient donné une réputation très étendue: Palerme fut principalement le théâtre de ses exploits; il quitta cette ville pour aller à Venise, & voulut passer à Malthe, où il débarqua au commencement du mois de Mai 1724; il fut engagé à s'y arrêter par les sollicitations réitérées des Chevaliers, & y continua de donner son remede, & d'opérer des guérisons. Il étoit connu sous le nom de *el Medico d'ell acqua fresca.*

Sa méthode n'étoit pas toujours la même; la plus ordinaire, étoit de faire boire trois grands gobelets d'eau glacée le matin, & de les porter jusqu'à trente-six dans la journée; il empêchoit entiérement de manger, sur-tout les premiers jours; lorsqu'on se trouvoit foible, il permettoit le soir, pour tout aliment, deux ou trois jaunes d'œufs; dans la suite, il permettoit la moitié d'un poulet, ou un petit pigeon, ou bien deux ou trois onces de macaron de Sicile, eu égard à l'état du malade. On a observé que l'effet de l'eau étoit de donner ou des maux de tête, ou des chaleurs extrêmes, ou des douleurs dans les entrailles, même la diarrhée, & de renouveller tous les anciens maux. Pour la diarrhée, il donnoit des lavemens d'eau à la glace, faisoit boire dans l'instant, & faisoit frotter le ventre avec de la glace; il observoit la même méthode pour les douleurs d'entrailles. Dans les sciatiques & les rhumatismes, il faisoit faire des frictions sur la partie malade, avec la glace.

X. CASTRO SARMENTO (*Jacob de*) a donné:

Tratado das operaçoens da chirurgia. A Londres, 1744, *in*-8. C'est une traduction de l'Anglois, de *Sharp*.

CASULANUS (*Prothus*) étoit de Sienne. Il a écrit;

De linguâ, quæ maximum est morborum acutorum signum. Florentiæ, apud *Petrum Cecconcelli*, 1621, *in*-4. Coloniæ Agripp. apud *Mattheum Snitz*, 1626, *in*-8. Ulmæ, 1651, *in-fol.*

CAT. *Voyez* LE CAT.

CATALANUS (*Arnauld*) a donné:

Regulæ universales curationum morborum ter centum quadraginta quinque, Georgii Pictorii Villingani Ensiskemii, commentariis illustratæ. Evacuandi ratio, per Antonium Gazionem brevissimâ methodo conscripta, ejusdem G. Pictorii Scholiis diligenter explicata. Præterea rerum fortuitò evenientium consolationes quatuordecim, auctore eodem Pictorio. Basileæ, apud *Henricum Petri*, 1565, *in*-8.

CATANEUS *de Lacu Marzino* (*Jacques*) étoit de G[illegible]es, & Docteur en philosophie & en médecine. Il vivoit en 1564, si nous nous en rapportons au témoignage d'*Augustin Oldoinus*; mais *Astruc* conjecture qu'il doit avoir vécu au commencement du seizieme siecle, soit parce que, dans l'ouvrage dont nous allons parler, il ne fait mention que des Auteurs qui ont écrit sur les maladies vénériennes avant l'an 1500; soit parce qu'il y insiste beaucoup sur l'autorité des Médecins Arabes, ce qui étoit fort commun à la fin du quinzieme siecle; soit parce qu'il n'y est point absolument question du gayac, qui a été très-employé en Italie contre ces mêmes maladies, vers l'an 1517; d'où *Astruc* conclut que *Cataneus* a écrit cet ouvrage vers l'an 1505. Nous l'avons sous le titre suivant:

Tractatus de morbo gallico. Inséré dans le premier volume de la Collection publiée à Venise par *Luisini* en 1566. Cet ouvrage avoit déjà été imprimé, puisque, dans l'avis au Public, que l'Imprimeur a mis à la tête de cette Collection, il annonce que le premier volume ne contient que des traités qui ont déjà été imprimés ailleurs ; mais nous ne connoissons point cette premiere édition. L'Auteur rapporte la premiere invasion de la vérole à l'an 1494 ; il la regarde comme différente de la lepre & de la maladie connue sous le nom d'*éléphantiasis.* Il reconnoit pour causes *supérieures & incorporelles* de cette maladie, l'influence des Astres & la colere de Dieu ; & pour causes *prochaines & inférieures*, la communication intime avec une personne infectée, soit par le coït, soit en couchant ensemble, & l'usage du lait de mauvaise qualité. Il regarde la diete, la saignée, l'évacuation, l'usage des viperes & des bains, comme les principaux remedes auxquels il faut avoir recours dans le traitement ; il recommande les frictions mercurielles répétées deux fois par jour, jusqu'à ce que le malade commence à se plaindre d'une douleur aux dents ; il fait en même-tems le détail des accidens qui accompagnent ou qui suivent l'usage de ce remede. *Astruc* fait grand cas de cet ouvrage ; il le regarde comme un des bons livres qui aient été écrits sur les maladies vénériennes, & comme un des premiers dans lesquels l'administration du mercure ait été traitée avec le plus de soin & d'exactitude.

CATANI (*Alexandre*) est Citoyen de Rome, & Docteur en philosophie & en médecine ; il a été décoré de la dignité de Comte Palatin. *Haller* le dit Chirurgien du Roi de Naples. Il a donné :

1. *Rifflessioni fisico-mediche soprà di un nuovo antilisso.* A Naples, 1756, *in*-8. dédié à Charles de Bourbon, Roi des deux Siciles. Il s'agit, dans cet ouvrage, d'un nouveau remede, que l'Auteur propose contre l'hydrophobie : ce n'est autre chose qu'une poudre faite avec le poivre & les cantharides.

2. *Il lithotomo in pratica* ; c'est-à-dire, *la pratique du lithotome.* A Venise, chez *Remondini*, 1767. C'est une exposition des différentes méthodes de faire l'opération de la taille, suivant l'ordre chronologique. L'Auteur y a joint un traité des causes des calculs, une notice étendue de la guérison des personnes taillées, le poids des pierres, leur forme & leur nature. Il y a rassemblé un grand nombre d'opérations, de tentatives & d'observations relatives à la connoissance & au traitement des calculs.

3. *La verità smascherata per aperto ad un caso medico-cerusico* ; c'est-à-dire, *la vérité dévoilée relativement à un cas medico-chirurgical.* A Lucques, 1769, *in*-4. C'est un écrit polémique contre *Valcari* ; il tend à justifier l'Auteur de la mort d'un jeune homme, arrivée le dixieme jour après qu'il lui eut fait l'opération de la taille, & dans

le cadavre duquel on n'avoit trouvé aucune cause évidente de sa mort.

CATANIA (*François*) naquit à Palerme en 1598, & s'appliqua à l'étude de la médecine; apres avoir reçu les honneurs du Doctorat, il se livra à la pratique, qu'il fit avec quelques succès dans sa patrie. Il en sortit ensuite pour aller exercer sa profession à Vicari, où son fils étoit Archiprêtre; l'amour paternel, qui l'avoit engagé à ne pas se séparer de son fils, l'obligea encore à le suivre, lorsque celui-ci fut fait Archiprêtre de Ciminna; il se maria même en 1627 dans cette derniere ville, avec *Madeleine de Urzo*; mais ayant perdu dans la suite son épouse & son fils, il revint à Palerme, embrassa l'état ecclésiastique, reçut l'Ordre de Prêtrise, & mourut en 1683, âgé de quatre-vingt-dix ans; il fut enterré dans l'Eglise de la Maison Professe des Jésuites. Nous ne connoissons de lui que l'écrit suivant:

Quæstio de medicamento purgante. Panormi, apud *Petrum Isola*, 1648, *in*-4.

CATANUTI (*Nicolas*) étoit natif de Catane, ville de Sicile; il étoit Apothicaire dans sa patrie, & s'acquit beaucoup de réputation par ses connoissances profondes dans la botanique & la pharmacie. Il cultiva aussi les Belles-lettres, & sur-tout la poésie, & publia un recueil de poésies italiennes; il fut même regardé comme un des plus illustres Académiciens de Catane: il vivoit en 1658. Nous avons de lui:

Isagogicon, sive, facilis introductio ad universam pharmaceuticæ artis praxim. Catanæ, apud *Johannem Rossium*, 1650, *in*-4.

CATELAN (*Laurent*) vivoit dans le siecle dernier; il étoit Apothicaire à Montpellier. Il a donné:

1. *Démonstration des ingrédiens de la confection alkermès*. A Montpellier, 1609, *in*-16. A Lyon, chez *Mallet*, 1614, *in*-12. traduit en latin, sous ce titre: *Genuinus confectionis alkermes apparandæ modus*. Jenæ, apud *Joh. Breithmann*, 1620, *in*-4. avec le traité *de cocco Baphicâ*, de *Jean-Etienne Strobelberger*. C'est un écrit contre *Fontaine*, en faveur de la préparation usitée à Montpellier pour la confection d'alkermès; il roule sur des objets qui ne sont d'aucune importance, & qui ne méritent point d'être connus.
2. *Discours & démonstration des ingrédiens de la thériaque*. A Lyon, 1614, *in*-8.
3. *Rare & curieux discours sur les vertus & propriétés de la thériaque*. A Montpellier, chez *Pech*, 1629, *in*-8. A Lyon, 1626, *in*-8. avec le traité du tabac, par *Neander*.

4. *Traité de l'origine, vertus, propriétés & usages de la pierre de bezoar.* A Montpellier, 1623, in-8.

5. *Rare & curieux discours de la plante appellée mandragore, de ses especes, vertus, usages, & particuliérement de celle que produit une racine représentant de figure le corps d'un homme, qu'aucuns croient celle que Joséphe appelle Baarus, & d'autres, les Teruphins de Laban en l'Ecriture Sainte.* A Paris, 1639, in-12.

6. *Traité des eaux distillées.* A Paris, chez *Jean Bessin*, 1633, *in*-8. On le trouve en latin dans la pharmacopée de *Bauderon*, édition de Londres, 1639, *in-fol.*

CATESBY, (*Marc*) Anglois; il étoit Membre de la Société Royale de Londres. Il a donné:

Natural histori of Carolina, Florida, &c. c'est-à-dire *Histoire naturelle de la Caroline, de la Floride, &c.* A Londres, 1731, 1743, *in-folio.* 3 vol. Ibid. 1754, *in-fol.* 2 vol. traduit en allemand à Nuremberg, 1750, *in-fol.* On y trouve 165 figures enluminées, dont quelques-unes sont parfaites, & les autres incomplettes. L'Auteur a découvert soixante plantes nouvelles de la Caroline.

CATOSIUS (*Matthieu*) a écrit:

Chronosophia, sive, disputatio de quatuor anni temporibus, eorumque naturâ & temperamentis, adversùs Placitum Aristotelis, Philosophorum, & Medicorum omnium. Florentiæ, 1603, *in*-4. Venetiis, apud *Societatem*, 1630, *in*-4.

CATTI, (*François-Antoine*) Chirurgien Italien, né à Lucques; il exerça la chirurgie à Naples, & fit une étude particuliere de l'anatomie; il vivoit vers le milieu du seizieme siecle. Nous avons de lui:

Anatomes enchiridion, partes corporis humani brevi ordine mirè explicans, medicinæ Candidatis admodùm necessarium. Neapoli, 1552, *in*-4. On y trouve une description méthodique des parties intérieures, & une dénomination assez exacte des parties extérieures. L'Auteur a quelquefois imité *Galien*, il l'a quelquefois copié; comme par exemple, 1°. sur les os; 2°. sur les glandes qu'il regarde, d'après *Galien*, comme destinées à remplir le vuide formé par l'écartement de deux branches vasculaires, & comme faisant l'office de point d'appui; 3°. sur le foie qu'il présente, ainsi que *Galien*, comme le vrai organe de la sanguification; 4°. sur le cerveau: la description qu'il en donne est extraite de *Celse* & de *Galien*; elle est cependant plus étendue sur certains objets, comme sur le septum lucidum, sur la lyre, &c. 5°. sur les muscles. Il n'a pas cependant entiérement adopté la théorie prolixe de ce Médecin de l'antiquité; il y a même joint quelquefois ses propres observations; & celles de quelques bons Anatomistes; sur-tout de *Vesale*.

CATTIER, (*Isaac*) Médecin François du siecle dernier, étoit né à Paris; il étudia la médecine dans l'Université de Montpellier, où il reçut les honneurs du Doctorat en 1637, sous la présidence du Duranc, Professeur de cette Ecole. Il revint ensuite dans sa patrie, où il pratiqua la médecine; il fut pourvu d'une charge de Médecin ordinaire du Roi, servant par quartier. Il a donné:

1. *Dissibulatoris morologia, seu, in libellum Renati Moreau, Academiæ Monspelliensis impugnatoris.* 1646, *in*-4.

2. *De la nature des bains de Bourbonnes.* A Paris, chez *David*, 1650, *in*-8.

3. *Discours sur la poudre de sympathie.* A Paris, 1650, *in*-8. L'Auteur s'éleve contre les prétendues guérisons opérées par cette poudre; il traite cette méthode d'erronée, de folle & d'extravagante. Il rapporte plusieurs exemples, qui font voir que ces guérisons ont été suivies de divers autres maux. Cet ouvrage fut attaqué par *Nicolas Papin*, qui écrivit une dissertation en faveur de la poudre de sympathie. *Cattier* y répondit par l'écrit suivant.

4. *Réponse à M. Papin, touchant la poudre de sympathie.* A Paris, 1651, *in*-8. L'Auteur cherche à faire voir que cette poudre n'opere rien par elle-même, & que les effets qu'on lui attribue sont toujours une suite des opérations de la nature. Il attaque sur-tout le magnétisme, sur lequel *Papin* avoit principalement appuyé sa critique.

5. *Description de la macreuse.* A Paris, 1651, *in*-8. Le but de l'Auteur est de prouver que la macreuse ne doit point être rapportée à la classe des poissons.

6. *De rheumatismo, dissertatio.* Parisiis, apud *Viduam Petit*, 1653, *in*-8. L'Auteur ne se borne pas à développer la nature du rhumatisme, & à exposer la méthode curative de cette maladie; il recherche encore la nature de la douleur en général, & rapporte quelques observations assez intéressantes.

7. *Observationes medicinales rariores.* Castris, 1653, *in*-12. avec les observations de *Pierre Borel*. Parisiis, apud *Billaine & Viduam Dupuis*, 1656, 1657, *in*-8. Lipsiæ, 1670, *in*-8. Francofurti, apud *Laurentium Sigismundum Cornerum*, 1670, *in*-8. Ibid. 1676, *in*-8. Ces observations sont anatomiques, médicinales & chirurgicales: on y trouve une description du canal thorachique; il y est fait mention de la valvule coronaire, ainsi que de la grande valvule de la veine cave, dont *Guiffart* a attribué la découverte à *le Noble*. On y trouve l'histoire des calculs de la vessie, dont les uns étoient enkistés ou

trop

trop gros pour pouvoir être extraits par l'opération ; celle d'un calculeux, guéri par l'usage intérieur d'une poudre, dont l'Auteur n'a pas pu connoître la composition ; celle d'un calcul placé entre les tuniques de la vessie ; celle de la guérison de grandes plaies à la vessie & aux intestins ; celle de quelques accidens très-fâcheux, survenus à la blessure du muscle temporal, guéris par la section de ce muscle ; celle d'une main sphacélée, qui se détacha de l'avant-bras ; celle d'une gangrene aux extrêmités inférieures, guérie par l'usage intérieur des amers. Il y a beaucoup de bonnes choses dans ces observations, & on peut en tirer beaucoup d'utilité dans la pratique de la médecine & de la chirurgie.

8. *Lettres sur les eaux minérales.* 1663, *in-12.*

CATTO. (*François-Antoine*) Nous avons de lui :

Isagogæ anatomicæ. Neapoli, 1556, *in-8.*

CAVAGNINO, (*Jean-Baptiste*) Médecin Italien, qui vivoit vers la fin du seizieme siecle ; il étoit de Bresse en Italie, & exerçoit la médecine dans sa patrie. Il a donné :

Compilatione delli remedii contra la peste. A Bresse, chez *Vincent Sabbio*, 1576, *in-4.*

CAVALCANTIBUS (*Gui de*) a écrit :

De naturâ & motu amoris venerei. Venetiis, apud *Octavium Scott*, 1498, *in-fol.*

CAVALLARIUS (*Jean-Baptiste*) étoit de Naples. Il a écrit :

De morbo epidemiali, qui Nolam & Campaniam universam vexavit, curativus & præservativus discursus. Neapoli, apud *Johannem Jacobum Carlinum*, 1602, *in-4.*

CAVALLERY (*Antoine*) naquit à Bayonne le 22 Novembre 1698 ; il entra dans la Société des Jésuites, & devint Professeur en théologie dans l'Université de Toulouse. Il étoit encore parmi les Jésuites, lors de la dissolution de cette Société, arrivée en France en 1763. On a de lui deux dissertations de physique : la premiere, sur la cause du flux & du reflux de la mer ; la seconde, sur la cause de la diaphaneité & de l'opacité des corps : elles ont remporté le Prix ; la premiere au jugement de l'Académie Royale des Sciences de Paris, la seconde à l'Académie de Bordeaux. Il a encore donné :

Dissertation sur la cause de la chaleur & de la froideur des eaux minérales. A Bordeaux, 1739, *in-12.* Cet ouvrage a été couronné par l'Académie de Bordeaux en 1739.

I. CAVALLINI (*Philippe*) a donné :

1. *Enumeratio brevis plantarum, præterito anno à publico Professore sapientiæ ostensarum.* Romæ, 1689, *in-12.*

2. *Pugillus melitaeus, seu, herbarum omnium insulæ Melitæ perbrevis enarratio, cum appendice.* Rapporté par *Haller*, d'après *Burette*, mais sans en indiquer l'édition.

II. CAVALLINI, (*Joseph*) Chirurgien Italien de nos jours, né à Cepolini ; il a étudié la chirurgie à Florence, dans l'Hôpital Royal de Sainte-Marie la Neuve, & est devenu Chirurgien & Historiographe de cet Hôpital. Nous avons de lui les ouvrages suivans :

1. *Collezioni istoriche di casi chirurgici, methodicamente disposti* ; c'est-à-dire, *Collection historique d'observations de chirurgie, disposées d'une maniere méthodique.* A Florence, chez *Bonducci*, 1762, 1763, 1767, 1772, *in-4.* 2 vol. Le premier volume traite des tumeurs inflammatoires, des tumeurs chroniques & des plaies ; il contient 148 observations, précédées d'une préface sous la forme d'une dissertation sur la restagnation des fluides du corps humain. Le second volume renferme des observations sur les fractures.

2. *Tentamina medico-chirurgica de felici in quibusdam animantibus uteri extractione, deque partium regeneratione & cicatricis naturâ.* Florentiæ, apud *Allegrini*, 1768, *in-8.*

3. *Storia d'una reumatica paralisia curata con l'unzione mercuriali* ; c'est-à-dire, *Histoire d'une paralysie rheumatique, guérie par les frictions mercurielles.* A Venise, 1769, *in-4.*

CAVALLO ou CAVALLUS. *Voyez* CABALLO.

CAVAN. Nous avons sous ce nom :

Disputatio de anatomiæ præstantiâ, utilitate, definitione, historiâ. Gryphis Waldi, 1736.

CAVALIER (*Pierre*) a écrit :

De calculo renum & vesicæ. Leydæ, 1654, *in-4.*

CAVERHILL, (*J.*) Médecin Anglois, qui est Membre de la Société Royale de Londres. Il a donné :

1. *Traité sur la goutte.* A Londres, 1769 ; écrit en anglois. L'Auteur propose un systême singulier sur cette maladie ; il la regarde comme produite par des concrétions pierreuses, composées d'une espece de terre séparée dans le cerveau, & destinée à la formation des parties solides. Il prétend que cette terre circule dans les nerfs, extrêmement atténuée & très-dissoute ; qu'elle passe ensuite à travers

les muscles, pour arriver jusqu'aux os, où elle est naturellement déposée; qu'enfin, elle forme alors la partie osseuse. Il soutient que l'enflure, qu'il appelle calcaire, & qui survient à la suite des accès de goutte, n'est autre chose qu'un épanchement de cette substance, & que cette même substance terreuse produit la chaleur animale par le frottement continuel qui se fait contre les parois des nerfs.

2. *Experiments on the cause of heat in living animals, &c.* c'est-à-dire, *Expériences sur la cause de la chaleur dans les animaux vivans, & sur la vélocité du fluide nerveux.* A Londres, chez *Rabson*, 1770. L'Auteur, après des expériences réitérées sur des lapins qu'il a disséqués vivans, croit s'être assuré, comme il entreprend de le prouver, que la chaleur est diminuée dans les animaux par la destruction des nerfs. Il présente le fluide nerveux comme étant d'une nature grossiere & terrestre, & il soutient que sa vélocité ne le porte point à un pouce dans l'espace de vingt-quatre heures : d'après cette rare découverte, il assure que, malgré cette lenteur, la chaleur animale dépend du frottement très-doux & fort peu élastique de ce fluide contre les nerfs. Il est fâcheux pour l'Auteur d'avoir perdu son tems, & d'avoir sacrifié tant d'innocentes victimes pour faire des découvertes aussi singulieres, & aussi éloignées de la vérité, & nous osons dire, de la vraisemblance.

CAUFAPÉ, (*Anicet*) que *Portal* appelle *Antoine*, naquit d'une famille originaire de l'Albigeois; il étudia la médecine dans l'Université de Toulouse, & y fut reçu au Doctorat en médecine. Il exerça sa profession dans cette ville, &, suivant *Portal*, il passa ensuite en Angleterre. Nous avons de lui :

1. *Réflexions singulieres sur le fréquent usage de la saignée.* A Toulouse, 1667, 1691, *in*-12. A Paris, 1697, *in*-8. 2 vol. Cet ouvrage est écrit contre l'usage fréquent de la saignée, que l'Auteur blâme beaucoup. Il admet dans le sang un acide, qui, en se développant, produit la plupart de nos maladies.

2. *Nouvelle explication des fievres, avec des observations singulieres sur les matieres les plus importantes pour bien exercer la médecine.* A Toulouse, 1696, *in*-12. 2 vol. C'est une seconde édition; nous ne connoissons point la premiere. L'Auteur cherche à faire voir que la fievre & la chaleur qui l'accompagne, sont une maniere de crise, dont le mouvement subtilise les humeurs grossieres, cuit celles qui sont crues, produit la dissipation de celles qui sont trop subtiles, émousse celles qui sont âcres, repousse dans les voies de la circulation celles qui sont arrêtées dans quelque partie; d'où il conclut que la fievre n'est jamais nuisible que par accident. Il tire de-là trois conséquences : 1°. qu'il ne faut pas combattre la fievre

par des remedes rafraichissans ; 2°. que le déréglement de la circulation du sang est la cause ou l'effet de toute sorte de maladies, & que presque toutes les fievres sont produites par l'acrimonie des sels renfermés dans nos humeurs ; 3°. que les Médecins auroient dû établir une humeur saline dans le corps. Il présente des idées à peu-près pareilles sur la différente nature des fievres, sur le régime de vie en santé & en maladie, sur les crises, la gangrene, les fébrifuges, la purgation, la saignée, la fermentation, les sels, les acides, les alkalis, &c.

CAVIGIOLIS (*Jean-Baptiste de*) étoit Docteur en philosophie & en médecine. Nous avons de lui :

De morbis novis interpola, cum aliquot paradoxis. Pictavii, apud *Fratres Maresios*, 1541, *in*-8.

CAULTER (*Pierre*) a écrit :

De calculo renum & vesicæ. Helmstadii, 1656, *in*-4.

CAVOLO, (*Jean-Baptiste del*) Italien, a donné :

Discorso della irritabilità de alcuni fiori nuovamente scoperta. A Florence, 1764, *in*-8. L'Auteur renouvelle les expériences de *P. Borell* sur les gaines des étamines des plantes ; il établit la force motrice dans les seules étamines.

CAUSE *ou* CAUX, (*N. de*) Médecin François du siecle dernier ; il exerçoit la médecine à Rouen. Nous avons sous son nom :

Varia philosophica & medica de atomis & circulari sanguinis motu, adversùs Pyrrhonios : de generatione hominis : de usu lienis : de causâ motûs pulmonum in inspiratione : anatomica quædam. Rhothomagi, 1674, *in*-12.

CAWARD, (*Guillaume*) Anglois, connu par les deux ouvrages suivans :

1. *Conjecturæ de fermento vitali, nutritio.* Londini, 1695, *in*-8.
2. *Ophtaloniatria.* Londini, 1706, *in*-8.

CAUX, (*N. de*) *Voyez* CAUSE.

CAXANES, (*Bernard*) Médecin Espagnol, né en 1560. Il est rapporté deux fois par *Manget*, d'abord sous le nom de *Bernard*

CARANES, ensuite sous celui de *Bernhardin* CAXANES : il étudia la médecine à Barcelonne, & y prit les élémens de la pratique sous Jérôme Mediona & Henri Solano, en 1583. Il se fit ensuite recevoir au Doctorat, & exerça sa profession dans la même ville. Il étoit dans la trente-deuxieme année de son âge, lorsqu'il publia l'ouvrage suivant :

Adversùs Valentinos & quosdam alios nostri temporis Medicos, de ratione mittendi sanguinem in febribus putridis. Barcinonæ, apud *Paulum Mal*, 1592, *in*-8. *Manget*, sous le nom de CARANES, en rapporte une autre édition faite à Venise 1595, *in*-8. Cet ouvrage est divisé en trois livres. L'Auteur examine, dans le premier, qui contient onze chapitres, l'espece de fievres putrides, qui indique la saignée, la constitution du sang qui la permet, & les différentes circonstances qui peuvent l'indiquer ou la contre-indiquer, comme les forces, l'âge, l'habitude, l'air, le régime précédent, l'exercice accoutumé, les évacuations ordinaires, & les symptomes de la maladie. Dans le second livre, divisé en neuf chapitres, il recherche si la saignée est révulsive, ou simplement évacuative, & s'il faut la pratiquer dans les fievres putrides, en vue de procurer une révulsion. Le troisieme livre, qui renferme cinq chapitres, roule sur le jour & l'heure de la saignée, sur les veines où il faut la pratiquer, sur la quantité de sang qu'il faut tirer, sur le nombre de fois qu'il faut la réitérer. Le but de l'Auteur est de faire voir l'inutilité & le danger de la fréquente saignée.

CAYAUX. Nous avons sous ce nom :

Lettre sur les nouveaux bains médicinaux. A Paris, chez *Quillau*, 1752, *in*-12.

CAYLUS, (*Philippe-Claude-Anne de* TUBIERES *Comte de*) Savant François, distingué par sa naissance, mais non moins célebre par les découvertes utiles dont il a enrichi les Sciences & les Arts. Né, en 1692, avec un génie vaste, il joignit à l'étude de l'antiquité, un goût infini pour les sciences, sur lesquelles il répandit beaucoup de lumieres. Il aima encore les Arts; il en pratiqua quelques-uns avec succès, & tous ceux qui les cultivoient, avoient des droits sur son cœur. Peu prévenu en sa faveur, il reconnut toujours la supériorité de leurs talens, & leur rendit un hommage distingué. La bonté de son cœur & la candeur de son ame égalerent l'étendue de ses connoissances; il donnoit avec plaisir ses conseils aux Artistes qui pouvoient en avoir besoin, & il aidoit de sa fortune ceux auxquels il s'appercevoit que ces secours étoient nécessaires. Il est mort à Paris le 5 Septembre 1765. Parmi ses différentes productions, nous nous contenterons de rapporter l'ouvrage suivant, qui est le seul qui puisse entrer dans notre plan.

Mémoire sur le Papyrus. A Paris, 1758, *in*-8. Il y a deux figures en cuivre, qui sont bonnes.

CAZENBERGER (*Michel*) a écrit:

De renum & vesicæ calculis. Lipsiæ, 1621, *in*-4.

I. CECCHINI (*Mario*) a donné:

1. *Bilancia fatta in Roma fra li due modi di curare le ferite, communale, e del Magati*; c'est-à-dire, *la balance faite à Rome des deux méthodes de traiter les plaies, la commune, & celle de Magati.* Nous rapportons cet ouvrage d'après *Haller*, qui en donne le titre, sans en indiquer l'édition.
2. *Elenchus lectionum anatomicarum.* Romæ, 1686, *in*-4.

II. CECCHINI (*Dominique*) a donné:

La difesa dei diritti di C. MAGATI, risponsiva alle rifflessioni di Pandolfo Maraviglia contra i cinque Disinganni Chirurgici per la cura delle ferite, sposti da ANTONIO BOCCACINI, con ragioni anatomiche e fisico-meccaniche. A Rome, 1714, *in*-4.

CECKIUS (*Jean*) étoit de Boulogne; il vivoit au commencement du siecle dernier. Il a écrit:

De puerorum tuendâ valetudine, atque de eorumdem morbis profligandis, brevis & integra methodus, ex Latinorum, Arabum & Græcorum placitis excerpta. Wittebergæ, apud *Wolffgangum Meisner*, 1604, *in*-8.

CELANO, (*Charles*) Italien, a écrit:

Degli avanzi della peste. A Naples, 1681, *in*-8. 2 vol.

CELLA NOVA (*André de*) a écrit:

Consilium de aquis aquensibus. Inséré dans la Collection *de Balneis*, publiée à Venise en 1553, *in-fol.*

I. CELLARIUS (*Christophe*) a écrit:

De sensibus internis. Jenæ, 1624, *in*-4.

II. CELLARIUS, (*Henri*) Médecin Allemand du siecle dernier. Nous avons de lui:

1. *Bericht von Scharbock.* A Halberstad, 1675.

2. *Vermeinte mutter-beschwehrung*; c'est-à-dire, *La prétendue exulcération de la matrice*. A Halberstad, 1677, *in*-12.

III. CELLARIUS (*Théodore*) a écrit:

1. *De animâ vegetante*. Tubingæ, 1675, *in*-4.
2. *De animâ rationali*. Tubingæ, 1677, *in*-4.

IV. CELLARIUS (*Justus*) a écrit:

De viventibus sponte nascentibus. Helmstadii, 1678, *in*-4. & 1679.

V. CELLARIUS, (*George-Frédéric*) Médecin Allemand reçu aux degrés dans l'Université de Jene. Il a donné:

Respirationis læsiones hypocondriaco-scorbuticæ. Jenæ, 1677, *in*-4.

VI. CELLARIUS (*Salomon*) naquit en 1676 à Zeitz, ville d'Allemagne, dans le Cercle de la Haute-Saxe, au Duché de Naumbourg. Son pere, *Christophe Cellarius*, étoit alors Recteur du College de cette ville, & a été dans la suite Professeur d'Eloquence & d'Histoire dans l'Académie de Halle en Saxe; il est connu par plusieurs bons ouvrages d'éloquence, d'histoire & de géographie. Le jeune *Cellarius* fut élevé sous les yeux de son pere, & prit les premiers principes de la langue latine, de la grecque & de l'histoire. Il passa ensuite à l'étude de la médecine; il suivit les Ecoles de l'Université de Halle, & y fut reçu au degré de Licencié; mais dans le tems qu'il faisoit concevoir les plus belles espérances, il fut enlevé au commencement d'une carriere qu'il parcouroit déjà avec distinction; il mourut en 1700, âgé seulement de vingt-quatre ans. Il avoit cependant déjà composé l'ouvrage suivant, qui a été publié par son pere:

Origines & antiquitates medicæ. Jenæ, apud *Joannem Bielkium*, 1701, *in*-8. L'Auteur expose le sentiment des Anciens sur Apollon & Minerve, relativement à la médecine, sur Esculape & Chiron, sur les enfans d'Esculape, sur les différentes Sectes des Médecins. Il parle des Cliniques, des Chirurgiens, des Oculistes, de ceux qui préparoient les onguents & les huiles; il traite, à cette occasion, des différentes especes d'huiles qui étoient employées chez les Anciens, & de leurs usages; il parle aussi de leurs divers genres d'exercice, & du changement d'air, & des cas où on les prescrivoit aux malades; il traite ensuite de l'état & de la dignité du Médecin.

CELLIUS, (*George-Frédéric*) Docteur en médecine de l'Université de Tubingen. Il a écrit:

De mictione pultaceâ. Tubingæ, 1683, *in*-4.

I. CELSIUS (*Magnus Nicolas*) est peut-être le même que celui qui, vers le milieu du siecle dernier, étoit Professeur de mathématiques à Upsal. Nous avons sous ce nom :

1. *De plantis.* Upsaliæ, 1647, *in*-4.

2. *Dissertatio de thule veterum.* Holmiæ, 1673, *in*-12.

II. CELSIUS, (*Olaüs*) Théologien Suédois de ce siecle, qui s'est rendu célebre par ses connoissances dans l'histoire naturelle ; il doit être regardé comme le Restaurateur de l'étude de cette science en Suede, & comme celui qui a frayé la route aux progrès & aux succès de Linné. Il étoit encore profond dans la connoissance des langues arabe & hébraïque. Nous avons de ce Savant les ouvrages suivans :

1. *Botanici sacri exercitatio I, de malo Hierichuntino.* Upsaliæ, 1702, *in*-4.

2. *Exercitationes sacræ de Palmâ C. tres.* Upsaliæ, la premiere en 1711, la seconde & la troisieme en 1720.

3. *Melones Ægyptii ab Israëlitis desiderati, quinam fuerint.* Leydæ. 1726, 1728, *in*-8.

4. *Hierobotanicon, seu, de plantis Sacræ Scripturæ, dissertationes breves.* Upsaliæ, *in*-8. 2 volumes, le premier en 1745, le second en 1747. Il y a plus de cent dissertations, dans lesquelles l'Auteur explique tout autant de plantes dont il est fait mention dans l'Ecriture Sainte, d'après l'interprétation des Arabes, les caracteres des plantes, & les anciens Commentateurs & Interpretes de l'Ecriture. Il regne dans cet ouvrage beaucoup d'érudition.

I. CELSUS. (*Apuleius*) *Voyez* APULEIUS.

II. CELSUS, (*A. Cornelius*) Savant, sur lequel il regne beaucoup de confusion parmi les Historiens & les Bibliographes : on n'est d'accord ni sur son vrai nom, ni sur le lieu de sa naissance, ni sur le tems où il a vécu, ni sur la profession qu'il a exercée. Ces objets différens demandent autant de discussions particulieres.

Presque tous ceux qui ont parlé de *Celsus*, l'ont appellé *Aurelius Cornelius Celsus.* Il y en a très-peu qui aient révoqué en doute le nom d'*Aurelius* ; *Mahudel* est celui qui a le plus insisté là-dessus ; sa conjecture paroît même assez vraisemblable. On a trouvé, dit-il, dans les anciens manuscrits, ce Médecin ainsi désigné, *A. Cornelius Celsus* ; on a cru que la lettre *A* pouvoit signifier *Aurelius.* Le premier qui a adopté cette idée, a été copié par presque tous ceux qui l'ont suivi. *Mahudel* croit au contraire que cette lettre ne sauroit être expliquée par le mot *Aurelius*, parce qu'on ne prenoit point à Rome les noms de deux familles différentes ; il paroîtroit en effet par-là que *Celsus* auroit

auroit été de la famille *Aurelia* & de la famille *Cornelia*. *Mahudel* croit devoir expliquer différemment cette lettre par le mot *Aulus*, & il appelle en conséquence ce Médecin, ou, pour mieux dire, ce Savant, *Aulus Cornelius Celsus*. L'observation de *Mahudel* paroît juste, relativement à la maniere dont ce nom est écrit dans les anciens manuscrits, où l'on ne trouve qu'un *A*, & non *Aurelius* tout au long; mais elle pourroit être susceptible de quelque objection, eu égard aux deux noms de famille Romaine, qu'on ne portoit point suivant lui: on trouve dans l'histoire des exemples multipliés du contraire. On pourroit encore lui objecter que *Celsus* pouvoit être de la famille *Cornelia*, d'où il avoit pris le nom de *Cornelius*, & avoir été adopté dans la famille *Aurelia*, dont il avoit en même-tems adopté le nom. Si ceux qui ont expliqué la lettre *A* par le mot *Aurelius*, ont pu s'être trompés, *Mahudel* a pu se tromper aussi en l'expliquant par le mot *Aulus*: c'est ce que nous n'entreprendrons pas de discuter ici; nous croyons au contraire qu'il faut se contenter de mettre la lettre *A*. à la tête du nom de *Celsus*, sans lui donner aucune interprétation. Nous osons même hazarder une conjecture: cette lettre *A*. qui fait le sujet de la dispute, ne se seroit-elle pas glissée, dans les anciens manuscrits, par méprise, inadvertence, erreur, ou faute des Copistes? C'est ce qu'il n'est pas aisé de vérifier; mais il est permis de le conjecturer de ce que nous trouvons dans les écrits de deux Auteurs, qui ont été les Contemporains de *Celsus*, ou du moins, qui ont vécu très-peu de tems après lui; nous voulons parler de *Quintilien* & de *Pline*: le premier ne l'appelle que *C. Celsus*; le second le désigne simplement sous le nom de *Cornelius Celsus*: on peut consulter à ce sujet les éditions de *Pline*, données par *le Pere Hardouin*, à Paris en 1685, *in*-4. 5 vol. tom. III, p. 119, & tom. I, p. 710, de la seconde édition: on trouvera la même chose dans l'édition du même Auteur, donnée par *Pannart & son Associé*, à Rome en 1470, liv. XIV, le nom de *Cornelius* y est écrit tout au long, & sans être précédé de la lettre *A*. *Pline* & *Quintilien* étoient plus à même de connoître le vrai nom de *Celsus*, que ceux qui les ont suivis: il paroît que, d'après cela, il est permis de conjecturer que la lettre *A*. peut avoir été placée mal-à-propos à la tête du nom de *Celsus*.

On est aussi peu d'accord sur le lieu de la naissance de *Celsus*; les uns le disent de Rome, les autres de Vérone: les uns & les autres se fondent sur des titres & des raisons qui ne présentent aucune certitude. La difficulté de trouver des raisons bien solides pour soutenir l'un ou l'autre de ces deux sentimens, ne nous permet pas de nous décider à cet égard.

La plus grande difficulté est d'indiquer le tems où il a vécu; les uns le placent sous le regne d'Auguste; les autres, sous celui de Tibere, & c'est le sentiment le plus généralement reçu; les autres, sous

Néron, & même sous Trajan. Il est certain, d'après les propres paroles de *Celsus*, qu'il a vécu peu de tems après *Themison*, *Tryphon* & *Cassius*; mais il n'est pas possible de fixer le tems de la mort de ces derniers: on sait seulement que *Tryphon* avoit été le Maître de *Scribonius Largus*, que celui-ci vivoit vers le milieu du premier siecle de l'ere chrétienne, puisqu'il parle de Messaline comme vivante, & que cette Princesse fut mise à mort l'an 48, à cause de sa lubricité; il paroit donc que *Celsus* doit avoir vécu en même-tems que *Scribonius Largus*: cette conjecture paroit confirmée par deux passages que nous lisons dans *Columella*. « *Cornelius Celsus*, dit-il, notre Contemporain, a renfermé dans cinq livres tout le corps de la discipline, » ou des beaux Arts..... *Julius Atticus*, dit-il dans un autre endroit, » & *Cornelius Celsus*, deux Ecrivains célebres de notre âge ». *Columella* vivoit du tems de l'Empereur Claude, qui a commencé à régner l'an 41, & qui est mort l'an 54. *Celsus* avoit donc écrit avant *Columella*, mais dans le même siecle, & peu de tems avant.

On n'est pas moins incertain de la profession de *Celsus*; plusieurs Savans doutent s'il a été Médecin, & s'il a exercé la médecine; ils croient qu'il n'avoit étudié cette science, que comme une branche de la philosophie, & uniquement pour connoître plus particuliérement tout ce qui peut concerner la nature; ils le regardent comme un Savant qui a voulu acquérir des connoissances sur toutes les parties dignes de l'attention d'un Philosophe. *Celsus* a écrit en effet non-seulement sur la médecine, mais encore sur la rhétorique, l'art poétique, l'agriculture, même l'art militaire. On soutient encore que les ouvrages que nous avons de lui n'étoient que des traductions de quelques Auteurs Grecs: on se fonde sur une lettre qu'on lui attribue, adressée à *Pullius Natalis*, dans laquelle l'Auteur parle de sa traduction, & garde le silence sur son état. Enfin, on a recours au témoignage de *Pline*, qui, en indiquant les Auteurs dont il a tiré son histoire naturelle, distingue ceux qui exerçoient la médecine, de ceux qui n'étoient pas Médecins, & range *Celsus* entre ces derniers; mais on insiste principalement sur le passage où le même *Pline* assure que, de son tems, aucun Romain n'avoit encore exercé la médecine. Quelques autres, à la tête desquels se trouve *Scaliger*, soutiennent au contraire que *Celsus* étoit Médecin; ils opposent l'autorité de *Galien* à celle de *Pline*; ils prétendent que le *Cornelius*, Médecin, dont *Galien* fait mention, est le même que *Celsus*; ils se fondent encore sur les différens remedes que *Celsus* conseille pour diverses infirmités; sur les décisions précises & positives qu'il donne sur les questions les plus difficiles de la pratique de la médecine; sur l'assertion de *Celsus*, qui cite quelquefois sa propre expérience, qui même, liv. 7, sect. 2, ch. 1, en parlant des maladies des paupieres, dit qu'il ne se souvient point d'avoir jamais vu personne qui ait été guéri par la méthode qu'il vient d'exposer: *ego sic restitutum esse neminem memini*. Ils cherchent enfin à détruire ou à affoiblir les preuves qu'on veut déduire de la lettre écrite à *Pullius Natalis*, en disant que non-seulement il est douteux qu'elle soit de *Celsus*, puisqu'elle n'est point du tout dans son style, mais même que les livres dont il y est fait mention, sont bien différens de ceux qui sont parvenus jusqu'à nous. Cette question, qui est très-difficile à décider, est dans le fond assez indifférente pour ne pas mériter qu'on s'y arrête long-tems. Nous ne pouvons cependant nous empêcher de faire observer que la question est peut-être décidée par la restitution du texte de *Quintilien*, dont nous parlerons à la fin de cet article, où cet Auteur, presque Contemporain de *Celsus*, n'hésite pas à lui donner la qualité de Médecin : *Cornelius Celsus*, dit-il, *MEDICUS, acri vir ingenio.*

Les ouvrages relatifs à la médecine que nous tenons de *Celsus*, ont été publiés sous les deux titres suivans :

1. *De re medicâ, libri octo.*

2. *De medicinâ, libri octo.*

Florentiæ, apud *Nicolaum*, 1478, *in-fol.* C'est ici la premiere édition des Œuvres de *Celse*; il y a très-peu de Bibliographes qui en aient parlé : la date de 1475 s'est glissée par erreur dans le Catalogue de M. *Dufay.*

Mediolani, apud *Leonardum Pachel* & *Uldericum Sinczenzeler*, 1481, *in-f.*

Venetiis, apud *Joannem Rubeum Versellensem*, 1493, *in-folio.* Ibid. 1496, *in-folio.* Ibid. apud *Philippum Pinzi*, 1497, *in-folio.* Ibid. apud *Juntam*, 1524, *in fol.* Ibid. apud *Aldum*, 1524, *in-fol.* avec les corrections de *Jean-Baptiste Egnatius.* Ibid. apud *Aldum* & *Azulanum*, 1528, *in-8*, avec les corrections du même, & avec les *Præcepta medica*, de *Q. Serenus Samonicus.* Ibid. apud *Aldum*, 1528, *in-4*, avec les *Præcepta medica*, de *Q. Serenus Samonicus*, & le Traité *de ponderibus & mensuris*, par *Q. Rhemnius Fannius.* Ibid. apud *Aldi filios*, 1547, *in-folio*, avec les écrits de *Serenus Scribonius*, & de quelques autres Médecins de l'antiquité. Ibid. apud *Aldum* & *Azulanum*, 1549, *in-folio*, avec les écrits de quelques Médecins de l'antiquité. Ibid. apud *Hyeronimum Scott*, 1566, *in-8.* Ibid. apud *Remondinum*, 1763, *in-12*, 2 volumes, avec les écrits de *Q. Serenus Samonicus*, huit lettres de *Morgagni* sur *Celsus*, & deux lettres du même sur *Serenus Samonicus* : cette édition est augmentée des Scholies de *Robert Constantin* & d'*Isaac Casaubon. Haller*, d'après *Maittaire*, en cite une autre édition faite à Venise en 1479, *in-folio.*

Lugduni, apud *Simonem Bevelaqua*, 1516, *in-4.* Ibid. apud *Gryph*, 1548, *in-8*, avec les *Præcepta medica*, de *Q. Serenus Samonicus*, & le Traité de *mensuris & ponderibus*, par *Q. Rhemnius Fannius Palemo.* Ibid. 1548, *in-8.* Ibid. apud *Joannem Tornæsium* & *Guillelmum Gazæum*, 1549, *in-16*, avec les mêmes Traités que dans l'édition de Lyon de 1548. Ibid. apud *eosdem*, 1554, *in-16*, avec les mêmes Traités. Ibid. apud *Rouill*, 1566, *in-8*, avec les mêmes Traités, & les annotations & corrections de *Robert Constantin*, aidé des conseils de *Botal* & de *Dalechamp*. Ibid. 1587, *in-12*. avec un Poëme de *Vindicien*. Ibid. 1592, *in-8*. Ibid. 1608, *in-12*. *Haller* en indique une autre édition faite à Lyon en 1557.

Hagenoæ, apud *Joannem Soter*, 1528, *in-8*. avec les corrections de *Jean Cæsarius*.

Parisiis, apud *Wechel*, 1529, *in-fol.* avec le livre *de compositione medicamentorum*, de *Scribonius Largus*: nous devons cette édition à *Jean de Ruel*. Ibid. 1533, *in-8*, avec les notes de *Jean Cæsarius*. Ibid. 1567, *in-fol. inter artis principes*. Ibid. apud *P. Fr. Didot*, 1772, *in-12*, très-belle édition, que nous devons à *Joseph Valart*. *Haller*, dans le Catalogue d'Auteurs, qui est à la suite de sa physiologie, en cite une édition faite à Paris en 1528, *in-fol.* mais dans sa *Bibliotheca chirurgica*, il dit qu'elle a été faite en 1528 ou 1529.

Saligniaci, apud *Joannem Soter*, 1538, *in-8*. *Haller* en cite une édition faite dans la même ville & sous le même format, en 1536; mais *Valart* doute qu'elle ait jamais existé.

Antuerpiæ, apud *Matth. Cerommium*, 1539, *in-8*, avec des notes de *Triverius*.

Tiguri, 1540, *in-8*.

Basileæ, apud *Opporinum*, 1552, *in-folio*, avec les Commentaires de *Guillaume Pantin*. Ibid. 1747, *in-8*. Ibid. 1748, *in-8*, avec les notes de *Jean Cæsarius*, de *Robert Constantin*, de *Joseph Scaliger*, d'*Isaac Casaubon*, & de *Jean-Baptiste Morgagni*: nous devons cette édition à *Almeloveen*. Ces deux dernieres éditions ne différent en rien l'une de l'autre.

Lovanii, apud *Antonium-Mariam Bergagne*, 1558 *in-8*, avec les Commentaires de *Jodoc. Lommius*. Cette édition ne comprend que le premier livre.

Patavii, apud *de Galassis*, 1563, *in-8*, avec les *Præcepta medica*, de *Q. Serenus Samonicus*, & le Traité *de ponderibus & mensuris*, de *Q. Rhemnius Fannius Palemo*. Ibid. apud *Josephum Cominum*, 1722, *in-8*. Ibid. apud *eumdem*, 1750, *in-8*. 2 vol. avec les Scholies de *Robert Constantin*, d'*Isaac Casaubon* & de plusieurs autres. Ibid. 1769, *in-4*. Cette édition, dont il est parlé dans le Journal de Leipsick, n'a pas été connue de l'*Abbé Valart*.

Genevæ, 1587, *in-16*. Ibid. apud *Tornæsium*, 1608, *in-12*. Ibid. apud *Joannem de Tournes*, 1625, *in-16*, avec les *Præcepta medica*, de *Q. Serenus Samonicus*, & le Traité *de ponderibus & mensuris*, de *Q. Rhemnius Fannius Palemo*. Ibid. 1625, *in-12*. avec les mêmes Traités. Ibid. apud *eumdem*, 1626, *in-12*. avec les mêmes Traités.

Lugduni-Batavorum, *ex Officinâ Plantinianâ*, apud *Raphelingium*, 1592, *in*-4, avec les Commentaires de *Jérémie Triverius Brackelius*. Ibid. 1598, *in*-4. Ibid. apud *Elzevir*, 1657, *in*-12. Cette édition a été revue & corrigée par *Jean-Ant. Vander Linden*. Ibid. apud *Salomonem Wagenaer*, 1665, *in*-12, avec les *Præcepta medica*, de *Q. Serenus Samonicus*, & le Traité *de ponderibus & mensuris*, de *Q. Rhemnius Fannius Palemo*. Ibid. apud *Langerack*, 1730, *in*-8. Ibid. apud *eumdem*, 1746, *in*-8. Ibid. 1750, *in*-8. *Haller* en rapporte une autre édition faite à Leyde en 1633, *in*-4.

Amstelodami, 1633, *in*-4. avec les Commentaires de *Pierre Paw*. Ibid. 1685, *in*-12, édition donnée par *Vander Linden* & *Patin*, & revue par *Almeloveen*. Ibid. apud *Volters*, 1687, *in*-12. avec les Scholies de *Robert Constantin*, d'*Isaac Casaubon* & de quelques autres : édition donnée par *Almeloveen*. Ibid. 1688, *in*-8. Ibid. 1711, *in*-8. Ibid. apud *Wolters*, 1713, *in*-8, avec les Scholies des mêmes.

Jenæ, apud *Joh. Fel. Bielkium*, 1713, *in*-8. avec une Préface & une Table, par *George Wolffgang Wedel*. Ibid. apud *eumdem*, 1730, *in*-8.

Roterodami, apud *Beman*, 1750, *in*-8. Ibid. 1751, *in*-8.

Lipsiæ, apud *Casp. Fritsch*, 1766, *in*-8. Nous devons cette édition à *Charles-Christ. Krause*.

Coloniæ, 1613, *in*-4. L'*Abbé Valart* n'a pas connu cette édition.

Lausanæ, apud *Grasset*, 1773, *in*-8, 2 vol. Nous devons cette édition à *Haller*.

Traduit en allemand par *Jean Khüffner*, sous ce titre : *C. Celsi VIII. Bücher von der arzney*, à Mayence 1531, *in-fol.*

Traduit en françois par *Ninnin*, à Paris, chez *Desaint* & *Vincent*, 1753 & 1754, *in*-12, 2 vol.

Traduit en anglois par *Jacques Greive*, à Londres, chez *Durham* & *Wilson*, 1756, *in*-8.

Traduit en Italien par l'Abbé *Chiari*, à Venise, chez *Dominique Occhi*, 1747, *in*-12. 2 vol.

On a fait des extraits des écrits de *Celsus*, & on les a publiés séparément dans différentes Collections, sous les titres suivans :

1. *De febribus, liber.* Publié dans la Collection de Venise, *de febribus.*

2. *De balneis, excerpta.* Publié dans la Collection de Venise, *de Balneis.*

3. *Epistolæ duæ de medicinâ.* Venetiis, apud *Aldum*, 1547, *in-fol.* avec les écrits de quelques anciens Médecins ; mais on prétend que ces lettres ne sont pas de *Celsus* : on les attribue à *Julius Callistius*.

4. *De positu & figurâ ossium totius humani corporis.* Lugduni-Batavorum, apud *Danielem Vander Boxe*, 1665, *in-12*, avec l'édition grecque & latine du livre *de ossibus*, de *Galien*, donnée par *Jean Van-Horne.*

5. *De alimentis placita, ex libro II, in unum collecta.* Venetiis, 1545, *in-8.*

L'ouvrage de *Celsus* est divisé en huit livres. Les quatre premiers traitent de la diete, des alimens, de l'exercice, des différens objets qui peuvent concourir à la conservation de la santé, & des maladies internes, ou de celles qu'on guérit principalement par la diete. Les quatre derniers ne sont relatifs qu'aux maladies externes ou chirurgicales.

Dans le premier, l'Auteur examine ce qu'il faut faire pour se bien porter; il parcourt successivement les cas divers, les différentes circonstances où l'on peut se trouver, l'état de faim ou de satiété, celui de fatigue ou de trop de repos, celui des Navigateurs, des Blanchisseurs; la différence des sexes, des âges, des saisons; la diversité des maladies ou des infirmités; il discute les différens objets qui fortifient ou exténuent notre corps, qui l'échauffent ou le rafraichissent, qui l'humectent ou le desséchent, qui le resserrent ou le relâchent.

Dans le second livre, l'Auteur examine les signes des maladies, leurs différentes especes, & le prognostic qu'il faut en tirer; les signes de la mort. Il expose ensuite les remedes généraux dont on se sert dans le traitement des maladies; la saignée, les ventouses, le vomissement, la purgation, les frictions, l'abstinence, la sueur; après quoi il s'occupe de l'examen des alimens qui servent à notre nourriture; il fait connoitre ceux qui sont d'un bon ou d'un mauvais suc, âcres ou doux, amis ou ennemis de l'estomac, rafraichissans ou échauffans, plus ou moins faciles à se corrompre; ceux qui rendent nos humeurs plus fluides ou plus épaisses, qui augmentent ou diminuent le cours des urines, des sueurs, des selles, &c. qui excitent au sommeil, qui portent sur nos sens, & les mettent en action.

Le troisieme livre présente d'abord une division des maladies en aiguës & en longues (chroniques); il roule sur les maladies répandues dans tout le corps, pour nous servir des expressions de l'Auteur: il traite des fievres & de leur curation; d'abord de la fievre en général, ensuite des fievres pestilentielle, ardente, demi-tierce, lente, quotidienne, tierce, quarte, &c.; il expose en même-tems les remedes propres à combattre les différens symptomes qui les précedent ou les accompagnent. Il traite ensuite de la phrénésie, de la mélancolie, de la manie, de la léthargie, de la leuco-phlegmatie, de l'atrophie, de la cachexie, de la phthisie, des suppurations internes, de l'épilepsie, de la jaunisse, de l'apoplexie, de la paralysie, de la douleur & du tremblement des nerfs.

Le quatrieme livre est relatif aux maladies propres aux différentes parties : 1°. à celles de la tête, comme la céphalée, les maladies de la face, la paralysie de la langue, l'enchifrenement ; 2°. la rigidité des nerfs, l'angine, la difficulté de respirer, les ulceres du gosier, la toux, le crachement de sang ; 3°. les maladies de l'estomac, la chaleur, le gonflement, l'inflammation, l'ulcere, la résolution de ce viscere, la pituite, la bile ; 4°. les douleurs du côté ; 5°. les maladies des visceres, la péripneumonie, les maladies du foie, de la rate, des reins ; 6°. les maladies des intestins, le *cholera-morbus*, le flux cœliaque, la dyssenterie, la lienterie, les vers, le tenesme, la diarrhée ; 7°. les maladies de la matrice, la passion hystérique, les ulceres de la vulve, les douleurs de la vessie, l'écoulement trop abondant de l'urine & de la semence ; 8°. les maladies des extrêmités, celles des cuisses, des genoux, des mains, des pieds & des articulations ; 9°. le rétablissement des convalescens.

Le cinquieme livre traite d'abord des noms, des propriétés & du mélange des médicamens ; il y est question des astringens, des aglutinatifs, des maturatifs & suppuratifs, des corrosifs, des discussifs, des escharotiques, des cicatrisans. Ce détail est suivi d'un examen général des plaies ; de l'indication de celles qui sont mortelles ou susceptibles d'une guérison plus ou moins longue ou difficile ; de quelques réflexions sur l'attention qu'il faut faire à leur genre, à leur figure, à l'âge du malade, à sa constitution, à son genre de vie, à la saison ; de l'exposition des signes qui indiquent les parties qui ont été blessées. Il y est parlé des plaies du cœur, des poumons, du foie, des reins, de la rate, de la vulve, du cerveau, des meninges, de l'estomac, des intestins, de la moëlle épiniere, du diaphragme, de la vessie. L'Auteur passe ensuite à la méthode curative des ulceres, des érésipeles, de la gangrene, des plaies qui proviennent de la morsure des chiens enragés ou des serpens, du charbon, du cancer, des ulceres des pieds & des mains, des écrouelles, du furoncle, du phyma, du panaris, des abcès, des fistules, du *meliceris*, du *thymus*, du clou, de la galle, &c. On y trouve encore des remedes contre les accidens produits par les poisons, les cantharides, la ciguë, la jusquiame, la céruse, les sangsuës, les champignons, les brûlures.

Le sixieme livre traite encore de quelques maladies externes ; de celles des cheveux, de la face, des yeux, des oreilles, du nez, de la bouche, des dents, des gencives, des parotides, des maladies des parties génitales, de celles de l'anus & des ulceres des doigts.

Le septieme livre est tout chirurgical ; il commence par un examen succinct des plaies des différentes parties, des signes d'une bonne ou mauvaise suppuration, des secours qu'ils indiquent, des fistules des côtes, du ventre & de l'anus, des tumeurs de la tête ; viennent ensuite quelques maladies des yeux, des oreilles, du nez, de la bouche & du col : cela est suivi de quelques maladies du bas-ventre, comme celles du nombril, les plaies de l'abdomen & des intestins, la rupture du péritoine. L'Auteur passe ensuite aux différentes maladies des testicules & à leur curation, à la difficulté d'uriner, au calcul de la vessie dans les hommes & dans les femmes, à l'extraction du fœtus mort dans la matrice, aux maladies de l'anus, comme les rhagades, les condylomes & les hémorrhoïdes, à celles des extrémités, aux varices, à l'adhérence des doigts, enfin, à la gangrene.

Le huitieme livre est une suite du précédent: l'Auteur commence par une description de la situation & de la figure des os; il traite ensuite des maladies de ces parties, mais il se borne à leurs fractures & à leurs luxations, qu'il examine d'abord en général, & ensuite en particulier, relativement à chaque partie.

Celsus a emprunté plusieurs choses de ses Contemporains; mais on retrouve, principalement dans ses ouvrages, la doctrine d'*Hippocrate* & d'*Asclépiade*. Il a sur-tout suivi le premier relativement au prognostic & à plusieurs opérations de chirurgie, & le second, pour le reste de la médecine. Il se moque, avec *Asclépiade*, des jours critiques d'*Hippocrate*, & il en attribue l'origine à l'entêtement qu'on avoit autrefois pour les nombres de Pythagore. Il donne à l'usage de la saignée beaucoup plus d'étendue que n'avoit jamais fait *Hippocrate*; il parle des différentes manieres de tirer du sang, des cas où il faut les employer, des précautions qu'elles exigent; mais il est surprenant qu'il garde le silence sur une méthode qui étoit en usage long-tems avant lui, c'est-à-dire, l'application des sangsuës; il n'en parle dans aucun endroit de ses ouvrages. Il s'écarte encore de la doctrine d'*Hippocrate* relativement aux purgatifs; il blâme l'usage trop fréquent que ce Prince de la médecine en faisoit, & l'espece de ceux qu'il employoit; il les proscrit absolument dans les fievres, dans lesquelles il leur préfere des boissons & des alimens nourrissans & relâchans. Ce qu'il dit de la gestation & de la friction, est entiérement conforme à la doctrine d'*Asclépiade*.

Il a pris d'*Hippocrate* les regles qu'il a données pour la conservation de la santé; mais il est beaucoup plus méthodique dans leur arrangement: il les rapporte à trois chefs. 1°. Il parle de la maniere dont les personnes robustes doivent se conduire dans l'état de santé. 2°. Il indique aux personnes délicates & valétudinaires les mesures qu'elles doivent prendre pour rectifier les défauts de leur constitution, soit acquis, soit naturels. 3°. Il insiste sur diverses précautions particulieres & relatives aux nouveaux incidens qui arrivent aux différens âges, aux différentes saisons, aux différentes infirmités.

Il parle des médicamens au commencement de son cinquieme livre; mais il s'étend principalement sur les topiques; tels que ceux qui arrêtent le sang d'une plaie & la consolident, qui dissipent ou amollissent une tumeur, qui conduisent un abcès à suppuration, qui détergent un ulcere, qui rongent ou consument les chairs superflues, qui cautérisent,

térisent, qui nourrissent les chairs, qui cicatrisent les plaies; il indique pour cela diverses sortes d'emplâtres, d'onguents, de cataplasmes, de malagmes, de poudres, de trochisques. Il ne s'est presque point arrêté aux remedes internes; à peine a-t-il parlé de deux ou trois compositions propres à procurer le sommeil, à calmer les douleurs, la toux & la colique, à provoquer le cours des urines, & à faciliter l'accouchement. Il parle encore de quelques antidotes, qu'il distingue en universels & en particuliers: les premiers se réduisent à trois, un appellé *Ambrosia*, un autre, de l'invention de *Zopyre*, & un troisieme, qui est celui de *Mithridate*; les derniers sont des antidotes particuliers contre quelques animaux venimeux & certains poisons.

La partie chirurgicale est celle où *Celsus* a le plus suivi *Hippocrate*, & où l'on trouve le plus grand nombre de notions utiles & intéressantes; il y a bien des morceaux précieux, dont les modernes ont su profiter, mais en négligeant d'indiquer la source où ils avoient puisé. On y découvre le germe de plusieurs découvertes, de plusieurs méthodes, dont quelques modernes se sont fait honneur, & qui ont illustré le siecle où nous vivons. C'est dans les écrits de ce Savant, que *Raw* a puisé les principes qui l'ont mis dans le cas de pratiquer la lithotomie avec les plus grands succès; mais cet illustre Anglois n'a jamais rougi de publier les obligations qu'il avoit à *Celsus*. Lorsqu'il étoit pressé de s'expliquer sur la méthode dont il faisoit un secret, *lege Celsum*, disoit il; c'étoit là sa réponse ordinaire. *Heister* a même prouvé que les méthodes de *Cheselden* & de *Morand* n'étoient que celles de *Celsus* corrigées. On trouve encore, dans les écrits du Médecin de Rome, la méthode que *Foubert* a employée de nos jours pour traiter les fistules à l'anus: il n'y a qu'une différence; c'est qu'au lieu d'un stilet de plomb, *Celsus* se servoit d'un fil de lin, qu'il faisoit pénétrer dans la fistule, & qu'il serroit tous les jours, jusqu'à ce que tout le trajet fistuleux fût emporté. Il en est de même de l'opération de l'abaissement de la cataracte, qui est exposée d'une maniere aussi claire que précise dans les écrits de *Celsus*.

Celsus avoit encore des connoissances sur l'anatomie; on en trouve des preuves dans ses écrits: on y voit quelques descriptions assez exactes & assez détaillées; il décrit plusieurs visceres, plusieurs autres parties molles, quelques vaisseaux; mais, il faut l'avouer, ses lumieres étoient assez bornées relativement à ces objets, & ses descriptions sont presque toutes prises des écrits d'*Hippocrate*. Il n'en est pas de même de la connoissance des os; le traité d'ostéologie qu'il nous a laissé, est le plus étendu, le plus détaillé & le plus exact qui ait encore été donné.

Nous devons cependant convenir que les écrits que nous devons à *Celsus* ne sont presque qu'une compilation; que les matieres y sont placées au hazard, sans ordre & sans méthode, & qu'on ne peut les regarder que comme des *Mémoires miscellanés*, ou, si l'on veut, comme des essais de médecine.

Les Savans sont assez partagés sur le jugement qu'il faut porter de *Celsus*; le plus grand nombre donne à ce Savant de l'antiquité un juste tribut d'éloges; mais il en est qui le traitent d'esprit médiocre, d'après un passage de *Quintilien*, mal rendu, mal entendu & mal expliqué; d'autres, comme *Mercurial*, lui reprochent d'être tombé dans des fautes grossieres, & d'avoir souvent frondé ce qui est le plus généralement reçu dans la pratique; quelques-uns, comme *Heurnius*, font plus de cas de sa latinité que de sa médecine; quelques autres, comme *Botal*, le regardent plutôt comme un Rhéteur que comme un Médecin; mais il n'en est aucun qui ait poussé les choses aussi loin que *Saumaise*: ce Savant, sans rien entendre à la médecine, n'a pas hésité à prononcer que *Celsus* n'en savoit pas plus que lui dans cette partie, & qu'il y étoit tout-à-fait ignorant.

Les fautes qu'on reproche à *Celsus* ne suffisent point pour porter un jugement désavantageux de ce Savant. La médecine étoit, de son tems, bien éloignée du degré de perfection auquel elle a été portée dans les siecles postérieurs: il y a beaucoup de découvertes qu'on n'avoit pas encore faites; il n'est donc pas surprenant de trouver dans ses écrits quelques erreurs. Les modernes eux-mêmes, quoiqu'éclairés par les lumieres qu'ont répandu les nouvelles découvertes d'anatomie, de chymie, de botanique, &c. n'en sont point exempts. Si ce reproche étoit suffisant, il faudroit exclure du nombre des grands Médecins, plusieurs de ceux qui ont perfectionné & illustré la médecine, & auxquels même l'art de guérir a le plus d'obligation, à commencer depuis *Hippocrate* jusqu'à *Boerhaave*, en y comprenant encore plusieurs célebres Médecins de nos jours.

Ceux qui ont fait plus de cas de la latinité de *Celsus* que de sa médecine, paroissent avoir été frappés de la beauté, de l'énergie & de la pureté de son style, & avoir fait peu d'attention aux préceptes intéressans qu'on trouve dans ses écrits, relativement à la conservation & au rétablissement de la santé.

Le jugement de *Saumaise* ne sauroit influer sur la réputation de *Celsus*; ce Critique, quoique très-savant d'ailleurs, n'étoit pas en état de prononcer sur des écrits de médecine; il avoit trop peu de connoissances dans cette partie. Il avoit été choqué de ce que *Celsus* n'avoit pas traduit à son gré quelques passages qui paroissent extraits des écrits d'*Hippocrate*, & cela avoit suffi pour exalter sa bile: mais outre que les originaux d'*Hippocrate*, sur lesquels *Celsus* a travaillé, pouvoient être différens de ceux que nous avons aujourd'hui, il paroît qu'il étoit permis à ce Savant de faire une traduction libre, d'y ajouter, d'en retrancher, dès qu'il ne s'est pas érigé en Traducteur, & qu'il a paru toujours parler de son chef. Il pourroit tout au plus résulter de-là que *Celsus* ne savoit pas parfaitement la langue grecque; mais la connoissance du grec est-elle si nécessaire à un Médecin, que quiconque ne le sait pas, doive être taxé d'ignorance? Les plus grands Médecins seroient aujourd'hui dans ce cas.

Enfin, la qualification d'esprit médiocre qu'on a donné à *Celsus*, vient d'un passage de *Quintilien*, où on a cru trouver ces mots, *C. Celsus mediocri vir ingenio*; mais ce passage que les plus habiles Critiques n'ont pas compris, & qu'ils ont cherché à expliquer, même à concilier avec les éloges que *Quintilien* donne tout de suite à *Celsus*, a été rétabli depuis quinze ou seize ans dans sa pureté primitive; ce qui suffit pour détruire toutes les conséquences qu'on a voulu en déduire. Dans le manuscrit dont ont se servit pour donner la premiere édition des *Institutiones oratoriæ* de *Quintilien*, on lisoit ces mots, *C. Celsus med ocri vir ingenio*: on ne connut point que les trois lettres *med* étoient le mot *Medicus* en abrégé; la premiere lettre du mot suivant étoit peut-être mal écrite, & ressembloit plus à un *o* qu'à un *a*; l'Editeur, embarrassé pour expliquer *med ocri*, crut qu'on avoit oublié un *i*; il substitua cette lettre, & forma le mot *mediocri*: cette faute, glissée dans la premiere édition, a été copiée dans toutes les éditions suivantes. Ce n'est que depuis peu, que le texte ayant été rétabli dans son intégrité, on sait qu'il faut lire *C. Celsus Medicus, acri vir ingenio.* Cette correction paroît d'autant plus juste, qu'elle est simple, qu'elle s'accorde avec les éloges qu'on a donnés à *Celsus*, & qu'elle paroît même conforme à ce que *Quintilien* lui-même dit tout de suite de ce Médecin. Nous rapportons le passage en entier: *Quid plura? Cùm etiam C. Celsus Medicus, acri vir ingenio, non solùm de his omnibus conscripserit artibus, sed ampliùs rei militaris, & rusticæ etiam, & medicinæ præcepta reliquerit, dignus ut illo proposito illum scisse omnia illa credamus.* L'Orateur Romain parleroit-il ainsi à un homme qu'il auroit taxé d'esprit médiocre?

Nous croyons pouvoir conclure de tout ce que nous venons d'établir, que *Celsus* doit être rangé parmi les grands hommes de son siecle. C'étoit un de ces génies rares, qui parlent & écrivent bien sur toutes sortes de sujets; il étoit savant & éloquent: on ne peut le lui contester. Il n'y a qu'à lire ses écrits; on y trouve un latin beau, fleuri, éloquent, dans toute sa pureté, en un mot, un style digne des plus beaux siecles de Rome: on voit qu'il a écrit, d'après *Hippocrate*, mieux que qui que ce soit de l'antiquité. On ne peut s'empêcher de convenir qu'en écrivant sur la médecine, il a eu assez d'esprit & de pénétration pour choisir ce que toutes les Sectes lui présentoient de meilleur, sans s'attacher à aucune: on y découvre enfin le germe de plusieurs découvertes ou méthodes importantes dont on a voulu faire honneur aux siecles postérieurs. Accordons lui donc un degré d'estime proportionné à la célébrité dont il a joui dans son siecle; regardons-le, avec *Columella*, presque son Contemporain, comme un des grands Auteurs de son tems; enfin, n'oublions point qu'il a été décoré, depuis très-long-tems, du beau nom d'*Hippocrate latin.*

Nous finirons l'article de *Celsus* par une ancienne Epigramme, où on l'introduit, parlant de lui-même, & qui est une preuve du degré d'estime qu'on avoit pour lui.

Dictantes Medici quandoque & Apollinis artes
Musas Romano jussimus ore loqui:
Nec minùs est nobis per pauca volumina famæ,
Quàm quos nulla satis bibliotheca capit.

C'est-à-dire, » j'ai contraint les Muses à parler en latin l'art d'Apol-
» lon Médecin; & je n'ai pas moins acquis de réputation par le petit
» nombre de volumes que j'ai composés, que ceux dont les ouvra-
» ges ne trouvent pas de bibliotheques assez grandes pour les con-
» tenir «.

CEPHALUS (*Arioponus*) a donné:

Mercurius triumphans, & hebdomas eclogarum hermeticarum, unà cum commentariis acroamaticis & mysticis: in quibus de universâ, verâ, summâ & antiquissimâ Philosophorum medicinâ differitur, lib. XVIII. Magdeburgi, apud *Johannem Franck*, 1601, *in*-4.

CERASARIENSIS (*Tricastas*) étoit de Mantoue. On a publié sous son nom:

Enarratio principiorum chiromantiæ, ex quâ facillimè patere possunt omnes significationes quorumcumque signorum chiromanticorum. Item chiromantia incerti Auctoris, operâ Balduini Ronssei, Gandavensis, *in lucem edita; cum ejusdem in chiromanticen brevi isagoge.* Noribergæ, apud *Joh. Montanum & Ulricum Neuberum*, 1560, *in*-4.

CERDA (*Emmanuel de la*) étoit de Lisbonne; il a écrit:

De venenoso pulvere Mediolanensi. Ulyssipon. 1631, *in*-4.

I. CERF (*Jean-Laurent le*) étoit né à Rouen en 1674, d'une noble & ancienne famille, issue de *Pierre le Cerf*, Capitaine des Côtes, sous le Roi Charles VII, & ennobli par ce Prince en 1449. Il étoit Seigneur de la Vieuville, & Garde des Sceaux du Parlement de Bretagne; il est mort en 1707. Il a donné un ouvrage sous le titre de *l'Art de décrier ce qu'on n'entend point, ou le Médecin Musicien.* La seconde partie du titre a fait croire à un Bibliographe moderne que cet ouvrage, qu'il ne connoissoit point, avoit quelque rapport à la médecine; mais il n'y a rien qui y soit relatif; c'est simplement un écrit contre *Andry*, Médecin, que l'Auteur accusoit d'avoir critiqué, dans le Journal des Savans, un ouvrage qu'il avoit publié sous le titre de *Comparaison de la musique Italienne & Françoise.*

II. CERF, (*Pierre-Théodore le*) Médecin, qui a donné :

Theses medicæ. Mussiponti, 1684, *in*-4.

III. CERF, (*Pierre le*) Médecin Allemand de la fin du siecle dernier, il étoit Docteur en philosophie & en médecine, Médecin-Physicien de Darmstad', & premier Médecin du Prince de Hesse. Il a donné :

Tractatus de febre gallicâ. Francofurti, apud *Martinum Helmstorff*, 1694, *in*-4. Après quelques préliminaires sur l'essence de la santé & de la maladie, l'Auteur attribue cette fievre en général à un mouvement contre nature, du sang, de la lymphe & des esprits animaux, ou à une effervescence produite par le mélange de l'alkali du sang des François avec l'acide de celui des Allemands. Le reste de l'ouvrage est fait à peu-près dans le même goût, & la pratique de l'Auteur est très-incendiaire.

IV. CERF, (*Christophe le*) autre Médecin Allemand, qui vivoit au commencement de ce siecle; il étoit Médecin à Francfort-sur-le-Mein. Il a donné :

1. *De pleuritide*. Jenæ, 1714, *in*-4.
2. *Probstucke in augenkrankheiten des H. WOOLHOUSE*. A Jene, 1715, *in*-8.
3. *Am licht beschener stuar oder pasquillantischer criticus sincerus fidelis*. A Leipsick, 1719, *in*-8.
4. *Cl. WOOLHOUSII dissertationes ophtalmicæ de cataractâ & glaucomate, &c.* Francofurti, apud *Wolff. Christoph. Multz*, 1719, *in*-8. C'est une traduction latine de l'ouvrage françois de *Woolhouse*. Le Traducteur a rétabli dans le corps du livre des omissions considérables, & y a ajouté deux tables, l'une des Auteurs cités, l'autre des principales matieres.

CERMESONUS *ou* CERMISONUS (*Antoine*) étoit né à Padoue, & vivoit vers le commencement & le milieu du quinzieme siecle; il fut le Maitre de *Savonarella*, & occupa une des premieres places dans l'Université de sa patrie, où il remplit avec distinction une chaire ordinaire de médecine : on croit qu'il mourut en 1558; il y en a cependant qui placent sa mort à l'an 1467. Nous avons de lui :

1. *Consilia medica 163, contrà omnes ferè ægritudines à capite ad pedes*. Venetiis, apud *Octavium Scott*, 1497, *in-fol.* Ibid. 1503, *in-fol.* Ibid. 1514, *in-fol.* 1525, *in-fol.* Ibid. apud *Casp. Bindonum*, 1565, *in-fol.* Lugduni, 1521, *in*-4. Ibid. apud *Jacobum Myt*, 1525, *in*-4. Francofurti, apud *Palthenium*, 1604, *in*-4. avec les Œuvres de *Barthelemi Montagnana*. Noribergæ, 1652, *in-fol.* Ces

conseils sont relatifs à différens sujets de pratique : par exemple, il y en a vingt deux qui concernent les maladies des femmes ; il y en a qui ont du rapport à la chirurgie, comme au calcul, aux ulceres, &c. Il ne sont tous en général qu'un amas de recettes triviales & mal digérées : on y voit jusqu'où alloit la polypharmacie des Arabes & de leurs Sectateurs.

2. *Selecta opera medica*. Francofurti, 1604, *in-fol.* avec les *Selecta opera medica*, de *Barthelemi Montagnana*. Publié par *Pierre Uffenbach*.

CERRETESI, (*Joseph*) Poëte Italien de nos jours. Il a donné :

Il latte ; c'est-à-dire, *le Lait*. A Milan, 1761, *in-8*. C'est une Idylle, dans laquelle le Poëte célebre la salubrité du lait, & s'éleve contre les Médecins qui condamnent une nourriture aussi convenable à nos corps. Elle est dédiée au Comte Charles Zenobio, Noble Vénitien.

CERVIENSIS *ou* DE CERVIA, (*Théodoric*) Chirurgien Italien, qui entra dans l'Ordre des Dominicains, & devint Evêque de Cervia, ville d'Italie dans la Romagne : c'est peut-être de-là qu'on lui a donné le nom de *Cerviensis*. Il vivoit en 1494, suivant le témoignage de *Justus*, & publia l'ouvrage suivant :

Chirurgia secundùm medicationem Hugonis de Luca. Venetiis, apud *Octav. Scott*, 1490, & apud *Bernard. Venetum de Vitalibus*, 1519, *in-fol.* avec la Chirurgie de *Gui de Chauliac*, de *Brunus*, de *Roland*, &c. Ibid. apud *Juntas*, 1546, *in-fol.*

CERUTUS, (*Benoît*) Médecin Italien, natif de Vérone ; il étoit peut-être le fils de *Frédéric Cerutus*, aussi de Vérone, qui savoit très-bien les langues grecque & latine, qui les enseigna avec réputation, & qui mourut en 1579. Nous trouvons que celui-ci laissa un fils Médecin, qui mourut en 1620 ; c'est ce qui nous donne lieu de conjecturer que c'est celui dont il est ici question, & que les ouvrages suivans, que nous avons de lui, n'ont été publiés qu'après sa mort :

1. *Musæum Franc. Calceolarii inceptum*. Veronæ, apud *Angelum Tamum*, 1622, *in-fol.*

2. *Epistola medica*. Noribergæ, apud *Simonem Halbmayer*, 1625, *in-4*. avec la *Cista medica* de *Jean Hornungius*.

CESAIRE, (*Saint*) frere de Saint Grégoire de Nazianze, naquit dans le Bourg d'Arianze, près de la ville de Nazianze en Cappadoce. Il étudia à Alexandrie ; il s'appliqua sur-tout à l'étude de la médecine, & s'engagea à servir sa patrie en qualité de Médecin. Il devint ensuite Médecin de l'Empereur Julien l'Apostat ; mais il quitta cette place à la priere de son frere, qui le voyoit avec peine auprès d'un Prince Apostat, & devint ensuite Questeur dans la Bithynie. Il mourut vers la fin de l'année 368, ou au commencement de la suivante. L'Eglise l'honore comme Saint; la Latine célebre sa fête le 25 Février, & la Grecque, le 9 Mars.

CESALPIN (*André*) naquit en 1519 à Arezzo, ville d'Italie, dans la Toscane. Après avoir donné ses premieres années à l'étude des lettres & de la philosophie, il tourna ses vues du côté de la médecine, & fut le Disciple de Luc Ghinus. Il y fit des progrès qui lui mériterent une réputation très-étendue, & qui le firent choisir pour occuper une chaire de médecine dans l'Université de Pise; il la remplit avec applaudissement, & sa réputation s'étant encore beaucoup plus étendue, il fut appellé à Rome, pour y être le premier Médecin du Pape Clément VIII. Il mourut dans cette ville le 23 Février 1603, âgé de quatre-vingt-quatre ans. Nous avons de ce Médecin les ouvrages suivans :

1. *De plantis, libri XVI.* Florentiæ, apud *Georgium Marescot*, 1583, *in*-4. Romæ, 1603, *in*-4.

2. *Appendix ad libros de plantis.* Romæ, 1603, *in*-4.

Dans ces deux ouvrages, l'Auteur parle de 840 plantes; il les distribue en quinze classes, eu égard, 1°. à leur durée comme arbres ou herbes; 2°. à la situation de la radicule dans la graine; 3°. au nombre des graines, des fruits ou de leurs loges; 4°. à leurs racines; 5°. à l'absence des fleurs ou du fruit. Ces classes sont divisées en quarante-sept sections, relativement à la disposition, la situation, la figure des fleurs ou fruits, ou à l'enveloppe des graines, à la situation de la radicule, au nombre des cotyledons, à leur suc comme laiteuses, à la couleur des fleurs, aux feuilles & aux racines. L'Auteur n'établit aucun genre; il décrit seulement les especes sous le nom de genres. Cette histoire des plantes peut être regardée comme un ouvrage accompli, eu égard au tems où il a été écrit; elle ne doit son peu de célébrité qu'au défaut de figures, qui contribuent toujours à la réputation des ouvrages de ce genre.

3. *Quæstionum medicarum, libri duo.*

4. *De medicamentorum facultatibus.*

5. *Dæmonum investigatio peripatetica.*

6. *Questionum peripateticarum, libri quinque.*

Ces quatre ouvrages ont été publiés ensemble à Venise en 1593, *in*-4. Le dernier avoit été déja imprimé à Venise en 1571, *in*-4; mais cette premiere édition ne contenoit que quatre livres. C'est dans le premier & le dernier de ces quatre ouvrages, qu'on trouve des notions de la circulation du sang; nous en parlerons plus particuliérement. L'Auteur y traite, entr'autres choses, de la génération, de la semence, de la conception, des trois membranes qui enveloppent le fœtus, de la respiration, du pouls, de la pulsation du cœur & des arteres, de l'esquinancie, &c. Il regarde le cœur comme le principe des arteres, des veines, & même des nerfs; il croit que l'air, qui entre dans les poumons pendant l'inspiration, rafraichit le sang par son contact sur le vaisseau où ce fluide est contenu, & qu'il ne pénetre point dans la veine pulmonaire. Il déduit la pulsation du cœur & des arteres, de l'effervescence des humeurs dans le cœur. Il présente la chaleur du cœur comme le principe du mouvement dans la respiration. Il soutient la continuité des rameaux de la veine porte & de la veine cave supérieure dans le foie, & réfute le sentiment de ceux qui admettent un espace vuide entre ces rameaux. Il prétend que les parois des vaisseaux sont plus fortes & plus épaisses dans les parties éloignées du cœur, que dans le voisinage de ce viscere. Il regarde les nerfs comme les organes de la sensibilité; mais il leur refuse le sentiment. Il croit que les extrêmités des veines dégénerent en nerfs; il blâme l'usage de la bronchotomie dans l'esquinancie, sous prétexte que l'engorgement des poumons est un des plus communs effets de cette maladie, & que les parties supérieures ne souffrent presque jamais aucune altération. Le traité sur les Démons avoit déjà été imprimé à Florence en 1580, *in*-4. L'Auteur examine leur puissance sur la terre ou dans le ciel; il leur attribue la plupart des phénomenes de la nature; il prétend qu'ils tiennent un milieu entre les êtres mortels & les immortels; il croit au Démon de Socrate, & croit de même que chaque personne à un Démon qui lui est attaché.

7. *Ars medica.* Romæ, 1601, 1602, 1603, *in*-12, 3 volumes. Cet ouvrage comprend huit livres, qui traitent des différentes maladies du corps humain.

8. *De metallicis, libri tres.* Romæ, 1596, *in*-4. Noribergæ, apud *Conradum Agricolam*, 1602, *in*-4.

9. *Catoptron, sive speculum artis medicæ Hippocraticum.* Francofurti, apud *Lazarum Zetzner*, 1605, *in*-8. Venetiis, apud *Societatem Venetam*, 1606, *in*-8. Tarvisii, 1606, *in*-8. Argentorati, apud *Dolhopsium* & *Zetzner*, 1670, *in*-8. C'est une nouvelle édition de l'ouvrage que nous avons déjà indiqué sous le titre de *Ars medica.*

On ne peut s'empêcher de faire honneur à *Césalpin* de la découverte, ou du moins de la premiere description de la circulation du sang; il en parle d'une maniere claire & précise: il dit que le sang est porté du ventricule droit du cœur, aux poumons par l'artere veineuse, & qu'il revient de-là au ventricule gauche par la veine artérieuse; que le sang poussé du ventricule gauche dans l'artere aorte, après avoir parcouru toutes les parties du corps, est rapporté dans le ventricule droit par la veine cave; qu'ainsi il y a dans chaque ventricule une veine qui y apporte le sang, & une artere qui le reçoit pour le porter ailleurs; que par conséquent on doit appeller *artere* dans le ventricule

ventricule droit, ce que les Anciens appelloient *veine artérieuse*, & *veine* dans le ventricule gauche, ce qu'ils nommoient artere veineuse. Il fait en même-tems une description exacte des valvules des arteres & des veines dans le cœur, & il en détermine les usages. En un mot, à quelques différences près, il explique la circulation du sang, comme on l'explique aujourd'hui, en se servant du même mot de *circulation*; mais ce qui est encore plus fort, il cherche à prouver la réalité de ce mouvement par le gonflement qu'on observe aux veines au-dessous de la ligature. D'après cela, on ne peut contester à *Césalpin* la gloire d'avoir connu la circulation du sang, & de l'avoir décrite; il paroit même que ses descriptions ont été faites d'après l'observation anatomique, *quæ*, dit-il, *ex dissectione apparent*. Il peut bien avoir profité des lumieres de *Servet* & de *Columbus*; mais personne encore n'avoit avant lui décrit le mouvement circulaire du sang. Il y a même lieu de croire qu'*Harvée* en a puisé la premiere connoissance dans les écrits de ce Médecin, ou tout au moins qu'il a entendu parler de cette découverte dans le séjour de cinq ans qu'il a fait à Padoue au commencement du dix-septieme siecle, & qu'il a su en profiter, pour la présenter dans un plus grand jour. *Douglas*, quoique Anglois, & Compatriote d'*Harvée*, ne peut s'empêcher de convenir que *Césalpin* a trouvé la circulation du sang, & qu'*Harvée* n'a que la gloire de l'avoir publiée le premier, & de l'avoir perfectionnée; mais *Douglas* se trompe; *Césalpin* l'avoit publiée avant *Harvée*: on peut s'en convaincre aisément en lisant la description qu'il en donne. Le Bibliographe Anglois a bien senti combien son allégation étoit difficile à soutenir; aussi s'est-il retranché à demander pour *Harvée*, qu'on veuille bien partager entre lui & *Césalpin* l'honneur de cette découverte: *par decus manet*, dit il, *& illum, qui primùm invenit, & qui postremùm perfecit: nescio enim*, ajoute-t-il, *an præstat invenisse, an ditasse*.

Les ouvrages de *Césalpin* sont en général fort négligés; le style en est diffus & obscur; ils sont remplis d'explications peu intéressantes, de digressions souvent répétées, en un mot, d'inutilités; il n'y regne presqu'aucun ordre, aucune méthode: c'étoit cependant un grand génie, qui, par son exactitude & sa pénétration, surmontoit les plus grandes difficultés. Il étoit zélé partisan d'Aristote, & il donna toutes ses explications d'après les principes des Péripatéticiens. Il se montra toujours l'ennemi de *Galien*, & s'éleva vivement contre lui; il voulut réfuter tout ce que ce Médecin de l'antiquité avoit admis, & admettre au contraire tout ce qu'il avoit rejetté. Aussi son zèle pour la doctrine d'Aristote, lui a-t-il fait souvent adopter & proclamer des idées ridicules; souvent l'a-t-il conduit à prêter à la nature ce qu'elle n'a pas, & à lui refuser ce qu'elle possede.

CESAR OPTATUS, Médecin Italien du commencement du seizieme siecle, que *Van-der Linden* dit Napolitain ; il est peut-être le même que celui dont *Eloy* parle comme étant né à Rome, & ayant professé la médecine à Venise : ce dernier vivoit vers l'an 1508. On lui attribue les ouvrages suivans :

1. *Opus tripartitum de crisi, de diebus criticis, & de causis criticorum.* Venetiis, 1517, *in-fol.*
2. *De hecticâ febre, opusculum.* Venetiis, 1517, *in-fol.* Lugduni, 1560, *in*-8.

CESIO, (*Charles*) Italien. Nous avons sous son nom :

Cognitione de' muscoli del corpo humano per il disegno. A Rome, 1697, *in-fol.* traduit en allemand par *J. Daniel Preisler*, à Nuremberg, 1706, *in-fol.*

CESTONI (*Hyacinthe*) naquit le 13 Mai 1637, à Sainte-Marie *in Giorgio*, hameau de la Marche d'Ancône, entre Macerata & Fermo, de parens très-pauvres. Il commença à étudier les premiers élémens de la langue latine ; mais ses parens n'étant pas en état de lui faire continuer ses études, le mirent, en 1648, chez un Apothicaire, où il resta pendant deux ans ; ils l'envoyerent ensuite à Rome pour se perfectionner dans la pharmacie. Après six ans de séjour, *Cestoni* en sortit en 1656, par un caprice de jeunesse ; il s'embarqua sans savoir où aller, & fut mis à terre à Livourne, où il eut le bonheur d'être bien accueilli par un Apothicaire. Il passa dix ans dans cette ville ; mais, par l'effet d'un nouveau caprice, dont il ne savoit pas lui-même rendre raison, il en sortit en 1666, s'embarqua & alla à Marseille, d'où il passa à Lyon, & ensuite à Geneve ; il demeura quatre mois chez un Apothicaire de cette ville ; après quoi, il eut envie de revenir à Livourne ; il y fut encore bien reçu dans la même Apothicairerie, où il avoit déjà passé dix ans ; il y fut même bientôt en qualité de Maître, le Propriétaire n'ayant aucune connoissance de la pharmacie. Celui-ci, voulant s'attacher *Cestoni*, lui fit épouser deux ans après une sœur de sa femme. Dès ce moment, *Cestoni* fut entiérement fixé à Livourne, où on lui accorda dans la suite le droit de Bourgeoisie. Il y exerça la pharmacie avec distinction ; il reçut plusieurs fois des marques de la bienveillance du grand Duc ; il étoit en relation avec plusieurs Savans de son tems, principalement avec Redi & Valisnieri. Nous ne savons point s'il joignoit l'exercice de la médecine à celui de la pharmacie ; les Historiens qui ont parlé de lui, gardent le silence à cet égard ; mais nous trouvons qu'on lui donne le titre de Médecin dans l'épitaphe qu'on lui consacra après sa mort. Il mourut à Livourne le 29 Janvier 1718, dans la quatre-vingt-unieme année de son âge : on lui fit des funérailles très-honorables ; on dit que tous les Médecins, Chirurgiens

& Apothicaires de Livourne les honorerent de leur présence, ensemble avec la Confrérie de Saint-Homme-Bon. Il fut enterré dans la Chapelle du Crucifix, à côté de celle de cette Confrérie, & on plaça sur son tombeau l'épitaphe suivante :

HYACINTHO CESTONO,
CIVI LIBURNENSI,
OPTIMO ET BENE MERENTI,
MEDICO ET PHILOSOPHO,
CORPORIS INTEGRITATE,
ET MAGIS ANIMI PRÆSTANTISS.
NATURALIS PHILOSOPHIÆ
FALSITATE FELICITER SUBLATA,
CULTORI ET AMPLIFICATORI
INCLYTO
CONSANGUINEI HONORIS
CAUSA P.
OBIIT ANNO SALUTIS M. DCC. XVIII.
ÆTATIS SUÆ LXXX.

Nous avons de *Cestoni* les ouvrages suivans :

1. *Osservazioni intorno à pellicelli del corpo umano, insieme, con altre nuove osservazioni.* Ces observations, réduites en forme de lettres par *Redi*, ont été publiées par celui-ci sous le nom de *Jean-Côme Bonomi.*

2. *Nuove e maravigliose scoperte dell' origine di molti animalucci su le foglie de' cavoli, come di molti insetti dentro gl' insetti.* A Padoue, chez *Jean Maufré*, 1709, *in*-4. avec l'ouvrage qui a pour titre : *Trattato de' rimedi per le malattie del corpo umano, tradotto dal francese.*

3. *Dell' origine delle pulci dall' uovo, e del seme dell' alga marina.* A Padoue, 1713, *in*-4. avec l'ouvrage de *Vallisnieri*, intitulé : *Essperienze ed osservazioni intorno all' origine, sviluppi, e costumi di vari insetti, con altre spettanti alla naturale e medica storia.*

4. *Istoria della grana del kermes, e di un' altra nera grana, che si trova negli elici delle campagne di Livorno, de' Moscherini spuri della medesima, delle cimici degli agrumi, &c.* A Padoue, 1713, *in*-4. avec le même ouvrage de *Vallisnieri.*

5. *Vero modo di dare e preparare la china china, &c.* On le trouve dans le Journal Italien, intitulé : *Galleria di Minerva*, tome VI, part. 3.

6. *Vere condizioni della salsa-pariglia, del modo di conoscer la vera, & di dar la, come venga adulterata, & in quali mali convenga, e in*

qu'ile maniera piu efficace. On le trouve dans le même volume du même Journal.

CESTRENSIS (*Rasès*) n'est connu que par les deux ouvrages suivans :

1. *Liber luminum.*

2. *Liber, qui dicitur lumen luminum, in expositione compositionis alchymiæ.*

On les trouve dans la premiere décade de la Collection publiée à Francfort chez *Eifrid*, en 1652, *in-8*. par *Herman Condeesianus*, sous le titre de *Harmonia imperscrutabilis chymico-philosophica.*

CEZAN (*Louis-Alexandre de*) est né à Paris, & est Docteur-Régent de la Faculté de médecine de cette ville. Il a donné :

1. *Manuel anti-syphilitique, ou essai sur les maladies vénériennes*. A Londres, (Paris, chez *Desventes de la Doué*,) 1774, *in-12*. L'Auteur annonce que cet ouvrage est fondé sur l'expérience & l'observation, & qu'il est rédigé d'après les principes des plus grands Médecins. Un court examen de quelques-uns des principes qu'il contient suffira pour en porter un jugement. L'Auteur regarde les maladies vénériennes comme très-anciennes ; il croit en trouver la description dans les Livres Sacrés : il range dans cette classe la maladie de Job, celle du Roi David ; il avance cette assertion sans en fournir aucune preuve, sans entrer dans aucune discussion, & comme si c'étoit là une vérité universellement reconnue aujourd'hui. En parlant des bubons vénériens, il veut qu'on cherche à procurer leur résolution, & à empêcher absolument qu'ils viennent à suppuration. Il paroît cependant que les principes établis relativement aux tumeurs en général, & suivant lesquels nous devons regarder la résolution comme l'issue la plus favorable dans ces maladies, ne sauroient être appliqués aux bubons vénériens. La présence d'un virus déposé dans les vaisseaux des glandes inguinales, doit nous faire craindre le reflux de ce même virus dans la masse du sang, si l'on prend la voie de la résolution ; aussi, non-seulement le plus grand nombre de Praticiens conseille-t-il de provoquer de préférence la suppuration ; mais voyons-nous encore tous les jours que, lorsque ces tumeurs ont suppuré, les guérisons sont plus promptes & plus heureuses ; il en est de même que pour les tumeurs critiques, qui surviennent dans les maladies aiguës : le vrai Praticien ne tentera jamais de provoquer leur résolution. L'Auteur s'éleve vivement contre les frictions mercurielles ; il présente cette méthode comme *totalement déchue de son crédit* ; il prétend qu'elle seroit entiérement oubliée, si elle n'étoit encore *le gagne-pain de quelques malheureux Carabins qui n'ont pu se tirer de l'état médiocre de Chambreland pour*

passer à la qualité de Maître. Mais ce langage peut-il être celui d'un Médecin de la Faculté de Paris, d'un Membre d'une Compagnie éclairée, qui connoît les avantages de la méthode des frictions, qui l'emploie souvent dans des cas où les autres remedes ont été insuffisans, & qui en éprouve des heureux effets? L'Auteur ne devroit-il pas encore savoir que ces *malheureux Carabins*, contre lesquels il s'éleve, sont ceux qui emploient le moins cette méthode, & que leurs remedes favoris sont des remedes plus simples, moins compliqués, mais aussi beaucoup moins efficaces, & plus dangereux? Ne doit-il pas avoir entendu crier les Maitres de l'Art contre l'impudence avec laquelle ces *Carabins* donnent, sans choix, sans discernement, sans distinction des cas & des personnes, certains remedes; comme, par exemple, *le sublimé corrosif*, dont ils ne connoissent ni l'énergie, ni le danger, ni les préparations? Le but de l'Auteur est de proclamer l'usage du sublimé corrosif, de l'étendre à tous les cas, à toutes les maladies qui ont quelque chose de vénérien, à toutes les personnnes, à tous les tempéramens, & dans toutes les circonstances. Ce remede, utile dans certains cas, ne peut être que très-dangereux dans d'autres; ce qui auroit dû exiger de l'Auteur quelques exceptions, que les Maitres de l'Art, ceux mêmes qui sont les plus zélés partisans de cette méthode, ont apperçues & indiquées avec discernement. Mais nous voyons avec peine un Médecin de la Faculté de Paris confondre, pour la méthode curative, la petite vérole avec les dartres, les cloux, la galle, & étendre jusqu'à cette maladie l'usage intérieur du sublimé corrosif. Ce n'est assurément pas dans les Ecoles de cette Faculté qu'il a puisé de pareils principes. L'Auteur termine son livre par un détail des divers préservatifs qui ont été indiqués dans les différens tems contre les maladies vénériennes; il les regarde tous comme insuffisans; mais il en donne un de sa création, qu'il présente comme très-efficace; c'est l'eau de chaux combinée avec le sublimé corrosif. Ce remede ne paroit pas plus assuré que les autres; mais il présente les mêmes inconvéniens: il est annoncé avec une assurance bien propre à enhardir au crime par l'espoir de l'impunité, mais qui ne peut que faire beaucoup de victimes, rassurées par l'espoir d'un préservatif certain, & déçues par son peu d'efficacité. Le nom seul de préservatif pour les maladies vénériennes, devroit être effacé des livres de l'art; & l'Auteur auroit pu se dispenser, non-seulement de communiquer le sien, mais même de publier la plupart de ceux qui ont été jusqu'ici donnés comme tels.

2. *Les Etrennes de santé, ou l'art de se bien porter, contenant les préceptes pour apprendre les choses qui donnent la vie la plus longue & exempte de maladies, avec différens préservatifs.* A Epidaure, (Paris, chez *Cailleau,*) 1775, *in*-24.

3. *Etat de la Médecine en Europe, pour l'année 1776.* A Paris, chez *Didot*, 1776, *in-12*. C'est une espece d'Almanach, auquel *Lefebvre de St. Ildephont* a travaillé avec *Cezan*. Il est divisé en trois parties, qui sont précédées d'un abrégé historique de la médecine, composé de lambeaux, pris dans *Freind*, *Leclerc* & *James*, mais mal cousus, & choisis sans aucun discernement. La premiere partie contient le catalogue des Médecins de la Faculté de Paris, de l'Académie de chirurgie, & des Maîtres en chirurgie de cette ville; de ceux qui y exercent la chirurgie sous privilege, des Oculistes, Herniaires, Dentistes, Sages-femmes, Apothicaires, Herboristes de Paris; celui des Médecins, Chirurgiens & Apothicaires du Roi, de la Reine, des Enfans de France, du premier Prince du Sang, de la Prévôté de l'Hôtel du Roi, de la Maison militaire du Roi, des Maisons royales, des différens Tribunaux de Paris, & des Hôpitaux de cette ville; celui des Censeurs royaux, & de la Commission royale de médecine; celui des personnes qui vendent des remedes secrets: celui des Intendans, Directeurs & Inspecteurs des eaux minérales dans tout le Royaume. La seconde partie, qui est très-courte, renferme la liste des ouvrages de médecine, chirurgie, physique, chymie, botanique & histoire naturelle, qui ont paru depuis le premier Janvier jusqu'au premier Octobre 1775; les Prix proposés & accordés par les Académies en 1775; le catalogue des Gazettes & Journaux relatifs à la médecine, & des Cours publics pour les différentes parties de cette science. La troisieme partie contient le catalogue des Médecins, Chirurgiens & Apothicaires répandus dans les villes, bourgs & villages de l'Europe, & rapportés sous les noms des lieux de leur résidence, distribués par ordre alphabétique; celui des Médecins, Chirurgiens & Apothicaires des Troupes du Roi & des Hôpitaux militaires du Royaume; enfin, celui des Médecins, Chirurgiens & Apothicaires morts pendant l'année 1775. Cet ouvrage est fait sans ordre & sans méthode; il y regne très-peu d'exactitude; les noms y sont très-souvent défigurés: on y attribue à quelques personnes des ouvrages qu'elles n'ont point faits, & on y oublie de donner à d'autres ceux qui sont reconnus publiquement pour être de leur composition: on y donne encore à quelques personnes des places qu'elles n'ont jamais occupées, ou qu'elles n'occupent plus depuis long-tems, tandis que souvent on oublie de désigner celles qu'elles occupent réellement. On y a encore oublié un grand nombre de Médecins, Chirurgiens & Apothicaires du Royaume, & à peine fait-on mention de quelques-uns de ceux qui sont dans le reste de l'Europe. Cet ouvrage est encore rempli de sarcasmes, de personnalités indécentes: on y voit un dessein de nuire & de calomnier. Les Auteurs n'ont pas craint d'insulter un grand nombre de personnes respectables, distinguées par leur mérite, & honorées de la confiance du Public, & de celle de leurs Compagnies. En vain le Censeur, qui

avoit été chargé, par le Magiſtrat, de la cenſure de cet ouvrage, a-t-il ſupprimé toutes les indécences dont il étoit rempli ; les Auteurs ont trouvé le moyen d'éluder les ſages précautions qu'il avoit priſes, & d'en répandre un très-grand nombre d'exemplaires, qui ne reſpirent que le fiel & l'amertume (*a*). Auſſi pouvons-nous dire avec aſſurance que l'indignation publique a été la juſte récompenſe que cet ouvrage a mérité à ſes Auteurs.

CHABERT, Chirurgien François du ſiecle dernier & du commencement de celui où nous vivons; il a exercé la chirurgie avec diſtinction à Marſeille pendant plus de cinquante ans; il fut d'abord reçu ſur les Galeres du Roi, en qualité de Chirurgien, en 1649 : après y avoir ſervi pendant trente-cinq ans, il fut fait, en 1684, Chirurgien de l'Hôpital royal des équipages des Galeres. Il ſe préſenta enſuite au College de Marſeille, & y fut reçu à la Maîtriſe en 1693; enfin, il fut fait, en 1703, Chirurgien réal des Galeres & de leurs Hôpitaux. Il a donné:

Obſervations de chirurgie-pratique. A Paris, chez *Mariette*, 1724, *in*-12. Cet ouvrage contient 191 obſervations, dont la plupart ſont très-intéreſſantes. L'Auteur n'emploie le trépan que lorſqu'il faut relever quelque piece oſſeuſe; il regarde cette opération comme inutile lorſqu'il y a un épanchement ſur le cerveau. Il guérit la fiſtule lacrymale ſans perforer l'os; il blâme l'uſage des topiques âcres & corroſifs; il parle d'un hydrocele guéri par la ſimple ponction, & de ſtéatomes qu'il a emportés avec ſuccès. La plus grande partie de ces obſervations roule ſur les plaies: on y trouve des cas de toute eſpece; l'Auteur adopte la méthode de *Magati*, & proſcrit abſolument l'uſage des tentes. Cet ouvrage eſt le fruit d'une expérience conſommée; il ne peut qu'être utile aux jeunes Chirurgiens, & mériter l'attention des Maîtres de l'Art.

CHABIBI. (*Samuel*) Nous avons ſous ce nom:

Dilecti Luſitani ocyrrhoë, ſeu de venæ ſectione, tractatus. Venetiis, 1642, *in*-4. Cet ouvrage n'eſt pas borné à la ſeule ſaignée; on y trouve encore quelques obſervations; comme, par exemple, l'hiſtoire d'un

---

(*a*) Nous voyons avec peine que notre nom ſoit à la ſuite de l'approbation de ce mauvais ouvrage: nous avions ordonné un nombre prodigieux de cartons, & ce n'eſt que d'après cela que nous l'avions approuvé, en la qualité de Cenſeur; les cartons ont été mis à un nombre d'exemplaires; mais il en a paru beaucoup ſans cartons: auſſi avons-nous cru qu'il étoit de notre devoir de porter nos plaintes de cette contravention au Magiſtrat qui préſide à la Librairie; ces plaintes ont été ſuivies de la ſuppreſſion du Privilege qui avoit été accordé aux Auteurs.

hydrocéphale guéri par la ponction, celle d'un enfant, dont le fondement étoit fermé, & qui rendoit les excrémens par la verge.

CHABODIE (*David*) étoit Docteur en médecine, & vivoit au commencement du siecle dernier; il étoit François, & exerçoit la médecine à Limoges. Il a donné :

Le petit Monde, où sont représentées au vrai les plus belles parties de l'homme. A Paris, 1604, *in-8*. Ibid. chez *Robinot*, 1607, *in-8*. Cet ouvrage appartient plutôt à la métaphysique qu'à la médecine.

CHABRÉ, (*Dominique*) Médecin de Geneve, né en 1607, & mort en 1667, âgé de soixante ans. Nous avons de lui :

1. *Styrpium icones & sciagraphia, cum Scriptorum circà eas consensu & dissensu, ac cæteris plerisque omnibus, quæ de plantarum naturâ, natalibus, synonymis, usu & virtutibus, scitu necessaria sunt.* Genevæ, apud *Philippum Gamoneti*, & *Jacobum de la Pierre*, 1666, *in-fol.* 1677, *in-fol.*
2. *Omnium styrpium sciagraphia & icones, quibus plantarum & radicum tum in hortis cultarum, tum in urbium fossis & muris, pratis, arvis, montibus, collibus, nemoralibus, fluviis, riguis & littoralibus, villis & pagis sponte provenientium nomina, figura, natura, natales, synonyma, usus & virtutes docentur; cum doctissimorum Scriptorum circà eas consensu & dissensu.* Genevæ, apud *Samuelem de Tournes*, 1667, *in-fol.* C'est le même ouvrage que le précédent, dont on n'a fait que changer le titre. Ce n'est qu'un extrait de l'Histoire universelle des plantes de *J. Bauhin*, que *Chabré* a réduit à un seul volume.

Chabré a encore fait des additions à l'Histoire des plantes de *Jean Bauhin*. Nous en avons parlé à l'article de ce Médecin.

CHACON, (*Denis Daza*) Chirurgien Espagnol, qui avoit été reçu à la Maitrise à Valladolid, ville d'Espagne dans la vieille Castille; il exerça sa profession dans cette ville avec beaucoup de réputation; il vivoit à la fin du seizieme siecle & au commencement du dix-septieme. Nous avons de lui l'ouvrage suivant :

Practica y theorica di chirurgia; c'est-à-dire, *Pratique & théorie de la chirurgie.* A Valladolid, chez *Anne Velez*, 1605, *in-fol.* Ibid. 1609, *in-fol.* 2 vol. A Madrid, 1626, *in-fol.* 2 vol. Il est en espagnol & en latin.

CHÆREUS étoit d'Athenes : on parle de lui comme ayant attribué au chardon champêtre la propriété de fortifier l'estomac, & celle de faire engendrer des mâles, si on l'applique sur la vulve.

CHAIGNEBRUN. (*H. Audoin de*) Voyez AUDOIN.

CHAILLOU, (*Jacques*) Médecin François du siecle dernier; il étoit Docteur en médecine, & exerçoit sa profession à Angers. Nous connoissons de lui les deux ouvrages suivans :

1. *Recherches de l'origine & du mouvement du sang, du cœur & de ses vaisseaux, du lait, des fievres intermittentes & des humeurs.* A Paris, 1664, *in*-8. Ibid. 1675, *in*-12. Ibid. 1677, *in* 12. Ibid, 1679, *in*-12. Ibid. 1699, *in*-12. Cet ouvrage comprend plusieurs traités. Dans le premier, l'Auteur s'occupe de la sanguification, qu'il prétend se faire dans le cœur, où il croit que le chyle est porté par des vaisseaux particuliers. Dans le second, il parle de la circulation du sang, qu'il admet, mais qu'il prétend avoir été connue d'*Hippocrate*. Dans le troisieme, il est question de quelques observations que l'Auteur dit avoir faites sur le cœur & ses vaisseaux; il admet dans le ventricule droit du cœur, des vapeurs fuligineuses, qu'il croit en être chassées par l'artere artérieuse. Dans le quatrieme, qui est relatif au lait, l'Auteur établit que les mamelles reçoivent immédiatement le lait des vaisseaux chyleux; il prétend avoir observé plusieurs fois la communication de ces vaisseaux avec les mammaires. Les deux derniers, qui traitent des fievres intermittentes & des humeurs, sont faits d'après les mêmes principes, & contiennent une théorie encore plus mauvaise.

2. *Questions de ce tems.* A Angers, 1665, *in*-8. Cet ouvrage contient cinq questions. La premiere, sur la sanguification: l'Auteur examine si elle se fait dans le cœur ou dans le foie. La seconde, sur la circulation du sang. La troisieme, sur les différentes especes de fievres. La quatrieme, sur le cœur & les vaisseaux. La cinquieme, sur le lait & la maniere dont il se forme. C'est presque le même ouvrage que le précédent.

CHALIN *de Vinario*, (*Raymond*) Médecin du quatorzieme siecle, que *Manget* dit de Montpellier; mais *Astruc* croit qu'il a pris naissance à *Vinas*, petit village du Languedoc, au Diocèse de Beziers, dont le nom latin est *Vinarium*, à moins qu'on ne veuille supposer qu'il faut lire *Vivario*, auquel cas ce Médecin seroit originaire de *Viviers*. Suivant le témoignage d'*Astruc*, il fut Médecin de Montpellier. Il exerça pendant long-tems la médecine à Avignon, où, suivant *Dalechamp* & *Schenckius*, il fut Médecin de trois Papes. Il n'est gueres connu que par l'ouvrage suivant :

De peste, liber. Lugduni, apud *Guillelmum Rouill*, 1552, *in*-16. Ce traité a été publié par *Dalechamp*, qui l'a mis en plus beau latin. Il est divisé en trois livres. Dans le premier, on examine les causes de la peste, la maniere dont elles agissent, & les signes qui annoncent cette maladie, comme présente ou comme imminente. Dans le second, on enseigne les moyens de s'en garantir, soit par un bon usage des choses non naturelles, soit par le secours des remedes. Dans le troisieme, on explique, avec assez de détail, la maniere dont on doit traiter les pestiférés. Cet ouvrage est très-estimé: un savant Médecin de ce siecle, *Astruc*, en faisoit tant de cas, qu'il avoit souhaité plusieurs fois qu'il fût plus commun, & qu'on l'eût réimprimé pendant la peste de Marseille.

Ce Médecin étoit très-prévenu pour l'astrologie judiciaire; c'étoit un défaut assez ordinaire dans son siecle. Il rapporte quelques observations assez curieuses: par exemple, il assure, d'après *Arnaud de Villeneuve*, que la thériaque, placée sur un fromage empoisonné, avoit chassé le venin en avant; il attribue à la topaze une vertu encore plus efficace, celle de chasser non-seulement le venin, mais même de l'attirer en dehors, quand on l'applique sur la piquure des scorpions & les charbons; il dit l'avoir éprouvé lui-même plusieurs fois. Ces observations seroient assez intéressantes, si elles étoient vraies; ce qui est fort douteux.

CHALMERS, (*Lionel*) Médecin Anglois de nos jours; il exerce la médecine à Charles-Town; mais comme il y a deux villes de ce nom dans l'Amérique Angloise, l'une dans la Caroline, l'autre dans l'isle de Barbade, nous ne savons point quelle est celle des deux qui est le lieu de la résidence de ce Médecin. Nous avons de lui:

1. *An essay on fevers*; c'est-à-dire, *Essai sur les fievres*. A Londres, chez *Dilly*, 1768; traduit en allemand, à Riga, chez *Hartknoch*, 1773. Il y est d'abord question des fievres en général, ensuite en particulier des fievres ordinaires, continues, intermittentes, inflammatoires. On y trouve encore un essai sur les crises qui arrivent dans ces maladies. Le but de l'Auteur est de proscrire la saignée, & de lui substituer les purgatifs, les sudorifiques, &c. Cet ouvrage contient des vues qui pourroient être utiles, si l'Auteur ne vouloit en faire une application trop générale.

2. *An account of the weather and diseases of south Carolina*; c'est-à-dire, *Description du climat & des maladies de la Caroline méridionale*. A Londres, chez *Robinson*, 1775, *in*-8.

I. CHAMBERLEYN, (*Hugues*) habile Accoucheur Anglois du siecle dernier; il étoit né d'une famille qui s'est distinguée dans la pratique des accouchemens; il a exercé la même profession à Londres avec réputation. Il est connu par une traduction angloise des Œuvres de *Moriceau*, publiée à Londres en 1683, *in*-8, & réimprimée dans la même ville en 1716 & 1727, *in*-8. Il a encore donné:

Practice of midwifry; c'est-à-dire, *Pratique des accouchemens.* A Londres, 1665, *in*-8.

Il a inventé un forceps, ou un instrument propre à dégager la tête du fœtus, enclavée entre les os pubis, dans l'accouchement. C'est l'instrument dont on se sert aujourd'hui le plus communément, mais avec quelques corrections qui l'ont perfectionné.

Nous trouvons un ouvrage imprimé à Leyde en 1754, *in*-8, sous le titre de *Het roonhuysisch geheim ontdeizt*, & sous le nom d'un *Hugh Chamberlen*: nous ne savons point s'il est du même.

II. CHAMBERLEYN (*J.*) a donné:

Manner of making tea, coffea and chocolata. A Londres, 1685, *in*-12.

CHAMBERS (*Guillaume*) a écrit:

De ribes Arabum & ligno Rhodio. Leydæ, 1724, *in*-4.

CHAMBON (*N.*) naquit en 1647 à Grignan, petite ville de France en Provence. Il étudia la médecine dans l'Université d'Aix, & y reçut les honneurs du Doctorat; il voulut ensuite se fixer à Marseille pour y exercer sa profession; mais une querelle particuliere l'obligea à quitter cette ville. Il passa en Italie, ensuite en Allemagne, enfin en Pologne, où il devint le Médecin du Roi Jean Sobieski; il quitta ce Prince, lorsqu'il alla faire le siége de Vienne; il passa en Hollande pour y connoître les Disciples de Paracelse & de Van-Helmont, & de-là en Angleterre, où il se lia avec plusieurs Savans. Il revint ensuite en France, & alla à Paris. Fagon, premier Médecin du Roi, lui fit un accueil distingué, & voulut le faire recevoir à la Faculté de médecine de Paris. *Chambon* se mit sur les bancs; il éprouva d'abord quelques difficultés, parce qu'il n'étoit pas Maitre-ès-arts; mais il fut enfin promu au degré de Bachelier. Lorsqu'il se présenta pour être reçu Licencié, il refusa de prêter le serment que la Faculté exigeoit de lui, de ne jamais donner aucun remede particulier, & d'en laisser le soin aux Apothicaires; il offrit de ne point débiter les remedes qu'on trouveroit chez ces derniers; mais il représenta qu'il avoit des remedes spécifiques, avec lesquels il avoit opéré des cures merveilleuses, & qu'il ne pouvoit renoncer à les employer. La Faculté refusa de le recevoir, & son refus fut suivi d'un procès, qui fut terminé à l'avantage de *Chambon*. Ce Médecin obtint un Arrêt du Parlement, qui le maintint dans le degré de Bachelier, & dans le droit d'exercer la médecine à Paris. Il fit sa profession dans cette ville avec un très-grand succès, & il y jouit d'une confiance générale; mais cette même confiance qu'on avoit pour lui, fut la cause de son malheur. Envoyé en 1701, par le Lieutenant général de Police, pour donner les secours de sa profession à un Seigneur Napolitain, qui étoit malade à la Bastille, il prit trop d'intérêt à ce Prisonnier, & voulut tenter de lui faire rendre la liberté : il fit à cet effet un Placet qui fut présenté au Roi; mais ce Placet étoit directement contre le Duc de Savoie & la Duchesse de Bourgogne : cette Princesse irritée sollicita des ordres, & *Chambon* fut lui-même enfermé à la Bastille; il en sortit au mois de Septembre 1703, après y avoir resté environ deux ans; mais il avoit perdu toutes ses pratiques. Ne pouvant se soutenir à Paris, il se retira en Provence, où, par le crédit du Comte de Grignan, il fut fait Médecin des Galeres à Marseille. Deux ans après, c'est-à-dire, en 1705, la Comtesse de Grignan étant morte entre ses mains, de la petite vérole, *Chambon* en eut tant de chagrin, qu'il quitta Marseille, & se retira à Grignan, sa patrie, auprès d'un de ses freres, qui étoit Doyen du Chapitre de cette ville. Il vivoit encore en 1732, & étoit alors âgé de quatre-vingt-cinq ans. Nous avons de lui les ouvrages suivans :

1. *Principes de physique, rapportés à la médecine-pratique, & autres traités sur cet art, & une dissertation sur le principe universel.* A Paris, chez *Barbin*, 1711, *in*-12. Ibid. chez *Jombert*, 1750, *in*-12. 2 vol. L'Auteur donne d'abord quelques aphorismes, qu'il appelle *regles naturelles*; après quoi il traite de la saignée; il recherche ce que c'est que le sang, & se déclare ouvertement contre la saignée, sans cependant la condamner entiérement. Il passe ensuite à la maniere de teindre les os, les verres, les pierres, les soies, les laines, & prétend que cette connoissance est nécessaire pour la médecine. Enfin, il traite de l'apoplexie & des maladies vénériennes.

2. *Traité des métaux & des minéraux, & des remedes qu'on peut en tirer.* A Paris, chez *Claude Jombert*, 1714, *in*-12. Suivant le jugement de *Lenglet du Frenoy*, il y a du curieux dans cet ouvrage; mais ce qu'il y a de meilleur regarde la médecine tirée des métaux : ce livre est d'ailleurs languissant & ennuyeux.

CHAMBRE (*Marin Cureau de la*) naquit au Mans, vers la fin du seizieme siecle; il étudia la médecine, & reçut les honneurs du Doctorat; il vint ensuite à Paris, où il fut connu du Chancelier Seguier, qui se l'attacha, non-seulement comme Médecin, mais encore comme un homme consommé dans la philosophie & dans la littérature. Il fut dans la même considération auprès du Cardinal de Richelieu. Ce Ministre eut pour lui une estime singuliere, au point qu'il le choisit de préférence pour répondre à l'ouvrage de *Hersent*, intitulé : *Optatus Gallus, de cavendo schismate.* Il fut reçu à l'Académie Françoise en 1635, & fut du nombre des premiers Membres de l'Académie Royale des Sciences, dans laquelle il entra en 1666 en qualité d'Académicien Physicien; il étoit déjà depuis long-tems Médecin ordinaire du Roi. Enfin, ce Médecin mourut à Paris, & fut enterré à Saint-Eustache. Les Historiens varient sur l'année de sa mort; l'Auteur de la Table du Journal des Savans la rapporte à l'an 1671, & l'*Abbé Rosier* à l'an 1675; mais le plus grand nombre la place au 29 Novembre 1669, tels sont *Moreri*, *Manget*, *l'Advocat*, *Eloy*: l'erreur paroît évidente de la part de l'*Abbé Rosier*, puisqu'il place sa naissance vers l'an 1613; ce qui paroît peu compatible avec sa réception à l'Académie Françoise en 1635; *La Chambre* n'auroit eu alors que vingt-deux ans, & il n'est pas vraisemblable qu'à cet âge il eût pu déjà mériter la protection du Chancelier Seguier, & sur-tout celle du Cardinal de Richelieu, auquel il dut son entrée à l'Académie. Ce Médecin laissa deux fils: 1°. *François*, qui succéda à la profession & à la réputation de son pere, & qui devint premier Médecin de la Reine; 2°. *Pierre*, qui embrassa l'état ecclésiastique, fut reçu en 1670 à l'Académie Françoise, & fut Curé de Saint-Barthelemi à Paris: ce bon Curé étoit le pere de ses Paroissiens; il vendit en 1693 jusqu'à son cabinet & sa bibliotheque, pour les soulager dans une maladie épidémique causée par la disette, & il mourut en leur prodiguant ses soins & ses secours.

Nous avons de ce Médecin les ouvrages suivans:

1. *Nouvelles pensées sur les causes de la lumiere, du débordement du Nil, & de l'amour d'inclination.* A Paris, 1634, *in*-4.

2. *Nouvelles conjectures sur la digestion.* A Paris, chez *Rocolet*, 1636, *in*-4. L'Auteur en attribue l'effet à la ténuité & au mouvement des esprits, qui, par leur puissante pénétration, peuvent dissoudre les alimens solides, aussi bien que les fumées & les vapeurs du soufre fondent le fer & l'acier.

3. *Les caracteres des passions.* A Paris, 1663, *in*-12. 5 vol. en 4 tom. Cet ouvrage avoit d'abord paru en deux volumes, à Paris, *in*-4, le premier en 1640, le second en 1645. L'Auteur s'y occupe d'abord des passions en général; il les examine ensuite en particulier; il parle de l'amour, de la joie, du ris, du desir, de l'espérance, &c. Il traite enfin de la nature & des effets des passions courageuses. Ce traité est éloquent, vif, lumineux, & principalement appuyé sur des connoissances médicinales.

4. *Traité de la connoissance des animaux.* A Paris, 1648, *in*-4. Ibid. 1662, *in*-4. Ce traité est relatif à la faculté de raisonner, attribuée aux animaux. L'Auteur reconnoit en eux une faculté de penser, de raisonner, de juger, de sentir, de faire servir leur propre expérience à leurs usages & à leur conservation. Cet ouvrage, traduit en allemand sous le titre de *Betrachtungen über der thiere erkenntniss, natur-trieb und abschen*, a été imprimé à Leipsick en

1751, *in*-8 ; mais cette traduction est mauvaise & peu exacte. Il doit y avoir eu une édition de cet ouvrage, antérieure à l'an 1646, puisque nous trouvons que *Chanet* y répondit dans le cours de cette année, & critiqua le systéme de *la Chambre*. Dans les éditions que nous avons indiquées, l'Auteur répond en partie à la critique de *Chanet*.

5. *Nouvelles observations & conjectures sur l'iris*. A Paris 1650, *in*-4.

6. *Discours sur les principes de la chiromance*. A Paris, 1653, *in*-8.

7. *Novæ methodi pro explanandis Hippocrate & Aristotele specimen*. Parisiis, apud *Rocolet*, 1655, *in*-4. Ibid. apud *Martin*, 1668, *in*-12. Cet ouvrage est divisé en deux parties : la premiere est relative à la maniere d'expliquer les Aphorismes d'*Hippocrate*, pour développer le vrai sens que ce Médecin a voulu y donner. La seconde concerne l'interprétation des livres *acromatiques d'Aristote*, & la maniere d'en expliquer les endroits obscurs, & d'en exposer le vrai sens.

8. *Traité de la lumiere*. A Paris, chez *Rocolet*, 1657, *in*-4.

9. *L'Art de connoître les hommes*. A Paris, *in*-4, trois parties : la premiere en 1659 ; la seconde en 1664 ; la troisieme en 1666. Cet ouvrage est fort diffus, & cependant très-abstrait : on doit le regarder comme le travail d'un Philosophe, qui, content de penser judicieusement & de parler solidement, suivant les principes de sa science, se met peu en peine de réduire ce qu'il a pensé & ce qu'il veut écrire, dans des regles & des termes de la politique & de l'usage. Il a été traduit en allemand sous le titre de *Kunst und art die menschen zu erkennen*, & imprimé à Francfort, 1672, *in*-8.

10. *Discours de l'amitié & de la haine qui se trouvent entre les animaux*. A Paris, 1667, *in*-8.

11. *Extrait d'une lettre, qui contient les observations faites sur un grand poisson*. A Paris, 1663, *in*-4.

12. *Le systéme de l'ame*. A Paris, chez *Dallin*, 1664, *in*-4. Ibid. 1665, *in*-12. On a dit, en parlant de cet ouvrage, que *la Chambre* avoit été un des Précurseurs de *Locke* sur l'histoire des fonctions de l'ame.

13. *Discours sur les causes du débordement du Nil*. A Paris, chez *Dallin*, 1665, *in*-12. Ibid. chez *Barbin*, 1666, *in*-4. Ce discours est divisé en six parties. Dans la premiere, l'Auteur veut prouver que les eaux du Nil sont nitreuses, & il cherche en même-tems à expliquer la nature du nitre. Dans la seconde, il examine ce que c'est que la fermentation, & comment elle se fait dans les eaux du Nil. Dans la troisieme, il traite de toutes les circonstances qu'on remarque dans le débordement du Nil. Dans la quatrieme & la cinquieme, il prouve qu'on ne peut attribuer ces effets ni aux pluies, ni aux nei-

ges, & que le débordement du Nil se fait toujours à un jour certain. Enfin, dans la sixieme, il rapporte quelques relations qui paroissent confirmer son opinion. On trouve, à la fin, un discours sur la nature divine, suivant les principes de *Platon*.

CHAMEAU, (*L.*) Médecin François de la fin du siecle dernier, qui, dans un voyage qu'il fit en Angleterre, publia l'ouvrage suivant:

Traité du scorbut. A Londres, 1683, *in*-12. L'Auteur prétend que le scorbut est une dissolution contagieuse du sang, causée par un sel subtil très-âcre. Il réfute les distinctions de cette maladie, établies par *Willis*. Il vante le lait comme le plus excellent anti-scorbutique, & regarde tous les anti-scorbutiques chauds & âcres comme presque toujours pernicieux.

CHAMPCORNU. (*N. de*) Nous avons sous ce nom:

Traité des opérations de chirurgie, avec un Traité de toutes les maladies du corps humain. A Amsterdam, 1739, *in*-8. 2 volumes.

CHAMPEAUX (*Claude*) est Maître en chirurgie & Chirurgien du Roi, à Lyon; il a été reçu à la Maîtrise au College de chirurgie de cette ville en 1763; il exerce aujourd'hui la chirurgie dans cette même ville avec distinction. Il a rempli pendant quelque tems la place de Chirurgien en chef de l'Hôpital de la Charité de Lyon, & il étoit en 1775 Commissaire royal pour les rapports. Il est encore Membre de l'Académie royale de chirurgie de Paris, de l'Académie des Sciences, Belles-lettres & Arts de Rouen, de la Société royale des Sciences de Montpellier, & de la Société littéraire d'Auxerre. Il a donné:

1. *Réflexions sur les hermaphrodites*. 1765, *in*-8.
2. *Expériences & observations sur la cause de la mort des noyés, & les phénomenes qu'elle présente*. A Lyon, chez *la Roche*, 1768, *in*-8. L'Auteur a publié ces expériences & observations avec *Faissole*, aussi Chirurgien de Lyon, après les avoir faites publiquement à l'Ecole vétérinaire de cette ville, sous les yeux des Commissaires nommés à cet effet.

I. CHAMPIER, (*Symphorien*) appellé communément *Campegius*, qu'on fait natif de Lyon, étoit né à S. Saphorine-le-Château, dans le Lyonnois, en 1472; il le dit lui-même dans sa *Nef des Princes*. Il sortoit d'une famille noble; mais comme elle n'étoit pas assez illustre à son gré, il voulut faire accroire qu'il étoit de celle des *Campeggio* de Boulogne, & des *Camprisi* de Pavie; il prit même les armes de *Campeggio*, qu'il écartela avec les siennes. Il étoit Docteur en médecine, & exerçoit cette profession à Lyon, où il fut Echevin en 1520 & 1533; il jetta les premiers fondemens du College de médecine de cette ville;

il y fit encore établir le College de la Sainte Trinité. Antoine, Duc de Lorraine, passant par Lyon, avec le Roi Louis XII, en 1510, pour la guerre d'Italie, prit *Champier* pour son premier Médecin, & le combla de biens & d'honneurs; il le fit même, de sa main, Chevalier de Saint-George; & depuis ce tems, *Champier* se qualifia, à la tête de ses ouvrages, *Eques auratus*, Chevalier aux éperons dorés. Ce fut pendant le cours de cette guerre, que *Champier* se fit agréger à l'Université de Pavie le 9 Octobre 1515. Il avoit épousé *Marguerite du Terrail*, de la Maison du Chevalier Bayard; & pour se faire plus d'honneur de cette alliance, il composa un roman intitulé: *la vie & les gestes du preu & vaillant Chevalier Capitaine Bayard, Dauphinois.* Il laissa deux fils: 1°. *Jacques*, qui fait le sujet de l'article suivant; 2°. *Claude*, qui, à l'âge de dix-huit ans, écrivit un livre intitulé: *les singularités des Gaules.*

Champier a beaucoup écrit sur l'histoire : nous avons de lui dans cette partie, 1°. *la vie & les gestes du preu & vaillant Chevalier Capitaine Bayard, Dauphinois, contenant les victoires sous plusieurs Rois de France.* A Lyon, 1502; Paris, 1525, *in*-4. en latin, à Bâle, 1550. C'est un pur roman. 2°. *Du Royaume des Allobroges, dit après Bourgoigne ou Viennois, avec l'antiquité & l'origine de l'ancienne Cité métropolitaine & primacie des Allobroges, à Vienne sur le Rhône.* Lyon, 1529, *in*-8. 3°. *De Gallis summis Pontificibus.* 1507, *in-fol.* 4°. *Ecclesiæ Lugdunensis Hierarchia.* 1537, *in-fol.* traduit en françois, 1545, *in*-4. Cet ouvrage est rempli de fables. 5°. *Des Evêques & Comtes de Toul jusqu'en 1509.* 1509, *in-fol.* 6°. *Descriptio expeditionis in Genuenses à Ludovico XII, anno 1506.* 1507, *in-fol.* 7°. *Les triomphes de Louis XII, contenant l'origine & la déclinaison des Vénitiens, & leur défaite à Agnadel.* Lyon, 1509, *in*-4. 8°. *Regum Francorum genealogia.* 1507. 9°. *Les Généalogies des Gaules & des Rois de France, & celle des Ducs de Savoie, avec la Chronique des Ducs de Savoie.* Paris, 1516, *in-fol.* 10°. *Genealogia Lotharingorum Principum.* 1537, *in-fol.* 11°. *De Monarchiâ Gallorum & de triplicibus Imperio.* Paris, 1537, *in*-8. 12°. *L'Ordre de Chevalerie, dédié au Duc Antoine*, *in*-4. 13°. *De viris illustribus & Heroïbus Galliæ.* 1537, *in*-8. 14°. *De origine & commendatione civitatis Lugdunensis.* Lyon, 1507, *in-fol.* 15°. *Diversa gesta Lotharingorum, de situ, & singularibus Lotharingiæ*, *in*-8. 16°. *Recueil, ou Chronique des histoires du Royaume d'Austrasie, ou France orientale, dite à présent Lorraine.* Lyon, 1509, *in-fol.* 17°. *Le fondement & origine des titres de noblesse & des états de tous les Nobles, avec la maniere de faire des Rois d'armes, Hérauts, &c. le secret de l'art d'armoiries, &c.* Paris, 1535; Lyon 1537, *in*-12. 18°. *De antiquitate domûs Turonensis.* Lyon, 1527, *in-fol.*

Nous avons encore de *Champier* des ouvrages dans d'autres genres: 1°. *la Nef des Princes, avec plusieurs enseignemens profitables à toute maniere de gens, pour connoître à bien vivre & mourir.* Paris, 1525, *in*-8.

in-8. 2°. *Le Doctrinal du pere de famille à son enfant.* Paris, *in*-8. sans indication d'année, ni d'Imprimeur. 3°. *Police subsidiaire à celle quasi infinie multitude de Pauvres que la ville de Lyon nourrit*, 1531. 4°. *La Nef des Dames vertueuses*, &c. 5°. *La Déclaration du ciel & du monde, & des merveilles de la terre, situation, royaumes & provinces d'icelle.* Paris, 1525, *in*-8. 6°. *Les Prophéties, dites Vaticinations des Sibylles, translatées de grec en latin par Lactance Firmian, & mises en rimes françoises par Champier*, *in*-4. sans indication d'année, ni d'Imprimeur. Cet ouvrage est dédié à la Princesse Anne de France, Duchesse de de Bourbon & d'Auvergne.

Enfin *Champier* a écrit sur l'objet auquel il s'étoit principalement attaché, c'est-à-dire, sur la médecine. Nous avons de lui, dans cette partie, les ouvrages suivans :

1. *Dialogue de la cure du flegmont.* A Lyon, chez *Pierre de Sainte-Lucie*, *in*-8. sans indication d'année. L'Auteur y fait parler trois personnages, auxquels il a donné les noms de *Phlegmoniatros*, *Philochirurgus* & *Meteorus.*

2. *Le Miroir des Apothicaires*, sans indication d'année, ni d'Imprimeur. L'Auteur cherche à faire voir l'ignorance des Apothicaires; les fautes qu'ils commettent dans la préparation & la distribution des médicamens; leur peu d'intelligence pour comprendre les Auteurs Grecs, & les erreurs des Arabes qui ont falsifié la doctrine des Grecs.

3. *Les Lunettes des Chirurgiens.* Lyon, *in*-8. sans indication d'année, ni d'Imprimeur.

4. *Additions sur le Guidon en françois.* Lyon, chez *Fradin*, 1520.

5. *Hortus gallicus, pro Gallis in Galliâ scriptus, qui Gallos in Galliâ omnium ægritudinum remedia reperire docet, nec medicaminibus egere peregrinis.* Lugduni, apud *Melchior. & Casp. Trechsel*, 1533, *in*-8. L'Auteur, autrefois Sectateur des Arabes, s'éleve ici contre la pratique de ces Médecins; il rejette leur pierre d'azur : il réprouve leur confection d'alkermès : il n'épargne pas les Médecins de Montpellier; il déclame contre leur pratique; il leur reproche sur-tout de faire usage de la scamonée & de la coloquinte. L'ouvrage est divisé en six livres, qui contiennent une énumération des remedes qu'on trouve naturellement en France, avec l'exposition de leurs vertus, & l'indication de leurs doses. L'Auteur indique les plantes indigenes qu'on pourroit employer à la place des exotiques; par exemple, il veut qu'on substitue la mercurielle à la casse, l'agaric à la rhubarbe, l'yeble à l'aloës, le genêt au sené, &c.

6. *Campus elysius Galliæ, amænitate refertus, in quo quidquid apud Indos & Arabes reperitur, apud Gallos posse reperiri demonstratur.* Lugduni, apud *Melch. & Casp. Trechsel*, 1533, *in*-8.

7. *Apologetica disceptatio, quâ docetur an sanguis mitti debeat in caussone, & sub cane & propè canem, & an pharmacia fortis danda sit in principio febrium arsivarum.* Publié avec l'ouvrage précédent.

8. *Prætiosa margarita de Medici atque ægri officio, simul cum rosâ gallicâ.* Parisiis, apud *Ascensium*, 1514, *in*-8.

9. *De triplici disciplinâ, cujus partes sunt philosophia naturalis, medicina, theologia, moralis philosophia.* Lugduni, 1588, *in*-8.

10. *Categoriæ medicinales in libros demonstrationum Galeni..... Catalogus præceptorum, Patronum, familiarium Auditorum S. Camperii.* Lugduni, apud *Johannem Marion*, 1516, *in*-8.

11. *Epitome Commentariorum Galeni in libros Hippocratis; primus Aphorismorum, secundus prognosticorum, tertius acutorum, quartus epidemiarum..... Isagoges in libros Hippocratis & ejus Commentatoris Galeni.* Lugduni, 1516, *in*-8.

12. *Speculum, sive epitome Galeni, seu Galenus abbreviatus, vel incisus & intersectus, quæcumque in speculo continebantur, comprehendens.* Lugduni, apud *Joh. Marion*, 1516, *in*-8. Ibid. apud *Joh. de Jonvelle*, 1517, *in*-8. 1527, *in*-8.

13. *Cribratio medicamentorum ferè omnium.* Lugduni, apud *Sebast. Gryph*, 1534, *in*-8. Cet ouvrage est divisé en six livres : on y trouve encore, 1°. une question sur l'usage des médicamens venimeux ; 2°. une dissertation sur la génération des mixtes ; 3°. une autre, *de concretis & abstractis* ; 4°. un livre qui a pour titre : *Medulla totius philosophiæ naturalis & medicinæ.*

14. *De theriacâ gallicâ, libellus.* Publié avec le *Campus elysius Galliæ.*

15. *Speculum Medici Christiani, de instituendo sapientiæ cultu, ac de veris & salutaribus animi & corporis remediis.* Publié avec le *Campus elysius Galliæ.*

16. *Medicinale bellum, inter Galenum & Aristotelem gestum, quorum hic cordi, ille autem cerebro favebat.* Lugduni, apud *Simonem Vincentium*, 1516, *in*-12.

17. *Castigationes seu emendationes Pharmacopolarum, & Arabum Medicorum & aliorum juniorum.* Lugduni, apud *Joannem Crespin*, 1532, *in*-8. Cet ouvrage est divisé en quatre livres ; le premier traite des remedes simples, & des erreurs des Médecins modernes & des Apothicaires, relativement à ces médicamens, Le second contient des corrections sur l'antidotaire de *Mesué*, de *Nicolas*, de *Serapion.* Le troisieme traite de la maniere de guérir les maladies par des remedes laxatifs. Le quatrieme comprend la méthode curative des principales maladies.

18. *Sylvæ medicinales.* Lugduni, 1507, *in*-4.

19. *De medicinæ claris Scriptoribus, veteribus ac recentioribus.* Lug-

duni, apud *Trechsel*, 1531, *in*-8. Cet ouvrage comprend cinq livres: le premier contient en général l'éloge des plus grands Médecins, un examen & une réfutation de la magie; enfin, un détail relatif aux Souverains qui se sont appliqués à la médecine. Le second traite des Philosophes qui se sont rendus recommandables par leurs lumieres en médecine. Le troisieme concerne les Ecclésiastiques qui ont exercé la médecine, ou qui ont écrit sur cette science. Le quatrieme roule sur les Médecins Italiens. Le cinquieme, sur les François, les Anglois & les Allemands.

20. *Practica nova in medicinâ, de omnibus morborum generibus, &c. liber unus de omnibus febrium generibus.* Lugduni, apud *Johannem Marion*, 1517, *in*-8. Basileæ, apud *Henr. Petri*, 1547, *in*-4.

21. *Periarchon, id est, de principiis utriusque philosophiæ.* Lugduni, apud *Melch. & Casp. Trechsel*, 1533, *in*-8.

22. *Libri VII, de dialecticâ, rhetoricâ, geometriâ, arithmeticâ, astronomiâ, musicâ, philosophiâ naturali, medicinâ & theologiâ.* Basileæ, apud *Henr. Petri*, 1537, *in*-8.

23. *Cl. Galeni Pergameni historiales campi, in quatuor libros congesti, & commentariis non pœnitendis illustrati. Clysteriorum camporum secundùm Galeni mentem libellus utilis & necessarius; ejusdem de phlebotomiâ, libri duo.* Basileæ, apud *Andræam Cratandrum*, 1532, *in-folio.*

24. *Vita Mesuæ.* On la trouve dans les ouvrages de Mesué, édition de Lyon 1520.

25. *Vita Arnoldi de Villanovâ.* On la trouve avec les Œuvres d'Arnaud de Villeneuve, édition de Lyon 1520.

26. *Cribratio, lima & annotamenta in Galeni, Avicennæ & Conciliatoris opera.* Lugduni, 1522, *in*-4.

27. *Annotamenta, errata & castigationes in Petri Apponensis opera.* Extant cum ipsis, Venetiis, apud *Juntam*, 1548, *in-fol.*

28. *Gallicum pentapharmacum, rhabarbaro, agarico, mannâ, therebintinâ, & senâ Gallicis constans.* Lugduni, apud *Melch. & Casp. Trechsel*, 1534, *in*-8. On trouve avec cet ouvrage une lettre, *de therebintinæ resinæ facultatibus*, par *Donat Mutius*, Médecin de Raguse.

29. *Symphonia Galeni ad Hippocratem, Celsi ad Avicennam, &c.* Lugduni, 1528, *in* 8. Ibid. apud *Trechsel*, 1531, *in*-8. C'est un ouvrage écrit en faveur de *Galien* contre les Arabes.

30. *Symphonia Platonis cum Aristotele, Galeni cum Hippocrate, Hippocratica philosophia ejusdem medicina de duplici mundo, &c.* Parisiis, apud *Jodocum Badium*, 1516, *in*-8.

31. *Rosa gallica, id est, præcepta, quæ ad medicam artem, rectamque*

vivendi formam plurimùm conducunt, ex doct. vet. ac recent. Medicorum operibus desumpta. Parisiis, apud *Badium*, 1514, *in*-8. Cet ouvrage roule principalement sur les alimens & le régime : on y retrouve souvent les principes des Arabes.

32. *De corporum & animorum morbis & horum remediis.* Lugduni, apud *Guillelmum Hyon*, 1528, *in*-8.

33. *Epistola pro Græcorum defensione in Arabes.* Lugduni, 1558.

34. *Officina Apothecariorum ac juniorum Medicorum; accessit antidotarium continens secreta sublimia.* Lugduni, 1532, *in*-8.

35. *Paradoxa in artem parvam Galeni.* Lugduni, apud *Claudium Davost*, 1503, *in*-8. Ibid. 1516, *in*-8.

36. *Vocabulorum medicinalium ac terminorum difficilium explanatio.* Lugduni, 1508, *in*-8.

37. *Epistolæ physicæ.* Lugduni, 1533, *in*-8. Il y est question de la transmutation des métaux.

38. *De omnibus febrium generibus.* Basileæ, apud *Henr. Petri*, 1547, *in*-8.

39. *Opera, Galliæ imprimis historiam naturalem spectantia.* Lugduni, 1533, *in*-8.

En général, tous ces ouvrages sont très-médiocres ; cependant on pourroit faire quelque usage des dissertations historiques sur la médecine & les Médecins ; mais on ne doit point compter sur l'autorité de *Champier*, qui est un Auteur peu exact. Nous devons cependant dire à sa louange, qu'il est un des premiers, & peut-être le premier, qui ait traité de la médecine indigene, ou du propre pays où l'on vit. Il est encore un des premiers qui aient attaqué cette foule innombrable de remedes étrangers, que les Arabes & les derniers Grecs avoient introduit dans la pratique de la médecine, & dont ils avoient fait des mélanges & des compositions sans fin & sans ordre ; il écrivit à ce sujet plusieurs livres. Il se déchaîna aussi le premier contre l'ignorance & la témérité des Apothicaires qui se mêlent de médecine, & qui ignorent jusqu'à leur métier ; il donna sur cet objet plusieurs ouvrages que nous avons déjà indiqués. Enfin, il est un des premiers de sa Nation, qui ait fait mention des maladies vénériennes, & peut-être le premier qui en ait traité dogmatiquement ; il en a parlé dans son *Aggregator Lugdunensis*, 1514, & dans un chapitre, *de curâ pudendagræ* ; cependant *Astruc* l'a oublié dans sa Bibliotheque des Auteurs Aphrodisiaques.

II. CHAMPIER, (*Jacques*) fils du précédent. Il a écrit :

De Græcorum & Arabum, dissertatio. 1537, *in*-8. sans indication de lieu.

III. CHAMPIER (*Jean Bruyren*) étoit neveu de *Symphorien Champier*, & vivoit dans le même siecle; il étoit Docteur en médecine, & exerçoit sa profession à Lyon, après avoir été agrégé au College des Médecins de cette ville. Il a écrit:

De re cibariâ, libri XXII. Lugduni, 1560, *in*-8.

Nous avons encore de lui la traduction du livre d'*Avicenne*, *de corde ejusque facultatibus*, qui a été imprimé à Lyon, chez *Edouard*, 1559, *in*-8.

CHAMP-RENAUD (*Abraham*) a écrit:

De mente humanâ. Basileæ, 1701, *in*-4.

CHANGY. (*Pierre de*) Nous avons de lui:

Sommaire des singularités des premiers seize livres de l'Histoire naturelle de Pline. Lyon, 1551, *in*-16.

I. CHANDLER, (*B.*) Chirurgien Anglois de nos jours, qui exerce la chirurgie à Canterbury. Nous avons de lui les ouvrages suivans:

1. *A treatise on the disease called a cold*; c'est-à-dire, *Traité sur le rhume.* A Londres, chez *Millar*, 1761, *in*-8. L'Auteur explique d'abord la nature & la cause du rhume, & les accidens qui en sont la suite; il indique ensuite la maniere de s'en garantir & de s'en guérir. On fait en Angleterre quelque cas de ce petit ouvrage, dont le style est très-mauvais.

2. *An essay towards an investigation of the present successful, and most general method of inoculation*; c'est-à-dire, *Essai sur la nouvelle & plus générale méthode d'inoculer la petite vérole.* A Londres, chez *Wilkie*, 1767, *in*-8. L'Auteur croit avoir découvert la méthode de *Sutton*. Il fait d'abord quelques remarques sur l'écrit de *Backer*, & sur la description que celui-ci fait de la nouvelle méthode; mais notre Auteur croit que cette description differe en quelques points de celle de *Sutton*. Il ne croit pas, comme *Backer*, que les succès des inoculations de *Sutton* soient dus à la liberté qu'il laisse à ses malades de respirer un air frais; il les attribue à quelque moyen secret, propre à prévenir la production d'un trop grand nombre de pustules, & à disposer le malade d'une maniere qu'il puisse recevoir l'insertion assez légerement, pour qu'il n'ait besoin d'aucun ménagement. Il croit que ce secret ne consiste que dans le choix de la matiere, & dans la préférence qu'on donne à l'humidité encore crue, qui, avant l'éruption générale, suinte du bras du sujet qui doit communiquer l'infection. Enfin, il rapporte le procédé qu'il a suivi dans ses inoculations.

II. CHANDLER, (*George*) autre Anglois, qui a donné:

A treatise of cataract; c'est-à-dire, *Traité de la cataracte*. A Londres, 1775. L'Auteur recherche la nature de la cataracte, ses causes & ses especes; il en indique les symptomes; il y a joint une représentation des opérations qu'on pratique pour la lever, ou en faire l'extraction; enfin, il donne quelques observations sur les moyens de la prévenir avant sa formation, & sur la nécessité de différer quelquefois l'opération.

CHANOINE. (*Théodore*) Nous avons sous ce nom:

Dissertatio de imaginatione utero gestantium, Lugduni-Batavorum, 1696, *in*-4.

CHANUEL, (*Claude*) Médecin, qui vivoit au commencement du siecle dernier; il étoit Docteur agrégé de la Faculté de médecine d'Avignon. Il a donné:

La Chasse-vérole des petits enfans. A Lyon, chez *Bart. Vincent*, 1610, *in*-12.

CHANET (*P.*) a écrit:

De l'instinct & de la connoissance des animaux, avec l'examen de ce que Martin Cureau de la Chambre a écrit sur cette matiere. A la Rochelle, 1646, *in*-8.

CHAPELAIN, (*Jean*) connu plus communément sous le nom de CAPELLANUS; il y a deux Médecins de ce nom.

Le premier est *Jean* CHAPELAIN, qui reçut le Doctorat en médecine dans l'Université de Montpellier, & exerça sa profession à Rouen; il vint ensuite à Paris, & fut agrégé en 1509 à la Faculté de médecine de cette ville. Il devint premier Médecin de Louise de Savoie, Duchesse d'Angoulême, mere du Roi François I; & si nous nous en rapportons au témoignage de *Sylvius*, il fut ensuite Médecin de ce Souverain. *Sylvius* fait son éloge dans sa préface sur la matiere médicale de *Mesué*.

Le second est *Jean* CHAPELAIN, fils du précédent; il naquit à Rouen, & fut destiné de bonne heure à suivre la profession de son pere. Il étudia la médecine dans l'Université de Montpellier, & y fut reçu au degré de Bachelier en 1533, & à celui de Docteur en 1536. Il vint ensuite à Paris, & fut reçu en 1541 à la Faculté de médecine de cette ville. Il se livra à la pratique, & la fit avec tant de succès, qu'il fut appellé à la Cour, où il fut d'abord Médecin ordinaire du Roi Henri II, & en 1558, premier Médecin de ce Souverain. Il perdit cette place sous François II, dont les premiers Médecins furent *Jérôme Montuus* & *Jean Milet*; mais il l'occupa de nouveau sous Charles IX; & ce

Prince eut pour lui une estime particuliere, qui rendit inutiles tous les efforts qu'on fit pour perdre *Chapelain.* L'histoire nous apprend même un trait, qui, en même-tems qu'il fait honneur au Souverain, est une preuve de sa confiance pour son Médecin : on dit que les ennemis de *Chapelain* ayant voulu le rendre suspect à Charles IX, ce Prince, à l'exemple de Trajan, alla diner chez son Médecin, & voulut bien prendre le verre de sa main. *Chapelain* suivit son Maître au siége d'Angeli en 1569, & y mourut d'une maladie épidémique, qui avoit fait beaucoup de ravages. Les troubles de la Cour, parmi lesquels il avoit vécu pendant long-tems, n'avoient pu diminuer son goût pour l'étude ; la plupart de ses livres étoient enrichis, aux marges, de notes savantes & de corrections judicieuses qu'il y avoit faites. Il laissa, en mourant, une bibliotheque très-nombreuse, bien choisie, & qu'on regardoit comme précieuse ; mais elle fut dissipée pendant les troubles de Paris, & presque tous les livres furent perdus ; cependant le *Celse*, qui lui avoit appartenu, tomba entre les mains de *Gui Patin*, qui le prêta à *Van-der Linden ;* celui-ci s'en servit utilement pour donner la belle édition de *Celse*, que nous tenons de lui.

Nous avons sous le nom de *Jean Chapelain*, une consultation latine sur la peste, qu'on a publiée à Paris, chez *Gilles Beyl*, en 1585, *in*-8. avec les consultations de *Jean Fernel* : les uns l'attribuent à *Chapelain* le pere ; les autres au fils.

I. CHAPELLE, (*l'Abbé de la*) Censeur Royal, & Membre de l'Académie de Lyon, de celle de Rouen, & de la Société royale de Londres. Il est connu, 1°. par un discours sur l'étude des mathématiques ; 2°. par des institutions de géométrie ; 3°. par un traité des sections coniques ; 4°. par l'art de communiquer ses idées. Nous avons encore de lui les traductions suivantes :

1. *Méthode naturelle pour guérir les maladies du corps & les déréglemens de l'esprit, qui en dépendent.* A Paris, 1749, *in*-12, 2 vol. traduit de l'anglois, de *Cheyne.*
2. *Description du mal de gorge, accompagné d'ulceres, qui a régné en Angleterre.* A Paris, chez *Quillau*, 1749, *in*-12. traduit de l'anglois, de *Fothergill.*

II. CHAPELLE (*Passerat de la*) *Voyez* PASSERAT.

CHAPMAN, (*Samuel*) Chirurgien Anglois, qui vivoit au milieu de ce siecle ; il s'étoit livré particuliérement à la pratique des accouchemens. Il a donné :

1. *A Treatise on the improvement of midwifry.* A Londres, 1733, *in*-8. Ibid. 1735, *in*-8. Ibid. 1759, *in*-8. traduit en allemand, à Copenhague, 1747, *in*-8. L'Auteur veut que, d'abord après la sortie

de l'enfant dans l'accouchement, on fasse l'extraction du placenta; crainte que la nature ne soit trop foible pour en opérer l'expulsion. Il s'éleve contre l'usage du crochet, à moins qu'on n'ait des preuves convaincantes de la mort de l'enfant. Il approuve le forceps de *Chamberleyn*; il en conseille l'usage, lorsque la tête de l'enfant est très-enfoncée & très-serrée dans le vagin, & qu'on ne peut ni la prendre avec les doigts, ni parvenir jusqu'aux pieds de l'enfant pour le retourner; dans tout autre cas, il ne veut point qu'on s'en serve.

2. *Replic to douglas's short account of the state of midwifry.* A Londres, 1737, *in*-8.

3. *A Treatise on the venereal disease, containing a particular accoant of the nature, cause, signs, and the cure of the several venereal disorders, both local and universal, &c.* c'est-à-dire, *Traité de la maladie vénérienne, dans lequel on examine la nature, la cause, les symptomes & la guérison des différens accidens qui accompagnent cette maladie, soit qu'elle soit locale, soit qu'elle soit universelle, &c.* A Londres, 1755, *in*-12. Ce n'est qu'un abrégé du savant Traité *de morbis venereis*, par *Astruc*.

CHAPUYS (*Claude*) étoit de Saint-Amour en Franche-Comté, & non en Bourgogne, comme le dit *Haller*; il exerça la médecine en Franche-Comté, suivant *Portal*; mais, suivant *Haller*, il étoit Chirurgien; il vivoit au commencement du siecle dernier. Nous avons de lui :

1. *Traité des cancers, tant occultes qu'ulcérés.* A Lyon, chez *Rigaud*, 1607, *in*-12. L'Auteur est grand partisan de l'arsenic, appliqué extérieurement en forme de cercle autour des tumeurs pour les enlever. Dans le cancer des mamelles, il conseille l'application du sublimé corrosif, dissous dans l'eau-forte, avec l'addition du sel ammoniac, pour consumer les chairs. L'ouvrage est en outre rempli de formules.

2. *De infelicissimo successu cauterii potentialis brachio applicati. Item de gravissimo tumore brachio ex cancro mamillæ progenito, observatio.* Oppenheimii, apud *Theod. de Bry*, 1619, *in*-4. & Francofurti, 1646, *in fol.* avec les observations de *Fabrice de Hildan*.

CHAPUZEAU, (*A. Louis*) Médecin, reçu au Doctorat dans l'Université de Leyde, au commencement de ce siecle. Il a écrit :

De cataracta. Lugduni-Batav. 1711, *in*-4. Il est question de la cataracte membraneuse, dont l'Auteur place le siége dans la chambre antérieure. Il emploie deux aiguilles; il en présente une comme propre à extraire la cataracte sans faire d'incision à la cornée, & il fait servir l'une de conducteur à l'autre..

CHAR.

CHAR. (*Jean*) Nous avons sous son nom : *Traité des élémens chymiques.* A Grenoble, 1671, *in*-8.

I. **CHARAS** (*Moyse*) naquit à Usez, ville du Languedoc, d'une famille Protestante, vers l'an 1618, suivant le témoignage de tous les Historiens qui ont parlé de lui : nous ne connoissons que l'*Abbé Rosier*, qui place sa naissance en 1612 ; mais il se contredit lui-même, puisqu'il rapporte sa mort à l'an 1698, en ajoutant qu'il étoit âgé de quatre-vingts ans : s'il fût né en 1612, il n'auroit eu alors que quatre-vingt-six ans.

Charas s'appliqua particuliérement à la pharmacie, & s'établit d'abord à Orange, où ses talens commencerent à lui faire une réputation. Il vint ensuite à Paris ; il y fit, en présence des Magistrats, du premier Médecin du Roi, & des meilleurs Artistes, la composition de trois cens livres de thériaque ; ce qui fit le plus grand effet en sa faveur, & lui mérita la place de Démonstrateur de chymie au Jardin du Roi ; il enseigna encore la chymie pendant neuf ans au College royal de France. Mais il fut obligé, en 1680, de quitter la France, à cause de la révocation de l'Edit de Nantes. Il se retira en Angleterre, où il resta jusqu'à la mort du Roi Charles II, qui lui avoit donné le titre de son Chymiste. Pendant son séjour dans ce royaume, il se fit recevoir Docteur en médecine. Il passa ensuite en Hollande ; il y exerça la médecine avec beaucoup de réputation : le bruit de ses succès le fit connoître de l'Ambassadeur de Charles II, Roi d'Espagne, qui, le croyant propre à rétablir la santé de son Maître, ou du moins à prolonger ses jours, voulut l'engager à aller à la Cour de Madrid. *Charas* craignoit les rigueurs de l'Inquisition Espagnole, & ne pouvoit se déterminer à faire ce voyage ; mais l'Ambassadeur ayant dissipé ses craintes, il partit enfin pour Madrid.

Les craintes de *Charas* n'étoient que trop fondées. Peu de tems après son arrivée en Espagne, il composa un traité sur les viperes, dans lequel il prouva que la morsure de ces animaux étoit aussi dangereuse dans la Castille, que dans les autres pays de l'Europe. Cette assertion, quoique établie sur des preuves incontestables, heurtoit & détruisoit un préjugé fabuleux, généralement répandu & adopté, que les viperes n'avoient aucun venin à douze lieues autour de la ville de Tolede ; on prétendoit que Dieu avoit accordé cette grace aux prieres d'un saint Archevêque de cette ville. Les Prêtres & les Moines s'éleverent vivement contre une assertion qui tendoit à détruire, dans l'esprit des Peuples, un préjugé religieux, très-favorable à leurs intérêts : ils firent intervenir la Religion ; ils taxerent hautement *Charas* de fanatisme, d'impiété & d'irreligion. Les Médecins, jaloux de ses succès & de son crédit à la Cour d'Espagne, se joignirent aux premiers ; il étoit impossible à *Charas* de résister à des ennemis aussi nombreux, aussi puissans, & aussi acharnés à sa perte; il fut enfin déferé à l'Inquisition, arrêté à l'âge de soixante-douze ans, & conduit dans les Prisons de ce Tribunal : il y fut retenu pendant quatre mois, & n'en sortit qu'après avoir abjuré la Religion Protestante, & reçu les Sacremens de Confirmation, de Pénitence & d'Eucharistie.

A peine sorti de sa Prison, *Charas* s'éloigna d'un pays où il avoit été la victime du fanatisme; il revint à Paris, où il retrouva son fils, devenu Catholique comme lui, mais sans avoir eu besoin d'une épreuve aussi cruelle. Il fut reçu, en 1692, à l'Académie royale des Sciences, en qualité de Chymiste, & mourut dans cette ville en 1698, âgé de quatre-vingts ans (1).

Charas a enrichi le Public des ouvrages suivans :

1. *Histoire naturelle des animaux, des plantes & des minéraux qui entrent dans la composition de la thériaque d'Andromachus.* A Paris, chez *Olivier de Varennes*, 1668, *in*-12. Ibid. chez *d'Houry*, 1685, *in*-12, sous le titre de *Thériaque d'Andromachus, avec une description, &c.* traduit en allemand, à Francfort, 1679, *in*-8. traduit en latin, à Geneve, 1684, *in*-8. L'Auteur cherche à faire voir que peu de personnes sont capables de bien choisir les ingrédiens qui entrent dans la composition de la thériaque, & ont assez d'adresse & de patience pour les bien préparer; il prétend que c'est de-là que la composition de ce remede est difficile, & qu'il ne produit plus les effets merveilleux qui l'avoient fait estimer des Anciens. Il enseigne la maniere de le faire; il fait en même-tems plusieurs remarques importantes sur la nature & les vertus de toutes les drogues qui y entrent, comme sur l'opium, le poivre, le castoreum, les viperes, &c.

2. *Nouvelles expériences sur la vipere.* A Paris, 1669, *in*-8. L'Auteur cherche à détruire les fables qu'on a débitées au sujet de la vipere; il fait voir que la génération de ce reptile se fait comme celle des autres animaux : il établit qu'il est difficile de déterminer l'endroit où s'engendre & où se conserve le venin de cet animal : enfin, il indique la maniere de tirer de la vipere une infinité de remedes utiles.

3. *Suite des nouvelles expériences sur la vipere.* A Paris, 1672, *in*-8. Ibid. 1678, *in*-8. L'Auteur prouve que le venin des viperes ne consiste point dans le suc jaune qui sort des vésicules de leurs dents, comme *Redi* l'avoit soutenu. Il fait voir en quoi consiste ce venin, & propose un remede pour en empêcher l'effet. Il donne ensuite la description anatomique de toutes les parties du corps de la vipere, faite en vers latins & en prose françoise, & représentée en plusieurs figures en taille-douce. Il parle enfin des préparations, soit galéni-

(1) On lit la Relation de son voyage en Espagne, imprimée dans le Journal de Verdun, année 1776, mois de Mars & *suiv.*

ques, soit chymiques, qu'on peut faire de toutes ces parties; & il indique la maniere d'en tirer plusieurs remedes.

Ces deux ouvrages, réunis ensemble, ont été imprimés de nouveau à Paris, chez d'*Houry*, 1694, *in*-8. Cette édition est augmentée de l'histoire de deux morsures de viperes, arrivées à l'Auteur dans une assemblée de l'Académie royale des Sciences, & des moyens qui opérerent sa guérison. Ils ont été traduits en allemand, & imprimés à Francfort, 1679, *in*-8. Ils ont été encore traduits en anglois, & imprimés à Londres; le premier en 1670, *in*-8; le second en 1672, *in*-8. Cet ouvrage fit beaucoup d'honneur à *Charas*. Les viperes étoient devenues un objet de curiosité, d'espérance & de terreur: on s'occupoit de recherches sur la génération de ces reptiles vivipares; sur l'espece & l'activité de leur venin; sur les remedes propres à en arrêter les effets; sur les propriétés qu'on attribuoit aux bouillons faits avec ces animaux. *Charas* remplit ces objets; il eut beaucoup de fables ridicules & accréditées à détruire; mais il vint à bout de son projet: il fit voir de quelle maniere se fait la génération de la vipere; il indiqua les remedes qu'on peut en tirer pour la pratique de la médecine; enfin, il découvrit le véritable remede du venin de ce reptile, qui n'est autre que l'alkali volatil, dont on s'est toujours servi depuis avec le plus grand succès.

4. *Pharmacopée royale, galénique & chymique.* A Paris, 1672, *in* 8. 2 vol. Ibid. 1676, *in*-4. Ibid. chez d'*Houry*, 1682, *in*-8. Ibid. 1692, *in*-4. A Lyon, 1693, *in*-4. Ibid. 1753, *in* 4. deux tomes en un vol. Nous en trouvons une autre édition, citée par *Eloy*, faite à Paris en 1691, *in*-4. revue par l'Auteur; mais nous n'avons pas pu la découvrir. Cette pharmacopée, traduite en latin, a été imprimée à Geneve, chez *Jean-Louis Dufour*, en 1684, *in*-4. Elle a été traduite dans toutes les langues de l'Europe, même en langue chinoise. L'Auteur indique les moyens les plus sûrs & les plus faciles pour venir heureusement à bout des opérations de l'une & de l'autre pharmacie; il accompagne la composition des remedes, de plusieurs remarques & de plusieurs dissertations. Il termine son ouvrage par un recueil de plusieurs remedes particuliers, tirés de quelques Auteurs célebres, & il en enseigne le choix, la préparation & la dose. La seconde édition est augmentée, 1°. d'un chapitre sur la teinture du sel de tartre; 2°. de la préparation de l'huile de brique ou des Philosophes; 3°. d'une discussion dans laquelle l'Auteur combat vivement l'idée de ceux qui regardent le virus syphilitique, soit comme participant de l'acide, soit comme produit par l'acide. La troisieme édition est enrichie de plusieurs additions faites par *le Monnier*: on y a rassemblé les meilleures compositions, dont les recettes ont été publiées par de savans Particuliers, ou par différens Colleges de médecine, qui ont pris les précautions propres à perfectionner leurs

pharmacopées. On y a inséré encore les remedes spécifiques les plus en vogue. Enfin, on y a ajouté un essai d'analyse des eaux minérales du Royaume, qui sont le plus fréquentées, & qui paroissent produire les meilleurs effets.

La pharmacie a les plus grandes obligations à *Charas;* il est venu dans un tems où cette branche de l'art de guérir, presque dénuée du secours de la chymie, n'étoit qu'un chaos de recettes informes, & surchargées de drogues inutiles, de procédés contradictoires, & de pratiques superstitieuses. Il a eu le courage de s'élever au-dessus des préjugés, & de tenter de renverser cette masse informe, triste reste du respect qu'on avoit encore pour nos Anciens : il a eu assez de lumieres pour y parvenir. Il joignoit à l'intelligence de son Art, une grande érudition dans toutes les parties de la matiere médicale ; il fut par-là en état de composer le premier corps de pharmacie, où l'on trouve les vrais principes de cet art & leur application. Non-content de donner à la pharmacie galénique un éclat qu'elle n'avoit jamais eu, il sut lui réunir la pharmacie chymique. On faisoit depuis long-tems usage en médecine de quelques remedes tirés de métaux par le secours de la chymie ; mais on n'avoit inséré dans les pharmacopées qu'un très-petit nombre de ces compositions ; elles étoient même regardées comme autant de secrets par la plupart des Chymistes. *Charas*, après avoir examiné les différens produits qu'il avoit tirés des mixtes par la voie de l'analyse, fut en état de rassembler un grand nombre de remedes très-efficaces, tirés des trois regnes, & d'en composer sa pharmacopée chymique ; cet ouvrage fut généralement applaudi ; ses succès furent confirmés par un grand nombre d'éditions ; il fut enfin regardé comme le répertoire des meilleurs remedes que la chymie puisse produire, & comme le meilleur modele de la méthode d'analyser les corps. Nous devons cependant convenir que nous avons aujourd'hui des pharmacopées auxquelles on ne peut s'empêcher de donner la préférence ; mais nous devons aussi rendre à celle de *Charas* la justice qui lui est due, en la regardant comme celle qui a frayé le chemin à la perfection de l'art.

CHARDENON, (*N.*) Médecin François de ce siecle, qui a exercé la médecine à Dijon, & qui étoit Membre de l'Académie de cette ville. Il n'est connu que par la brochure suivante :

Replique aux Mémoires du Sieur Fournier, sur la petite vérole. 1757, *in*-4.

CHARENSI, (*Louis*) Médecin Italien, qui vivoit dans le seizieme siecle ; il étoit de Padoue. Nous avons de lui :

1. *Introductorium in artem medicam practicam.* Venetiis, 1515, *in-fol.*

2. *Quæstio de tribus doctrinis ordinariis in universali, secundùm Galeni sententiam.* Venetiis, apud *Octavianum Scott*, 1577, *in-fol.*

CHARETANUS *ou* CHARRÈTANUS, (*Jean*) Chirurgien Allemand, que *Portal* appelle *Charenus.* Nous avons de lui l'ouvrage suivant, dont le titre est rapporté différemment par différens Bibliographes.

Wundarzney zu allen gebrechen des ganzen leibes, und besonders der zufællen die einem wundarzt zukommen mægen. Viel bewæhrte mittel, kunst u. bericht der aderlæss für die aderlasser u. scherer, ainsi rapporté par *Gesner, Boehmer* & *Haller*...... *Anweisung und lehr sich die Chirurgici oder wundarzt gegen einem jeglichen verwundeten menschen halten sollen*, ainsi rapporté par *Trew.* Cet ouvrage a été imprimé à Strasbourg, 1530, *in*-4. A Francfort, 1534, *in*-4. Ibid. 1542, *in*-4. Ibid. 1584, *in*-4.

I. CHARISIUS (*J. Fr.*) a écrit:

1. *De paronychiâ.* Altorfii, 1708, *in*-4.

2. *De melicerid Celsi.* Regiomonti, 1727, *in*-4.

II. CHARISIUS (*Christien-Louis*) a écrit:

In meliceriam Celsi. Konilbergæ, 1717, *in*-4.

CHARLES, (*René*) Médecin François de ce siecle; il étoit né à Preny-sur-Moselle; après avoir reçu les honneurs du Doctorat en médecine, il avoit été fait Professeur royal de la Faculté de médecine de Besançon; il étoit Recteur de l'Université de cette ville en 1746; il étoit aussi Intendant des eaux minérales de Bourbonne. Il est mort en 1752, après avoir donné les ouvrages suivans:

1. *Quæstiones medicæ circà thermas Borbonienses.* Vesuntione, apud *Couché*, 1721. C'est une dissertation académique, soutenue le 16 Avril 1721, dans les Ecoles de la Faculté de médecine de Besançon, par *Antoine Duport*, sous la présidence de l'Auteur.

2. *Quæstiones medicæ circà acidulas Bussanas.* Vesuntione, 1738, *in*-8.

3. *Observations sur le cours de ventre & la dyssenterie qui regnent dans quelques endroits de la Franche-Comté.* 1741, *in*-4.

4. *Observations sur les différentes especes de fievres, & principalement les fievres putrides, malignes & épidémiques, & sur les pleurésies qui ont régné en Franche-Comté depuis quelques années.* A Besançon, chez *Rochet*, 1743, *in*-12.

5. *Lettre d'un Professeur en médecine de l'Université de Besançon, à un Curé de la campagne, sur la toux & les rhumes épidémiques.* A Besançon, 1743.

6. *Observations sur la maladie contagieuse des bœufs & des vaches dans*

la Franche-Comté. A Besançon, chez *Rochet*, 1744, *in*-8. L'Auteur commence par faire la description de cette maladie; il ne donne que des conjectures sur la cause qui la produit: il cherche, s'il se peut, à éteindre le feu de la contagion, & à en arrêter le progrès; ce qui est bien plus aisé que de guérir les animaux qui en sont attaqués. Des précautions qu'il suggere, les unes regardent les animaux, & les autres, les hommes; il indique les remedes qui ont eu quelque succès, ou qui pourroient en avoir.

7. *Quæstiones medicæ circà fontes medicatos Plumbariæ.* Vesuntione, 1746, *in*-8. L'Auteur examine d'abord d'où viennent les vertus & la chaleur des eaux de Plombieres; il en donne l'analyse: il établit que les eaux minérales sont un remede qui, étant bien appliqué, n'est sujet, dans un grand nombre de maladies, à aucun inconvénient des autres; il prouve ensuite que les eaux chaudes & les eaux savonneuses de Plombieres conviennent dans beaucoup d'affections chroniques; il condamne la maniere ordinaire d'user de ces eaux, l'usage du pays étant de boire, de prendre le bain & la douche, & d'aller à l'étuve dans le même jour: il prescrit une méthode plus convenable.

8. *Dissertation sur les eaux de Bourbonne.* A Besançon, chez *Daclin*, 1749, *in*-12. L'Auteur examine d'abord si ces eaux conviennent dans les maladies chroniques en général; si elles conviennent à l'apoplexie, sur-tout par rapport aux Gens de lettres, qui y sont communément exposés, & à la paralysie; si ces eaux peuvent rétablir la digestion, quelle que soit la cause de son dérangement; si elles sont utiles dans le rhumatisme & la sciatique: enfin, il donne la maniere d'user de ces eaux dans les maladies où elles sont indiquées, & il fait l'énumération des maladies où ces eaux ne conviennent pas. L'Auteur parle de tous ces objets avec impartialité; il est bien éloigné de conseiller ces eaux indistinctement dans toutes sortes de maladies: il fait des remarques sur les boues de Bourbonne. Il a mis à la fin l'histoire d'une maladie dont il a été parfaitement guéri par l'usage de ces eaux.

I. CHARLETON *ou* CHARLTON (*Gautier*) naquit à Shepton-Mallet, dans le Comté de Sommerset, en Angleterre, le 2 Février 1619, de *Gautier Charleton*, Recteur de l'Eglise du lieu, & d'une famille d'une ancienne noblesse. Il entra, en 1635, au College de la Madeleine à Oxford, où il étudia la philosophie sous la direction de Jean Wilkins, qui fut depuis Evêque de Chester. Il s'appliqua ensuite à l'étude de la médecine, & fut reçu au Doctorat à Oxford, en 1642: peu de tems après, il fut mis au nombre des Médecins ordinaires du Roi Charles I. Il se retira à Londres; il se fit agréger au College des Médecins de cette ville, & il y pratiqua la médecine avec succès,

Après le rétablissement de Charles II sur le trône de ses peres, il fut fait Membre de la Société royale de Londres; il fut appellé à Padoue en 1678, pour y occuper la premiere chaire de médecine-pratique; mais n'ayant pu s'accoutumer à ce pays, il quitta cette ville, & revint à Londres en 1680; il y fut élu Président du College des Médecins en 1689, & remplit cette place pendant deux ans; il se retira ensuite dans l'isle de Gersey, où il étoit encore en 1695, qu'on croit avoir été la derniere de sa vie; il étoit alors âgé de soixante-seize ans.

Charleton a beaucoup écrit, & sur différens sujets; comme sur l'athéisme, sur la puissance de l'amour & de la force de l'esprit, sur l'immortalité de l'ame, sur le caractere du Roi Charles II, sur les antiquités de la plaine de Salisbury, sur la loi naturelle & la loi divine positive, sur la morale d'Epicure; il a encore traduit en anglois la vie de Marcellus, par Plutarque. Ceux de ses ouvrages qui ont quelque rapport à notre sujet, sont les suivans :

1. *Ternary of paradoxes, &c.* c'est-à-dire, *trois Paradoxes sur la cure magnétique des blessures, sur la production du tartre dans le vin, sur l'image de Dieu dans l'homme.* A Londres, 1650, *in*-4. C'est une traduction de *Van-Helmont.*

2. *Les erreurs des Médecins touchant les fluxions.* A Londres, 1650, *in*-4. écrit en anglois. C'est encore une traduction de *Van-Helmont.*

3. *Spiritus Gorgonicus, vi suâ saxiparâ exutus, sive, de causis, signis & sanatione lithiaseos, diatriba.* Lugduni-Batav. apud *Elzevir*, 1650, *in*-8. L'Auteur fait dépendre des parties salines la génération du calcul; il regarde le daucus & le suc de bouleau, comme suffisans pour la curation : il prétend avoir trouvé, dans le calcul, des principes alkalins & analogues à l'esprit de la corne de cerf. Cet ouvrage est très-systématique, & l'Auteur y paroît grand partisan des fermens.

4. *Edifice de la science naturelle, fondé sur les plus anciennes hypotheses des atômes.* 1654, *in-fol.* écrit en anglois.

5. *Natural history of nutrition life and animal motion.* A Londres, 1659, *in*-4. traduit en latin sous le titre suivant : *Exercitationes physico-anatomicæ, sive, œconomia animalis, novis in medicinâ hypothesibus superstructa, & mechanicè explicata.* Londini, apud *Danielem & Redmann*, 1659, *in*-12. Ibid. 1666, *in*-4. On a joint à cette derniere édition, une dissertation *de ortu animæ humanæ.* Ibid. 1678, *in*-12, 1688, *in*-12. Amstelodami, apud *Joh. Ravenstein*, 1659, *in*-12. Lugduni-Batav. apud *Petrum de Graef*, 1678, *in*-12. Hagæ-Comitis, apud *Arnoldum Leers*, 1681, *in*-12. On a joint à cette derniere édition, un petit ouvrage de *Guillaume Cole*, sous ce titre : *de secretione animali cogitata, ad hanc œconomiam præcipuè spectantia.* Cet ouvrage comprend onze questions ou chapitres : le pre-

mier traite de la nutrition ; l'Auteur regarde la lymphe comme le suc nourricier de nos parties. Le second concerne la chylification ; l'Auteur y paroit zélé partisan de la fermentation. Le troisieme est relatif aux voies du chyle ; on y trouve leur description, mais peu exacte. Le quatrieme roule sur la sanguification ; il combat le sentiment de ceux qui croient qu'elle se fait dans le foie, & soutient que le cœur en est le vrai organe. Le cinquieme contient une analyse du sang, mais imparfaite, & une exposition du méchanisme de la circulation de ce fluide. Le sixieme roule encore sur la circulation ; sur le passage du cœur dans les arteres, & des arteres dans les veines ; sur la circulation du sang dans les poumons & dans le fœtus ; sur les usages de la veine porte, à laquelle l'Auteur refuse toute pulsation particuliere ; il ne croit pas à la communication immédiate des arteres avec les veines ; il admet un état de périsystole entre les mouvemens de diastole & de systole du cœur. Le septieme chapitre traite des secrétions, dont l'Auteur établit le siége dans les glandes, & qu'il fait dépendre des différentes configuration & grandeur des pores & des trous par lesquels le sang passe. Le huitieme est relatif à la respiration : l'Auteur regarde le diaphragme comme en étant l'organe principal, & les poumons comme des organes purement passifs ; il prétend que les muscles intercostaux internes resserrent la poitrine dans l'expiration, & que les internes la dilatent dans l'inspiration ; il fait une courte énumération des principales maladies dans lesquelles la respiration est troublée ; enfin, il soutient que le fœtus respire dans le sein de sa mere. Le neuvieme chapitre roule sur les vaisseaux lymphatiques, dont l'Auteur attribue la découverte à Jolivius ; il donne la description de ces vaisseaux. Dans le dixieme, il présente les nerfs comme les véritables voies par lesquelles coule la matiere de la nutrition. Enfin, le onzième traite du mouvement musculaire, que l'Auteur fait dépendre de l'afflux des esprits animaux : ce chapitre est écrit suivant les principes de *Borelli*.

6. *Exercitationes pathologicæ, in quibus morborum natura, generatio & causæ ex novis Anatomicorum inventis sedulo inquiruntur*. Londini, apud *Thomam Newcomb*, 1661, *in*-4.

7. *Disquisitiones chymico-physicæ duæ anatomico-physicæ ; altera de anatome cerebri pueri de cælo tacti, altera de proprietatibus cerebri humani*. Londini, 1664, *in*-4. Ibid. 1665, *in*-12. Dans la premiere de ces deux dissertations, l'Auteur décrit l'état du cerveau d'un enfant frappé de la foudre ; il a trouvé, vers le meat auditif, une plaie remplie de petits osselets, la moëlle alongée déchirée, & la membrane du tympan arrachée de l'anneau. Dans la seconde, il regarde le cerveau de l'homme comme plus grand, plus compacte, & ses circonvolutions plus nombreuses, que dans les autres animaux ; il

il releve plusieurs erreurs, dans lesquelles il prétend que *Willis* est tombé.

8. *Onomasticon zoïcon, plerorumque animalium differentias & nomina propria plurimis linguis exponens. Cui accedunt Mantissa anatomica & quædam de variis fossilium generibus.* Londini, apud *Jacobum Allestry*, 1668, *in*-4. avec fig. Ibid. 1671, *in*-4. Oxonii, 1673, suivant *Eloy*, & 1678, suivant *Manget*, *in-fol.*

9. *Deux discours philosophiques, 1°. touchant les différens esprits des hommes; 2°. le mystere des Cabaretiers, ou discours sur les différens défauts du vin, & sur les manieres d'y remédier, qui sont à présent en usage.* A Londres, 1668, 1675, 1692, *in*-8. écrit en anglois.

10. *De scorbuto, liber singularis; cui accessit epiphonema in medicastros.* Londini, apud *Guillelm. Wells* & *Robert Scot*, 1672, *in*-8. Lugduni-Batav. apud *Felicem Lopez*, 1672, *in*-12. L'Auteur cherche d'abord à faire voir que le scorbut étoit connu des Anciens; il distingue cette maladie en trois especes: il nomme la premiere, *scorbut rancide;* la seconde, *scorbut alkalin;* la troisieme, *scorbut acide.* Il décrit les symptomes particuliers à chacune de ces trois especes; mais il a emprunté cette description d'*Eugalenus*, de *Sennert* & de *Willis.* Il rapporte une expérience assez surprenante pour prouver la grande malignité des humeurs qui produisent cette maladie. Il traite des causes du scorbut, des lieux où il est le plus commun, enfin, des remedes propres à le combattre; il diversifie ces derniers eu égard à l'espece de scorbut; il expose ensuite la méthode curative des symptomes les plus urgens. Il termine son ouvrage par une satyre véhémente contre les Empiriques.

11. *De causis, signis & sanatione lithiaseos, diatriba.* Lugduni-Batav. apud *Elzevir*, 1650, *in*-8.

12. *Histoire naturelle des passions.* A Londres, 1674, *in*-8. écrit en anglois.

13. *Enquiries in to human nature;* c'est-à-dire, *Recherches sur la nature humaine.* A Londres, 1680, *in*-4. Ces recherches comprennent six leçons anatomiques faites par l'Auteur dans le nouveau théâtre du College des Médecins de Londres. Trois de ces leçons roulent sur la nutrition; les trois autres traitent de la vie, du fœtus & du mouvement musculaire.

14. *Exercitationes de piscibus.* Oxonii, 1677, *in-fol.*

15. *Exercitationes de differentiis & nominibus animalium quibus accedit Mantissa anatomica.* Oxonii, 1677, *in-fol. Haller* & *Portal* rapportent cette édition à Londres. La *Mantissa anatomica* est de *George Eat.*

16. *Oratio anniversaria habita in theatro inclyti Collegii Medicorum Londinensis die quintâ Augusti 1680.* Londini, 1680, *in*-4.

17. *Three anatomic lectures*; c'est-à-dire, *trois leçons anatomiques*. A Londres chez *Gautier Kettelby*, 1683, *in*-4, & non 1684, comme le dit *Portal*. Ibid. 1685, *in*-4. La premiere de ces leçons concerne le mouvement du sang dans les arteres & les veines; la seconde, la structure organique du cœur; la troisieme, la cause efficiente du mouvement de ce viscere. Cet ouvrage est écrit suivant les principes de *Borelli*.

18. *Inquisitiones medico-physicæ de causis catamœniorum, sive fluxûs menstrui; nec non uteri rheumatismo seu fluore albo; in quâ etiam nervosè probatur sanguinem in animali fermentescere nunquàm*. Londini, 1685, *in*-8. Lugduni-Batav. apud *Petrum Vander Aa*, 1686, *in*-12. L'Auteur suppose que le suc alimentaire s'accumule dans les vaisseaux de la matrice, & les distend, qu'il y acquiert insensiblement une âcreté considérable, & qu'il porte sur leurs parois une vive irritation; qu'en conséquence ce viscere se contracte, & chasse au dehors les humeurs étrangeres dont il étoit surchargé. Cette hypothese ridicule a trouvé peu de Sectateurs.

II. CHARLETON, (*R.*) autre Anglois de nos jours, qui est Docteur en médecine; il est aujourd'hui Médecin de l'Hôpital général à Bath; il a donné les deux ouvrages suivans:

1. *A inquiry into the efficacy of warm bathing in palsies, &c.* c'est-à-dire, *Recherches sur l'efficacité du bain chaud dans les paralysies*. A Londres, chez *White*, 1769. Le but de l'Auteur est de prononcer entre deux célebres Antagonistes, *Willis* & *Mead*: le premier conseilloit l'usage du bain chaud dans la paralysie; le second le regardoit comme dangereux dans cette maladie. *Charleton* décide contre *Mead*; il s'appuie sur les observations qu'il a faites pendant treize ans à l'Hôpital de Bath; il rapporte l'histoire de 969 paralysies, dont 813 ont été soulagées ou guéries. Il n'a pas cependant rempli ce que le titre de son ouvrage paroit annoncer; il n'a parlé que des bains de Bath, & non de toutes sortes de bains chauds.

2. *Three tracts on Bath water*; c'est-à-dire, *trois traités sur les eaux de Bath*. A Londres, chez *Baldwin*, 1775, *in*-8. Le premier traité contient une analyse chymique de ces eaux; le second, des recherches sur leur efficacité dans les paralysies; le troisieme, un compte rendu des maladies de l'Hôpital de Bath, sous l'inspection du Docteur *Oliver*, avec des notes de *Charleton*.

CHARMETON, (*Jean-Baptiste*) Chirurgien François de nos jours, qui a été reçu Maître en chirurgie au College de Lyon, en 1743; il a été Chirurgien de l'Hôpital général de la même ville, & y est aujourd'hui Démonstrateur d'anatomie; il est Associé de l'Académie royale de chirurgie. Il a remporté le Prix en 1748, au jugement de cette Académie, sur une question où il s'agissoit de déterminer la nature des dessicatifs & des caustiques, leur maniere d'agir, leurs especes, & leur usage dans les maladies chirurgicales. Il a encore donné :

Essai théorique & pratique sur les écrouelles. A Avignon, 1752, *in*-12. Sous le titre de *Traité des écrouelles*, à Lyon, 1755, *in*-12. L'Auteur place le siége des écrouelles dans les glandes conglobées du col & des aines, & fait dépendre cette maladie d'une lymphe corrompue, qui obstrue les vaisseaux de ces glandes. Il regarde les écrouelles comme une maladie contagieuse, comme pouvant être transmises des peres à leurs enfans, comme devenant plus dangereuses & plus difficiles à guérir par leur complication avec le virus vénérien ou scorbutique. Le mercure est, suivant lui, le principal remede contre cette maladie; il en conseille l'application extérieure & l'usage intérieur, mais ce dernier d'une maniere qu'il ne puisse exciter aucune salivation; il croit cependant qu'on peut employer quelquefois l'application extérieure des caustiques. Cet ouvrage renferme beaucoup de théorie, & peu de pratique.

CHARMIS, Médecin, que *Bernier* & *le Clerc* mettent au nombre des Médecins Gaulois, & qu'on dit natif de Marseille; il commença par exercer la médecine dans la Gaule, mais il la fit en Empirique. De son tems, le dogme n'avoit pas encore fait de grands progrès dans cette partie de l'Europe: on y faisoit la médecine comme du tems des Druides; c'est-à-dire, on y cultivoit l'empirisme. *Charmis* ne fut pas satisfait de la réputation dont il jouissoit dans son pays; il voulut exercer ses talens sur le premier théâtre de l'Univers; il alla à Rome, sous le regne de Néron, & il y fut bientôt en rivalité de réputation avec Crinias & Thessale. Il se fit sur-tout un nom en renouvellant un remede qui étoit tombé dans le discrédit, par la mort de Marcellus, c'est-à-dire, les bains froids, qu'il ordonna en tout tems. *Pline* dit avoir vu de graves Sénateurs, conduits par *Charmis*, faire gloire de geler de froid dans l'eau: *usque ad ostentationem rigentes*. Ce Médecin acquit beaucoup de richesses, & il paroît qu'il faisoit payer cher ses conseils, puisque nous apprenons encore de *Pline*, qu'il tira d'un seul de ses malades la somme de deux cents grands sesterces, ou vingt mille de nos livres. Aussi ne pouvons-nous nous empêcher de dire, avec un Ecrivain de nos jours, que lorsque, dans une grande ville, le luxe ne connoît plus de bornes, les talens en réputation n'ont plus de prix.

Ce Médecin n'a point écrit; mais on lui attribue l'invention d'un antidote qu'il imita de la thériaque, & auquel il donna son nom: *Galien* en rapporte la composition.

CHARPENTIER (*Jean*) vivoit dans le siecle dernier; il étoit Docteur en médecine; il réunit à l'exercice de cette profession celui de la chirurgie; il pratiquoit l'une & l'autre à Sedan. Nous avons de lui :

1. *Discours de la réunion de la médecine & de la chirurgie.* A Sedan, 1646, *in*-4. 1684, *in*-4.

2. *L'état présent de la chirurgie.* A Sedan, 1674, *in*-12. A Paris, 1675, *in*-12. Cet ouvrage roule sur l'utilité que l'Auteur prétend qu'un Médecin peut retirer de la chirurgie : on y trouve encore l'éloge des plus savans Chirurgiens de ce tems, & une discussion sur la préséance entre les Chirurgiens & les Apothicaires : l'Auteur se décide en faveur des premiers. L'ouvrage est terminé par un petit traité sur les abus qu'on commet dans la médecine.

CHARRETANUS. *Voyez* CHARETANUS.

CHARRIERE. (*Joseph de la*) On le trouve désigné sous le titre de Médecin, cependant *Haller* & *Portal* le disent Chirurgien; il étoit Savoyard, & vivoit à la fin du siecle dernier & au commencement de celui-ci : après avoir passé quelque tems à Paris, il se retira à Anneci, sa patrie. Nous avons de lui les ouvrages suivans :

1. *Traité des opérations de la chirurgie, avec plusieurs observations & une idée générale des plaies.* A Paris, chez *Horthemels*, 1690, *in*-12. Ibid. chez *Daniel Horthemels*, 1692, *in*-12. Ibid. 1693, *in*-8. Ibid. 1706, 1716, *in*-12. Ibid. 1721, *in*-8. Ibid. 1727, *in*-12. traduit en allemand par *Léonard Martini*, à Francfort, 1700, *in*-8. 1715, *in*-8. traduit en anglois, à Londres, 1700, *in*-8, suivant *Haller*, & 1707, suivant *Portal*; traduit en flamand, avec une préface de *J. Daniel Schlichting*, à Amsterdam, 1734, *in*-8. Ce n'est qu'un précis très-court, auquel l'Auteur a ajouté un très-petit nombre d'observations : on n'y trouve rien de nouveau, mais beaucoup d'idées singulieres & problématiques : l'ouvrage est surchargé d'une théorie très-diffuse & souvent inintelligible.

2. *Anatomie nouvelle de la tête de l'homme & de ses dépendances.* A Paris, chez la *veuve Horthemels*, 1703, *in*-8. Cet ouvrage comprend trente-huit chapitres : les vingt-cinq premiers contiennent la description des parties qui entrent dans la composition de la tête; les chapitres suivans concernent principalement les opérations de l'ame & les nerfs; l'Auteur ajoute quelquefois des réflexions morales. Si nous devons nous en rapporter à lui, son ouvrage est très-bon; il en fait un grand éloge dans sa Préface. Mais si nous examinons l'ouvrage lui-même, nous trouvons que l'Auteur n'a presque rien dit qu'il n'ait pris dans des ouvrages publiés avant celui-ci : par exemple, dans le cinquieme chapitre, il traite de la nature de la salive, & ne fait que répéter ce que *Lanzoni* avoit déjà dit sur la même matiere; tout ce qu'il dit relativement aux nerfs, est tiré de

la Névrologie de *Vieussens*; en traitant des cinq sens, il a copié plusieurs Philosophes qui étoient alors regardés comme modernes, mais sur-tout la philosophie de *Regis*.

CHARSTADT (*Valentin*) étoit de Stetin, ville d'Allemagne, Capitale de la Poméranie Citérieure; il vivoit dans le siecle dernier, & avoit été reçu au Doctorat en médecine dans l'Université de Strasbourg. Il a donné:

1. *Disputationes medicæ tredecim*. Argentorati, apud *Joseph. Richelium*, 1626, *in*-4. Ibid. 1634, *in*-12.
2. *De sanitate, ejusque subjecto*. Argentorati, 1626, *in*-4. Ibid. 1627, *in*-4.
3. *De functionibus corporis humani*. Argentorati, 1627, *in*-4.
3. *Synopsis universæ medicinæ dogmaticæ, brevi & perspicuâ methodo in duodecim disputationibus adumbrata*. Argentorati, apud *Welper*, 1634, *in*-12. Ibid. 1678, *in*-4.

CHARTARI (*Jean-Louis*) étoit de Boulogne. Il a donné:

Conciliationes dilucidæ omnium controversiarum in secundum Aristotelis librum de generatione & corruptione. Bononiæ, apud *Johannem Rossium*, 1595, *in*-8.

I. CHARTIER. (*Etienne*) Nous avons sous son nom:

Anthologia potissimarum Hippocratis & Galeni sententiarum, earum præsertim quæ communem hominum victûs rationem spectare videntur. Parisiis, apud *Guillelmum Guillard*, 1557, *in*-16.

II. CHARTIER (*Melchior*) a donné:

Exercitationes in epilepsiam. Tolosæ, 1617, *in*-12.

III. CHARTIER (*René*) naquit à Vendôme, suivant la plus commune opinion, & même suivant les regîstres de la Faculté de médecine de Paris; mais *Duval* le fait natif de Montoire en Vendômois. Dès sa premiere jeunesse, il eut du goût pour l'étude; il s'appliqua avec un succès égal aux humanités, à la philosophie & à la jurisprudence, sans négliger l'étude de la Religion & de la Doctrine de l'Eglise. Il fut ensuite appellé à Angers, où il enseigna publiquement les belles-lettres; il y cultiva en même-tems l'éloquence, la philosophie, la jurisprudence & la médecine. Durant le cours de ces exercices, il composa, sur la conversion du Roi Henri IV à la Religion catholique, une Pastorale en vers latins, qu'il fit réciter par ses Disciples: ce poëme est de 1600 vers. Il alla continuer les mêmes études, mais sur-tout celle des mathématiques, à Bordeaux & à Bayonne; il enseigna encore la rhétorique dans cette derniere ville.

Il se livra particuliérement à la médecine, pour laquelle il avoit une forte inclination; il parcourut les Pyrénées pour y herboriser; il se rendit ensuite à Paris; il y continua les mêmes exercices qui l'avoient occupé ailleurs; mais ce ne fut pas pour long-tems. Résolu de se consacrer à la médecine, il s'y livra avec ardeur; il se mit sur les bancs de la Faculté; il y parut avec éclat, & le 9 Mai 1606, il y fit, avec beaucoup de distinction, les paranymphes de cinq Licenciés de la même Faculté: il y soutint, en 1607, ses theses de Bachelier, & le 19 Mai de l'année suivante, il fut reçu Licencié; quelque tems après, il prit le bonnet de Docteur: la Faculté le nomma successivement Professeur de chirurgie & de pharmacie. En 1612, il fut fait Médecin des Dames de France, sœurs du Roi, & en 1613, Médecin ordinaire du Roi; il avoit déjà obtenu l'agrément de cette charge dès l'an 1608.

Il succéda, en 1617, à *Etienne de la Font*, Professeur de chirurgie au College royal, qui avoit donné sa démission de cette place à cause de ses infirmités: il eut un grand nombre d'Auditeurs; il le dut autant à son assiduité, qu'à la variété & à la solidité de ses connoissances. Il cessa ses leçons six ou sept ans après, par rapport à ses autres occupations, qui étoient trop multipliées. En qualité de Médecin des Dames de France, il suivit en Espagne la premiere, (Elizabeth) lorsqu'elle eut été mariée avec Philippe IV: depuis, il accompagna en Savoie la seconde, (Christine) qui épousoit Victor-Amédée, Prince de Piémont, puis Duc de Savoye; enfin, il alla en Angleterre avec la troisieme, (Marie) qui fut mariée avec Charles I, Roi de la Grande-Bretagne; il fut même premier Médecin de cette Reine. Revenu de ses voyages, il ne reprit point ses leçons, mais il se livra en entier à la pratique. A peine pouvoit-il suffire au grand nombre de malades qui le demandoient. Enfin, il fut attaqué d'une apoplexie, étant à cheval; il en mourut le 29 Octobre 1654, âgé de quatre-vingt-deux ans, suivant le témoignage de l'*Abbé Goujet*, & non en 1678, comme l'a voulu l'Auteur de la Table du Journal des Savans. Il laissa deux fils, qui sont le sujet des deux articles suivans.

Chartier n'a laissé aucun ouvrage de sa composition; mais il a publié les éditions de plusieurs bons ouvrages, qu'il a souvent enrichies de ses notes.

1. Il a donné une édition de la médecine universelle de *Perdulcis*, sous le titre suivant: *BARTHOLOMÆI PERDULCIS universa medicina, rursùm edita, præmissâ ipsius vitâ.* Lugduni, 1649, *in*-4.

2. Il a publié les Scholies, Annotations & Expositions de *Louis Duret* sur le Traité de *morbis internis*, de *Jacques Houllier*, Docteur de la Faculté de Paris. *JACOBI HOLLERII, de morbis internis, liber, à RENATO CHARTERIO editus.* Parisiis, 1611, *in*-4.

3. Il a publié la *Synopsis chirurgiæ*, par *Etienne Gourmelin*, & la *Synopsis de febribus*, de *Palladius*, avec une version latine, & le texte grec. Paris, 1646, *in-4*.

4. Il a donné une édition des ouvrages d'*Hippocrate* & de *Galien*, en grec & en latin, sous ce titre : *Hippocratis Coi, & Claudii Galeni Pergameni Archiatron opera* RENATUS CHARTERIUS Vindocin. D. M. Paris. &c. *Plurima interpretatus, universa emendavit, instauravit, auxit, secundùm diversas medic. partes in 13 tom. digessit & conjunctim græcè & latinè primus edidit.* Parisiis, apud *Guignard*, *Aubouin*, *Pralard & Villery*, à 1639 ad 1680, *in-fol.* C'est le plus considérable de tous ses ouvrages. Il revit le texte sur toutes les anciennes éditions, & le restitua sur une infinité de manuscrits originaux ; il corrigea les traductions défectueuses ; il en fit lui-même quelques-unes ; il joignit ses notes & ses observations au texte ; enfin, il n'omit rien de ce qui étoit nécessaire pour rendre cette édition exacte & utile. Trois choses particulieres distinguent cette édition : 1°. le texte grec conféré sur toutes les anciennes éditions, & restitué sur une infinité de manuscrits originaux ; 2°. la traduction latine mise à côté du grec, & corrigée presque mot à mot ; 3°. l'ordre des matieres, qui est tel, qu'on a, dans un même volume, les traités qu'*Hippocrate* & *Galien* ont faits sur un même sujet. Elle est en treize tomes *in-folio* ; mais *Chartier* ne put voir imprimés de son vivant que les dix premiers ; les trois derniers furent donnés après sa mort, par *Blondel* & *le Moine*. Jean-Albert Fabricius parle très-avantageusement de cette édition. La vie de *Galien*, que *Chartier* mit à la tête de ses Œuvres, est fort curieuse ; cependant le P. Labbe y a repris quelques fautes, même importantes, dans son *Elogium chronologicum Galeni*, que *Fabricius* a fait réimprimer dans sa *Bibliotheca græca*. Cette édition, si nous nous en rapportons au témoignage de *Gui Patin*, ruina la famille de l'Editeur.

Chartier, avant que de mettre au jour son édition de *Galien*, avoit fait imprimer un *Index* des ouvrages de ce Médecin, dont on n'avoit que les titres ; il y invitoit tous ceux qui découvriroient quelques-uns de ses écrits, à les lui envoyer, & promettoit de donner des témoignages de sa reconnoissance à ceux qui lui rendroient ce service. Cet *Index*, qui est en grec & en latin, forme un très-petit volume de trente-neuf pages, & a été imprimé à Paris, chez *Simon Piget*, sans indication d'année.

IV. CHARTIER, (*Jean*) fils du précédent, naquit à Paris, & fut reçu Docteur-Régent de la Faculté de médecine de cette ville : on publia sous son nom un ouvrage qui fut revendiqué par son frere, & dont nous parlerons dans l'article suivant. On lui attribue une traduction latine du livre intitulé : *Synopsis de febribus*, du grec de *Palladius ;* mais c'est peut-être celle de son pere.

V. CHARTIER, (*Philippe*) autre fils de *René*, naquit à Paris vers l'an 1633 ; il suivit la profession de son pere, se mit sur les bancs de la Faculté de médecine de Paris, & y fut reçu Licencié le 3 Juillet 1656, & Docteur peu de tems après. Il fut fait Professeur au College royal, & remporta cette chaire à la dispute sur cinq Compétiteurs ; il fut fait aussi Médecin ordinaire du Roi. *Gui Patin* parle de lui comme d'un homme de bonne chere, d'un débauché qui avoit ruiné sa santé & ses affaires par sa mauvaise conduite ; mais le témoignage de *Gui Patin* est suspect ; il peut avoir été dirigé par la prévention & l'animosité : c'étoit un crime impardonnable aux yeux de ce Médecin, d'être partisan de l'antimoine, & *Chartier* étoit du nombre de ceux qui soutenoient ce médicament. Il pourroit cependant y avoir quelque chose de vrai dans le récit de *Gui Patin*, puisque nous trouvons que *Chartier* vécut presque toujours séparé de sa femme, & que, six mois avant sa mort, il vendit, par nécessité, sa charge de Médecin ordinaire du Roi. Ce Médecin fut chassé de la Faculté, pour avoir voulu soutenir l'antimoine, & se faire honneur de l'ouvrage dont nous allons rendre compte ; il intenta un Procès à cette Compagnie, mais il ne put en voir la fin : il mourut d'une indigestion, le 25 Août 1669, âgé d'environ trente-six ans, peu de jours avant celui qui étoit fixé pour le jugement de son Procès.

Nous devons rapporter ici un ouvrage qui fut publié sous le titre suivant :

La science du plomb sacré des Sages, ou de l'antimoine. A Paris, chez *Sanlecque*, 1651, *in*-4. C'est un éloge de l'antimoine, que l'Auteur dit avoir été connu chez les Chaldéens, les Arabes, les Hébreux, & avoir été employé par les Dames, pour embellir le visage & les yeux. Il nomme l'antimoine *le baume de vie & la mumie curative ;* il fait l'éloge du vin antimonial, ou vin émétique. Il termine son livre en renvoyant les Lecteurs à la figure hiéroglifique du frontispice : c'est un hibou, les ailes déployées, avec des lunettes sur son bec, la figure du monde sur l'estomac, deux torches à côté, & les pieds chacun sur une grappe de raisin : on trouve en même-tems les quatre vers suivans :

Le Hibou fuit la clarté vivifique ;
Et bien qu'il ait lunettes & flambeaux,
Il ne peut voir les secrets les plus beaux
De l'antimoine & du vin émétique.

Réimprimé dans le tome VI du Théâtre chymique, sous le titre de *Scientia plumbi sacri Sapientum, seu cognitio rararum & singularium virtutum, potestatum & qualitatum antimonii.*

Cet

Cet écrit excita une vive fermentation parmi les Médecins de la Faculté de Paris : on s'éleva vivement contre l'ouvrage & l'Auteur ; *Jean Perreau*, entr'autres, porta les choses fort loin dans son livre intitulé : *le Rabat-joie de l'antimoine;* dans l'épitre dédicatoire adressée *à la plus saine & meilleure partie de MM. les Docteurs-Régens de la Faculté de médecine de Paris*, il traite *Chartier* de faux frere : « Il » fut le premier, *dit-il*, qui, comme Capitaine des enfans perdus, » s'avançant en étourdi, & franchissant le saut, sans considérer l'im» portance de l'affaire, commença l'attaque par le plus indigne livre » que jamais Docteur de Paris ait mis en lumiere, intitulé: *le Plomb* » *sacré des Sages*, fagotté sur les mémoires d'un certain Souffleur » Ecossois, nommé *Davisson*, à la persuasion de quelques ennemis » de l'antiquité & amateurs de nouveauté, qui se flattoient de quel» ques espérances imaginaires ; mais *omen in nomine*, ce fut sans » aucun succès : cette feuille volante n'ayant été jugée bonne que » pour les Beurrieres, & pour les plus sales offices de l'infirmité » humaine ».

On n'a pas été d'accord sur le vrai Auteur de cet ouvrage ; on l'a communément attribué à *Jean Chartier* : la traduction latine, insérée dans le Théâtre chymique, est sous son nom ; *Perreau* croit aussi qu'il est de lui. Il a été revendiqué avec beaucoup de chaleur par *Philippe Chartier*, qui se faisoit publiquement honneur d'en être l'Auteur ; mais *Gui Patin* a prétendu qu'il n'étoit ni de l'un ni de l'autre, & il l'a attribué à *Davisson*.

CHARTRES. (*Henri de*) *Voyez* HENRI.

CHASSAIGNE. (*Rozière de la*) *Voyez* ROZIERE.

CHASSANIS, (*Jean-Joseph*) Médecin François de nos jours, qui a été reçu au Doctorat dans l'Université de Montpellier ; il exerce la médecine à Lodeve, ville du Languedoc, où il est Médecin de l'Hôpital & de la Miséricorde. Il a donné :

Dissertation sur la maladie épidémique qui a regné à Lodeve & autres villes du royaume en 1751, ou Traité des fievres malignes-vermineuses-épidémiques. A Avignon, chez *Jacques Garrigan*, 1757, *in*-12. Cet ouvrage est divisé en cinq chapitres : le premier présente la description de la maladie épidémique, qui fait le sujet du livre. Le second traite des causes de cette maladie ; l'Auteur prétend que les maladies épidémiques dépendent d'un agent universel & commun, mais accidentel ; il trouve cet agent dans l'air & les alimens ; c'est ce qui l'engage à examiner, dans deux articles séparés, quels sont les impressions & les effets de l'air sur notre corps, & quels sont les effets de la mauvaise nourriture : celui-ci présente encore une idée succincte de la formation des vers. Le troisieme chapitre contient une longue exposition des symptomes de la même maladie, & leur explication. Le quatrieme traite du prognostic de l'épidémie ; l'Auteur divise les signes en salutaires, en dangereux & en mortels ; il indique les moyens de les connoitre ; il suit à cet effet les différens symptomes, le vomissement, les sueurs, le crachement de sang, la diarrhée, les urines, les hémorragies, la palpitation du cœur, le râle, la toux, la surdité, les tressaillemens convulsifs, le hoquet, les crachats, le délire, l'assoupissement, la phrénésie, &c. & expose les différens jugemens qu'il faut porter de chacun d'eux, eu égard à leur intensité, au moment où ils paroissent, au tems de la maladie, & à l'état du malade. Le cinquieme chapitre est relatif à la curation de l'épidémie, d'abord en général, ensuite en particulier : l'Auteur expose successivement les différens secours de l'art qui peuvent être indiqués ; la saignée, les émétiques, les purgatifs, les béchiques, les sudorifiques, les vermifuges, les narcotiques, les tisanes, les lavemens ; il fait des remarques sur l'usage de chacun d'eux en particulier ; il indique les cas où ils peuvent être utiles, ceux où il faut s'en abstenir, & les effets qui sont la suite de leur administration.

CHASTANET (*Léonard*) est né à Mussidan en Périgord, le 24 Novembre 1715 ; il a étudié la chirurgie d'abord dans le lieu de sa naissance, ensuite à Bordeaux, enfin à Paris, où il a fait un séjour de six ans. Il a été envoyé, en 1738, à l'Hôpital militaire de Lille en Flandre, pour y être employé en qualité d'Eleve en chirurgie ; il en a été nommé Chirurgien Aide-Major en 1744. Il a été envoyé, en 1746, au Camp de Bruxelles, ensuite à Gand, enfin à Louvain, en qualité de Chirurgien Aide-Major des Armées. De retour à Lille, après la bataille de Rocoux, il a été reçu à la Maitrise au College des Chirurgiens de cette ville, où il est actuellement Lieutenant du premier Chirurgien du Roi. Il est encore Chirurgien-Major en survivance, avec adjonction, de l'Hôpital militaire de Lille, & Correspondant de l'Académie royale de chirurgie, qui lui a adjugé le Prix de l'an 1761.

Nous avons de *Chastanet* les deux ouvrages suivans :

1. *Lettre à M. Cambon, premier Chirurgien de la Princesse Charlotte de Lorraine, pour servir de réfutation à une lettre de Vandergracht, Chirurgien & Lithotomiste pensionné pour la ville de Lille, insérée dans une brochure ayant pour titre :* Lettre de M. le Cat, à M. Dumont fils, *sur l'opinion de l'adhérence des pierres à la vessie, & autres erreurs ou imputations contenues dans une brochure de Bruxelles.* Brochure *in*-8, sans nom d'Imprimeur, ni du lieu de l'impression.

2. *Lettres sur la lithotomie.* A Londres, (Paris, chez d'*Houry*,) 1768, *in*-8. Ces lettres tendent à prouver la supériorité du lithotome caché, pour l'opération de la taille, sur tous les autres instrumens qui ont été proposés jusqu'à ce jour.

I. CHASTEL ou CHATEL, (*Honoré du*) plus communément connu sous le nom de CASTELLAN, naquit, suivant *Eloy*, à Arles en Provence; mais ce Bibliographe s'est trompé; il auroit évité cette erreur, s'il eût connu l'inscription qu'on voit à l'Université de médecine de Montpellier, & que nous rapporterons. *Du Chastel* y est dit *Barbantanensis*, c'est-à-dire, de *Barbantane*, qui est en Provence, mais dans le Diocèse de Riez: cela est confirmé par la matricule de ce Médecin, lorsqu'il commença ses études à Montpellier; il s'y dit lui-même du Diocèse de Riez en Provence. Nous ne savons encore où *Eloy* a trouvé que ce Médecin avoit reçu le Doctorat en médecine dans l'Université d'Avignon; nous trouvons au contraire, dans les registres de celle de Montpellier, qu'après y avoir été immatriculé, il y avoit étudié long-tems la médecine, & qu'il y avoit enfin reçu les honneurs du Doctorat en 1544, sous la présidence de *Denis Fontanon*. Ce dernier étant mort la même année, *du Chastel* fut nommé à la chaire qu'il laissoit vacante; il trouva beaucoup d'oppositions de la part de quelques Membres de la Faculté; mais après avoir réussi à applanir toutes les difficultés, il commença de remplir les fonctions de sa Régence, & s'en acquitta avec distinction. Il fut appellé quelque tems après à la Cour, pour être Médecin de la Reine Catherine de Médicis, femme de Henri II; il chargea Laurent Joubert, quoique encore jeune Docteur, de faire les leçons pour lui à l'Université. Il joignit bientôt au titre de Médecin de la Reine celui de Médecin ordinaire du Roi; il remplit successivement cette place auprès de trois Rois, Henri II, François II, & Charles IX; il suivit ce Prince au siége de S. Jean d'Angeli, & y mourut au mois de Novembre 1569.

Du Chastel profita de son crédit auprès de Charles IX, pour faire accorder aux Professeurs de l'Ecole de Montpellier une augmentation de gages. Il n'oublia pas *Laurent Joubert;* il lui ouvrit le chemin de la fortune par les graces qu'il obtint pour lui: aussi ce dernier chercha-t-il à lui témoigner sa reconnoissance, & à la perpétuer dans un monument public: il lui consacra l'inscription suivante, qu'on lit encore sur la façade de l'Ecole de Montpellier.

HONORATUS CASTELLANUS, BARBANTANENSIS, HENRICI II, FRANCISCI II, ET CAROLI IX, GALLIÆ REGUM, CONSILIARIUS ET MEDICUS ORDINARIUS, NEC NON CATHARINÆ DE MEDICIS ILLIUS CONJUGIS, ET HORUM MATRIS, ARCHIATROS LONGÈ GRA-

TISSIMUS, MONSPELLIENSIS ACADEMIÆ PROFESSOR CLARISSIMUS, PRÆTER INFINITA IN HANC BENEFICIA, REGIORUM PROFESSORUM STIPENDIA MILLE DUCENTIS LIBRIS AUGENDA CURAVIT. OBIIT IN REGIIS CASTRIS, AD SANCTUM JOANNEM ANGELI, ANN. D. M. D. LXIX, DIE IV NOVEMBRIS. L. JOUBERTUS, CANCELLARIUS, PRIVATORUM EJUS BENEFICIORUM MEMOR, ILLIUS SACRÆ ET IMMORTALI MEMORIÆ M. V. P. FINIENTE ANNO M. D. LXXIV.

Il ne nous reste de ce Médecin que l'écrit suivant :

Oratio, quâ futuro Medico necessaria explicantur, Lutetiæ habita. Lutetiæ, apud *Michaelem Vascosan*, 1555, *in*-8. Argentorati, apud *Conradum Scher*, 1607, *in*-12, avec l'*Enchiridion de formandis medicinæ studii*, de *Jean-George Schenck*. Nous trouvons que *du Chastel* prononça ce discours à Paris ; mais nous ignorons dans quel College & à quelle occasion.

II. CHASTEL *ou* CHATEL, (*Pierre du*) connu encore sous le nom de CASTELLAN, naquit à Grandmont en Flandres en 1585 ; il étudia les belles-lettres à Gand, la philosophie à Mons & à Douai, le grec à Orléans, où il enseigna ensuite cette langue ; il l'enseigna aussi à Louvain vers l'an 1609 ; il suivit en même-tems les Ecoles de medecine de l'Université de cette ville ; & après avoir donné quelque tems à l'étude de cette science, il y reçut les honneurs du Doctorat en médecine le 23 Octobre 1618. On a parlé de lui comme ayant eu beaucoup d'érudition, & ayant été profond dans la connoissance des langues & des belles-lettres : on a regretté ce qu'il auroit pu faire, s'il eût vécu plus long-tems. Il mourut en 1632, âgé de quarante-cinq ans. *Manget* parle deux fois de lui, d'abord sous le nom de *Castellanus*, ensuite sous celui de *Chatel*, sans avertir qu'il s'agit du même Médecin. Nous avons de lui les ouvrages suivans :

1. *De usu carnium, libri quatuor.* Antuerpiæ, apud *Hieronimum Verdussium*, 1626, *in*-8.

2. *Vitæ illustrium Medicorum, qui toto orbe ad hæc usque tempora floruerunt.* Antuerpiæ, apud *Guillelmum à Tongris*, 1618, *in*-8, & dans le *Thesaurus antiquitatum græcarum*, de *Gronovius*, tom. X. A lire le titre de cet ouvrage, on croiroit qu'il est très-étendu, & qu'il y est question d'un nombre prodigieux de Médecins ; cependant leur nombre est réduit à celui de 180, & on n'y trouve que des notions succinctes & incomplettes.

Du Chastel avoit encore donné : 1°. *de Græcorum festis, syntagma* ; 2°. *Ludus, sive, convivium saturnale.* Le premier imprimé à Anvers en 1617, *in*-8 ; le second, à Louvain, en 1616, *in*-8.

III. CHASTEL (*Jean-Jacques du*) a été reçu au Doctorat en médecine dans l'Université de Leyde, vers l'an 1668. Il a écrit :

De lochiis. Leydæ, 1668, *in*-4.

I. CHASTELAIN, (*Jean*) Médecin, natif d'Agde, ville du Languedoc, étoit frere de *Matthieu Chastelain*, mort en 1659, apres avoir obtenu, l'année précédente, la survivance de *Simeon Courtaud*, Professeur en médecine de l'Université de Montpellier. Il étudia dans la même Ecole & y reçut le bonnet de Docteur en 1656. Il fut nommé le 26 Avril 1659 à la chaire de médecine, vacante dans la même Université par la mort de *Pierre Sanche le fils*, & devint Doyen de la Faculté en 1694 ; enfin, il mourut en 1715, suivant *Astruc*. Il avoit eu deux fils : 1°. *Pierre*, reçu Docteur en médecine à Montpellier en 1693, qui, ayant déplu à son pere, pour s'être un peu dérangé, passa dans nos Colonies de l'Amérique, & en fut rappellé ensuite par son pere, qui lui fit obtenir, en 1708, la survivance de sa chaire ; mais *Pierre* mourut en 1611, par conséquent avant son pere : 2°. *Jacques*, qui fait le sujet de l'article suivant.

Jean Chastelain avoit beaucoup d'esprit, beaucoup de savoir, & écrivoit bien. Son emploi lui plaisoit ; il aimoit les Ecoliers, & ne s'ennuyoit pas avec eux. Plein de zèle pour la Faculté, il étoit occupé de tout ce qui pouvoit servir à lui faire honneur. Il avoit commencé à étudier en médecine dans le conflict des anciennes & des nouvelles opinions, & il n'avoit pas bien réglé le rang qu'il leur falloit assigner. D'ailleurs, la vivacité de son esprit & la multiplicité de ses lectures, faisoit qu'il n'étoit pas fixé dans ses sentimens, & qu'il en changeoit souvent ; cependant il fut le premier qui soutint la circulation du sang dans l'École de Montpellier.

Il avoit des cahiers sur toute la médecine, bien écrits, pleins de savoir, & qui auroient été dignes de voir le jour, s'ils ne s'étoient pas senti de la vivacité du génie de l'Auteur, de son incertitude dans ses opinions, & de la versatilité de son esprit. Cependant on n'a publié de lui que l'ouvrage suivant :

Traité des convulsions & des mouvemens convulsifs, qu'on appelle à présent vapeurs. A Paris, chez *J. Anisson*, 1691, *in*-12. Ce petit traité étoit un ouvrage de la jeunesse de l'Auteur, & peu digne de lui ; aussi ne l'a-t-il jamais avoué.

II. CHASTELAIN (*Jacques*) étoit fils du précédent ; il fut destiné dès sa jeunesse à l'état ecclésiastique, & pourvu de bonne heure d'un Canonicat de la Cathédrale d'Agde. A la mort de *Pierre*, son frere aîné, il n'étoit pas encore dans les Ordres sacrés ; il fut appellé à Montpellier par son pere, pour y étudier la médecine ; il se mit sur les bancs, fut reçu Docteur, & obtint ensuite la survivance de la chaire de son pere. *Astruc* rapporte sa promotion au Doctorat à l'an 1716: cette date ne peut pas s'accorder avec celle de la mort de son pere; la contradiction d'*Astruc* est évidente: après avoir rapporté la mort de *Jean Chastelain* à l'an 1715, il dit, dans la même page, qu'il fit recevoir son fils au Doctorat en 1716, qu'il lui procura ensuite la survivance de sa place, & qu'il l'y fit recevoir. *Jacques Chastelain* mourut en 1725. Nous ne connoissons de lui que l'écrit suivant:

De respiratione. Monspellii, 1721, *in*-4.

CHASTRE. (*René de la*) Nous avons sous son nom:

Le Prototype, ou très-parfait ou analogique exemplaire de l'art chymique. A Paris, chez *Antoine Joallin*, 1620, *in*-8. ibid. chez *Mondiere*, 1635, *in*-12.

CHATEL. *Voyez* CHASTEL.

CHATELAIN (*Jean-Jacques*) a écrit:

De corallorrhizá. Basileæ, 1760, *in*-4.

CHAUFEPIÉ, (*P. S.*) Docteur en médecine, sous le nom duquel nous avons:

Nouvelle Ecole des Sages-femmes, qui expose tous les accidens qui peuvent arriver dans les accouchemens. A Lubec & à Altona, 1758, *in*-12. écrit en allemand.

CHAULIAC. (*Gui de*) *Voyez* GUI.

I. CHAUME, (*N. de la*) Médecin François du siecle dernier, duquel nous avons l'ouvrage suivant:

Traité de la médecine, contenant la parfaite connoissance de l'homme, la sanguification au cœur, &c. A Auxerre, 1680, *in*-12. L'Auteur suit indifféremment les Anciens & les Modernes, & ne paroit attaché à aucune Secte particuliere. Il rejette la génération par les œufs; il établit le siége de la sanguification dans le cœur; il admet la circulation du sang. On trouve dans cet ouvrage un traité des urines, où l'Auteur paroit n'avoir rien oublié pour faire connoitre les prognostics qu'on peut en tirer. Il donne aussi la composition de quelques remedes, qu'il présente comme spécifiques, & dont il vante les effets contre plusieurs maux. Cet ouvrage ne paroit pas écrit d'après l'observation; il est rempli d'opinions hazardées, souvent éloignées de la vraisemblance.

II. CHAUME. (*Thion de la*) *Voyez* THION.

CHAUMETTE (*Antoine*) naquit à Vergefac, petit village dans le Velai. Après avoir très-bien étudié les humanités, il s'appliqua successivement à la médecine & à la chirurgie, & se détermina enfin pour cette derniere. Il étudia d'abord à Montpellier sous Rondelet & Saporta, ensuite à Paris sous Jacques Sylvius. Il revint ensuite, non dans sa patrie, comme le dit *Portal*, mais au Puy, Capitale du Velai, où il s'établit, & où il exerça la chirurgie avec succès. Il vivoit dans le seizieme siecle; il avoit fait, sous les Maîtres qu'il avoit suivis, plusieurs recueils dont il se servit lorsqu'il se livra à la pratique de la chirurgie; il avoit eu soin d'y insérer ce qu'il avoit retenu des leçons de ses Professeurs, & d'y joindre ensuite ce qu'il apprenoit tous les jours par l'observation dans l'exercice de son Art. Ses occupations & sa mauvaise santé ne lui permettant point de retoucher cet ouvrage, il en chargea *Adam Fontaine*, Médecin, & le publia ensuite sous le titre suivant:

1. *Enchiridion chirurgicum, externorum morborum remedia, tum universalia, tum particularia, brevissimè complectens: quibus morbi venerei curandi methodus probatissima accessit.* Parisiis, 1560, 1563, *in*-8. Ibid. *apud Andræam Wechel*, 1564, *in*-8. Ibid. 1567, *in*-8. Lugduni, apud *Guill. Rouill*, 1570, *in*-12. Ibid. apud *Joh. Lertout*, 1568, *in*-12. Ibid. 1588, *in*-12. Ibid. apud *Matthæum Berion*, 1627, *in*-8. Patavii, apud *Paulum Mejettum*, 1593, *in*-4. Ibid. 1594, *in*-8. Aureliæ, apud *Petrum de la Roviere*, 1621, *in*-8. Ibid. 1626, 1636, *in*-8. Genevæ, apud *Berjon*, 1627, *in*-8. Ibid. apud *Petrum & Jacobum Chouet*, 1644, *in*-8. Ibid. 1659, *in*-8. Basileæ, 1620, *in*-8. 1621, *in*-8. 1627, *in*-8. 1634, *in*-8. traduit en allemand, 1644, *in*-8. 1659, *in*-8. traduit en italien, à Venise, 1605, *in*-8. traduit en flamand par *Gisbert Poëts*, à Amsterdam, 1641, *in*-8. traduit en françois sous ce titre: *Enchiridion, ou livre portatif pour les Chirurgiens*, à Lyon, 1571. Ibid. 1600, *in*-12. Cet ouvrage est divisé en cinq livres: le premier traite des tumeurs contre nature; il contient cinquante-huit chapitres, dans lesquels l'Auteur expose d'abord la méthode curative des tumeurs en général, & passe ensuite à chacune d'elles en particulier. Le second traite des plaies, de leurs différentes especes, de la maniere de les guérir; l'Auteur passe ensuite aux plaies des différentes parties, & aux symptomes les plus ordinaires des plaies, en indiquant les secours qu'ils exigent. Le troisieme traite des ulceres, soit en général, soit en particulier, & assez en détail de ceux qui sont particuliers aux différentes parties. Le quatrieme renferme quatre chapitres, dont le premier est destiné aux fractures, le second aux luxations, le troisieme à la goutte, le quatrieme à la galle & à la lepre. Le cinquieme livre traite, en dix chapitres, des maladies vénériennes. Il regne dans cet ouvrage assez d'ordre & de clarté: on peut le considérer comme un précis

extrait des meilleurs ouvrages, comme des écrits des Grecs & des Arabes, & principalement de ceux de *Gui de Chauliac*: les formules qu'on y trouve sont presque toutes extraites des écrits de *Jean de Vigo*. Il paroît que l'Auteur y a très-peu mis du sien.

I. CHAUSSE, (*Fortuné Ignace de la*) Médecin de Strasbourg; il a été reçu au Doctorat dans l'Université de cette ville, en 1747; il y exerce actuellement la médecine, & il y est Médecin de l'Hôpital des Bourgeois. Il a écrit:

De hærniâ ventrali. Argentorati, 1746, *in*-4.

II. CHAUSSE, (*J. Ignace-Xavier Aimeric de la*) peut-être le fils du précédent. Nous avons de lui:

Observationum biga. Argentorati, 1769, *in*-4.

CHAUVIN, (*Pierre*) Médecin François, qui vivoit à la fin du siecle dernier; il exerçoit la médecine à Lyon, où il avoit été agrégé au College des Médecins; il prenoit le titre de Médecin ordinaire du Roi. Nous avons de lui:

Lettre à Madame la Marquise de Senozan, sur la baguette de Jacques Aymar. A Lyon, 1693, *in*-12.

Il a encore donné une nouvelle édition des Œuvres de *Michel Ettmuller*, à Lyon, 1690, *in-fol.* 2 vol. Il y a ajouté une Préface qui présente le tableau des changemens & des additions qu'il a cru devoir y faire. Il a en même-tems traduit en latin tous les termes allemands. Il a enfin expliqué au long les caracteres de chymie dont les ouvrages de ce Médecin sont chargés.

CHAVY DE MONTGERBERT, (*N.*) Médecin de Bourg-en-Bresse, qui a publié:

Nouvelles observations sur la goutte & sur les qualités de la poudre ou tisanne balsamique, qui en est le spécifique calmant, connue & approuvée par les Chefs de la médecine, & consacrée à la société, &c. A Paris, chez *Lambert*, 1761, *in*-12, 1763, *in*-12. L'Auteur donne d'abord l'histoire de la goutte & des symptomes qui la précédent ou l'accompagnent; mais son but n'est que de faire l'apologie de la poudre & de la tisane qu'il distribue contre cette maladie, & dont il fait un commerce.

CHELUS. (*N. de*) Nous avons sous ce nom:

Histoire naturelle du cacao & du sucre. A Paris, chez d'*Houry*, 1719, *in*-12.

I. CHEMNITZ, (*François*) Médecin Allemand du siecle dernier, qui

qui avoit reçu les honneurs du Doctorat dans l'Université de Strasbourg. Il a écrit:

1. *De phthisi.* Argentorati, 1630, *in*-4.

2. *De dysenteriâ.* Argentorati, 1631, *in*-4.

II. CHEMNITZ (*Jean*) naquit à Brunswig en 1610, de *Paul Chemnitz*; il étudia à Leipsick, à Jene, à Oxford; il fut reçu au Doctorat en médecine dans l'Université de Padoue; il alla ensuite s'établir à Brunswick, où il exerça sa profession, & où il mourut le 30 Juin 1651, dans la quarante-unieme année de son âge. Nous avons de lui:

Index plantarum circà Brunswigam trium ferè milliarium circuitu nascentium cum appendice iconum. Brunswigæ, apud *Christophorum Fridericum Zilliger*, 1652, *in*-4. Il y est parlé de 810 plantes: l'Auteur n'a observé aucune méthode; il a suivi seulement l'ordre alphabétique.

III. CHEMNITZ, (*Samuel*) autre Médecin Allemand de la fin du siecle dernier; il avoit été reçu aux degrés dans l'Université de Jene. Il a écrit:

1. *De atrophiâ.* Jenæ, 1672, *in*-4.

2. *De ægro hydropico.* Jenæ, 1674, *in*-4.

3. *De extractione fœtûs mortui.* Jenæ, 1677, *in*-4.

CHENA, (*Pierre de la*) Chymiste du siecle dernier, qu'il y a lieu de croire Italien, mais que *Haller* croit François. Il a écrit:

Rara virtù che si cava del rosmarino. A Rome, 1636, *in*-12.

CHERLER, (*Henri*) Médecin qui vivoit dans le siecle dernier; il exerçoit la médecine à Bâle. Il a travaillé à la composition de l'ouvrage intitulé, *Historia plantarum universalis*, que nous avons rapporté à l'article de *Jean Bauhin*.

CHERUBIN, (*Pierre*) Physicien François du siecle dernier, qui est l'Auteur de l'ouvrage suivant:

Vision parfaite. A Paris, 1677, *in-fol.* Ibid. 1680. Cette derniere édition a pour titre: *Dioptrique oculaire.* On y trouve une description peu exacte de l'œil. L'Auteur prétend que les rayons de la lumiere se réunissent en un seul point sur la rétine, & que la cornée transparente produit dans les rayons lumineux le même degré de réfraction que l'humeur aqueuse. On y voit plusieurs articles, qui sont copiés de *Mariotte*.

I. CHESELDEN, (*George*) Anglois, a écrit :

De calculo renum. Ultrajecti, 1711, *in*-4.

II. CHESELDEN (*Guillaume*) naquit à Somerby, dans le Comté de Leycester, en 1688. Il étudia l'anatomie sous *Cowper*, & la chirurgie sous *Fern*, à l'Hôpital de St. Thomas de Londres. Les progrès qu'il fit dans l'anatomie, le mirent en état de la démontrer publiquement à l'âge de vingt-deux ans. Il jouit d'une réputation très-étendue dans la pratique de la chirurgie, & sur-tout de l'opération de la taille, qu'il fit à Londres pendant long-tems avec les plus grands succès. Il étoit Membre de la Société royale de cette ville ; il fut nommé Correspondant de l'Académie royale des Sciences de Paris, le 21 Juillet 1729. Enfin, il mourut le 2 Avril 1752, âgé de soixante-quatre ans.

Nous avons de ce Chirurgien les ouvrages suivans :

1. *Index partium corporis humani anatomicum*. 1711, *in*-4. Cet ouvrage se trouve fondu dans le suivant.

2. *The anatomy of human body* ; c'est-à-dire, *anatomie du corps humain*. A Londres, chez *Guillaume Innys*, 1713, *in*-8. Ibid. 1722, *in*-8. Ibid. 1726, *in*-8. Ibid. 1730, *in*-8. Ibid. 1732, *in*-8. Ibid. 1741, *in*-8. Ibid. 1750, *in*-8. Ibid. 1752, *in*-8. L'ouvrage est divisé en quatre livres : le premier traite des os ; on y trouve quelques observations sur les articulations & les glandes synoviales, & plusieurs remarques sur les maladies des os. Le second contient la description des muscles. Le troisieme, celle des principaux visceres, de l'œsophage, du mésentere, du foie, de la vésicule du fiel, du pancreas, de la rate, des vaisseaux chyleux, des meninges, du cerveau, du cervelet, & des moëlles alongée & épiniere. L'Auteur ne croit point qu'il y ait des fibres musculeuses dans les visceres ; il soutient que la peau n'a point de papilles nerveuses ; il prétend que les nerfs de la premiere paire ne pénétrent point dans les cavités du nez. Le quatrieme livre traite des voies urinaires, des parties de la génération dans l'un & l'autre sexe, & des organes des sens.

3. *Treatise on the high operation of the stone* ; c'est-à-dire, *Traité de la taille au haut appareil*. A Londres, 1723, *in*-8. traduit en françois par *Noguez*, à Paris, chez *Labottiere*, 1724, *in*-12, avec la traduction françoise de *la maniere de faire l'opération de la taille*, par *Douglas*. L'Auteur, après avoir remarqué qu'il faut d'abord connoître

les parties sur lesquelles on doit travailler, fait la description du péritoine; il observe que ce tégument est composé de deux membranes dans la partie inférieure de l'abdomen; que les reins & la vessie sont contenus dans sa duplicature; que lorsque la vessie est vuide, les os pubis la cachent & touchent au péritoine, mais que lorsqu'elle est pleine, le péritoine s'éleve & s'éloigne des os pubis, de sorte qu'on peut alors ouvrir la vessie, sans courir le risque de pénétrer dans la capacité du ventre. Il passe ensuite à l'opération; il veut qu'on injecte de l'eau chaude dans la vessie, & il indique les moyens qui font connoître qu'on en a introduit une suffisante quantité. Il veut qu'on incise alors avec le bistouri auprès des os pubis jusqu'à la vessie, & qu'ensuite on acheve l'incision avec un bistouri droit, mousse d'un côté, en montant du côté du nombril; qu'après avoir ouvert la vessie, on l'ouvre avec un bistouri courbe auprès de l'ouraque; qu'on enfonce d'abord la pointe du bistouri jusqu'au centre de la vessie ou environ, & qu'en retirant tout à la fois cet instrument, on coupe la vessie jusqu'au-dessous des os pubis. Il ajoute que dans le tems qu'on voit couler l'eau, il faut introduire le doigt dans la vessie, & tirer la pierre avec des tenettes. On trouve ensuite l'histoire de neuf malades opérés suivant cette méthode. L'ouvrage est terminé par une lettre de *Macgile*, qui décrit une opération de haut appareil faite avec succès en Ecosse sur un homme de soixante-sept ans. On a reproché à *Cheselden* d'avoir profité des remarques de *Douglas*, & de s'être contenté de faire quelques corrections aux instrumens de ce dernier: on trouve sur-tout ces reproches dans un ouvrage publié contre lui sous le titre de *lithotomus castratus: or M. Cheselden's treatise on the high operation examined*, à Londres, 1733, *in-fol.*

3. *Osteographia or anatomy of the bones.* A Londres, 1733, *in-fol.* L'Auteur y expose le développement des os, qu'il représente dans plusieurs figures très-bien faites; il y en a aussi quelques-unes sur les muscles & les ligamens. Il a encore représenté dans des figures plusieurs maladies des os, des anchyloses, des exostoses, des incurvations, des fractures, des caries, des épines dorsales courbées, &c. L'ouvrage est rempli de remarques pathologiques très-intéressantes.

I. CHESNE, (*Joseph du*) connu ordinairement sous le nom de QUERCETANUS, & appellé *du* QUESNE par *Moreri*, naquit dans l'Armagnac, province de France. Il étoit Seigneur de la Violette, & Baron de Moramé: on prétend qu'il étoit de la Religion prétendue réformée. Il alla dans sa jeunesse en Allemagne, & dans un séjour assez long qu'il y fit, il s'appliqua particuliérement à la chymie, & y acquit beaucoup de connoissances. Il se fit recevoir Docteur en médecine dans l'Université de Bâle, vers l'an 1573; il vint ensuite à Paris, où, après avoir été pourvu d'une charge de Médecin ordinaire du Roi, il se livra à la pratique de la médecine. Il s'attacha principalement à Brulart de Sillery, qui fut dans la suite Chancelier de France, & le suivit en 1602, lorsqu'il fut envoyé en Suisse pour y renouveller l'alliance de cette Nation avec la France. Il jouit à Paris d'une grande réputation, & sa pratique fut très-étendue; les succès qui l'accompagnerent, le mirent en état de résister aux entreprises de plusieurs Médecins de la Faculté, déchainés contre lui. Son goût pour la chymie, & l'usage qu'il faisoit, dans sa pratique, des remedes chymiques, lui attira les persécutions de *Gui Patin*, qui le couvrit de sarcasmes & de railleries, & qui fut secondé par *Riolan*. *Gui Patin* porta son acharnement jusqu'à s'en prendre à tout le pays d'Armagnac, qu'il appelloit *pays maudit*: ce Médecin, inquiet & malin, ne ménageoit rien, lorsqu'il s'agissoit de décrier les Chymistes & leurs médicamens; cependant l'expérience a fait voir que *du Chesne* a mieux rencontré sur l'antimoine que *Gui Patin* & ses camarades. *Du Chesne* mourut à Paris en 1609, dans un âge très-avancé. Il avoit épousé *Marguerite de Trie*, qui n'étoit pas fille de *Guillaume Budé*, comme *Portal* l'a avancé, mais dont la mere étoit fille de ce Savant. Nous avons de lui les ouvrages suivans:

1. *Liber de priscorum Philosophorum veræ medicinæ materiâ, præparationis modo, atque in curandis morbis præstantiâ.* Sancti Gervasii, apud *Vignon*, 1603, *in*-8. Genevæ, 1609. Lipsiæ, 1613, *in*-8. On y trouve quelques autres traités concernant les découvertes des anciens Médecins, & sur-tout des Philosophes hermétiques, & trois consultations sur la pierre, la néphralgie & les maladies vénériennes.

2. *Tetras gravissimorum totius capitis affectuum.* Marpurgi, 1606, 1608, 1609. Ibid. apud *Egenolph*, 1617, *in*-8. traduit en françois sous le titre de *Tetrade des plus grieves maladies du cerveau*, à Paris, 1625, *in*-8.

3. *Pestis alexiacus, luis pestiferæ fuga, auxiliaribus selectorum utriusque medicinæ remediorum copiis illustrata.* Parisiis, apud *Claudium Morel*, 1608, *in*-8. 1624, *in*-4. Lipsiæ, 1609, 1615, *in*-8.

4. *Sclopetarius, sive de curandis vulneribus, quæ sclopetorum & similium tormentorum ictibus acciderunt.* Lugduni, 1576, 1600, *in*-8. traduit en françois sous le titre de *Traité de cure générale & particuliere des Arquebusades*, à Lyon, 1576, *in*-8. A Paris, 1625, *in*-8. traduit en allemand sous le titre de *Von heilung der schuss wunden*, à Strasbourg, 1635, *in*-4. L'Auteur ne croit pas les balles venimeuses; mais il pense qu'on peut les empoisonner. Il regarde la brûlure comme le principal accident qui accompagne ces plaies. Il blâme l'usage des ligatures trop serrées dans leur traitement, & les ampu-

tations trop précipitées. Il conseille les eaux thermales pour favoriser la cicatrice. On trouve dans cet ouvrage beaucoup de formules d'onguens.

5. *Pharmacopœa dogmaticorum restituta, pretiosis, selectisque hermeticorum illustrata.* Parisiis, apud *Morel*, 1607, *in*-4. Gissæ, 1607, *in*-8. Lipsiæ, 1607, *in*-8. Ebroduni, 1607, *in*-8. Francofurti, 1615, *in*-8. Hanoviæ, 1631, *in*-4. Venetiis, 1614. Genevæ, apud *Albertum*, 1620, *in*-8. L'édition de Venise est augmentée d'un Traité, *de spagyricâ mineralium, animalium & vegetabilium præparatione & usu.* Traduit en françois sous le titre de *Pharmacopée des Dogmatiques réformée*, à Rouen, chez *Seigneuré*, 1639, *in*-8. traduit en italien sous le titre de *le richezze delle riformata farmacopea*, à Venise, 1677, *in*-8.

6. *De exquisitâ mineralium, animalium & vegetabilium spagyricâ præparatione & usu.* Lugduni, 1600, *in*-8. Venetiis, 1614, avec l'ouvrage précédent.

7. *De dogmaticâ Medicorum legitimâ & restitutâ medicamentorum præparatione, libri duo.* Sancti Gervasii, 1603, *in*-8. Lipsiæ, 1613, *in*-8.

8. *Diæteticon polyhistoricon, sive, de victûs ratione.* Parisiis, 1606, *in*-8. 1608,, 1615, *in*-8. Lipsiæ, 1607, *in*-8. Ibid. 1615. Francofurti, 1607. Genevæ, apud *Chouet*, 1626, *in*-8. traduit en françois sous le titre de *Portrait de la santé*, à Saint-Omer, 1606, *in*-8. 1618, *in*-8. traduit en allemand par *J. de Ringelstein*, à Nuremberg, 1686, *in*-4.

9. *Ad Jacobi Auberti, Vindonis, de ortu & causis metallorum, contrà Chymicos explicationem, brevis responsio : accedit liber de spagyricâ præparatione mineralium, animalium & vegetabilium.* Lugduni, apud *Lertotium*, 1575, *in*-8. Ibid. 1600. Argentorati, 1613, *in*-8. dans le second volume du Théâtre chymique. C'est sans doute le même ouvrage que celui que *Verdier* lui attribue sous le titre de *Apologia pro Chymicis*, & qu'il dit avoir été imprimé à Lyon en 1575, *in*-8.

10. *Ad veritatem hermeticæ medicinæ stabiliendam, &c. adversùs anonymi phantasmata, responsio.* Parisiis, 1603, 1604, *in*-8. Francofurti, apud *Richter*, 1605, *in*-8.

11. *Ad brevem Riolani excursum brevis incursio.* Marpurgi, 1605, *in*-8.

12. *Antidotum spagyricum adversùs sclopetorum ictus.* Nous ne connoissons point l'édition latine. Traduit en françois sous le titre de *Recueil des plus curieux & rares secrets*, à Paris, 1648, *in*-8. traduit en anglois, à Londres, 1652, *in*-4.

13. *Le portrait de la santé, ou regle de bien sainement & longuement vivre.* A Paris, chez *Cl. Morel*, 1606, *in*-8. Ibid. 1720, *in*-8. C'est sans doute le même ouvrage que celui du numéro 8.

14. *Opera medica.* Lugduni, 1600, *in*-8. Francofurti ad Mœnum; 1602. Romæ, 1602, *in*-8. Lipsiæ, 1624. C'est un recueil de la plupart des Œuvres de *du Chesne*.

II. CHESNE, (*N. du*) Avocat à Paris. Nous avons de lui les deux ouvrages suivans :

1. *Manuel de botanique, contenant les propriétés des plantes pour la nourriture, d'usage en médecine, employées dans les arts, d'ornement pour les jardins, & qu'on trouve à la campagne aux environs de Paris.* A Paris, chez *Pankoucke*, 1764, *in*-12. L'Auteur a distribué les plantes dont il parle, en quatre classes principales. La premiere comprend celles dont nous mangeons diverses parties, différemment préparées, soit par besoin, soit par sensualité, & celles qui nous fournissent nos boissons agréables : on peut les nommer en général plantes utiles pour la nourriture; elles sont rassemblées dans la premiere partie, & présentées dans l'ordre de cinquante-huit familles, établies par *B. de Jussieu*. Cette partie comprend non seulement les plantes qu'on cultive ordinairement, mais encore les plantes sauvages qui peuvent servir de nourriture aux pauvres, & dans les disettes. On y a ajouté celles que *Linné* a comprises parmi les plantes alimentaires de la Suede. La seconde classe concerne les plantes d'usage en médecine: on n'y a admis que celles qui sont approuvées dans la pharmacopée de la Faculté de médecine de Paris. La troisieme est composée des plantes employées dans les Arts. Enfin, la quatrieme comprend les plantes dont la propriété est d'embellir les lieux destinés à la promenade, c'est-à-dire, les plantes d'ornement pour les jardins; elles y sont rassemblées : on y a joint une courte description de ce qui fait leur mérite, l'indication de la saison où l'on en jouit, & de la place qu'elles peuvent occuper dans les parterres, les gasons, les pieces d'eau, les grands & les petits bosquets, les avenues & autres parties d'un jardin ou d'un parc régulier. Ce manuel est terminé par des tables latines & françoises très-étendues : ces tables contiennent les familles, les genres & les especes des plantes dont il est parlé dans l'ouvrage. On y a joint l'*Index* ou table alphabétique des genres sous lesquels les plantes sont placées dans le *Botanicon Parisiense* de *Vaillant*. On y trouve enfin les noms des familles introduites par *Jussieu*. Cet ouvrage, considéré sous plusieurs aspects, est véritablement neuf; il paroit fait pour cette classe de Citoyens, qui ne souhaitent prendre de la botanique que les connoissances les plus agréables & de l'utilité la plus générale.

2. *Histoire naturelle des fraisiers.* A Paris, 1766, *in*-12.

CHESNEAU, (*Nicolas*) Médecin François du siecle dernier, qui exerçoit la médecine à Marseille. Il s'attacha beaucoup à l'observation, & dès qu'il trouvoit quelque cas digne d'être remarqué, il le rapportoit dans un recueil qu'il avoit commencé. Il avoit principalement fait ce recueil pour servir de guide & de modele à son fils, qu'il destinoit à la médecine ; mais celui-ci n'ayant pas suivi les vues de son pere, & ayant quitté le monde pour se consacrer à Dieu, *Chesneau* crut devoir publier ce recueil, espérant par-là se rendre utile au Public : c'est ce que nous avons sous le titre d'*Observations*. Nous connoissons de lui les ouvrages suivans :

1. *La pharmacie théorique*. A Paris, 1670, *in*-8. Ibid. 1682, *in*-4.
2. *Observationum medicarum libri quinque*. Parisiis, apud *Leonard*, 1672, *in*-8. Leydæ, 1719, *in*-4. Ce recueil contient beaucoup d'observations de pratique médicinale & chirurgicale ; il y en a plusieurs qui sont très-intéressantes : il y a peu de maladies dont on n'y ait rapporté quelque circonstance particuliere. On y trouve encore une liste exacte des principaux remedes dont on peut se servir dans la plupart des maux.
3. *Discours & propriétés des eaux de Barbotan en la Comté d'Armagnac*. A Bordeaux, chez *P. de la Court*, 1719, *in*-8.

CHESNEPHORUS (*Jean*) a donné plusieurs dissertations sur les plantes, publiées à Upsal depuis 1620 jusqu'à 1626, *in*-4. *Haller* dit en avoir dix-neuf, mais il n'en indique point les titres.

I. CHEVALIER (*Jean Damien*) Médecin François de ce siecle ; il étoit d'Angers, & avoit été reçu Docteur-Régent de la Faculté de médecine de Paris. Il avoit été à St. Domingue, en qualité de Médecin du Roi. Il a donné :

1. *Traité sur l'usage des différentes saignées*. A Paris, 1730, *in*-8.
2. *Réflexions critiques sur le traité de l'usage des différentes saignées, principalement de celles du pied*. A Paris, chez *Rollin*, 1730, *in*-12. C'est une critique du Traité de *Silva*, sur la saignée.
3. *Lettres à M. Dejean*. A Paris, chez *Durand*, 1752, *in*-12. Ces lettres sont relatives, 1°. aux maladies de Saint-Domingue ; 2°. aux plantes de cette isle ; 3°. au Remorat & aux Alcyons.

II. CHEVALIER (*N.*) est aujourd'hui pourvu de la place de Médecin de la Compagnie des cent Suisses de la Garde du Roi, en survivance de *Caumont*. Il se décore de quelques titres bien pompeux ; il se dit Médecin de l'Electrice de Baviere, Chevalier de l'Ordre de l'Eperon d'or, Comte Palatin du Sacré Palais Apostolique & du Palais de Latran : nous ne savons point s'il a réellement tous ces titres ; la vérification de ces objets ne nous concerne point ; nous pouvons seulement dire que beaucoup de personnes les croient purement imaginaires. Nous avons sous le nom de *Chevalier :*

Dissertation physico-médicale sur plusieurs maladies, & sur les propriétés d'une liqueur, qui est une pharmacopée universelle. 1758, *in*-12. La seule qualification de *pharmacopée universelle*, donnée à un remede, paroît tenir du charlatanisme ; le secret que l'Auteur en fait ne peut que confirmer cette conjecture.

III. CHEVALIER, (*N.*) Médecin François de nos jours, qui, après avoir été employé en qualité de Chirurgien dans l'Hôpital royal de Bourbonne-les-Bains, a été reçu au Doctorat en médecine, & exerce cette profession dans la même ville. Il a donné :

Mémoires & observations sur les effets des eaux de Bourbonne-les-Bains en Champagne, dans les maladies hystériques & chroniques. A Paris, chez *Vincent*, 1772, *in*-12.

CHEYNE (*George*) étoit né en Ecosse ; il s'appliqua d'abord à la philosophie & aux mathématiques ; il étudia ensuite la médecine, & y fit beaucoup de progrès. Il reçut les honneurs du Doctorat, vraisemblablement à Edimbourg ; du moins étoit-il Membre du College des Médecins de cette ville ; il étoit aussi de la Société royale de Londres. Il est mort vers l'an 1748, après avoir donné au Public les ouvrages suivans :

1. *Essay on gout and a theory of acute and slow fevers.* A Londres, 1722, *in*-8.

2. *Essay on health and long life.* A Londres, 1724, *in*-8. Ibid. 1725, *in*-8. traduit en latin sous ce titre : *de infirmorum sanitate tuendâ, vitâque producendâ*, à Londres, 1726, *in*-8. A Paris, 1742, *in*-12. Cet ouvrage a été traduit en françois, & imprimé sous ce titre : *Essai sur la santé & sur les moyens de prolonger la vie.* A Paris, chez *Rollin*, 1725, *in*-4. Ibid. 1755, *in*-12. Ibid. 1764, *in*-12. A Bruxelles, 1727, *in*-8. Cet ouvrage est divisé en sept chapitres : les six premiers traitent des choses non-naturelles, c'est-à-dire, de l'air, des alimens liquides & solides, des passions de l'ame, de l'exercice & du repos, du sommeil & de la veille, des évacuations & de leur suppression. L'Auteur entre dans tous les détails propres à faire voir de quelle maniere ces six choses peuvent concourir à la conservation de la santé. Le septieme chapitre traite de la différence des maladies aiguës & chroniques, de la complication de ces dernieres avec le scorbut, de la nature & de la force de nos fibres, des causes des fausses couches, du régime des personnes délicates pour les différentes saisons, de la variété des vêtemens, de l'usage de se raser la tête & le visage, & de se laver & racler les pieds ; des précautions nécessaires

néceſſaires aux gens d'étude pour leur travail, aux perſonnes groſſes & graſſes, à celles qui ſont avancées en âge; de l'utilité de l'opium, &c. Cet ouvrage paroît avoir été compoſé principalement pour les Gens de lettres, amis de l'étude, & d'une foible ſanté : on y trouve, 1°. des regles claires & faciles à obſerver pour la conſervation de la ſanté & la prolongation de la vie; 2°. des préceptes utiles ſur les alimens, le ſommeil & la veille, l'exercice, les évacuations & les paſſions de l'ame; 3°. des réflexions importantes ſur l'abus du thé, du café, du chocolat & du tabac.

3. *Méthode naturelle de guérir les maladies du corps & les déréglemens qui en dépendent.* Ecrit en anglois; traduit en françois par l'*Abbé de la Chapelle*, à Paris, chez *Quillau*, 1749, *in*-12. 2 vol.

4. *De naturâ fibræ, ejuſque laxæ, ſive, reſolutæ, morbis, tractatus.* Londini, 1725, *in*-8. Pariſiis, 1742, *in*-12, avec l'édition latine de l'*Eſſai ſur la ſanté.*

5. *The English malady: or a treatiſe of nervous diſeaſes of all kinds*; c'eſt-à-dire, *la maladie Angloiſe, ou traité des maladies des nerfs.* A Londres, chez *Strahan* & *Leake*, 1733, *in*-8.

Cheyne avoit encore écrit ſur la méthode inverſe des fluxions, & ſur les principes philoſophiques de la Religion : le premier de ces ouvrages avoit paru à Londres en 1703, *in*-4; le ſecond, auſſi à Londres en 1724, *in*-8, & en italien, à Naples, en 1729, *in*-4; mais l'Auteur a témoigné enſuite publiquement ſes regrets d'avoir publié le premier; il a avoué que l'ambition l'avoit enfanté, & que la vanité l'avoit mis au jour.

CHIARI, (*l'Abbé*) Savant Italien, né à Piſe. Il eſt connu par les deux traductions ſuivantes:

1. Il a traduit en Italien le traité *de morbis artificum*, de *Ramazzini*, ſous le titre de *le malattie de gli artifici.* A Veniſe, chez *Occhi*, 1745, *in*-4.

2. Il a traduit en italien les Œuvres de médecine de *Celſe*, ſur la traduction latine d'*Alméloveen*, ſous ce titre: *della medicina di Aur. Corn. Celſo, lib. otto.* A Veniſe, 1746, *in*-1..

CHIARIANA (*Marie*) a donné:

L'obligo de' Medici, Chirurgi, e Speciali; c'eſt-à-dire, *les devoirs des Médecins, Chirurgiens & Apothicaires.* A Vérone, 1724, *in*-4.

CHICOT (*Jean*) ſe diſoit Conſeiller-Médecin du Roi. Nous avons de lui:

Epiſtolæ & diſſertationes medicæ. Pariſiis, apud *Carolum du Meſnil*,

1657, *in*-4. Ibid. apud *Emmanuelem Langlois*, 1667, 1669, *in*-8. Ces lettres & ces dissertations roulent sur les différentes saisons de l'année, sur la purgation, sur le rhumatisme, sur l'origine, les causes & la curation de la rougeole & de la petite vérole; sur la douleur; sur le sommeil & la veille; sur la mélancolie, & sur la maniere de pratiquer la médecine. L'édition de 1669 est augmentée d'une lettre sur le *cholera morbus*, & d'une diatribe sur l'asthme.

CHICOYNEAU (*François*) naquit à Montpellier en 1672, de *Michel Chicoyneau*, Professeur & Chancelier de la Faculté de médecine de cette ville. Il fut destiné dès sa jeunesse au service de mer; mais la mort précipitée de ses deux freres fit changer les vues de son pere, qui souhaita de lui voir prendre le parti de la médecine. Il suivit dès ce moment les Ecoles de la Faculté de médecine de Montpellier, & y fut reçu au Doctorat le 10 Mars 1693, âgé de vingt-un ans, & non de vingt-cinq, comme dit l'*Abbé Rosier*; le 23 Juin suivant, il fut pourvu de la survivance de son pere pour les places de Professeur & de Chancelier. A la mort de son pere, il joignit à ces places celle de Conseiller en la Cour des Aides de Montpellier. Envoyé à la peste de Marseille, par le Duc d'Orléans, Régent du Royaume, il parut plein d'audace & de confiance dans cette ville, où tout un peuple égaré n'attendoit que la mort; il rassura les habitans; il calma par sa présence leurs vives alarmes; il ranima & soutint les Ministres de la santé; en un mot, on crut voir renaître l'espérance, dès qu'il se montra avec quelques-uns de ses Confreres non moins décidés que lui. Ces services furent récompensés par un brevet honorable & une pension que le Roi lui accorda. La ville de Montpellier voulut joindre les honneurs aux récompenses du Souverain; elle fit à *Chicoyneau* une entrée brillante, qui avoit l'air d'un triomphe.

Il fut appellé à la Cour en 1731, pour y être le Médecin des enfans de France; il dut cette place à *Chirac*, dont il avoit épousé la fille, & qui étoit alors premier Médecin du Roi. Celui-ci étant mort l'année suivante, *Chicoyneau* lui succéda, & fut fait premier Médecin du Roi, Conseiller d'Etat, & Surintendant des eaux minérales du Royaume. Il a rempli ces places jusqu'à sa mort, arrivée à Versailles le 13 Avril 1752, à l'âge de quatre-vingts ans. Il avoit été nommé Associé libre de l'Académie royale des Sciences de Paris le 28 Mai 1732.

Chicoyneau n'a laissé que de très petits ouvrages, qui sont à peine connus; ses theses ou dissertations académiques sont trop communes, & certainement ne passeront pas à la postérité; il n'y en a qu'une qu'on distingue, & dont nous rendrons compte. Nous avons de lui:

1. *Quæstio an ad curandam luem veneream frictiones mercuriales in hunc finem adhibendæ sint, ut salivæ fluxus concitetur.* Monspellii,

apud *Viduam Pech*, 1718, *in*-8. soutenue dans les Ecoles de Montpellier par *Antoine Pelissery*. Cette dissertation a été traduite en anglois par *Willoughby*, & imprimée à Londres, chez *Roberts*, 1723, *in*-12. Le but de l'Auteur est de faire voir que la salivation est non-seulement inutile dans le traitement des maladies vénériennes, mais encore qu'elle est toujours nuisible, & souvent très-dangereuse; il proscrit en conséquence les frictions mercurielles, telles qu'on les donnoit alors; il veut au contraire qu'on ne les donne qu'à de plus longs intervalles, & en employant une moindre dose d'onguent mercuriel, de maniere à ne point provoquer la salivation. Il s'appuie sur plusieurs bons raisonnemens & sur un grand nombre d'observations. Cette dissertation a fait attribuer à *Chicoyneau* l'honneur d'avoir appris à diminuer les doses des frictions mercurielles, & à éloigner même les frictions pour empêcher la salivation, qui n'est pas nécessaire pour la curation des maladies vénériennes; mais nous ne pouvons nous empêcher de dire que cette méthode étoit connue plus de deux cens ans avant lui: on en trouve des preuves dans les écrits de *Hock*, d'*Almenar*, de *Maynard*, de *Bethencourt*, de *Nicolas Massa*, &c.

2. *Observations & réflexions touchant la nature, les événemens & le traitement de la peste de Marseille.* A Lyon & à Paris, 1721, *in*-12. Le but de l'Auteur est de prouver que la peste n'est point contagieuse.

3. *Relation de la peste de Marseille.* A Leyde, 1721, *in*-8. Nous ne connoissons point cet ouvrage; c'est peut-être le même que le précédent, dont on n'aura fait que changer le titre.

4. *Discours, par lequel on tâche de réfuter l'opinion de ceux qui croient que la peste est contagieuse.* A Montpellier, chez *la veuve Pech*, 1723, *in*-8. C'est la traduction d'un discours latin prononcé par *Chicoyneau* dans les Ecoles de Montpellier, le 26 Octobre 1722.

5. *Lettre de M. Chicoyneau à M. de la Moniere, pour prouver ce qu'il a avancé dans ses observations & réflexions touchant la nature, les événemens & le traitement de la peste de Marseille & d'Aix.* A Lyon, chez *les freres Bruyset*, 1721, *in*-12. Les observations, dont il est ici question, avoient été insérées dans le Journal des Savans, de la même année. Le but de l'Auteur est toujours le même, c'est-à-dire, de prouver que la peste n'est point contagieuse.

Chicoyneau étoit exact à remplir ses fonctions, d'un accès facile pour les Ecoliers, très-honnête envers les Professeurs, avec lesquels il vivoit dans la plus parfaite union; il étoit généralement aimé. Il n'étoit ni un Anatomiste, ni un Botaniste du premier ordre; mais il en savoit assez pour des Ecoliers qu'il étoit chargé d'instruire. Il soutint que la peste n'est point contagieuse; il parut par-là travailler contre sa propre gloire, en diminuant son mérite d'avoir été à Marseille traiter une maladie qui ne se prend point. Cependant on n'a jamais bien su s'il croyoit lui-même ce qu'il disoit à cet égard, ou s'il ne soutenoit cette opinion que pour plaire à *Chirac*, son beau-pere, qui en étoit fortement persuadé.

I. CHIFFLET (*Jean*) naquit à Besançon, de *Laurent Chifflet*, qui avoit été Sénateur à Dôle, & d'une famille Patricienne & Consulaire. Il s'appliqua à l'étude de la médecine, & fut fait Médecin stipendié de sa patrie; il fit, pendant quelque tems, les fonctions de Gouverneur de Besançon, & fut ensuite Médecin de l'Archiduchesse Isabelle-Claire-Eugénie, Souveraine des Pays-Bas. *Manget* dit qu'il vivoit encore en 1630; cependant on trouve qu'en 1614, son fils lui succéda dans la place de Médecin de la ville de Besançon. Il laissa quatre enfans: 1°. *Jean-Jacques*, qui fait le sujet de l'article suivant; 2°. *Laurent*, qui fut Jésuite, mort en 1658, étant Prévôt de la Maison Professe d'Anvers, après avoir donné plusieurs ouvrages de dévotion; 3°. *Pierre-François*, aussi Jésuite, mort en 1682 à Paris, où il avoit été appellé par Colbert, pour mettre en ordre les médailles du Roi; il avoit publié seize ouvrages différens; 4°. *Philippe*, qui a été Chanoine de Besançon, grand Vicaire de l'Archevêque de cette ville, Prieur de Belle-Fontaine, Abbé de Ballerne, & Aumônier de l'Archiduchesse Isabelle-Claire-Eugénie, & du Prince Ferdinand, Infant d'Espagne.

Nous ne connoissons de *Jean Chifflet* que l'ouvrage suivant:

Singulares tam ex curationibus, quàm cadaverum sectionibus, observationes. Parisiis, apud *Joh. Richter*, 1612, *in-8. Eloy*, *Portal* & *Haller* attribuent cet ouvrage à *Jean-Jacques Chifflet*; il est au contraire attribué à *Jean* par *Merklin* & *Manget*: ce qui paroit plus vraisemblable. *Jean-Jacques*, dont nous allons parler, n'étoit alors âgé que de vingt-quatre ans; il en avoit même passé une partie à voyager; il ne pouvoit pas avoir eu le tems de faire un assez grand nombre d'observations, soit anatomiques, soit de pratique, pour en former un recueil.

II. CHIFFLET, (*Jean-Jacques*) fils du précédent, naquit à Besançon le 12 Janvier 1588; il étoit petit-fils de *Laurent Chifflet*, & non son neveu, comme le dit *Portal*, qui s'exprime singuliérement à cet égard; *il étoit*, dit-il, *neveu de Laurent Chifflet, dans la République des lettres*: c'est la premiere fois que nous apprenons qu'il y a des degrés de parenté dans la République des lettres. *Chifflet* fit ses premieres études dans sa patrie; il alla ensuite étudier la médecine à Paris, à Montpellier & à Padoue; il y a lieu de croire qu'il fut reçu au Doctorat dans cette derniere ville, puisque, lorsqu'il en sortit pour revenir en Franche-Comté, il se disoit Médecin. Il fut choisi, en 1614, pour être le Médecin de la ville de Besançon, à la place de son pere; il fut honoré dans la suite des principales charges de sa patrie, élevé même au Consulat, & enfin Député, pour des affaires importantes, vers l'Archiduchesse Isabelle-Claire-Eugénie, Souveraine des Pays-Bas. Cette Princesse fut si contente de lui, qu'elle voulut le retenir auprès de sa personne, & le fit son premier Médecin; elle l'envoya ensuite en Espagne au Roi Philippe IV, qui le fit aussi son Médecin, & le chargea d'écrire l'histoire de l'Ordre de la Toison d'or. Il revint dans sa patrie, & fut de nouveau attaché à l'Archiduchesse. Après la mort de cette Princesse, arrivée en 1633, il fut successivement le Médecin de Jean d'Autriche & de Léopold-Guillaume d'Autriche, Gouverneurs des Pays-Bas. Enfin, il mourut en 1660, âgé de soixante-douze ans. Il laissa trois fils: 1°. *Jean*, qui fut Docteur ès Loix, Chanoine de Tournai, & Aumônier du Prince Jean d'Autriche & de l'Archiduc Léopold; 2°. *Jules*, aussi Docteur en Droit, Chanoine de Besançon, & Chancelier de l'Ordre de la Toison d'or; 3°. *Henri-Thomas*, célebre Antiquaire.

Chifflet fut à la fois Médecin, Historien & Politique, comme on le voit par ses ouvrages. Nous ne nous arrêterons point à donner le catalogue de ceux qui sont relatifs à l'histoire & à la politique; le détail seroit trop long: nous ajouterons seulement la réflexion suivante. Il s'imagina que les bontés dont Philippe IV, Roi d'Espagne, l'honoroit, l'obligeoient à injurier tous ceux qui avoient les armes à la main contre ce Roi; il écrivit sur-tout contre les François; il se livra à des emportemens, qu'on ne sauroit pardonner à un homme de lettres, & les accabla d'injures & de froides railleries.

Ses ouvrages de médecine sont les suivans:

1. *Asitiæ in puellâ Helveticâ mirabilis physica extasis.* Vesuntione, apud *Nicolaum de Moingesse*, 1610, *in*-8.

2. *Dædalmatum, seu, de Medicis, medicinâ & hyssopo, & aliis miscellaneorum, libri duo priores.* Parisiis, apud *Joannem Richer*, 1612, *in*-8.

3. *Acia Cornelii Celsi, propriæ significationi restituta: Alphonsus Nunnez, regius Archiater, defensus.* Antuerpiæ, apud *Barth. Moret*, 1633, *in*-4.

4. *Pulvis febrifugus orbis Americani ventilatus, ratione, experientiâ & auctoritate.* Parisiis & Lovanii, 1653, *in*-4. & *in*-8. Cet ouvrage est écrit contre le quinquina; l'Auteur voudroit en faire proscrire l'usage; il le présente comme un remede infidele, qui n'opere que des guérisons incertaines, bientôt suivies de rechûtes.

5. *Lilium Francicum, veritate historicâ, botanicâ & heraldicâ illustratum.* Antuerpiæ, 1658, *in-fol.*

CHILIANI, (*Balthasar*) Médecin Allemand du siecle dernier, reçu aux degrés dans l'Université de Jene; il a écrit:

De epilepsiâ. Jenæ, 1664, *in-4.*

CHINOIS. (*Etat de la Médecine chez les*) Ce Peuple a eu la réputation d'être fort versé dans les Arts & les Sciences; il vante beaucoup lui-même l'ancienneté de ses connoissances dans l'astronomie; il prétend que celles qu'il a acquises dans la physique, sont aussi anciennes que ces dernieres. Les Médecins de cette Nation ont joui, depuis très-long-tems en Europe, d'une réputation brillante, mais peut-être peu méritée. On ne sauroit cependant contester aux Chinois l'antiquité de leurs connoissances en médecine; elles est constatée par les relations des Voyageurs, & confirmée par plusieurs points de l'histoire des Japonois; mais il est permis de s'écarter de leur croyance, & de douter que leurs Rois eussent inventé cette science long-tems avant le déluge, comme ils le soutiennent.

Nous ne croyons pas devoir entrer dans les discussions nécessaires pour établir le vrai tems où la médecine commença parmi ce Peuple; quels furent ses progrès, & quels furent le rang & la dignité de ceux qui l'exercerent; la confusion qui regne à cet égard, & que l'éloignement des tems ne permet pas de développer, rend ces objets très-difficiles à éclaircir; ils sont encore trop peu importans, pour qu'on doive s'y arrêter long-tems. Nous nous contenterons de faire une exposition succincte de la pratique des Médecins Chinois.

La philosophie naturelle, l'anatomie, la chymie, sont des sciences presque inconnues aux Chinois. Les Médecins de cette Nation se bornent à acquérir la connoissance de la nature & de la propriété des simples, & à les employer avec succès; toute leur pharmacie se réduit à un certain nombre d'herbes, de feuilles, de racines, de fruits & de semences, dont la plupart sont d'un goût très-agréable, & purgent doucement; ils les donnent presque toujours en décoction. Leur grand talent est la connoissance du pouls, ainsi que nous le dirons ci-après. Ils ont un ancien livre, qu'on pourroit regarder comme le code de la médecine Chinoise; ils le consultent dans les occasions, & emploient les remedes qu'ils y trouvent pour les différentes especes de fievres; mais ils s'embarrassent très-peu de connoitre si ces fievres sont essentielles, ou si elles ne sont qu'un symptome de la maladie.

C'est par l'inspection de la langue & le seul attouchement du pouls, qu'ils connoissent non-seulement l'état où se trouve le malade au moment de leur visite, mais encore tous les symptomes qui ont précédé & accompagné la maladie. Si le Médecin manque à deviner quelqu'une de ces circonstances, on le regarde comme un ignorant, & il est renvoyé sur le champ; s'il en rend au contraire un compte exact, il est retenu; il fait alors apporter chez le malade un sac rempli de simples pour commencer le traitement; mais ce n'est qu'après avoir convenu d'un prix, qui lui est payé exactement, s'il guérit le malade, tandis qu'il ne reçoit rien, si le malade vient à mourir.

Il y a parmi les Chinois des Médecins qui, de pere en fils, ne s'attachent qu'à un certain genre de maladie, ou à ne traiter qu'une certaine espece de personnes. Les uns, par exemple, n'entreprennent de guérir que la fievre hectique; les autres, les enfans; les autres, les femmes, &c. Ces derniers sont toujours les plus embarrassés; ils ne voient jamais les femmes de condition; ils doivent deviner leurs maladies au seul battement de l'artere, sans pouvoir s'aider des autres signes extérieurs.

Les Médecins Chinois excellent dans la connoissance du pouls; ils prétendent connoitre les maladies & leurs causes par le seul secours des pulsations qu'ils comptent à l'infini : ils en font des calculs singuliers; ils observent les battemens, les semi-battemens, &c.; ils les divisent précisément comme les tons de musique, & croient y trouver les mêmes différences; mais il faut pour cela avoir les doigts furieusement harmoniques. Ils distinguent tous les mouvemens du pouls, auxquels ils ont donné des noms particuliers, comme le pouls *superficiel*, le *profond*, le *glissant*, le *pointu*, le *tremblant*, le *dissipé*, le *bouillant*, le *plein*, le *paresseux*, &c. Ils observent encore le pouls relativement à l'âge, au tempérament, à la taille, à la couleur du malade, ainsi qu'à son sexe. Ils ne bornent pas là leurs observations; ils sont aussi très-attentifs à la différence des saisons, & principalement au printems & à l'automne. Ils ne se contentent pas de tâter le pouls à l'artere du poignet; leur exactitude va jusqu'à toutes les autres parties du corps où le malade ressent de la douleur. Le Médecin consulte le pouls au bras gauche de celui qui est attaqué au foie; il prend dans le poignet droit l'artere qui répond à l'estomac, & celui du cœur au poignet gauche, &c.; il place le bras du malade sur le chevet du lit, ensuite, avec les trois derniers doigts, il presse insensiblement l'artere pendant près d'un quart d'heure; il prononce ensuite décisivement quelle est la partie affectée, combien durera la maladie, & si le malade en échappera.

Les Médecins Chinois soutiennent que le pouls doit, pour être régulier, donner quatre ou cinq battemens au plus à chaque respiration; s'il s'en trouve six, il est irrégulier; s'il y en a huit, la maladie est dangereuse; elle est décidément mortelle, s'il excede ce nombre. Le *Pere du Halde*, Jésuite François, raconte encore d'autres particularités sur le pouls: par exemple, si, après quarante battemens, il en manque un, cela indique la foiblesse des esprits vitaux dans quelques parties nobles, & en conséquence on assure que le malade mourra dans quatre années, au printems: si ces battemens vont au nombre de cinquante, sans aucune interruption, & que le pouls tombe après ce nombre, on doit vivre cinq années: s'il s'arrête après trente battemens, on doit mourir dans trois ans. Si le pouls de l'artere du bras gauche devient foible, & s'éleve avec promptitude au bout de neuf battemens, c'est un symptome que le foie est gâté, & que la mort est prochaine. Si l'artere, qui est à l'extrémité du coude, vient, après sept battemens réguliers, à s'affoiblir, sans recouvrer sa force, le malade n'a que quelques heures à vivre, &c. On ne sauroit croire jusqu'où les Chinois portent le calcul du pouls; & ce qu'il y a de plus étonnant, c'est qu'on prétend qu'ils ne se trompent gueres dans les arrêts de vie ou de mort qu'ils prononcent.

Nous devons convenir que tous ces calculs & ces distinctions du pouls ont également été faits par des Médecins qui n'étoient pas Chinois. *Galien* en fatiguoit ses malades & ses Disciples. *Haller*, dans ses Commentaires sur les Instituts de *Boerhaave*, dit qu'il en a distingué de tant d'especes différentes, que personne n'a les doigts assez musiciens pour les saisir toutes. *Hippocrate* examinoit seulement la respiration, & *Celse* a dit de ce calcul du battement du pouls: *venis plerumque credimus fallacissimæ rei*. Ces calculs, ces distinctions ont encore été connus de nos Médecins modernes; les *Solano*, les *Nihell*, les *Bordeu*, les *Fouquet* sont entrés à cet égard dans des détails très-étendus & très-instructifs.

Les Chinois connoissent peu l'usage de la saignée; ils se servent, pour cette opération, indifféremment de toutes sortes d'instrumens, pourvu qu'ils soient pointus. Ils ne tirent ordinairement que six ou huit onces de sang au plus; ils ferment la plaie avec du sel, sans bande ni compresse.

Ils font usage des lavemens; mais ils les emploient indifféremment, sans connoitre les cas où ce secours peut être le plus utile; ils sont aussi peu instruits des différentes préparations de ce remede, qui sont en usage en Europe, & qu'on y varie eu égard aux circonstances. Ils appellent les lavemens un *remede barbare*, parce qu'ils le tiennent des Portugais.

Les Chinois sont peu sujets au rhumatisme, à la goutte & à la gravelle; ils le sont beaucoup au mal des yeux, & il n'y a pas de pays où il y ait autant d'aveugles. Il regne parmi le bas Peuple une maladie qu'on nomme *mordechin*: c'est une espece de colique violente, accompagnée de vomissemens continuels; au milieu de la crise, le malade tombe dans une profonde léthargie; pour l'en arracher, on lui applique un fer chaud à la plante des pieds; s'il sort de ce sommeil léthargique, on le regarde comme guéri; si ce remede n'opere pas tout de suite, on brûle la plante du pied jusqu'à l'os: on désespere du malade, lorsqu'il est insensible à cette opération. On applique les ventouses pour les coliques ordinaires.

Les

Les Chinois sont persuadés que la plupart de leurs maladies viennent d'avoir respiré quelque mauvais air ; aussi emploient-ils souvent le cautere actuel & l'acupuncture : cette derniere consiste à faire, sur toute l'habitude du corps, de légeres plaies avec des instrumens aigus qu'on plonge dans les chairs ; il croient par-là donner l'essor à l'air, qu'ils prétendent être concentré dans leurs parties.

La petite vérole est aussi commune dans la Chine qu'en Europe ; il y a long-tems qu'on y pratique l'inoculation. Pour cet effet, on fait sécher & réduire en poudre la matiere qu'on a tirée d'une personne attaquée de cette maladie, & après avoir préparé, par des purgatifs & des rafraichissans, le sujet auquel on veut la communiquer, on fait respirer cette poudre par le moyen d'un tuyau qu'on glisse légerement dans le nez. On prétend que les Anglois tiennent cette méthode des Chinois.

Les maladies vénériennes sont connues dans la Chine ; les remedes qu'on y emploie pour les combattre, sont pris du regne végétal : on y prescrit des formules extrêmement surchargées, qui laissent voir cependant que les Médecins Chinois ont quelques connoissances des propriétés des bois sudorifiques. On y administre aussi le mercure ; mais on prétend qu'il n'y a qu'une seule famille dans la Chine qui connoisse la préparation de ce médicament. Cet objet se trouve traité au long dans une savante dissertation d'*Astruc*, insérée à la fin du premier volume de son Traité des maladies vénériennes.

On a voulu faire honneur aux Chinois de la connoissance de la circulation du sang : on a prétendu qu'ils l'avoient connue long-tems avant qu'on en parlât en Europe. Nous n'entreprendrons pas de discuter ce fait, qu'il est impossible de bien éclaircir ; mais nous ne pouvons nous empêcher de faire voir, en peu de mots, combien la doctrine des Chinois est différente de l'idée que nous avons aujourd'hui de la circulation du sang : une simple exposition de cette doctrine suffira pour le démontrer. Ils croient que l'humide radical & la chaleur naturelle se répandent dans tout le corps, en vertu de la circulation du sang & des esprits, qui se fait par le moyen des veines & des autres vaisseaux des douze membres. Ils prétendent que ce mouvement périodique est réglé sur celui des Cieux, par les cinquante lignes, & s'acheve cinquante fois dans l'espace de vingt-quatre heures. Ce n'est que sur cette théorie ridicule de la révolution des fluides dans le corps humain, qu'on a voulu soutenir que les Chinois avoient connu la circulation.

CHICCCO (*André*) naquit à Vérone, vers le milieu du seizieme siecle ; il étudia la philosophie & la médecine, & reçut les honneurs du Doctorat dans l'une & dans l'autre. *Moreri* & *Eloy* disent qu'il exerça & enseigna la médecine à Venise avec beaucoup de réputation & de succès ; il y a cependant lieu de croire qu'il passa la plus grande partie de sa vie dans sa patrie ; il y mourut le 3 Avril 1624, dans un âge très-avancé. Nous avons de lui les ouvrages suivans :

1. *Quæstionum philosophicarum & medicarum libri tres.* Veronæ, apud *Hyeronimum Discipulum*, 1593, *in-4.* Venetiis, 1604, *in-4.*

2. *Psoricon, seu, de scabie, libri duo.* Veronæ, apud *Hyeronimum Discipulum*, 1593, *in-4.* Cet ouvrage est écrit en vers. L'Auteur ne se borne pas à la galle ; il y parle encore de la nature de la contagion, de l'influence des astres & des eaux thermales de Caldera.

3. *Apologia pro divinâ Hyeronimi Fracastorii V. C. syphilide, vel libris de morbo gallico, adversùs Julii Cæsaris Scaligeri censuram.* Veronæ, 1594, *in-4.* Ibid. 1598, *in-4.* Cet ouvrage a plus de rapport à la critique & à la poëtique, qu'à la médecine.

4. *De Balsami naturâ & viribus juxtà Dioscoridis Placita.* Veronæ, 1595, *in-4.* Cet ouvrage est en vers.

5. *De cœli Veronensis clementiâ.* Veronæ, 1597, *in-4.*

6. *Commentarius quæstionum quarumdam de febre mali moris & de morbis epidemicis. Item disputatio de sectione venæ in obstructione ab humorum qualitate.* Venetiis, 1604, *in-4.*

7. *Musæum Francisci Calceolarii, à Benedicto Ceruto inceptum, luculenter à* Chiocco *descriptum & perfectum.* Veronæ, apud *Angelum Tamum*, 1622, *in-fol.*

8. *De Collegii Veronensis illustribus Medicis & Philosophis.* Veronæ, apud *Angelum Tamum*, 1623, *in-4.*

CHIRAC (*Pierre*) naquit en 1650 à Conques, petite ville du Rouergue. Ses parens n'étoient pas riches ; & quoiqu'ils n'eussent que ce fils, ils le destinerent à l'Eglise, où ils espéroient de lui procurer quelqu'établissement. Il fut mis dans sa jeunesse entre les mains de quelques Maitres, destinés à élever les Enfans de Chœur & les bas Ecclésiastiques du Chapitre du lieu de sa naissance. Dans la suite, il fut envoyé à Rhodez, où il fit ses humanités un peu plus réguliérement dans le College des Jésuites, mais assez imparfaitement, & son style s'en est toujours ressenti.

Ses études finies, *Chirac* vint en 1678 à Montpellier, étudier la théologie. Il avoit alors vingt-huit ans ; ce qui prouve qu'il avoit été fort retardé dans ses études. Il entra, en qualité de Précepteur, chez *Carquet*, Maitre Apothicaire de Montpellier, & fut chargé de l'éducation d'*Isaac Carquet*, son fils ainé, qui prit le bonnet de Docteur en médecine en 1684. C'est dans cette maison qu'il prit du goût pour la médecine, & qu'il renonça à l'état ecclésiastique, pour lequel il n'avoit jamais eu beaucoup de vocation. Il se fit immatriculer en 1680.

A peine eut-il commencé à se faire connoitre entre les Ecol..., qu'il fut choisi, par *Michel Chicoyneau*, Chancelier de la Faculté de médecine, pour précepteur de ses enfans. Dans l'état où se trouvoit *Chirac*, il dut regarder cette place comme très-avantageuse; & par l'événement, elle a été le premier pas de sa fortune. En commençant à étudier la médecine, il s'appliqua avec ardeur à l'anatomie; il se mit bientôt en état d'en donner lui-même des leçons. Il commença à faire des cours particuliers d'anatomie avant que d'être Docteur, & le profit qu'il en retiroit servit non-seulement pour l'entretenir, mais le mit en état de faire les dépenses nécessaires pour parvenir au degré de Docteur, auquel il fut promu en 1683. Après son Doctorat, il continua les mêmes exercices qu'il faisoit en particulier, & dont il retiroit quelque rétribution; mais il voulut aussi se livrer à la pratique, & la fit pendant quelque tems sous *Barbeyrac*.

Trois ans après, il traita avec *Jérôme Tenque*, Professeur à Montpellier, de la survivance de sa chaire; il en obtint les provisions par le crédit & les sollicitations de *Chicoyneau* qui étoit à Paris. Il trouva beaucoup d'oppositions de la part de la Faculté; mais de nouvelles provisions en commandement, qui lui furent accordées, firent cesser les oppositions, & il fut installé en 1687. Il fut fait, en 1692, premier Médecin de l'Armée du Roi en Catalogne, commandée par le Maréchal de Noailles, & quelque tems après, Médecin du Port de Rochefort, où il resta deux ans. De retour à Montpellier, il s'acquit beaucoup de considération dans la Faculté, non-seulement à l'égard des Ecoliers, qui l'écoutoient comme un Oracle, mais à l'égard même des Professeurs, qui, quoique encore prévenus contre lui, ne laissoient pas de reconnoître son mérite.

Il fut connu du Comte de Nocé, qui vint à Montpellier en 1705, & qui, de retour à Paris, le proposa au Duc d'Orléans, désigné pour commander les Armées du Roi en Italie. *Chirac* fut mandé, & suivit le Prince en Italie & en Espagne, en qualité de son Médecin. Après les campagnes, *Chirac* revint à Paris; mais il n'y fut plus employé auprès du Prince, qui avoit *Homberg* pour son premier Médecin. Il voulut cependant s'arrêter dans cette ville, pour y pratiquer la médecine; il en obtint le droit par l'acquisition d'une charge de Médecin ordinaire du Duc d'Orléans.

Chirac fut bientôt connu à Paris, & généralement recherché. Il n'avoit cependant rien de ce qui contribue à faire dans cette ville une fortune rapide à un Médecin. Il parloit peu, séchement & sans agrément. Peu complaisant pour ses malades, il leur refusoit les plus petites explications, qui paroissent toujours porter un soulagement à leurs maux, quoique souvent ils ne soient pas en état de les comprendre. Ses décisions étoient laconiques, & ne souffroient jamais de sa part aucune modification. Le sexe n'avoit pas plus de droits sur sa complaisance; il le brusquoit également; il lui présentoit même souvent, & d'une maniere très-dure, l'idée désobligeante, quoique vraie, qu'il y avoit de la fantaisie, du caprice, ou de la vision dans ses infirmités. Cela n'empêcha pas qu'il n'eût à Paris une vogue étonnante.

Homberg, premier Médecin du Duc d'Orléans, Régent du Royaume, étant mort en 1715, *Chirac* lui succéda; il fut reçu l'année suivante à l'Académie royale des Sciences, en qualité d'Associé libre. Il succéda, en 1718, à *Fagon*, dans la Surintendance du Jardin du Roi. Il obtint, en 1728, des lettres de noblesse. Enfin, à la mort de *Dodart*, arrivée en 1731, il fut fait premier Médecin du Roi. Il ne jouit pas long-tems de cette place; il mourut le premier Mars 1732, âgé de quatre-vingt-deux ans. Il laissa une fille, qu'il maria avec *François Chicoyneau*, autrefois son Disciple, qu'il avoit appellé à la Cour, pour y être Médecin des Enfans de France, & qui lui succéda dans la place de premier Médecin du Roi. C'est ce qui a fait dire à *Fontenelle*, que la fille unique du Précepteur étoit devenue un assez bon parti, pour épouser le Disciple. *Chirac* sentit qu'il étoit juste que la maison qui lui avoit ouvert le chemin de la fortune, en profitât la premiere.

Chirac mourut fort riche. Il légua, par son testament, à l'Université de Montpellier, la somme de 30000 livres, pour y servir à l'établissement de deux chaires destinées, l'une à des leçons d'anatomie comparée, l'autre à l'explication du traité *de motu animalium*, de *Borelli*, & des matieres qui y sont relatives.

Ce Médecin avoit conçu un projet, qui n'auroit pu que concourir à l'avancement & à la perfection de la médecine; il vouloit établir à Paris une Académie de médecine, qui auroit eu des correspondances avec les Médecins de tous les Hôpitaux du Royaume, & ceux des Royaumes étrangers; mais il trouva beaucoup d'obstacles à cet établissement. La Faculté de médecine de Paris s'y opposa fortement; le projet alloit cependant être exécuté, lorsque la mort du Duc d'Orléans en empêcha l'effet. *Chirac*, devenu premier Médecin du Roi, reprit son projet; il trouva les mêmes oppositions: il prit d'abord le parti de la douceur, qui n'opéra rien de favorable à ses vues; mais trop engagé d'honneur pour reculer, & persuadé de l'utilité de son projet, il prit enfin le parti de vigueur: ce fut trop tard; sa mort, qui arriva dans ce moment, ne lui donna pas le tems de perfectionner son ouvrage. La médecine a perdu par-là un établissement, dont l'utilité ne peut qu'être généralement reconnue; & *La Peyronie* a su profiter du projet de *Chirac*, pour faire tourner, à l'avantage de la chirurgie, des vues utiles que la médecine avoit combattues avec acharnement.

Nous avons de *Chirac* les ouvrages suivans:

1. *Lettre à M. Regis, sur la structure des cheveux*. A Montpellier, 1688, *in*-12; réimprimé à Paris en 1744, avec les dissertations &

consultations de l'Auteur. C'est peut-être le meilleur des ouvrages de *Chirac*; c'est du moins le plus clair. Un jeune Docteur, nommé *Placide Soracy*, de Messine en Sicile, prétendit que la découverte que *Chirac* s'attribuoit, lui appartenoit, & publia une brochure pour prouver. Comme le Docteur étoit soutenu par *Jean Chastelain*, Doyen de la Faculté, qui n'aimoit pas *Chirac*, la dispute s'échauffa; mais elle ne méritoit pas le feu qu'on y mit: tout ce qu'il y avoit de nouveau & d'essentiel dans cette prétendue découverte, avoit été dit & démontré par *Malpighi*, dans son Traité *de externo tactûs organo.* L'Auteur compare la bulbe des cheveux à celle d'un oignon, dont la capsule est cartilagineuse, & garnie en dedans d'une membrane glanduleuse. Il prétend que de cette bulbe il part plusieurs filamens, qu'il regarde comme autant de fibres tendineuses du tissu même de la surface interne de la peau. Il admet encore dans le poil une substance semblable à la substance corticale du cerveau.

2. *An incubo ferrum rubiginosum?* Monspellii, 1692. C'est une dissertation soutenue dans l'École de Montpellier par *Jean-Baptiste de Rosnel*: elle a été ensuite traduite en françois, sous le titre de *Dissertation sur le cochemar*, & imprimée avec les *Dissertations & Consultations* de l'Auteur, à Paris, chez *Durand*, 1744, *in*-12. 2 vol. Cette dissertation est divisée en quatre sections. Dans la premiere, *Chirac* recherche la nature & les causes du cochemar; il prétend que cette maladie dépend d'un vice dans la fermentation de nos humeurs. Dans la seconde, il examine les symptomes de cette maladie. Dans la troisieme, il s'occupe de son diagnostic & de son prognostic. Dans la quatrieme, il en expose la méthode curative, & veut prouver que la rouille de fer est le remede le plus efficace contre cette maladie. Le but de l'Auteur est principalement de faire voir que le cochemar est une maladie, contre *Jean Chastelain* qui soutenoit, peut-être avec raison, que ce n'étoit qu'un rêve.

3. *De motu cordis adversaria analytica.* Monspellii, 1698, *in*-12. 1701, *in*-4. L'Auteur donne la description du cœur; mais on n'y reconnoit pas ce viscere, tel que nous le tenons de la nature. Il y admet des fibres transversales, auxquelles il attribue sa dilatation; il regarde les fibres externes du cœur comme d'abord droites, à les prendre à la base de ce viscere; ensuite se réfléchissant & prenant une direction spirale, sur-tout dans le ventricule droit. Il prétend qu'une partie de l'air que les poumons reçoivent dans l'inspiration, parvient jusqu'aux ventricules du cœur; il soutient même que cet air est chargé de parties nitreuses, qui, se mêlant avec les parties salino-sulfureuses du sang, produisent une explosion, qu'il ne craint point de comparer à l'explosion de la poudre à canon. C'est l'ouvrage le plus singulier & peut-être le plus mauvais qui ait paru en médecine; il est écrit dans le goût d'une maniere de raisonner

que *Chirac* avoit adoptée, & qu'il appelloit *méthodique analytique*, mais qui, dans le fond, étoit une méthode de parler tant qu'on vouloit, sur un sujet qu'on n'entendoit pas, sans y apporter aucun éclaircissement.

4. *Lettres, ou Réflexions préliminaires sur l'apologie de M. Vieussens, & sur la préface qui la precéde.* 1698, *in*-12. L'Auteur réclame une découverte que *Vieussens* prétendoit avoir faite; il s'agissoit de l'acide du sang. Nous en avons déjà parlé à l'article d'*Astruc*, & nous en parlerons encore ci-après.

5. *Utrùm absolutâ vulnerum suppuratione ad promovendam cicatricem præstent detergentia salina aquea sarcoticis aliis oleosis & pinguibus quibusdam medicamentis.* Monspellii, 1707, *in*-12. Cette dissertation fut soutenue dans les Ecoles de Montpellier, par *Antoine de Jussieu.* L'Auteur la composa pour raconter & vanter la cure qu'il avoit faite de la blessure du Duc d'Orléans, au moyen des eaux de Balaruc. Il y a, pour le fonds, de bonnes choses dans cette dissertation, mais la forme en est insoutenable, par l'ennui que cause l'affectation que l'Auteur a eue de commencer tous les articles par la préposition *quoniam.* Elle a été traduite en françois sous ce titre: *Observations de chirurgie sur la nature & le traitement des plaies*, & imprimée avec les *Observations sur la suppuration des parties molles*, par *Fizes*, à Paris, chez *Hérissant*, 1742, *in*-12. Cet ouvrage comprend onze chapitres: le premier traite de la nature & des différences des plaies; le second & le troisieme, de leurs symptomes; le quatrieme, de leur diagnostic; le cinquieme & le sixieme, de leur prognostic; le septieme, de leur traitement en général; le huitieme, de celui des plaies simples; le neuvieme & le dixieme, de celui des plaies composées; le onzieme, du traitement intérieur des blessés. Le but de l'Auteur est de recommander le traitement le plus simple pour les plaies; il blâme l'usage des tentes & des bourdonets; il regarde les remedes aqueux, rendus déterfsifs par le mélange du sel, comme très-propres à procurer la cicatrice; il les préfere aux sarcotiques huileux & aux autres médicamens composés avec des graisses. Il vante beaucoup les eaux de Balaruc, & leur donne la premiere place parmi les déterfsifs simples. *Portal* dit que l'Auteur y blâme l'usage de ces eaux dans le cas des plaies au tendon; mais s'il avoit lu l'ouvrage avec attention, il se seroit convaincu du contraire; il n'a qu'à consulter le dixieme chapitre de la dissertation, & p. 171 & 172 de l'édition françoise, il verra que *Chirac*, bien loin de blâmer l'usage de ces eaux dans le cas de plaies au tendon, les recommande au contraire comme le remede le plus efficace; il rapporte même l'observation de la blessure du Duc d'Orléans, accompagnée d'une plaie aux tendons du muscle sublime, & ajoute que les eaux de Balaruc produisirent des effets merveilleux.

6. *Observations sur les maladies des équipages des vaisseaux.* A Paris, de l'Imprimerie royale, 1724, *in*-8.

7. *Traité des fievres malignes & pestilentielles, avec des consultations sur diverses maladies.* A Paris, 1742, *in*-12. 2 vol. Cet ouvrage a pour objet la théorie des fievres malignes, & le traitement qu'elles demandent. L'Auteur fait voir la nécessité de chercher les causes des maladies dans les observations anatomiques & dans les altérations sensibles des corps. Ses consultations roulent sur la petite vérole, sur la rougeole, sur les fievres doubles tierces, sur les fievres malignes pourprées, sur les fievres pestilentielles.

7. *Dissertations & consultations médicinales.* A Paris, chez *Durand*, 1744, *in*-12. 2 vol. C'est un recueil de dissertations & de consultations de *Chirac* & de *Silva*. On ne trouve de *Chirac*, dans le premier volume, qu'un extrait de la lettre écrite à *Regis* sur la structure des cheveux : nous en avons déjà parlé. Le second contient, 1°. la traduction françoise de la dissertation sur le cochemar, dont nous avons déjà rendu compte, & la lettre ou réflexions préliminaires sur l'apologie de *Vieussens*, dont nous avons aussi parlé. Cela est suivi de trente-quatre consultations sur différens cas de pratique; les unes sont de *Silva*, les autres de *Chirac*.

Les différens ouvrages de ce Médecin ont été réunis & imprimés en 1746, *in*-12.

Chirac savoit l'anatomie ; il connoissoit l'économie du corps humain ; il étoit instruit des nouvelles opinions : il avoit, sur plusieurs parties de la médecine, des vues nouvelles, & un esprit de systême qui éblouissoit ; il joignoit à toutes ces qualités un air d'autorité qu'il a conservé toute sa vie, & qui lui faisoit dire les choses les plus triviales, avec le même ton que celui qu'on emploie ordinairement pour publier les découvertes les plus singulieres & les plus importantes. Cependant il n'y a pas d'ouvrages plus mal écrits que ceux que nous tenons de lui ; il ne put jamais se résoudre à les relire & à les retoucher, & il n'y en avoit presque point qui en eussent plus de besoin. On a prétendu que cette négligence de *Chirac*, & son ton dogmatique, étoient un effet de son amour-propre : on a dit qu'il se regardoit comme le premier Médecin de l'Europe, & qu'il portoit la haute idée qu'il avoit de lui-même jusqu'à un mépris affecté pour les autres Médecins.

Sa doctrine fut singuliere ; il ne parloit que d'engorgement des vaisseaux, & de liberté dans la circulation ; il faisoit dépendre la santé du bon état du sang & de son mouvement, & toutes les maladies de l'engorgement des vaisseaux & de l'épaississement des fluides. Il combattit les préjugés des Anciens, qui n'osoient faire aucun remede dans les jours qu'ils regardoient comme critiques ; il employa les purgatifs, les émétiques, les saignées dans tous les tems de la maladie, lorsque les symptomes paroissoient l'exiger ; enfin, il bouleversa & détruisit la médecine ancienne. Il s'éleva vivement contre *Hippocrate* & *Galien*, il les traita d'Empiriques, qui, dans une profonde obscurité, n'avoient cherché qu'à tâtons ; il ne rougit pas même d'avancer que les esprits éclairés ne peuvent les regarder que comme des Maréchaux ferrans, qui ont reçu les uns des autres quelques traditions incertaines. Cette façon de penser peut être considérée comme une tache pour la gloire de *Chirac* ; mais ce n'est pas la seule ; l'amour des systêmes le fit donner dans des erreurs qui tenoient même du ridicule : nous en avons déjà fait connoître quelqu'une.

Il réclama une découverte que *Vieussens* prétendoit avoir faite : il s'agissoit de la maniere de tirer un acide du sang. Après beaucoup d'écrits & d'injures de part & d'autre, on fit voir enfin à ces deux Médecins qu'ils disputoient une découverte qui n'étoit d'aucune importance, parce que l'extraction de l'acide du sang, supposé qu'elle fût réelle, ne servoit en rien, ni à la théorie, ni à la pratique de la médecine : on leur démontra même que cette découverte étoit une chimere, que l'acide venoit de la terre bolaire dont on se servoit dans l'expérience. *Astruc*, alors très-jeune Médecin, donna cette leçon à ses Maitres.

Il réclama encore, comme lui appartenant, un traité, qui étoit une espece de physiologie raisonnée, que *Jean Besse*, Etudiant en médecine, faisoit imprimer à Montpellier. Il prétendit que c'étoit l'extrait de ses leçons, & il n'avoit pas tout-à-fait tort. Il ne se contenta pas de s'en plaindre en Public ; il attaqua *Besse* en justice, pour le faire condamner à déclarer que *Chirac* étoit l'Auteur de cet ouvrage, & en conséquence lui faire défendre d'en continuer l'impression. *Besse* ne fit aucun cas de ses poursuites ; il partit pour Paris, où il fit imprimer son traité, qui parut avec privilege. On s'empressa de le lire, & dès qu'on l'eut lu, tout le monde convint qu'il n'étoit propre qu'à déshonorer & celui qui disoit l'avoir fait, & celui qui prétendoit en être le véritable Auteur.

CHISI, (*Martin*) Médecin Italien de ce siecle, qui a exercé la médecine à Crémone. Il a donné :

Lettere mediche ; c'est-à-dire, *Lettres medicinales*. A Crémone, chez *Ricchin*, 1749, *in*-4. On trouve ici deux lettres : la premiere traite de différentes maladies guéries par le mercure crud. La seconde contient l'histoire d'une angine épidémique qui a fait beaucoup de ravages à Crémone en 1747 & 1748, principalement sur les enfans ; l'Auteur a joint à l'histoire de cette maladie un grand nombre d'observations faites par l'ouverture des cadavres.

CHITTICK, (*N.*) Docteur en médecine, qui étoit Anglois, & exerçoit

exerçoit la médecine à Londres. Il est connu par un spécifique de son invention, pour dissoudre la pierre dans la vessie. Ce remede fut bientôt accrédité, tant par les bons effets qu'on lui attribua, que par le mystere qu'y mit ce Médecin. Les autres Médecins de Londres tâcherent d'en découvrir le secret : *Blackrie* s'y appliqua spécialement ; il parvint enfin à se convaincre que ce n'étoit autre chose que de la lessive des Savonniers.

CHMIELECIUS. (*Martin*) Nous avons de lui :

Epistolæ medicinales. Noribergæ, apud *Simonem Halbmayer*, 1625, *in*-4. avec la *Cista medica*, de *Jean Hornungius*.

CHOISEL (*Claude*) étoit François, & vivoit vers le milieu de ce siecle. Il étoit entré dans la Société des Jésuites, & avoit été envoyé dans les Indes, où il avoit fait un séjour d'environ cinquante ans ; il avoit encore exercé la pharmacie à Pondichéry. Nous avons de lui :

Nouvelle méthode sûre pour le traitement des personnes attaquées de la rage. A Paris, 1756, *in*-8. traduit en anglois, à Londres, 1757, *in*-8. L'Auteur assure que, dans les Indes, les renards sont fort sujets à la rage. Il prétend que la salive infectée produit certainement la mort, si elle se mêle avec le sang. Il emploie le mercure contre cette maladie, à la dose d'un gros chaque jour, sous la forme d'onguent ; il cherche en même-tems à empêcher la salivation par l'usage fréquent des purgatifs, quoique cependant il convienne que la salivation n'est pas bien nuisible. Il assure enfin avoir guéri, par cette méthode, plus de 300 personnes mordues par des animaux enragés, parmi lesquelles plusieurs étoient déjà parfaitement hydrophobes.

CHOKIER (*Jean de*) a écrit :

De senectute. Leodii, 1674, *in*-4.

CHOLIUS, (*Gaspard*) Médecin Allemand du siecle dernier, reçu aux degrés dans l'Université de Wirtemberg. Il a écrit :

De symptomatum causis. Wittebergæ, 1605, *in*-4.

I. CHOMEL, (*François*) Médecin François du siecle dernier ; il étoit d'Annonay, petite ville de France dans le Haut-Vivarais. Nous avons de lui :

1. *Observationes medicæ*. Londini, apud *Milonem Flescher*, 1646, *in*-8. avec les observations de *Lazare Riviere*.
2. *Tractatus de tussi*. Lugduni, 1656, *in*-8.

II. CHOMEL, (*Jacques-François*) Médecin François de ce siecle, étoit né à Paris vers la fin du siecle dernier. Il étudia la médecine dans l'Université de Montpellier, & y fut reçu au Doctorat en 1708; il fut fait ensuite Médecin-Conseiller du Roi, Intendant des eaux de Vichi. Nous avons de lui:

1. *Dissertatio academica de humoribus*. Monspellii, apud *Honor. Pech*, 1708, *in*-8. C'est une dissertation que *Chomel* soutint dans les Ecoles de Montpellier, pour le degré de Bachelier. Elle contient six chapitres: le premier traite des humeurs en général; le second, de la nature & des mouvemens naturels du sang; le troisieme, des esprits animaux & de la lymphe; le quatrieme, des humeurs digestives, de la chylification & de la sanguification; le cinquieme, de l'urine & de la transpiration; le sixieme, des humeurs qui servent à la propagation de l'espece humaine; il y est question de la semence, du lait & du sang menstruel: l'Auteur y parle aussi de la génération. Cette dissertation est écrite suivant les principes de l'ancienne théorie; l'Auteur y paroît partisan des fermens, & prétend qu'il y a une fermentation naturelle dans le sang.

2. *Universæ medicinæ theoricæ pars prima, seu physiologia ad usum Scholæ accommodata*. Monspellii, apud *Honor. Pech*, 1709, *in*-12. Cet ouvrage est divisé en trois traités: le premier roule sur les principes ou élémens; le second, sur les humeurs; le troisieme, sur les vaisseaux.

3. *Traité des eaux minérales, bains & douches de Vichi*. A Clermont-Ferrand, chez *Boutaudon*, 1734, *in*-12. Ibid. 1738, *in*-12. A Paris, 1738, *in*-12. Ces deux dernieres éditions sont augmentées d'un discours préliminaire sur les eaux minérales en général, avec des observations sur la plupart des eaux minérales de France. On peut regarder cet ouvrage comme divisé en trois parties. Dans la premiere, l'Auteur recherche les causes des différentes propriétés des eaux minérales; il fait quelques remarques sur celles des environs de Naples. Il fait voir que les eaux minérales sont un remede qui a été approuvé par tous les Peuples & dans tous les siecles; il donne des observations sur les eaux minérales artificielles; enfin, il fait l'éloge de l'eau commune. La seconde partie est une répétition des observations de *Duclos* sur les eaux minérales de France. La troisieme est la plus intéressante; elle concerne particuliérement les eaux de Vichi, du Mont-d'Or & de Bourbon-l'Archambaut: on y trouve des détails étendus & utiles sur leurs effets.

III. CHOMEL, (*Jean-Baptiste*) frere du précédent, étoit né à Paris; il prit aussi le parti de la médecine; &, après avoir étudié cette science, il se présenta à la Faculté de la même ville, & y fut reçu au Doctorat; il fut ensuite promu au Décanat de cette Faculté en 1738. Il étoit Médecin ordinaire du Roi, & avoit été reçu à l'Académie royale des Sciences, comme Eleve Botaniste, le 26 Juillet 1702, & comme Associé, le 12 Mars 1707; il parvint enfin à la vétérance le 30 Août 1730. Il est mort à Paris le 3 Juin 1740, & a laissé un fils, qui fait le sujet de l'article suivant. Nous avons de lui:

1. *Abrégé de l'histoire des plantes usuelles, dans laquelle on donne leurs noms differens, tant françois que latins, la maniere de s'en servir, la dose, &c.* A Paris, chez *Osmont*, 1712, *in*-12. Ibid. 1715, *in*-12, 2 vol. Ibid. 1727, *in*-12, 3 vol. Ibid. 1739, *in*-12, 3 vol. Ibid. 1761, *in*-12, 3 vol. A Amsterdam, 1736, 3 vol.

2. *Supplément à l'abrégé de l'histoire des plantes usuelles.* A Paris, chez *Jacques Clouzier*, 1730, *in*-12.

On trouve, dans cet ouvrage, une exposition des noms latins & françois des plantes, de la maniere de s'en servir, des doses auxquelles il faut les employer, des principales compositions de pharmacie dans lesquelles elles entrent, des détails assez exacts sur leurs vertus, & quelques observations sur leurs usages & leurs effets; les plantes y sont rangées eu égard à leurs vertus. L'ouvrage est précédé d'un discours préliminaire, qui tend à faire voir les avantages qu'on peut en retirer. Il est terminé par une table des maladies, auxquelles peuvent convenir les remedes que l'Auteur indique. Les dernieres éditions sont augmentées d'un grand nombre de plantes, de plusieurs recettes, & de quelques nouveaux détails sur certaines préparations pharmaceutiques.

IV. CHOMEL, (*Jean-Baptiste-Louis*) que *Portal* appelle *Pierre-Jean-Baptiste*, étoit fils du précédent, & né à Paris. Il a suivi la profession de son pere, qui a veillé à son éducation. Il s'est mis sur les bancs de la Faculté de médecine de Paris, & y a été reçu au Doctorat vers l'an 1738; il a été élu ensuite Doyen de cette Faculté en 1754. Il a succédé à son pere dans la place de Médecin ordinaire du Roi, & a été encore Associé honoraire du College royal des Médecins de Nancy. Il est mort à Paris le 11 Avril 1765, après avoir donné les ouvrages suivans:

1. *Lettre d'un Médecin de Paris, sur la maladie des bestiaux.* 1745, *in*-8.

2. *An hygieine medicinæ pars utilissima, desertissima?* Parisiis, 1743, *in*-4. L'Auteur décrit & prouve les avantages de la vie réglée, selon les sages principes de la médecine, dont l'objet est de conserver la santé, aussi bien que de la rétablir; il réfute ce ridicule axiome, qu'*on vit misérablement, quand on vit médicinalement.*

3. *Dissertation historique sur l'espece de mal de gorge gangreneux, qui*

a régné parmi les enfans, en 1748. A Paris, 1749, *in*-12. L'Auteur fait voir que cette maladie n'étoit pas nouvelle; il indique les sources où l'on peut puiser les lumieres qui doivent nous guider dans son traitement: il en décrit les symptomes; il en prescrit les remedes. On trouve à la fin une lettre d'*Astruc*, sur la même maladie: elle contient une méthode curative, différente, en plusieurs points, de celle de *Chomel.*

4. *Essai historique sur la médecine en France.* A Paris, chez *Lottin*, 1762, *in*-12. L'objet de cet ouvrage est non-seulement l'histoire de la médecine en France, mais encore l'origine de la Faculté de médecine de Paris, l'histoire des Médecins qui se sont le plus distingués dans cette Compagnie; enfin, celle des maladies épidémiques & contagieuses qui ont été les plus universelles. On trouve d'abord une préface qui est suivie de la nomenclature des Chanceliers de l'Eglise de Paris, depuis l'an 991 jusqu'à l'an 1762: vient ensuite la liste des premiers Médecins de nos Rois, depuis Clovis jusqu'à Louis XV; elle est accompagnée de quelques notices historiques. Dans le corps de l'ouvrage, l'Auteur envisage la médecine en France sous cinq époques. Dans la premiere, il n'offre que des conjectures sur l'état des sciences & de la médecine en particulier, avant que les Romains eussent conquis les Gaules. Dans la seconde & la troisieme, il fait voir ce qu'elles furent depuis la conquête des Romains jusqu'à la premiere race des Rois de France, & pendant tout le tems qu'elle regna. La quatrieme époque nous présente les sciences exilées dans les Cloitres, & les noms fameux qui les illustrerent. La derniere, qui est la plus intéressante, est en quelque façon, destinée à faire connoitre l'établissement de la Faculté de médecine de Paris, les Savans auxquels elle doit sa célébrité, ses statuts, ses privileges, &c. On reproche à l'Auteur des contradictions & des erreurs. L'ouvrage est terminé par deux Catalogues: le premier contient les noms, surnoms & qualités des plus anciens Maitres Régens de la Faculté de Paris, jusques à l'an 1395. Le second est un tableau chronologique des Doyens de cette Faculté, depuis cette derniere époque jusqu'au tems où l'Auteur écrivoit. Cet ouvrage est curieux & intéressant; il offre aux Médecins de quoi concevoir une haute idée de la noblesse de leur état; il offre aux Curieux une étendue prodigieuse de recherches, rassemblées sous un seul point de vue.

5. *Eloge de* LOUIS DURET. A Paris, chez *Lottin*, 1765, *in*-12. Cet Eloge a remporté le Prix en 1764, au jugement de la Faculté de médecine de Paris.

CHOUL (*Jean du*) naquit au commencement du seizieme siecle; *Moreri* le dit fils de *Guillaume du Choul*, Gentilhomme Lyonnois,

Bailli des Montagnes du Dauphiné, & habile Antiquaire ; *La Croix du Maine* prétend au contraire qu'il étoit son frere. On l'a regardé comme un habile Physicien & un bon Botaniste. Il étoit aussi Littérateur, & avoit quelque goût pour la morale ; il a écrit dans toutes ces différentes parties. Nous nous contenterons d'indiquer les ouvrages suivans, les seuls qui aient quelque rapport à notre sujet :

1. *De variâ quercûs historiâ.* Lugduni, apud *Guillelmum Rouill*, 1555, *in*-8. Il y a quatorze figures en bois, mais qui sont médiocres.

2. *Pilati montis descriptio.* Lugduni, apud *Rouill*, 1555, *in*-8. Tiguri, 1555, *in*-4, avec le livre *de herbis lunariis*, par *Gesner.* On y trouve une exposition des plantes rares de cette montagne, qui est en France dans les Cevenes.

3. *Dialogue de la vie des champs.* A Lyon, 1565, *in*-8.

Il a encore écrit un Traité latin sur la méthode de conserver la santé, qui a été imprimé à Lyon, chez *Rouill*, en 1555.

CHRETIEN, (*Guillaume*) Médecin François, qui vivoit vers le milieu du seizieme siecle ; *Portal* l'appelle *Christian*, sans doute parce qu'il aura trouvé son nom latinisé suivant l'usage du tems. *Haller* dit qu'il étoit Médecin du Roi. Il a donné :

1. *Phylalethes sur les erreurs anatomiques de certaines parties du corps humain, naguere réduites & colligées, selon la sentence de Galien.* A Orléans, 1536, *in*-12. Il regne beaucoup de confusion dans cet ouvrage ; le style en est diffus, & souvent l'Auteur rend plus obscur le texte de *Galien*, qu'il entreprend d'expliquer.

2. *Oratio de legitimæ medicinæ præstantiâ & arte : de reprimendis Pseudiatrorum imposturis, & de venenosâ veratri naturâ.* Parisiis, apud *Dion. Janotium*, 1542, *in*-4.

3. *Des fractures de la tête.* A Reims, 1553, *in*-8. C'est une traduction d'*Hippocrate.*

4. *Galien, de la formation des enfans au ventre de la mere, & de l'enfantement de sept mois.* A Reims, 1553, *in*-8. A Paris, 1556, *in*-12. C'est une traduction de *Galien.*

Il a encore traduit en françois le livre d'*Hippocrate, de geniturâ* ; sa traduction a été imprimée à Paris, 1559, *in*-8.

CHRISTAU, (*N. de Saint*) Chirurgien du siecle dernier, qui exerçoit sa profession à Luxembourg. Nous avons de lui :

La Chirurgie-pratique. A Luxembourg, 1697, *in*-12. C'est un abrégé, dans lequel l'Auteur traite successivement des différentes parties de la chirurgie, comme des tumeurs, des ulceres, des plaies, des fractures, des luxations, des instrumens, & des remedes topiques. On y trouve aussi quelques observations de chirurgie, répandues dans le corps de l'ouvrage.

CHRISTEL (*Godefroi*) a été reçu au Doctorat en médecine dans l'Université de Strasbourg, vers le milieu de ce siecle. Il a écrit:

De partu gemellorum coalitorum. Argentorati, 1751, *in*-4.

I. CHRISTIAN ou CHRISTIANI (*André*) naquit en 1551 à Ripen, ville du Danemarck, de *Christien-Severin Christian.* Il enseigna pendant quelque tems la philosophie à Wirtemberg, & se fit recevoir ensuite Docteur en médecine dans l'Université de Bâle. Il fut fait Professeur en médecine à Copenhague, en 1584, & fut le premier qui osa faire, dans cette ville, des dissections anatomiques: ce qui fut pour lui la source de beaucoup de désagrémens, puisque, dès ce moment, il se vit exclus de toutes les bonnes Compagnies, & fui généralement par la plupart de ses connoissances. Après dix-sept ans de Régence, il fut nommé par le Roi à la Préfecture de Sora, qu'il remplit pendant cinq ans; il mourut dans cette derniere ville, le 26 Novembre 1606, âgé de cinquante-cinq ans. Il a donné:

1. *Enchiridion medicum, de cognoscendis & curandis externis & internis humani corporis morbis, ex Vict. Trincavellii prælectionibus de compositione medicamentorum, atque morbis particularibus confectum.* Basileæ, 1583, *in*-8. Ibid. apud *Ludovicum Koenig*, 1607, *in*-8.
2. *Disputationes duæ.* Basileæ, 1583, *in*-8. La premiere traite du sommeil & de la veille; la seconde, du *coma.*
3. *Theses de medicinâ.* Hafniæ, 1588.
4. *De sanitate.* Hafniæ, 1590, *in*-4.

II. CHRISTIAN, (*Wolffgang*) Médecin Suisse de ce siecle; il étoit né à Berne, avoit été reçu au Doctorat en médecine dans l'Université de Bâle en 1702, & étoit ensuite revenu dans sa patrie, où il a exercé sa profession. Il a donné:

1. *Dissertatio de principio vitali, ejusque curâ in declinante senectute.* Basileæ, 1702, *in*-4.
2. *Thesaurus Ludovicianus, sive compendium materiæ medicæ selectum ex B. Ludwici pharmaciâ, &c.* Bernæ, apud *Halliet*, 1707, *in*-12. Noribergæ & Altorfii, apud *Hæredes Tauber*, 1720, *in*-12. C'est un abrégé de la matiere médicale de *Ludwic*, qui avoit été déja publié par un Anonyme. *Christian* en a donné ces deux nouvelles éditions; il a ajouté à la premiere les doses des remedes, avec deux tables, l'une des vertus des remedes, & l'autre des remedes mêmes. Il a ajouté à la seconde des éclaircissemens sur plusieurs endroits

de cet abrégé, & quatre tables : la premiere concerne les doses des médicamens ; la seconde indique leurs différentes classes ; la troisieme présente ces médicamens par ordre alphabétique, suivant leurs vertus ; la quatrieme contient leur distribution, eu égard aux trois regnes.

3. *Einladungsbrief zu erforschung bewahrter hülfsmittel.* Nous ne connoissons point cet ouvrage ; *Haller* dit qu'il a paru en 1708 ou 1709.

III. CHRISTIAN ou CHRISTIANI, (*Didier*) Médecin Allemand de la fin du dix-septieme siecle, & du commencement du dix-huitieme ; il avoit été reçu aux degrés dans l'Université de Francfort-sur-l'Oder. Il a écrit :

De picâ. Francofurti, 1691, *in*-4.

IV. CHRISTIAN ou CHRISTIANI (*George*) a écrit :

De somno, ejusque in morbis efficaciâ. Ultrajecti, 1700, *in*-4.

V CHRISTIAN ou CHRISTIANI, (*Benjamin-Guillaume*) autre Médecin Allemand, reçu au Doctorat dans l'Université de Halle en Saxe. Il a écrit :

De curâ per domestica. Hallæ-Magdeb. 1727, *in*-4.

VI. CHRISTIAN ou CHRISTIANI, (*Démocrite*) Allemand, a écrit :

Vitæ animalis morbus & medicina. Lipsiæ, 1730, *in*-8. L'Auteur explique singuliérement la chaleur & le froid des fievres intermittentes ; il attribue la premiere à une effervescence qu'il regarde comme l'effet du mélange du suc pancréatique, qu'il croit acide, avec la bile, qu'il suppose alkaline ; il fait au contraire dépendre le froid, de ce que les conduits biliaires & pancréatiques se trouvant dans un état de constriction spasmodique, les liqueurs ne peuvent couler dans le canal intestinal, & par conséquent, cette effervescence ne peut point avoir lieu. C'est une théorie trop singuliere, pour mériter d'être réfutée ; il y a long-tems qu'on est convaincu que le mélange de la bile & du suc pancréatique n'est suivi d'aucune effervescence.

CHRISTIANOPULI (*George*) est Docteur en philosophie & en médecine ; nous le croyons Italien. Il a donné :

Descriptio historica quorumdam morborum gravissimorum, curatu maximè difficilium, usu interno mercurii sublimati corrosivi feliciter sanatorum. Venetiis, apud *Milocco*, 1768.

CHRISTIERN, (*Jean*) Médecin Allemand de la fin du seizieme siecle. Il a écrit :

1. *Quâ ratione vita instituenda tempore pestis.* Schleswig. 1578, *in-12.*
2. *De variis morbis.* Schleswig. 1596, *in-4.*

CHRISTIN (*Bernardin*) naquit dans le siecle dernier à Juvellina, petite ville de l'isle de Corse. Il se destina à la médecine, & alla étudier cette science dans l'Université de Montpellier, sous Lazare Riviere; il fit, dans cette ville, un séjour de six ans : il quitta ensuite le monde, & se fit Cordelier. Son changement d'état ne l'empêcha pas cependant de faire la médecine; mais il la pratiqua en Empirique. Il se dit lui-même Docteur en médecine, & Citoyen de Venise par concession du Sénat; mais *Astruc* doute qu'il ait jamais été décoré d'aucun de ces deux titres; il est du moins vrai de dire qu'ils s'accordent peu avec l'humilité d'un enfant de Saint-François. Il a publié l'ouvrage suivant :

Arcana Lazari Riverii, &c. nusquam in lucem edita : cum institutionibus medicis, & regulis & consultationibus, & observationibus, quibus accesserunt centuriæ quinque curationum morborum : tractatus de lue seu morbo venereo ; de febri pestilentiali, cum brevi Romæ contagii narratione ; & astrologicus ad medicinam pertinens. Venetiis, apud *Bartholomæum Tramontinum*, 1676, *in-4.* Cet ouvrage contient plusieurs traités. Le premier n'est qu'un recueil de secrets; c'est une simple compilation de quelques secrets de chymie, puisés dans différens livres, sans choix & sans discernement. L'Auteur, pour les autoriser, a eu la hardiesse de les publier sous le nom de *Riviere*, tandis qu'ils n'ont jamais été de ce Médecin, dont ils ne pourroient que déshonorer la mémoire. Les autres traités ne valent pas mieux; on y voit par-tout l'ignorance & souvent la folie, réunies à l'impudence & au mensonge.

CHRISTOPHORUS. Nous le trouvons dénommé *Parisiensis*, & nous avons sous son nom :

Elucidarius, seu, artis transmutatoriæ summa major, cum appendice. Rapporté dans le sixieme volume du Théâtre chymique.

CHROUET (*Garnier*) étoit Docteur en médecine, & vivoit dans le siecle dernier. Il a fait des augmentations à un ouvrage de *Henri de Heers*, qui a été publié sous le titre de *Spadacrene, ou Dissertation physique sur les eaux de Spa*, à la Haye, chez *Paupie*, 1739, *in-8.* Il a encore donné :

Dissertatio medico-physica de trium oculi humorum, aliarumque ejus partium origine, naturâ & formatione mechanicè explicata. Leodii, apud

apud *Guill. Henr. Streel*, 1688, *in*-8. Ibid. 1691, *in*-8. L'Auteur regarde la structure du crystallin comme cellulaire; il a fait l'analyse chymique de cette humeur, ainsi que de l'humeur aqueuse. Il regarde les conduits aqueux de *Nuck*, comme des arteres, & prétend y avoir introduit un stylet, les avoir ensuite injectées, & avoir ainsi connu leur communication avec les arteres. La seconde édition est augmentée d'une réponse à *Nuck*, qui avoit critiqué le système de l'Auteur; elle a pour titre: *Solutiones apologeticæ adversùs difficultates Cl. Nuckii.*

CHRYSERMUS, Médecin de l'antiquité, connu principalement par une disposition singuliere de son corps, qui, suivant *Sextus Empiricus*, le faisoit tomber en défaillance toutes les fois qu'il mangeoit du poivre; ses défaillances étoient toujours accompagnées de sueurs & de quelques autres accidens. Il a été le Maitre d'Héraclide Erythréen. Nous savons qu'il a écrit sur le pouls; mais ses ouvrages ne sont pas parvenus jusqu'à nous.

CHRYSIPPE *Famianus.* (*Jean*) Nous avons sous son nom:

Artis metallicæ metamorphoseorum, ad Philoponum, liber singularis. Item, de jure artis alchemiæ veterum Jurisconsultorum judicia. Basileæ, apud *Pernam*, 1576, *in*-8. Montilbelg. apud *Foillet*, 1602, *in*-8, & dans le premier volume du Théâtre chymique.

CHRYSIPPUS, Médecin Grec, natif de Cnide, &, suivant quelques-uns, fils d'*Erinée*, & Disciple d'*Eudoxe*. Il vivoit sous Alexandre-le-Grand, & fut le Maitre d'*Erasistrate*. On a dit de lui, que ce qui le caractérisoit le plus, étoit une grande volubilité de langue & un babil extraordinaire: ce sont là deux qualités propres à séduire le Public, mais peu faites pour en imposer aux Connoisseurs. Il laissa un fils du même nom & de la même profession; Ptolomée Soter, Successeur d'Alexandre-le-Grand, le fit mourir sur une fausse accusation.

Chrysippus a écrit sur le chou & sur les légumes; mais ses ouvrages, qui étoient déjà fort rares du tems de *Galien*, ne sont pas venus jusqu'à nous.

Ce Médecin se distingua en renversant les dogmes les plus généralement reçus en médecine; il voulut introduire de nouvelles regles; il s'éleva vivement contre l'usage des saignées, des purgatifs, & de quelques autres remedes généraux, dont il vouloit absolument proscrire l'usage dans l'art de guérir.

CHRYSOGONUS (*Frédéric*) étoit Médecin. Il a donné:

De modo collegiandi, prognosticandi & curandi febres, nec non de humanâ felicitate, ac denique de fluxu & refluxu maris, lucubrationes. Venetiis, apud *Joh. Ant. de Sabio*, 1528, *in-fol.*

CHUDEN, (*Frédéric*) Médecin du commencement de ce fiecle; il étoit agrégé au College des Médecins de Berlin, & Médecin Provincial dans la Vieille-Marche. Il est connu par l'ouvrage suivant:

Methodus nova præservandi & curandi atrophiam seu maciem infantum. Lipsiæ, 1726, *in-4.* L'Auteur reconnoit, pour cause de l'atrophie des enfans, la suppression de leur transpiration, tandis qu'ils sont encore enfermés dans le sein de leur mere; il suppose que cette suppression est suivie de la collection d'une matiere visqueuse dans les pores de la peau: d'où il prétend qu'il résulte des obstructions dans les glandes de la peau, dans celles des intestins, enfin, dans celles du mésentere. Il réduit toutes les indications à une seule, qui consiste à détruire cette collection, à rendre la liberté aux vaisseaux, & à faciliter l'excrétion de la transpiration; le seul bain, réitéré souvent, est le moyen qu'il veut qu'on emploie pour remplir cette indication.

CHUN, (*Jean-Philippe*) Allemand, a écrit:

De pedarthrocace. Marpurgi, 1697, *in-4.*

CHUNO (*Philippe-Henri*) a écrit:

1. *De opio & opiatorum usu.* Marpurgi-Cattor. 1676, *in-4.*
2. *De apoplexiâ.* Marpurgi-Cattor. 1677, *in-4.*

CHYMIE, (*la*) définie autrefois par *Suidas*, la préparation de l'or & de l'argent, est regardée aujourd'hui comme un art qui enseigne principalement à résoudre les mixtes en leurs principes, ou à séparer & épurer les diverses substances qui entrent dans leur composition.

L'origine & l'ancienneté de la Chymie ont été la source de beaucoup de discussions, qui, presque toutes, se sont ressenties de l'enthousiasme & de l'entêtement des anciens Chymistes en faveur de leur art. Quelques-uns n'ont pas hésité à en rapporter l'origine à *Adam* lui-même, mais sur-tout au *Vulcain* des Payens: s'il est vrai que le premier Chymiste fut celui qui travailla sur les métaux, ils peuvent avoir raison. Les Historiens s'accordent à en faire honneur à *Tubalcain*, le même que le *Vulcain* des Payens, ou, pour mieux dire, à ce Dieu, qui, selon eux, apprit le premier aux hommes l'usage du feu. Quelques autres attribuent l'invention de la Chymie à *Hermès*; ils se fondent principalement sur les divers écrits de Chymie, qu'on trouve encore aujourd'hui sous ce nom; mais ils devroient prouver d'abord que ces écrits ont été faits bien certainement par *Hermès*; ce qui est bien douteux.

Il y a au contraire lieu de croire que ces écrits sont supposés, & que l'avidité des anciens Copistes n'a pas peu contribué à leur faire supposer un nom qui pût faire augmenter considérablement le prix de leurs manuscrits.

Il n'est pas possible de pouvoir fixer l'époque de l'origine de la Chymie; cette discussion est même très-inutile pour l'art de guérir. Il est beaucoup plus essentiel d'examiner l'application qu'on a fait de cet art à la médecine, ses progrès, & les avantages qu'on peut en tirer.

Les Egyptiens sont le Peuple le plus ancien qui paroisse avoir eu quelque connoissance de la Chymie. L'histoire nous apprend qu'au commencement de l'ere chrétienne, ils avoient depuis long-tems des livres de Chymie, que l'Empereur Dioclétien fit brûler pour réprimer l'esprit séditieux de ce Peuple, & le priver d'un art qui pouvoit le rendre trop riche & redoutable aux Romains. Mais leur Chymie n'avoit que les métaux pour objet: on a même conjecturé que les premiers habitans de l'Egypte avoient apporté avec eux de l'Orient l'art de travailler les métaux. Cet art se répandit de l'Egypte chez toutes les autres Nations: on trouve déjà, vers le milieu du quatrieme siecle, un *Maternus Firmicus*, qui parle de la Chymie comme d'un art fort connu; *Æneas Gazæus* en parle aussi dans le siecle suivant, & dit bien positivement que ce n'est pas une nouvelle découverte.

On n'avoit pas cependant encore pensé à faire servir la Chymie à la médecine; il y a lieu de croire que, du tems de *Galien*, on n'en faisoit aucun usage dans l'art de guérir; il n'en est fait aucune mention dans les écrits de ce Médecin, quoiqu'il eût même voyagé & fait quelque séjour en Egypte. On a passé encore long-tems après lui sans avoir aucune connoissance de la Chymie médicinale: on n'en trouve absolument aucun vestige dans les écrits d'*Aëtius*, d'*Oribase*, & de quelques autres Médecins Grecs qui les ont suivis, ni même dans ceux des premiers Arabes, qu'on croit avoir été composés dès le septieme siecle.

Les Arabes paroissent avoir été les premiers qui ont connu l'avantage que la médecine pouvoit tirer de la Chymie: qui ont su trouver, au moyen de cet art, des médicamens utiles dans nos infirmités; qui, enfin, ont introduit les préparations chymiques dans l'art de guérir. Mais ce n'est que dans le dixieme siecle & dans les siecles suivans, qu'ils ont acquis ces connoissances; *Rhazès* & *Avicenne* sont les premiers de cette Nation, dans les écrits desquels on trouve quelques notions de Chymie: le premier parle même du mercure sublimé; on lui attribue l'invention de l'huile d'œufs, dont les Médecins qui l'ont suivi, ont fait beaucoup de parade dans leurs écrits. Il y a encore lieu de croire que ce fut lui qui fit les premieres expériences chymiques sur les propriétés des drogues. *Avicenne* marcha sur ses traces, & découvrit le julep arabique, ou l'eau rose distillée; mais cette partie de la chymie fut particuliérement cultivée par *Mesué.* Nous devons cependant convenir que, du tems de *Dioscoride*, on connoissoit déja la maniere de tirer, par sublimation, le mercure ou vif-argent du cinnabre.

Il y a lieu de croire que les Arabes, en cultivant la Chymie, ont donné origine à tous les vices qu'on reproche à cet art & à ses Sectateurs, & qu'on a encore aujourd'hui tant de peine à en séparer, c'est-à-dire, la vanité des promesses, l'extravagance des raisonnemens, la superstition des opérations; en un mot, tout ce qui a produit les Charlatans & les Imposteurs. On croit encore assez généralement que ce Peuple, ami de tout tems des hiéroglifes & des métaphores, les a aussi introduits dans la chymie, la métallurgie & l'alchymie, & qu'il a en conséquence donné, aux moyens de perfectionner les métaux, les noms de différentes médecines; aux métaux imparfaits, ceux de quelques maladies; & à l'or, celui d'homme vigoureux & sain. Ce langage mystérieux parut inintelligible aux ignorans, & leur en imposa: on prit ces expressions à la lettre; on supposa que, par une seule & même préparation chymique, on pouvoit rendre la santé au corps, & changer les métaux en or: on fit cette supposition d'autant plus facilement, qu'on s'apperçut que les scories des plus vils métaux étoient désignées dans les Auteurs Arabes, sous le nom de lepre la plus incurable de toutes les maladies. On appella, dès ce moment, du nom de pierre philosophale ou de *Don Azoth*, cette préparation chymique, capable de produire ces merveilleux effets, & on donna le nom d'Adeptes à ceux qui en possédoient le secret. Le préjugé de la pierre philosophale fut confirmé dans la suite par quelques expériences chymiques sur les propriétés des drogues.

On pourroit cependant, peut-être avec raison, faire remonter le langage mystérieux de la Chymie jusqu'aux Egyptiens. On sait que ce Peuple étoit grand Amateur des hiéroglifes, & qu'il se plaisoit à cacher les choses les plus simples sous des allégories multipliées & mystérieuses. Leurs Prêtres étoient encore les seuls lettrés; ils étoient les possesseurs des principales richesses du pays; ils étoient peut être aussi les seuls Fondeurs & Rafineurs des mines, c'est-à-dire, les seuls Chymistes de la Nation. Leur propre intérêt, joint à celui du Peuple en général, a pu les obliger à réserver pour eux la méthode qu'ils employoient par rapport aux métaux, & empêcher que personne ne pût pénétrer le sens de ce qu'ils disoient ou écrivoient à cet égard, en l'enveloppant d'allégories, & le couvrant d'obscurités. Une raison de politique pouvoit aussi les engager à se vanter de pouvoir convertir les métaux en or véritable; c'étoit pour mieux cacher la source de leurs richesses. Dans la suite, on n'a pu ni déchiffrer leurs écrits, ni en développer le vrai sens: on a pris leurs allégories à la lettre, & on s'est imaginé qu'il y avoit réellement une méthode pour convertir les métaux en or.

Quoi qu'il en soit, cette erreur, qui a été la suite du langage mystérieux de la Chymie, a produit des avantages réels; elle a été la source d'une multiplicité de recherches sur la transmutation des métaux: les expériences variées à l'infini, qu'on a faites pour y parvenir, ont donné lieu à la découverte de plusieurs remedes importans.

Les Arabes furent, pendant quelque tems, les seuls qui s'occuperent de la Chymie; mais cet art déchut enfin chez eux, tout comme les sciences, au moment où le schisme & la révolte diviserent le puissant empire des Califes; il passa alors en Europe: on en trouve des preuves dans les écrits d'*Albert-le-Grand* & de *Roger Bacon*, qui, dans le treizieme siecle, avoient déjà fait plusieurs opérations chymiques. Vers la fin du même siecle, ou au commencement du suivant, *Arnaud de Villeneuve* faisoit déjà servir la Chymie à la médecine; *Raymond Lulle*, presque son Contemporain, parla d'un remede universel, ou propre dans toutes les maladies, & ce remede étoit pris de la Chymie. On vit bientôt paroître d'autres Chymistes, *Jean de la Roquetaillade*, *Isaac Hollandois*, *Jean Isaac Hollandois*, *Basile Valentin*, ou du moins l'Anonyme qui s'est caché sous ce nom. Vint ensuite *Paracelse*: cet homme célebre, fort ignorant en médecine, étoit fourni de quelques remedes chymiques; il sut les faire valoir; il s'acquit une grande réputation; enfin, il fit une nouvelle Secte, qui, quoique dénuée de bon sens, s'est maintenue pendant long-tems, & a fait tort à la vraie médecine. Il fut suivi de *Mathiole*, d'*Ange Sala*, de *Jacques Launoy*, &c. Près d'un siecle après, on vit paroître *Van Helmont*, homme industrieux & savant, mais entêté des propriétés de son prétendu remede universel; il fut suivi, peu de tems après, de *Sylvius de le Boe*, qui acheva de mettre la Chymie & les préparations chymiques en réputation, & d'*Othon Tachenius*, qui prit avec force la défense de la Chymie. Ces Chymistes eurent bientôt des Sectateurs, & leur nombre se multiplia à l'infini; on ne vit pendant long-tems, dans les corps, que des soufres & des sels, des acides & des alkalis, des fermens de toutes les especes, des fermentations, des effervescences, des explosions; il paroissoit qu'on vouloit transporter dans le corps humain toutes les opérations de la Chymie.

Ce n'est pas là les premieres opinions absurdes que la Chymie ait favorisé, ou auxquelles elle ait donné naissance. Elle a fait revivre toutes les notions absurdes des Mages, des Chaldéens & des Persans, ainsi que l'opinion de Pythagore sur la transmigration des ames; elle a fait naitre ou soutenu l'idée de la croyance des sortiléges, des charmes, des enchantemens, des génies confinés dans les métaux, &c. On a vu les plus fameux Chymistes enseigner, comme vraies, les fictions ingénieuses des Poëtes, au sujet des Faunes, des Satyres, des Génies, des Nymphes, des Pygmées, des montagnes, des eaux, de l'air & des lieux souterreins. Il y en a même qui ont osé violer ce qu'il y a de plus sacré: non contens de regarder le Pentateuque de Moïse, les écrits de Salomon, & les révélations de Saint-Jean, comme autant de traités sur la pierre philosophale, ils ont porté leur fanatisme jusqu'à pervertir le sens de l'Ecriture Sainte; ils ont expliqué à leur gré, & suivant les principes de la chymie, les emblêmes & les allégories qu'on y trouve, & les cérémonies qui y sont décrites; ils ont même quelquefois changé l'histoire des faits & des miracles, opérés pour la confirmation de l'Evangile, en des préceptes & des maximes d'alchymie

Une des principales erreurs de la Chymie est encore de faire regarder comme universelle toute action qu'elle découvre par les expériences dans quelque corps particulier, & de la présenter hardiment comme étant la même dans tous les corps. Nous devons à cette mauvaise maniere de raisonner, les doctrines des fermens, des effervescences, des sels opposés, de soufre échauffant, de fermentation, de putréfaction, de génération, de transmutation, de précipitation. Nous lui devons par conséquent les changemens que la médecine a essuyés après la découverte de ce petit nombre d'actions: on a vu le moment où on n'en admettroit point d'autres pour expliquer les loix de la nature, où l'on rejetteroit tout ce qui ne pourroit point s'accorder avec elles, enfin où l'on enfermeroit toutes les actions de la nature dans les limites étroites de cette maniere d'agir. On a voulu faire du corps humain un laboratoire de Chymiste, ou un théâtre sur lequel on a représenté, chacun à leur tour, tous les différens effets de la Chymie: on a voulu déduire de ces principes les causes de toutes les maladies; on a voulu en tirer les indications curatives. En un mot, il y a eu tant de prévention, & nous osons dire, tant de fanatisme, qu'on a été prêt à réduire toute la médecine sous la dépendance d'un petit nombre de loix que les Chymistes avoient établies.

Nous devons cependant l'avouer, la Chymie elle-même a fourni les moyens de remédier aux abus qu'elle avoit causés; il s'est trouvé des Chymistes assez éclairés pour se garantir des absurdités de leurs prédécesseurs, & assez sinceres pour en convenir, pour les condamner, & même les combattre par des argumens & des preuves qu'ils ont tirés de la Chymie: tels sont *Libavius*, *Boyle*, *Bohn*, & plusieurs autres qui sont venus après eux. Ils ont prouvé, par la Chymie seule, que les préparations de l'art different entiérement de celles de la nature; que les instrumens de l'un & de l'autre sont bien différens; que la nature n'agit point dans l'homme par les mêmes moyens que ceux que la Chymie emploie dans ses opérations; que par conséquent on ne doit rien conclure de l'une au sujet de l'autre, sans une parfaite évidence.

L'état actuel de la Chymie en Europe est bien différent de ce qu'il a été dans les siecles précédens. Ce n'est plus un art trompeur, qui couvre ses opérations d'un voile mystérieux, & qui soit principalement l'apanage des Imposteurs. C'est au contraire une science qui est devenue extrêmement utile dans la physique & la médecine : elle sert à démontrer les loix, l'action & les forces des corps ; elle les fait servir à l'explication des phénomenes les plus intéressans ; elle conduit à découvrir la nature & les propriétés des corps simples ; elle donne aux arts, des préparations qui les rendent plus grands dans leur étendue, & plus aisés dans leur exécution, & les conduisent plus promptement à leur perfection ; enfin, elle fournit à l'art de guérir un nombre prodigieux de médicamens salutaires, dont nous nous servons tous les jours avec succès dans nos infirmités. C'est aux recherches pénibles, lumineuses & désintéressées des Chymistes de nos jours, que nous sommes redevables des progrès & de la perfection de cette branche de l'art de guérir.

Il est vrai que les progrès de la Chymie ont été pendant long-tems assez insensibles. Les premiers qui tenterent de la mettre en faveur, ignorerent la méthode de se conduire dans leurs opérations ; l'air mystérieux qu'ils affecterent, leur tint lieu du savoir qu'ils n'avoient pas. Le mépris qu'on conçut pour les Auteurs, rejaillit sur la science qu'ils professoient ; de-là, le discrédit dans lequel tomba la Chymie. Mais à peine quelques bons esprits s'en furent-ils emparés, que leur premier pas fut d'abandonner ceux qui les avoient précédés ; ils rejetterent tout langage mystérieux ; ils mirent de l'ordre dans une science qui en est très-susceptible ; ils simplifierent leurs opérations ; enfin, ils chercherent le vrai, & ils l'ont souvent trouvé.

L'époque la plus brillante pour cette science, est celle du tems où ses différentes parties commencerent à être recueillies, examinées, comparées par des hommes d'un génie assez étendu & assez profond pour les rassembler toutes, en découvrir les principes, en saisir les rapports, les réunir en un corps de doctrine raisonnée, & poser véritablement les fondemens de la Chymie, considérée comme science : cette époque brillante ne date que du milieu du dernier siecle. *Jacques Barner* fut un des premiers qui rangea sous un certain ordre les principales expériences de Chymie, en y joignant des explications raisonnées. *Bohn* travailla sur le même plan ; mais la réputation de ces Chymistes Physiciens a été presque éclipsée par celle de *Becker* & de *Stahl*.

L'établissement des Académies & des Sociétés littéraires qui ont travaillé sur le plan des grands hommes que nous venons de nommer, ont hâté les beaux jours de la Chymie. Le goût de notre siecle pour cette science, la protection des Princes, le zele d'une multitude d'Amateurs illustres & éclairés, le savoir & l'ardeur de nos Chymistes modernes, tout nous promet les plus grands & les plus brillans succès. Nous ne pouvons que dire, avec un Auteur moderne, que nous avons vu la Chymie naître de la nécessité, recevoir de la cupidité un accroissement lent & obscur, & que ce n'est qu'à la vraie philosophie qu'il étoit réservé de la perfectionner.

I. CHYTRÆUS (*David*) étoit né à Ingelfing, dans la Souabe, le 26 Février 1530, de *Matthieu Chytræus*, Ministre Luthérien, dont le vrai nom Allemand étoit *Rocchafe*. Après avoir voyagé en Italie & dans les Pays-Bas, il fut, comme son pere, Ministre Luthérien ; il enseigna la théologie & les belles-lettres à Rostock, & mourut le 25 Juin 1600, âgé de soixante-dix ans, après avoir donné :

Oratio de structurâ humani corporis, & expressis in eâ sapientiæ divinæ & virtutum vestigiis. Rostochii, apud *Jacob. Lucium*, 1579, *in-8*. Ce petit ouvrage ne peut être rapporté à la médecine que par rapport à quelques détails anatomiques, dont l'Auteur s'est servi pour célébrer la grandeur & la toute-puissance du Créateur.

II. CHYTRÆUS, (*Nathan*) frere cadet du précédent, né en 1543 ; il voyagea comme lui, & parcourut la France, l'Angleterre, l'Allemagne, l'Italie, la Suisse ; il s'étoit appliqué à l'étude des belles-lettres ; il étoit très-versé dans la lecture des Poëtes, & fut Poëte lui-même ; il fut Professeur de philosophie dans l'Université de Rostock, & ensuite Recteur de l'Académie de Brême. Il mourut en 1598, âgé de cinquante-cinq ans. Nous avons de lui :

Epistola satyrica adversùs pestem. Rostockii, 1624, *in-4*.

CIASSUS (*Jean-Marie*) étoit Docteur en médecine. Il a donné :

Meditationes de naturâ plantarum : tractatus physico-mathematicus de æquilibrio fluidorum, ac levitate ignis. Venetiis, apud *Benedictum Milochum*, 1677, *in-12*. L'Auteur regarde la semence comme contenant le germe de la plante ; il combat l'idée de ceux qui croient que le germe est dans la pulpe. Les idées de l'Auteur sont rendues d'une maniere obscure, & ne sont point assez développées.

I. CICCARELLO. (*Hippolite*) Nous avons de lui :

Antidotario Romano, latino è volgare. A Rome, 1629, *in-4*. 1651, *in-4*. en latin, à Francfort, 1624, *in-8*.

II. CICCARELLO *ou* CECCARELLI (*Alphonse*) étoit né à Bevagna dans l'Ombrie. Il prit le degré de Docteur en médecine, & exerçoit cette profession à Rome sous le Pontificat de Grégoire XIII. Il a écrit :

De tuberibus, & de Clitumno fluvio. Patavii, apud *Lud. Bozetti*, 1564, *in-8*.

CICONIUS (*Flaminius*) étoit de Vicence, ville d'Italie dans la République de Venise. Il a donné :

Quæstiones naturales. Vicentiæ, 1593, *in-4*.

I. CIGALINO

I. CIGALINO (*François*) naquit dans le quinzieme siecle, à Côme, ville d'Italie dans le Duché de Milan ; il s'appliqua à l'étude de la médecine & de l'astrologie, & eut beaucoup de réputation dans l'une & dans l'autre ; il fut aussi très-profond dans la connoissance de la langue grecque. Il mourut dans sa patrie en 1530. Nous avons de lui :

Epistolæ duæ ad Taddæum Dunum. Tiguri, apud *Joh. Wolph.* 1555, 1592, *in*-8. avec les *Epistolæ medicinales* du même *Thadee Dunus.* Ces deux lettres roulent sur les vertus & l'usage de l'oximel, surtout dans la pleurésie.

Nous trouvons un *Paul* CIGALINO, né aussi à Côme, peut-être fils de *François* ; il s'appliqua, ainsi que lui, à la médecine ; après avoir reçu les honneurs du Doctorat, il fut fait Professeur en médecine dans l'Université de Pavie, & mourut en 1598 : mais celui-ci n'a écrit que sur la patrie de *Pline*, & sur la foi qu'il faut ajouter à son temoignage.

CIGNA, (*Jean-François*) Médecin Piémontois de nos jours, natif de Mont-Réal. Après avoir été promu au degré de Docteur en Philosophie & en médecine, il a été agrégé au College des Médecins de Turin, le 4 Avril 1757. Nous avons de lui une Dissertation latine sur l'irritabilité, imprimée à Turin en 1757, *in*-4, dont la troisieme section a été traduite en françois, & insérée dans le troisieme volume des *Mémoires sur les parties sensibles & irritables du corps animal*, par *Haller*, édition de Lausanne, 1760, *in*-12, 4 vol. Cette dissertation est écrite en faveur de l'irritabilité Hallérienne, & entiérement suivant les principes de *Haller.*

CIGNOZZI, (*Joseph*) Italien, a écrit :

Le cura delle piaghe ; c'est-à-dire, *Méthode curative des plaies.* A Venise, 1739, *in*-8.

CIGOGNA (*Strozzius*) étoit né à Vicence, dans l'Etat de Venise ; il étoit à la fois Docteur en philosophie, en médecine & en théologie ; il vivoit à la fin du seizieme siecle & au commencement du dix-septieme. Il a donné :

Magiæ omnifariæ, vel potiùs universæ naturæ theatrum, in quo à primis rerum principiis arcessità disputatione, universa spirituum & incantationum natura, &c. explicatur. Coloniæ, apud *Conradum Burgenium*, 1607, *in*-8.

CINCQ, (*Gilbert*) Médecin, reçu au Doctorat à Leyde vers l'an 1672 ; il a écrit :

De calculo renum & vesicæ. Lugduni-Batav. 1672, *in*-4. On y trouve l'observation d'un calcul des reins, qui présentoit jusqu'à vingt ramifications.

CINUS (*Jules*) étoit natif de Colle, petite ville d'Italie en Toscane, dans le Florentin; il étoit Docteur en philosophie & en médecine. Nous avons de lui :

1. *Apologia adversùs Horatium Augenium*. Perusiæ, apud *Balth. Salviani*, 1576, *in-4*.

2. *Epistola apologetica, contrà Vincentium Cibum, Medicum, de erroribus in curâ tertianæ commissis, unde æger mortuus est*. On la trouve dans le premier volume des lettres d'*Horace Augenio*.

CITADINO, (*Antoine*) Médecin Italien du seizieme siecle; il étoit de Faenza, ville de l'Etat de l'Eglise, dans la Romagne. Nous avons de lui :

Auscultationes in parvam artem Galeni. Faventiæ, apud. *Joh. Mariam de Simonetis*, 1523, *in-fol*. L'Auteur, zélé partisan d'Aristote, soutient avec feu la doctrine de ce Philosophe, & se déchaîne contre *Galien*, lorsque les sentimens du Médecin ne s'accordent pas avec ceux du Philosophe.

I. CITOIS (*François*) naquit à Poitiers en 1572. Il étudia la médecine dans l'Université de Montpellier, où il fut immatriculé le 28 Octobre 1593; il y obtint le Baccalauréat le 2 Janvier 1595, & y fut promu l'année suivante au Doctorat. A son retour, il se fit recevoir à la Faculté de médecine de Poitiers, & pratiqua quelque tems la médecine dans cette ville; mais étant venu à Paris, il se fit connoître, & devint Médecin du Cardinal de Richelieu, dont il mérita toute la confiance. Il pratiqua la médecine avec honneur à la ville & à la Cour. Il se retira ensuite dans sa patrie, où il mourut en 1652, âgé de quatre-vingts ans; il se trouvoit alors Doyen de la Faculté. Il a laissé les ouvrages suivans :

1. *Abstinens consolentanea, cui annexa est apologia pro Jouberto*. August. Pictonum, 1602, *in-12*. Bernæ, apud *Lepreux*, 1604, *in-4*. traduit en françois, sous ce titre : *Histoire merveilleuse de l'abstinence triennale d'une fille*. A Paris, 1602, *in-12*. L'Auteur rapporte l'histoire d'une fille qui a passé trois ans sans prendre aucun aliment; il examine combien de tems un homme peut vivre sans prendre de nourriture.

2. *De novo & populari apud Pictones dolore colico bilioso, diatriba*. Pictavii, apud *Antonium Mesnier*, 1616, *in-12*.

3. *Avis sur la nature de la peste*. A Paris, 1623, *in-8*.

4. *Opuscula medica*. Parisiis, apud *Sebastianum Cramoisy*, 1639, *in-4*.

C'est un recueil de cinq dissertations de médecine. La premiere traite de l'usage de la saignée & de la purgation ; la seconde n'est autre chose que l'ouvrage que nous avons indiqué au numéro 1 ; la troisieme roule encore sur le même sujet, c'est-à-dire, sur la longue abstinence de cette même fille : elle est écrite contre *Israel Harvet.* La quatrieme concerne la colique de Poitou : elle est très-estimée; c'est l'ouvrage désigné numéro 2. La cinquieme est un avis sur la nature de la peste & sur les moyens de s'en préserver & de s'en guérir ; c'est l'écrit rapporté au numéro 3.

II. CITOIS, (*Henri*) connu sous le nom de CITADINUS, Médecin François, qui se disoit Conseiller & Médecin du Roi ; il vivoit vers le milieu du siecle dernier & étoit peut-être fils du précédent. Il a donné:

Paradoxum orthodoxum de homæromeriâ massæ sanguineæ : opus novum, & in duos libros divisum. Parisiis, apud *Joh. Lecaut*, 1659, *in*-8.

CITTADINUS. *Voyez* CITADINUS & CITOIS.

CIUCCI, (*Antoine-Philippe*) Chirurgien Italien, qui vivoit à la fin du siecle dernier. Il a donné :

1. *Promptuarium medico-chirurgicum.* Maceratæ, apud *Joh. Picini*, 1679, *in*-4.
2. *Filo d'Arianna, overo fidelissima scorta al esercenti di chirurgia, al quale si aggiunge un breve trattato della circulazione di sangue.* A Macerata, 1682, *in*-12.

CIVININI, (*Dominique*) Italien, duquel nous avons :

Discorso della storia e natura del caffè. A Florence, 1731, *in*-4.

CIZA, (*David Gauthier*) Médecin Allemand de la fin du siecle dernier ; il avoit reçu les honneurs du Doctorat en médecine dans l'Université de Jene. Il a écrit :

De dysenteriâ. Jenæ, 1678, *in*-4.

CLACIUS, (*George*) Médecin Allemand du commencement de ce siecle ; il suivoit la doctrine de *Stahl*, & avoit été reçu au Doctorat dans l'Université de Halle en Saxe. Il a publié les ouvrages suivans :

1. *De therapeiâ passionis hypocondriacæ.* Hallæ-Magd. 1713, *in*-4.
2. *Chirurgisch practische anmerkungen* ; c'est-à-dire, *Observations pratiques de chirurgie.* A Hanovre, 1716, *in*-8. Ibid 1722, *in*-8. *Portal* rapporte le titre de ce livre en latin, sans faire mention qu'il est écrit en Allemand. C'est un recueil d'environ soixante observations, qui sont suivies de quelques consultations. L'Auteur parle

d'un sphacele, qui est survenu après l'usage du safran des métaux, employé dans la vue d'arrêter une hémorragie; il blâme la paracenthese dans l'hydropisie ascite; il veut que dans l'hernie ventrale, on ouvre l'intestin, lorsqu'il est rempli d'air; mais il y a lieu de croire que ce conseil sera peu suivi.

CLÆPIUS (*Daniel*) a écrit:

De visu. Wittebergæ, 1590, *in*-4.

CLAF (*Cyriacus Lucius de*) est connu par plusieurs ouvrages:

1. *De ligni cotonei naturâ, viribus & facultatibus, libellus.* Ingolstadii, apud *Sartorium*, 1580, *in*-4.
2. *De lithosophisticâ, errore quorumdam de lapide philosophico nunc disceptantium doctrinâ, Religioni Christianæ incommodâ, observatio: atque de lapide Christolophico, summo Christianorum bono admonitio.* Ingolstadii, apud *Sartorium*, 1582, *in*-4.
3. *De variis Medicorum sectis, nunc in Republicâ vigentibus; optima doctrina & medicina philosophica.* Ingolstadii, apud *Wolffgangum Eberum*, 1583, *in*-4.
4. *Disputatio physiologica de humoribus & superfluitatibus.* Ingolstadii, 1588, *in*-4.
5. *De medicinâ philosophicâ, in quâ ostenditur quod scientia medica liberalibus disciplinis omnibus, &c. usui esse queat.* Ingolstadii, apud *Wolffg. Eberum*, 1597, *in*-4.

CLAPICEUS (*Jacques*) étoit d'Udine, ville de l'Etat de Venise, Capitale du Frioul. Nous avons de lui:

De dolore capitis cum fluore albo muliebri, consilium. Francofurti, apud *Sartorium*, 1505, *in*-4. dans la Collection publiée par *Lautenbach.*

I. CLARAMONT (*Scipion*) étoit de Cezene, suivant *Manget*; il vivoit dans le siecle dernier. Il a écrit:

1. *De atrabile, quoad mores attinet, libri tres.* Parisiis, apud *Nicol. & Joh. de la Coste*, 1641, *in*-8.
2. *De conjectandis cujusque moribus, & latentibus animi affectibus, seu de signis.* Venetiis, apud *Marcum Ginammum*, 1625, *in*-4. Helmstadii, 1665, *in*-4.

II. CLARAMONT (*Charles*) vivoit dans le siecle dernier, & étoit Docteur en médecine; il étoit Lorrain. Nous avons de lui:

De aëre, solo & aquis Angliæ, deque morbis Anglorum vernaculis, dissertatio : nec non observationes medicæ Cambro-Britannicæ. Londini, 1672, *in*-12. Cet ouvrage renferme deux Traités. Le premier roule sur la situation, l'air, le terroir & les eaux d'Angleterre, ainsi que sur le tempérament, le régime, les exercices & les principales maladies des peuples qui l'habitent. Le second est un recueil de vingt-six histoires de diverses maladies, que l'Auteur a traitées dans la province de Galles; il parle de la nature de chacune de ces maladies, de leurs indications, de la maniere dont il les a traitées, & des suites du traitement qu'il a employé.

I. CLARCK, (*Guillaume*) Anglois, qui vivoit dans le siecle dernier. Nous avons de lui :

1. *De corporum restitutione.* Londini, 1662, *in*-8.
2. *Historia naturalis nitri.* En anglois, à Londres, 1670, *in*-8. en latin, à Hambourg, 1675, *in*-8. & à Francfort, chez *Wolff*, 1675, *in*-8. C'est un discours sur la nature du nitre, la maniere dont il se forme, les lieux où on le trouve, ses préparations, ses propriétés & ses effets.

II. CLARCK ou CLARCKE (*N.*) a été reçu au Doctorat en médecine dans l'Université de Leyde, au commencement de ce siecle. Il a écrit:

De vi animi pathematum in corpus humanum. Leydæ, 1727, *in*-4.

III. CLARCK ou CLARCKE, (*Jean*) Anglois de nos jours, qui s'est appliqué d'abord à l'étude de la chirurgie; il a été Chirurgien du Talbot, vaisseau de la Compagnie des Indes; il exerce aujourd'hui la médecine à Newcastle. Il a donné :

1. *Province of midwifery in the practice of their art.* A Londres, 1751, *in*-8.
2. *Observations on the diseases in long voyages to hot country and particularly on those whych prevail in the east Indies*; c'est-à-dire, *Observations sur les maladies des longs voyages dans les pays chauds, & particuliérement sur celles qui régnent dans les Indes Orientales.* A Londres, chez *Wilson* & *Nicol*, 1775, *in*-8. Ces observations ont été publiées par ordre des Directeurs de la Compagnie Angloise des Indes Orientales.

CLARELLIS, (*Louis de*) Médecin Italien, qui exerçoit la médecine à Naples vers le milieu de ce siecle. Il a donné l'ouvrage suivant :

Spiritus animales ex systemate medico exturbantur. Neapoli, 1744, *in*-4. Le but de l'Auteur est de combattre l'existence des esprits animaux, & sur-tout de prouver qu'ils ne sauroient servir ni au mouvement, ni au sentiment; il se sert à cet effet des argumens qui ont été les plus employés; il soutient, par exemple, que les fibres nerveuses sont entiérement solides, & qu'elles ne sauroient recevoir dans leur tissu le fluide le plus subtil; il nie encore que le fluide nerveux puisse parcourir les nerfs avec assez de vitesse pour se rendre du cerveau dans les parties avec une célérité proportionnée à celle des sensations.

CLARICI, (*Paul-Barthelemi*) Prêtre Italien, qui vivoit au commencement de ce siecle. Nous avons de lui l'ouvrage suivant, publié apres sa mort:

Istoria e coltura delle piante piu rigardeuoli pel fiore. A Venise, 1726, *in*-4.

CLARUS MONS (*Jérôme*) étoit de Lentini ou Leontini, ville de Sicile, dans la vallée de Noto; il s'appliqua à l'étude de la médecine; &, après avoir été reçu au Doctorat, il exerça sa profession à Naples; il étoit en réputation dans cette ville vers l'an 1636. Il a donné:

1. *Compendio del suo elisir vitæ ridotto in polvere.* A Florence, 1620. A Gênes, 1628, *in*-4. A Naples, chez *Roncalioli*, 1633, *in*-4.
2. *Dichiarationi contro il sommario methodo di D. Gio. Ant. Bianchi, e contro il discorso di Pier. Franç. Giraldini, soprà la sua ritrovata pulvere, che fù stimata belzuar minerale.* A Gênes, chez *Joseph Pavono*, 1627, *in*-4.
3. *Osservationi, e brieve discorso de contaggioso mal di canna; che cosa sia questo male, e da che proceda, e come, e con che si debba curare.* A Naples, chez *Roncalioli*, 1637, *in*-4.

CLAVARIIS (*Joseph Phavorin de*) étoit de Fabriano, ville de l'Etat de l'Eglise, dans la Marche d'Ancône; il vivoit à la fin du seizieme siecle & au commencement du dix-septieme. Il a donné:

1. *Medicarum exercitationum liber, in quo physiologia explicatur.* Camerini, apud *Franç. Jojosum*, 1599, *in*-4.
2. *Synopsis de hominis excellentiâ, variâ & multiplici doctrinâ, lectione & eruditione referta, philosophica, medica & Christiana.* Perusiæ, apud *Petrucci*, 1606, 1607, *in-fol.* L'Auteur établit quatre degrés, eu égard aux différens êtres qui sont dans la nature: 1°. ceux qui existent; 2°. ceux qui végetent; 3°. ceux qui jouissent du sentiment; 4°. ceux qui sont doués de l'intellect. Son principal but est de prouver qu'il n'y a rien dans l'homme qui ne soit au-dessus de tout ce qu'on peut trouver de plus beau, de plus admirable, de

plus sublime dans les pierres, dans les plantes, dans les animaux, & généralement dans tout l'Univers.

I. CLAUDER (*Gabriel*) naquit à Altenbourg dans la Saxe, le 28 Octobre 1633, de *Joseph Clauder*, Professeur & Ministre dans la même ville. Il fit ses premieres études dans sa patrie; il fut envoyé en 1652 à Jene, & non à Hiene, comme le dit *Portal*; il y étudia la médecine, & y soutint, en 1656, une these, *de miscellaneis curiosis Medicis*, & en 1659, une autre, *de phthisi*. Il interrompit ses études pour voyager; il parcourut, en 1658, la Misnie & la Boheme; il en examina avec soin les mines & les eaux minérales; il passa, en 1660, dans le Brandebourg; il alla ensuite à Magdebourg, à Hambourg, à Franeker, à Groningue, à Utrecht, à Leyde, à Amsterdam; de-là il voulut voir l'Angleterre, & alla à Londres & à Oxford. De retour en Allemagne, il s'arrêta à Cologne, à Francfort, à Nuremberg, à Ausbourg; il passa en Italie, & alla à Venise & à Padoue. Enfin, il se rendit à Leipsick, où, après avoir soutenu une these *de philtris*, il fut reçu au Doctorat en médecine en 1661. Il revint ensuite dans sa patrie, où il exerça la médecine avec beaucoup de succès: sa réputation fit souhaiter à plusieurs Princes de l'avoir pour Médecin; il le fut d'abord en 1665, de Madeleine Sybille, Duchesse de Saxe, & du Duc Frédéric-Guillaume, qui, en 1669, le nomma le Médecin de ses enfans; il occupa la même place, en 1672, auprès du Duc Ernest Pie. L'année suivante, Christien-Ernest, Marquis de Brandebourg, voulut l'avoir auprès de lui en la même qualité; mais *Clauder* s'y refusa, sous prétexte de sa santé; il préfera le séjour de sa patrie, où il termina ses jours le 9 Janvier 1691. Il avoit été depuis quelque tems Associé à l'Académie Impériale des Curieux de la Nature. Il avoit épousé en 1662, une fille de *Victorin Graner*, de laquelle il eut trois enfans: 1°. *Jean Victorin*, mort peu de tems après sa naissance; 2°. *Christien*; 3°. *Marie-Elisabeth*, qui épousa, en 1686, *Frédéric-Guillaume Clauder*, Docteur en médecine, & Médecin à Altembourg.

Nous copions ces notions historiques de l'éloge de *Clauder*, fait par *Frédéric-Guillaume Clauder*, son gendre. *Portal* a puisé dans la même source, ainsi qu'il l'annonce lui-même; mais il y a porté bien peu d'exactitude: il fait naître *Clauder* en 1663, tandis que la naissance de ce Médecin est rapportée dans cet éloge à l'an 1633; il ne fait pas attention qu'il se contredit lui-même, en rapportant, quatre lignes plus bas, l'époque du Doctorat de *Clauder* à l'an 1659, par conséquent, quatre ans avant celle de sa naissance. Il dit que *Clauder* fut reçu Docteur vers l'an 1659, tandis que dans cet éloge, on trouve que ce Médecin ne fut reçu aux degrés qu'en 1661; enfin, il rapporte sa mort au 19 Janvier, tandis que, suivant ce même éloge, elle est arrivée le 9 du même mois. Ce Bibliographe, en parlant du gendre de *Clauder*, a traduit le mot latin *Wilhelmus* par *Wilhelme*; il ne doit pas cependant ignorer que *Wilhelmus* signifie *Guillaume*.

Nous avons de *Clauder* les ouvrages suivans :

1. *Epistola ad Marcum Ruysch, ae observatione anatomico-practicâ mirabili.* Patavii, 1661, *in*-4. Il s'agit de l'ouverture du cadavre d'un homme mort d'une maladie que l'Auteur appelle *maladie noire*. On trouva l'estomac, le duodenum & le pancréas repoussés de la cavité du bas-ventre dans celle de la poitrine, où ces parties avoient pénétré en passant par le trou dont le diaphragme est percé.

2. *Dissertatio de tincturâ universali*, *vulgò* lapis Philosophorum *dictâ*. Altemburgi, apud *Gottofredum Richter*, 1678, *in*-4. L'Auteur explique d'abord ce que c'est que la pierre philosophale, & de quelle maniere on la tire ou on la prépare; il établit ensuite qu'un Chrétien peut s'appliquer à sa recherche sans scrupule. Il rapporte plusieurs expériences, desquelles il conclut que non-seulement elle est possible, mais même qu'en suivant les préceptes qu'il donne, il est impossible de ne pas y réussir.

3. *Methodus balsamandi corpora humana, aliaque majora, sine evisceratione & sectione huc usque solitâ.* Altemburgi, apud *Richter*, 1679, *in*-4. Jenæ, 1679, *in*-4. Le but de l'Auteur est de faire voir qu'il possede une méthode pareille, mais supérieure à celle de *Bills*, pour les embaumemens. Il parle, à cette occasion, des différentes méthodes qui ont été en usage chez les Egyptiens, les Arabes & les Hébreux. Il enseigne encore la maniere de préparer différentes especes d'essences & d'esprits, sans aucune distillation, & même sans le secours du feu. Il parle du secret de *Kerkring*, qui avoit long-tems conservé les cadavres de quelques enfans, avec la seule dissolution du succin. Il blâme, dans la préparation des cadavres, 1°. le miel, qu'il prétend ne pouvoir les conserver pendant trois jours; 2°. la cire, qu'il croit ne pouvoir empêcher la putréfaction des visceres; 3°. le vinaigre, qu'il regarde comme plutôt propre à corroder les parties qu'à les conserver. Il croit l'esprit-de-vin suffisant pour les petits animaux. Enfin, il prétend avoir un secret pour conserver les animaux préparés, & ce secret consiste à les tenir plongés dans l'esprit ammoniac tartarisé.

4. *Inventum cinnabarinum, hoc est, dissertatio de cinnabari nativâ hungaricâ, longâ circulatione in majorem efficaciam fixatâ & exaltatâ.* Jenæ, apud *Joannem Bielckium*, 1684, *in*-4.

5. *Schediasma de tincturâ universali, vulgò lapide Philosophorum, cum Johannis Fabri manuscripto, res Alchymicorum obscuras explanante.* Noribergæ, 1736, *in*-4. avec une dissertation, *de medicinâ universali*, de *Berlich*, & une lettre, *de elixirio sophorum*, par *Emmanuel Kœnig*.

II. CLAUDER,

II. CLAUDER, (*Christien-Ernest*) Médecin Allemand de la fin du siecle dernier, & du commencement de celui où nous vivons; il avoit reçu les honneurs du Doctorat dans l'Université de Jene, vers l'an 1674, & exerçoit la médecine à Zwickau. Nous avons de lui :

1. *De arthritide*. Jenæ, 1674, *in*-4.

2. *Gorgonea metamorphosis, seu, mirabilis calculi humani historia, cum præfatione de methodo subveniendi submersis laryngotomiâ*. Chemnitii, 1728, *in*-4. Il est question d'un calcul qui avoit percé l'uretre, & étoit tombé dans le scrotum.

3. *Praxis medico-legalis oder XXV ausgelesene casus medico-forensis mit nothigen anmerkungen*. A Altembourg, 1736, *in*-4. L'Auteur blâme l'opération césarienne; il traite de l'infanticide & des plaies mortelles par essence, ou qui le deviennent par accident.

III. CLAUDER, (*Jean-Christien*) autre Médecin Allemand, qui a écrit :

Physiologia pulsûs. Jenæ, 1689, *in*-4.

CLAUDINUS (*Jules-César*) naquit à Boulogne en Italie, un peu avant le milieu du seizieme siecle; il étudia la médecine, &, après avoir reçu les honneurs du Doctorat, il fut fait Professeur en médecine dans l'Université de sa patrie; il jouissoit déjà d'une grande réputation en 1580. Il mourut à Boulogne le 2 Février 1618. Il n'étoit pas entré dans l'Ordre des Capucins, comme on peut le conclure de ce que dit *Portal* : ce Bibliographe n'a pas compris le passage de *Manget*, où il est dit : *Obiit 2 Februarii 1618, & amictu Patrum Capucinorum vestitus, in eorum Ecclesiâ sepultus est*. Il ne peut y avoir aucune équivoque : *Manget* nous dit par-là que *Claudinus* mourut le 2 Février 1618, & que, couvert d'un habit de Capucin, il fut enterré dans l'Eglise de ces Religieux. *Portal* a traduit ce passage d'une maniere bien différente : « il mourut, *dit-il*, le 2 Février 1618, dans l'Ordre » des Capucins; il a été enterré dans leur Eglise ».

Nous avons de *Claudinus* les ouvrages suivans :

1. *Consilium de gonagrâ & podagrâ*. Francofurti, apud *Sartorium*, 1605, *in*-4. dans la Collection publiée par *Lautenbach*.

2. *Paradoxa medica, sive, tractatus de naturâ & usu lactis & seri, thermarum, lutorum, fovearum, stuffarum, guaiaci ligni, sassafras, salsæparillæ, chinæ radicis, vini medicati, chalybis, stillicidiorum, Balnei aquæ dulcis tepidi, medicamentorum ex viperis*. Francofurti, apud *Wolffgangum Richter*, 1605, *in*-4. Ibid. apud *Christ. Gerlach* & *Simon. Beckenstein*, 1660, *in*-4.

3. *Responsionum & consultationum medicinalium tomus*. Venetiis,

1605, *in-fol.* Ibid. 1627, *in-fol.* Ibid. apud *Bertanos*, 1646, *in-4.* Francofurti, apud *Laz. Zetzner*, 1607, *in-8.* Hanoviæ, apud *Wechel*, 1628, *in-4.*

4. *De crisibus & diebus criticis, tractatus.* Bononiæ, apud *Barthol. Cocchium*, 1612, *in-fol.* Basileæ, apud *Joannem Jacob. Genath*, 1620, *in-8.* Venetiis, apud *Donatum Pasquardum*, 1628, *in-4.*

5. *De ingressu ad infirmos, libri duo.* Bononiæ, apud *Joh. Bapt. Bellagambam*, 1612, *in-4.* Ibid. 1663, *in-4.* Basileæ, apud *Joh. Jac. Genath*, 1616, *in-8.* Ibid. 1641, *in-8.* Hanoviæ, 1627, *in-4.* Augustæ-Taurinorum, 1627, *in-4.* Venetiis, apud *Donatum Pasquardum*, 1628, *in-4.* Francofurti ad Mœnum, apud *Alb. Ott. Fabri*, 1675, *in-8.* Le but de l'Auteur est de présenter un tableau des devoirs les plus essentiels d'un Médecin, soit lorsqu'il dirige seul le traitement des maladies, soit lorsqu'il est appellé en consultation. L'ouvrage est suivi d'un appendice, *de remediis generosioribus*; il contient des recherches sur la nature & l'usage de plusieurs remedes; comme de l'eau naturelle, des eaux médicinales, des remedes martiaux, de la salsepareille, de l'esquine, du gaïac, du sassafras, du genievre, de l'eau & de la tisane d'orge, des vins médicinaux, des médicamens préparés avec les viperes, des bouillons de vieux coq, de poulet & de pigeon; du lait, du petit-lait, des bains, &c.

6. *De catarrho, tractatus.* Bononiæ, apud *Victor. Benatium*, 1612, *in-fol.*

7. *Quæstio de sede facultatum principum.* Taurini, 1583. Ibid. 1628, *in-4.* Bononiæ, 1612, *in-4.* Basileæ, apud *Joh. Jac. Genath*, 1617, *in-4.* Parisiis, 1647, *in-4.* Venetiis, 1647, *in-4.*

8. *Empirica rationalis, libris sex absoluta, & in duo volumina divisa.* Bononiæ, apud *Jacobum Montium*, 1653, *in-fol.* 2 vol. publié par *Jules-César Claudinus*, neveu de l'Auteur, & Professeur de philosophie.

CLAUDIUS (*Frédéric Seidelin*) a été reçu au degré de Docteur en médecine à Copenhague, en 1762. Il a publié la dissertation suivante, qu'il a soutenue sous la présidence de *Buchwald*:

De incontinentiâ urinæ ex rupto collo vesicæ instante & peracto partu. Hafniæ, 1762.

I. CLAVE (*Gaston le Doux de*) étoit de Nevers, suivant *Manget*; il remplissoit dans cette ville une place de Magistrature, qui ne l'empêcha pas de se livrer à l'étude de la chymie. Il a donné :

1. *Philosophia chymica tripartita.* Coloniæ-Allobrogum, 1612, *in-8.* La Préface est de *Bern. G. Penot.*

2. *De triplici præparatione auri & argenti.* Argentorati, apud *Getzner*, 1613, *in*-8. dans le quatrieme volume du Théâtre chymique.

3. *De rectâ & verâ ratione progignendi lapidis philosophici, seu, salis argentifici & aurifici.* Ibid. dans la même Collection; en françois, à Paris, chez d'*Houry*, 1695, *in*-12.

4. *Apologia Chrysopœæ & Argyropœæ, adversùs Thomam Erastum.* Nivernis, apud *Roussin*, 1590, *in*-8. Ibid. 1598, *in*-8. Ursellis, apud *Corn. Sutorium*, 1602, *in*-8. & dans le second volume du Théâtre chymique.

II. CLAVE, (*Etienne de*) Chymiste François du siecle dernier, étoit Docteur en médecine. Nous avons de lui:

1. *Traités philosophiques des pierres & pierreries.* A Paris, chez *la veuve Chevalier*, 1633, 1635, *in*-8.

2. *Paradoxes, où l'on démontre la génération de tous les mixtes, animaux, végétaux & minéraux.* A Paris, 1635.

3. *Nouvelle lumiere philosophique des vrais principes & élémens de nature.* A Paris, chez *Olivier de Varennes*, 1641, *in*-8. *Lenglet du Fresnoy* & *Spielmann* ont rapporté l'édition de cet ouvrage à l'an 1635; mais il y a lieu de croire qu'il n'y a pas d'édition antérieure à celle que nous venons d'indiquer, puisqu'on y lit au bas du Privilege: *achevé d'imprimer, pour la premiere fois, le 15 Mars 1641.*

4. *Cours de chymie, qui est le second livre des principes de la nature.* A Paris, 1646, *in*-8. C'est une brochure de 188 pages.

I. CLAVENA *ou* CLAVENNA (*Nicolas*) étoit de Belluno, ville d'Italie, dans l'Etat de Venise; il vivoit au commencement du siecle dernier. Nous avons de lui:

1. *Historia absinthii umbelliferi seu ptarmicæ.* Cenetæ, 1609, *in*-4. Venetiis, apud *Evangelistam Deuchinum*, 1610, *in*-4.

2. *Historia scorzoneræ Italicæ.* Venetiis, apud *Evangelistam Deuchinum*, 1610, *in*-4.

II. CLAVENA *ou* CLAVENNA (*Jacques-Antoine*) vivoit au milieu du siecle dernier; il avoit embrassé l'état Ecclésiastique, & étoit Chanoine à Treviso, ville d'Italie, dans les Etats de Venise, Capitale de la Marche Trevisane. Nous avons sous son nom:

Clavis, aperiens naturæ thesaurum, ejusque gemmas depromens. Tarvisii, apud *Hieron. Righettium*, 1648, *in-fol.* Il y est parlé des plantes & de leurs vertus; elles y sont rangées par ordre alphabétique des maladies dans lesquelles elles conviennent.

CLAVERONO. (*Hyacinthe*) Nous avons de lui :

Clavis ad pestem. Neapoli, 1651, *in*-8.

CLAUHOLD, (*J. Jacques*) Médecin de l'Université de Strasbourg. Il a écrit :

De visu duplicato. Argentorati, 1746, *in*-4.

CLAUSER. (*Christophe*) Nous avons de lui :

Dass die betrachtung des meschen-harnshone andern bericht zu empfahen unnützlich. A Zurich, 1531, *in*-4.

CLAUSIER, (*N.*) Médecin François de ce siecle, qui est connu par les deux traductions suivantes :

1. *Introduction à la chymie, accompagnée de deux Traités, l'un sur les sels des métaux, & l'autre sur le soufre anodin du vitriol, par* G. ROTHE; *avec une Analyse raisonnée de l'antimoine, & un Traité sur les teintures antimoniales, par* MEUDER. A Paris, chez *Guerin*, 1741, *in*-12, traduit de l'allemand. Le Traducteur a ajouté à l'Introduction à la chymie, des notes ; il y a fait quelques additions & quelques corrections ; il a été aidé des lumieres de *Grosse*.
2. *Pharmacopée universelle raisonnée*. A Paris, chez *d'Houry*, 1749, *in*-4, traduit de l'anglois, de *Quincy*. Le Traducteur y a fait beaucoup d'augmentations & de corrections ; il y a ajouté des tables très-détaillées, tant en latin qu'en françois, des maladies & des remedes.

Nous avons encore sous son nom :

Principes généraux de la théorie & de la pratique de la pharmacie, où l'on voit les affinités des corps, & une explication de la nature & de l'action du feu. A Paris, 1747, *in*-4.

CLAUSS, (*Matthieu*) Allemand. Il a écrit :

1. *De rebus salubribus, insalubribus, & neutris*. C'est une dissertation qu'on trouve dans la quatrieme décade de la Collection publiée par *Genath*, en 1622, *in*-4.
2. *Œnohydromachia, seu, vini & aquæ certamen*. Œniponti, 1638.

CLAYTON. (*Jean*) Nous avons de lui :

Flora virginica, exhibens plantas quas JOH. CLAYTON, *in Virginiâ observavit atque collegit*. Lugduni-Batav. apud *Cornelium Haak*, 1743, *in*-8. Ibid. 1762, *in*-4. Cette Collection a été publiée par *Jean-Frédéric Gronovius*, qui a disposé les plantes suivant la méthode sexuelle ; il les a en même-tems rapportées à leurs propres genres; il leur a donné des noms spécifiques; enfin, il a décrit celles qui étoient moins connues.

CLEEMPUS, Médecin de l'antiquité, auquel quelques-uns attribuent le livre *de magicis herbis*, cité ordinairement sous le nom de *Pythagore*.

CLEGHORNE, (*George*) Chirurgien Anglois de ce siecle; il étoit Chirurgien du Régiment du Brigadier-Général Offarell. Après un long séjour dans l'isle de Minorque, il a publié l'ouvrage suivant:

Observations on the epidemical diseases in Minorca from the year 1744 to 1749, &c. c'est-à-dire, *Observations sur les maladies épidémiques qui ont régné à Minorque depuis l'an 1744, jusques en 1749, &c.* A Londres, chez *Wilson*, 1751, *in*-4. Ibid. 1763, *in*-8. L'Auteur a comme divisé son ouvrage en deux parties: il donne dans la premiere, sous le titre d'Introduction, un précis de l'histoire naturelle de l'isle de Minorque; & dans la seconde, une description des maladies qui y sont les plus communes & les plus à craindre. Il donne un résultat très-curieux des observations météorologiques, dont il avoit fait un Journal pendant son séjour dans cette isle, & de la succession des maladies épidémiques; il a sur-tout été frappé de la conformité qui se trouve entre les révolutions & les périodes des maladies de cette isle, & celles que les Médecins Grecs ont si bien décrites: rapport qu'on ne doit pas appercevoir constamment dans les pays septentrionaux, dont le climat est si différent de celui de la Grece.

CLEMASIUS (*Matth.*) a été reçu au Doctorat en médecine dans l'Université de Leipsick, vers l'an 1666. Il a écrit:

De putredine. Lipsiæ, 1666, *in*-4.

I. CLEMENT (*Guillaume*) a donné:

Sententiæ principum Medicorum. Avenione, 1572, *in*-12.

II. CLEMENT, (*Cynthio*) Italien, que *Mandosius* dit *Corinaltensis*; il étudia la médecine, & l'exerça ensuite à Rome, où il fut Médecin du Pape Paul V. Il avoit aussi embrassé l'état ecclésiastique, & fut Chanoine de l'Eglise de Latran. Il vivoit au commencement du siecle dernier; il y a même lieu de croire qu'il étoit en réputation à Rome en 1621, puisqu'il est très-loué dans les *Quæstiones medico-legales* de *Paul Zachias*, dont la premiere édition fut publiée alors. Nous ne connoissons de lui que la lettre suivante:

Epistola apologetica ad Joannem Amodeum, quæ innominati Auctoris opinionem refellit, & clarissimè demonstrat veram ligni sancti essentiam.

Cette lettre a été publiée dans une Collection imprimée à Rome en 1622, *in-4*, sous le titre de *Disputationes medicæ de naturâ atque facultatibus ligni sancti*. On n'y trouve rien d'intéressant.

III. CLEMENT, (*Gabriel*) Médecin François, qui vivoit au commencement du siecle dernier; il étoit de Nantes, & prenoit le titre de Médecin ordinaire du Roi. Il a écrit sur la peste, sous le titre suivant:

Le trépas de la peste. A Paris, chez *Perrier*, 1626, *in-8.*

IV. CLEMENT (*Jules*) étoit Ecossois; *Manget* rapporte sous son nom un ouvrage intitulé: *Opuscula aliquot*, publié à Padoue en 1650, *in-4*. Il y a apparence que ces opuscules, que nous ne connoissons point, sont relatifs à la médecine.

V. CLEMENT. Nous avons sous ce nom la dissertation suivante:

De funiculo umbilicali fœtûs humani. Erfurti, 1724.

CLEMENTIN, (*Clément*) Médecin Italien, qui vivoit, suivant *Justus*, en 1468, & suivant *Moreau*, en 1505: la premiere opinion peut être vraie; mais la seconde est certaine, puisque nous trouvons que *Clémentin* a publié lui-même, en 1512, les ouvrages dont nous allons parler. Il étudia la médecine, &, si nous devons nous en rapporter au témoignage de *Van-der Linden*, il n'eut pas son pareil parmi tous les Médecins Italiens, ses Contemporains. Il s'appliqua particuliérement à l'astronomie. Il fut d'abord Professeur de philosophie & de mathématiques dans l'Université de Padoue, & devint ensuite Médecin du Pape Léon X. Nous avons de lui:

1. *De præceptis medicinæ : de arte medicâ : Clementina medicina.* Romæ, apud *Jacobum Mazochium*, 1512, *in-fol.*
2. *Lucubrationes, in quibus nihil est quod non sit ex usu artis, quodque non sit tam probatâ fide traditum, quàm sapienti judicio Scriptum, sive theoricen, sive praxim, quam vocant spectemus.* Basileæ, apud *Henricum Petri*, 1535, *in-fol.* Ce n'est qu'une nouvelle édition de l'ouvrage précédent, mais corrigé.

On ne trouve rien de nouveau ni d'intéressant dans les ouvrages de ce Médecin; l'Auteur attribue beaucoup à l'astrologie.

CLEM (*J. Conrad*) a écrit:

De oleâ. Tubingæ, 1679, *in-4.*

CLÉOPATRE, nom sous lequel nous avons encore un livre de médecine, qu'on a publié sous le titre suivant:

De morbis mulierum. Basileæ, 1566, 1586, *in-4.* dans la Collection publiée par *Gaspard Wolph*. Argentorati, apud *Zetzner*, 1595, *in-fol.* dans la Collection d'*Israel Spach*, sous le titre de *Gynæcia*. Il y est parlé d'un pessaire contre la fureur utérine & la tumeur de la vulve; des plaies, des ulceres, des douleurs, de l'inflammation de la matrice & des mamelles.

On a généralement attribué cet ouvrage à *Cléopatre*, Reine d'Egypte, fameuse par ses amours avec *Marc-Antoine*, & par la mort qu'elle se donna elle-même en se faisant piquer par un aspic. On a pu être induit aisément en erreur par le témoignage des Historiens qui ont représenté cette Princesse comme curieuse & savante : elle parloit en effet plusieurs langues, & il est certain qu'elle avoit fait beaucoup d'essais sur diverses especes de poisons, dans le dessein de connoître les plus prompts & les plus efficaces. La dissolution de la perle dans le vinaigre, qu'elle fit en présence de *Marc-Antoine*, est un nouvelle preuve de ses connoissances. On a encore prétendu qu'elle avoit écrit sur l'ornement & l'embellissement du corps, c'est-à-dire, sur la cosmétique. *Galien* rapporte même différentes compositions relatives à cet objet, qu'il dit avoir tirées des livres de *Cléopatre*. D'après cela, il n'est pas surprenant qu'on ait cru que cette Princesse avoit écrit aussi sur les maladies des femmes. On ne sauroit cependant douter que cet ouvrage n'ait été faussement attribué à cette Reine, & qu'il n'ait été supposé dans un siecle d'ignorance. L'histoire nous présente *Cléopatre* comme ayant un esprit vif, bouillant, pétulent : on ne trouve rien dans cet écrit qui porte les traces d'un pareil esprit : mais une réflexion suffit : comment peut-on attribuer à cette Princesse un écrit dans lequel il est parlé de la maladie dont Job fut affligé pendant sept ans & demi, & des trente pieces d'argent que Judas reçut pour prix de sa trahison ? Il ne faut pas d'autre raison pour démontrer la supposition de cet ouvrage.

CLEOPHANTUS, Médecin de l'antiquité, cité par *Celse* & par *Pline*; il avoit été Disciple d'Hérophile; il étoit Empirique, & devint le Chef d'une Secte qui ne se soutint pas long-tems, mais dont les principes furent adoptés en partie par Asclépiade. On prétend qu'il avoit écrit sur l'usage du vin dans les maladies. *Galien* rapporte, d'après lui, un remede contre la goutte. Il avoit une méthode singuliere dans les fievres intermittentes, ainsi que nous l'apprenons de *Celsus* : avant l'accès, il faisoit arroser la tête du malade avec beaucoup d'eau chaude, & lui faisoit boire ensuite une certaine quantité de vin.

I. CLEOPHAS (*Paul*) a écrit :

De nephritide. Basileæ, 1617, *in-4*.

II. CLEOPHAS (*Michel*) a écrit :

1. *De febre malignâ Hungariæ*. Wittebergæ, 1662, *in-4*.
2. *De suppressione mensium*. Wittebergæ, 1664, *in-4*.

I. CLERC. (*Etienne le*) *Voyez* LE CLERC.

II. CLERC. (*Daniel le*) *Voyez* LE CLERC.

III. CLERC. (*Pierre le*) *Voyez* LE CLERC.

IV. CLERC. (*Sébastien le*) *Voyez* LE CLERC.

V. CLERC. (*Gabriel-Charles le*) *Voyez* LE CLERC.

VI. CLERC *de Montmerci.* (*N. le*) *Voyez* LE CLERC.

VII. CLERC *ou* CLERICUS (*Vincent*) étoit natif de Parme; il vivoit au milieu de ce siecle, & étoit Professeur dans l'Université de sa patrie. Nous avons de lui:

De vitâ hominis diutiùs tuendâ, tractatus varii ad optatum finem conducentes. Parmæ, 1742, *in*-12.

VIII. CLERC, (*N.*) Médecin François de nos jours, qui, après avoir reçu les honneurs du Doctorat, a été Médecin de Monseigneur le Duc d'Orléans, à Villers-Cotterets. Il a fait quelque séjour à Paris, & a été employé en Allemagne en qualité de Médecin des Armées du Roi de France; il a été dans le même tems Médecin du Feld-Maréchal Comte de Razoumowski, Hetman des Cosaques. Il est ensuite passé en Russie, où il est aujourd'hui Inspecteur de l'Hôpital de Paul, à Moscow, & Membre de l'Académie Impériale des Sciences de Saint-Pétersbourg; il a été aussi agrégé à l'Académie royale des Sciences, Belles-Lettres & Arts de Rouen. Il est connu par une histoire Chinoise, qui a paru sous le titre de *Yu-le-Grand & Confucius*, à Paris, chez *la veuve Duchesne*, 1769, *in*-4. Le but de cet ouvrage est de faire connoitre le meilleur Prince & le plus grand Philosophe de la Chine. Il a encore donné les ouvrages suivans, qui sont relatifs à notre sujet:

1. *Mémoire sur la goutte.* 1754, *in*-12.
2. *Medicus veri amator, ad Apollineæ artis alumnos.* Moschæ, *Typis Universitatis*, 1764, *in*-8. L'Auteur donne, sous ce titre, un grand nombre de bonnes observations sur les venins, les épidémies, & les différentes especes de contagion. On trouve d'abord des réflexions justes sur l'air en général, & sur ses propriétés; sur la chaleur & le froid, sur la sécheresse, l'humidité, la gelée, l'eau; sur la transpiration des corps; sur la nature des fluides; sur le sang & les causes de sa putréfaction, &c. L'Auteur disserte ensuite sur la nature, la force, l'action & la propagation des poisons; sur les phénomenes qui accompagnent la peste, & sur les moyens de la guérir. La

théorie

théorie une fois établie, il passe à la pratique ; &, comme la langue françoise est plus d'usage en Russie que la latine, il écrit en françois cette seconde partie, dans laquelle on distingue trois objets principaux : 1°. les moyens de prévenir la contagion & d'y remédier ; 2°. l'utilité que l'on peut retirer des Criminels condamnés à la mort, en tentant sur eux diverses expériences qui jetteroient beaucoup de lumieres sur l'art de guérir ; 3°. une histoire raisonnée des maladies épidémiques qui ont régné dans l'Ukraine en 1760, après l'hyver très-rigoureux de l'année précédente. Cet ouvrage mérite d'être lu.

3. *Essai sur les maladies contagieuses du bétail, avec les moyens de les préserver & d'y remédier efficacement.* A Paris, chez *Tilliard*, 1766, *in*-12.

4. *Histoire naturelle de l'homme considéré dans l'état de maladie, ou la maladie rappellée dans sa premiere simplicité.* A Paris, chez *Lacombe*, 1767, *in*-8, 2 vol. Cette édition a été contrefaite à Avignon, sous le titre de Paris, en 2 vol. *in*-12. Ce livre, écrit avec chaleur & avec élégance, se fait lire avec plaisir : on desireroit seulement que l'Auteur, qui veut rappeller la médecine à sa premiere simplicité, eût fait moins d'usage des explications hazardées de quelques Ecrivains modernes, plus curieux de deviner la nature, que de l'observer.

5. *De la contagion, de sa nature, de ses effets, de ses progrès, & des moyens les plus sûrs pour la prévenir & pour y remédier.* A Saint-Péterbourg, 1771, *in*-8. L'Auteur décrit avec vivacité & avec précision les symptomes des maladies pestilentielles ; il rappelle succinctement les regles que les plus habiles Médecins ont établies d'après l'observation & l'expérience. Il donne aux Souverains des conseils utiles pour prévenir la peste, & aux Particuliers, les moyens de s'en garantir, lors même que la contagion est déclarée ; il y rapporte la composition du vinaigre concentré ou des quatre voleurs, d'une potion anti-putride, des pastilles odoriférentes, & de toutes les choses qui peuvent préserver de la peste. Il donne même une idée générale du traitement relatif aux différens symptomes ; il indique sur-tout le vomissement, les sueurs, les fumigations acides. Il n'y a rien dans cet ouvrage qui ne contienne quelques faits ou quelques conseils utiles.

CLERICIS (*Antoine de*) a écrit :

De asparago. 1715, *in*-4.

CLERICUS. *Voyez* CLERC.

CLET. (*Aetius*) *Voyez* AETIUS.

CLEYER (*André*) naquit à Hesse-Cassel dans le siecle dernier; il s'appliqua à l'étude de la médecine, & se fit recevoir au Doctorat; il passa ensuite aux Indes, où il fut Médecin de la Compagnie Hollandoise. Il fit beaucoup de recherches sur la médecine Chinoise, & en recueillit autant de traités qu'il lui fut possible de s'en procurer: ces traités, traduits en latin, ont été ensuite publiés en 1682; c'est le recueil dont nous parlerons au numéro 2. Il a encore écrit sur la maniere dont les Chinois font la médecine. Ces deux ouvrages ont les titres suivans:

1. *Medicina Chinensium ex pulsibus & linguâ.* Augustæ-Vindelicorum, 1681, *in*-4. L'Auteur nous apprend comment les Médecins Chinois font la médecine par l'inspection de la langue & l'attouchement du pouls.

2. *Specimen medicinæ sinicæ.* Francofurti, apud *Joannem-Petrum Zubrodt*, 1682, *in*-4. C'est un recueil de six traités, qui roulent principalement sur l'inspection de la langue & l'attouchement du pouls. Il y en a un qui n'est qu'une collection faite d'après les lettres d'un Européen; les autres sont attribués à quelques Mandarins, à un *Van-xo-ho*, grand Commentateur, qui vivoit il y a 1100 ans; enfin, à *Hoamti*, ou *Empereur jaune*, qu'on dit avoir été successeur & frere de *Ciningo*, & avoir régné dans la Chine 400 ans après le déluge.

CLEYNE, (*Martin de*) Médecin de Gand, connu ordinairement sous le nom de *Micronius*: il a écrit sur plusieurs livres de *Galien*, relatifs à l'anatomie; sur les livres *de Placitis Hippocratis*, & sur *Platon*. On trouve ses écrits dans l'édition latine des Œuvres de *Galien*, faite à Bâle, chez *Froben*, en 1549.

CLIFTON, (*François*) Médecin Anglois, qui vivoit au commencement de ce siecle. Après avoir été reçu au Doctorat en médecine, il fut agrégé au College des Médecins de Londres, & devint ensuite Médecin du Prince de Galles; il étoit aussi Membre de la Société royale de la même ville. Il a donné:

Etat de la médecine ancienne & moderne, avec un plan pour perfectionner celle-ci. Ecrit d'abord en anglois; traduit ensuite en françois par l'*Abbé Desfontaines*, & imprimé à Paris, chez *Quillau*, 1742, *in*-12. Cet ouvrage est en partie l'histoire du chaos de la médecine; il nous présente les variations & les disputes éternelles des Médecins: il fait voir que la philosophie a arrêté les premiers progrès de la médecine, & n'y a porté que des contradictions & des opinions qu'*Hippocrate* avoit méprisées. L'Auteur conclut de l'examen des différens systêmes des Médecins, qu'ils ne doivent se proposer que l'étude de la nature. Il fait voir que, dans les plus grands

Empires, parmi les hommes les plus éclairés, les Médecins ignorans, hardis, habiles dans l'art de plaire, ne sont pas ceux qui ont paru avec le moins d'éclat; que les Médecins les plus habiles sont ceux qui ont trouvé le plus d'obstacles pour gagner la confiance du Public; que les Médecins les plus employés & les plus élevés ne sont pas ceux qui peuvent perfectionner la médecine; que dans des siecles barbares, la médecine a été mieux cultivée que dans des siecles plus éclairés, & dans le nôtre même; que la médecine moderne paroît plus imparfaite que celle des Anciens; que la réformation de la médecine est indispensable; que les nouvelles découvertes dont la médecine s'est enrichie depuis environ 150 ans, ne nous ont encore donné qu'une lumiere obscure & incertaine, puisqu'elle laisse subsister tant de routes différentes, entre lesquelles les Médecins se partagent.

Il a encore traduit en anglois le traité d'*Hippocrate*, sur l'air & l'eau, avec la description de la peste d'Athenes, par *Thucidide*: cette traduction est enrichie d'observations savantes & utiles; elle a été imprimée à Londres, chez *Watts*, en 1734.

CLIVOLO. (*Barthelemi de*) *Voyez* VIOT.

I. CLODIUS (*Baudouin*) a écrit en allemand sur la chymie & sur la peste; son Traité a été imprimé à Oppenheim, chez *Galler*, 1620, *in-4*.

II. CLODIUS (*J.*) a écrit:
De capillis Romanorum veterum. Wittebergæ, 1665, *in-4*.

CLOKE, (*Thomas*) Anglois. Il a écrit:
De atrophiâ. Lugduni-Batav. 1675, *in-4*.

CLOPINEL. *Voyez J.* MEUNH *ou* MEUNG.

I. CLOSE *ou* CLOSIUS, (*Sigismond*) reçu au Doctorat en médecine à l'Université de Strasbourg, dans le siecle dernier. Il a écrit:
1. *De dentibus*. Argentorati, 1644, *in-4*.
2. *Aliquot problemata*. Argentorati, 1649, *in-4*.

II. CLOSE (*Frédéric-Guillaume*) a écrit:
De tumore anevrysmatico. Lipsiæ, 1702, *in-4*.

CLOSNER, (*Côme-Damien*) Allemand, qui a été reçu aux

degrés dans l'Université d'Ingolstad, vers le milieu de ce siecle. Il a écrit :

De calculo in genere. Ingolstadii, 1759, *in*-4.

CLOSS, (*Jean-Frédéric*) Médecin Hollandois de nos jours. Après avoir reçu les honneurs du Doctorat en philosophie, il a été promu au Doctorat en médecine dans l'Univerité de Tubingen, en 1764; il est Membre de la Société des Sciences de Harlem. Nous avons de lui :

1 *Dissertatio de lue sive gonorrhœâ virulentâ, sine contagio natâ.* Tubingæ, apud *Sigismundum*, 1764, *in*-4.

2. *De cortice Peruviano remedio variolarum prophylactico valdè limitando.* Leydæ, 1765, *in*-4. Ce petit ouvrage est écrit en vers.

3. *Nova variolis medendi methodus.* Ultrajecti, 1766, *in*-8. Outre ce que l'Auteur dit de la petite vérole, on y trouve encore un recueil d'observations sur la ciguë : on y voit des guérisons de squirres & d'écrouelles, opérées par un emplâtre, dans la composition duquel entroit cette plante, & la guérison d'un ulcere à la matrice, par le seul usage du suc de cette même plante.

4. *Specimen observationum criticarum ad* CORNELIUM CELSUM. Ultrajecti, 1768, *in*-4.

Il a encore traduit de l'anglois en latin l'Introduction méthodique à la théorie & à la pratique de la médecine, par *Macbride :* sa traduction, qui est faite avec autant d'élégance que d'exactitude, a été imprimée à Utrecht, chez *Schoonhoven*, en 1774, *in*-8. 2 vol.

CLOSSY, (*Samuel*) Médecin Anglois de nos jours, connu par l'ouvrage suivant :

Observations on some of the diseases of human body taken from the dissections of morbid bodies. A Londres, 1763, *in*-8. On trouve dans cet ouvrage des choses intéressantes : par exemple, dans la premiere section, il est question des plaies du crâne : on y voit des exemples de plaies de cette partie, accompagnées d'épanchement de sang ou de pus dans la cavité, & suivies de la mort, lorsqu'on n'a pas pu faire sortir le pus ou le sang extravasé. La troisieme section, où il est question des abcès au foie, présente une observation d'un abcès à cette partie, guéri par un crachement purulent; on y voit encore un exemple d'une communication singuliere d'un abcès du poumon avec un abcès des lombes. La sixieme section contient plusieurs histoires de calculs des reins & de la vessie, &c.

CLOTZ, (*Jean-Antoine*) Médecin Allemand du siecle dernier ; il a publié le Commentaire de *Rolsinc* sur *Hippocrate*, à Jene, 1662, *in*-4. Il a encore écrit :

De hæmophtysi. Giessæ-Hassorum, 1664, *in*-4.;

CLOWES, (*Guillaume*) Chirurgien Anglois du seizieme siecle: il étoit né à Londres en 1544; il s'appliqua à l'étude de la chirurgie, & l'exerça avec réputation dans sa patrie, après y avoir été reçu à la maitrise; il devint ensuite Chirurgien du Roi de la Grande-Bretagne. Il a publié les ouvrages suivans :

1. *A new and approved treatise concerning the cure of the* French Pockes *by the unctions*; c'est-à-dire, *Traité nouveau & approuvé sur le traitement de la vérole, au moyen des frictions.* A Londres, 1575, *in*-8. On y a joint une traduction angloise du Traité de *Fernel* sur les maladies externes; l'Auteur y propose en même-tems une eau de sa composition, qu'il appelle très-précieuse, & qu'il dit propre à la guérison des maladies internes & externes. Ceci sent un peu le Charlatan: c'est peut-être ce qui a engagé l'Auteur à le supprimer dans les éditions suivantes.

2. *A briefe and necessarie treatise touching the cure of the disease called* morbus Gallicus, *or* lues venerea, *by unctions and other approved waies of curing*; c'est-à-dire, *Traité succinct & nécessaire sur le traitement de la maladie appellée vérole, par le moyen des frictions & autres méthodes approuvées.* A Londres, chez *Thomas Cadman*, 1585, *in*-4. Ibid. chez *Dawton*, 1637; *in*-4. Ce sont de nouvelles éditions de l'ouvrage précédent; le frontispice de la derniere nous apprend que l'Auteur l'a corrigée & augmentée en 1596. Cet ouvrage contient treize chapitres. L'Auteur parle d'abord, mais succinctement, de l'origine, la contagion & les signes de la vérole. Il s'étend davantage relativement au traitement de cette maladie; il propose quatre moyens, les fumigations, les frictions mercurielles, les décoctions sudorifiques, & l'usage intérieur des préparations mercurielles: il donne même la préférence à ces dernieres, parmi lesquelles il loue le turbith minéral, & une préparation qu'il appelle mercure diaphorétique.

3. *A necessary book of observations for all these who ale burnd by the flames of gunpowders made with musket-shot; with a treatise on the lues venerea*; c'est-à-dire, *Recueil d'observations sur la brûlure de la poudre à canon & sur les plaies d'armes à feu, avec un Traité sur la vérole.* A Londres, 1596, *in*-8. Ibid. chez *Dawson*, 1637, *in*-4.

4. *Rigth fructfull and approved treatise of the struma.* A Londres, 1602, *in*-4.

5. *Tractatus of chirurgery for the cure of guns hot, and the cure of lues venerea.* A Londres, 1637.

CLUEYRAT. (*Louis*) Nous avons de lui:

Tractatus de vulneribus capitis. Tolosæ, apud *Arnoldum Colomerium*, 1657, *in*-8.

I. CLUSIUS, (*Jean*) Médecin, duquel nous avons l'ouvrage suivant, qui n'a été publié qu'après avoir été revu & corrigé par *Scipion Mazzella*:

Opusculum de balneis Puteolorum, Bajorum & Pithecosarum. Neapoli, apud *Salvianum*, 1591, *in*-8.

II. CLUSIUS. (*Charles*) *Voyez* ECLUSE.

CLUTIUS (*Augier*) étoit Docteur en médecine, & vivoit dans le siecle dernier. Nous avons de lui:

1. *Dissertatio lapidis nephritici, seu jaspidis viridis, à quibusdam callois dicti, naturam, proprietates & operationes exhibens.* Rostockii, apud *Joh. Pedanum*, 1627, *in*-12. Nous trouvons que cette dissertation a été mise en latin par *Guill. F. Lauremberg*.
2. *Opuscula duo singularia: 1°. de nuce medicâ; 2°. de hemerobio, sive, ephemero insecto, & majali verme.* Amstelodami, apud *Jacob. Charpentier*, 1634, *in*-4.

CLUTTON, (*Jean*) Médecin Anglois de ce siecle, qui a donné:

Méthode abrégée & certaine pour guérir les fievres continues, principalement par le moyen d'un nouveau fébribruge, avec des observations sur les fébrifuges ordinaires. A Londres, chez *Th. Payne*, 1729, écrit en anglois; traduit en françois, sous le titre d'*Essai sur les fievres*, à Paris, 1752, *in*-12.

CNEUFFEL *ou* CNOEFFEL, (*André*) Médecin du siecle dernier, Polonnois suivant *Haller*, mais natif de Bautzen, ville Capitale de la Haute-Lusace, suivant *Manget*. Nous avons de lui:

1. *Epistola de podagrâ curatâ.* Amstelodami, apud *Joh. Blaeu*, 1643, *in*-12. Gorlicii, apud *Conradum Warnerner*, 1644, *in*-12.
2. *Apologia wegen eines übel curirten gliedschwamms.* A Leipsick, 1645, *in*-4.
3. *Methodus medendi febres epidemicas & pestilentiales.* Argentorati, apud *Stædel*, 1655, *in*-12.
5. *Responsum ad positiones de spiritu mundi, quod in se continet reserationem tumbæ Semiramidis.* Lipsiæ, apud *Joh. Fritzch*, 1676, *in*-4.
6. *Arcana & experimenta spesifica.* Lipsiæ, apud *Johan. Fritzch*, 1676, *in*-4.

I. CNOP (*Louis-Christien*) étoit fils d'*Albert-Frédéric Cnop*, connu aussi sous le nom de *Blanckenpht*, Docteur & Professeur en médecine à Hervorn; il suivit la profession de son pere, & fut reçu au Doctorat en médecine dans la même ville. Il a écrit:

De pleuritide. Herbornæ-Nassoviorum, 1643, *in*-4.

II. CNOP (*Philippe*) a écrit:

De calculo renum & vesicæ. Giessæ, 1686.

CNUTIUS, (*Just.*) Médecin Italien, duquel nous avons:

Compendium universæ medicinæ. Vicentiæ, apud *Petrum Bertellium*; 1608, *in*-8. Patavii, 1667, *in*-8. C'est un abrégé que l'Auteur a fait pour servir d'introduction à ceux qui veulent étudier la médecine; il est écrit suivant la doctrine d'*Hippocrate* & de *Galien*.

COAKLEY LETTSON. (*Jean*) *Voyez* LETTSON.

COBER (*Tobie*) étoit Docteur en médecine. Nous avons de lui:

1. *De lacte & pultibus, quibus infantes passim sustentantur*. Gorlicii, 1593, *in*-8.
2. *De phlegmone uteri*. Basileæ, 1612, *in*-4.
3. *Observationum medicarum Castrensium & Hungaricarum decades tres*. Francofurti, *è Collegio Paltheniano*, 1606, *in*-8. Détachées & publiées chacune en particulier; réunies ensuite, & publiées ensemble, avec une Préface & une Table par *Henri Meibom*, Helmstadii, apud *Fredericum Luderwald*, 1685, *in*-4.

COBOLD (*Jean*) étoit d'Altenbourg, dans le Cercle de la Haute-Saxe, il vivoit dans le seizieme siecle. Nous avons de lui:

De puero elastico Aldenburgensi, narrationes aliquot epistolicæ. Bernæ, apud *Joh. le Preux*, 1604, *in*-4.

COCANARI, (*Fabrice*) Italien. Nous avons sous son nom:

Theonoston, seu, de vitâ producendâ, atque incolumitate corporis conservandâ, dialogus. Romæ, 1617, *in*-4. Coloniæ, apud *Gerhardum Grevenbruch*, 1620, *in*-4.

I. COCCHI (*Camille*) étoit né à Viterbe, ville d'Italie, dans l'Etat de l'Eglise; il étudia la médecine à Boulogne, où il suivoit, en 1563, les leçons d'*Antoine Fracanciano*. L'édition des leçons de ce Professeur sur les maladies vénériennes, qui fut publiée à Padoue en 1563 par un anonyme, sous le titre de *Fragmens*, l'engagea à les publier de nouveau à Boulogne, chez *Bonardi*, en 1564, *in*-4. Il annonça en même-tems qu'il avoit corrigé les erreurs qui étoient répandues en très-grand nombre dans la premiere édition, & qu'il en avoit rectifié l'ordre & la méthode. Cependant, si on examine les deux éditions, on n'y apperçoit presque aucune différence un peu essentielle; il regne même moins d'ordre & de méthode dans l'édition de *Cocchi*, que dans la précédente: dans celle-ci, l'ouvrage est divisé en chapitres: ce que *Cocchi* a réformé. Il a au contraire donné l'ouvrage sans aucune division: ce qui est très-incommode pour les Lecteurs.

II. COCCHI, *Antoine-Célestin*) Médecin Italien de ce siecle; il exerçoit la médecine à Rome, où il étoit Professeur de Botanique. Il a donné les ouvrages suivans:

1. *Epistola ad Morgagnum de lente crystallinâ oculi humani, verâ suffusionis sede.* Romæ, 1721, *in*-4.
2. *Epistolæ physico-medicæ ad Lancisium & Morgagnum.* Romæ, apud *Ant. de Rubeis*, 1725, *in*-4. Francofurti, 1732, *in*-4. C'est un recueil de cinq lettres. La premiere roule sur des fievres épidémiques; la seconde, sur un tremblement de terre; la troisieme, sur l'affectation hystérique; la quatrieme, sur un anévrisme de la poitrine; la cinquieme, sur une dilatation prodigieuse de la veine cave. Elles sont remplies de remarques intéressantes.
3. *Oratio habita in apertione horti botanici super janiculum, juxtà fontem aquæ, olim Trajanæ, nunc Paulæ, 10 kal. Quintilis, 1726.* Romæ, apud *Salvianum*, 1726, *in*-4.
4. *Lectio de musculis & de motu musculorum.* Romæ, 1741, 1743. C'est une description succincte des muscles, accompagnée d'une exposition courte & simple de leurs usages. Ce petit ouvrage ne présente rien de nouveau ni de particulier.
5. *Corticis Peruviani Vindiciæ, dissertatio physico-practica.* Romæ, *ex Typographiâ Kormarck*, 1746, *in*-8. Lugduni-Batav. 1750, *in*-8.

III. COCCHI (*Antoine*) naquit à Florence au mois d'Août 1695, d'*Hyacinthe Cocchi*; il étudia la philosophie & les humanités dans sa patrie, & fit dès-lors paroître beaucoup de dispositions pour les sciences. Il s'appliqua ensuite à l'étude de la médecine, & chercha à perfectionner, par des voyages, les connoissances qu'il avoit déjà acquises; il parcourut un grand nombre des principales villes de l'Europe, & se lia d'amitié avec plusieurs Savans, entr'autres, avec Boërhaave & Newton; il étoit à peine de retour dans sa patrie, qu'il fut appellé à Pise pour y enseigner la médecine; il quitta cette ville quelque tems après, pour revenir encore à Florence, où il a enseigné l'anatomie & la chirurgie jusqu'à sa mort; il étoit en même-tems Antiquaire de l'Empereur,

pereur. Il est mort au mois de Janvier 1758, dans la soixante-troisieme année de son âge, & a laissé un fils, qui fait le sujet de l'article suivant. Ce Médecin s'est distingué par l'étendue de ses connoissances, & par les bons ouvrages dont il a enrichi la médecine:

1. *Oratio de usu artis anatomicæ.* Florentiæ, apud *Ant. Mariam Albizzini*, 1737, *in*-4. C'est un discours prononcé par l'Auteur dans la Bibliotheque de l'Hôpital de Sainte-Marie-la-Neuve, à Florence. Il veut y faire voir que l'anatomie a été cultivée dans tous les tems; que dans ces derniers siecles, elle a été portée à sa perfection, & qu'elle est d'une grande utilité pour les mœurs. Il y prouve encore que la médecine n'est pas inalliable avec la Religion, & qu'au contraire elle l'inspire naturellement. On y trouve quelques détails sur l'histoire de l'anatomie; mais le principal but de l'Auteur est de faire voir, par des exemples frappans, les avantages qu'on peut retirer de l'anatomie dans la pratique de la médecine.

2. *Discorso d'anatomia*; c'est-à-dire, *Discours d'anatomie.* A Florence, 1745, *in*-4. C'est un discours prononcé par *Cocchi* au commencement de son cours d'anatomie; il contient plusieurs remarques historiques très-intéressantes sur le livre d'*Hippocrate* περὶ ἄρθρων, commenté par *Appollonius Citiæus*; on y trouve encore un nouveau passage d'*Hérophile* & d'*Asclépiade* sur les ligamens ronds.

3. *Del vitto Pitagorico per uso della medicine.* A Florence, chez *Moucke*, 1744, *in*-4. Le but de l'Auteur est de montrer que le régime, ou la façon de vivre recommandée par *Pythagore*, considéré comme faisant partie de la médecine, est très-propre à prévenir & à guérir beaucoup d'infirmités fâcheuses & rebelles, & à maintenir l'ame dans cette position où elle peut, sans douleur, sans peine, & même avec plaisir, s'occuper des objets qui sont de son ressort. Cet ouvrage a été traduit en françois & imprimé à la Haye, (Paris, chez *Gogué* & *Dessaint*,) 1762, *in*-8. Cette traduction est exacte & bien écrite; le Traducteur y a joint un très-grand nombre de notes savantes, pleines d'érudition & de recherches sur tout ce qui regarde *Pythagore*.

4. *Dissertazione soprà l'uso esterno oppresso gli antichi dell acqua fredda sul corpo umano.* A Florence, 1747, *in*-12.

5. *Traité sur les bains de Pise*, écrit en italien en 1750. Nous ne le connoissons point.

6. *Græcorum Chirurgici libri: Sorani unus de fracturarum signis: Oribasii duo de fractis & luxatis: è collectione Nicetæ ab antiquissimo & optimo codice Florentino, descripti, conversi & editi.* Florentiæ, 1754, *in-fol.*

7. *Discorsi soprà Asclepiade.* A Florence, chez *Albizzini*, 1758, *in*-4. publié par le fils de l'Auteur; traduit en Anglois, à Londres,

chez *Davies*, 1762. L'Auteur s'étoit proposé de partager ses recherches sur *Asclépiade*, en cinq parties ou discours; il n'a eu que le tems de donner la premiere, dans laquelle il traite de la vie, de la patrie, de la condition, des mœurs, des études, des écrits, des Disciples, Sectateurs ou Imitateurs, & des Admirateurs de ce Médecin; c'est ce qui fait le sujet de l'ouvrage dont il est ici question. Il a laissé des mémoires sur les quatre autres parties, qui sont relatives, 1°. à la physiologie d'*Asclépiade*; 2°. aux maladies particulieres, à leur cause, à leur nature; 3°. aux secours de l'art pour guérir les malades ou pour prolonger leurs jours; 4°. à l'art de conserver la santé.

8. *Dei vermi cucurbitini dell' uomo.* A Pise, chez *Giovanelli*, 1759, *in*-8. Ce petit ouvrage avoit été lu par l'Auteur à la Société Botanique de Florence en 1734.

9. *Discorsi.* A Florence, chez *Bonducci*, 1761, *in*-4. On trouve ici cinq discours: le premier concerne l'anatomie; le second, les maladies pour lesquelles les Médecins ordonnoient l'usage des bains froids; le troisieme est relatif à l'histoire naturelle; le quatrieme renferme l'Eloge d'*Antoine Michelli*, Fondateur de la Société Botanique de Florence; le cinquieme a pour objet les vers qui sont dans le corps de l'homme.

III. COCCHI, (*Raymond*) fils du précédent, lui a succédé dans la place de Professeur d'anatomie & de chirurgie à l'Hôpital de Sainte-Marie-la-Neuve de Florence. Il a été encore Antiquaire du grand Duc de Toscane. Il est mort en 1775, après avoir donné:

Lezioni fisico-anatomiche, &c. c'est-à-dire, *Discours physico-anatomiques, prononcés publiquement à l'Hôpital royal de Sainte-Marie-la-Neuve.* A Livourne, chez *Masi*, 1775, *in*-8. C'est un recueil de dix discours, qui roulent sur le mystere de la génération; sur les parties qui, dans les deux sexes, concourent à cette fonction; sur les différens états du fœtus; sur le mouvement du cœur, & sur la circulation du sang. Il y regne par-tout un sage scepticisme, qui caractérise les vrais Savans.

COCHON DUPUY (*Jean*) naquit à Niort en Poitou, le 11 Avril 1674. Il étudia la médecine, & reçut les honneurs du Doctorat; il fut fait ensuite Médecin du Roi à Rochefort, où il a exercé la médecine pendant le reste de sa vie. Il fut nommé Correspondant de l'Académie royale des Sciences de Paris, le 31 Août 1726; enfin, il est mort à Rochefort le 10 Octobre 1757, âgé de quatre-vingt-trois ans, après avoir donné:

1. *Histoire d'une enflure au bas-ventre, très-particuliere.* 1698, *in*-12.

2. *Manuel des opérations de chirurgie, extrait des meilleurs livres.* A Toulon 1726. *in*-12.

COCHU, (*François-Félicité*) Médecin François de nos jours, né à Saint-Germain-en-Laye; il est Docteur-Régent de la Faculté de médecine de Paris, & exerce sa profession dans cette ville. Il a donné:

Observations sommaires au sujet de l'inoculation de la petite vérole. 1765, *in*-4.

COCKBURN, (*Guillaume*) Médecin Ecossois de la fin du siecle dernier & du commencement de celui où nous vivons. Il reçut les honneurs du Doctorat en médecine, & fut employé en 1696 & 1697 dans les Armées navales du Roi de la Grande-Bretagne, en qualité de Médecin du *Squadron bleu*; il alla ensuite à Londres, où il exerça la médecine; il n'étoit pas Membre du College des Médecins de cette ville, comme le dit *Portal*; mais il y faisoit la pratique sous la permission ou autorisation de ce College. Il fut encore Membre de la Société royale de Londres. Nous avons de lui:

1. *Œconomia corporis animalis.* Londini, 1695, *in*-8. Augustæ-Vindel. 1696, *in*-12, inséré encore dans le second volume de la Bibliotheque anatomique de *Manget*. L'Auteur prend principalement de la méchanique les explications qu'il donne des différentes fonctions de l'économie animale. Il regarde la digestion comme une simple dissolution des alimens, préparée par l'action des dents & des organes digestifs, & opérée par le mélange de la salive, du suc gastrique & du suc intestinal; il réfute l'idée de ceux qui admettent un ferment dans l'estomac: il réfute de même l'opinion de *Descartes*, qui a supposé dans le cœur l'existence d'un ferment; il présente au contraire ce viscere comme un véritable muscle, dont la contraction suffit pour pousser le sang hors de ses cavités. Il s'éleve aussi contre le sentiment de ceux qui ont attribué les secrétions à un ferment qu'ils ont supposé dans les vaisseaux secrétoires; il explique cette fonction par la seule analogie qu'il suppose entre les vaisseaux & les humeurs. Il regarde l'évacuation menstruelle comme l'effet de la pléthore universelle, & croit que le sang excrémentitiel coule des vaisseaux du vagin, plutôt que de ceux de la matrice, &c. Il fait encore quelques remarques sur la nature du pouls, des urines, &c. *Cockburn* a été accusé d'avoir beaucoup copié dans les écrits de *Bellini* & de *Pitcarn*, pour la composition de cet ouvrage.

2. *An account of the nature, causes, symptoms and cure of the distempers, that are incident to seafaring people, &c.* c'est-à-dire *Traité de la nature, des causes, des symptomes, & de la curation des maladies de la mer, avec des observations sur le genre de nourriture qu'on doit*

observer sur les flottes du Roi, &c. A Londres, chez *Hugues Newmann*, 1696, *in*-12; traduit en latin, à Leyde, 1717; traduit en françois, à Paris, chez *Osmont*, 1730, *in*-12. L'Auteur attribue les maladies, auxquelles on est sujet sur la mer, à la suppression de la transpiration insensible, qu'il suppose devoir être suivie de la pléthore, & aux alimens salés, dont les gens de mer font usage, & qui communiquent leur qualité au sang & aux humeurs. Il entre à ce sujet dans des détails très-étendus sur les diverses causes qui peuvent produire sur la mer la suppression de la transpiration, & sur l'espece, les propriétés & les effets des alimens dont on s'y nourrit le plus communément. Il regarde en conséquence ces maladies comme produites par l'épaississement, la viscosité & l'âcreté du sang. D'après ces principes, il établit les indications qu'on doit remplir; elles consistent, suivant lui, à rendre au sang sa premiere fluxilité, & à corriger sa dégénération de ses qualités primitives. Il s'éleve contre la division que *Willis* a fait du scorbut en chaud & en froid; il regarde la premiere espece comme le vrai scorbut, & la seconde, comme une vraie mélancolie hypocondriaque.

3. *A continuation of the account of the nature, causes, symptoms and cure of the distempers*, &c. c'est-à-dire, *Continuation du Traité de la nature, des causes, des symptomes & de la curation des maladies de la mer*. A Londres, chez *Newmann*, 1697, *in*-12. Cette continuation est écrite d'après les mêmes principes: elle contient un grand nombre d'observations relatives aux maladies auxquelles on est sujet sur la mer.

4. *The symptoms, nature, cause, and cure of a gonorrhæa*; c'est-à-dire, *des symptomes, de la nature, de la cause & du traitement de la gonorrhée*. A Londres, chez *Jean Graves*, 1713, *in*-8. Ibid. 1716, 1728, *in*-8. traduit en latin, sous ce titre: *Virulentæ gonorrhææ symptomata, natura, causæ & curatio*, à Leyde, 1717, *in*-12, traduit en françois, par *Devaux*, sous le titre de *Traité de la nature, des causes, des symptomes & de la curation de l'accident le plus ordinaire du mal vénérien*, à Paris, chez *Cloustier*, 1730, *in*-12. Les principes & les préceptes de l'Auteur ne peuvent que trouver des Contradicteurs. Il ne croit pas que les prostates & les vésicules séminaires soient jamais le siége de la gonorrhée virulente dans l'homme; il place au contraire le siége de cette maladie dans les lacunes de l'uretre: pour favoriser son sentiment, il suppose qu'elles sont innombrables, & qu'elles communiquent, soit entr'elles, soit avec les vaisseaux de la génération. Il conseille l'usage d'une certaine injection, dont il proclame les bons effets dans le traitement de la gonorrhée; mais outre qu'on connoît combien les injections peuvent être dangereuses dans cette maladie, il fait un secret de la liqueur

qu'il conseille d'injecter ; il donne, pour motif de son silence à cet égard, la crainte qu'il a que la connoissance de ce remede ne serve aux libertins à s'autoriser davantage dans leurs débauches, par l'espoir d'un remede assuré ; mais on voit assez que ce n'est qu'un prétexte frivole, dont l'Auteur couvre l'espoir d'un sordide intérêt : il a connu combien il est honteux pour un Médecin d'être regardé comme un homme à secrets.

COCLES, (*Barthelemi*) Médecin de Boulogne, qui s'est principalement distingué dans le quinzieme siecle par l'étendue de ses connoissances dans la chiromancie & la métoposcopie. Il a joui à cet égard de la plus grande réputation, & il étoit généralement consulté sur les événemens qu'on croyoit avoir un intérêt de connoître longtems avant qu'ils n'eussent lieu. On lui a attribué des prédictions singulieres, & dont on assure que l'événement a fait voir la vérité : on prétend même qu'il avoit prédit qu'il mourroit d'un coup à la tête ; il fut en effet assassiné par les ordres du fils du Seigneur de Boulogne, Hermès de Bentivoglio, fâché contre lui à l'occasion d'une prédiction désagréable qu'il lui avoit faite, & l'assassin lui donna un coup de hache sur la tête. On n'est pas d'accord sur le tems où il a été en réputation ; *Moreau* prétend que c'est en 1440 ; *Justus*, au contraire, veut qu'il ait fleuri en 1500. Nous avons de lui les ouvrages suivans :

1. *Anastasis chyromantiæ & physiognomoniæ, ex pluribus & penè infinitis Auctoribus.* Bononiæ, apud *J. A. de Benedictis*, 1504, *in*-4. Ibid. 1523, *in-fol.* 1536, 1586. Papiæ, 1515, *in-fol.* Argentorati, apud *Joh. Albrecht*, 1533, *in*-8. Ibid. 1536. Ibid. apud *Macheropæum*, 1551, *in*-8. Ibid. 1554, *in*-8. Lichæ, apud *N. Erbenium*, 1597, *in*-8.
2. *Physiognomoniæ compendium, quantùm ad partes capitis, gulamque & collum attinet.* Argentorati, 1533, *in*-8 ; traduit en françois sous le titre de *Compendion & brief enseignement de physiognomie & chiromancie.* A Paris, chez *Drouart*, 1560, *in*-12.

COCQ. (*Antoine le*) *Voyez* LE COCQ.

COCQUIUS. (*Adrien*) Nous avons de lui :

Historia plantarum, arborum & herbarum, quarum fit mentio in Sacrâ Scripturâ. Ulissingæ, apud *Larenum*, 1664, *in*-4. La plus grande partie de cet ouvrage contient des emblêmes & des paraboles, & roule sur la philologie Judaïque & Chrétienne ; il n'y est question que d'un très-petit nombre des plantes dont il est parlé dans l'Ecriture Sainte.

I. COCUS, (*Jacques*) Médecin Allemand, qui vivoit au commencement du siecle dernier ; il avoit écrit sur les plantes, sous le titre de *Dendrographia, sive, de plantis, libri IV* ; mais cet ouvrage n'a pas été imprimé. Il a encore écrit :

1. *De purgantibus simplicibus.* Wittebergæ, 1601, *in*-4.
2. *De corde, & arteriis, & pulmonibus.* Wittebergæ, 1604, *in*-4. Ce Traité est fort rare.

II. COCUS, (*Gaspard*) Médecin, reçu aux degrés dans l'Université de Bâle au commencement du siecle dernier. Il a écrit :

De catarrho. Basileæ, 1616, *in*-4.

CODICIUS, (*Martin*) Médecin de l'Université de Bâle, qui vivoit à la fin du seizieme siecle & au commencement du dix-septieme. Il a écrit :

De catarrho. Basileæ, 1593, *in*-4.

CODRATUS (*Saint*) naquit à Corinthe, & exerça la médecine dans sa patrie. Sa fermeté pour la Foi de J. C. le fit comprendre dans la persécution que les Fideles éprouverent sous Dece & Valérien ; il eût la tête tranchée à Corinthe, sous le Président Jason. L'Eglise l'honore comme Martyr, le 10 Mars.

CODRONCHI, (*Jean-Baptiste*) Médecin Italien, qui vivoit dans les seizieme & dix-septieme siecles ; *Portal*, dans son *Histoire de l'anatomie, tome II, page 245*, le dit Médecin d'*Incola* en Italie ; mais ayant sans doute appris ensuite qu'il n'y avoit aucune ville de ce nom, il a corrigé son erreur dans le second supplément, ajouté à la suite de la seconde partie du vol. VII, page 16 ; il y dit que *Condronchi* étoit Médecin de *Mola*, & non d'*Incola* : erreur encore aussi grossiere que la premiere. La prétendue ville de *Mola* n'existe que dans le livre de ce Bibliographe : s'il eût bien cherché, il auroit trouvé que tous ceux qui ont parlé de *Codronchi*, le font natif d'*Imola*, & les Géographes lui auroient appris qu'*Imola* est une ville de l'Etat de l'Eglise en Italie, dans la Romagne. Nous avons de *Codronchi* les ouvrages suivans :

1. *De Christianâ & tutâ medendi ratione, libri duo ; cum tractatu de baccis orientalibus & antimonio.* Ferrariæ, 1591, *in*-4. Bononiæ, apud *Clementem Ferroni*, 1629, *in*-4.
2. *De morbis veneficis, ac veneficiis, libri IV.* Venetiis, apud *Franç. de Franciscis*, 1595, *in*-8. Mediolani, apud *Bidellum*, 1618, *in*-8. Ibid. 1628, *in*-8. L'Auteur croit aux Sorciers & aux sortiléges ; il entreprend de prouver, par plusieurs raisons, la réalité des maléfices ; il indique même leurs différentes especes, leurs signes & leurs

effets. Il expose les maladies qui en dépendent, & croit en enseigner la méthode, soit préservative, soit curative.

3. *De vitiis vocis, libri duo.* Francofurti apud *Hæredes Wechel, Cl. Marnium, & Joh. Aubrium*, 1597, *in*-8. Ibid. 1607, *in*-8. L'Auteur donne la définition de la voix; il en expose les différences; il en décrit les organes; il en explique le méchanisme. Ces détails sont suivis de quelques réflexions sur les moyens de pourvoir à sa conservation. L'Auteur fait connoître ensuite les différens vices de la voix, & les moyens d'y remédier.

4. *De morbis qui Imolæ & alibi communiter hoc anno 1602 vagati sunt, commentariolum.* Bononiæ, apud *Bindonum & Bellagambam*, 1603, *in*-4. Venetiis, 1603, *in*-4.

5. *De morbo novo, prolapsu scilicet mucronatæ cartilaginis, libellus.* Ibid. avec le précédent. On trouve d'abord l'histoire & la description du cartilage xiphoïde; après quoi l'Auteur parle du renversement de ce cartilage, des effets qu'il produit, & des symptomes qui en sont la suite; il croit que cet accident est plus fréquent chez les femmes que chez les hommes. La forte compression des fausses côtes des deux côtés, en dirigeant les mains vers l'axe du corps, l'élévation d'un poids assez considérable, faite avec les mains, & soutenue en l'air au-dessus de la tête, l'application d'une ventouse sur le creux de l'estomac, sont les secours que l'Auteur conseille contre cette maladie; il veut qu'on fasse précéder les fomentations émollientes, lorsqu'on a lieu de soupçonner que le cartilage est un peu racorni; il conseille enfin de terminer le traitement par l'application de quelque emplâtre tonique.

6. *De rabie, hydrophobiâ communiter dictâ, libri duo.* Francofurti, apud *Nicolaum Basseum*, 1610, *in*-8. On y a joint trois petits Traités: 1°. sur le sel d'absynthe; 2°. sur les noyés; 3°. sur l'ellébore. Le Traité sur la rage a été réimprimé la même année à Amsterdam, *in*-8.

7. *De annis climactericis: nec non de ratione vitandi eorum pericula: itemque de modis vitam producendi, commentarius.* Bononiæ, 1620, *in*-8. Coloniæ, apud *Math. Smitz*, 1623, *in*-8. Ulmæ, 1651, *in*-8.

COE, (*Thomas*) Médecin Anglois de nos jours, qui a été reçu aux degrés dans l'Université de Leyde, vers l'an 1728. Nous avons de lui:

1. *Disputatio de fluxu muliebri menstruo.* Leydæ, 1728.

2. *A treatise on biliary concretions, or stones in the gall bladder and ducts.* A Londres, 1757, *in*-8.

CŒLER, (*Aug. Frederic*) reçu au Doctorat en médecine dans l'Université de Leyde, vers l'an 1732. Il a écrit:

De usneâ, seu musco cranii humani. Leydæ, 1732, *in-4.*

CŒLHO, (*Emanuel-Rodrigue*) Portugais. Nous avons de lui l'ouvrage suivant :

Pharmacopea tabulare chymico-galenica. A Lisbonne, 1735, *in-fol.* 2 parties.

CŒLI, (*Antoine*) Médecin Italien, qui vivoit au commencement du siecle dernier; il étoit Docteur en philosophie & en médecine, & exerçoit la médecine à Messine; il avoit été agrégé au College des Médecins de cette ville, & en devint le Prieur. Il a donné:

Introductio universalis ad medicam Facultatem, ac brevis methodus curandi particulares præter-naturam corporis humani affectus. Messanæ, apud *Petrum Bream*, 1618, *in-4.* On trouve, avec cet ouvrage, un petit Traité sur le pouls, & un Commentaire sur la premiere section des Aphorismes d'*Hippocrate.*

COELSON. (*Lancelot*) Nous avons de lui :

Le Médecin & le Chirurgien des Pauvres, contenant trois cents remedes. A Londres, chez *Simon Miller*, 1656, *in-8.*

COENDERS VAN-HELPEN. (*Barent*) *Voyez* HELPEN.

COETLOGON, (*Denis*) Anglois, qui est connu par un Dictionnaire universel des Arts & des Sciences, qu'il a écrit en anglois, & qui a été publié à Londres en 1745, *in-fol.* 2 vol. Nous avons encore sous son nom :

1. *Treatise on the stone, and analysis of Stephens medicines*; c'est-à-dire, *Traité sur la pierre, avec l'analyse du remede de Stephens.* A Londres, 1739, *in-8.* C'est un écrit bien vif contre le remede de *Stephens.*

2. *Tour through the animal world.* A Londres, 1746, *in-8.*

COGAN, (*Thomas*) Médecin Anglois, qui vivoit au commencement du siecle dernier. Nous avons de lui :

The haven of health: portus sanitatis: Tractatus de medicinâ diæteticâ, vice Commentarii in quinque Hippocratis verba, libro VI, epidem. labor, cibus, potus, somnus, venus..... A Londres, chez *Norton*, 1605, *in-4.*

COGHLAN,

COGHLAN, (*N.*) Chirurgien Irlandois, qui étoit à Paris, lorsqu'il a écrit l'ouvrage suivant:

Observations critiques sur la lettre d'un Chirurgien de province. A Paris, 1741, *in*-8. Cet écrit est relatif à la lithotomie; le peu de bon qu'on y trouve a été pris de *le Dran.*

COGOLLUS (*Vincent*) étoit de Vicence en Italie. Nous avons de lui:

1. *Adnotationes ad practicam Marci Gatinariæ.* Ulmæ, apud *Christ. Balth. Kuenium*, 1676, *in*-4.
2. *Tentamina physico-medica.* Osnabrugi, 1714, *in*-4.

COGROSSI (*Charles-François*) naquit dans le siecle dernier à Crema, ville d'Italie dans l'Etat de Venise. Après avoir étudié la philosophie & la médecine dans l'Université de Padoue, il reçut les honneurs du Doctorat; il fut fait, en 1721, Professeur en médecine dans la même Université. Il a donné les ouvrages suivans:

1. *Della natura, effetti, ed uso della corteccia del Peru, o sia china china, considerazioni fisico-mecaniche, e mediche*; c'est-à-dire, *Réflexions physiques, méchaniques & médicinales sur la nature, l'effet & l'usage de l'écorce du Pérou, ou du quinquina.* A Crema, chez *Carcano*, 1711, *in*-4. Ibid. 1716, 1718, *in*-4.
2. *Giunta al trattato della china china.* A Crema, 1716, *in*-4.
3. *Nuova giunta al trattato della china china*; c'est-à-dire, *Supplément au traité du quinquina.* A Crema, 1718, *in*-4.
4. *Nuova idea del male contagioso de' buoi*; c'est-à-dire, *nouvelle idée de la maladie contagieuse des bœufs.* A Milan, chez *Marc. Ant. Pand. Malatesta*, 1714, *in*-12.
5. *De praxi medicâ promovendâ, exercitatio preliminaris.* Cremæ, apud *Carcanum*, 1714, *in*-8.
6. *Pro Medicorum virtute, adversùs fortunam medicam, oratio.* Brixiæ, apud *Ricciardum*, 1723, *in*-8. C'est un discours prononcé par l'Auteur, le 19 Janvier 1721, lorsqu'il commença ses leçons dans l'Université de Padoue, après y avoir été nommé à une chaire de médecine.
7. *Panaceam, sive, universalem non modo desiderari hactenùs medicinam, verùm etiam frustra quæri.* Patavii, 1723, *in*-8. C'est encore un discours prononcé en 1722 à l'ouverture des Ecoles de Padoue.
8. *Saggi della medicina Italiana, divisi in due dissertazioni epistolari*; c'est-à-dire, *Essai sur la médecine d'Italie, divisé en deux dissertations épistolaires.* A Padoue, chez *Jean-Bapt. Conzatti*, 1727, *in*-4. Le principal but de l'Auteur est de donner l'histoire des écrits, des découvertes & de la doctrine de *Sanctorius*, & de revendiquer bien de

choses de ce dernier, qu'il prétend que plusieurs se sont attribuées, mais il devient souvent minutieux. Il entre dans des détails toujours longs, quelquefois inutiles, mais très-souvent peu intéressans.

COHAUSEN (*Jean-Henri*) naquit vers le milieu du siecle dernier à Hildesheim, ville d'Allemagne dans la Basse-Saxe. Après avoir étudié la médecine, il reçut les honneurs du Doctorat; il alla ensuite s'établir à Munster, où il exerça sa profession; il devint enfin Médecin du Prince, Evêque de cette ville. Il est connu par les ouvrages suivans:

1. *Decas tentaminum physico-medicorum.* Francofurti, 1699.

2. *Neothea.* A Osnabrug, 1716, *in*-8. & *Nev eingerichtete medicinische theetafel.* Langow, 1728, *in*-8. en flamand, à Amsterdam, 1719. On y trouve un grand nombre de compositions ou mélanges de plantes, à prendre en infusion théiforme: ces mélanges varient eu égard aux diverses maladies. Le style de cet ouvrage est très-gai, mais très-satyrique.

3. *Dissertatio satyrica, physico-medico-moralis, de pica nasi, sive tabaci sternutatorii moderno abusu & noxa.* Amstelodami, apud *Oesterwyk*, 1716, *in*-8. traduit en allemand, à Leipsick, 1720, *in*-8. L'Auteur, après avoir parlé des différens ptarmiques qui étoient en usage avant la découverte du tabac, passe à l'histoire de cette plante, & de la maniere dont elle a été connue, & ensuite employée sous la forme d'une poudre. Il entre ensuite dans des détails très-étendus pour faire voir l'usage excessif qu'on en fait; il suit à cet effet les différentes conditions, les différentes circonstances de la vie, les différentes heures du jour & de la nuit. Ces détails sont suivis de l'exposition & de la description des différentes especes de tabac. L'Auteur vient enfin aux qualités nuisibles de cette plante, & aux mauvais effets qu'elle produit; il la présente d'abord comme altérant sensiblement, & détruisant même quelquefois l'organe de l'odorat; comme faisant perdre à la voix les agrémens qui lui sont naturels, comme affectant encore les yeux & les oreilles, & portant un préjudice à la vue & à l'ouïe, comme agissant sur le cerveau & le desséchant, &c. En un mot, il le proscrit généralement; il n'en permet l'usage très-modéré qu'aux tempéramens froids & pituiteux. Il recommande sur-tout aux femmes de s'en proscrire l'usage; & pour les rendre plus dociles à ses avis, il les menace absolument de la perte de leur beauté.

4. *Novum lumen phosphoris accensum.* Amstelodami, apud *Oësterwyk*, 1717, *in*-8. On trouve dans cet ouvrage plusieurs observations singulieres sur le développement des molécules ignées qui existent dans notre corps, & sur les effets qu'elles produisent lorsqu'elles sont mises en action. On y voit, entr'autres, l'histoire d'un Gentilhomme, qui, après avoir bu une grande quantité d'eau-de-vie,

vomit des flammes, & en fut consumé, & celle d'une femme, qui, apres avoir fait pendant trois ans un usage très-considérable de la même liqueur, fut en une nuit réduite en cendres, sans qu'on vit aucun vestige de feu dans ce qui l'environnoit.

5. *Ossilegium historico-physicum ad clar. viri Jod. Herm. Nunningii sepulchretum Westphalico-Mimigardico-Gentile.* Francofurti & Lipsiæ, apud *Mich. Andr. Fuhrman*, 1714, *in*-4. L'Auteur examine en Physicien ce que *Nunningh* avoit discuté en Antiquaire, c'est-à-dire, les urnes sépulchrales de la Westphalie Payenne. Il veut prouver que dans les cendres des cadavres consumés par le feu, il reste des étincelles de vie & des semences d'immortalité; mais ses preuves sont accompagnées de plusieurs contes de bonnes femmes, & de beaucoup de puérilités.

6. *Raptus extaticus in montem Parnassum; in eoque visus satyrorum lusus cum nasis tabaco prophoris; sive, satyricon novum physico-medico-morale in modernum tabaci sternutatorii abusum.* Amstelodami, apud *Barentse*, 1726, *in*-8.

7. *Relatio de virtute & usu polyacea, sive liquoris vitæ balsamici polychresti; id est, excellentis & magni in multis & diuturnis ac gravibus morbis remedii à celeberrimo Medico Germano inventi, & venum prostantis.* Amstelodami, apud *Barentse*, 1726, *in*-8.

8. *Lucina Ruyschiana, sive, musculus uteri orbicularis Ruyschii ad medicinæ practicæ rationalis trutinam revocatus.* Amstelodami, 1731, *in*-8. L'Auteur s'éleve contre la découverte de ce muscle par *Ruysch*; il prétend qu'elle n'est ni nouvelle, ni bien constatée; il soutient encore que l'action de ce muscle ne sauroit suffire pour opérer l'expulsion de l'arriere-faix, & que cette opération est toujours un effet des efforts de la nature.

9. *Archeus, febrium Faber & Medicus, sive, exercitatio medico-practica de usu & methodo rationali, solidâ, certâ & securâ, tam in febribus intermittentibus, quàm periodicis continuis, administrandi febrifugarum omnium maximum corticem Peruvianum, sive chinam.* Amstelodami, apud *Schouten*, 1731, *in*-12. L'Auteur, après avoir justifié le titre de son livre, & expliqué ce que c'est que l'archée, définit la fievre, *un mouvement & un effort de l'archée, qui, étant irrité & indigné, tâche de chasser la cause occasionnelle de la maladie*: c'est la définition que *Van-Helmont* en a donnée. Il proscrit les purgatifs avant l'usage du quinquina; il prescrit des regles sur le tems où il faut user de ce remede, sur la maniere de le prendre, sur le régime qu'il faut observer pendant son usage. Il donne la maniere de traiter, par le quinquina, les fievres continues périodiques, & fait voir que le quinquina a d'autres propriétés que celle de fébrifuge.

10. *Dissertatio de glossopetris, lapidibus cordiformibus, &c.* Francofurti, 1746, *in*-4. & *in*-8. suivant *Gronovius*, qui se trompe en rapportant cette édition à l'an 1646.

11. *Hermippus redivivus, seu, exercitatio physico-medica de methodo rarâ ad CXV annos prorogandæ sanitatis per anhelitum puellarum, ex veteri monumento Romano depromptâ, nunc Artis medicæ fundamentis stabilitâ, & rationibus atque exemplis, nec non singulari chymiæ philosophicæ paradoxo illustratâ & confirmatâ.* Francofurti, 1742, *in*-8.

11. *Europæ arcana medica, id est, collectanea physico-medico-practica ex Ephemeribus Germanicis naturæ Curiosorum in compendium redacta.* Francofurti, 1757, *in*-8. 2 vol.

COHEN (*Meyer Kalman*) a écrit:

De calculo & lithontripticis. Gottingæ, 1765, *in*-4. traduit en allemand par *J. C. Niemann*, à Halle, 1774, *in*-8. On y trouve des recherches sur les causes du calcul, sur son accroissement & sur ses symptomes, que l'Auteur présente comme très-difficiles; il prétend que les convulsions peuvent quelquefois donner lieu aux mêmes symptomes que le calcul; il regarde même la sonde comme un moyen infidele. Il croit qu'on pourroit réussir à procurer la parfaite dissolution du calcul; il vante les baies de genievre; il n'a pas beaucoup de foi au remede de *Stephens*, il croit qu'il n'y a que le savon & l'eau de chaux qui puissent être de quelque utilité.

COIGNET (*Jean*) naquit à Metz, dans le seizieme siecle; il s'appliqua à la pharmacie, qu'il exerça dans sa patrie; il fut Apothicaire de Charles de Lorraine, Evêque de la même ville. Il écrivit:

Discours de la pierre de bézoard. Sans indication de lieu, d'année, ni d'Imprimeur; mais il y a lieu de croire que ce discours fut publié vers l'an 1580. Ce n'est, à proprement parler, qu'une compilation de ce que *Garcias ab Horto*, & quelques Auteurs, ont écrit sur le bézoard.

COITER (*Volcher*) naquit à Groningue en 1534. Il s'appliqua de bonne heure à l'anatomie, & y fit beaucoup de progrès. Il chercha à perfectionner ses connoissances par des voyages, & en suivant les leçons des plus habiles Anatomistes de son siecle; il alla en France, & fit quelque séjour à Montpellier, où il lia une étroite amitié avec *Rondelet*; il passa en Italie, & suivit à Padoue les leçons de *Fallope*; à Rome, celles d'*Eustache*; à Boulogne, celles d'*Arantius*. Il étoit dans cette derniere ville en 1565, & y enseigna l'anatomie avec distinction. Il alla ensuite à Nuremberg, où il étoit appellé pour être Médecin Pensionnaire de cette ville; mais il n'y resta pas long-tems: il revint en France, & y fut nommé à une place de Médecin de l'Armée.

Le goût qu'il avoit pour l'anatomie ne l'abandonna jamais; il profitoit des momens que lui laissoient les soins des Hôpitaux qui lui étoient confiés, pour chercher à connoître, par l'ouverture des cadavres, les causes des maladies. Il mourut à l'armée, en 1600, âgé de 66 ans. *Portal*, contre le sentiment de tous ceux qui ont parlé de *Coiter*, place sa mort à l'an 1576, & ajoute qu'il avoit alors soixante-six ans, *second Supplém. pag. 9*; mais il a sans doute oublié qu'il a rapporté la naissance de cet Anatomiste à l'an 1534, *tome I, page 640*, de sorte que, suivant lui-même, *Coiter* n'auroit eu, en 1576, que quarante-deux ans.

Nous avons de *Coiter* les ouvrages suivans:

1. *De ossibus & cartilaginibus corporis humani, tabulæ.* Bononiæ, apud *Johan. Bossium*, 1565, *in-fol.* suivant *Douglas*; 1567, suivant *Haller.*
2. *Externarum & internarum principalium humani corporis partium tabulæ, atque anatomicæ exercitationes; observationesque variæ, novis, diversis ac artificiosissimis figuris illustratæ.* Noribergæ, apud *Theodor. Gerlach*, 1573, *in-fol.* Lovanii, 1653, *in-fol.* On trouve d'abord une introduction à l'anatomie; elle est suivie de planches qui représentent les différentes parties du corps, internes & externes; ces planches sont accompagnées d'explications raisonnées & de descriptions assez détaillées. En parlant des os du fœtus, l'Auteur explique leur formation, leur développement, leur accroissement, & la maniere dont ils acquierent enfin la dureté osseuse. Il donne la description du squelette de plusieurs animaux, & entr'autres, de celui du singe, dont il fait un parallele avec celui de l'homme; mais il a, en cela, suivi *Galien* & *Eustache* de si près, qu'il paroît souvent les avoir copiés. Il décrit les organes de la vue & de l'ouïe, & en donne les figures dans ces planches; mais la description de l'ouïe paroît être la même que celle de *Fallope*, augmentée seulement de quelques observations d'*Eustache*.
3. *Diversorum animalium sceletorum explicationes, iconibus artificiosis & genuinis illustratæ, quæ omnia loco appendicis anatomicarum exercitationum priùs editarum, anatomiæ & philosophiæ naturalis studiosis inservire utiliter poterint.* Noribergæ, 1575, *in-fol.* avec l'ouvrage de *Gabriel Fallope*, intitulé: *Lectiones de partibus similaribus*, recueilli & publié par *Coiter* lui-même. 1595, *in-fol.*
4. *Ossium infantis historia.* Groningæ, 1659, *in-12.* avec le Traité *de ossibus*, par *Henri Eissonius.*

COITH (*Christien-Auguste*) a écrit:

De lumbricis, intestino perforato, per abdomen egressis. Basileæ, 1734, *in-4.*

COITTAR, (*Thérèse-Jean*) Médecin François, qui vivoit dans le seizieme siecle; il étoit du pays d'Aunis : il exerçoit la médecine à Poitiers, & prenoit le titre de Conseiller-Médecin du Roi. Il a écrit:

1. *De febre purpureâ epidemiali & contagiosâ, libri duo.* Parisiis, apud *Martinum Juvenem*, 1578, *in*-4.

2. *Discours de la coqueluche & autres maladies populaires, qui ont eu cours à Poitiers en 1580.* A Poitiers, chez *Mesnier*, *in*-8. sans indication d'année.

COIVART, (*G.*) Médecin Anglois du commencement de ce siecle; il exerçoit la médecine à Londres. Nous avons de lui:

Pratique abrégée de médecine & de médicamens. A Paris, chez *Laurent d'Houry*, 1711, *in*-12. Cet ouvrage est fait en forme de theses: on y trouve des définitions succinctes de chaque maladie, avec l'exposition de leurs principales indications. L'Auteur fait connoitre en même-tems les remedes propres à les remplir; il décrit les remedes composés, & y joint sur-tout la description de quelques remedes chymiques les plus fameux.

Fin du second Volume.

APPROBATION.

J'AI lu, par l'ordre de Monseigneur le Garde des Sceaux, le second volume *de la Bibliotheque littéraire, historique & critique de la Médecine ancienne & moderne*; je l'ai jugé très-digne de l'impression. A Paris, le 23 de Juin 1776. RAULIN.

ERRATA DU SECOND VOLUME.

PAGE 19, ligne 12, déduites, *lisez* décrites.
Page 20, ligne 1, *effacez* que.
Ibid. ligne 30, eschariotiques, *lisez* escharotiques.
Page 48, ligne 5, *après* 1645, *in*-4 *ajoutez* 1647, *in*-4.
Page 86, ligne 13, firent, *lisez* fit.
Page 91, ligne 3, *docimasticæ*, lisez *docimasticè.*
Page 98, ligne 2, répercussifs; *effacez le point & la virgule.*
Page 106, ligne 14, 1558, *lisez* 1658.
Page 159, ligne 5, *putrefactis*, lisez *petrefactis montiscarmel vulgò creditis.*
Page 161, ligne 3, *dyscrastâ*, lisez *dyscrasiâ*
Page 205, ligne 25, *gressantes*, lisez *grassantes.*
Page 278, ligne 11, & le précédent *Caisson*, *lisez* & le précédent à *Caisson.*
Page 323, ligne 15, ces visceres, *lisez* ce viscere.
Page 332, ligne 1, mde cine, *lisez* médecine.
Page 385, ligne 12, à la l'épiale, *lisez* à l'épiale.
Page 396, ligne 14, *reliquis*, lisez *reliquiis.*
Page 401, ligne 35, *perculiaris*, lisez *peculiaris.*
Page 405, ligne pénultieme & derniere, *nosoromio*, lisez *nosocomio.*
Page 411, ligne 14, *epidemâ*, lisez *epidemiâ.*
Page 489, ligne 10, sur le passage du cœur, *lisez* sur le passage du sang du cœur.
Page 560, ligne 18, affectation, *lisez* affection.

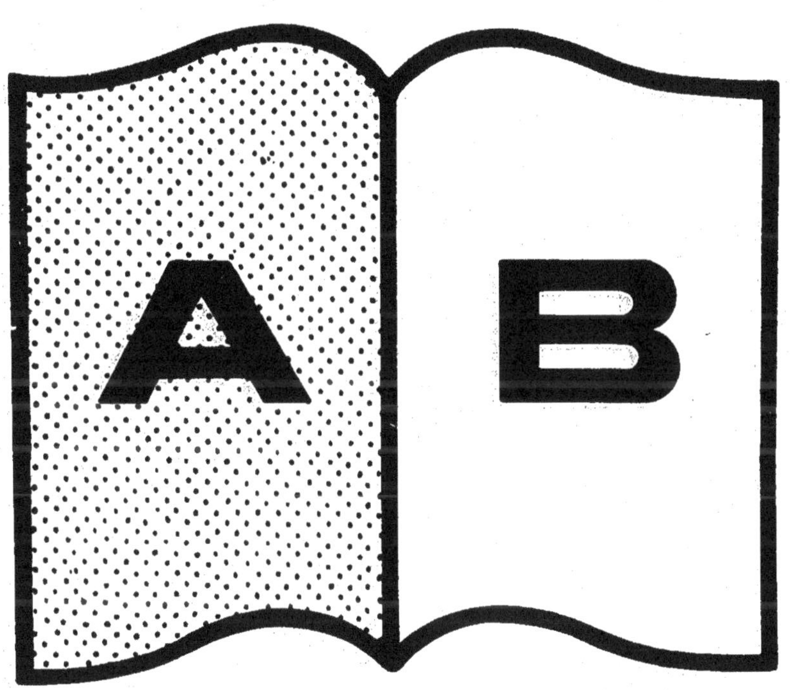

Contraste insuffisant

NF Z 43-120-14

www.ingramcontent.com/pod-product-compliance
Ingram Content Group UK Ltd.
Pitfield, Milton Keynes, MK11 3LW, UK
UKHW012000240726
13965UKWH00001B/68

9 782012 867161